国家卫生健康委员会"十三五"规划教材

全国高等学历继续教育（专科起点升本科）规划教材

供临床、预防、口腔、护理、检验、影像等专业用

儿科学

第 4 版

主　　编　薛辛东　赵晓东

副 主 编　周国平　黄东生　岳少杰

人民卫生出版社

图书在版编目（CIP）数据

儿科学／薛辛东,赵晓东主编. —4 版. —北京：
人民卫生出版社,2019

全国高等学历继续教育"十三五"（临床专升本）规
划教材

ISBN 978-7-117-27158-5

Ⅰ．①儿… Ⅱ．①薛… ②赵… Ⅲ．①儿科学-高等
职业教育-教材 Ⅳ．①R72

中国版本图书馆 CIP 数据核字（2019）第 000383 号

人卫智网	www.ipmph.com	医学教育、学术、考试、健康,
		购书智慧智能综合服务平台
人卫官网	www.pmph.com	人卫官方资讯发布平台

儿 科 学

第 4 版

主 编：薛辛东 赵晓东

出版发行：人民卫生出版社（中继线 010-59780011）

地 址：北京市朝阳区潘家园南里 19 号

邮 编：100021

E - mail：pmph @ pmph.com

购书热线：010-59787592 010-59787584 010-65264830

印 刷：北京盛通商印快线网络科技有限公司

经 销：新华书店

开 本：850×1168 1/16 印张：28 插页：2

字 数：827 千字

版 次：2001 年 9 月第 1 版 2019 年 2 月第 4 版
 2023 年 6 月第 4 版第 3 次印刷（总第 20 次印刷）

标准书号：ISBN 978-7-117-27158-5

定 价：69.00 元

打击盗版举报电话：010-59787491 E-mail：WQ @ pmph.com

（凡属印装质量问题请与本社市场营销中心联系退换）

编　　者（按姓氏笔画排序）

　　　　王　艺（复旦大学上海医学院）

　　　　王天有（首都医科大学）

　　　　毛　萌（四川大学）

　　　　方　峰（华中科技大学）

　　　　江米足（浙江大学医学院）

　　　　杜立中（浙江大学医学院）

　　　　李　利（昆明理工大学医学院）

　　　　尚云晓（中国医科大学）

　　　　岳少杰（中南大学湘雅医学院）

　　　　周国平（南京医科大学）

　　　　赵晓东（重庆医科大学）

　　　　桂永浩（复旦大学上海医学院）

　　　　黄东生（首都医科大学）

　　　　薛辛东（中国医科大学）

编写秘书　富建华（中国医科大学）

数字负责人　黄东生（首都医科大学）

数字秘书　胡慧敏（首都医科大学）

第四轮修订说明

随着我国医疗卫生体制改革和医学教育改革的深入推进，我国高等学历继续教育迎来了前所未有的发展和机遇。为了全面贯彻党的十九大报告中提到的"健康中国战略""人才强国战略"和中共中央、国务院发布的《"健康中国2030"规划纲要》，深入实施《国家中长期教育改革和发展规划纲要（2010—2020年）》《中共中央国务院关于深化医药卫生体制改革的意见》，落实教育部等六部门联合印发《关于医教协同深化临床医学人才培养改革的意见》等相关文件精神，推进高等学历继续教育的专业课程体系及教材体系的改革和创新，探索高等学历继续教育教材建设新模式，经全国高等学历继续教育规划教材评审委员会、人民卫生出版社共同决定，于2017年3月正式启动本套教材临床医学专业（专科起点升本科）第四轮修订工作，确定修订原则和要求。

为了深入解读《国家教育事业发展"十三五"规划》中"大力发展继续教育"的精神，创新教学课程、教材编写方法，并贯彻教育部印发《高等学历继续教育专业设置管理办法》文件，经评审委员会讨论决定，将"成人学历教育"的名称更替为"高等学历继续教育"，并且就相关联盟的更新和定位、多渠道教学模式、融合教材的具体制作和实施等重要问题进行了探讨并达成共识。

本次修订和编写的特点如下：

1. 坚持国家级规划教材顶层设计、全程规划、全程质控和"三基、五性、三特定"的编写原则。

2. 教材体现了高等学历继续教育的专业培养目标和专业特点。坚持了高等学历继续教育的非零起点性、学历需求性、职业需求性、模式多样性的特点，教材的编写贴近了高等学历继续教育的教学实际，适应了高等学历继续教育的社会需要，满足了高等学历继续教育的岗位胜任力需求，达到了教师好教、学生好学、实践好用的"三好"教材目标。

3. 本轮教材从内容和形式上进行了创新。内容上增加案例及解析，突出临床思维及技能的培养。形式上采用纸数一体的融合编写模式，在传统纸质版教材的基础上配数字化内容，以一书一码的形式展现，包括在线课程、PPT、同步练习、图片等。

4. 整体优化。注意不同教材内容的联系与衔接，避免遗漏、矛盾和不必要的重复。

本次修订全国高等学历继续教育"十三五"规划教材临床医学专业专科起点升本科教材29种，于2018年出版。

第四轮教材目录

序号	教材品种	主编		副主编			
1	人体解剖学（第4版）	黄文华 徐 飞		孙 俊	潘爱华	高洪泉	
2	生物化学（第4版）	孔 英		王 杰	李存保	宋高臣	
3	生理学（第4版）	管茶香 武宇明		林默君	邹 原	薛明明	
4	病原生物学（第4版）	景 涛 吴移谋		肖纯凌	张玉妥	强 华	
5	医学免疫学（第4版）	沈关心 赵富玺		钱中清	宋文刚		
6	病理学（第4版）	陶仪声		申丽娟	张 忠	柳雅玲	
7	病理生理学（第3版）	姜志胜 王万铁		王 雯	商战平		
8	药理学（第2版）	刘克辛		魏敏杰	陈 霞	王垣芳	
9	诊断学（第4版）	周汉建 谷 秀		陈明伟	李 强	粟 军	
10	医学影像学（第4版）	郑可国 王绍武		张雪君	黄建强	邱士军	
11	内科学（第4版）	杨 涛 曲 鹏		沈 洁	焦军东	杨 萍	汤建平 李 岩
12	外科学（第4版）	兰 平 吴德全		李军民	胡三元	赵国庆	
13	妇产科学（第4版）	王建六 漆洪波		刘彩霞	孙丽洲	王沂峰	薛凤霞
14	儿科学（第4版）	薛辛东 赵晓东		周国平	黄东生	岳少杰	
15	神经病学（第4版）	肖 波		秦新月	李国忠		
16	医学心理学与精神病学（第4版）	马存根 朱金富		张丽芳	唐峥华		
17	传染病学（第3版）	李 刚		王 凯	周 智		
18*	医用化学（第3版）	陈莲惠		徐 红	尚京川		
19*	组织学与胚胎学（第3版）	郝立宏		龙双涟	王世鄂		
20*	皮肤性病学（第4版）	邓丹琪		于春水			
21*	预防医学（第4版）	肖 荣		龙鼎新	白亚娜	王建明	王学梅
22*	医学计算机应用（第3版）	胡志敏		时松和	肖 峰		
23*	医学遗传学（第4版）	傅松滨		杨保胜	何永蜀		
24*	循证医学（第3版）	杨克虎		许能锋	李晓枫		
25*	医学文献检索（第3版）	赵玉虹		韩玲革			
26*	卫生法学概论（第4版）	杨淑娟		卫学莉			
27*	临床医学概要（第2版）	闻德亮		刘晓民	刘向玲		
28*	全科医学概论（第4版）	王家骥		初 炜	何 颖		
29*	急诊医学（第4版）	黄子通		刘 志	唐子人	李培武	
30*	医学伦理学	王丽宇		刘俊荣	曹永福	兰礼吉	

注：1. * 为临床医学专业专科、专科起点升本科共用教材

2. 本套书部分配有在线课程，激活教材增值服务，通过内附的人卫慕课平台课程链接或二维码免费观看学习

3.《医学伦理学》本轮未修订

评审委员会名单

顾　　　问	郝　阳　秦怀金　闻德亮
主 任 委 员	赵　杰　胡　炜

副主任委员（按姓氏笔画排序）

龙大宏　史文海　刘文艳　刘金国　刘振华　杨　晋

佟　赤　余小惠　张雨生　段东印　黄建强

委　　　员（按姓氏笔画排序）

王昆华　王爱敏　叶　政　田晓峰　刘　理　刘成玉

江　华　李　刚　李　期　李小寒　杨立勇　杨立群

杨克虎　肖　荣　肖纯凌　沈翠珍　张志远　张美芬

张彩虹　陈亚龙　金昌洙　郑翠红　郝春艳　姜志胜

贺　静　夏立平　夏会林　顾　平　钱士匀　倪少凯

高　东　陶仪声　曹德英　崔香淑　蒋振喜　韩　琳

焦东平　曾庆生　虞建荣　管茶香　漆洪波　翟晓梅

潘庆忠　魏敏杰

秘 书 长	苏　红　左　巍
秘　　　书	穆建萍　刘冰冰

前　言

　　全国高等学历继续教育(专科起点升本科)《儿科学》教材历经数年,现已进入第4版的修订。本次编写工作恰逢我国医疗卫生体制改革和医学教育改革的关键阶段,为了顺应新形势、迎接"互联网+"的新挑战,来自全国10所高等院校的14名儿科专家深入领会高等学历继续教育的特点及融合教材的精神实质,力求使本教材满足高等学历继续教育的需求。

　　本次修订仍秉承第3版教材的编写理念,在保持"三基、五性、三特定"的编写要求下,努力追求"更新颖、更精练、更实用"的目标。在编写目录上,增加了新的章节:如第十四章血液系统疾病的"组织细胞病"一节,第十一章消化系统疾病"食物过敏性胃肠疾病"一节;在编写内容上,每章节均增加了新的知识点,其内容涉及疾病的主要诊断技术,并针对某些疾病介绍了通过基因诊断实现精准化治疗的临床应用前景,在部分疾病的治疗中,还融入了人文关怀的新理念;在编写形式上,每章仍以学习目标为开始,清晰指出应该掌握、熟悉和了解的具体内容,每章节的主要疾病均以案例为切入点,提出具体问题,启发读者带着疑问和兴趣去学习。在各章的结尾配有复习参考题,便于读者更好地理解、掌握和记忆每章节的关键知识点;此外,继续保留参考文献部分,希望时间充裕和精力充沛的读者,可以更多地学习和了解儿科各专业疾病的相关指南和最新进展。

　　总之,在本次教材的修订中,主编、副主编及编委们力求做到内容新颖、图表清晰、文字结构严谨,但由于时间仓促、能力水平有限,难免存在不足之处,恳请读者批评和指正。

　　值此编写完成之时,感谢全体编委以及编写秘书富建华教授的辛勤付出!

薛辛东

2018 年 11 月

目 录

第一章　　绪论

学习目标

掌握	儿科学的定义；临床儿科学的范畴；小儿年龄分期及特点。
熟悉	儿科学的特点；儿科疾病诊治中需注意的相关问题。
了解	儿科学的发展史及未来的发展目标。

第一节　儿科学范围和任务

儿科学是研究从胎儿到青少年儿童健康及疾病防治的一门学科,在我国学科体系中,儿科学隶属于临床医学,属于二级学科。横向看,儿科学内容涵盖机体各个器官、系统的健康维护,也涵盖儿童神经精神心理健康维护;纵向看,从受精卵结合到青春期,都属于儿科范畴。根据研究的内容和重点不同,儿科学可分为预防儿科学、发育儿科学和临床儿科学。

（一）预防儿科学（preventive pediatrics）

重点研究儿科疾病的预防,采用疫苗接种、健康教育、疾病筛查、政府干预等方法对严重影响儿童健康的疾病、意外伤害、出生缺陷等进行防患于未然的行动。所谓三级预防概念:Ⅰ级预防包括基础预防、预防接种、营养、环境卫生、父母健康保健、遗传性疾病产前筛查等;Ⅱ级预防是疾病的早期诊断治疗,如定期体检、出生缺陷早期筛查、遗传性疾病新生儿筛查、儿童发育行为异常早期筛查;Ⅲ级预防则为疾病已经发生,为避免恶劣的临床预后而进行规范的诊断和治疗。为根本提高儿童健康水平,应尽量实施Ⅰ级预防。

（二）发育儿科学（developmental pediatrics）

儿童不同于成人的一大根本特点,是儿童正处于体格与心理发育过程中。随着经济社会的发展,发育行为问题被更早、更多地发现,自闭症等也成为研究的热点。因此,发育儿科学主要研究儿童正常体格和心理发育规律,及时发现发育异常并给予规范处理,维护儿童正常发育过程。

（三）临床儿科学（clinical pediatrics）

主要研究儿童时期各种疾病的发生发展规律,如何诊断治疗及康复,使每一个患病的儿童个体得以恢复,提高疾病治愈率,从而有效降低疾病的发生率和死亡率。随着儿科学的不断发展,儿科学下属的三级学科近年来不断完善,呼吸、消化、神经、血液、风湿免疫、感染、内分泌等亚专科逐渐形成相对独立的专科体系,为各系统的疑难复杂和危重疾病提供专业的解决方案。按照年龄纵向划分,母胎医学、围产医学、新生儿医学、青春期医学等学科体系亦逐渐走向完善。儿科亚专业与普通儿科学（general pediatrics）分工协作,共同发展,最终形成维护儿童健康的完整体系。

由全球 189 个国家在新千年来临之际共同提出的全球新千年发展目标（millennium development goals,

MDGs)是一个用于衡量各成员国持续发展的指标体系,也为我国儿童学发展提出了任务,其中与儿童健康关系最为密切的是降低儿童死亡率、保证孕产妇健康、征服 HIV/AIDS 及疟疾等疾病。MDGs 特别提出:到 2015 年,全球 5 岁以下儿童死亡率下降为 1990 年的 2/3,世界各地的儿童不论男女,都能上完小学的全部课程。由此可见,维护儿童的权益和促进儿童的健康是实现 MDGs 的重要任务和支柱。

2016 年,中共中央、国务院印发了《"健康中国 2030"规划纲要》,提出了清晰的促进儿童健康和降低儿童死亡率的目标任务。我国 2015 年婴儿死亡率为 8.1‰,到 2020 年需降至 7.5‰,到 2030 年下降至 5.0‰,下降幅度达到 38%;2015 年 5 岁以下儿童死亡率为 10.7‰,到 2020 年需降至 9.5‰,2030 年下降至 6.0‰,下降幅度达到 44%;2015 年孕产妇死亡率为 20.1/10 万,2020 年需降至 18.0/10 万,2030 年下降至 12.0/10 万,下降幅度达到 40%。

为实现上述死亡率下降指标,《"健康中国 2030"规划纲要》给出了系列解决方案:

(1) 传染病防控方面:维持适龄儿童国家免疫规划疫苗接种率在较高水平;加强艾滋病检测、抗病毒治疗和随访管理,全面落实临床用血核酸检测和预防艾滋病母婴传播,疫情保持在低流行水平;建立结核病防治综合服务模式,加强耐多药肺结核筛查和监测,规范肺结核诊疗管理,全国肺结核疫情持续下降;有效应对流感、手足口病、登革热、麻疹等重点传染病疫情。

(2) 降低婴儿死亡率方面:实施母婴安全计划,倡导优生优育,继续实施住院分娩补助制度,向孕产妇免费提供生育全过程的基本医疗保健服务;加强出生缺陷综合防治,构建覆盖城乡居民,涵盖孕前、孕期、新生儿各阶段的出生缺陷防治体系。

(3) 降低 5 岁以下儿童死亡率方面:实施健康儿童计划,加强儿童早期发展,加强儿科建设,加大儿童重点疾病防治力度,扩大新生儿疾病筛查,继续开展重点地区儿童营养改善等项目。

促进我国儿童健康,人才是关键。我们既需要受过完整、长期训练的儿童专科医师,更需要大量守护在儿童健康第一线的普通儿科医师队伍,尤其是在欠发达的西部地区。因此,国家提出了加强医教协同,建立完善医学人才培养供需平衡机制,以全科医生为重点,加强基层人才队伍建设,加大基层和偏远地区扶持力度,加强全科、儿科、产科、精神科等急需紧缺专业人才培养培训,为儿科学的可持续发展,为全面实现小康提供坚实的医学人才和健康保障。

第二节 儿科学特点

儿童不是成人的缩影,与成人的差异不仅是体格上的大小,有别于成人的最大差异是儿童是正处于发育中的个体,从出生到成熟,儿童的发育是一个连续的但又可以区分阶段性的过程。在这个过程中,儿童的各系统、器官及组织不仅在体积、重量上不断增加,更重要的是功能不断成熟。因此,不同年龄的儿童不仅在解剖、生理、心理、免疫、内分泌方面与成人明显不同,在疾病病因、发生发展规律、防治效果和远期预后方面都与成人疾病显著不同。儿科医师需十分重视儿童及儿科病患的特点,在疾病防治和健康维护过程中合理运用。

(一)解剖

从出生到长大成人,小儿在外观上不断发生变化,如体重、身高(长)、头围、胸围,身体各部分比例改变,骨骼发育如颅骨缝和囟门闭合,骨化中心出现,牙齿的萌出和更替均呈现显著的年龄规律。内脏器官如心、肝、脾、肾的大小及位置,皮肤、肌肉、神经和淋巴系统等解剖结构均随年龄的增加而逐渐接近成人。

(二)生理、生化

不同年龄儿童具有不同的代谢特点和不同的正常生理、生化指标正常值水平,婴幼儿时期肝功能、肾功能的主要指标常远低于成人水平;随着饮食等日常生活习惯的不断改变,小儿的生化指标也在发生明显变化。新生儿期外周血红细胞、白细胞计数和分类与成人及其他年龄段的儿童明显不同。婴儿代谢旺盛,体内水分含量高,肾脏的平衡能力不够,因而更容易发生水、电解质、酸碱平衡紊乱。小儿时期容易出现髓外造血等。

（三）病理

取决于外因与内因的共同作用,由于小儿的内因明显区别于成人,因而在疾病发生时,病理变化明显有别于成人。同一个病原体如呼吸道合胞病毒,在成年人可能仅导致隐性感染(无病理改变)或轻微的上呼吸道感染,而在婴儿则可导致较为严重的毛细支气管炎或肺炎。儿童时期常见的一些基础疾病,如遗传性疾病、出生缺陷、营养不良、早产等,可使病理改变发生显著变化。

（四）免疫

小儿的皮肤娇嫩,屏障功能差,免疫系统反应协调能力尚不健全,因而容易发生感染。免疫系统可利用T、B淋巴细胞产生记忆,在下一次面对同一病原体时能够迅速产生强大的免疫应答,大幅度提高免疫系统的保护效能,而小儿时期,尤其是婴幼儿时期,大部分的免疫记忆尚处在建立过程中。预防接种的主要目的,即为在不导致疾病的情况诱导建立机体针对特定病原体的持久保护应答。婴幼儿时期机体的免疫系统具有诸多显著的特点,如母亲通过胎盘主动转运给胎儿的IgG,可保护生后数月内免于发生各种感染。

（五）营养

小儿生长迅速,代谢十分旺盛,对营养物质的要求很高,特别是对蛋白质、水的需要量比成人明显增高。而小儿胃肠道功能尚未成熟,容易造成消化功能紊乱和营养素缺乏。

综上所述,在儿科疾病诊治时需注意以下特点:

1. 年龄特点　某些疾病可能仅发生在特定年龄阶段,如毛细支气管炎,仅发生在婴幼儿期;某些疾病在特定年龄段高发,如川崎病,主要发生在5岁以下儿童,约占80%,在少数病例亦可发生于较大年龄儿童;相同或类似临床表现,在不同年龄阶段发生,具有显著不同的病因和临床经过,如小儿惊厥,发生于新生儿时期多考虑与产伤、窒息、颅内出血或先天异常等,而6岁以内儿童病因则主要可能为中枢神经系统感染,6个月至3岁主要病因为热性惊厥或中枢神经系统感染,3岁以上则以癫痫常见,各种病因所致惊厥的预后亦显著不同。

2. 急性病常见　起病通常较急,来势凶,病情进展变化快,短期内出现水、电解质、酸碱平衡紊乱等并发症,甚至进展为重症,需要机械通气等生命支持。但是,如能给予及时正确的处理,病情往往能够在较短时间内得以改善,从而反证干预措施正确有效。

3. 绝大部分疾病可治　与成人期的诸多慢性病不同,儿童时期的很多疾病是可治的,只要能够及时准确地判断病因,合理规范地治疗,大多数疾病可以有效防治,避免死亡、后遗症等不良后果。

4. 基础病因分析至关重要　儿童时期出生缺陷、遗传性疾病、营养问题等远较成人多见,在疾病的发生、发展和重症化环节中起至关重要的作用,因而及时准确地发现肺炎、腹泻、贫血等常见疾病的基础病因,是有效提高临床预后,降低儿童死亡率的关键。

第三节　小儿年龄分期及特点

儿童的解剖、生理和病理在不同年龄阶段具有显著不同的特点,儿童的发育是一个连续的、阶段性的过程,可将此过程分为以下7个阶段或年龄期。

（一）胎儿期

受精卵形成到胎儿出生称为胎儿期,共约40周。胎儿早期器官形成的阶段为成胚期或胚胎期(0～12周),此期末胎儿基本成形,可辨别性别。器官分化完成和迅速生长阶段为胎儿中期(13～28周),此期器官迅速生长,生理上接近成熟,但肺发育尚不成熟,如此期早产多不能存活。胎儿后期(29～40周)以脂肪及肌肉组织迅速生长为特征,体重增长迅速,母体IgG主动转运至胎儿。此期如早产可存活。妊娠母亲的健康状况直接影响胎儿,母亲的各种感染、用药、营养状态和不良生活习惯均可能导致胎儿损伤。如吸烟、酗酒、吸毒等,有可能导致死胎、流产、早产或先天畸形等后果,胎盘和脐带的异常亦可导致胎儿发育受严重影响。因此,加强孕期保健和胎儿保健十分重要。

(二)新生儿期

自胎儿娩出脐带结扎时开始至日龄28天为新生儿期。此期生长发育和疾病谱构成与其他年龄段小儿具有明显不同。各种疾病的发病率高,死亡率高,是婴儿时期的特殊时期,也是降低婴儿死亡率的关键时期。由于胎儿脱离母体独立面对外界环境,母体的一些不良因素(如先天感染或产时感染)延续,先天畸形,分娩过程中的损伤等各种病因交织,使新生儿时期成为各种疾病导致死亡的高危期。

(三)婴儿期

从出生到1周岁为婴儿期,是儿童生长发育最为快速的时期,因而对营养物质要求特别高。虽然各器官系统在此期内均快速生长发育,但重要脏器的平衡能力较为脆弱。一旦发生疾病,内环境平衡容易被打破出现失代偿状况。由于缺乏足够的免疫保护和免疫记忆,此期儿童容易受到各种病原侵袭并导致相对严重的疾病,如果同时具有营养不良、早产、先天性心脏病、免疫功能缺陷等基础疾病,则容易导致死亡。因此,此期是降低5岁以下儿童因病死亡率关键时期,各种具有基础疾病的感染防控,已成为新时期降低5岁以下儿童死亡率的主要任务之一。

(四)幼儿期

1周岁以后到3周岁之前为幼儿期,体格生长发育较婴儿期减慢,神经心理发育则明显加速,语言、记忆、思维和想象力、精细运动发展增快,对外界环境产生好奇心,好模仿。活动范围增加,接触家庭、社会和事物增多。营养需求虽相对减缓,但仍然重要,系保证正常生长发育的关键。此期小儿对危险的识别能力十分有限,自我保护意识缺乏,应特别防护,避免意外伤害发生。

(五)学龄前期

3周岁以后至6~7周岁为学龄前期。此期体格生长处于稳步发展状态,神经心理发育迅速,思维能力和知识面快速发展,自理能力和社交能力明显增长。由于自我保护能力仍然不足,需持续注意避免意外伤害。

(六)学龄期

自6~7岁入小学至12周岁为学龄期。此期体格发育仍稳步、较缓增长,除生殖系统外,其他器官系统发育水平接近成人水平,疾病发生发展规律与成人的差异逐渐缩小。脑的形态基本与成人相同,智力发育较此前几期更为成熟,控制、理解、分析、综合能力明显增强,是增长知识、接受教育的关键时期,此期应特别注重保护儿童接受义务教育和其他各种权益。此期各种疾病的发病率显著下降,但健康促进仍十分重要,应注意预防近视、龋齿,形成良好的生活习惯,积极参加体育锻炼,维护体格和心理健康。

(七)青春期

从第二性征出现到生殖功能基本发育成熟,身高停止增长为青春期,是儿童到成人的重要过渡阶段。青春期通常从10岁至18岁,但此期发育的个体差异和种族差异都较大,可相差2~4岁,女孩可为9~11岁至17~21岁,男孩一般从11~13岁至19~24岁。此期体格生长再次加速,生殖系统迅速发育并接近成熟。由于个体心理发育的特点和社会环境的影响,此期儿童容易出现各种心理行为问题,值得特别关注。

第四节 我国儿科的发展及展望

儿科学的任务是促进儿童健康、降低疾病损伤和保护儿童权益。儿科医师在儿科学的发展和儿童医疗卫生服务体系建设过程中发挥着不可替代的作用。19世纪西方儿科学进入我国,至20世纪40年代我国儿科临床医疗初具规模。1943年诸福棠教授主编《实用儿科学》问世,标志着我国现代儿科学正式建立。

中华人民共和国成立后,党和政府在各地建立和完善了儿科医疗机构和儿童保健机构,对保障我国儿童生长发育和提高儿童健康水平起到了关键作用,儿童生长发育监测、计划免疫接种、"四病"防治等在特定的历史时期保障了儿童健康,减低了常见病、多发病疾病负担和病死率。改革开放以来,我国儿科事业进一步发展,2005年婴儿死亡率小于19‰,5岁以下儿童死亡率小于22.5‰,已经处于发展中国家前列,新生儿筛查、国家主导的计划免疫接种等项目均居发展中国家的领先地位,受到世界卫生组织(WHO)和各国的一致认可。

《2012年中国卫生统计年鉴》资料显示,我国婴儿死亡率和5岁以下儿童死亡率已从2005年的19‰和22.5‰分别下降至12.1‰和15.6‰,达到了国家卫生事业发展"十一五"规划纲要要求。未来十几年至2030年,我国标志着儿童健康的这几项关键指标,按照《"健康中国2030"规划纲要》,须从2015年婴儿死亡率的8.1‰,降至2020年的7.5‰及2030年的5.0‰;2015年5岁以下儿童死亡率10.7‰,降到2020年的9.5‰和2030年的6.0‰。如何实现这一宏伟目标,需要政府、儿科医师和健康服务提供者及社会各界的共同努力,完善儿童医疗卫生服务体系,改革运行机制和支撑保障,做到加强基层、分工合作、技术引领、重点突破,既要紧跟国际儿科医学发展趋势,又要紧密结合我国国情,重点解决目前导致婴儿死亡和5岁以下儿童死亡的疾病。

(一)健全儿童医疗卫生服务体系建设

全国儿科医师数量目前仍然严重不足,三级医疗体系的实际运行效果不佳,分级诊疗和双向转诊尚未实现,导致我国儿童医疗卫生服务体系建设落后于预期。基层儿科卫生服务机构的能力提升直接关系到常见病、多发病的合理诊治和疑难危重病例的规范转诊,处于疾病防控和减低儿童死亡率的关键环节。建立一支数量匹配的、稳定的、胜任基层儿科医疗工作的儿科医师队伍刻不容缓;形成一套完整的、科学的临床诊疗规范并真正在基层推广使用十分重要。另外,由于我国儿科从业人员受训和临床能力参差不齐,弥补基层儿科从业人员,尤其是西部地区和贫困地区的儿科从业人员的能力短板将起到立竿见影效果。

(二)厘清现阶段导致婴儿死亡和5岁以下儿童死亡的主要病因

随着经济社会的深刻发展变化,儿童疾病谱也正发生着巨大变化。既往严重威胁儿童健康的某些疾病,如脊髓灰质炎、天花等几乎已不复存在。一些老的传染病,如结核、麻疹、百日咳死灰复燃,新的病原体如新型冠状病毒等不断出现。生活方式相关疾病,如肥胖、高血压、糖尿病等发病逐渐低龄化。疾病谱的改变需要我们对儿科疾病防治、健康促进的国家战略做出相应调整,使防治重点更具针对性。遗憾的是,目前我们对导致儿童死亡的病因缺乏确切的数据。今后数年,逐步建立儿童健康大数据库,对资源进行合理调配,针对儿童死亡更为常见的西部地区和贫困地区,进行深入的流行病学分析将有助于重点疾病的有效防控。

(三)研发新型疾病防治方法,减少罕见病致死致残

各种资料显示,与发达国家相似,我国将来甚至现在致死、致残的病因由常见病转变为罕见病,具有罕见病作为基础疾病的患儿,面临着数百倍于无基础疾病常见病患儿的死亡风险。因此,针对罕见病研发新型防治手段,可能将成为今后我国进一步降低儿童死亡率的关键环节。虽然经过近十年的快速发展,我国儿科医学与发达国家儿科医学水平的差距,仍然主要体现在罕见病领域。更多地研发、引进、推广行之有效的罕见病防治方法,如新生儿筛查、分子诊断、精准治疗等,系未来十年儿科医学发展的重要方向。

(赵晓东)

学习小结

儿科学是研究从胎儿到青少年儿童健康及疾病防治的一门学科,可分为预防儿科学、发育儿科学和临床儿科学。 儿童不是成人的缩影,在不同年龄阶段,不仅在解剖、生理、心理、免疫、内分泌方面与

成人明显不同，而且在疾病发生的病因、发展规律、防治效果和远期预后方面都与成人疾病存在显著差异。儿童的发育是一个连续的、阶段性的过程，通常将其分为胎儿期、新生儿期、婴儿期、幼儿期、学龄前期、学龄期及青春期七个阶段，每一阶段由于解剖、生理和病理差异，具有各自的特点。因此，健全儿童医疗卫生服务体系建设，积极寻找导致婴儿死亡和 5 岁以下儿童死亡的主要病因，以及探索疑难疾病的防治手段，促进儿童健康及保护儿童权益，是儿科学未来的主要任务。

复习参考题

1. 儿科学定义及主要任务是什么？

2. 儿科学的特点主要包括哪些？

3. 小儿年龄分期包括哪些阶段？每一阶段的主要特点有哪些？

第二章　　生长发育

第一节　生长发育规律及其影响因素

一、生长发育规律

生长和发育是儿童不同于成人的一个重要特点。生长是指随儿童年龄的增加,细胞的增殖分化使各器官、系统以及身体的长大,可用数量表示。发育是指细胞、组织、器官分化与功能成熟,是机体质的变化,包括情感-心理的发育成熟过程。生长和发育密不可分,生长过程伴有发育成熟,两者共同表示机体的动态变化。掌握正常生长发育规律有助于儿科医师及早发现异常情况并及时做出相应处理,促进儿童健康成长。

（一）**生长发育是连续的、有阶段性的过程**

在整个儿童时期,生长发育不断进行,但各年龄阶段生长发育又有一定的特点,不同年龄阶段生长发育速度不同。例如生后第一年为第一个生长高峰;第二年以后生长速度趋于稳定;青春期生长速度又加快,出现第二个生长高峰。

（二）**各系统、器官发育不平衡**

人体各器官系统的发育顺序遵循一定规律,有各自的生长特点,以适应环境的变化。如神经系统发育较早,脑在生后 2 年内发育较快;淋巴系统在儿童期迅速生长,于青春期前达高峰,此后逐渐下降到成人水平;生殖系统发育较晚;其他系统器官如心、肝、肾、肌肉的发育基本与体格生长平行(图 2-1)。各系统发育速度的不同与其在不同年龄的生理功能有关。

（三）**生长发育的一般规律**

生长发育遵循由上到下、由近到远、由粗到细、由低级到高级、由简单到复杂的规律。如出生后运动发育的规律是:先抬头、后抬胸,再会坐、立、行(由上到下);从臂到手,从腿到脚的活动(由近到远);从全掌抓

图 2-1　各系统器官发育不平衡

握到手指拾取(由粗到细);先画直线后画圆圈、图形(由简单到复杂);先会看、听、感觉事物,认识事物,再发展到有记忆、思维、分析和判断(由低级到高级)。

（四）生长发育的个体差异

儿童生长发育虽按一定总规律发展,但在一定范围内受遗传、环境的影响,存在着相当大的个体差异,每个人生长的"轨道"不会完全相同。因此,评价时必须考虑个体的不同影响因素,才能做出正确的判断。

二、影响生长发育的因素

（一）遗传因素

细胞染色体所载基因是决定遗传的物质基础。儿童生长发育的"轨道",或特征、潜力、趋向,由父母双方的遗传因素决定。种族、家族的遗传信息影响深远,如皮肤及头发的颜色、面型特征、身材高矮、性成熟的迟早、对营养素的需要量、对传染病的易感性等。在异常情况下,严重影响生长的代谢缺陷病、内分泌障碍、染色体畸形等与遗传直接有关。性别是影响体格生长的因素之一,如除青春前期外,女孩的平均身高(长)、体重均较同龄男孩低,女童进入青春期的年龄较男童约早两年。女孩的语言、运动发育也略早于男孩。

（二）环境因素

1. 营养　营养素是儿童体格生长的物质基础。当营养素供给充足且比例恰当,加之适宜的生活环境,可使生长潜力得到充分的发挥。宫内营养不良的胎儿不仅体格生长落后,严重时还会影响重要器官发育,如:脑的发育;其成年后发生高血压、糖尿病、动脉粥样硬化、代谢综合征的概率将增加。生后营养不良,特别是第1~2年的严重营养不良,可影响体重、身高及智能的发育。

2. 疾病　任何引起生理功能紊乱的急、慢性疾病均可直接影响儿童的体格生长。急性感染常使体重减轻;长期慢性疾病则同时影响体重和身高的增长;内分泌疾病常引起骨骼生长和神经系统发育迟缓;先天性疾病,如先天性心脏病时可导致生长迟缓。

3. 母亲情况　胎儿在宫内的发育受孕母生活环境、营养、情绪、疾病等各种因素的影响。如妊娠早期的病毒性感染可导致胎儿先天畸形;妊娠期严重营养不良可引起流产、早产和胎儿体格生长以及脑的发育迟缓;孕母妊娠早期受到某些药物、X线照射、环境中毒物和精神创伤的影响者,均可影响胎儿的发育。

4. 家庭和社会环境　良好的居住环境,如阳光充足、空气新鲜、水源清洁、无噪声、居住条件舒适,配合健康的生活习惯、科学护理、良好教养、体育锻炼、完善的医疗保健服务等都是促进儿童生长发育达最佳状态的重要因素。反之,则带来不良影响。生活环境对儿童健康的重要作用易被家长和儿科医师忽视。

遗传影响儿童体格生长,但遗传潜力的发挥主要取决于环境条件,即儿童生长发育水平是遗传与环境共同作用的结果。

第二节　体格生长及其相关的各系统发育

案例 2-1

患儿女童,16 月龄。G_1P_1,孕 39 周剖宫产分娩,出生体重 3.3kg,母亲孕期身体健康,生后母乳喂养,10 月龄断离母乳,6 月龄始添加少许辅食。半个月前体检,体重 7.2kg,身长 73cm。否认特殊疾病及特殊用药史。家族史:无特殊。

思考:

1. 该患儿的体重是否正常?

2. 如果不正常,生长发育状况如何?

一、出生至青春期前体格生长规律

体格生长应选择易于测量、有较大人群代表性的指标来表示。常用的指标有体重、身高(长)、头围、胸围等。

(一)体重的增长

体重为各器官、系统、体液的综合重量。其中骨骼、肌肉、内脏、体脂、体液为主要成分。因体脂与体液变化较大,体重在体格生长指标中最易波动。体重易于测量准确,是最易获得的反映儿童生长与近期营养状况的指标。儿科临床中用体重计算药量和静脉输液量。

新生儿出生体重与胎次、胎龄、性别以及宫内营养状况有关。我国 2005 年九市城区调查结果显示平均男婴出生体重为 3.33kg±0.39kg,女婴为 3.24kg±0.39kg,与世界卫生组织 2006 年的参考值相近(男 3.3kg,女 3.2kg)。出生时体重受宫内因素的影响大,出生后的体重增长则与营养、疾病等因素密切相关。

儿童随年龄增加体重的增长逐渐减慢(图 2-2)。我国 1975 年、1985 年、1995 年及 2005 年调查资料显示,正常足月婴儿生后第 1 个月体重增加可达 1~1.7kg,生后 3~4 个月体重约等于出生时体重的 2 倍(6kg)。出生后第一年内婴儿前 3~4 个月体重的增加量约等于后 9 个月内体重的增加值,即 12 个月龄时婴儿体重约为出生时的 3 倍(9.5~10.5kg),是生后体重增长最快的时期,系第一个生长高峰。生后第二年体重增加 2.5~3kg,即 2 岁时体重约达出生体重的 4 倍(12~13kg);2 岁后至青春前期儿童体重增长减慢,年增长值 2~3kg。

因儿童体重增长为非匀速的,存在个体差异。故评价时应以个体儿童自身体重增长速度的变化为依据,不可用"公式"进行评价,也不宜以人群均数(所谓"正常值")当作"标准"进行评价。当无条件测量体重时,为便于医务人员计算小儿用药量和液体量,可用以下公式估计体重:

3~12 个月:体重(kg)=[年龄(月)+9]/2

1~6 岁:体重(kg)=年龄(岁)×2+8

7~12 岁:体重(kg)=[年龄(岁)×7-5]/2;或体重(kg)=年龄(岁)×3+2

(二)身材的增长

1. 身高(长)　代表头部、脊柱与下肢长度的总和。3 岁以下儿童立位测量不易准确,应仰卧位测量,称为身长。立位时测量称为身高。立位的测量值比仰卧位少 1~2cm。

图 2-2 男、女童身高、体重发育速度曲线

身高(长)的增长规律与体重一致(见图 2-2)。年龄越小增长越快,同样出现婴儿期和青春期两个生长高峰。出生时身长平均为 50cm。生后第一年身长增长最快,约为 25cm;前 3~4 个月身长增长 11~13cm,约等于后 8~9 个月的增长值,1 岁时身长 75~77cm,为出生时身长的 1.5 倍。第二年身长增长速度减慢(10~12cm),即 2 岁时身长 85~87cm。2 岁以后到青春期前身高(长)每年增长 5~7cm。如 2 岁以后身高每年增长低于 5cm,为生长速度缓慢。身高(长)的发育受遗传、内分泌、宫内发育水平的影响较明显,短期的疾病与营养波动不易影响身高(长)的发育。

身高(长)的估计公式为:

$$2~12 \text{岁:身高(cm)} = \text{年龄(岁)} \times 7 + 77$$

2. 坐高(顶臀长) 指头顶到坐骨结节的垂直距离。与身长测量一致,3 岁以下儿童仰卧位测量值称为顶臀长。坐高的增长代表头颅与脊柱的发育。

3. 指距 是两上肢水平伸展时两中指尖的距离,代表上肢长骨的生长。

(三)头围的增长

头围的增长与脑和颅骨的发育有关。胎儿期脑发育居全身各系统的领先地位,故新生儿出生时头围较大,平均 34cm。与体重、身长增长规律相似,出生后第一年前 3~4 个月头围的增长量(6~7cm)约等于后 8~9 个月头围的总和,即 1 岁时头围为 45~47cm。生后第二年头围增长减慢,约为 2cm,2 岁时头围 47~49cm。2~15 岁头围仅增加 6~7cm。因此,头围的测量在 2 岁以内最有价值。头围大小常与儿童身高有关,生后第一年头围约为:1/2 身长 +10cm。头围大小与双亲的头围有关,较小的头围常提示脑发育不良。婴幼儿期连续追踪测量头围比一次测量更重要,头围增长过速往往提示脑积水。

(四)胸围的增长

代表肺与胸廓的发育。出生时胸围略小于头围 1~2cm。1 岁左右胸围约等于头围。1 岁至青春前期胸围应大于头围(约为头围 + 年龄 -1cm)。1 岁左右头围与胸围的增长在生长曲线上形成头、胸围的交叉,此交叉时间与儿童营养、胸廓的发育有关。发育较差者,头、胸围交叉时间延后。

(五)身体比例与匀称性

1. 头与身长比例 在宫内与婴幼儿期头领先生长,而躯干、下肢生长则较晚,生长时间也较长。因此,头、躯干、下肢长度的比例在生长进程中发生变化。头占身高的比例从婴幼儿的 1/4 减为成人的 1/8(图 2-3)。

2. 体型匀称 表示体型(形态)发育的比例关系,常以两个体格指标间关系表示,如身高/体重(W/H)、胸围/身高(身高胸围指数)、体重(kg)/身高(cm)×1000(Quetelet 指数)、体重(kg)/身长²(cm²)×10⁴(Kaup 指数)、体重(kg)/身高²(m²)(体重指数,BMI)等。实际工作中常选用身长的体重和 BMI/年龄均表示一定身高的相应体重范围,间接反映身体的密度与充实度。

2个月(胎内)　5个月　　新生儿　　2岁　　6岁　　12岁　　25岁

图 2-3　头与身长的比例

3. 身材匀称　以坐高(顶臀长)与身高(长)的比例表示,反映下肢的生长情况。坐高(顶臀长)占身高(长)的比例由出生时的 0.67 下降到 14 岁时的 0.53。任何影响下肢生长的疾病可使坐高(顶臀长)与身高(长)的比例停留在幼年状态,如甲状腺功能低下与软骨发育不良。

4. 指距与身高　正常时,指距略小于身高(长)。如指距大于身高 1~2cm,对诊断长骨的异常生长有参考价值,如蜘蛛样指(趾)(Marfan 综合征)。

二、青春期的体格生长规律

青春期是儿童到成人的过渡期,受性激素影响,青春期的体格生长出现生后的第二个高峰,尤其是身高增长迅速,称为身高增长高峰(peak height velocity,PHV),PHV 开始和持续时间有性别和个体差异,男孩 PHV 出现时间比女童晚 2~3 年,且每年身高的增长值大于女童,故最终男童比女童高。

女童在乳房发育后(9~11 岁),男童在睾丸增大后(11~13 岁)身高开始加速生长,1~2 年生长达 PHV,此时女童身高平均年增加 8~9cm,男童 9~10cm。在第二生长高峰期,身高增加值约为最终身高的 15%。PHV 提前者,身高的停止增长也提前。相反,PHV 延后者,青春期身高发育也较慢,但最终身高达正常范围。

青春期儿童生殖系统开始发育并出现第二性征,男、女儿童体形发生显著改变。女童耻骨与髂骨下部的生长和脂肪堆积,臀围加大;男性则有肩部增宽,下肢较长,肌肉增强的不同体形特点。

三、与体格发育有关的各系统发育

(一)骨骼发育

1. 头颅骨发育　除头围外,还可依据骨缝及前、后囟闭合时间来评价颅骨的发育。分娩时婴儿头颅通过产道,故出生时骨缝稍有重叠,但可扪及。额缝 2 岁时骨性闭合,其余骨缝多在 20 岁左右骨性闭合。出生时后囟很小或已闭合,至迟 6~8 周龄闭合。前囟出生时平均 1.5~2cm(对边中点连线的距离),生后 2~3 月龄婴儿随颅骨重叠逐渐消失,前囟较出生时大,之后逐渐骨化缩小至闭合。前囟是最后闭合的囟门,多数儿童于 1~1.5 岁闭合,部分儿童前囟 2 岁左右闭合。前囟大小与闭合年龄个体差异较大,如正常儿童前囟可在 0.6~3.6cm 范围。前囟检查在儿科临床很重要(图 2-4),如脑发育不良时前囟小或关闭早;甲状腺功能低下时前囟关闭延迟;颅内压增高时前囟饱满;脱水时前囟凹陷。颅骨随脑的发育而增长,且发育先于面部骨骼(包括鼻骨、下颌骨)。

图 2-4　囟门发育

2. 脊柱的发育　脊柱的增长反映脊椎骨的生长。出生时脊柱无弯曲,仅轻微后凸。3个月左右随着抬头动作的发育出现颈椎前凸;6个月后能坐出现胸椎后凸;1岁左右开始行走时出现腰椎前凸。这样的脊椎自然弯曲,至6~7岁才为韧带所固定。椎间盘的形成是青春后期儿童躯干继续增长的主要原因。注意儿童坐、立、走的姿势,选择适宜的桌椅,对保证儿童脊柱的正常形态很重要。

3. 长骨的发育　是从胎儿期到成人期逐渐完成的。长骨的生长主要由长骨干骺端的软骨骨化和骨膜下成骨作用使长骨增长、增粗,当骨骺与骨干融合,标志着长骨停止生长。

长骨干骺端的软骨次级骨化中心随年龄的增加而有规律地出现,即按一定顺序及骨解剖部位发生,骨化中心出现的数目可反映长骨的生长成熟程度(图2-5)。因此,用X线测定不同年龄儿童长骨干骺端骨化中心的数目,并将其标准化,即为骨龄(bone age)。出生时腕部尚无骨化中心,股骨远端及胫骨近端已出现骨化中心,因此判断长骨的生长,婴儿早期应摄膝部X线骨片,年长儿摄左手及腕部X线骨片。骨龄在临床上有重要诊断价值。因骨发育与生长激素、甲状腺素、性激素有关,如甲状腺功能减低症、生长激素缺乏症时骨龄明显延后;真性性早熟、先天性肾上腺皮质增生症时骨龄超前。但正常骨化中心出现的年龄差异较大,故诊断骨龄延迟时一定要慎重。

| 刚出生 | 1岁 | 2岁 | 3岁 | 4岁 | 5岁 | 6岁 | 7岁 | 8岁 | 9岁 | 10岁 | 11岁 |

图2-5　次级骨化中心出现顺序

(二)牙齿的发育

牙齿的生长与骨骼有一定关系,但因胚胎来源不完全相同,两者的生长不完全平行。婴儿出生时无牙但乳牙已骨化,乳牙牙胚隐藏在颌骨中,被牙龈覆盖。恒牙的骨化从新生儿期开始,18~24个月时第三恒臼齿已骨化。多数婴儿4~10月龄时乳牙开始萌出,若13月龄后仍未萌出者为萌牙延迟。乳牙萌出顺序一般为下颌先于上颌,自前向后(图2-6)。全副乳牙(共20个)最晚2.5~3岁时出齐。乳牙萌出时间及顺序个体差异较大,与遗传、内分泌、食物性状有关。

6岁左右开始萌出第1颗恒牙(即第一恒磨牙,位于第二乳磨牙之后,又称为6龄齿)。6~12岁乳牙逐个被同位恒牙替换,此期为混合牙列期。12岁萌出第二恒磨牙,17~18岁以后萌出第三恒磨牙(智齿),也有终生第三恒磨牙不萌出者。恒牙共有32个。

健康的牙齿结构需充分的蛋白质、钙、磷、维生素C、维生素D等营养素和甲状腺激素。食物的咀嚼有利于牙齿生长。牙齿生长异常可见于外胚层发育不良与甲状腺功能低下等疾病。

①6个月	③12个月	⑤2岁
下中切牙	下侧切牙	上、下单尖牙
②9个月	④18个月	⑥2岁半
上中切牙及上侧切牙	上、下第一乳磨牙	上、下第二乳磨牙

图 2-6　乳牙萌出顺序

四、体格生长评价

（一）体格生长评价

儿童处于快速生长发育阶段,身体形态及各部分比例变化较大。儿童生长发育阶段有自身的规律和特点,了解与正确评价儿童生长发育状况,及早发现问题,给予适当的喂养指导与行为干预,对促进儿童的健康生长十分重要。

1. 测量值表示方法

（1）体格发育测量值的统计学表示方法:①均值离差法:是最常用的统计学方法之一,以平均值($\bar{x}$)加减标准差(SD)来表示。②百分位数法:将变量值按数值大小顺序排列为 100 份,每份即代表一个百分位数。一般采用第 3、10、25、75、90、97 百分位数。目前在体格发育评价时,均值离差法与百分位数法都广泛应用,结论基本一致。③中位数法:是将一组样本变量从小到大排列,位居中央的变量即中位数。当样本变量为正态分布时,中位数等于均数与第 50 百分位数。

（2）界值点的选择:通常离差法以 $\bar{x}\pm2SD$ 为正常范围,包括样本的 95%;百分位数法以 $P_3\sim P_{97}$ 为正常范围,包括样本的 94%,相当于 $\bar{x}\pm2SD$,Z 积分以 ±2 以内为正常范围。

（3）结果表示:①等级划分:依据工作内容,利用均值加减标准差或直接用百分位数分三等、五等、六等级(表 2-1)。三等级划分法以 $>\bar{x}+2SD$ 为上,$\bar{x}\pm SD$ 为中,小于 $\bar{x}-2SD$ 为下。而六等级划分法把五等级划分法的"中"($\bar{x}\pm1SD$)再分为"中下"($\bar{x}-1SD$)和"中上"($\bar{x}+1SD$)。②生长曲线:按各等级的数值绘制成曲线图。不仅能直观、准确了解儿童的生长水平,还能对儿童某项指标进行定期纵向观察,以便及早发现异常及采取干预措施(图 2-7)。

表 2-1　五等级划分法

等级	离差法	百分位数法
上	$>\bar{x}+2SD$	$>P_{97}$
中上	$\bar{x}+(1SD-2SD)$	$P_{75}\sim P_{97}$
中	$\bar{x}\pm SD$	$P_{25}\sim P_{75}$
中下	$\bar{x}-(1SD-2SD)$	$P_3\sim P_{25}$
下	$<\bar{x}-2SD$	$<P_3$

2. 体格生长评价内容

（1）基本要求:正确评价儿童体格生长状况,必须注意:①采用准确的测量用具及统一的测量方法,这样测量的数值才有进行评价的价值。②适宜的参照人群值是评价儿童个体与群体体格生长状况的必备资料。参照人群值的选择决定评价的结果。WHO 将美国国家卫生统计中心(NCHS)推荐的参照人群值作为

图 2-7 生长曲线

国际参照人群值。原卫生部确定 2005 年中国九大城市儿童的体格生长数据为中国儿童参照人群值,用于比较省、市儿童营养、生长状况及制备我国儿童生长发育曲线。但与世界儿童状况比较时,则应使用国际统一标准,即 WHO 标准参照人群值。③定期纵向观察才能了解儿童的生长是否沿着自己的"轨道"发展。

(2) 儿童体格生长评价:包括发育水平、生长速度以及匀称程度三个方面。

1) 发育水平:将小儿某一年龄时点所获得的某一项体格生长指标测量值(横断面测量)与参考人群值比较,得到该儿童在同质人群中所处的位置,即为此儿童该项体格生长指标在此年龄的生长水平,通常以等级表示其结果。生长水平包括所有单项体格生长指标,对群体儿童生长水平进行评价可了解该群体儿童的体格状况;对个体儿童单次评价的结果仅表示该儿童已达到的水平,不能说明过去存在的问题,也不能预示该儿童的生长趋势(轨道)。生长水平评价的优点是简单易行,直观形象,但不能反映儿童生长的获得过程或"轨道"。

2) 生长速度:是对某一单项体格生长指标进行定期连续测量(纵向观察),将获得的该项指标在某一年龄阶段的增长值与参照人群比较,得到该儿童该项体格生长指标的生长速度。结果以正常、下降(增长不足)、缓慢、加速表示。

这种动态纵向观察个体儿童生长的方法可发现个体儿童自己稳定的生长轨道,体现个体差异,即遗传、环境的影响。如一个女孩 3 月龄时体重为 5.4kg,虽然生长水平<第 3 百分位,但其出生体重为 2.3kg,出生至 3 个月体重增长了 3.1kg,与参考人群值的生长速度(3.08kg)一致,故此女孩体重的生长是正常的。生长速度的评价较生长水平更能真实反映儿童生长状况。生长速度正常的儿童生长基本正常。以生长曲

线表示生长速度简单、直观,便于给家长解释。定期体检是生长速度评价的关键。年龄小,生长较快,及时发现问题后纠正,恢复亦较快。

3) 匀称程度:是对体格生长指标之间关系的评价。

体型匀称:表示体型(形态)生长的比例关系,实际工作中常选用身高(长)的体重表示一定身高的相应体重增长范围,间接反映身体的密度与充实度。将实际测量值与参照人群值进行比较,结果常以等级表示。

身材匀称:以坐高(顶臀高)/身高(长)的比值反映下肢生长状况。将实际测量计算结果与参照人群值计算结果进行比较。结果以匀称、不匀称表示。

(二)体格生长偏离

为生长水平低于第3百分位(或-2SD,或第5百分位)、超过第97百分位(或+2SD);或生长曲线("轨道")的改变超过2SD(或2条主百分线,如从第75百分位降到第25百分位)。后者发生在正常生长范围内,往往易于忽略。因此,体格生长偏离(deviation of growth)的发生需定期纵向观察才能识别及早期发现,寻找原因并加以干预。

体格生长偏离是儿童生长过程中最常见的问题,有些可起始于胎儿期,部分为遗传、代谢、内分泌疾病所致,还有少数因神经心理因素所致,但多数仍为后天营养与疾病影响造成。体格生长偏离可影响整个机体,或部分机体,有的甚至是不可逆转的。常见的体格生长偏离有:

1. 体重生长的偏离

(1) 体重过重(overweight):体重大于同年龄、同性别儿童体重正常参考值中位数加两个标准差(>+2SD)或超过第97百分位以上者。包括①高身材:体重与身高发育平行致体重与身高的发育超过同龄儿童;②营养失衡:因摄入能量过多致体重的发育超过身高的发育速度;③疾病因素:如严重心肾疾病所致水肿病理性体重增加;继发性肥胖如库欣综合征、垂体与性腺的病变、丘脑下部疾病等。

(2) 低体重(underweight):体重低于同年龄、同性别儿童体重正常参考值中位数减两个标准差(<-2SD)或低于第3百分位以下者。包括:①身材矮小:正常的、与身高发育平行的情况,如家族性矮小。②营养不良:部分有严重宫内营养不良史的儿童,生后体重发育未能追上同龄儿童。③疾病因素:严重心肾疾病,慢性消耗性疾病,如结核病、反复呼吸道感染、肠寄生虫病、慢性消化不良以及慢性肝炎等,致使消化吸收功能降低及蛋白质、能量消耗增加。也可见于恶性肿瘤,如白血病、淋巴肉瘤等晚期消瘦。还可见于某些内分泌或代谢异常疾病,如糖尿病、慢性肾上腺皮质功能减退等。④精神因素:不良的生存环境、长期的神经心理压抑(如虐待)等可使儿童的精神长期处于紧张状态、负担过重或受到压抑而影响食欲,或儿童缺乏母爱和适当的刺激而导致体重不增或下降。青春期女孩可因生理、心理上的变化,引起神经性厌食,导致体重降低。

2. 身高(长)生长的偏离

(1) 身材过高(tall status):身高(长)大于同年龄、同性别儿童身高(长)正常参考值中位数加两个标准差(>+2SD)或超过第97百分位以上者。包括:①正常的家族性高身材。②性发育异常:如性早熟儿童伴身高提前发育,多见于女孩,男女比为1:4。临床上将性早熟分为中枢性性早熟(central precocious puberty,CPP)、外周性性早熟(peripheral precocious puberty)和部分性性早熟三大类。③内分泌疾病:如垂体性肢端肥大症(acromegaly)是由于垂体生长激素分泌过多所引起的骨骼快速生长,以长骨增长最为明显,身高远远高于正常范围。如果生长激素分泌过多开始于青春期以后骨骺已经闭合时,即称为垂体性肢端肥大症。④结缔组织性疾病:如蜘蛛样指(趾)综合征(Marfan综合征)为常染色体显性遗传,主要临床表现有蜘蛛样指(趾),晶状体半脱位,主动脉扩张,肢体细长,手、膝过度伸展,肘伸展受限,智力可正常。

(2) 生长迟缓(身材矮小,short stature):身高(长)小于同年龄、同性别儿童身高(长)正常参考值中位数减两个标准差(<-2SD)或低于第3百分位以下者。

1）匀称性矮小：①宫内发育不良：为小于胎龄儿（small gestational age，SGA），多由宫内营养不良引起，其次为遗传代谢缺陷、宫内感染等。②遗传性：如家族性矮小系双亲或双亲之一身材矮小，出生时身高体重正常，生后生长速度接近正常或略缓慢，骨龄与年龄相吻合，智能发育正常，无第二性征发育延迟；体质性发育延迟儿童多有家族性，男孩多见。出生时身高和体重正常，生后生长发育速度为正常的低限缓慢，骨龄落后，智能发育正常，第二性征与身高发育一致，可出现延迟，最终身高达正常成人。③内分泌疾病：如生长激素缺乏症，因腺垂体合成或分泌生长激素部分或完全缺失，或由于结构异常、受体缺陷等所致生长发育障碍性疾病。任何年龄均可发病，出生时身高体重正常，生后生长发育速率缓慢，骨龄小于实际年龄 2 岁以上，智能发育正常，可有第二性征发育延迟。④染色体病：如 21-三体综合征（先天愚型，Down 综合征）。主要表现为智能发育落后，特殊面容，体格发育落后，可伴有多发畸形。⑤精神、心理障碍性矮小：儿童由于精神、心理受挫，如父母离异、被父母遗弃或虐待、遭遇突发事件等，丘脑-垂体及生长激素-胰岛素样生长因子（GH-IGF）轴的功能受到影响而导致生长缓慢。主要表现为骨龄发育落后，第二性征发育延迟，伴有行为、情绪以及睡眠等问题。⑥其他全身性疾病：慢性疾病如先天性心脏病、肠吸收不良、严重营养不良、严重贫血等。

2）非匀称性矮小：①内分泌疾病：如先天性甲状腺功能减低症的儿童骨龄严重落后，智能发育迟缓，四肢短、躯干长，眼距宽、鼻梁宽平、舌大而宽、颜面部呈黏液性水肿、表情淡漠；②遗传代谢性疾病：如黏多糖病；③骨与软骨发育不良：如成骨不全症。

3. 头围生长的偏离

（1）头围过大或巨头症（macrocephaly）：头围大于同年龄、同性别儿童头围正常参照值的均值加两个标准差（>+2SD）或超过第 97 百分位以上者。可见于：①正常的遗传性头围大；②慢性颅脑疾病致颅内压增高时，如脑积水（hydrocephalus）。脑积水婴儿出生后前囟于头围同时增长过快，颅骨缝大而宽，前囟张力大，严重时双眼呈"落日征"。跟踪头围的发育可早期诊断，早期治疗，避免严重后果；③某些遗传代谢性疾病，如黏多糖病（mucopolysaccharidosis）。

（2）头围过小（microcephaly）：头围小于同年龄、同性别儿童头围正常参照值的均值减两个标准差（<-2SD）或低于第 3 百分位以下者。见于：①正常的遗传性头围小；②脑发育不全导致小头畸形，伴精神发育迟滞；③染色体病：如 Wolf-Hirschron 综合征（46,XX,4p-）出生体重低，头小而长，前额突，颅面发育不良（下颌小而后缩），生长迟缓，严重精神发育迟滞。常染色体部分三体综合征[47,XX（XY），+del（14）（q22）]婴儿表现小头，耳位低，小下颌，精神发育迟滞，隐睾。环状染色体综合征如[46,XY,r（10）]出生体重低，小头，生长迟缓，中度精神发育迟滞，颅面发育不良，耳位低，眼发育异常，可伴隐睾。Cornelia De Lange 综合征，小头，浓眉，小耳位低，矮小，精神发育迟滞。

第三节　神经心理运动发育及其评价

一、感知、运动及语言发育

在儿童成长过程中，神经心理的正常发育与体格生长具有同等重要的意义。神经心理发育包括感知觉、运动、语言、心理功能的发育，以神经系统的发育和成熟为物质基础。婴幼儿神经心理的发育大量的反映在日常行为中，此期的发育也称之为行为发育，2~3 岁以后就更多的出现智能活动。发育行为儿科学常将婴幼儿能力归纳为若干有共同特征的能区，如按婴幼儿的行为分为大运动、精细运动、语言、个人-社会等能区。婴幼儿的行为发育与以后的认知、智能、心理发育有关。

（一）感知觉的发育

感觉是通过各种感觉器官从外界环境中选择地取得信息的能力。

1. 视感知发育 需正常的眼球和中枢神经系统发育。新生儿已有视觉感应功能,瞳孔有对光反应,安静清醒状态下有短暂的注视能力,但仅在15~20cm距离处视觉最清晰,不少新生儿有眼球震颤的现象。新生儿期后视感知发育迅速,1个月时可凝视光源,头可跟随水平方向移动的物体转动达中线(90°),开始有头眼协调;3~4个月时喜看自己的手,头眼协调较好,可随物体水平转动180°;6~7个月时目光可随上下移动的物体垂直方向转动90°,并可改变体位、协调动作,能看到下落的物体,喜鲜艳明亮的颜色,尤其是红色;8~9个月时开始出现视深度感觉,能看到小物体;18个月时已能区别各种形状;2岁时可区别垂直线与水平线;5岁时视力达到1.0,能阅读少量书本和黑板上的符号和文字;6岁时视深度已充分发育。

2. 听感知发育 出生时鼓室无空气,听力差;生后3~7日听觉已良好,50~90dB的声音可引起呼吸改变,能区别90dB和104dB的声音;3~4个月时头可转向声源,听到悦耳声时会微笑;7~9个月时能确定声源,区别语言的意义;13~16个月时可寻找不同高度的声源,听懂自己的名字;4岁时听觉发育完善。婴幼儿期可用简单的发声工具或听力器进行行为测试筛查听力,年长儿可用秒表、音叉或测听器测试。脑干听觉诱发电位可较精确判断儿童的听觉。

3. 味觉和嗅觉发育

(1)味觉:出生时味觉发育已很完善,出生1小时的新生儿已能分辨甜味、酸味、苦味和咸味四种基本味道,出现不同的面部表情。婴儿对甜味表现出愉快的表情,而对苦与酸味则相反。婴儿喜欢甜味是不需要学习的。婴儿早期的味觉体验可能影响以后的味觉。

(2)嗅觉:出生时嗅觉中枢与神经末梢已发育成熟,生后1~2周的新生儿已可识别母亲与其他人的气味,3~4个月时已能区别愉快与不愉快的气味,7~8个月时开始对芳香气味有反应。

4. 皮肤感觉的发育 新生儿大脑皮质的发育尚未完善,对痛觉、温度觉、触觉刺激不能定位,在受冷、热刺激时所引起的是全身性运动,而不是局部的逃避反射。出生时痛觉已存在,但不敏感;新生儿触觉以眼、口周、手掌、足底等部位高度敏感;对冷刺激的反应比对热刺激更敏锐。2~3岁时可辨别物体的属性,如软、硬、冷、热等。5~6岁时可区别体积和重量不同的物体。

出生时存在某些维持生命生理功能的反射活动,以后随大脑及各感觉器官的发育,在先天性、非条件反射的基础上产生后天的条件反射。3~4个月后大脑皮质有了鉴别功能,开始形成抑制性条件反射。2岁后可逐渐利用第二信号系统形成条件反射。生后2周左右形成第一个条件反射吸吮动作,2个月左右形成与视觉、听觉、味觉、嗅觉、触觉等相关的条件反射。

(二)运动发育

又称神经运动发育,分大运动(包括平衡)和精细运动两大类。初生时大脑皮质、锥体系、新纹状体尚未发育完善,因此生后几周内动作缓慢,如蠕动样动作,动作多而肌张力高。运动发育与脑的形态、功能发育部位、神经纤维髓鞘化的时间与程度有关。随着脊髓的髓鞘化,婴儿从抬头到能翻身、爬行、走等。运动发育的规律是自上而下、由近到远、由不协调到协调、先正面动作后反向动作。发育异常时,神经髓鞘化过程推迟,出现发育迟缓。运动发育迟缓发生的原因不同,应仔细鉴别(图2-8)。

1. 平衡与大运动 对生后前几个月婴儿运动状态的估计,可观察俯卧时头的抬起、踢足的力量、握持和拥抱反射的对称性。对较大婴儿则观察坐、站、走、跑动作的能力与出现的月龄。

(1)抬头:新生儿俯卧时能抬头1~2秒;3个月时抬头较稳;4个月时抬头很稳,并转动自由(图2-9)。

(2)翻身:是最早的运动发育。1~2个月时可伸展脊柱从侧卧位到仰卧位;4~5个月时能较有意地从侧卧位到仰卧位,没有身体的转动;6~8个月时可有意伸展上肢(或下肢),继而躯干、下肢(或上肢),分段转动,连续从仰卧至俯卧位,再翻至仰卧位。

(3)坐:新生儿腰肌无力,至3个月扶坐时腰仍呈弧形;6个月时能靠双手支撑稳坐片刻;8个月时能坐稳并左右转身。

图2-8 自上而下运动发育规律

图2-9 俯卧抬头姿势发育

（4）匍匐、爬：新生儿俯卧位时已有反射性的匍匐动作；2个月俯卧时能交替踢腿，这是匍匐的开始；3~4个月时可用手撑起上身数分钟；7~8个月时可用手支撑胸腹，使上身离开床面或桌面，有的可在原地转动身体；8~9个月时可跪爬；10月龄后儿童熟练爬行；1.5岁左右可爬上台阶。

（5）站、走、跳：走分站与行走两个阶段。新生儿双下肢直立时稍可负重，出现踏步反射及立足反射；5~6月龄扶立时双下肢可负重，并上下跳动；8~9月龄时可扶站片刻；10~12月龄时可独站片刻和扶走，11个月时可独自站立片刻，15个月时可独自走稳。初走时髋、膝、肘部微屈曲，以维持重心；行走时先足尖着地；走得较稳时则表现为双臂下摆、足跟-足尖行走。18个月时可跑步和倒退行走，24个月时可双足并跳，30个月时可独足跳1~2次。

2. 精细运动　是手指精细运动的发育。新生儿两手紧握拳；3~4个月时握持反射消失，可胸前玩手，看到物体时全身乱动，并企图抓扒物品；6~7个月时出现换手与捏、敲等探索性动作；9~10个月时可用拇、示指拾物,喜撕纸;12~15 个月时学用匙,乱涂画;18 个月时能叠 2~3 块方积木;2 岁时可叠 6~7 块方积木,会翻书。

(三)语言的发育

是儿童全面发育的标志。评价儿童语言发育应考虑听觉、发音器官及大脑功能,与周围人群的语言交往是促进语言发育的重要条件。当婴儿说出第一个有意义的字时,意味着他真正开始用语言与人交往。语言发育经过语言前期(发音与学语,0~12 个月)及语言阶段。表达语言是继理解语言之后而发展,一般须经过 3~4 个月。小儿语言发育的年龄大致相似,一般 1 岁时会说一个单词。会话的能力是先理解后表达,先会用名词、动词,后会用代名词、形容词、介词、助词。12~18 月龄幼儿单词词汇增加到 20 个,指认并说出家庭主要成员的称谓;24 月龄时能指出简单的人、物名和图片;到 3 岁时几乎能指认许多物品名,并说有 2~3 个字组成的短句;4 岁时能讲述简单的故事情节。

二、儿童神经心理发育评价

儿童神经心理发育水平表现在感知、运动、语言及心理过程等各种能力及性格方面,对这些能力的评价称心理测试。心理测试仅能判断儿童神经心理发育水平,没有诊断疾病的意义,不可替代其他学科的检查。心理测试需由经专门训练的专业人员根据实际需要选用,不可滥用。

(一)能力测验

1. 筛查测验

(1)丹佛发育筛查法(Denver developmental screening test,DDST):近年尚有修订版(DDST-R)。DDST主要用于 6 岁以下儿童的发育筛查,实际应用时对 4.5 岁以下的儿童较为适用。共 104 个测试项目,分为个人-社会、细运动-适应性、语言和大运动四个能区。结果异常或可疑者应进一步作诊断性测试。

(2)绘人测试(drawn-a-man):适用于 5~9.5 岁儿童。要求儿童根据自己的想象绘一个全身正面人像,计分内容包括身体部位、各部比例、表达方式的合理性。绘人法测试结果与其他智能测试的相关系数在 0.5 以上,与推理、空间概念、感知能力的相关性更显著。该法可个别测试,也可进行集体测试。但绘人测试的智商相对粗糙,不能反映儿童能力特征和差异。

(3)图片词汇测试(peabody picture vocabulary test,PPVT):适用于 4~9 岁儿童的一般智能筛查,可测试儿童听、视觉、知识、推理、综合分析、语言词汇、注意力、记忆力等。PPVT 的工具是 120 张图片,每张有黑白线条画四幅,测试者说一个词语,要求儿童指出其中相应的一幅画。因其方法简单,不用操作和言语,故适用于某些特殊情况,如有语言障碍,注意力分散或胆小的儿童。测试结果并不能全面反映儿童智力水平,主要侧重言语能力。

(4)瑞文测验联合型(combined Raven's test,CRT):是一种非文字的智力测验,适用于 5~75 岁人群,目的是测验一个人的观察力及清晰思维的能力。可个别测试或团体测试。测验由 A、Ab、B、C、D、E六个单元共计 72 幅标准型渐进矩阵图构成。每个测题由一张抽象的图案或一系列无意义的图形构成一个方阵,要求被测人从呈现在下面的 6 小块(或 8 小块)共选择的截片中选择一块正确的匹配给整体结构图片。本测验可用于有语言障碍的受试者或语言交流不便的情况,也适用于各种跨文化的比较研究。

2. 诊断测验

(1)Gesell 发育量表:适用于 4 周至 3 岁的婴幼儿,从大运动、细动作、个人-社会、语言和适应性行为五个方面的测试,判断和诊断婴幼儿神经系统发育及功能成熟情况。结果以发育商(DQ)表示。

(2)Bayley 婴儿发育量表:适用于 1~42 个月婴幼儿,通过智能量表(178 项)、运动量表(111 项)和婴儿行为记录表(30 项),检查婴幼儿心理发育水平,确定是否有发育迟缓以及干预后的效果,也是研究儿童神经心理发育的工具。

（3）斯坦福-比奈智能量表（Standford-Binet intelligence，S-B）：适用于2~18岁儿童，测试内容包括幼儿的具体智能（感知、认知、记忆）和年长儿的抽象智能（思维、逻辑、数量、词汇），用以评价儿童学习能力和对智能迟滞者作出诊断和程度分类。结果以智商（IQ）表示。

（4）Wechsler学前及初小儿童智能量表（WPPSI）：适用于4~6.5岁儿童，通过编制一整套不同测试题，分别衡量个别不同性质的能力，将得分综合后可获得儿童多方面能力的信息，较客观地反映学前儿童的智能水平。这套量表用于智力评估和智力低下儿童诊断测试。

（5）Wechsler儿童智能量表修订版（WISC-R）：适用于6~16岁儿童，内容与评分方法同WPPSI。

（二）适应性行为测试

1. 新生儿行为评价量表（neonatal behavioral assessment scale，NBAS）：适用于0~28日龄新生儿，内容包括28项行为和18项反射，检查、观察及评分过程强调新生儿状态，每个项目中对状态有不同要求。用于评价新生儿行为发育水平，可早期发现脑损伤，对高危儿进行监测，并预测婴儿后期的性格和中枢神经系统的情况。

2. 婴儿-初中生社会生活能力量表：该量表是我国根据"日本S-M社会生活能力检查量表"修订的，此量表适用于6个月~15岁儿童社会生活能力的评定，包括独立生活、运动、作业、交往、参加集体活动、自我管理等6种行为能力。在确定精神发育迟滞诊断与分级是必须结合社会适应性行为的评定结果。

3. Achenbach儿童行为量表（child behavior checklist，CBBCL）：此量表为父母评定量表，适用于4~16岁儿童，该量表内容全面，能够发现不同性别、年龄段的不同社会能力和行为问题。

4. Conners儿童行为量表：适用于3~17岁儿童。包括父母问卷、教师用量表与简明症状问卷三种形式，主要用于评估儿童行为问题，特别是儿童注意缺陷多动障碍（ADHD）。

第四节　常见心理行为问题

一、儿童行为问题

儿童在发育过程中出现的行为问题较为常见，对儿童身心健康发育影响很大。儿童行为问题表现在儿童日常生活中，容易被家长忽略，或被过分严重估计。因此，区别正常的和异常的儿童行为非常必要，目前有多种衡量儿童行为的量表可帮助区分儿童异常的行为问题。

儿童行为问题的发生与年龄、性格、发育水平、社会环境、父母对子女的期望、教养方式、父母的文化等显著相关，一般可分为生物功能行为问题、运动行为问题、社会行为问题、性格行为问题、语言问题等。多数儿童的行为问题可在发育过程中自行消失。

（一）屏气发作（breath holding）

表现为呼吸运动暂停的一种异常性格行为问题。婴儿多见，5岁前逐渐自然消失。呼吸暂停发作常在情绪急剧变化时，如发怒、恐惧、剧痛、剧烈叫喊时出现，常有换气过度，使呼吸中枢受抑制，哭喊时屏气，脑血管扩张，脑缺氧可有昏厥、丧失意志、口唇发绀、躯干、四肢挺直，甚至四肢抽动，持续0.5~1分钟后呼吸恢复，症状缓解。屏气发作与惊厥发生无关。如父母焦虑、过度呵护与关注儿童，可强化屏气发作行为。应加强家庭教养，遇矛盾冲突时应耐心说理解释，避免粗暴打骂，尽量不让孩子有发脾气、哭闹的机会。屏气发作多为婴儿，5岁前逐渐自然消失。

（二）吮拇指癖、咬指甲癖（biting thumb）

3~4个月后的婴儿生理上有吮吸要求，常在饥饿时和睡前自吮手指尤其是拇指以安定自己，多随年龄增长而消失，少数持续到18岁后。7月龄时婴儿吸吮手指增强，8月龄达到高峰状态，2岁后逐渐消失。儿童吸吮手指多在孤独、疲倦、沮丧、嗜睡、饥饿时发生，若强行制止，则易起到负性强化作用。婴儿因心理上得不到满足而精神紧张、恐惧焦急，或父母关爱不够，又缺少玩具、画等视听觉刺激，感到孤独则吮拇指自娱，渐成习惯，部分婴儿延至年长仍有吮拇指的行为。长期吮手指可影响牙齿、牙龈及下颌发育，致下颌前突、齿列不齐，妨碍咀嚼。咬指甲癖的形成过程与吮拇指癖相似，也系情绪紧张、感情需求得不到满足而产生的坏习惯，多见于学龄前期及学龄期儿童。爱护和关心儿童，消除其抑郁孤独心理。当儿童吮拇指或咬指甲时应将其注意力分散到其他事物上，鼓励儿童建立改正坏习惯的信心，勿打骂讽刺，使之产生自卑心理，在手指上涂抹苦药等方法也往往起不到好的效果。

（三）遗尿症（enuresis）

2~3岁儿童多已能控制排尿，如在5岁后仍发生不随意排尿即为遗尿症，大多数发生在夜间，称夜间遗尿症。遗尿症可分为原发性和继发性两类。原发性遗尿症较多见，多半有家族史，男多于女[（2~3）∶1]；无器质性病变，多因控制排尿的能力迟滞所致；继发性遗尿症大多由于全身性或泌尿系疾病如糖尿病、尿崩症等引起，其他如智力低下、神经精神创伤、泌尿道畸形、感染，尤其是膀胱炎、尿道炎、会阴部炎症等也可引起继发性遗尿现象。继发性遗尿症在处理原发疾病后症状即可消失。

原发性遗尿症发生在夜间为多，偶见白天午睡时或清醒时；发生频率不一，每周1~2次或每夜1次，甚至一夜几次。儿童夜间膀胱控制发育延迟可能有家族史、低出生体重儿的发育延迟、睡眠时间过长、平日排尿训练过迟等情况。健康状况欠佳、疲倦、过度兴奋紧张、情绪波动等可使症状加重，有时自动减轻或消失，亦可复发。约50%儿童可于3~4年内发作次数逐渐减少而自愈，也有一部分儿童持续遗尿直至青春期或成人，往往造成严重心理负担，影响正常生活与学习。对遗尿症诊断必须首先除外能引起继发性遗尿的全身或局部疾病。

原发性遗尿症的治疗首先要取得家长和患儿的合作。指导家长安排适宜的生活制度和坚持排尿训练，决不能在患儿发生遗尿时加以责骂、讽刺、处罚等，否则会加重患儿心理负担。应训练患儿将排尿时间间隔逐渐延长，每次排尿务必排尽；晚餐后应控制入水量，睡前排尿，不宜过度兴奋；睡熟后父母可在其经常遗尿的时间之前唤醒，使其习惯于觉醒时主动排尿，必要时亦可采用警报器协助训练。药物治疗大多有副作用，效果仅50%左右，停药后又易复发，近年来用抗利尿药去氨加压素（DDAVP）治疗儿童遗尿症。此外，尚可考虑针灸、推拿、中药治疗。

（四）违抗（defiance）、发脾气（temper tantrums）、攻击行为（aggression）

多为18个月~4岁的儿童。当儿童的愿望与环境冲突、受到挫折或过分溺爱时常常发生违抗或发脾气，甚至采取有害他人或毁物的情况。父母或抚养者如以惩罚方式对待则会增加儿童对立情绪。父母或抚养者应理解儿童的情绪失控是对挫折的合理性的反应，给儿童时间和空间恢复情绪。如果儿童不能恢复而表现继续对立，家长应不予理睬直至儿童能调整自己的情绪。最重要的是父母自己应是儿童控制情绪的样板。帮助儿童发展自主能力，使他们感到控制情绪是最简单的、父母可以接受的选择。这可帮助儿童减少内心感到无能、被压服、吞没的感受。这些消极的感受可能在以后人际关系、两性关系和性格发展中有相反的作用。

（五）睡眠障碍（sleep disorders）

婴幼儿的生物节律发育中的问题容易被低估。新生儿大脑皮质尚未发育成熟，兴奋与抑制过程很容易扩散，皮层下中枢兴奋性仍较高。4小时的睡眠-清醒周期似乎与胃肠生理的周期改变有关，可通过改变婴儿的喂养而改变。婴儿睡眠过程中的"夜醒"是发育中的正常现象，1岁时20%~30%的婴儿仍然出现夜间醒来的现象。夜间睡眠状况是发育的一个标志，主要受成熟因素控制，但家庭和社会因素也可能影响睡眠生物钟的建立。母乳喂养与出生后5个月内婴儿夜间的觉醒关系非常密切。4~12岁儿童的常见睡眠问题是不愿正常上床睡觉，多有睡眠延迟和夜间醒来的问题。年长儿的睡眠生物节律紊乱可为睡眠延迟、清晨醒来过早或白日睡眠过多。评价儿童的睡眠状况应记录白日所有的睡眠时间。

正常的睡眠对儿童神经系统的发育成熟、生活学习顺利进行非常重要。0.2%~10%的儿童存在睡眠障碍,严重影响儿童身心健康。按国际诊断分类(DSM-Ⅳ 1002)分为四类:睡眠时间较同龄儿童少;睡眠时间较同龄儿童过多;睡眠觉醒程序障碍,如因睡眠调节或觉醒异常而嗜睡(narcolepsy);睡眠伴随症,如睡眠时的行为异常,有遗尿、夜游或睡眠的病理生理异常,如阻塞性睡眠暂停综合征(obstructive sleep apnea syndrome,OSAS)。扁桃体腺样增殖肥大(adenotonsillar hypertrophy)是阻塞性睡眠暂停综合征常见原因之一。注意缺陷多动症的儿童常有睡眠问题,如入睡困难、不安宁的睡眠、清晨醒来过早。儿童睡眠障碍的治疗常以行为治疗为主。

(六)儿童擦腿综合征

是儿童内收双腿交叉摩擦,或双腿夹裹被子、枕头、衣物来挤压外生殖器,伴双颊泛红、表情紧张、两眼凝视、轻微出汗、气喘等,过后困倦、嗜睡;女童可伴外阴充血,男童可出现阴茎勃起;制止会引起不满和反抗哭闹。年长儿童可抚弄生殖器,或双腿骑跨硬物上摩擦生殖器。多见于2~6岁儿童,上学后逐渐消失,至青春期可演化为手淫。学龄前男女差别不明显,学龄后男童多见。原因可能与外阴局部刺激引起的瘙痒有关,如外阴部炎症、湿疹、包皮过长、包茎、蛲虫感染等,继而发展为习惯动作。不良生活环境、情绪紧张和焦虑等可诱发或加剧儿童擦腿综合征。

家长忽视儿童擦腿行为或分散儿童注意力,切勿训斥或恐吓。治疗或消除阴部刺激原因,内裤宽松。培养儿童上床即睡、睡醒即起的习惯。顽固性手淫应行为治疗。

二、青春期常见的心理卫生问题

青春期由于内分泌系统的发动,随着生长突增、第二性征的出现,生殖系统的迅速发育达到性成熟,儿童在生理上发生了重大变化,引起了他(她)们对自身及异性的好奇与神秘感。生理上很快成熟进入成人期,但与心理、行为和社会学方面的发育成熟不相一致,造成青春期发育过程中在心理、行为和社会适应方面的一些特殊问题,如抑郁症、物质滥用、性传播性疾病、伤害等。

(一)抑郁症

青春期的情绪改变是对身体、社会角色和各种关系变化的一种适应,其特点是反应强度大且易变化,情感变化复杂,容易狂喜、愤怒,也容易极度悲伤和恐惧。因外界不利环境,如家长和老师的忽视、压制和不公平、学习压力和对性发育的困惑等,而引起青少年烦恼、焦虑和抑郁等情绪不稳的现象并不少见。如果反应异乎寻常的强烈或低落,可以出现持续性的紧张、焦虑、抑郁、内疚、恐慌等状态,以致发生抑郁症(depression)。

(二)物质滥用(substance abuse)

青春期是人生中最容易动摇而不稳定的时期,由于自我意识的发展,产生了外在的环境与内在的自我的强烈矛盾。如果在对矛盾不断调整和适应的过程中,青少年不能很好地适应,则会产生一些行为问题,如反复、大量地使用可以改变自己的精神状态、具有依赖性的一类有害物质,包括烟、酒、某些药物如镇静药、镇痛药、鸦片类、大麻、可卡因、幻觉剂、有同化作用的激素类药等。

(三)饮食障碍(eating disorders)

1. 神经性厌食(anorexia nervosa) 是不良心理、社会因素引起的长期厌食。早期为主动性节食、厌食,进而缺乏食欲、消瘦、内分泌代谢紊乱。

2. 神经性贪食症(bulimia nervosa) 一种无控制的多食、暴食病症。可反复发作,多见于女性儿童和少年。可同时伴发神经性厌食。

3. 性传播疾病(sexually transmitted diseases,STDs) 由性接触而传播的传染病。常见的性病有淋病、梅毒、尖锐湿疣、沙眼衣原体、软下疳、生殖器疱疹、滴虫病、乙型肝炎和艾滋病等。有些性病只能通过性行为传播,有的性病还可通过其他途径传播,如乙型肝炎、艾滋病等。

青春期的行为和生理特点预示着性活跃期的青少年发生性传播疾病的危险性及不良后果。受感染的青少年可以没有任何临床症状表现,许多性病的早期症状和体征难以觉察,以致被许多人忽视而造成更严重的损害,尤其在女性,难以进行早期诊断和早期治疗。

4. 伤害(injury)　是指因为能量(机械能、热能、电能等)的传递或干扰超过人体的耐受性而造成组织损伤,如窒息导致缺氧和刺激引起精神创伤。因此,伤害不只限于躯体组织的损伤或功能障碍,还可导致精神创伤或心理障碍。伤害可以分为非故意伤害和故意伤害两大类。

常见伤害有:

(1) 自杀(suicide):有自杀行为的青少年有时可有家族自杀行为倾向,其父母往往有自杀企图的历史;或精神疾患如抑郁症、厌世症、边缘人格、攻击性行为等;或环境因素如父母不和睦、有不良行为、亲子关系紧张可使青少年产生自杀行为。学校课程负担重、考试失败是近年来自杀的重要因素,其他如失恋、性行为问题、物质滥用等与自杀也有密切关系。

(2) 暴力(violence):青少年暴力行为与发生在家庭内、外的暴力有关,由于在儿童期受虐待和忽视、目击暴力、青少年性乱和体罚、遭受暴力和攻击可使青少年在日后发生暴力行为和犯罪。

(3) 车祸(traffic accident):因青少年缺乏经验、未察觉到危险、不遵守交通规则或冒险行为而引起,如紧张性情绪、乙醇或药物的使用等也可促使车祸发生。

三、学习障碍

学习不仅是阅读、书写、计算等能力,还包括获得这些技能的整个学习过程。学习的必要条件是要有正常发展的认知能力、正常的感觉(尤其是听、视觉)器官功能、正常的运动发育、正常情绪和良好的环境。学习障碍属特殊发育障碍,是指在获得和运用听、说、读、写、计算、推理等特殊技能上有明显困难,并表现出相应的多种障碍综合征。临床上常把由于各种原因如智力低下、多动、情绪和行为问题、特殊发育障碍所引起的学业失败统称学习困难。中枢神经系统的某些功能障碍也会导致学习技能上的困难。学龄期儿童发生学习障碍者较多,小学 2~3 年级为发病的高峰;男孩多于女孩。学习障碍可有学习能力的偏异(如操作或语言能力);协调运动障碍,如眼手协调差、影响绘图等精细运动技能的获得;分不清近似音,影响听、说与理解;理解与语言表达缺乏平衡,听与阅读时易遗漏或替换,不能正确诵读,构音障碍,交流困难;知觉转换障碍,如听到"狗"时不能就想到"狗",立即写出"狗"字;视觉-空间知觉障碍,辨别能力差,常分不清 6 与 9,b 与 d 等。学习障碍的儿童不一定智力低下,但由于其认知特性导致患儿不能适应学校学习和日常生活。在拒绝上学的儿童中有相当部分是学习障碍儿童,对他们应仔细了解、分析原因,采取特殊教育对策。

(毛　萌)

学习小结

小儿生长发育是连续而有阶段的过程,各系统、器官发育不平衡,遗传和环境因素影响生长发育的主要因素。体重、身高(长)、头围及胸围是评价青春期前儿童体格生长的关键指标。青春期时不仅体格生长迅速,其生殖系统开始发育并出现第二性征。小儿神经心理运动发育包括感知、运动及语言发育,其评价需结合实际需要选用能力测试和适应性行为测试。儿童常见行为问题包括屏气发作、吸吮拇指癖及睡眠障碍等,青春期常见的心理问题包括抑郁症、物质滥用及饮食障碍等,上述心理行为问题对儿童身心健康发育影响很大,容易被家长忽略。此外,还应注意,拒绝上学的儿童中有相当部分是学习障碍儿童,对他们应仔细了解、分析原因,采取特殊教育对策。

1. 1 岁儿童体格发育正常。体重 9kg，头围 46cm。身高 75cm，其胸围最可能是多少厘米？

2. 一个健康儿体重 7.5kg，身长 62cm，会翻身，能独坐很久，不会爬，能发出"爸爸""妈妈"等复音，但无意识，能听懂自己的名字，其最可能的月龄是多少？

3. 小儿身长在 2 岁至青春前期每年增长多少厘米？

4. 某一 2 岁儿童有 18 枚乳牙，正常吗？

第三章　儿童保健原则

学习目标	
掌握	儿童的年龄分期和预防接种流程。
熟悉	各年龄期儿童保健要点和预防接种禁忌及不良反应处理。
了解	儿童保健的具体措施；儿童意外事故预防；儿童心理卫生。

第一节　各年龄期儿童保健要点

（一）胎儿期及围生期保健

胎儿的发育与孕母的躯体健康、营养状况、生活环境和心理卫生等密切相关,故胎儿期保健主要通过对孕母的保健来实现,属一级预防保健。①预防遗传性疾病与先天畸形:父母婚前应进行遗传咨询,禁止近亲结婚,以减少遗传性疾病的发生;孕妇早期应预防弓形虫、风疹病毒、巨细胞病毒及单纯疱疹病毒感染,避免引起胎儿畸形及宫内发育不良;避免接触放射线、铅、苯、汞、有机磷农药等化学毒物;应避免吸烟、酗酒;患有心肾疾病、糖尿病、甲状腺功能亢进、结核病等慢性疾病的孕母应在医师指导下孕期用药,对高危产妇应定期产前检查,必要时终止妊娠(图3-1)。②保证充足营养:妊娠后期应加强铁、锌、钙、维生素D等重要微量营养素的补充,但也应防止营养摄入过多而导致胎儿体重过重,影响分娩和成年期健康。③给予孕母良好的生活环境,避免环境污染。注意劳逸结合、减少精神负担和心理压力。尽可能避免妊娠期合并症,预防流产、早产、异常分娩的发生。④预防产时感染,对早产儿、低体重儿、宫内感染、产时异常等高危儿应予以特殊监护。⑤预防并及时处理围生期胎婴儿缺氧、窒息、低体温、低血糖、低血钙和颅内出血等疾病。

（二）新生儿期保健

初生新生儿需经历一段时间的调整,才能适应宫外环境。新生儿期,特别是生后1周内的新生儿发病率和死亡率极高,婴儿死亡中约2/3是新生儿,<1周的新生儿死亡数占新生儿死亡数的70%左右。故新生儿保健重点在生后1周内。①出生时护理:产房室温保持在25~28℃;新生儿娩出后迅速清理口腔内黏液,保证呼吸道通畅;严格消毒、结扎脐带;记录出生时Apgar评分、体温、呼吸、心率、体重与身长;设立新生儿观察室,出生后观察6小时,正常者进入婴儿室或母婴室,高危儿送入新生儿重症监护室。②新生儿居家保健:新生儿居室的温度与湿度应随气候温度变化调节,有条件的家庭在冬季应使室内温度保持在20~22℃,湿度以55%为宜;夏季应避免室内温度过高,保持新生儿体温正常恒定。③提倡母婴同室,尽早喂母乳,指导母亲正确的哺乳方法以维持良好的乳汁分泌、满足新生儿生长所需;母乳确实不足或无法进行母乳喂养的婴儿,应指导母亲使用科学人工喂养方法。④新生儿皮肤娇嫩,应保持皮肤清洁,避免损伤。注意脐部护理,预防感染。⑤父母应多与婴儿交流,抚摸有利于早期情感交流。

图 3-1 胎儿致畸敏感期

▓ 高敏感期 □ 较敏感期

（三）婴儿期保健

婴儿期体格生长十分迅速，必须有丰富并易于消化的大量各种营养素满足其生长需要，但婴儿消化功能尚未成熟，易发生消化紊乱、腹泻、营养不良等疾病。因此，对婴儿：①提倡纯母乳喂养至4~6个月；部分母乳喂养或人工喂养婴儿应正确选择配方奶粉；4~6个月的婴儿按个体发育水平开始添加辅食，为断离母乳作准备。②定期进行体格检查，便于早期发现缺铁性贫血、佝偻病、营养不良、发育异常等疾病，并予以及时的干预和治疗。③坚持户外活动，进行空气浴、日光浴和被动体操有利于体格生长；给予各种感知觉刺激促进大脑发育。④按计划免疫程序完成基础免疫。

（四）幼儿期保健

由于感知能力和自我意识的发展，对周围环境产生好奇心、乐于模仿，行为发育迅速，易被成人过分呵护而抑制其独立能力的发展。幼儿期儿童应：①供给丰富的营养素，训练儿童的自行进食技能；②注重与幼儿的语言交流，通过游戏、讲故事、唱歌等促进幼儿语言发育与大运动能力的发展；③培养幼儿的独立生活能力，安排规律生活，养成良好的生活习惯，如睡眠、进食、排便、沐浴、游戏、户外活动等；④每3~6个月应进行体格检查1次，预防龋齿，筛查听、视力异常；⑤预防疾病与异物吸入、烫伤、跌伤等意外伤害。

（五）学龄前期保健

学龄前期儿童智力发展快、独立活动范围扩大，是性格形成的关键时期。因此，学龄前期应：①加强儿童的教育，注意培养其学习习惯、想象与思维能力，使之具有良好的心理素质；②通过游戏、体育活动增强体质，在游戏中学习遵守规则和与人交往；③每年应体检1~2次，进行视力、龋齿、缺铁性贫血等常见病的筛查与矫治；④保证充足营养，预防外伤、溺水、误服药物以及食物中毒等意外事故。

（六）学龄期与青春期保健

此期儿童求知欲强，是获取知识的最重要时期，也是体格发育的第二个高峰期。因此，学龄期与青春期儿童应:①提供适宜的学习条件,培养良好的学习习惯,加强素质教育;②开展体育锻炼,增强体质并培养毅力和奋斗精神;③合理安排生活,供给充足营养,预防屈光不正、龋齿、缺铁性贫血等常见病的发生;④每年体格检查1次,监测生长发育,及时发现体格生长偏离及心理行为异常,并及早干预;⑤进行法制教育,学习交通规则和意外事故的防范知识,减少伤残的发生;⑥在青春期应进行正确的性教育,以使其在生理和心理上有正确健康的认识。

第二节 儿童保健的具体措施

(一)护理

对小儿的护理是儿童保健、医疗工作的基础内容,年龄越小的儿童越需要合适的护理。

1. 居室 应阳光充足、通气良好,冬季室内温度尽可能达到18～20℃,湿度为55%～60%。对哺乳期婴儿,主张母婴同室,便于母亲哺乳和料理婴儿。患病者不应进入小儿居室,尤其是新生儿、早产儿的居室。

2. 衣着 应选择浅色、柔软的纯棉织物,宽松而少接缝,以避免摩擦皮肤和便于穿、脱。存放新生儿衣物的衣柜内不宜放置樟脑丸,以免发生新生儿溶血。新生儿应衣着宽松,保持双下肢屈曲姿势,有利于髋关节的发育,婴儿最好穿连体衣裤或背带裤,不用松紧腰裤,以利胸廓发育。

(二)营养

是保证儿童生长发育及健康的先决条件,必须及时对家长和有关人员进行有关母乳喂养、断乳期婴儿的辅食添加、幼儿期正确的进食行为培养、学前及学龄期儿童的膳食安排等内容的宣教和指导(见第五章第三节)。

(三)计划免疫

我国自1978年开始实施儿童计划免疫已40年,儿科医师应了解常用疫苗的研究和使用进展,包括国内"疫苗可预防的疾病"(vaccine preventable disease)的发病情况、疫苗的制备和免疫原理、使用程序、注意事项、副作用和禁忌证,才可能加强感染性疾病的预防和研究。

计划免疫是根据免疫学原理、儿童免疫特点及传染病发生情况给儿童规定免疫程序,有计划地使用生物制品进行预防接种,提高人群免疫水平,达到控制和消灭传染病的目的。计划免疫已作为适宜的技术和措施在全球推广。

1. 预防接种的种类与程序 21世纪我国已进入免疫规划时期,按照我国原卫生部规定的儿童计划免疫程序(表3-1),婴儿必须在1岁内完成卡介苗(BCG)、脊髓灰质炎三型混合疫苗、百日咳、白喉、破伤风类毒素混合制剂(PDT)、麻疹减毒疫苗和乙型肝炎病毒疫苗、流脑疫苗、乙型脑炎疫苗7种疫苗的接种(表3-2)。此外,根据流行地区、季节和特殊人群进行炭疽杆菌疫苗、流行性出血热疫苗和钩端螺旋体疫苗的接种。1998年我国原卫生部规定已不再复种卡介苗。早产儿能够对疫苗有反应,应与同龄足月儿一样接受同样剂量的疫苗。但是体重<2500g的早产儿不宜接种卡介苗,应推迟至体重≥2500g再接种。

表3-1 我国婴儿预防接种程序

年龄		疫苗	
新生儿期	卡介苗	乙肝疫苗1	
1月龄		乙肝疫苗2	
2月龄		脊髓灰质炎混合疫苗1	
3月龄		脊髓灰质炎混合疫苗2	百白破混合制剂1

年龄	疫苗	
4 月龄	脊髓灰质炎混合疫苗 3	百白破混合制剂 2
5 月龄		百白破混合制剂 3
6 月龄	乙肝疫苗 3	
8 月龄		麻疹疫苗

表 3-2　婴儿预防接种实施程序

预防疾病	结核病	脊髓灰质炎	麻疹	百日咳、白喉、破伤风	乙型肝炎
免疫原	卡介苗（减毒活结核菌混悬液）	脊髓灰质炎减毒活疫苗	麻疹减毒活疫苗	百日咳菌液、白喉类毒素、破伤风类毒素的混合制剂	乙肝疫苗
接种方法	皮内注射	口服	皮下注射	皮下注射	肌内注射
接种部位	上臂三角肌中部略下处		上臂外侧三角肌	上臂三角肌	
初种次数	1	3（间隔 1 个月）	1	3（间隔 4～6 周）	3
每次剂量	0.1ml	1 粒	0.5ml	0.5ml	酵母苗 5 μg/0.5ml
初种年龄	出生后 2～3 天到 2 个月内	2 个月以上儿童	8 个月以上易感儿	3 个月以上儿童	出生后 24 小时内接种第 1 剂次
复种		4 岁	7 岁	1.5～2 岁、7 岁	
反应情况及处理	接种后一般无全身反应，局部反应轻微，接种后 2～3 周在接种局部可见红肿硬结，中间逐渐软化形成小脓疱，这是正常过程，一般持续 8～12 周，是正常反应	只有极少数婴幼儿出现一过性腹泻，可不治自愈	一般局部无反应在 6～10 天时少数人可能发热一过性散在皮疹和卡他症状等，持续不超过 2 天。如体温超过 38.6℃，持续时间超过 5 天，是加重反应	用白破二联类毒素注射后局部可有红肿、疼痛、发痒，或有低热、疲倦、头痛等，一般不需处理即可消退	很少有不良反应。极个别人可能有中、低度发热，或注射部位微痛，这些轻微反应一般在 24 小时内消失
注意点		冷开水送服或含服，服后 1 小时内禁用热开水	接种前 1 个月及接种后 2 周避免用胎盘球蛋白、丙种球蛋白制剂	掌握间隔期，避免无效注射	

2. 预防接种的注意事项

（1）接种反应：①卡介苗（BCG）接种后 2 周左右局部可出现红肿，8～12 周后结痂，6～8 周后出现 OT 试验阳性。若化脓形成小溃疡，腋下淋巴结肿大，可局部处理以防感染。②脊髓灰质炎减毒活疫苗（三价疫苗）接种后有极少数婴儿发生一过性腹泻，不治自愈。③百日咳、白喉、破伤风类毒素混合制剂接种后局部可出现红肿、疼痛、瘙痒或伴低热、疲倦等，偶见过敏性皮疹、血管性水肿。若全身反应重者，应及时到医院诊治处理。④麻疹疫苗接种后局部一般无反应，少数人在 6～10 日可产生轻微的麻疹（发热、散在皮疹），予以对症处理。⑤乙型肝炎基因工程疫苗接种后很少有不良反应，个别人可有发热或局部轻痛，不必处理。

（2）禁忌证：①患自身免疫性疾病、免疫缺陷病者禁用活疫苗。②有明确过敏史者禁接种白喉类毒素、破伤风类毒素、麻疹疫苗、脊髓灰质炎糖丸型疫苗（牛奶或奶制品过敏者）、乙肝疫苗（对酵母过敏或疫苗中任何成分过敏者）。③患有结核病、急性传染病、肾炎、心脏病、湿疹及其他皮肤病者不予接种卡介苗。④在接受免疫抑制剂治疗期间、发热、腹泻及急性传染病期忌服脊髓灰质炎疫苗。⑤因百日咳菌苗偶可产生神经系统严重并发症，故患癫痫、神经系统疾病有抽搐史者禁用百白破联合疫苗；发热、急性传染病期暂缓接种；如正常小儿接种后出现血小板减少症、惊厥等严重反应者应中止接种程序；接种后发生高热反应者,下次接种时,可酌情减少剂量。⑥患有肝炎、急性传染病或其他严重疾病者禁用乙肝疫苗。

(四)定期健康检查

0~6岁散居儿童和托幼机构的集体儿童应进行定期的健康检查,系统观察小儿的生长发育、营养状况。及早发现异常、采取相应干预措施。

1. 新生儿访视　正常足月新生儿访视次数不少于2次。首次访视在出院后7日之内进行。满月访视在出生后28~30日进行。高危新生儿根据具体情况酌情增加访视次数,首次访视应在得到高危新生儿出院(或家庭分娩)报告后3日内进行。

符合下列高危因素之一的新生儿为高危新生儿:①早产儿(胎龄<37周)或低出生体重儿(出生体重<2500克);②宫内、产时或产后窒息儿,缺氧缺血性脑病及颅内出血者;③高胆红素血症;④新生儿肺炎、败血症等严重感染;⑤新生儿患有各种影响生活能力的出生缺陷(如唇裂、腭裂、先天性心脏病等)以及遗传代谢性疾病;⑥母亲有异常妊娠及分娩史、高龄分娩(≥35岁)、患有残疾(视力、听力、智力、肢体、精神)并影响养育能力者等。

访视内容包括:①问诊:包括母亲妊娠期情况及新生儿出生情况;②回家后的生活情况(包括婴儿喂养情况与预防接种情况);③喂养与护理指导;④体重、体温测量;⑤体格检查,重点应注意有无产伤、黄疸、畸形、皮肤与脐部感染等;⑥咨询与指导,如在访视中发现问题应酌情增加访视次数,必要时转诊。

2. 儿童保健门诊　应按照各年龄期保健需要,定期到固定的社区卫生服务中心儿童保健科进行健康检查,通过连续的纵向观察可获得个体儿童的体格生长和社会心理发育趋势,以早期发现问题、给予正确的健康指导。2012年5月原卫生部印发了包括新生儿访视、儿童健康检查、儿童喂养与营养指导、儿童营养性疾病管理4个方面的儿童保健技术规范。规定了定期检查的频度为至少一岁以内四次,分别为3、6、9、12月龄,一岁至三岁每半年一次,三岁后一年一次。定期检查的内容包括:①体格测量及评价;②体格检查;③常见病的定期实验室检查,如缺铁性贫血等。监测蛋白质-能量营养不良、营养性缺铁性贫血、维生素D缺乏性佝偻病、超重/肥胖四种营养性疾病。

(五)意外事故预防

儿童意外伤害是5岁以下儿童死亡的首位原因,但是可以预防。

1. 窒息与异物吸入　3个月以内的婴儿应注意防止因被褥、母亲的身体、吐出的奶液等造成窒息;较大婴幼儿应防止食物、果核、果冻、纽扣、硬币等异物吸入气管。

2. 中毒　保证儿童食物的清洁卫生,防止食物在制作、储备、出售过程中处理不当所致的细菌性食物中毒。避免食用有毒的食物,如毒蘑菇、含氰果仁(苦杏仁、桃仁、李仁等)、白果仁、河豚、鱼苦胆等。药物应放置在儿童拿不到的地方;儿童内、外用药应分开放置,防止误服外用药造成的伤害。

3. 外伤　婴幼儿居室的窗户、楼梯、阳台、睡床等应置有栏杆,防止从高处跌落,妥善放置沸水、高温的油和汤等,以免造成烫伤。教育儿童不可随意玩火柴、煤气等危险物品。室内电器、电源应有防止触电的安全装置。

4. 溺水与交通事故　教育儿童不可独自或与小朋友去无安全措施的江河、池塘玩水。教育儿童遵守交通规则。

5. 教会孩子自救　如家中发生火灾拨打119,遭受外来人的侵犯拨打110,意外伤害急救拨打120。

第三节　儿童心理卫生

世界卫生组织(WHO)给健康所下的定义是:不仅是没有疾病和病痛,而且是个体在身体上、精神上、社会上的完满状态。由此可知,心理健康和身体健康同等重要。

（一）习惯的培养

1. 睡眠习惯　①应从小培养儿童有规律的睡眠习惯；②儿童居室应安静、光线应柔和,睡前避免过度兴奋；③儿童应该有相对固定的作息时间,包括睡眠；④婴儿可利用固定乐曲催眠入睡,不拍、不摇、不抱、不可用喂哺催眠；⑤保证充足睡眠时间；⑥培养独自睡觉。

2. 进食习惯　①进食量由儿童决定,不强迫进食；②培养定时,定位(位置)、自己进食；③不吃零食,不偏食,不挑食；④饭前洗手；⑤培养进餐礼仪。

3. 卫生习惯　从婴儿期起就应培养良好的卫生习惯,定时洗澡、勤剪指甲、勤换衣裤,不随地大、小便。3岁以后培养儿童自己早晚刷牙、饭后漱口、食前便后洗手的习惯。儿童应养成不吃生水和未洗净的瓜果、不食掉在地上的食物、不随地吐痰、不乱扔瓜果纸屑的良好卫生习惯。

4. 社会适应性的培养　从小培养儿童良好的适应社会的能力是促进儿童健康成长的重要内容之一。儿童的社会适应性行为是各年龄阶段相应神经心理发展的综合表现,与家庭环境、育儿方式、儿童性别、年龄、性格密切相关。

（1）独立能力:应在日常生活中培养婴幼儿的独立能力,如自行进食、控制大小便、独自睡觉、自己穿衣鞋等。年长儿则应培养其独立分析、解决问题的能力。

（2）控制情绪:儿童控制情绪的能力与语言、思维的发展和父母的教育有关。婴幼儿的生活需要依靠成人的帮助,父母及时应答儿童的需要有助于儿童心理的正常发育。儿童常因要求不能满足而不能控制自己的情绪,或发脾气,或发生侵犯行为,故成人对儿童的要求与行为应按社会标准或予以满足,或加以约束,或预见性的处理,减少儿童产生消极行为的机会。用诱导方法而不用强制方法处理儿童的行为问题可以减少对立情绪。

（3）意志:在日常生活、游戏、学习中应该有意识地培养儿童克服困难的意志,增强其自觉、坚持、果断和自制能力。

（4）社交能力:从小给予儿童积极愉快的感受,如:喂奶时不断抚摸孩子;与孩子眼对眼微笑说话;抱孩子,和其说话、唱歌;孩子会走后常与孩子做游戏、讲故事,这些都会增强孩子与周围环境和谐一致的生活能力。注意培养儿童之间互相友爱,鼓励孩子帮助朋友,倡导善良的品德。在游戏中学习遵守规则,团结友爱,互相谦让,学习与人相处。

（5）创造能力:人的创造能力与想象能力密切相关。启发式地向儿童提问题,引导儿童自己去发现问题和探索问题,可促进儿童思维能力的发展。通过游戏、讲故事、绘画、听音乐、表演、自制小玩具等可以培养想象力和创造能力。

（二）父母和家庭对儿童心理健康的作用

父母的教养方式和态度、与小儿的亲密程度等与儿童个性的形成和社会适应能力的发展密切相关。从小与父母建立相依感情的儿童,日后会有良好的社交能力和人际关系;父母对婴儿的咿呀学语作出及时的应答可促进儿童的语言和社会适应性能力的发展;婴儿期与母亲接触密切的儿童,其语言和智能发育较好。父母采取民主式教育的儿童善于与人交往,机灵、大胆而有分析思考能力;反之,如父母常打骂儿童,则儿童缺乏自信心、自尊心,他们的戒备心理往往使他们对他人的行为和意图产生误解。父母过于溺爱的儿童缺乏独立性、人性,且情绪不稳定。父母是孩子第一任老师,应提高自身的素质,言行一致,以身作则教育儿童。

（毛　萌）

本章节主要阐述了小儿各年龄期的保健要点，指导家长亦需从营养与心理发育两方面同时关注，才能培养出一个健康的儿童。在儿童保健的具体措施中，重点介绍了计划免疫，包括预防接种的种类与程序及预防接种的注意事项（接种反应及禁忌证），强调了按照我国原卫生部规定的儿童计划免疫程序，婴儿必须在 1 岁内完成卡介苗、脊髓灰质炎三型混合疫苗、百日咳、白喉、破伤风类毒素混合制剂、麻疹减毒疫苗和乙型肝炎病毒疫苗、流脑疫苗、乙型脑炎疫苗 7 种疫苗的接种。此外，儿童睡眠、进食、卫生及社会适应性等良好习惯的培养，以及父母的教养方式和态度等，对儿童心理健康的作用均非常重要。

1. 某女婴 3 月龄，接种百白破疫苗后夜间发热 38.5℃，应如何处理？

2. 简要描述高危新生儿范畴。

3. 脊髓灰质炎初种的年龄应何时开始？

第四章 　儿科疾病诊治原则

学习目标

掌握	脱水小儿补液的方法；儿科疾病治疗原则及特点。
熟悉	脱水的定义及其分度的判定；电解质平衡紊乱和酸碱平衡紊乱的原因及临床表现。
了解	儿科病史采集和小儿体格检查方法的要点；电解质平衡紊乱和酸碱平衡紊乱的处理原则。

第一节 　儿科病史询问和体格检查

（一）病史采集和记录

1. 一般内容　姓名、性别、年龄（采用实际年龄：新生儿记录天数、婴儿记录月数、一岁以上记录几岁几个月）、种族、父母或抚养人的姓名、职业、年龄、家庭住址及联系方式、病史叙述者与患儿的关系（如父、母）以及病史的可靠程度。

2. 主诉　用病史提供者的语言概括主要症状（促使患儿就诊的主要原因）及发病时间（几小时或几日等）。例如："阵发性脐周痛1天"。

3. 现病史　包括主要症状、病情发展和诊治经过。应当详细询问起病情形，记录起病的时间，并注明是在就诊的前几天（如今年7月15日，即来院前1周）；起病是急性或缓慢发作，患儿的症状应按日期先后顺序记录，应注意高热、头痛、呕吐、腹泻、惊厥等严重症状。如症状为阵发性，应说明发作的特征，初次发病时间，每次发作持续时间，以及末次发作的时间。要记录患儿得病后的食欲、精神状态及体重增减等。病程的变化情况，是否加剧或好转。已经进行治疗的病人要询问用药情况，如药物名称、剂量、方法、时间、治疗的效果及有无不良反应等。正确的问诊常常可以为诊断提供重要线索。如婴幼儿较长时间的咳嗽，应询问呛咳史或异物吸入史。另外，要特别注意以下2点：①仔细询问主要症状的同时，要注意有无任何伴随症状等；②有鉴别意义的有关症状包括阴性症状，也要询问并记录在病史中。

4. 个人史　包括出生史、喂养史、发育史。详细了解小儿的个人史，常可明确此次疾病的病因，并及早检出发育迟缓小儿，从而加以防治。根据不同的年龄和不同的疾病在询问时各有侧重详略。

（1）出生史：母孕期的情况（如母亲妊娠期有无四肢麻木、抽搐，有无乙肝、梅毒等）；分娩时是否足月、早产或过期产；第几胎第几产，出生体重；生产方式，出生时有无窒息或产伤，Apgar评分情况等。

（2）喂养史：母乳喂养还是人工喂养或部分母乳喂养，以何种乳品为主，喂哺次数及量，间隔时间，添加其他食物的时间、品种及数量，进食及大小便情况。年长儿还应注意了解有无挑食、偏食及吃零食的习惯。了解喂养情况对患有营养性或消化系统疾病的儿童尤为重要。

（3）生长发育史：包括体格生长和神经心理发育两方面。常用的生长发育指标有：体重和身高以及增长情况，前囟闭合及乳牙萌出的时间等；发育过程中何时能抬头、会笑、独坐、走路；何时会叫爸爸、妈妈等。对学龄儿童，询问其学习成绩，体格锻炼，与老师和同学的关系，以及性格、行为特点等。

5. 既往史（包括以往疾病史和预防接种史）

（1）既往患病史：需详细询问既往患过的疾病、患病时间和治疗结果；应着重了解传染病史，如麻疹、猩红热、水痘、腮腺炎等；凡与现在疾病相关的疾病（如猩红热后可发生肾炎），应详细询问其症状、发病时情况、流行病史，诊治经过。认真了解有无药物或食物过敏史、意外损伤及外科手术史，记录当时情况及当时年龄。

（2）预防接种史：对常规接种的疫苗均应逐一询问。记录接种时间、种类及注射后的反应。注意接种非常规的疫苗也应记录。

（3）输血史

6. 家族史　父母的年龄及健康状况。家族中有无遗传性、过敏性或急性/慢性传染病患者；父母是否近亲结婚、母亲分娩次数及状况，如流产、早产、死胎等。家庭中兄弟姐妹的健康状况。对于父母或兄弟姐妹已死的应注明死亡时间和死亡原因。

7. 传染病接触史　疑为传染性疾病者，应详细了解可疑的接触史，包括患儿与疑诊或确诊传染病者的关系（父母、亲属、邻居或保姆等）、患儿与该患者的接触方式和时间等。

8. 其他情况　包括父母的职业及居住条件、居住环境。必要时应询问当地卫生、水源及疾病流行情况。

（二）体格检查

1. 体格检查注意事项

（1）询问病史时就应该开始和患儿建立良好的关系。可用听诊器或其他玩具逗患儿玩耍以消除或减少恐惧，取得患儿的信任和合作。并同时观察患儿的精神状态、对外界的反应及智力情况。

（2）为增加患儿的安全感，检查时应尽量让孩子与亲人在一起，婴幼儿可坐或躺在家长的怀里检查，检查者顺应患儿的体位。

（3）检查的顺序虽然应遵循从皮肤、淋巴结到头、胸腹、四肢，但也可根据患儿当时的情况灵活掌握。由于婴幼儿注意力集中时间短，因此在体格检查时应特别记住以下要点：安静时先检查心肺听诊、心率、呼吸次数和腹部触诊等易受哭闹影响部位，一般在患儿开始接受检查时进行；容易观察的部位随时查，如四肢躯干骨骼、全身浅表淋巴结等；对患儿有刺激而患儿不易接受的部位最后查，如口腔、咽部等，有疼痛的部位也应放在最后检查。

（4）检查时态度和蔼，动作轻柔，冬天时双手及所用听诊器胸件应先温暖；检查过程中既要全面仔细，又要注意保暖，不要过多暴露身体部位以免着凉；对年长儿还要照顾他（她）们的害羞心理和自尊心。

（5）对急诊和危重抢救病例，应先重点检查生命体征或与疾病有关的部位，全面的体检最好在病情稍稳定后进行，也可以边抢救边检查。

（6）小儿免疫功能差，为防止交叉感染，检查前后均应清洗双手，使用一次性或消毒后的压舌板；检查者的工作衣和听诊器要勤消毒。

2. 检查方法

（1）一般情况：询问病史的过程中，留心观察小儿的营养发育情况、神志、表情、对周围事物的反应、皮肤颜色、体位、行走姿势和孩子的语言表达能力等。由此得到的资料较为真实，可供正确判断一般情况。

（2）一般测量：包括体温、呼吸、脉搏、血压、身长、体重、头围、胸围等。①体温：可根据小儿的年龄和病情选用测温的方法：腋下测温法：最常用，也最安全、方便，但测量的时间偏长；口腔测温法：适用于神志清楚而且配合的 6 岁以上小儿；肛门内测温法：测温时间短、准确。一岁以内小儿、不合作儿童以及昏迷、休克患儿可采用此方法;耳内测温法:准确快速,不会造成交叉感染,临床已广泛应用。②呼吸、脉搏:应在小儿安静时进行。小儿呼吸频率可通过听诊或观察腹部起伏而得,也可将棉花少许置于小儿鼻孔边缘,观察棉花纤维的摆动而得。要同时观察呼吸的节律和深浅。对年长儿一般选择较浅的动脉如桡动脉来检查脉搏,婴幼儿最好检查股动脉或通过心脏听诊来检测。要注意脉搏的速率、节律、强弱及紧张度。各年龄组小儿呼吸脉搏正常值见表4-1。③血压:测量血压时应根据不同的年龄选择不同宽度的袖带,一般说来,袖带的宽度应为上臂1/2~2/3。新生儿多采用多普勒超声监听仪或心电监护仪测定血压,简易潮红法也可用。年龄越小,血压越低。不同年龄小儿血压的正常值可用公式推算:收缩压(mmHg)= 80+(年龄×2);舒张压应该为收缩压的2/3。

表 4-1　各年龄小儿呼吸、脉搏（次/min）

年龄	呼吸	脉搏	呼吸：脉搏
新生儿	40~45	120~140	1：3
<1岁	30~40	110~130	1：(3~4)
2~3岁	25~30	100~120	1：(3~4)
4~7岁	20~25	80~100	1：4
8~14岁	18~20	70~90	1：4

（3）皮肤和皮下组织:有无苍白、黄染、发绀、潮红、皮疹、瘀点(斑)、脱屑、色素沉着,毛发有无异常,触摸皮肤的弹性、皮下组织及脂肪的厚度、有无水肿及水肿的性质。

（4）淋巴结:包括淋巴结的大小、数目、活动、质地、有无粘连和(或)压痛等。颈部、耳后、枕部、腹股沟等部位尤其要认真检查。

（5）头部

头颅:观察大小、形状,必要时测量头围;前囟大小及紧张度、有无凹陷或隆起;小婴儿要观察有无枕秃和颅骨软化、血肿或颅骨缺损等。

面部:有无特殊面容、眼距宽窄、鼻梁高低,注意双耳位置和形状等。

眼、耳、鼻:有无眼睑水肿、下垂、眼球突出、斜视、结膜充血、眼分泌物、角膜混浊,注意检查瞳孔大小、形状、对光反应。检查双外耳道有分泌物、局部红肿及外耳牵拉痛。观察鼻形,注意有无鼻翼扇动、鼻腔分泌物及通气情况。

口腔:口唇色泽有无苍白、发绀、干燥、口角糜烂、疱疹。口腔内颊黏膜、牙龈、硬腭有无充血、溃疡、黏膜斑、鹅口疮、腮腺开口处有无红肿及分泌物。牙齿数目及龋齿数。舌质、舌苔颜色。咽部检查时观察双扁桃体是否肿大,有无充血、分泌物、脓点、假膜及咽喉有无溃疡、充血、滤泡增生、咽后壁脓肿等情况。

（6）颈部是否软,有无斜颈、短颈或颈蹼等畸形,颈椎活动情况;甲状腺有无肿大,气管位置;颈静脉充盈及搏动情况,有无颈肌张力增高或弛缓等。

（7）胸部

胸廓:注意有无胸廓畸形,如鸡胸、漏斗胸、肋膈沟;胸廓两侧是否对称、心前区有无隆起,有无桶状胸。触诊有无肋间隙饱满、凹陷、增宽或变窄、肋骨串珠等。

肺脏:望诊应注意呼吸频率和节律有无异常,有无呼吸困难和呼吸深浅改变;吸气性呼吸困难时可出现"三凹征",呼气性呼吸困难时可出现呼气延长。触诊在年幼儿可利用啼哭或说话时进行。因小儿胸壁薄,叩诊反响比成人清,故叩诊时用力要轻或可用直接叩诊法(用两个手指直接叩击胸壁)。听诊时正常小儿呼吸音较成人响,呈支气管肺泡呼吸音,应注意听腋下、肩胛间区及肩胛下区有无异常,因肺炎时这些部位较易听到湿性啰音。听诊时尽量保持小儿安静,利用小儿啼哭后深吸气时容易闻及细湿啰音。

心脏:望诊:心前区是否隆起,心尖搏动强弱和搏动范围,正常小儿搏动范围在2~3cm²之内,肥胖小儿不易看到心尖搏动。触诊:心尖搏动的位置及有无震颤,并应注意出现的部位和性质(收缩期、舒张期或连续性)。叩诊:通过叩心界可估计心脏大小、形状及其在胸腔的位置,用力要轻才易分辨清浊音界线,3 岁以下婴幼儿一般只叩心脏左右界;叩左界时从心尖搏动点左侧起向右叩,听到浊音改变即为左界,记录为第几肋间左乳线外或内几厘米;叩右界时先叩出肝浊音界,然后在其上一肋之间自右向左叩,有浊音改变时即为右界,以右胸骨线(胸骨右缘)外几厘米记录(表 4-2)。听诊:应在安静下进行,听诊器的胸件要小。小婴儿第一心音与第二心音响度几乎相等;随年龄的增长,心尖部第一心音较第二心音响,而心底部第二音超过第一音。小儿时期肺动脉瓣区第二音比主动脉瓣区第二音响。有时可出现吸气性第二心音分裂。学龄前期及学龄儿童常于肺动脉瓣区或心尖部听到生理性收缩期杂音或窦性心律不齐。

表 4-2　各年龄小儿心界

年龄	左界	右界
<1 岁	左乳线外 1~2cm	沿右胸骨线旁
2~5 岁	左乳线外 1cm	右胸骨线旁与右胸骨线之间
5~12 岁	左乳线上或左乳线内 0.5~1cm	接近右胸骨线
>12 岁	左乳线内 0.5~1cm	右胸骨线

(8) 腹部:望诊在新生儿或消瘦小儿常可见到肠型或肠蠕动波,新生儿应注意脐部有无分泌物、出血、炎症,脐疝大小。触诊应尽量争取小儿的合作,可让其躺在母亲怀里或在哺乳时进行,检查者的手应温暖、动作轻柔,如小儿哭闹不止,可利用其吸气时作快速扪诊。检查有无压痛主要观察小儿表情反应,不能完全依靠小儿回答。正常婴幼儿肝脏可在肋缘下 1~2cm 处扪及,柔软无压痛;6~7 岁后不应在肋下触及。小婴儿偶尔可触及脾脏边缘。叩诊可采用直接叩诊或间接叩诊法,其检查内容与成人相同。小儿腹部听诊有时可闻及肠鸣音亢进,如有血管杂音时应注意杂音性质、强弱及部位。

(9) 脊柱和四肢:注意有无畸形、躯干与四肢比例和佝偻病体征,如 O 形或 X 形腿、手镯、脚镯样变、脊柱侧弯或后凸;观察手、足指(趾)有无杵状指、多指(趾)畸形等。

(10) 会阴肛门和外生殖器:观察有无畸形(如先天性无肛、尿道下裂、两性畸形)、肛裂;女孩有无阴道分泌物、畸形;男孩有无隐睾、包皮过长或过紧、鞘膜积液和腹股沟疝等。

(11) 神经系统:根据病种、病情、年龄等选择必要的检查。①一般检查:观察小儿的神志、精神状态、面部表情、反应灵敏度、动作语言能力、有无异常行为等。②神经反射:新生儿期特有的反射,如吸吮反射、拥抱反射、握持反射是否存在;有些神经反射有其年龄特点,如新生儿和小婴儿期提睾反射、腹壁反射较弱或不能引出,但跟腱反射亢进,并可出现踝阵挛;2 岁以下的小儿 Babinski 征可呈阳性,但一侧阳性,另一侧阴性则有临床意义。③脑膜刺激征:如颈部有无抵抗、Kernig 征和 Brudzinski 征是否阳性,检查方法同成人。如小儿不配合,要反复检查才能正确判定。正常小婴儿由于在胎内时屈肌占优势,故生后头几个月 Kernig 征和 Brudzinski 征也可呈阳性。因此,在解释检查结果意义时一定要根据病情、结合年龄特点全面考虑。

3. 体格检查记录方法　体格检查项目虽然在检查时无一定顺序,但结果记录应按上述顺序书写;不仅阳性体征应记录,重要的阴性体征结果也要记录。

第二节　儿科疾病治疗原则及特点

(一)护理的原则

儿科护理是疾病治疗过程中极为重要的一个环节,许多治疗操作均通过护理工作来实施。良好的护理在促进患儿康复中起着很大的作用,儿科医师应关心和熟悉护理工作,医护密切协作,以提高治疗效果。

1. 善于观察病情　对观察到患儿的任何变化,都应尽可能用医学知识解释,仔细区别正常与异常。

2. 预防医源性疾病　①防止交叉感染:医护人员在接触患儿之前、后均应洗手,病室要定时清扫、消毒;②防止医源性感染:正确、规范地应用导尿等各种治疗方法,定时检查消毒设备,防止感染的发生;③防止意外的发生:医护人员检查、处理完毕后要及时拉好床栏,所用物品如体温表、药杯等用后立即拿走,以免小儿玩耍误伤,喂药喂奶要将婴儿抱起,避免呛咳、呕吐引起窒息。

(二)饮食治疗原则

合理的饮食与治疗一样对儿童疾病的恢复十分重要。

1. 一般膳食　采用易消化、营养均衡、口感良好的食物。

(1) 流质饮食:适用于吞咽困难、急性胃肠感染、消化道手术后、鼻饲患儿。

(2) 半流质饮食:含纤维素少、易于消化的糊状食物。适用于急性感染、体弱、咀嚼困难的患儿。

(3) 软食:适用于疾病恢复期的患儿。

2. 治疗性饮食

(1) 治疗性奶制品:①婴儿对牛乳蛋白过敏时,应停用牛乳制品,采用游离氨基酸奶粉、水解蛋白奶粉、大豆奶粉喂养;②无论原发或继发性乳糖不耐受症都应减少或除去食物中的乳糖,可选择无乳糖奶粉;③苯丙酮尿症婴儿饮食中需采用低苯丙氨酸奶粉,以减轻对神经系统的损害。

(2) 无盐及少盐饮食:因心力衰竭、肝/肾疾病所致的水肿患儿采用无盐或少盐饮食。每日食物中含钠量在 3g 以下,或烹调膳食时不另加食盐,但每天额外供给 1g 氯化钠食用为少盐饮食。无盐饮食则烹调膳食时不另加食盐和氯化钠食用。

(3) 低能量饮食:适用于单纯肥胖的儿童。现有体重所需的能量减去按身高的体重所需的能量得到差额能量,然后计算出相当的差额能量食物量,逐渐减少差额能量直至按身高的体重所需的能量。为满足食欲和饱足感,采用低能量、高膳食纤维的食物,如蔬菜、水果。

(4) 低蛋白饮食:膳食中减少蛋白质含量,其能量部分以糖类补充,适用于尿毒症、肝性脑病和急性肾炎的少尿期患儿。

(5) 低脂肪饮食:膳食中不用或禁用油脂、肥肉等,适用于肝病患儿。

(6) 低膳食纤维饮食:以帮助消化和减少对胃肠刺激,适用于胃肠道术后恢复期、消化道感染或出血。

3. 检查前饮食　为某些特殊化验检查的需要所准备的饮食。如:①潜血试验膳食:连续 3 天食用不含肉类、动物肝脏、血和绿叶蔬菜等,用于消化道出血的检查;②胆囊造影膳食:用高蛋白、高脂肪膳食加油煎荷包蛋等,使胆囊排空,以检查胆囊和胆管功能;③血脂测定膳食:连续 3 天采用低脂饮食。

(三)药物治疗原则

药物是治疗疾病的重要措施之一,但药物有一定副反应,常会对机体产生不良影响,包括过敏反应和毒性作用。因此选择药物治疗时必须熟悉药理,考虑儿童年龄、病种和病情,权衡利弊;能用一种药物治疗的,无须用两种或更多药物;能口服给药治疗的,无须注射给药;能肌内注射给药治疗的,无须静脉给药。

1. 药物剂量计算

(1) 按体重计算:是最常用、最基本的计算方法,可算出每日或每次需用量。按实际测得体重或用公式推算的体重乘以药物每日(次)每公斤体重所需剂量。低体重患儿应以实际测得值为准。年长儿按体重计算的总药量不能超过成人量。

(2) 按体表面积计算:此法较按年龄、体重计算更为准确,既适合儿童,也适合成人。

体重<30kg:体表面积(m^2) = 体重(kg)×0.035+0.1

体重>30kg:体表面积(m^2) = [体重(kg)−30]×0.02+1.15

(3) 按年龄计算:剂量幅度大,不需十分精确的药物,如营养类药物等可按年龄计算,比较简单易行。

2. 药物治疗的特点

(1) 与年龄有关:药物在组织内的分布、儿童对药物的反应等与年龄有关,如巴比妥类、吗啡、四环素在幼儿脑浓度明显高于年长儿,吗啡对新生儿呼吸中枢的抑制作用明显高于年长儿。

（2）肝脏的解毒功能不足：特别是新生儿和早产儿，肝脏酶系统发育不成熟，使药物的半衰期延长，增加了药物的血浓度和毒性作用。

（3）肾脏的排泄功能不足：新生儿，特别是未成熟儿的肾功能不成熟，药物及其分解产物在体内滞留的时间延长，增加了药物的毒副作用。

（四）心理治疗原则

随着医学模式的转变，心理治疗在儿童疾病防治过程中的重要性越来越受到重视，这关系到提高儿童的生命质量。要求儿科工作者重视儿童各种疾病发生中的心理因素，学习儿童心理学的基本原理，掌握临床心理治疗和心理护理的基本方法。

第三节 小儿液体疗法

案例 4-1

9 个月男婴，8kg，呕吐腹泻 3 天，无尿 12 小时，体温 37.8℃，嗜睡与烦躁交替，双眼凹陷，口唇樱红干燥，皮肤弹性差，四肢冷，脉细弱，呼吸 60 次/min，心率 160 次/min，心音低钝，腹胀，肠鸣音减少，血常规：Hb 150g/L，WBC $11×10^9$/L，N 0.40，L 0.60。

思考：

1. 该患儿诊断可能是什么？根据是什么？
2. 为进一步明确诊断，还需做哪些实验室检查？
3. 请写出第 1 天的补液方案。

一、小儿体液平衡特点

体液是人体的重要组成部分，保持其生理平衡是维持生命的重要条件。体液中水、电解质、酸碱度、渗透压等的动态平衡，依赖于神经、内分泌、肺脏，特别是肾脏等系统的正常调节功能。小儿尤其是婴幼儿新陈代谢旺盛，机体调节能力差，比成人更易引起体液平衡失调，如婴儿每日水的生理需要量大致占细胞外液总量的 1/2，而成人只占 1/7。因此，水、电解质和酸碱平衡紊乱在儿科临床中更为常见。

1. 体液的总量与分布 体液的总量分布于血浆、间质及细胞内，前两者合称为细胞外液。年龄愈小，体液总量相对愈多，这主要是间质液的比例较高，而血浆和细胞内液量的比例则与成人相近。新生儿体液约占体重的 78%，婴儿期此百分比迅速下降，至 1 岁时，体液约占体重的 65%，此后这一比例相对稳定在 60%，已与成人的 55%~60% 相当，直至青春期。在新生儿早期，常有体液的迅速丢失，可达体重的 5% 或更多，即所谓的生理性体重下降。在青春期，开始出现因性别不同所致的体内成分不同。正常性成熟男性成人肌肉总量较多而脂肪较少，而女性则有较多的脂肪、较少的肌肉组织，由于肌肉组织含水较多，因此，在男性体液占体重的 60%，而在女性为 55%。不同年龄的体液分布见表 4-3。

表 4-3 不同年龄的液体分布（占体重的%）

体液分布	新生儿	1 岁	2~14 岁	成人
体液总量	80	70	65	55~60
细胞内液	35	40	40	40~45
细胞外液	45	30	25	15~20
间质液	40	45	20	10~15
血浆	5	5	5	5

2. 体液的电解质组成　细胞内液和细胞外液的电解质组成有显著的差别。细胞外液的电解质成分能通过血浆精确地测定。正常血浆阳离子主要为 Na^+、K^+、Ca^{2+}，和 Mg^{2+}，其中 Na^+ 含量占该区阳离子总量的90%以上，对维持细胞外液的渗透压起主导作用。血浆主要阴离子为 Cl^-、HCO_3^-和蛋白，这3种阴离子的总电荷与总阴离子电位差称为未确定阴离子(undetermined anion，UA)，主要由无机硫和无机磷、有机酸如乳酸、酮体等组成。组织间液的电解质组成除 Ca^{2+} 含量较血浆低一半外，其余电解质组成与血浆相同。细胞内液的电解质测定较为困难，且不同的组织间有很大的差异。细胞内液阳离子以 K^+、Ca^{2+}、Mg^{2+} 和 Na^+ 为主，其中 K^+ 占78%。阴离子以蛋白质、HCO_3^-、HPO_4^{2-} 和 Cl^- 等离子为主。细胞内外液之所以能保持其溶质有很大差异，除了细胞膜对各种溶质具有不同的通透性外，也与溶质转运方式各异及细胞生理活动有关。例如细胞膜上的 Na^+-K^+-ATP 酶，即钠泵，可主动将进入细胞内的 Na^+ 泵出至细胞外，以与细胞外的 K^+ 进行交换，使细胞内的 K^+ 浓度是细胞外液的25~30倍，细胞外液的 Na^+ 是细胞内的10倍。

3. 儿童水的代谢特点　健康小儿尽管每天的水和电解质摄入量有很大的波动，但体内液体和电解质的含量保持着相当的稳定，即水的摄入量大致等于排泄量。水的需要量与新陈代谢、摄入热量、食物性质、经肾排出溶质量、不显性失水、活动量及环境温度有关。儿童水的需要量大，交换率快，其主要原因为小儿生长发育快；活动量大、机体新陈代谢旺盛；摄入热量、蛋白质和经肾排出的溶质量均较高；体表面积大、呼吸频率快使不显性失水较成人多。细胞组织增长时需积蓄水分也可增加水的摄入，但以每天计算，其量是很少的。按体重计算，年龄愈小，每日需水量愈多。<1岁的婴儿，每日的需水量为120~160ml/kg，1~3岁为100~140ml/kg，4~9岁为70~110ml/kg，10~14岁为50~90ml/kg。

小儿体液调节功能不成熟，一方面肾脏浓缩功能比较差，<6个月的小儿，其最大的浓缩能力只能将尿液渗透压浓缩至700mmol/L，尿比重为1.025；而成人的浓缩能力可使尿液渗透压达1400mmol/L，尿比重为1.035。排出1mmol溶质，成人只需0.7ml水，在婴儿则需1.2~2.0ml水，因此如婴儿进水量不足或渗透压过高时易产生高渗性脱水。另一方面，小儿肾脏稀释功能相当于成人的1/4~1/2，临床上补液过多或摄入非电解质液过多，易造成水肿。而且，年龄越小，肾脏排钠、排酸、产氨能力也越差，容易发生高钠血症和酸中毒。

二、水、电解质和酸碱平衡紊乱

(一)脱水

是指水分摄入不足和(或)丢失过多所引起的体液总量尤其是细胞外液量的减少，脱水时除丧失水分外，尚有钠、钾和其他电解质的丢失。体液和电解质的丢失的严重程度取决于丢失的速度及幅度，而丢失体液和电解质的种类反映了水和电解质(主要是钠)的相对丢失率。

1. 脱水的程度　常以丢失液体量占体重的百分比来表示。因病人常有液体丢失的病史及脱水体征，在临床如病人无近期的体重记录，体重下降的百分比常可通过体检及询问病史估计。一般根据前囟、眼窝的凹陷与否、皮肤弹性、循环情况和尿量等临床表现综合分析判断。常将脱水程度分为三度：

(1) 轻度脱水：表示有3%~5%体重或相当于30~50ml/kg体液的减少。患儿精神稍差，略有烦躁不安；体检时见皮肤稍干燥，弹性尚可，眼窝和前囟稍凹陷，哭时有泪，口唇黏膜略干，尿量稍减少。

(2) 中度脱水：表示有5%~10%的体重减少或相当于体液丢失50~100ml/kg；患儿精神萎靡或烦躁不安；皮肤苍白、干燥、弹性较差，眼窝和前囟明显凹陷，哭时泪少，口唇黏膜干燥；四肢稍凉，尿量明显减少。

(3) 重度脱水：表示有10%以上的体重减少或相当于体液丢失100~120ml/kg。中度与重度脱水的临床体征常有重叠，有时使估计单位体重的液体丢失难以精确计算。患儿呈重病容，精神极度萎靡，表情淡漠，昏睡甚至昏迷；皮肤发灰或有花纹、弹性极差；眼窝和前囟深凹陷，眼闭不合，两眼凝视，哭时无泪；口唇黏膜极干燥。因血容量明显减少可出现休克症状,如心音低钝、脉搏细速、血压下降、四肢厥冷、尿极少甚至无尿。

2. 脱水性质及临床表现　根据水与电解质损失的比例不同而出现体液渗透压的不同改变。一般情况下根据血清钠的浓度分为高渗性、低渗性及等渗性脱水。临床上以等渗性脱水为最常见,其次为低渗性脱水,而高渗性脱水少见。

(1) 等渗性脱水:指水和电解质(主要是血清钠)成比例地损失。血浆渗透压在正常范围内,血清钠浓度为 130~150mmol/L,损失的体液主要为循环血容量及细胞外液,细胞内液量无明显改变,细胞内、外液的渗透压均正常。临床上主要是前述轻、中、重度脱水症状,重者出现循环障碍。等渗性脱水主要是丢失细胞外液,由于细胞外液保持等渗细胞内液的容量基本不变,临床主要表现为细胞外液(组织间液和血液循环)减少的体征。

(2) 低渗性脱水:指电解质(主要是血清钠)损失量在比例上较水分多。血浆渗透压较正常范围低,血清钠浓度<130mmol/L。多见于腹泻伴营养不良、应用利尿剂等。低渗性脱水时细胞外液的渗透压比细胞内低,使细胞外液渗入细胞内,引起外液进一步减少,并发生细胞内水肿,因循环血量明显减少易发生休克。

(3) 高渗性脱水:指水分比电解质(主要是血清钠)损失量大,血浆渗透压较正常范围高,血清钠浓度>150mmol/L。多见于不显性失水增多而给水不足(如发热、呼吸增快、光疗、新生儿保暖箱等),细胞内液容量减少。表现为皮肤干燥、烦躁、高热、肌张力增高,易出现神经系统症状如抽搐。高渗性脱水时细胞外液的渗透压比细胞内高,使细胞内液的水分渗入细胞外,引起细胞内脱水,而细胞外液脱水被外渗的细胞内液有所纠正,使患儿的体征相对减轻。容易引起对脱水程度的估计不足。

(二)钾的异常

包括低钾血症和高钾血症,以前者为常见。

1. 低钾血症　是指血清钾浓度低于 3.5mmol/L(正常值为 3.5~5.5mmol/L)。其常见原因有:①钾摄入减少,如长期进食不足;②钾丢失过多,应用呋塞米、依他尼酸等利尿剂,肾小管性酸中毒以及盐皮质激素过多,使钾从肾排出过多;③补液患者长期接受不含钾盐的液体或补充不足;④呕吐、持续胃肠减压、肠瘘等,使钾从肾外途径丧失过多;⑤代谢性碱中毒时,细胞外钾向细胞内转移。

临床表现:通常持续性血清钾过低常表示体内缺钾严重。肌无力为最早的临床表现,一般先出现四肢肌软弱无力,以后延及躯干和呼吸肌。有时可有吞咽困难,以致发生食物或饮水呛入呼吸道。严重者可有弛缓性瘫痪、腱反射减退或消失。平滑肌受累可导致腹胀,功能性肠梗阻,肠鸣音消失,也可引起膀胱尿潴留。心脏受累主要表现为传导和节律异常。典型的心电图改变为早期出现 T 波降低、变宽、双相或倒置,随后出现 ST 段降低、QT 间期延长和出现 U 波。有时会发生多尿和反常性酸性尿。

2. 高钾血症　是指血清钾浓度超过 5.5mmol/L。其原因大多和肾功能减退、不能有效地从尿内排出钾有关,包括:①进入体内(或血液内)的钾增多,如口服或静脉输入氯化钾、服用含钾药物、组织损伤以及大量输入保存期较久的库存血等;②肾脏排泄钾减少,常是引起高钾血症的根本原因,如急性肾衰竭、应用保钾利尿剂(如螺内酯、氨苯蝶啶)以及盐皮质激素不足等;③钾由细胞内转移至细胞外,如酸中毒、应用琥珀酰胆碱以及输注精氨酸,组织损伤等。

临床表现:一般无特异性症状,有时有轻度神志模糊或淡漠、感觉异常和四肢软弱等。严重高钾血症有微循环障碍的表现,如皮肤苍白、发冷、青紫、低血压等。常出现心率缓慢或心律不齐,甚至发生心跳停止。高钾血症,特别是血钾浓度超过 7mmol/L 时,几乎都有心电图的改变。典型的心电图改变为早期 T 波高而尖,P 波扁平或消失,PR 间期延长,随后出现 QRS 波增宽,PR 间期延长。

(三)酸碱平衡失调

原发性酸碱平衡失调有代谢性酸中毒、代谢性碱中毒、呼吸性酸中毒和呼吸性碱中毒四种。不论发生哪种酸碱平衡失调,机体都有继发性代偿反应,减轻酸碱紊乱,pH 值恢复至正常范围,以维持内环境的稳定。根据代偿程度,酸碱平衡失调可分为失代偿(早期或代偿反应未起作用)、部分代偿(pH 值未能恢复正常)、代偿和过度代偿。但是,很少发生完全代偿。此外,还有两种或两种以上的原发性酸碱平衡失调同时存在的情况,称为混合型酸碱平衡失调。

1. 代谢性酸中毒　代谢性酸中毒最为常见。见于腹泻、肠瘘、胆瘘、胰瘘、肾小管性酸中毒、较严重的感染、发生休克、抽搐、心搏骤停等,也见于各种引起机体缺氧的疾病、糖尿病、肾功能不全患者等。轻症者的临床表现被原发病的症状所掩盖,重症患者表现为呼吸深而快、疲乏、眩晕、嗜睡、感觉迟钝或烦躁、面部潮红、口唇呈樱桃红色。小婴儿无上述典型的呼吸改变而表现为精神萎靡、面色发灰。血气分析可以明确诊断,并可了解代偿情况和酸中毒的严重程度,失代偿时,血液 pH 值和[HCO_3^-]明显下降,PCO_2 正常;部分代偿时,血液 pH 值、[HCO_3^-]和 PCO_2 均有一定程度的降低。

2. 代谢性碱中毒　见于严重呕吐、长期胃肠减压等。一般无明显症状,有时可有呼吸变浅、变慢或神经、精神方面的异常,如谵妄、精神错乱或嗜睡等。血气分析显示失代偿时,血液 pH 值和[HCO_3^-]明显增高,PCO_2 正常;部分代偿时,血液 pH 值、[HCO_3^-]和 PCO_2 均有一定程度的增高。

3. 呼吸性酸中毒　常见原因为全身麻醉过深、镇静剂过量、心搏骤停、气胸、急性肺水肿、支气管痉挛、喉痉挛、呼吸机使用不当等,显著地影响呼吸,使通气不足;也可因慢性阻塞性肺部疾患,如肺组织广泛纤维化、重度肺气肿等,这些疾病有换气功能障碍或肺泡通气-血流比例失调,引起 CO_2 在体内潴留,导致高碳酸血症。患者表现为呼吸困难、换气不足和全身乏力;有时有气促、发绀、头痛、胸闷。随着酸中毒的加重,患者可有血压下降、谵妄、昏迷等。血气分析显示血液 pH 明显下降、PCO_2 增高、血浆[HCO_3^-]正常或增加。

4. 呼吸性碱中毒　因有癔症、精神过度紧张、发热或其他原因引起过度换气。血液 pH 值增高,PCO_2 和[HCO_3^-]下降。

三、液体疗法

其目的是纠正水、电解质和酸碱平衡紊乱,恢复和维持血容量。具体补液实施方案依据具体病情来制定,一般情况下,轻度脱水者可予以口服补液,若脱水较重或呕吐不能口服者则先以静脉补液,再参考临床表现转归和化验结果修正补液方案。

(一)液体疗法时常用的溶液

1. 口服补液盐　含氯化钠 3.5g/L、碳酸氢钠 2.5g/L、氯化钾 1.5g/L、葡萄糖 20g/L,为 2/3 张含钠溶液,氯化钾浓度为 0.15%。

2. 非电解质溶液　常用 5% 和 10% 葡萄糖液,在输液时可视为无张力溶液。

3. 电解质溶液

(1) 氯化钠溶液:①生理盐水(0.9%氯化钠):等张溶液;②3%氯化钠:用于纠正低钠血症,每毫升含 Na^+ 0.5mmol。

(2) 碱性溶液:①碳酸氢钠:作用迅速,但有呼吸功能衰竭及 CO_2 潴留倾向时要慎用。1.4% 为等张溶液,常用 5% 碳酸氢钠稀释而成。②乳酸钠溶液:1.87% 为等张溶液,需在有氧条件下经肝脏分解,产生 HCO_3^- 才能发挥作用,纠正酸中毒作用缓和,肝功能不全、新生儿期、缺氧、休克,尤其是乳酸潴留时,不宜选用。③谷氨酸钠溶液:尚有去氨作用,2.5% 谷氨酸钠 4ml/kg 可提高 1mmol/L。④三羟甲基氨基甲烷(THAM):不含钠,排泄快,有利尿作用,缺点:碱性,刺激作用大,大剂量快速滴注可造成呼吸抑制、低血糖、低血压。7.28% THAM 1ml/kg 可提高 1mmol/L,3.64% THAM 为等张溶液。

(3) 氯化钾溶液:制剂为 10% 和 15%。使用浓度为 0.2%~0.3%,不能静脉推注,否则引起心肌抑制、心脏停搏。

4. 混合溶液 用于液体疗法的溶液种类很多,临床上将一些溶液按一定比例混合,以满足不同的治疗要求,常用溶液成分见表4-4。

表4-4 常用溶液成分

溶液	每100ml含溶质或液量	Na^+	K^+	Cl^-	HCO_3^-或乳酸根	Na^+/Cl^-	溶液渗透压或相对于血浆的张力
血浆		142	5	103	24	3:2	300mOsm/L
①0.9%氯化钠	0.9g	154		154		1:1	等张
②5%或10%葡萄糖	葡萄糖5或10g						
③5%碳酸氢钠	5g	595			595		3.5张
④1.4%碳酸氢钠	1.4g	167			167		等张
⑤11.2%乳酸钠	11.2g	1000			1000		6张
⑥1.87%乳酸钠	1.87g	167			167		等张
⑦10%氯化钾	10g		1342	1342			8.9张
⑧0.9%氯化铵	0.9g			167	167		等张
1:1含钠液	①50ml	77		77			1/2张
	②50ml						
1:2含钠液	①35ml	54		54			1/3张
	②65ml						
1:4含钠液	①20ml	50		30			1/5张
	②80ml						
2:1含钠液	①65ml	158		100	58	3:2	等张
	④或⑥35ml						
2:3:1含钠液	①33ml	79		51	28	3:2	1/2张
	②50ml						
	④或⑥17ml						
4:3:2含钠液	①45ml	106		69	37	3:2	2/3张
	②33ml						
	④或⑥22ml						

(二)液体疗法的基本原则

归纳为:三定(定量、定性、定速),先快后慢,先盐后糖,先浓后淡。

1. 口服补液 用于轻度、中度脱水而无明显周围循环障碍的患儿以及腹泻脱水的预防。分两个阶段,即纠正脱水阶段和维持治疗阶段。纠正脱水阶段,应用ORS,补充累积损失量,轻度脱水给予50ml/kg,中度脱水给予50~80ml/kg,少量多次口服,以免呕吐影响疗效,所需液量在4~6小时内服完。脱水纠正后,ORS以等量水稀释补充继续丢失量,随丢随补,也可按每次10ml/kg计算。补充生理需要量宜选用低盐液体,如开水、母乳或牛奶等,婴幼儿体表面积相对较大,代谢率高,应注意补充生理需要量。

2. 静脉补液 重度脱水和新生儿腹泻患儿均宜静脉补液。

(1)第1天补液:包括累积损失量、继续损失量和生理需要量。累积损失量根据脱水程度计算:轻度脱水50ml/kg;中度脱水50~100ml/kg;重度脱水100~120ml/kg。溶液电解质和非电解质比例(即溶液种类)根据脱水性质而定,等渗性脱水用1/2~2/3张含钠液;低渗性脱水用2/3张至等张含钠液;高渗性脱水用 1/3 张含钠液。输液速度宜稍快，一般在 8~12 小时内补完，每小时 8~10ml/kg。对重度脱水合并周围循环障碍者，以 2∶1 等张含钠液或生理盐水按 20ml/kg，于 30~60 分钟内静脉推注或快速滴注以迅速增加血容量，改善循环和肾脏功能。在扩容后根据脱水性质选用前述不同溶液继续静脉滴注，但需扣除扩容量。对中度脱水无明显周围循环障碍者不需要扩容。补充继续丢失量和生理需要量时能口服补液则口服，对于不能口服、呕吐频繁、腹胀者，则给予静脉补液。生理需要量按每日 60~80ml/kg，用 1/5 张含钠液补充；继续损失量是按"失多少补多少"，用 1/3~1/2 张含钠溶液补充，两者合并，在余 12~16 小时内补完，一般约每小时 5ml/kg。

（2）第 2 天补液：补充继续丢失量和生理需要量。能口服者补液原则同预防脱水。需静脉补液者，将生理需要量和继续丢失量两部分液体（计算方法同上所述）一并在 24 小时内均匀补充。

3. 纠正酸中毒　轻、中度酸中毒无须另行纠正，因为在输入的溶液中已含有一部分碱性溶液，而且经过输液后循环和肾功能改善，酸中毒随即纠正。严重酸中毒经补液后仍表现有酸中毒症状者，则需要用碱性药物。补碱性液的量：(−BE)×0.5×体重(kg)＝ 补碱数（5%碳酸氢钠量 ml），一般先给总需要量的 1/3~1/2。

4. 钾的补充　低钾的纠正一般按 KCl 2~4mmol/(kg·d) 或 10%KCl 3ml/(kg·d)，浓度常为 0.15%~0.3%。切勿超过 0.3%，速度不宜过快。患儿如能口服则改用口服。一般情况下，静脉补钾，需肾功能良好，即见尿补钾。但在重度脱水患儿有较大量的钾丢失，补液后循环得到改善，血钾被稀释，酸中毒纠正，钾向细胞内转移，所以易造成低血钾。重度脱水特别是原有营养不良或病程长、多日不进食的患儿，及时补钾更有必要。一般需补钾 4~6 天，严重缺钾者适当延长补钾时间。

四、儿科几种常见病液体疗法的注意事项

（一）腹泻病的液体疗法

见第十一章第六节。

（二）婴幼儿肺炎的液体疗法

1. 体液代谢的特点

（1）重症肺炎：因高热、呼吸增快，不显性失水增多，但由于病情重、进食少，往往表现为等渗性脱水。

（2）重症肺炎因通气、换气功能障碍，既有缺氧，又有 CO_2 潴留，常引起呼吸性酸中毒伴代谢性碱中毒。

（3）重症肺炎常伴有心力衰竭、水钠潴留。

（4）重症肺炎因伴有酸中毒、组织破坏，血钾可正常或偏高；但若长期进食少，伴有腹泻或应用激素、利尿剂等，则血钾可降低。

2. 补液方法

（1）尽量口服补液。

（2）必须静脉补液时，总量限制在生理需要量范围内（60~80ml/kg），有心力衰竭时，补液时水钠酌减，滴速减慢。

（3）合并腹泻、脱水时的处理原则同小儿腹泻，但总量及钠量应减少 1/3，滴速减慢。

（4）呼吸性酸中毒处理原则：改善通气功能。代偿性呼吸性酸中毒不需处理，失代偿性呼吸性酸中毒可分次静脉滴注 1.4% $NaHCO_3$，依据临床表现和血 pH 值调整用量。

（5）呼吸性酸中毒合并代谢性酸中毒时可用 3.64% THAM 3~5ml/kg，1 小时左右滴完。

（三）营养不良伴腹泻的液体疗法

1. 体液代谢特点

（1）缺乏蛋白质和电解质，体液处于低渗状态，腹泻时更易发生低渗性脱水。

（2）摄入不足及腹泻丢失，更易发生低钾血症。

（3）估计脱水程度容易偏高。

（4）由于缺钾和蛋白质的摄入不足，加之肾脏的浓缩功能差，因而脱水时尿量可正常或增多。

（5）心功能差，因此输液量过多或输液速度过快时，易发生心力衰竭。

（6）糖原贮存少，易发生低血糖。

（7）常发生低血钙、低血镁。

2. 补液方法　注意以下几点：

（1）补液总量应减少 1/3，常用 2/3 张含钠液，补液速度宜慢，但有循环衰竭者仍需快速扩容。

（2）补钾要及时，量稍大，时间稍长（1 周左右）。

（3）宜用 10%~15% 的葡萄糖，少量输血或血浆。

（4）及早补钙，注意补镁。

（四）新生儿的液体疗法

1. 体液代谢特点

（1）体液总量相对较多，约占体重的 80%。而细胞外液量又占体液总量的 1/2，体表面积较大，基础代谢率较高，每天摄入和排出的液体量均较多，液体交换量相对较大。

（2）新生儿生后 4 天内，血钾为 5~7mmol/L，血氯为 104~112mmol/L，均较一般高，血碳酸氢盐较低，乳酸较高，易引起酸中毒。

（3）新生儿对水、电解质、酸碱平衡调节功能差，对氯化钠的排泄功能低。

（4）新生儿肝功能低下，对乳酸盐代谢不彻底。

2. 补液方法

（1）新生儿对水、电解质及热量的生理需要：生后 1~3 日内需要量均较少，生后 1~2 日一般不需补液，以后需要量逐日增加。第 1~3 天，补液量为 50~80ml/kg；第 6~7 天为 100ml/kg；一周后为 120~150ml/kg。热量补充为 100~120cal/kg，每日需钠、钾、氯各 1~3mmol/kg。

（2）补充累积损失量：按实际体重计算，用 1/2 张含钠液按 60~120ml/kg 补充。生理需要量及继续损失量按 160~180ml/kg，用 1/5 张含钠液补充。

（3）纠酸：宜用 1.4% 碳酸氢钠，一般不用 5% 碳酸氢钠。

（4）补钾：生后头几天短期补液可不必补钾，如有需要，每日总量按 2~3mmol/kg，浓度不超过 0.15%，滴速宜慢。

（5）补液速度：除急需扩充血容量外，一般每小时不应超过 10ml/kg。

（黄东生）

学习小结

本章详细介绍了儿科病史采集和小儿体格检查方法，讲解了儿科疾病治疗原则及特点，重点阐述了小儿液体疗法，包括体液的总量及分布、电解质的组成及儿童水代谢特点。有关水、电解质及代谢紊乱，详细介绍脱水程度和性质的判定，离子紊乱及酸碱失衡的病因、临床表现及诊断。小儿的液体疗法需定量、定性、定速，原则是先快后慢、先盐后糖、先浓后淡，口服补液用于轻中度脱水而无明显周围循环障碍的患儿，重度脱水和新生儿腹泻患儿均宜静脉补液，而对于某些疾病的液体疗法，如婴幼儿肺炎、腹泻病、营养不良、新生儿疾病等，补液时除遵循一般原则外，还应考虑到本身的体液代谢特点，从而避免液体量过多或不足而影响到疾病的恢复。

1. 体重小于 30kg 儿童体表面积的计算方法。

2. 试述等渗性脱水的分度及临床表现。

3. 低钾血症的临床表现及静脉补钾的原则。

4. 简述小儿静脉补液的基本原则。

5. 小儿各年龄段的正常心率是多少?

第五章　营养和营养障碍疾病

第一节　儿童营养学基础

一、营养素与营养素需要量

营养(nutrition)是指人体获得和利用食物维持生命活动连续的综合性生理过程,保证儿童正常生长发育、身心健康。营养素(nutrients)是食物经过消化、吸收和代谢维持生命活动的物质,包括能量、宏观营养素(蛋白质、脂类和糖类)、微量营养素[维生素、矿物质(常量元素和微量元素)]和其他膳食成分(膳食纤维、水)四大类。营养素需要量(nutrient intake values,NIVs)表示健康人群通过膳食获得的各种营养素供给量,是指体内既没有任何营养素过度消耗或储备过剩,又没有营养素代谢障碍,机体维持正常生长发育所需营养素的数量。

NIVs 的制定是基于人群中个体营养素需要量呈统计学正态分布的概念,包括:①平均需要量(estimated average requirement,EAR):是某一特定性别、年龄及生理状况的健康群体对某营养素需要量的平均值,也称作 average nutrient requirement(ANR)。即摄入量达到 EAR 水平时可以满足该群体 50% 的个体,或者说缺乏的可能性为 50%。②推荐摄入量(recommended nutrient intake,RNI):可以满足某一特定性别、年龄及生理状况群体中 97%~98%(均值+2*SD*)个体的需要量。③适宜摄入量(adequate intake,AI):是通过观察或实验获得的健康人群对某种营养素的摄入量,可能高于 RNI,不如 RNI 精确。6 个月以下婴儿的各种营养素适宜摄入量,均是以母乳喂养为依据指定的。④可耐受最高摄入量(tolerable upper intake level,UL):是平均每日摄入该营养素的最高量。当摄入量超过 UL 时,发生毒副作用的危险性增加(图 5-1)。

(一)儿童能量代谢

人体能量代谢的最佳状态是达到能量消耗与摄入的平衡,能量缺乏和过剩对身体健康都不利。儿童所需的总能量由蛋白质、脂肪和碳水化合物所提供,总能量消耗量包括基础代谢率、食物的热力作用、生长、活动和排泄等 5 个方面。

图 5-1 营养素参考值的意义
EAR:平均需要量;RNI:推荐摄入量;AI:适宜摄入量;UL:可耐受最高摄入量

1. 基础代谢率(basal metabolic rate,BMR) 即排除了运动、环境温度、精神活动及食物特殊动力作用等,仅维持人体基本生理活动的能量消耗。儿童基础代谢能量需要量较成人高 10%~15%,随年龄增长逐渐减少。

2. 食物热力作用(thermic effect of food,TEF) 指进食后的一段时间内出现能量代谢率增高的现象,又称食物特殊动力作用。不同食物所产生的食物特殊动力作用不同,蛋白质最为显著,约为 30%;糖和脂肪分别为 6% 和 4%,混合性食物约 10%。

3. 活动消耗(physical activity) 主要用于肌肉活动所需的能量消耗,活动所需能量随年龄增加而增加,个体波动较大。

4. 排泄消耗(excreta) 正常情况下不能完全消化吸收的食物及代谢产物排泄所消耗的能量。

5. 生长所需(growth) 为儿童所特有,生长发育越快,所需能量越大。

上述各项总和即为能量需要的总量,基础代谢占 50%,排泄消耗占 10%,生长和运动占 32%~35%,食物热力作用占 7%~8%。由于婴儿及儿童期代谢率及营养素转换率比成年人高,故需要量相对较高。不同年龄及个体能量需要及消耗存在明显差异。新生儿生后第 1 周需 60kcal(251kJ)/(kg·d),第 2~3 周需 100kcal(418.4kJ)/(kg·d)。婴儿为 110kcal(460kJ)/(kg·d),1 岁以后每增加 3 岁减去 10kcal(42kJ)/(kg·d),15 岁时为 60kcal(250kJ)/(kg·d),成人为 25~30kcal(125.5kJ)/(kg·d)。各年龄具体需要量可参照中国居民膳食能量需要量(附表 1)。

(二)宏量营养素

1. 糖类 又称碳水化合物,是人体最主要的供能营养素。与脂肪酸或蛋白质合成的糖脂、糖蛋白和蛋白多糖,是构成机体重要物质的组成成分,并参与细胞多种生理活动。当供给不足时,机体动用脂肪和蛋白质产能,导致酮体产生过多。2 岁以上儿童膳食中,糖类所产能量应占总能量的 55%~65%。如>80% 或<40% 都不利于健康。中国居民膳食碳水化合物参考摄入量(DRIs)见附表 2。

2. 脂类 脂类包括脂肪(甘油三酯)和类脂(磷脂、鞘脂类和类固醇),是机体能量的重要来源和主要储存形式。脂溶性维生素需要膳食中脂肪协助吸收。人体不能合成须由食物供给的脂肪酸称为必需脂肪酸,其对细胞膜功能、基因表达、心脑血管疾病的防治和生长发育都非常重要,如花生四烯酸(AA)和二十二碳六烯酸(DHA)缺乏可导致大脑和视觉功能受损。婴儿期多不饱和脂肪酸主要来源于母乳。

脂肪供能占总能量的百分比与年龄有关:<6 个月为 40%~60%,≥6 个月且<2 岁为 35%~40%,≥2 岁且<7 岁为 30%~35%,≥7 岁为 25%~30%。其中必需脂肪酸提供的能量占总能量 4%~5%,不能低于 1%。中国居民膳食脂肪酸参考摄入量(DRIs)见附表 2。

3. 蛋白质 蛋白质是构成细胞、组织和器官的重要成分,供能是其次要功能,占总能量的 8%~15%。

构成人体蛋白质的氨基酸有 20 种,体内不能合成须由食物提供的氨基酸称必需氨基酸。除与成人相同的8 种必需氨基酸外,组氨酸是婴儿必需氨基酸,胱氨酸、酪氨酸、精氨酸、牛磺酸是早产儿必需氨基酸,这些又称半必需氨基酸或条件必需氨基酸。

婴幼儿生长旺盛,较年长儿及成人需要蛋白质多。摄入的食物种类不同,蛋白质所需量也不同。<1 岁婴儿为 1.5~3g/(kg·d),母乳喂养约需 2g/(kg·d),牛乳喂养为 3.5g/(kg·d),植物蛋白质喂养为 4g/(kg·d)。中国居民膳食蛋白质参考摄入量(DRIs)见附表 2。

为满足儿童生长发育的需要,应首先保证能量供给,其次是蛋白质。宏量营养素供给应注意比例适当和平衡,否则易发生代谢紊乱。

(三)微量营养素

1. 矿物质　人体内除碳、氢、氧和氮外的元素称矿物质,根据其在体内的总重量分为常量元素和微量元素。

(1) 常量元素:在人体内含量大于体重 0.01% 的元素,其中钙、磷和镁的含量占人体内矿物质总量的98%。钙和磷是构成人体牙齿、骨骼的重要组成成分,两者的含量接近人体总重量的 6%。婴儿期钙沉积高于任何其他年龄段,2 岁以下每日钙在骨骼沉积约 200mg。钙摄入过量会造成一定危害,其补充应低于可耐受最高摄入量(2g/d)。钙的 AI:母乳喂养婴儿为 300mg,牛乳喂养婴儿为 500mg,幼儿为 600mg,4 岁及以上为 800mg。

(2) 微量元素:在人体内的含量小于体重 0.01% 的元素。体内必需微量元素有 14 种:碘、锌、硒、铜、钼、铬、钴、铁、氟、镍、钒、锡、硅和锰。其中铁、碘、锌缺乏所导致的疾病,是全球最主要的微量营养素缺乏病。

2. 维生素　是维持人体正常生理功能所必需的一大类有机物质,在体内含量极微,虽不能产生能量,但在机体代谢所必需的酶或辅酶中发挥核心作用。不能在体内合成(除维生素 D、部分 B 族维生素及维生素 K)或合成量太少,必须由食物供给。儿童易发生维生素 A、D、C、B 的缺乏。

常见维生素和矿物质的作用及来源见表 5-1。

表 5-1　常见维生素和矿物质的作用及来源

种类	作用	来源
维生素 A	促进生长发育和维持上皮组织的完整,增加皮肤黏膜的抵抗力,间接防止细菌侵袭;形成视紫质所必需的成分;与铁代谢、免疫功能有关	肝、牛乳、奶油、鱼肝油。其前体胡萝卜素存在于某些有色蔬菜等植物中如胡萝卜、黄瓜
维生素 B_1	构成脱羧辅酶的主要成分,为糖类代谢所必需,维持神经、心肌的活动功能,调节胃肠蠕动,促进生长发育	米糠、麦麸、豆、花生;肠内细菌和酵母可合成一部分
维生素 B_2	为辅黄酶主要成分,参与体内氧化过程,维持皮肤、口腔和眼的健康,防止其病变	肝、蛋、乳类、蔬菜、酵母
维生素 PP	是辅酶 I 及 II 的组成成分,为体内氧化过程所必需;维持皮肤黏膜和神经的健康,防止癞皮病,促进消化系统的功能	肝、肉、谷类、花生、酵母
维生素 B_6	为转氨酶和氨基酸脱羧酶的辅酶组成成分,参与神经、氨基酸及脂肪代谢	各种食物中,亦由肠内细菌合成
维生素 B_{12}	参与核酸的合成、促进四氢叶酸的形成等,促进细胞及细胞核的成熟,对造血和神经组织的代谢有重要作用	主要来源是动物食品、肝、肾、肉等
叶酸	叶酸的活性形式四氢叶酸是体内转移"一碳基团"的辅酶,参与核苷酸的合成,特别是胸腺嘧啶核苷酸的合成,有生血作用;胎儿期缺乏引起神经畸形	绿叶蔬菜、肝、肾、酵母较丰富,肉、鱼、乳类次之,羊乳含量甚少
维生素 C	参与人体的羟化和还原过程,对胶原胶白、细胞间黏合质、神经递质(如去甲肾上腺素等)的合成,类固醇的羟化,氨基酸代谢,抗体及红细胞的生成等均有重要作用;防止坏血病	各种水果及新鲜蔬菜中

种类	作用	来源
维生素 D	调节钙磷代谢，促进肠道对钙、磷吸收，维持血液钙、磷浓度及骨骼、牙齿的正常发育	鱼肝油、肝、蛋黄；人体皮肤所含 7-脱氢胆固醇经日光、紫光线照射可形成
维生素 K	由肝脏利用合成凝血酶原	肝、蛋、豆类、青菜；一部分维生素 K 由肠内细菌合成
钙	为凝血因子，能降低神经、肌肉的兴奋性，是构成骨骼、牙齿的主要成分	绿色蔬菜、乳类、蛋类含量多，豆浆中含量较牛奶为少
磷	是骨骼、牙齿、细胞核蛋白、各种酶的主要成分，协助糖、脂肪和蛋白质的代谢，参与缓冲系统，维持酸碱平衡	乳类、肉类、豆类和五谷类中
铁	是血红蛋白、肌红蛋白、细胞色素和其他酶系统的主要成分，帮助氧的运输	肝、蛋黄、血、豆类、肉类、绿色蔬菜、杏、桃中；乳类含量较少，羊乳尤少
铜	对制造红细胞、合成血红蛋白和铁的吸收起很大作用，与许多酶如细胞色素酶、氧化酶的关系密切，存在于人体红细胞、脑、肝等组织内，缺乏时引起贫血	肝、肉、鱼、海蛎、全谷、硬果、豆类
锌	为多种酶的组成成分，如与能量代谢有关的碳酸酐酶，促进 CO_2 交换与核酸代谢有关的酶，调节 DNA 复制转录，促蛋白质合成，还参与和免疫有关酶的作用；缺乏时胸腺萎缩免疫力低下、发育受阻、矮身材、食欲差，有贫血、皮炎、肠炎等，性发育差，男性需要量高于女性	鱼、蛋、肉、禽、全谷、麦胚、豆酵母等，动物性食物利用率高
镁	构成骨骼和牙齿成分，激活糖代谢酶，与肌肉神经兴奋性有关，为细胞内阳离子，对所有细胞代谢过程都重要，常与钙同时缺乏，导致手足搐搦	谷类、豆类、干果、肉、乳类
碘	为甲状腺素 T_3、T_4 主要成分，缺乏时引起单纯性甲状腺肿及地方性克汀病	海产如海带、紫菜、海鱼等，含碘丰富

（四）其他膳食成分

1. 膳食纤维　为不可消化的碳水化合物，主要来自植物细胞壁的非淀粉多糖类。主要功能为吸收大肠水分，软化大便，增加大便体积，促进肠蠕动等功能。膳食纤维在大肠内被细菌分解，产生短链脂肪酸，降解胆固醇，改善肝代谢，防止肠萎缩。婴幼儿可从谷类、新鲜蔬菜、水果中获得一定量的膳食纤维。

2. 水　水的需要量与机体新陈代谢、能量需要、食物种类、肾功能成熟度、年龄等因素有关。婴儿为 150ml/（kg·d），以后每 3 岁减 25ml/（kg·d），9 岁时为 75ml/（kg·d），成人为 50ml/（kg·d）。

二、小儿消化系统功能发育与营养关系

（一）消化酶的成熟与宏量营养素的消化、吸收

1. 蛋白质　胃蛋白酶出生时活性低，3 个月后活性逐渐增加，18 个月时达到成人水平。胰蛋白酶在生后 1 周活性增加，1 个月时达成人水平。因此，出生时新生儿消化蛋白质能力较好。

2. 脂肪　出生后胰脂肪酶分泌不足，胃脂肪酶发育较好，2 岁后胰脂酶达成人水平。母乳中含有脂肪酶，可补偿胰脂肪酶的不足。脂肪的吸收率随年龄增大而增加，28~34 周早产儿为 65%~75%；足月儿为 90%；生后 4~6 个月达 95% 以上。

3. 糖类　6 个月内婴儿食物中的糖类主要是乳糖，其次为蔗糖和少量淀粉。肠蔗糖酶、麦芽糖酶活性在胚胎 8 个月达高峰，肠乳糖酶活性至足月时达高峰。唾液腺淀粉酶出生 3 个月后活性逐渐增高，2 岁时达成人水平。胰淀粉酶在生后 4~6 个月开始分泌，2 岁时达成人水平。新生儿期肠道 α-淀粉酶活性低，但葡萄糖化酶含量高，可补偿淀粉酶的不足。因此，生后 6 个月消化淀粉能力较差，不宜过早添加淀粉类食物。

（二）进食技能发育

1. 食物接受模式发展　新生儿生后即能分辨苦和甜，能灵敏地分辨母亲乳头乳汁和人工乳头及乳制品。4~12 个月是味觉敏感期，也是接触乳类以外其他半固体、固体食物的转变适应期。此期味觉接触有助于建立持久的食物偏爱。

2. 挤压反射　是一种保护性反射,3~4月龄内婴儿喂固体食物时出现舌体抬高、舌向前吐出的一种反射,可防止吞入固体食物到气管发生窒息。

3. 咀嚼　吸吮和吞咽是与生俱来的生理功能,咀嚼功能发育需要适时的生理刺激和后天的学习训练。出生4~6个月是婴儿学习咀嚼行为的敏感期。换奶期及时添加泥状食物是促进咀嚼功能发育的适宜刺激,咀嚼发育完善对语言的发育也有直接影响。

第二节　婴儿喂养

一、母乳喂养

(一)母乳的优点

1. 营养丰富　母乳是婴儿最好的天然食品,营养丰富、生物效价高,对婴儿的健康生长发育的作用不可替代。

(1) 蛋白质:母乳中蛋白质较牛乳少、但质量高,必需氨基酸含量比例适宜。母乳中蛋白质主要是乳清蛋白,酪蛋白少,且为β-酪蛋白,乳清蛋白与酪蛋白比为7:3。

(2) 脂肪:母乳中脂肪含量虽与牛乳相仿,但不饱和脂肪酸含量多,尤其是初乳中更高,有利于脑发育。母乳含有脂肪酶,母乳中脂肪在胃内形成的颗粒细,易于消化吸收。

(3) 糖:母乳中糖主要是乳糖,特别是乙型乳糖(β-双糖)含量丰富,占90%以上,有利于双歧杆菌、乳酸杆菌生长,产生B族维生素,促进肠蠕动、钙、镁和氨基酸的吸收。母乳中含有较多的淀粉酶,有助于糖类的消化。母乳中还含有糖脂、糖蛋白、核苷酸和低聚糖。

(4) 矿物质:母乳中电解质含量低,适宜婴儿不成熟的肾发育水平。人乳矿物质易被婴儿吸收,如母乳中钙磷比例适当(2:1),钙的吸收率远高于牛乳。母乳中铁吸收率(50%)也远高于牛乳(10%)。母乳中微量元素锌、铜、碘含量较高,尤以初乳含量高。

(5) 维生素:维生素A和水溶性维生素与乳母的膳食密切相关,而维生素D和K不易通过血液循环进入乳汁。营养良好的乳母可提供1岁以内婴儿除维生素D和维生素K外各种所需维生素。新生儿出生时应肌内注射维生素K_1以防维生素K缺乏所致新生儿出血性疾病。让婴儿尽早户外接触阳光,促进皮肤光照合成维生素D,并及时补充维生素D。

(6) 宏观营养素产能比例适宜:见表5-2。

表5-2　母乳与牛乳宏观营养素产能比（每100ml）

营养素	母乳	牛乳	理想标准
碳水化合物	41%（6.9g）	29%（5.0g）	40%~50%
脂肪	50%（3.7g）	52%（4.0g）	50%
蛋白质	9%（1.5g）	19%（3.3g）	11%
能量	67kcal（280.33kJ）	69kcal（288.70kJ）	

2. 易于消化　母乳pH(3.6)低于牛乳(5.3),对酸碱的缓冲力小,不影响胃液酸度(胃酸pH0.9~1.6),利于酶发挥作用。

3. 增加婴儿的免疫功能　母乳含大量的免疫成分,为婴儿提供营养性被动免疫,这是其他食物所不能替代的。

(1) 免疫球蛋白:母乳含有各型免疫球蛋白,以初乳含量最高,尤其是分泌型IgA(secretory immuno-globulin A,sIgA)。sIgA在胃内稳定,不被消化,进入肠道后黏附于肠黏膜上皮细胞表面,阻止病原体吸附而发挥保护作用。

（2）免疫活性细胞：母乳中含有大量免疫活性细胞，尤以初乳中更多，细胞总数可达 1000 万个/ml，其中 85%~90% 为巨噬细胞和中性粒细胞，10%~15% 为淋巴细胞；免疫活性细胞可吞噬杀灭病原体，及释放多种细胞因子和激活补体。

（3）乳铁蛋白：母乳含量高，初乳中可达 1741mg/L。对铁有强大的螯合能力而抑制细菌的生长。

（4）溶菌酶：母乳中溶菌酶的含量为牛乳的 3000 倍，可促进乳酸杆菌生长，并水解革兰氏阳性细菌胞壁中的乙酰基多糖、破坏细胞膜而杀伤细菌。

（5）其他生物活性因子：母乳中还含有乳过氧化氢酶、抗葡萄球菌因子、补体和双歧因子等。双歧因子可促进双歧杆菌生长，使肠道 pH 达 4~5，从而抑制大肠埃希菌、痢疾杆菌、酵母菌等生长。低聚糖是母乳所特有的，与肠黏膜上皮细胞的细胞黏附抗体结构相似，可阻止细菌黏附。母乳中其他多种生长调节因子，对细胞增殖、发育有重要作用，如牛磺酸、激素样蛋白（上皮生长因子、神经生长因子），以及某些酶和干扰素。催乳素也是一种有免疫调节作用的活性物质，可促进新生儿免疫功能的成熟。

4. 其他　母乳喂养经济、方便、温度适宜、新鲜、无细菌污染，有利于婴儿心理健康，保证乳母合理的营养就可以满足婴儿的需要。母亲哺乳还可加快乳母产后子宫复原，减少再受孕的机会，并可减少乳母患乳腺炎和卵巢癌的可能性。

（二）人乳的成分变化

1. 各期人乳成分　初乳为孕后期与分娩 7 天内的乳汁；7~14 日为过渡乳；14 日以后为成熟乳。10 个月后为晚乳。人乳中的脂肪、水溶性维生素、维生素 A、铁等营养素与乳母饮食有关，维生素 D、E、K 因不易由血进入乳汁而与乳母饮食成分关系不大（表 5-3）。

表 5-3 各期母乳成分（g/L）

成分	初乳	过渡乳	成熟乳
蛋白质	22.5	15.6	11.5
脂肪	28.5	43.7	32.6
碳水化合物	75.9	77.4	75
矿物质	3.08	2.41	2.06
钙	0.33	0.29	0.35
磷	0.18	0.18	0.15

初乳量少，淡黄色，碱性，比重 1.040~1.060（成熟乳 1.030），每日量 15~45ml；初乳含脂肪较少而蛋白质较多（主要为免疫球蛋白），蛋白质含量为成熟乳的 2 倍；初乳中维生素 A、牛磺酸和矿物质的含量丰富，并含有初乳小球（充满脂肪颗粒的巨噬细胞及其他免疫活性细胞），对新生儿的生长发育和抗感染能力十分重要。过渡乳总量有所增加，脂肪含量最高，蛋白质和矿物质渐减，但乳铁蛋白和溶菌酶含量保持稳定。成熟乳蛋白质含量更低，但泌乳量明显增加，可达 700~1000ml/d。晚乳的总量及营养成分均少。各期乳汁中乳糖的含量较恒定。

2. 哺乳过程乳汁成分的变化　每次哺乳过程乳汁的成分亦随哺乳时间而变化。如将哺乳过程分为三个阶段，第一阶段脂肪低而蛋白质和乳糖高、水分多，第二阶段脂肪含量逐渐增加而蛋白质含量逐渐降低，第三阶段脂肪含量最高（表 5-4）。

表 5-4 各部分乳汁成分变化（g/L）

成分	Ⅰ阶段	Ⅱ阶段	Ⅲ阶段
蛋白质	11.8	9.4	7.1
脂肪	17.1	27.7	55.1

3. 乳量　正常乳母平均每天泌乳量随时间而逐渐增加,每日分泌的乳量随乳母的健康状况、饮食内容略有差异,成熟乳量可达 700~1000ml,可满足 4~6 个月内婴儿的需要。一般产后 6 个月后乳母泌乳量与乳汁的营养成分逐渐下降。

（三）建立良好的母乳喂养方法

1. 产前准备及乳房保养　孕妇应充分了解母乳喂养的优点,树立信心,保持良好的健康状况,合理的营养和充足的睡眠。孕母在妊娠后期应加强对乳房的保护,每日用清水(忌用肥皂或酒精之类)擦洗乳头防止乳头皲裂和内陷。及早向医生请教矫正内陷或扁平乳头的有效方法。

2. 尽早开奶、按需哺乳　吸吮刺激乳头是促进泌乳的关键点和始发动力,应尽早开奶(产后 15 分钟~2 小时内)。产后 2 周乳晕的传入神经特别敏感,是建立母乳喂养的关键时期。婴儿吸吮次数越多,催乳素的血浓度越高,泌乳越多。

3. 促进乳汁分泌　哺乳前先对乳房和乳头进行湿热敷,同时从外侧边缘向乳晕方向轻拍或按摩乳房刺激射乳反射。两侧乳房应先后交替进行哺乳。每次哺乳应让乳汁排空,乳房排空是促进泌乳的最好刺激。

4. 掌握正确的喂哺技巧　正确的母-儿喂哺姿势可刺激婴儿的口腔动力,有利于吸吮。正确的喂哺技巧还包括如何唤起婴儿的最佳进奶状态,如哺乳前让婴儿用鼻推压或舔母亲的乳房,哺乳时婴儿的气味、身体的接触都可刺激乳母的射乳反射。

5. 乳母心情愉快　泌乳受情绪的影响很大,心情压抑可使乳汁分泌减少。

6. 科学合理摄取丰富的营养　乳母的营养是泌乳的基础,为保证婴儿营养的需要,乳母应营养均衡,注意碘、DHA、钙及维生素 A 的摄入。避免摄入过多,因胃肠不适使泌乳减少。

7. 医生在母乳喂养中的作用　医生对孕妇及其家属宣传和鼓励母乳喂养,促进形成家庭支持系统。

（四）不宜哺乳的情况

凡母亲感染 HIV、患有严重疾病应停止哺乳,如慢性肾炎、糖尿病、恶性肿瘤、精神病、癫痫或心功能不全等。化疗、放射性药物治疗一般禁忌母乳喂养。母亲感染结核病,在正规治疗后 2 周内不能母乳喂养。

乳母患急性传染病时,可将乳汁挤出,经消毒后哺喂。母亲乙肝表面抗原阳性时,婴儿常规注射乙肝免疫球蛋白和乙肝疫苗,可进行母乳喂养;丙肝感染者母乳喂养不是禁忌;巨细胞病毒(CMV)感染在足月儿一般不引起有症状的疾病,可进行母乳喂养。

二、部分母乳喂养

部分母乳喂养是指同时采用母乳与配方奶或动物乳喂养,有补授法和代授法两种。

1. 补授法　母乳喂养次数不变,每次先哺喂母乳,乳房吸空后再用配方奶或动物乳进行补充,称为补授法。补授的乳量由小儿食欲及母乳量多少而定,即"缺多少补多少"。用于 4 个月内婴儿。

2. 代授法　用配方奶或动物乳替代 1 次或数次母乳喂养,称代授法。用于 4~6 月后的婴儿。

三、人工喂养

4~6 个月内的婴儿由于各种原因不能进行母乳喂养时,完全采用配方奶或其他动物乳,如牛乳、羊乳、马乳等喂哺婴儿,称为人工喂养。

（一）动物乳的特点（以牛乳为例）

人工喂养时常用牛乳,但其成分不适合婴儿,与母乳相比存在以下不足:

1. 宏观营养素比例不当

（1）糖:牛乳中乳糖含量低于人乳,主要为甲型乳糖,有利于大肠埃希菌的生长,不利于正常肠道菌群的建立。

（2）蛋白质：牛乳蛋白质含量较人乳为高，以酪蛋白为主，易在胃中形成较大的凝块不易消化吸收；牛乳中酪蛋白与清蛋白比例（4∶1）不当。

（3）脂肪：牛乳脂肪颗粒大，缺乏脂肪酶，较难消化；牛乳不饱和脂肪酸（亚麻酸）（2%）低于人乳（8%）。

（4）磷：牛乳磷含量高，易与酪蛋白结合，影响钙的吸收。

2. 肾负荷重　牛乳矿物质含量比人乳高3~3.5倍，使肾脏的溶质负荷增加，对婴儿肾脏有潜在的损害。

3. 免疫因子　牛乳缺乏各种免疫因子是与人乳的最大区别，牛乳喂养的婴儿易患感染性疾病。

（二）牛乳的改造

由于种类的差异，动物乳所含的营养素不适合人类婴儿。故一般人工喂养和婴儿断离母乳时应首选配方奶。

1. 配方奶粉　是以牛乳为基础改造的奶制品，使宏量营养素成分尽量"接近"于人乳，适合于婴儿的消化能力和肾功能，并强化婴儿生长时所需要的微量营养素。婴幼儿不同时期，根据其营养素需要量的不同，选择相应年龄段的配方奶粉。

2. 全牛乳的家庭改造　若无条件选用配方奶时，必须改造。

（1）加热：煮沸不但可以灭菌，而且能使奶中的蛋白质变性，使其在胃中不易凝成大块，易消化吸收。

（2）加糖：加糖不是为增加甜味，或增加能量（因牛乳与母乳能量相近），而是改变牛乳中宏量营养素的比例，利于吸收，软化大便。一般每100ml牛奶中可加蔗糖5~8g。加糖过多或过少均不利于婴儿营养。

（3）加水：降低牛乳中矿物质、蛋白质的浓度，减轻婴儿消化道及肾负荷。

（三）奶量摄入的估计（6个月以内）

奶量摄入的原则是按需喂养。但在实际工作中，为正确指导家长或评价婴儿的营养状况，常需估计婴儿奶量的摄入量。婴儿的体重、RNIs以及奶制品规格是估计婴儿奶量的必备资料。

1. 配方奶粉　摄入量估计一般市售婴儿配方奶粉100g供能约500kcal（2029kJ），婴儿能量需要量约为90kcal/（kg·d）[376.56kJ/（kg·d）]，故需婴儿配方奶粉18g/（kg·d）可满足需要。按规定调配的配方奶蛋白质与矿物质浓度接近人乳，只要奶量适当，总液量即可满足需要。

2. 全牛乳摄入量估计　100ml全牛乳67kcal（280.33kJ），5%糖牛乳100ml供能约90kcal（360kJ）/（kg·d），婴儿能量需要量约为90kcal（376.56kJ）/（kg·d），故婴儿需5%糖牛乳100ml/（kg·d）。全牛乳喂养时，因蛋白质与矿物质浓度较高，应两次喂哺之间加水，使奶与水量（总液量）达150ml/（kg·d）。

（四）正确的喂哺技巧

人工喂养同母乳喂养一样，喂养时婴儿的眼睛尽量能与父母（或喂养者）对视。正确的喂哺技巧需要正确的喂哺姿势、婴儿完全觉醒状态，还要选用适宜的奶嘴和奶瓶、奶液的温度及奶瓶的位置等。

四、婴儿食物转换

随着生长发育逐渐成熟，婴儿需要由出生时纯乳类向固体食物转换，称为换乳期。

（一）不同喂养方式婴儿的食物转换

母乳喂养婴儿的食物转换需要帮助婴儿逐渐用配方奶或动物乳完全替代母乳，同时引入其他食物；部分母乳喂养和人工喂养婴儿的食物转换应逐渐引入其他食物。

（二）转乳期食物（也称辅助食品）

为过渡到成人固体食物，除母乳或配方乳外，婴儿在换乳期需要添加富含能量和各种营养素的泥状食物（半固体食物）（表5-5）。给婴儿引入食物的时间和过程应适合婴儿的接受能力，以保证食物的结构、口味等易被婴儿接受。

表 5-5 转乳期食物的引入

月龄	食物性状	种类	餐数	主要营养源辅助食品	进食技能
6 月龄	泥状食物	菜泥、水果泥、含铁配方米粉、配方奶	6 次奶（断夜间奶）	逐渐加至一次	用勺喂
7~9 月龄	沫状食物	稀饭、肉末、菜末、蛋、鱼泥、豆腐、配方米粉、水果	4 次奶	1 餐饭、1 次水果	学用杯
10~12 月龄	碎食物	软饭、碎肉、碎菜、蛋、鱼肉、豆制品、水果	3 次奶	2 餐饭、1 次水果	抓食、断奶瓶、自用勺

添加辅食应根据婴儿体格生长、神经发育以及摄食技能、社交技能等发育状况决定引入其他食物的种类。辅食添加的年龄一般在 4~6 月龄,这一时期是口腔味觉和咀嚼功能发育的关键时期。注意用勺进食辅食,进食辅食后应再次喂奶,逐渐形成一餐代替一顿奶。

首次选择的辅食应易于吸收,既能满足生长需要又不易产生过敏。首先添加的是含强化铁的米粉,其次引入根块茎蔬菜、水果,可补充维生素、矿物质等营养素;7~8 月龄后逐渐引入动物性食物,如鱼类、蛋类、肉类和豆制品等。注意引入食物的质地、营养密度、卫生及制作多样性。此期乳类仍为婴儿营养的主要来源,应保证 600~800ml/d。

辅食添加的原则:①由少到多;②由一种到多种;③从细到粗,从软到硬;④注意进食技能培养。此外还应注意婴儿神经心理发育对食物转变的作用,如允许手抓食物,既可增加婴儿进食的兴趣,又有利于眼手动作协调和培养独立能力。

（三）婴儿期易出现的问题

1. 溢乳　15%的婴儿常出现溢乳。婴儿胃呈水平位置,韧带松弛,易折叠;贲门括约肌松弛,而幽门括约肌发育良好等解剖生理特点,6 个月内的小婴儿常出见胃食管反流（gastroesophageal reflux,GER）。此外,喂养方法不当,如乳头过大、吞入气体过多时,也易出现溢乳。

2. 食物引入时间不当　过早引入可影响母乳铁吸收,增加食物过敏、肠道感染的机会;过晚引入错过味觉、咀嚼功能发育关键年龄,可造成进食行为异常,断离母乳困难,导致婴儿营养不足。

3. 能量及营养素摄入不足　8~9 个月的婴儿已可接受能量密度较高的固体食物。如经常食用能量密度低的食物,或摄入液量过多,婴儿可表现进食后不满足,体重增长不足甚至下降,或在夜间醒来要求进食。

4. 进餐频繁　胃的排空与否与消化能力密切相关。安排婴儿一日 6 餐有利于形成饥饿的生物循环。如果婴儿进餐频繁(超过 7~8 次/d),或延迟停止夜间进食,使胃排空不足,影响婴儿食欲。

5. 喂养困难　难以适应环境、过度敏感气质的婴儿常有不稳定的进食时间,表现为喂养困难。

第三节　幼儿营养与膳食安排

一、幼儿进食特点

1. 食物摄取量减少　幼儿期体格生长速度比第一年明显减慢,单位体重对能量及营养素的需要量也相应减少,幼儿进食相对稳定,摄入食物较婴儿期有所下降。

2. 心理需求转变　幼儿期神经心理发育迅速,由对食物的巨大兴趣转向到玩要,进食时表现出强烈的自我进食欲望。

3. 家庭成员的影响　幼儿模仿力极强,父母及家人的饮食习惯、行为和对食物的喜恶对这一年龄段影响极大。

4. 进食技能的发育　幼儿进食技能的发育状况与婴儿期的训练有关,长期食物过细,幼儿期会表现不愿吃固体食物,或"包在嘴中不吞"。

5. 食欲存在波动 幼儿有准确判断能量摄入和调节进食的能力。这种能力不但在一餐中表现出来,而且连续几餐都可存在。幼儿可能一日早餐进食较多,次日早餐什么也没吃;一天中早餐进食较少,中餐较多和晚餐较少。

二、幼儿膳食安排及进食技能培养

幼儿期虽较婴儿生长速度减慢,但仍比年长儿及成人快。因此,幼儿膳食中各种营养素和能量的摄入应满足该年龄阶段儿童的生理需要,各种营养素比例应均衡,蛋白质:脂肪:糖的最佳比例为1:1.2:4,其各自产能之比约为(10%~15%):(30%~35%):(50%~60%)。合理安排膳食,以4~5餐(奶类2~3餐,主食2餐)为宜。注意食物品种多样化,以吸引幼儿的兴趣,增加食欲。注意培养良好的生活习惯和进食技能,频繁进食、夜间进食、过多饮水均会影响小儿的食欲。

第四节 营养状况评价

儿童营养状况评价包括临床评估(体格检查)、人体测量(体格生长评价)、实验室检查、膳食调查、流行病学等五方面进行综合评价。

(一)临床评估(clinical indicators)

1. 病史询问 详细询问小儿的进食情况,如食欲的好坏、所吃食物种类和数量、有无偏食和挑食、进食的习惯等。

2. 体格检查 除常规体格检查外,注意有关营养素缺乏的特异体征,如维生素A缺乏者皮肤粗糙、角膜溃疡;维生素D缺乏者有颅骨乒乓感、肋缘外翻等佝偻病的体征。一般典型的临床体征出现较晚。

3. 诊断性治疗 当临床上尚未能确诊时,可进行诊断性治疗观察效果,某些营养素缺乏经补充后症状体征消失即可确诊。

(二)人体测量-体格评价

体格生长情况是临床上最基础的营养状态评价方法,正确测量人体体格参数有助于判断身体发育状况与健康状况。工具简单,操作方便,经济,是营养评价的第一步。

(三)实验室检查

通过实验生物化学的方法测定小儿体液或排泄物中各种营养素及其代谢产物或其他有关化合物的水平,是了解机体某种营养素储存、缺乏水平最敏感的指标,有利于早期诊断。

(四)膳食调查与评估

1. 膳食调查方法

(1)称重法:多用于集体儿童膳食调查。优点是精确,缺点是费人费力、执行手续繁杂,调查时间较长(3~5日)。

(2)询问法:多用于个人膳食调查。方法简单,易于临床使用,是目前应用最多的方法,但准确性较差。

(3)记账法:多用于集体儿童机构膳食调查。优点是简单、调查时间相对较长,代表性较强。缺点是准确性较差。

2. 膳食评价方法

(1)能量与营养素:摄入量与全国推荐摄入量(RNI)或适宜摄入量(AI)比较,能量摄入量>85%为足够,<70%为不足。蛋白质摄入量>80%为足够,<70%为不足;优质蛋白质应占膳食中蛋白质总量的50%以上。维生素、矿物质摄入量应>80%。必需脂肪酸摄入量不应低于总脂肪量的2%~3%。

（2）宏量营养素供能比例:膳食中宏量营养素比例应适当,即蛋白、脂肪和糖的产能比例应与各年龄段的需求相符。2 岁儿童膳食中蛋白、脂肪和糖的产能分别占总能量的 10%~15%,25%~30%和 50%~60%。

（3）膳食能量分布:每日三餐食物供能应适当,早餐应质优量足,晚餐不宜太多。一般早餐供能占一日总能量的 25%~30%,中餐占 35%~45%,晚餐占 25%~30%,点心仅占 10%。

第五节　蛋白质-能量营养不良

蛋白质-能量营养不良(protein-energy malnutrition,PEM)是由于膳食中能量和(或)蛋白质摄入不足、吸收不良或消耗增加,导致能量和蛋白缺乏所致的一种营养缺乏症,主要见于 3 岁以下婴幼儿。

【病因】

1. 摄入不足　喂养不当是导致营养不良的重要原因,如母乳不足而未及时添加其他富含蛋白质的食品;奶粉配制过稀;突然断奶而未及时添加辅食;长期以淀粉类食品喂养;不良饮食习惯;其他疾病或药物导致的进食减少;食物缺乏供给不足等。

2. 消化吸收障碍　消化系统解剖或功能上的异常(包括唇裂、腭裂、幽门梗阻等)、迁延性腹泻、过敏性肠炎、肠吸收不良综合征等均可影响食物的消化和吸收。其他如肠病导致的蛋白丢失、肝功能异常、慢性寄生虫感染等,均可导致营养素吸收障碍和丢失。

3. 需要量增加或消耗增加　急、慢性传染病(如麻疹、伤寒、肝炎、结核)的恢复期、生长发育快速阶段等均需要量明显增多;糖尿病、大量蛋白尿、发热性疾病、甲状腺功能亢进、恶性肿瘤等使营养素的消耗量增多;先天不足和生理功能低下,如早产、双胎因追赶生长等,易导致营养相对不足而可引起营养不良。

【病理生理】

1. 新陈代谢异常

（1）蛋白质:摄入不足或丢失过多,蛋白质代谢处于负平衡。血清蛋白尤其是白蛋白明显降低,血清总蛋白浓度<40g/L、白蛋白<20g/L 发生低蛋白性水肿。

（2）脂肪:能量摄入不足时,体内脂肪大量消耗以维持生命活动的需要,血清胆固醇浓度下降。肝脏是脂肪代谢的主要器官,当体内脂肪消耗过多,超过肝脏的代谢能力,大量甘油三酯在肝脏累积造成肝脏脂肪浸润及变性。

（3）糖类:摄入不足和消耗增多,糖原不足和血糖偏低,轻度时症状不明显,重者可引起低血糖昏迷甚至猝死。

（4）水、盐代谢:脂肪大量消耗、细胞外液容量增加,低蛋白血症可出现水肿;胃肠功能紊乱时易出现低渗性脱水、酸中毒、低血钾、低血钙和低镁血症,临床补液时要特别注意。

（5）体温调节能力下降:体温偏低,皮下脂肪菲薄,散热快;血糖降低;氧耗量低、脉率和周围血液循环量减少等有关。

2. 各系统功能低下

（1）消化系统:胃肠黏膜萎缩变薄,黏膜皱襞减少甚至消失,消化液和酶的分泌减少、酶活力降低、肠蠕动功能减弱、消化功能低下,易发生菌群失调导致腹泻和感染。

（2）循环系统:心肌细胞萎缩不明显,但心肌纤维浑浊肿胀,心脏收缩力减弱,心搏出量减少,血压偏低,脉细弱。

（3）泌尿系统:肾小管浑浊肿胀、脂肪变性,重吸收和浓缩功能减低,尿量增多而尿比重下降。

（4）神经系统:脑体积减小,重量减轻;脑细胞数量减少和成分改变,出现精神抑郁、烦躁不安、表情淡漠、反应迟钝、记忆力减退、条件反射不易建立。

（5）免疫功能:非特异性(如皮肤黏膜屏障功能、白细胞吞噬功能、补体功能)和特异性免疫功能(细胞免疫和体液免疫)均明显降低。淋巴组织萎缩,出现 IgG 亚类缺陷和 T 淋巴细胞减少,T 细胞亚群比例失调等。患儿结核菌素试验等皮肤迟发性免疫反应呈阴性,极易并发各种感染。

【临床表现】

体重不增是最早出现的症状,随后体重下降、活动减少、皮下脂肪和肌肉逐渐减少甚至消失,出现消瘦、皮肤干燥、苍白、皮肤逐渐失去弹性、额部出现皱纹如老人状。皮下脂肪层厚度是判断营养不良程度的重要指标之一,皮下脂肪减少的顺序是:首先是腹部,其次为躯干、臀部、四肢,最后为面颊。营养不良初期,精神状况正常、身高多无影响。随着病情加重,身高亦低于正常,肌张力逐渐降低、肌肉松弛、肌肉萎缩呈"皮包骨"时,四肢可有挛缩。重度患儿出现精神萎靡、反应差,体温偏低,脉细无力,无食欲,腹泻、便秘交替,血浆白蛋白明显降低,出现凹陷性水肿、皮肤发亮,严重时可破溃、感染形成慢性溃疡;重要脏器功能受损,如心脏功能下降,心音低钝、血压偏低、脉搏变缓等。单纯碳水化合物喂养者外表呈"泥膏样"改变。蛋白质严重缺乏可致水肿型营养不良,又称恶性营养不良病(kwashiorkor)。

【并发症】

1. 营养性贫血 造血物质,如铁、叶酸、维生素 B_{12}、蛋白质等缺乏,出现营养性贫血,最常见为小细胞低色素性贫血。

2. 维生素和微量元素缺乏 脂溶性维生素 A 缺乏最常见,还可伴有水溶性(维生素 B,C)及其他脂溶性维生素(D,E)的缺乏。营养不良时维生素 D 缺乏症状可不明显、恢复期生长发育加快时维生素 D 缺乏的症状比较突出。约有 3/4 的患儿伴有锌缺乏。

3. 感染 免疫功能低下,反复出现各种感染 如呼吸道、消化道及泌尿道感染等,易出现腹泻迁延不愈,加重营养不良、形成恶性循环。

4. 自发性低血糖 表现突发面色灰白、神志不清、脉搏减慢、呼吸暂停、体温不升,一般无抽搐,若不及时诊治,可致死亡。

【实验室检查】

早期缺乏特异、敏感的诊断指标。血清蛋白胰岛素样生长因子 1(IGF1)反应灵敏、受其他因素影响较小,是蛋白质营养不良早期诊断的可靠指标。视黄醇结合蛋白质、前白蛋白、甲状腺结合前白蛋白和转铁蛋白等代谢周期较短具有早期诊断价值。血清白蛋白浓度降低是营养不良最重要和特征性的改变,但其半衰期较长,不够灵敏,不能用于早期诊断。

【诊断】

根据小儿年龄、喂养史,出现体重下降、皮下脂肪减少、全身各系统功能紊乱及其他营养素缺乏的临床症状和体征,典型病例的诊断并不困难。轻度或早期营养不良患儿易漏诊,需通过定期生长监测、随访和营养评估及敏感的实验室指标才能及时发现和诊断。诊断营养不良的基本测量指标为身长(身高)和体重,5 岁以下营养不良的分型和分度如下:

1. 体重低下(underweight) 主要反映急性或慢性营养不良。体重低于同年龄、同性别参照人群值的均值减 2SD 以下为体重低下。低于均值减 2SD~3SD 者为中度;低于均值减 3SD 者为重度。

2. 生长迟缓(stunting) 主要反映慢性长期营养不良。其身长低于同年龄、同性别参照人群值的均值减 2SD 为生长迟缓。低于均值减 2SD~3SD 者为中度;低于均值减 3SD 者为重度。

3. 消瘦(wasting) 主要反映近期、急性营养不良。体重低于同性别、同身高参照人群值的均值减 2SD 为消瘦。低于均值减 2SD~3SD 者为中度;低于均值减 3SD 者为重度。

临床常综合应用以上指标来判断患儿营养不良的类型和严重程度,符合一项即可诊断营养不良。以上三项可以同时存在,也可仅符合其中一项。

【治疗】

治疗原则是祛除病因、调整饮食、营养支持和及时治疗各种并发症。注意早期发现和处理轻症患儿,防止发展为重症。

1. 祛除病因　查明病因,积极处理原发病,如:控制各种感染性疾病、纠正消化道畸形、改善喂养方法。

2. 营养治疗

(1)饮食调整及补充营养物质:主要是通过调整饮食、补充营养物质,纠正维生素和矿物质的缺乏。母乳喂养者根据患儿的情况进行按需哺乳,人工喂养者注意逐渐增加奶量。除乳制品外可给予高蛋白的食物,蛋白质摄入量从每日 $1.5\sim2.0g/kg$ 开始,逐步增加到 $3.0\sim4.5g/kg$,过早给予高蛋白食物可引起腹胀和肝大。食物中应含有丰富的维生素和微量元素。营养治疗开始后,组织修复增加,维生素及微量元素的供应量应大于每天的推荐量(表5-6)。不能耐受胃肠喂养或因病情需要禁食时,可考虑采用全静脉营养或部分静脉营养。

①轻度营养不良:对症处理,改善肠道功能,调整饮食,加强营养。每天热卡及蛋白质的摄入量主要取决于胃肠道功能的耐受情况,若消化吸收能力较好,较快较早添加蛋白质和高热能的食物。一般从每日 $250\sim330kJ/kg(60\sim80kcal/kg)$ 开始,逐渐加到每日 $500\sim727kJ/kg(120\sim150kcal/kg)$,待体重接近正常体重时,恢复到正常生理需要量,按实际体重计算热能需要。

②中-重度营养不良:因长期摄入过少,过快增加摄食量易出现消化不良、腹泻。根据实际消化能力和病情,逐步调整饮食的量和内容。初始阶段能量供给:在患儿近期摄入量的基础上增加20%左右,如果无法判断应控制在推荐摄入量的 $50\%\sim70\%$。中、重度可参考原来的饮食情况,从每日 $165\sim230kJ/kg(40\sim55kcal/kg)$ 开始,若消化吸收能力较好,可逐渐加到每日 $500\sim727kJ/kg(120\sim170kcal/kg)$,待体重接近正常体重时,恢复到正常生理需要量,按实际体重计算热能需要。此外,重度营养不良治疗时,营养、维生素及矿物质需分阶段补充(表5-6,表5-7)。

表5-6　维生素及矿物质补充时间及剂量

营养素	开始/持续时间	补充剂量[a]
维生素A	第1天	>12 个月: 200 000U 6~12 月: 100 000U 0~5 个月: 50 000U
叶酸	第1天 至少持续到2周	5mg/d 1mg/d
锌	至少持续到2周	2mg/d
铜	至少持续到2周	0.3mg/(kg·d)
铁[b]	至少持续到2周	3mg/(kg·d)

注:[a]为近1个月未补充维生素A的患儿;[b]仅在体重增加时补充

表5-7　住院重度营养不良治疗时间表

	初始治疗		恢复治疗	后期治疗
治疗或预防	第1~2天	3~7天	2~6周	7~26周
低血糖	- - - - →			
低体温	- - - - →			
脱水	- - - - →			
纠正电解质紊乱	- - - - - - - - - - - →			
治疗感染	- - - - - - - - - - - - - - - - - - - →			
纠正微量元素缺乏	- - - - - - - - - - - - - - - →　加铁←- - - - →			
初始喂养	- - - - - - - - - - - - - - - - - - - →			
增加喂养恢复丢失体重追赶生长			- - - - - - - - - - - - - - - - - →	
刺激情绪或感知发育	- →			
准备出院			- - - - - - - - - - - - - - - - - →	

（2）药物治疗

①促进消化：胃蛋白酶、胰酶、B族维生素等。

②促进蛋白合成：苯丙酸诺龙每次 0.5~1.0mg/kg，肌内注射，1~2 次/周，连续 2~3 周。使用时注意提供足够的热量和蛋白质。

③增加食欲：正规胰岛素：2~3U，肌内注射，1 次/日，使用前先服用葡萄糖 20~30g，1~2 周为一疗程。元素锌：每日口服 0.5~1mg/kg。

④中医：营养不良在中医称为"疳积"，治则为健脾补气、理中化积。主要采用参苓白术加减、针灸、推拿、捏脊等调理脾胃功能，改善食欲。

（3）并发症治疗：①及时处理各种危急情况：严重营养不良常易发生危及生命的并发症，及时治疗和纠正严重脱水和电解质紊乱、酸中毒、休克、肾衰竭、低血糖，及各种继发感染及维生素 A 缺乏所致的眼部损害等，开始治疗第一天即一次性给予维生素 A 1500μg（5000U）。采用多种维生素和矿物质纠正营养不良（表5-6）。②血制品：严重贫血者少量多次成分输血，低蛋白血症时可输白蛋白。

（4）加强护理：温柔呵护，提供快乐、有感官刺激的环境，给予心理和情绪上的支持；进行父母可参与的结构化游戏治疗；纠正不良的饮食习惯，保证充足的睡眠、适当的户外活动。

【预后】

预后取决于营养不良的发生年龄、持续时间及其程度，年龄愈小，其远期影响愈大，易发生认知能力和抽象思维能力缺陷。

【预防】

本病的预防应采取综合措施。

1. 消除贫困，保证充足的食物供应　是消除贫困地区营养不良的前提。

2. 做好孕期保健　儿童营养不良多为婴幼儿营养不良的延续，而后者多源于胎儿营养不良。做好孕期保健，加强对孕妇，特别是孕中晚期的营养指导。

3. 合理喂养，保证蛋白质-能量的充足摄入　大力提倡母乳喂养，对母乳不足或不宜母乳喂养者应采用混合喂养或人工喂养，并及时添加辅助食品；纠正偏食、挑食、吃零食的不良习惯。

4. 合理安排生活作息制度　坚持户外活动，保证充足睡眠，纠正不良的卫生习惯。

5. 防治传染病和先天畸形　应积极预防并治疗感染性疾病，按时进行预防接种；预防出生缺陷和先天疾病的发生，对患有先天性心脏病、唇腭裂、胃肠道畸形等先天畸形者应及时手术治疗。

6. 加强营养健康监测　推广应用生长发育监测图，定期测量体重，并将体重值标在生长发育监测图上，如发现体重增长缓慢或不增，应尽快查明原因，及时予以纠正。

第六节　儿童单纯性肥胖

肥胖（obesity）是机体能量摄入超过消耗，引起热量失衡，导致全身脂肪组织过度增生及堆积、体重超重、正常生理功能不同程度损害的一种慢性疾病。儿童肥胖不仅会对其当前的身体发育造成严重影响，而且是引起成年 2 型糖尿病等代谢性疾病、心脑血管疾病、呼吸系统疾病以及恶性肿瘤等发生的主要危险因素。

【病因】

儿童肥胖症 95%~97% 属单纯性肥胖。

1. 遗传及环境因素　肥胖有高度的遗传性，目前认为肥胖的家族性与多基因遗传有关。此外，父母不良的饮食行为和习惯可引起儿童形成不良饮食行为和习惯，导致肥胖的发生。

2. 能量代谢失衡　摄入的营养超过机体代谢需要，多余的能量便转化为脂肪贮存体内，是引起肥胖的主要原因。

3. 活动量过少　活动过少、缺乏适当的体育锻炼,即使摄食不多,也可引起肥胖。

4. 其他　饱食中枢和饥饿中枢调节失衡以致多食;精神创伤(如亲人病故或学习成绩低下)以及心理异常等因素亦可致儿童过量进食。

【病理生理】

肥胖最根本的病理生理变化是脂代谢的紊乱,脂肪组织在体内过量聚集及血脂异常。脂肪组织增加包括脂肪细胞数目增加和体积增大,脂肪细胞数增加主要是在胎儿出生前 3 个月、生后第 1 年和青春期(11~13 岁)。若这三个阶段出现肥胖不仅脂肪细胞体积增大,而且数目增多;其他时期发生肥胖仅脂肪细胞体积增大。多细胞性肥胖治疗困难且易复发。肥胖儿童还可出现下列代谢和内分泌变化。

1. 体温调节与能量代谢　对外界温度的变化反应不敏感,导致用于产热的能量消耗较少,有低体温倾向。

2. 脂类代谢　常伴有血甘油三酯、胆固醇、极低密度脂蛋白(VLDL)及游离脂肪酸增加,但高密度脂蛋白(HDL)减少。故在青春期后易并发动脉硬化、冠心病、高血压、胆石症等疾病。

3. 蛋白质代谢　嘌呤代谢异常,血尿酸水平增高,易发生痛风症。

4. 内分泌变化

(1) 甲状腺功能减低:TT_4、FT_4、TT_3、FT_3、反 T_3、蛋白结合碘、^{131}I 吸碘率等均正常,下丘脑-垂体-甲状腺轴也正常,但 T_3 受体减少,产热减少。

(2) 甲状旁腺激素(PTH)功能亢进:PTH 水平、25-(OH)D_3 及 24,25-(OH)$_2D_3$ 水平增高,导致肥胖儿的骨质病变。

(3) 生长激素水平减少:生长激素减少、睡眠时生长激素分泌高峰消失、对低血糖或精氨酸的刺激反应迟钝。胰岛素样生长因子(IGF 1)分泌正常,胰岛素分泌增加,患儿无明显生长发育障碍。

(4) 雌激素水平增高:女性患儿雌激素水平增高,月经不调和不孕;男性患儿雌激素水平增高,轻度性功能低下、阳痿,但睾丸发育和精子形成正常。

(5) 糖皮质激素:尿 17-羟类固醇、17-酮类固醇及皮质醇均增加,血浆皮质醇正常或轻度增加,昼夜规律存在。

(6) 糖耐量减低:高胰岛素血症伴胰岛素抵抗,出现糖耐量减低或糖尿病。

【临床表现】

任何年龄的儿童均可发生肥胖,但婴儿期、5~6 岁和青春期最易发生,男多于女。肥胖儿童多有家族肥胖史,智力不受影响。

1. 食欲旺盛　喜吃甜食和高脂肪食物,不喜欢吃蔬菜等清淡食物。

2. 有氧运动能力差　易疲劳,用力时气短或腿痛。严重肥胖者因胸廓和膈肌运动受限,肺通气量不足、呼吸浅快,称为肥胖-换氧不良综合征(Pickwickian syndrome)。

3. 脂肪组织增多　皮下脂肪丰满,且分布相对比较均匀,躯干脂肪以双乳、腹部、肩部堆积较多;严重肥胖者在胸腹、臀部及大腿皮肤出现皮纹;因体重过重,走路时致膝外翻和扁平足。女孩胸部脂肪堆积应与乳房发育相鉴别,后者可触到乳腺组织硬结。男孩因阴茎隐匿在阴阜脂肪垫中而被误诊为阴茎发育不良。

4. 性发育异常　性发育常提早,如骨龄常超前,女孩月经初潮提前,最终身高常略低于正常小儿。

5. 心理问题　不愿与他人交往,常有自卑、胆怯、孤独等心理障碍。

【实验室检查】

常规检测糖耐量、血糖、高密度脂蛋白、低密度脂蛋白、甘油三酯、胆固醇等指标。甘油三酯、胆固醇大多增高,严重患者血清 β 白蛋白增高;常有高胰岛素血症,血生长激素水平减低,生长激素刺激试验的峰值较正常小儿为低。肝脏超声常发现有脂肪肝。

【诊断】

儿童肥胖诊断标准主要根据体质指数（body mass index，BMI）。BMI 是指体重（kg）／身长的平方（m²），小儿 BMI 随年龄、性别而有差异，BMI 值在 $P_{85} \sim P_{95}$ 为超重，超过 P_{95} 为肥胖。评价时可查阅表 5-8。

表5-8 中国 0~18 岁儿童、青少年 BMI 百分位数值表（kg/m²）

年龄（岁）	男							女						
	P_3	P_5	P_{15}	P_{50}	P_{85}	P_{95}	P_{97}	P_3	P_5	P_{15}	P_{50}	P_{85}	P_{95}	P_{97}
0.0	11.2	11.4	12.0	13.1	14.3	15.0	15.3	11.1	11.3	11.9	13.0	14.3	15.1	15.4
0.5	15.3	15.6	16.4	18.0	19.7	20.8	21.2	15.0	15.2	16.0	17.4	19.0	20.1	20.5
1.0	14.8	15.1	15.8	17.2	18.7	19.8	20.2	14.5	14.8	15.5	16.7	18.2	19.2	19.6
1.5	14.3	14.5	15.2	16.5	17.9	18.9	19.2	13.9	14.2	14.8	16.0	17.4	18.3	18.7
2.0	14.3	14.5	15.1	16.3	17.7	18.6	19.0	13.9	14.1	14.8	15.9	17.3	18.2	18.6
2.5	14.0	14.2	14.8	16.0	17.3	18.2	18.6	13.6	13.9	14.5	15.6	17.0	17.9	18.3
3.0	13.7	14.0	14.5	15.7	17.0	17.9	18.2	13.5	13.7	14.3	15.4	16.8	17.7	18.0
3.5	13.5	13.8	14.3	15.5	16.8	17.6	18.0	13.3	13.5	14.1	15.3	16.6	17.5	17.9
4.0	13.4	13.6	14.2	15.3	16.7	17.6	17.9	13.2	13.4	14.0	15.2	16.5	17.5	17.8
4.5	13.3	13.5	14.1	15.2	16.6	17.5	17.9	13.0	13.3	13.9	15.1	16.5	17.4	17.8
5.0	13.2	13.4	14.0	15.2	16.7	17.6	18.1	12.9	13.2	13.8	15.0	16.5	17.5	17.9
5.5	13.2	13.4	14.0	15.3	16.8	17.9	18.3	12.8	13.1	13.7	15.0	16.5	17.5	18.0
6.0	13.1	13.4	14.0	15.4	17.0	18.1	18.6	12.8	13.0	13.7	15.0	16.5	17.6	18.1
6.5	13.1	13.3	14.0	15.5	17.2	18.4	19.0	12.7	13.0	13.6	15.0	16.6	17.8	18.2
7.0	13.1	13.4	14.1	15.6	17.5	18.8	19.4	12.7	12.9	13.6	15.0	16.7	17.9	18.5
7.5	13.1	13.4	14.2	15.8	17.8	19.2	19.9	12.7	12.9	13.7	15.1	16.9	18.2	18.7
8.0	13.2	13.5	14.3	16.0	18.1	19.7	20.4	12.7	13.0	13.7	15.2	17.1	18.5	19.0
8.5	13.2	13.5	14.4	16.2	18.5	20.2	20.9	12.7	13.0	13.8	15.4	17.4	18.8	19.4
9.0	13.3	13.7	14.6	16.4	18.9	20.7	21.5	12.8	13.1	13.9	15.6	17.7	19.2	19.9
9.5	13.4	13.8	14.7	16.7	19.2	21.2	22.0	13.0	13.3	14.1	15.8	18.0	19.7	20.4
10.0	13.6	13.9	14.9	17.0	19.6	21.7	22.6	13.1	13.4	14.3	16.1	18.4	20.1	20.9
10.5	13.7	14.1	15.1	17.2	20.1	22.2	23.1	13.3	13.6	14.5	16.4	18.8	20.7	21.5
11.0	13.9	14.3	15.3	17.5	20.5	22.7	23.6	13.5	13.9	14.8	16.7	19.3	21.2	22.0
11.5	14.1	14.5	15.6	17.8	20.8	23.1	24.2	13.8	14.1	15.1	17.1	19.7	21.7	22.6
12.0	14.3	14.7	15.8	18.1	21.2	23.6	24.6	14.0	14.4	15.4	17.4	20.2	22.3	23.2
12.5	14.5	14.9	16.0	18.4	21.6	24.0	25.1	14.3	14.6	15.7	17.8	20.6	22.8	23.7
13.0	14.7	15.1	16.2	18.7	21.9	24.4	25.5	14.5	14.9	16.0	18.1	21.1	23.2	24.2
13.5	14.8	15.3	16.4	18.9	22.3	24.8	25.9	14.8	15.2	16.2	18.5	21.4	23.7	24.7
14.0	15.0	15.4	16.7	19.2	22.6	25.1	26.3	15.0	15.4	16.5	18.8	21.8	24.1	25.1
14.5	15.2	15.6	16.9	19.4	22.9	25.5	26.6	15.2	15.6	16.7	19.1	22.1	24.5	25.5
15.0	15.4	15.8	17.1	19.7	23.1	25.8	26.9	15.4	15.8	17.0	19.3	22.4	24.8	25.9
15.5	15.5	16.0	17.2	19.9	23.4	26.1	27.2	15.6	16.0	17.2	19.5	22.7	25.1	26.1
16.0	15.7	16.1	17.4	20.1	23.6	26.3	27.5	15.8	16.2	17.3	19.7	22.9	25.3	26.4
16.5	15.8	16.3	17.6	20.3	23.9	26.6	27.8	15.9	16.3	17.5	19.9	23.1	25.5	26.6
17.0	16.0	16.5	17.8	20.5	24.1	26.8	28.0	16.0	16.4	17.6	20.0	23.3	25.7	26.8
17.5	16.1	16.6	17.9	20.7	24.3	27.1	28.3	16.2	16.6	17.7	20.2	23.4	25.9	27.0
18.0	16.3	16.7	18.1	20.8	24.5	27.3	28.5	16.3	16.7	17.9	20.3	23.6	26.1	27.2

注：2 岁之前 BMI 按身长计算，2 岁之后（包含 2 岁）按身高计算；表中年龄为整岁龄，如 0.5 岁指半岁（即 6 月龄），7.5 岁为 7 岁半整

【鉴别诊断】

1. 伴肥胖的遗传性疾病

（1）Prader-Willi 综合征：15q12 的 *SNRPN* 基因缺陷。表现为周围型肥胖体态、身材矮小、智能低下、手脚小、肌张力低、外生殖器发育不良。

（2）Laurence-Moon-Biedl 综合征：表现为周围型肥胖、智能轻度低下、视网膜色素沉着、多指（趾）、性功能减低。

（3）Alstrom 综合征：表现为中央型肥胖、视网膜色素变性、失明、神经性耳聋、糖尿病。

2. 伴肥胖的内分泌疾病

（1）弗勒赫利希综合征（Fröhlich syndrome）：又称肥胖生殖无能综合征，继发于下丘脑及垂体病变，体脂主要分布在颈、颏下、乳房、下肢、会阴及臀部，手指、足趾显得纤细、身材矮小，第二性征延迟或不出现。

（2）其他内分泌疾病：如肾上腺皮质增生症、甲状腺功能减低症、生长激素缺乏症等虽有皮脂增多的表现，但均有各自特点，不难鉴别。

【预防与治疗】

1. 预防　肥胖是一种慢性病，需终身注重健康的饮食和生活方式。人群肥胖防控必须贯彻"预防为主"的方针，要及早、从小抓起。

（1）孕前期/孕期预防：儿童肥胖应从孕期开始，孕妇在妊娠后期要适当减少脂肪类食物摄入，防止胎儿体重增加过重。

（2）婴幼儿期预防：强调母乳喂养，按照婴幼儿实际需要量进行喂养。父母肥胖者应定期监测小儿体重，避免发生肥胖症。

（3）学龄前期预防：养成良好的进食与运动习惯。加强健康教育，保持膳食平衡，增加运动。

2. 治疗　治疗原则是减少产热能性食物摄入和增加机体热能的消耗，饮食疗法和运动疗法是两项最主要的措施。

（1）饮食疗法：推荐低脂肪、低糖类和高蛋白食谱，使机体消耗自身的脂肪储备。食物体积在一定程度上会产生饱腹感，鼓励多吃体积大而热能低的蔬菜类食品。

（2）运动疗法：适当的运动能促使脂肪分解，减少胰岛素分泌，使脂肪合成减少，蛋白质合成增加，促进肌肉发育。

（3）心理行为治疗：行为干预是肥胖治疗成功的关键，其中饮食和生活行为调整极为重要。

（4）药物及手术治疗：不宜用于小儿。

第七节　维生素营养障碍

一、维生素 D 缺乏性佝偻病

营养性维生素 D 缺乏性佝偻病（rickets of vitamin D deficiency）是由于儿童体内维生素 D 不足，使钙、磷代谢紊乱，钙盐不能正常沉积在骨骼生长的部位，骨组织矿化不全，产生以骨骼病变为特征的一种全身慢性营养性疾病。

【代谢与生理】

1. 维生素 D 的来源　人体内维生素 D 的来源分为内源性和外源性两种。

（1）皮肤日光照射合成：又称内源性维生素 D，是人体维生素 D 的主要来源。皮肤中 7-脱氢胆骨化醇（7-DHC），即维生素 D 生物合成的前体，经日光中紫外线照射（290～320nm 波长），变为胆骨化醇，即内源性

维生素 D_3。每日户外活动 1～2 小时即可满足机体维生素 D 的需要。

（2）食物中获取维生素 D:又称外源性维生素 D。根据食物的来源分为动物和植物两种。动物食品中的维生素 D 主要是维生素 D_3,海鱼和肝脏中含量丰富,乳类、蛋黄和肉类等含量少,谷类、蔬菜和水果中几乎不含。植物食物中的维生素 D 主要是 D_2,在植物油和酵母中含量丰富。

（3）母体-胎儿转运:是胎儿维生素 D 的来源。胎儿通过胎盘的主动转运从母体获得维生素 D[25-$(OH)D_3$]。胎儿体内维生素 D 的量与母体维生素 D 的营养状况及胎龄有关。出生时 25-$(OH)D_3$ 的储存可满足生后一段时间的生长需要。

2. 维生素 D 的代谢　皮肤合成的维生素 D_3 直接进入血循环,食物中的维生素 D_2 在小肠刷状缘经淋巴管吸收入血。这两种形式的维生素 D(D_2 及 D_3)进入循环后与血浆中维生素 D 结合蛋白(DBP)相结合,随血流至肝脏、脂肪及肌肉等组织内储存,经两次羟化后才能发挥生物学效应。当机体需要时,体内储存的维生素 D 首先在肝细胞 25-羟化酶作用下,变成 25-羟胆骨化醇[25-$(OH)D_3$]。25-$(OH)D_3$ 从肝脏释放入血与 α-球蛋白结合,再随血流至肾脏,在肾脏近端小管上皮细胞内 $1α$-羟化酶的作用下变成 1,25-二羟胆骨化醇[1,25-$(OH)_2D_3$]。25-$(OH)D_3$ 和 1,25-$(OH)_2D_3$ 均有生物活性,1,25-$(OH)_2D_3$ 的生物是 25-$(OH)D_3$ 的 100～200 倍。25-$(OH)D_3$ 是血液循环中的主要存在形式,含量较多且稳定,在血浆中半衰期为 2～3 周,常作为机体维生素 D 营养状况的指标。1,25-$(OH)_2D_3$ 进入血液循环后经维生素 D(DBP)结合蛋白转运至各种靶器官而发挥作用。由于 1,25-$(OH)_2D_3$ 主要是通过作用靶器官(主要是肠、肾、骨)的受体发挥作用,目前将 1,25-$(OH)_2D_3$ 作为一种类固醇激素看待。

3. 维生素 D 代谢的调节　维生素 D 的代谢受血 1,25-$(OH)_2D_3$、甲状旁腺素(PTH)、降钙素(CT)和血清钙及血清磷的浓度调节(图 5-2)。

图 5-2　维生素 D 代谢的调节

（1）自身负反馈作用:正常情况下体内维生素 D 合成与分泌受血中 1,25-$(OH)_2D_3$ 的浓度自行调节。当体内产生足够量的 1,25-$(OH)_2D_3$ 时,血中 1,25-$(OH)_2D_3$ 浓度过高负反馈抑制维生素 D 在肝脏及肾脏的羟化,达到自身调节的作用。

（2）血钙、磷浓度与甲状旁腺素、降钙素调节:①血钙:血钙过低,甲状旁腺激素(PTH)分泌增加,直接刺激肾脏 1,25-$(OH)_2D_3$ 的合成增加。血钙过高,降钙素(CT)分泌增加,抑制肾小管羟化生成 1,25-$(OH)_2D_3$。②血磷:低血磷直接促进 1,25-$(OH)_2D_3$ 的合成增加,高血磷则抑制其合成。

（3）其他激素：生长激素、胰岛素和雌激素等也有促进 1,25-$(OH)_2D_3$ 合成的作用。

4. 维生素 D 的生理功能

正常情况下，1,25-$(OH)_2D_3$ 在血液循环中主要以结合形式存在，约85%与 DBP 结合，15%与白蛋白结合，仅 0.4%以游离形式存在而对靶器官发挥其生物效应。

（1）维持体内钙、磷代谢平衡：1,25-$(OH)_2D_3$ 与 PTH、降钙素相互作用，共同维持组织和体液钙、磷的稳定。

（2）抗佝偻病作用：通过作用于肠、肾脏、骨等靶器官，发挥抗佝偻病的生理作用。①肠：促进小肠黏膜细胞合成钙结合蛋白（CaBP），促进钙、磷的肠道吸收。②肾脏：增加肾近曲小管对钙、磷的重吸收，特别是磷的重吸收，钙磷乘积升高，有利于骨的矿化作用。③骨：促进成骨细胞增殖和破骨细胞分化，直接影响钙、磷在骨的沉积与重吸收。刺激成骨细胞，促进骨样组织成熟和钙盐沉积。同时与甲状旁腺素协同使破骨细胞成熟，促进骨重吸收，使旧骨钙盐释放入血。

目前认为，1,25-$(OH)_2D_3$ 除上述作用外，还在造血系统、角化细胞及分泌甲状旁腺素和胰岛素的细胞、乳腺上皮等细胞分化与增殖中发挥多方面的重要作用。

【病因】

1. 出生时储备不足　孕后期由于摄入不足或疾病，如母亲营养不良、肝肾疾病、慢性腹泻导致维生素 D 缺乏，早产、双胎均可使婴儿出生时体内维生素 D 贮存不足。

2. 阳光照射不足　皮肤经阳光紫外线照射合成内源性维生素 D 是体内维生素 D 的重要来源。日照不足可影响内源性维生素 D 的产生。

3. 摄入不足　人乳和牛乳中维生素 D 含量甚少，不能满足机体需要。因此，纯母乳喂养者若不及时补充维生素 D 或添加含维生素 D 丰富的食物易发生维生素 D 缺乏。

4. 骨骼生长速度过快　骨骼生长速度与维生素 D 和钙需要量成正比。婴幼儿生后生长发育快，需要维生素 D 多，不及时补充易发生佝偻病。青春期生长加速，如日光照射少、未及时补充维生素 D，也可发生晚发性佝偻病。

5. 疾病影响　肝胆及胃肠道慢性疾病，如婴儿肝炎综合征、先天性胆道狭窄或闭锁、脂肪泻、胰腺炎、慢性腹泻等会影响维生素 D 的吸收利用；严重的肝肾疾病会影响维生素 D 的羟化，1,25-$(OH)_2D_3$ 生成不足而引起佝偻病。

6. 药物影响　长期服用抗惊厥药物，苯妥英钠、苯巴比妥等，因刺激肝细胞微粒体氧化酶系统活性增加，维生素 D 和 25-$(OH)D_3$ 分解为无活性的代谢产物加速，导致维生素 D 的缺乏；糖皮质激素拮抗维生素 D 对钙的转运而导致佝偻病。

【发病机制】

维生素 D 缺乏或不足时，肠道吸收钙、磷减少，血钙水平降低，引起甲状旁腺功能代偿性亢进，PTH 分泌增加，使破骨细胞活性增加，成骨细胞活性降低，骨钙释放，使血清钙浓度维持在正常水平或接近正常水平。维生素 D 缺乏性佝偻病可以看成是机体为维持血钙水平而对骨骼造成的损害。同时，维生素 D 缺乏使肾小管对磷的重吸收减少，PTH 也可抑制肾小管对磷的重吸收，尿磷排出增多，血磷降低，钙磷乘积降低，骨样组织钙化障碍。细胞外液钙、磷浓度不足使软骨细胞正常增殖、分化和凋亡的程序受损；钙化管排列紊乱，长骨钙化带消失，骺板失去正常的形态，参差不齐；骨基质不能正常矿化，成骨细胞代偿性增生，在干骺端造成骨样组织堆积，骺端增厚，向两侧膨出，形成"串珠"和"手足镯"等体征。颅骨骨化障碍表现为颅骨变薄和软化，乒乓球感，颅骨骨样组织堆积出现"方颅"。骨膜下骨样组织矿化不全，成骨异常，骨膜增厚，骨质疏松、软化，长骨负重后易发生骨骼弯曲，甚至病理性骨折。此外，骨样组织堆积使碱性磷酸酶分泌增加，出现血生化改变（图5-3）。

图 5-3　维生素 D 缺乏性佝偻病和手足搐搦症的发病机制

【临床表现】

本病多见婴幼儿,尤其是小婴儿,母孕期维生素 D 缺乏者发病较早。主要临床表现为生长最快部位的骨骼改变,肌肉松弛及神经兴奋性改变。佝偻病的骨骼改变常在维生素 D 缺乏数月后出现,并与年龄密切相关。本病在临床上分为初期、活动期、恢复期及后遗症期 4 期。

1. 初期(早期)　多见于 6 个月以内,尤其 3 个月以内的小婴儿。此期骨骼改变不明显,主要表现为特异性症状,如神经兴奋性增高,如激惹、烦闹、睡眠不安、夜间啼哭、多汗(与气候无关)、枕秃(汗多刺激头皮而摇头擦枕)等。

实验室检查显示血清 25-(OH)D₃ 下降,PTH 升高,血钙浓度正常或稍低,血磷降低,碱性磷酸酶正常或稍高(表 5-9)。骨骼 X 线可见正常或钙化带的稍模糊。

表 5-9　维生素 D 缺乏性佝偻病不同时期血生化改变

时期	Ca^{2+}	PO_4	ALP	PTH	25-(OH)D₃	1, 25-(OH)₂D₃
初期	正常或降低	正常或降低	升高	升高	降低	正常
激期	降低	降低	明显升高	明显升高	明显降低	正常、升高或降低
恢复期	趋于正常	趋于正常	趋于正常	趋于正常	趋于正常	趋于正常

2. 活动期(激期)　在神经精神症状的基础上,出现骨骼的改变和运动发育迟缓。骨骼的改变发生在生长速度较快的部位,表现的部位与该年龄骨骼生长速度较快的部位相一致。

(1) 头部:①颅骨软化:6 个月内小婴儿头部发育最快,是最早出现佝偻病体征的部位,检查者用指尖稍用力压颅骨可有明显的压乒乓球样的感觉,又称"乒乓头"。②骨膜下骨样组织增生:多见于 7~8 个月以上的婴儿,额骨和顶骨双侧骨样组织逐渐增生堆积使颞骨、顶骨对称性隆起,从上往下看可见"方盒状"头颅即"方颅",严重者出现"蝶鞍颅"或"十字颅";③前囟大、闭合延迟:严重者可延迟至 2~3 岁,头围也较正常增大;④乳牙萌出延迟:可迟至 10 个月甚至 1 岁以后出牙,有时可存在出牙顺序颠倒,或者牙釉质发育差,易患龋齿,严重时牙齿排列不齐、甚至可影响恒牙钙化。

(2) 胸部:改变多见于 1 岁左右婴儿。①肋骨串珠(rachitic rosary):多发生在第 7~10 肋,肋骨和肋软骨交界处骨样组织堆积膨大所致,外观似串珠,又称佝偻病串珠。因膨大的肋软骨压迫肺组织,易患肺炎;②鸡胸及漏斗胸:肋骨骺部内陷致胸骨柄和邻近的软骨向前突出,形成"鸡胸";如胸骨剑突部向内凹陷,则形成"漏斗胸";③肋膈沟:由于肋骨软化,膈肌附着处的肋骨因受牵拉而内陷,在胸骨下缘形成一道水平的凹陷沟,又称郝氏沟(Harrison's groove),卧位更为明显。

(3) 四肢和脊柱:①佝偻病手足镯:长骨干骺端骨样组织堆积增生肥大,引起手腕、足踝部形成环形、钝圆形隆起,形如手镯、脚镯。多见于6个月以上的婴儿。②下肢畸形:骨质软化与肌肉关节松弛,婴儿站立行走后因双下肢负重可出现股骨、胫骨及腓骨的弯曲变形,造成严重膝内翻(O形)或膝外翻(X形)畸形。多见于1岁左右能站立或行走的婴儿。O形腿检查及分度:小儿直立时,两腿靠拢测量两膝关节的距离:相距<3cm为轻度,3~6cm为中度,>6cm为重度。X形腿的检查与分度,测量两腿靠拢时踝关节的距离,判断标准同O形腿。③脊柱:患儿会坐与站立后,韧带松弛导致脊柱后凸或侧弯畸形,严重时可有骨盆畸形(髋外翻),导致生长迟缓、女性成年怀孕后难产。

(4) 神经肌肉:低血磷所致肌肉中糖代谢异常,引起全身肌肉松弛,肌张力降低,导致坐、立、行等运动发育落后。腹肌肌张力降低形成蛙腹。严重维生素D缺乏者可出现神经精神发育迟缓,免疫力低下,易合并感染及贫血。

实验室检测血25-(OH)D$_3$明显下降,PTH升高,血钙稍降低,血磷明显下降,钙磷乘积多小于30,碱性磷酸酶明显升高(见表5-9)。X线片提示长骨骨骺端增宽,钙化带消失,呈杯口状、毛刷状改变;骨骺软骨带增宽(>2mm),骨质疏松、骨皮质变薄,甚至骨干弯曲或青枝骨折,骨龄落后。

3. 恢复期　初期和激期患儿经治疗或日光照射后,神经精神症状消失,体征逐渐减轻或消失;血生化指标如25-(OH)D$_3$、PTH、血钙、血磷恢复正常,碱性磷酸酶约1~2个月后降至正常水平(见表5-9)。治疗2~3周后骨骼X线改变有所改善,长骨干骺端由不规则逐渐变成增宽、致密增厚的钙化线,骨骺软骨带变薄(<2mm),骨质密度逐渐恢复正常。

4. 后遗症期　多见于3岁后的儿童,临床症状消失,血生化正常。骨骼X线干骺端病变消失。婴幼儿期重症佝偻病患儿可残留不同程度的骨骼畸形或运动功能障碍。

5. 先天性佝偻病　又称胎儿性佝偻病,出生即出现佝偻病表现。我国极北地区发病率高。母孕期日光照射少、膳食中维生素D不足导致胎儿体内维生素D缺乏。母孕期出现手足发麻,腰酸、腿肌痉挛等低钙的症状。患儿出生时前囟门特大、前后囟门相通连,颅骨软化。生后1~2个月出现低钙抽搐,血清25-(OH)D$_3$水平低,血钙、磷降低。长骨X线片显示钙化带消失、干骺端呈毛絮状改变。此型应引起新生儿科医师高度重视。

【诊断与鉴别诊断】

1. 诊断　根据维生素D摄取不足的病史、临床症状和体征,结合血生化改变及骨骼X线改变对维生素D佝偻病进行诊断与分期。血生化与骨骼X线的检查在维生素D缺乏性佝偻病的诊断中有重要价值,尤其是血25-(OH)D$_3$含量是维生素D缺乏性佝偻病早期诊断的金标准。维生素D营养状况以血清25-(OH)D$_3$水平进行评价(表5-10)。

表5-10　维生素D营养状况及25-(OH)D$_3$水平(多数专家意见)

维生素D营养状况	25-(OH)D$_3$水平	
	nmol/L	(ng/ml)
严重缺乏	<25	<10
缺乏	<50	<20
不足	52~72	21~39
充足	>75	30
理想水平	75~100	30~40
中毒	>374	150

2. 鉴别诊断 本病需与其他原因所致佝偻病、先天性甲状腺功能低下及软骨营养不良等疾病相鉴别。

（1）与其他原因所致佝偻病鉴别

①维生素 D 依赖性佝偻病:常染色体隐性遗传,临床症状较重,血钙、磷显著降低,碱性磷酸酶明显升高,常继发甲状旁腺功能亢进。临床上分两型:Ⅰ型为肾脏 1-羟化酶缺陷,是 1α-羟化酶基因突变所致,使 25-(OH)D₃ 转变为 1,25-(OH)₂D₃ 过程发生障碍,血中 25-(OH)D₃ 浓度增高,多在 1~2 岁后出现佝偻病表现,常伴有代谢性酸中毒和氨基酸尿症,需长期使用 1,25-(OH)₂D₃ 治疗。Ⅱ型为靶器官的 1,25-(OH)₂D₃ 受体缺陷,是维生素 D 受体基因突变,1,25-(OH)₂D₃ 不能发挥功能,血中 1,25-(OH)₂D₃ 浓度明显升高,脱发是此型患儿的重要特征,50%~70% 合并斑秃或全秃。多在婴儿期发病,需大剂量 1,25-(OH)₂D₃ 和钙治疗。

②继发性抗维生素 D 佝偻病:各种原因所致的慢性肾功能障碍或肝功能损害所致,又称为肾性佝偻病或肝性佝偻病。肾功能损害导致 25-(OH)D₃ 转变为 1,25-(OH)₂D₃ 减少,引起血钙低、血磷高,甲状旁腺功能继发性亢进,骨质普遍脱钙,骨骼呈佝偻病改变。佝偻病的症状体征多于幼儿后期逐渐明显,形成侏儒状态。肝功能异常使 25-(OH)D₃ 生成障碍,若伴有胆道阻塞,可出现维生素 D 和钙的吸收障碍。临床特点为循环中 25-(OH)D₃ 明显降低,低血钙性抽搐和佝偻病体征。

③低血磷性抗维生素 D 佝偻病:本病为性连锁遗传或常染色体显性或隐性遗传,为家族性低磷血症。性连锁遗传者的为 Xp22.1-p22.2 基因突变,而常染色体显性遗传者为纤维生长因子 23(FGF-23)基因突变,使肾小管磷重吸收及肠道磷吸收障碍,引起血磷降低,尿磷增加,血钙多正常。多在 1 岁以后出现佝偻病症状,2~3 岁后仍有活动性佝偻病表现,常有明显的下肢畸形。维生素 D 常规治疗剂量无效,需每日补充维生素 D₃ 0.05~0.25μg 或 1,25-(OH)₂D₃ 0.5~1.5μg,并同时口服磷。

④远端肾小管性酸中毒:远曲小管泌氢不足,大量钠、钾、钙从尿中丢失,导致继发性甲状旁腺功能亢进,骨质脱钙,出现佝偻病的一系列症状及体征,有骨痛、骨折现象,骨骼畸形明显,身材矮小。实验室检查发现代谢性酸中毒,除低血钙、低血磷之外,血钾亦低,并常有低血钾症状。此外,患儿出现多尿、碱性尿(pH>6)。维生素 D 治疗无效。

（2）与佝偻病的体征鉴别

①脑积水:生后数月出现头围逐渐进行增大,前囟大而饱满紧张,骨缝分离,甚至有"落日眼"。无佝偻病四肢和胸部的体征,常伴有智力和运动发育落后。头颅 B 超、磁共振、CT 可确诊。

②先天性甲状腺功能低下:又称"呆小病",出生 2~3 月后开始出现甲状腺功能低下的表现,随着月龄的增大逐渐明显,出现典型的"呆小症",检测血清 T₃,T₄,TSH 可以确诊。

③软骨营养不良:是一种遗传性软骨发育障碍,出生时即可出现头大,前额突出,四肢及手指短粗,五指齐平,腰椎前凸、臀部后凸等,骨骼 X 线可发现长骨粗短弯曲,干骺端变宽,呈喇叭口状,但轮廓光滑整齐,部分骨骼可埋入扩大的干骺端中的特征性改变。临床根据短肢型矮小的特殊体态及骨骼 X 线特征性改变而诊断。

④黏多糖病:是溶酶体贮积病中最常见的一种类型,为 X 连锁隐性遗传或常染色体隐性遗传性疾病。因黏多糖代谢异常导致多器官受累,出现多发性骨发育不全,如头大、头型异常、脊柱畸形、胸廓扁平等体征。主要依据骨骼的 X 线变化,及尿中黏多糖的测定进行诊断。

【治疗】

1. 目的 控制病情活动,防止骨骼畸形和复发。早发现、早治疗。

2. 原则 口服为主,目前不主张大剂量维生素 D 治疗。

3. 维生素 D 治疗

（1）初期:维生素 D 1000~2000U(25~50μg)/d,口服 1 个月后改 400U(10μg)/d。

（2）激期：维生素 D 3000～4000U（75～100μg）/d（中度）至 5000～6000U（125～150μg）/d（重度）口服，有严重骨质疏松或自发性骨折严重病例者可适当增加剂量，但最大量不超过 10 000U（250μg）/d，1 个月后改为400U（10μg）/d。

（3）注意事项：①根据病人具体情况决定维生素 D 剂型、剂量大小、疗程长短、给药次数及途径的选择。②大量补充维生素 D 时不要采用鱼肝油（维生素 AD），因会导致维生素 A 中毒。③对于各种原因不能口服者可采用 1 次大剂量肌肉注射突击疗法，轻度用 10 万～20 万 U（2.5～3.75mg）/次，中重度用 20 万～30 万 U（5～7.5mg）/次。肌肉注射前先口服 10% 葡萄糖酸钙或氯化钙 3 天，以避免低钙抽搐的发生。2～3 个月后改预防量 400U（10μg）/d。因大剂量突击疗法缺乏可靠的指标来评价血中维生素 D 代谢产物浓度、维生素 D 的毒性、高血钙症的发生以及远期后果，应严格掌握。④治疗 1 个月后复查血生化指标及骨骼 X 线，结合临床症状来判断是否有恢复征象。如治疗后无改变或改变不明显应与其他疾病相鉴别。⑤治疗过程中应避免高钙血症、高钙尿症及维生素 D 过量。

4. 补充钙剂：每天摄入牛奶大于 500ml 者不需要额外补充钙剂。对于有低钙血症表现、严重佝偻病及营养不良时需额外补充钙剂。

5. 其他治疗

（1）坚持每日户外活动，适量的日光照射。

（2）加强营养，保证足够的奶量，及时添加转乳期食品。

（3）严重骨骼畸形采用主动或被动运动方法矫正，加强体格锻炼。胸部畸形可作俯卧、抬头、展胸运动，下肢畸形可作肌肉按摩纠正畸形。必要时考虑手术矫正。

【预防】

营养性维生素 D 缺乏性佝偻病是自限性疾病，一旦婴幼儿有足够时间户外活动，可以自愈。本病的预防应从围生期开始，婴幼儿为重点预防的人群。每日获得足够的阳光照射是预防的关键。

1. 充足阳光照射　晒太阳是预防佝偻病最有效、方便、经济的方法。充足的日光照射即可保证体内 25-(OH)D$_3$ 和 1,25-(OH)$_2$D$_3$ 浓度正常。因紫外线不能穿透玻璃，应强调户外运动，平均每天户外活动应大于 1 小时，较合适的时间为上午 9～10 点和下午 3～4 点。

2. 维生素 D 添加　①新生儿从出生后数日开始补充维生素 D 400U/d，并持续至儿童、青少年阶段。②母乳喂养婴儿，无论是否添加配方奶粉均需补充维生素 D 400U/d。③妊娠期（妊娠后期）和哺乳期妇女需补充维生素 D 400U/d 以上。④早产儿、低出生体重儿或双胎在新生儿期开始每日补充维生素 D 800～1000U/d，3 个月后改预防量（400U/d）。

孕妇（尤其是妊娠晚期）的饮食中应含丰富的维生素 D、钙、磷和蛋白质等营养物质，以防止胎儿宫内维生素 D 储存不足。

二、维生素 D 缺乏性手足搐搦症

维生素 D 缺乏性手足搐搦症（tetany of vitamin D deficiency）是维生素 D 缺乏所致血钙降低而引起的神经肌肉兴奋性增强的一种疾病，又称佝偻病性低钙惊厥或婴儿手足搐搦症。主要表现为全身惊厥、手足肌肉抽搐或喉痉挛等症状，常见于 2 岁内的婴幼儿，特别是 6 个月以下的小婴儿。

【发病机制】

维生素 D 缺乏时，血钙降低刺激甲状旁腺，甲状旁腺素继发性分泌增多，使骨骼脱钙以补充血钙的不足；当甲状旁腺未出现代偿分泌增加时不能动员骨钙入血，血钙继续降低，当血清总钙量<1.75～1.88mmol/L（7～7.5mg/dl），或离子钙<1mmol/L（4mg/dl）时导致神经肌肉兴奋性增高，出现手足抽搐、喉痉挛、甚至全身惊厥等症状。维生素 D 缺乏时机体出现甲状旁腺功能低下的原因尚不清楚，可能原因是维生素 D 缺乏的早期甲状旁腺急剧代偿分泌增加，以维持血钙正常；当维生素 D 缺乏未能及时纠正，甲状旁腺功能因反

应过度而出现代偿性功能不全,导致血钙降低。维生素 D 缺乏性手足搐搦症的患儿,同时存在佝偻病和甲状旁腺功能低下的低血钙临床表现(见图 5-2)。

【临床表现】

主要表现为惊厥、手足抽搐、喉痉挛等神经肌肉兴奋性增高的临床表现。小婴儿主要表现为全身惊厥、喉痉挛,较大婴儿及幼儿多表现为手足搐搦。由于维生素 D 缺乏,患儿往往同时存在佝偻病的某些表现。

1. 典型表现　血清钙低于 1.75mmol/L 时可出现惊厥、喉痉挛和手足搐搦,以无热惊厥最常见。

(1) 惊厥:突然出现不伴发热的全身抽搐,是婴儿期最常见的发作方式。表现为四肢抽动,两眼上翻,面肌颤动,神志不清,发作时间可短至数秒钟,或长达数分钟以上,发作时间长者可伴口周发绀。发作停止后多入睡,醒后活泼如常。可数日发作 1 次,或 1 日数次,甚至多至 1 日数十次;一般不伴发热,发作轻时仅有短暂的眼球上窜和面肌抽动,神志清楚。

(2) 手足搐搦:突发手足强直痉挛,表现为双手腕部屈曲,手指伸直、拇指内收掌心;足部踝关节伸直,足趾强直向下弯曲,足底呈弓状。发作时意识清楚。

(3) 喉痉挛:喉部肌肉及声门突发痉挛引起吸气性呼吸困难和喉鸣,有时可突然发生窒息、发绀,严重缺氧甚至死亡。要特别注意小于 6 个月的婴儿可表现为无热性阵发性青紫、严重者肌内注射时可能诱发喉痉挛。

2. 隐性症状　血清钙在 1.75~1.88mmol/L 时多无急性发作时的典型症状,但刺激神经肌肉可引出下列体征:

(1) 面神经征(chvostek sign):以手指尖或叩诊锤轻轻叩击患儿颧弓与口角间的面颊部(即第 7 脑神经穿出处),引起眼睑和口角抽动者为阳性。小于 2 岁的患儿均可得到阳性结果,但 1 个月内的婴儿可出现假阳性。

(2) 腓反射(peroneal reflex):以叩诊锤骤击膝下外侧腓神经处可引起足向外侧收缩者即为腓反射阳性。

(3) 陶瑟征(trousseau sign):以血压计袖带包裹上臂,使血压维持在收缩压与舒张压之间,5 分钟之内该手出现痉挛状属阳性。

【诊断与鉴别诊断】

婴幼儿突发无热惊厥,发作后神志清楚,无神经系统阳性体征,且反复发作者;实验室检查总血钙 <1.75mmol/L,或离子钙<1.0mmol/L;结合佝偻病病史及相应临床表现可诊断本病。但应与下列疾病进行鉴别。

1. 无热惊厥性疾病

(1) 低血糖症:常发生于清晨空腹时,有进食不足或腹泻病史,严重惊厥后可昏迷。一般口服或静脉注射葡萄糖液后抽搐立刻停止,实验室检查血糖<2.2mmol/L。

(2) 低镁血症:多见于新生儿或<3 个月牛乳喂养的小婴儿,常常合并低钙血症,可出现烦躁、惊跳、阵发性屏气,甚至惊厥。实验室检查提示血清镁<0.58mmol/L(1.4mg/dl)。

(3) 婴儿痉挛症:1 岁内起病,突然发作,表现为头、躯干、上肢均屈曲,手握拳,下肢弯曲至腹部,伴点头状抽搐和意识障碍,发作时间维持在数秒至数 10 秒,可自行停止;常伴有智力发育异常,脑电图有特征性的高幅异常节律波出现。

(4) 原发性甲状旁腺功能减退症:临床表现与本病较为相似,表现为间歇性惊厥或手足搐搦,几天或数周发作 1 次;实验室检查提示血磷升高>3.2mmol/L,血钙降至 1.75mmol/L 以下,碱性磷酸酶正常或稍低,颅骨 X 线可见基底节钙化灶。

2. 中枢神经系统感染　脑膜炎、脑炎、脑脓肿等,患儿大多数伴有发热和感染中毒症状,精神萎靡、一般情况差等。体弱年幼者反应差,有时可无发热。有颅内压增高体征及脑脊液改变。

3. 急性喉炎　多为病毒感染引起,常有上呼吸道感染的病史及症状,表现为声音嘶哑,伴有犬吠样咳嗽和吸气困难,可有发热,无低钙的症状及体征,血钙正常,钙剂治疗无效。

【治疗】

治疗原则是首先控制惊厥、解除喉痉挛,其次静脉补钙使血钙迅速上升,最后补充维生素 D,使钙磷代谢恢复正常。

1. 急救处理

(1) 镇静、止惊:①地西泮:每次 0.1~0.3mg/kg,肌内或静脉注射,必要时可 10 分钟重复 1 次,单剂最大量每次不超过 10mg。②苯巴比妥钠:首剂 15~20mg/kg 后改为每次 2.5~5mg/kg,1~2 次/d,肌注或静脉注射。③10%水合氯醛每次 40~50mg(0.4~0.5ml)/kg,保留灌肠,总量不超过 10ml。使用上述药物迅速控制惊厥或喉痉挛等危及生命的症状。

(2) 吸氧:惊厥或喉痉挛可引起缺氧、呼吸停止,应立刻给氧。喉痉挛者须立刻将舌头拉出口外,以保证呼吸道通畅,并行人工呼吸或复苏囊正压通气,必要时行气管插管术。

2. 钙剂治疗　尽快给予 10%葡萄糖酸钙 1~2ml/kg 加入 5%~10%葡萄糖液 10~20ml 中,缓慢静脉注射或滴注(大于 10 分钟),迅速提高血钙浓度。惊厥停止后改为口服钙剂。轻症患儿可用 10%氯化钙 5~10ml/次,每日 3 次,服用时用加入 3~5 倍糖水稀释,3~5 天后改为葡萄糖酸钙、乳酸钙或碳酸钙。

3. 维生素 D 治疗　应用钙剂和症状控制后,同时给予维生素 D 治疗,用法可按维生素 D 缺乏性佝偻病补充维生素 D。

【预防】　同维生素 D 缺乏性佝偻病。

三、维生素 A 缺乏症

维生素 A 缺乏症(Vitamin A deficiency disorder)是指体内维生素 A(视黄醇)缺乏所致的全身性疾病,可引起眼睛、生长、免疫和胚胎等多系统受损,多见于 1~4 岁儿童。

【吸收与代谢】

维生素 A 是指具有全反式视黄醇生物活性的一组类视黄醇物质,是所有 β-紫香酮衍生物的总称,包括视黄醇、视黄醛、视黄酸及视黄酯等。维生素 A 原或类胡萝卜素是具有生物活性 β-胡萝卜素的总称,主要存在绿色或黄红色蔬菜和水果中,其化学结构与维生素 A 相似,在体内可转化为维生素 A,以 β-胡萝卜素具有的维生素 A 活性最高。维生素 A 和胡萝卜素在小肠中被乳化后由肠黏膜吸收,并在肠黏膜细胞内经棕榈酸酯化后与乳糜微粒结合,通过淋巴系统入血行然后转运到肝脏,以棕榈酸酯形式在肝脏储存。肝内维生素 A 储存量占总量的 90%~95%。

当周围组织需要维生素 A 时,肝脏中的维生素 A 棕榈酸酯经酯酶水解为视黄醇,与视黄醇结合蛋白(retinal binding protein,RBP)结合后,再与前白蛋白(prealbumin,PA)结合,形成维生素 A-RBP-PA 复合体后释放入血,经血液循环转运至靶组织。该复合物与靶组织细胞膜上的 RBP 特殊受体结合后,维生素 A 被释放至细胞内,并进一步在细胞内氧化转变为视黄酸。视黄酸是维生素 A 在体内发生多种生物作用的重要活性形式。

【生理和病理】

维生素 A 在维持人体正常代谢、细胞分化、生殖、视觉及抗感染等多种生理功能中发挥重要的作用,当缺乏后会导致多种生理功能紊乱,从而产生一系列病理变化。

1. 维持暗光下的视觉功能　维生素 A 缺乏时,对暗光的敏感度降低,出现暗适应差及夜盲症。

2. 维持皮肤黏膜组织的完整性　维生素 A 为细胞分化、视黄酸应答激活及细胞膜稳定所必需,缺乏时导致皮肤、眼结膜和角膜干燥,继续缺乏使上皮组织过度增生。

3. 促进生长发育和维护生殖功能　维生素 A 通过参与细胞的 RNA、DNA 合成及生长激素的分泌,影响细胞增殖、分化和组织更新;促进硫酸软骨素等粘多糖合成和骨代谢,从而促进生长发育。维生素 A 对胎盘发育、精子生成多种组织和细胞生长发育起有重要作用,缺乏可引起心、脑、肺和泌尿生殖系统等先天畸形。

4. 维持和促进免疫功能　维生素 A 缺乏时,免疫细胞内视黄酸受体的表达相应下降而导致机体的免疫功能降低,患儿易患呼吸道和消化道感染。

【病因】

1. 先天储备不足　维生素 A 和胡萝卜素不易通过胎盘,出生时体内维生素 A 储存量甚少,肝脏维生素 A 仅为成人的 1/10,同时新生儿血浆中视黄醇结合蛋白仅为成人一半。生后如不注意补充,极易出现维生素 A 缺乏。5 岁以下儿童维生素 A 缺乏的发生率远高于成人。

2. 摄入不足和需要增加　维生素 A 主要来源于乳类、蛋黄、肝脏和深色蔬菜,母乳初乳中维生素 A 含量丰富。婴儿母乳不足或无母乳、未及时添加配方奶或牛奶,长期给予单纯米粉或脱脂奶粉喂养,或长期摄入缺乏维生素 A 和胡萝卜素的膳食者,导致维生素 A 缺乏。早产儿、双胎儿低出生体重儿等,生后生长发育迅速,更易发生维生素 A 缺乏。各种急慢性传染病,如麻疹、结核病等长期发热性疾病使维生素 A 消耗增多,机体对维生素 A 需求增多,会导致相对缺乏。

3. 消化吸收障碍　维生素 A 为脂溶性维生素,它和胡萝卜素在小肠的消化吸收均需胆盐和脂肪的帮助。因此,膳食中脂肪的含量过低、慢性肠道疾病、肝胆胰疾病、脂肪吸收综合征等都可以影响维生素 A 的消化与吸收,导致维生素 A 缺乏。

4. 代谢障碍　凡能导致蛋白质和锌缺乏的各种因素都可影响维生素 A 的转运和利用。肝脏疾病、甲状腺功能低下及先天性维生素 A 原转换酶缺乏等使维生素 A 原转变成维生素 A 发生障碍及维生素 A 转运障碍,导致血浆维生素 A 降低。

【临床表现】

维生素 A 缺乏症的临床表现与维生素 A 缺乏的程度和阶段关系密切,在亚临床缺乏及可疑亚临床缺乏阶段主要为反复呼吸道感染、腹泻和贫血等非特异性表现。在重度缺乏阶段,血清维生素 A<0.35μmol/L 时,才会出现维生素 A 缺乏的特异性临床表现。

1. 眼部表现　眼部的症状和体征是维生素 A 缺乏最早出现的表现,且逐渐加重。

(1) 暗视觉异常:是维生素 A 缺乏时最早的表现,首先表现为暗适应迟缓,暗适应时间延长,随后黄昏时视物不清,暗光视力下降,最终发展为夜盲症。

(2) 眼干燥症:暗视觉异常持续数周后,出现眼泪减少、眼干、眨眼、畏光等不适,俗称"干眼病"。随后出现球结膜、角膜干燥,失去正常光泽和弹性,自觉痒感,眼部检查眼球向两侧转动时可见球结膜皱褶,在近角膜处可见结膜干燥斑或毕脱斑(Bitot's spots)。

(3) 角膜软化:即角膜软化症。自觉畏光、眼痛,常用手揉搓眼部导致感染。严重时发生角膜溃疡、坏死甚至穿孔,虹膜、晶状体脱出,导致失明,是年幼儿童失明的重要原因。

2. 皮肤损害　开始仅感皮肤干燥、易脱屑,有痒感,渐至汗液减少、上皮角化增生,角化物充塞毛囊形成突出皮肤表面的毛囊丘疹,状似"鸡皮"。检查触摸皮肤时有粗砂样感,以肩部、臀部、四肢伸面为多,可发展至颈部、背部甚至面部,会阴上皮也可角化。毛囊角化引起毛发干枯、易脱落,指(趾)甲脆薄易折、多纹等。

3. 生长发育障碍　表现为体格和智力轻度落后,常伴营养不良、贫血和其他维生素缺乏。牙釉质发育不良、易剥落,失去光泽,易发生龋齿。

4. 感染易感性增高　易出现反复的呼吸道和消化道感染,且迁延不愈,增加疾病的发病率和死亡率,尤其见于是 6 个月~2 岁的儿童。

【诊断】

根据明确维生素 A 摄入不足病史、有各种消化道和呼吸道疾病或慢性消耗性疾病史,出现夜盲症或干眼症等眼部特异性表现及皮肤的症状和体征,即可临床诊断。下列实验室和临床检查有助于可疑病例及亚临床维生素 A 缺乏的早期诊断。

1. 血浆维生素 A(视黄醇)水平　为评价维生素 A 营养状况常用指标。正常婴幼儿血浆维生素 A 浓度为 $300 \sim 500\mu g/L$($1.05 \sim 1.76\mu mol/L$),年长儿和成人为 $430 \sim 860\mu g/L$($1.5 \sim 3.0\mu mol/L$)。$<200\mu g/L$($0.7\mu mol/L$)为临床型和亚临床型维生素 A 缺乏,$200 \sim 300\mu g/L$($0.7 \sim 1.05\mu mol/L$)为可疑亚临床型维生素 A 缺乏。临床型维生素 A 缺乏:血清维生素 $A < 0.35\mu mol/L$,伴有眼部和皮肤临床表现。亚临床型维生素 A 缺乏:血清维生素 A $0.35 \sim 0.7\mu mol/L$,无典型的临床表现。

2. 相对剂量反应(relative-response test,RDR)　对可疑亚临床维生素 A 缺乏者应行 RDR 进一步确定。测定方法为先空腹抽静脉血测定血浆维生素 A 浓度(A_0),然后随早餐口服维生素 A $450\mu g$,5 小时后于午餐前再次采集静脉血复查血浆维生素 A(A_5),将数值代入公式:$RDR(\%) = (A_5 - A_0)/A_5 \times 100\%$,所得 RDR 值可提示肝维生素 A 储备。$RDR > 20\%$ 则为阳性,表示肝脏维生素 A 储备 $< 70\mu mol$($20mg$)$/kg$,可确诊为亚临床型维生素 A 缺乏。

3. 血浆视黄醇结合蛋白(RBP)测定　正常血浆浓度为 $23.1mg/L$,低于此值提示有维生素 A 缺乏的可能,感染、蛋白质-能量营养不良 RBP 亦可降低,应同时查血 C-反应蛋白(CRP)。

4. 尿液脱落细胞检查　有助于维生素 A 缺乏之诊断,找到角化上皮细胞具有诊断意义。在新鲜中段尿中加 1% 甲基紫,摇匀后计数尿中上皮细胞,在没有泌尿道感染的情况下,超过 3 个/mm^2 为异常。

5. 暗适应检查　由眼科医师用暗适应计和视网膜电流变化检查,常用于亚临床维生素 A 缺乏诊断,该方法不适用于婴幼儿,且蛋白质和锌缺乏时暗适应时间也会延长。

【治疗】

1. 一般治疗　主要是调整饮食和去除病因,增加膳食中维生素 A 及 β-胡萝卜素的摄入,有条件者可给予维生素 A 强化的食品。积极治疗原有慢性疾病,如营养不良、迁延性腹泻、肝胆疾病及营养素缺乏病等,以增强对维生素 A 及 β-胡萝卜素的吸收。

2. 维生素 A 制剂治疗

(1) 亚临床型维生素 A 缺乏:口服维生素 A $1500 \sim 2000U/d$,直到血浆维生素 A 水平正常。或大剂量口服 10 万 ~20 万 U/次,每 4~6 个月重复 1 次。

(2) 临床型维生素 A 缺乏:①轻症及消化吸收功能良好者:口服维生素 A $7500 \sim 15\,000\mu g/d$(相当于 2.5 万 ~5 万 U/d,浓维生素 A 丸含 2.5 万 U/丸),分为 2~3 次服用,2 天后减量为每天口服 $1500\mu g$(相当于 $5000U$)$/d$。②有慢性腹泻或肠道吸收障碍及重症患(眼症)者:深部肌注维生素 AD 注射剂(每支含维生素 A $7500\mu g$ 和维生素 D $62.5\mu g$)$0.5 \sim 1ml/$次,每日 1 次,5 天后病情好转即改口服,到眼部症状消失后改预防量 $1500\mu g/kg$,直到痊愈。或采用大剂量补充法:诊断后立即治疗:6 个月:5 万 U;6 ~ 12 个月:10 万 U;>12 个月:20 万 U。第二天使用同样剂量 1 次,2 周后再用同样剂量 1 次;确诊麻疹的患儿立即给予单剂量 1 次,第二天再给予相同剂量 1 次;蛋白质营养不良患儿确诊时给予单剂量,此后按维持需要量补充。治疗中要注意避免维生素 A 过量所致中毒(1 视黄醇当量 $=1\mu g$ 视黄醇 $=3.3U$ 维生素 A)。

3. 眼局部治疗　对比较严重的维生素 A 缺乏病患儿需要进行眼睛局部治疗。进行眼部治疗和护理时动作轻柔,不要压迫眼球,以免角膜穿孔,虹膜、晶状体脱出。

(1) 消毒的维生素 AD 滴剂直接滴眼。

(2) 抗生素眼药:2.5% 氯霉素眼药水或 0.5% 金霉素或红霉素眼膏,每日 3~4 次,以预防结膜和角膜发生继发感染,并可减轻结膜与角膜的干燥不适。如角膜出现软化和溃疡时,可采用抗生素眼药水与消毒鱼肝油交替滴眼,1 小时 1 次,每日不少于 20 次。

（3）1%阿托品滴眼液：用于角膜溃疡时散瞳，以免虹膜脱出及粘连。

（4）上皮生长因子类眼液：有助于角膜修复，每天3次。

【预防】

1. 健康教育

（1）注意膳食的营养平衡：经常食用富含维生素A的动物性食物（牛奶、鸡蛋、肝脏）和深色蔬菜及黄红色水果。

（2）补充维生素A：婴幼儿是预防维生素A缺乏的主要对象，孕妇和乳母应多食富含维生素A的食物，以保证新生儿和乳儿有充足的维生素A摄入。

（3）母乳喂养优于人工喂养：人工喂养婴儿应尽量选择维生素A强化的乳方。

2. 预防性干预

（1）预防性补充维生素A：每日推荐供应量：婴幼儿为500μg，5岁以上儿童为600~1500μg，维生素A缺乏地区产妇分娩后30 000μg。

（2）维生素A缺乏高发地区：采取每隔半年一次口服维生素A的预防措施：<6个月17 000μg/次；6~12个月33 000μg/次；>12个月66 000μg/次。

（3）对患感染性疾病者：麻疹、疟疾和结核病等，及慢性消耗性疾病的病人应补充维生素A 1500~3000μg/d。有慢性腹泻等维生素A吸收不良者可短期内肌内注射维生素A，数日后再改为口服，或采用水溶性维生素A制剂。

第八节　微量元素异常

微量元素是指体内含量不足体重万分之一的元素。人类必需微量元素包括铁、碘、氟、锌、铬、硒、镁、钼和铜等。有些微量元素对人体是有害，如铅、镉、铍等，尤其要特别重视铅中毒对儿童的危害。

一、锌缺乏

锌为人体必需微量元素之一，在体内含量仅次于铁，为第二大的微量元素。主要存在于骨、牙齿、毛发、皮肤、肝脏和肌肉中，为100多种酶的关键组成成分，参与蛋白质代谢与合成、核酸代谢及细胞膜的稳定，DNA、RNA和蛋白质的合成，在生长发育、性功能成熟、免疫系统发育及功能、组织增生修复、儿童智力等方面有重要的生理功能。当锌摄入不足或代谢障碍可导致体内锌缺乏（zinc deficiency），引起食欲低下、生长发育迟缓、免疫降低、皮肤感染、内分泌功能紊乱及异嗜癖等临床表现，青春期缺锌还可致性成熟障碍。

【病因】

1. 摄入不足　长期缺乏动物性食物、辅食添加不当、素食者容易发生锌缺乏。全胃肠道外营养如未加锌或加锌不足也可致锌缺乏。

2. 吸收障碍　各种原因所致的胃肠功能紊乱均可影响食物中锌的吸收，尤以腹泻最明显。谷类食物含大量粗纤维使肠蠕动加快，植酸与锌、钙结合成不溶性的复合物，钙摄入过多等均可影响锌的吸收。牛乳含锌量虽与母乳相似，但牛乳锌的吸收率（39%）远低于母乳锌（65%），故长期纯牛乳喂养也可缺锌。此外，当食物中的植酸和膳食纤维含量高，某些矿物质，如铁、钙等二价金属元素摄入过量也可抑制锌的吸收。肠病性肢端皮炎（acrodermatitis enteropathica）是一种常染色体隐性遗传病，因小肠缺乏吸收锌的载体，引起锌吸收功能缺陷而导致严重缺锌。

3. 需要量增加　在婴儿期、营养不良恢复期、组织修复过程及急性感染等，机体对锌需要量增多加，如未及时补充，可发生锌缺乏。孕妇及乳母对锌的需求亦增多，如摄入不足可致母亲、胎儿及乳儿缺锌。

4. 丢失过多　如反复出血、溶血、大面积烧伤、慢性肾脏疾病、长期透析等使大量的锌随体液丢失;肝硬化、慢性尿毒症等所致低蛋白血症可引起尿锌排出增多;长期应用金属螯合剂(如青霉胺)等也可使锌丢失过多。

【临床表现】

正常人体含锌2~2.5g,缺锌可影响核酸和蛋白质的合成及其他生理功能,多发生在人工喂养儿及营养不良小儿。

1. 消化功能减退　如食欲缺乏、厌食、异嗜癖等。

2. 生长发育落后　如生长发育迟缓、体格矮小、性发育延迟和性腺功能减退等。

3. 免疫功能降低　如易发生各种感染,如肺炎、腹泻及反复感冒等。

4. 神经精神发育障碍　如认知行为改变,精神萎靡、共济失调、精神发育迟缓、注意力缺乏多动、行为障碍等。

5. 其他　如脱发、皮肤粗糙、皮炎、地图舌、反复口腔溃疡、伤口愈合延迟、视黄醛结合蛋白减少而出现夜盲、贫血等。

【实验室检查】

1. 空腹血清锌浓度测定　能反映体内近期的锌营养状况,是诊断锌缺乏的常用指标。正常最低值为11.47μmol/L(75μg/dl)。

2. 餐后血清锌浓度反应试验(post meal zinc concentration reaction,PZCR)　测空腹血清锌浓度(A_0)作为基础水平,然后给予标准饮食(按全天总热量的20%计算,其中蛋白质为10%~15%,脂肪为30%~35%,糖类为50%~60%),2小时后复查血清锌(A_2),按公式 PZCR=(A_0-A_2)/A_0×100%计算,若PZCR>15%提示缺锌。

3. 其他测量方法　如发锌、尿锌测定受其他因素影响较大,不能准确反映体内锌营养状况,故不能作为诊断标准。

【诊断】

根据喂养史中饮食含锌量低、慢性腹泻等长期吸收不良等缺锌的病史,存在味觉异常、食欲降低、生长发育落后及不同程度缺锌临床表现,血清锌<11.47μmol/L,PZCR>15%,锌剂治疗有显效等即可诊断。

【治疗】

1. 针对病因　治疗原发病。

2. 饮食治疗　鼓励多进食富含锌的动物性食物,如肝、鱼、瘦肉、禽蛋、牡蛎等。初乳含锌丰富。

3. 补充锌剂　常用葡萄糖酸锌,按元素锌计算每日剂量为0.5~1.0mg/kg,相当于葡萄糖酸锌3.5~7mg/kg,疗程一般为2~3个月。长期静脉输入高能量者,每日锌用量为:早产儿0.3mg/kg,足月儿~5岁0.1mg/kg,>5岁2.5~4mg/d。

【预防】

提倡母乳喂养,坚持平衡膳食是预防缺锌的主要措施,戒绝挑食、偏食、吃零食的习惯。对可能发生缺锌的情况如早产儿、人工喂养者、营养不良儿、长期腹泻、大面积烧伤等,均应适当补锌。元素锌每日推荐摄入量为:6个月以下1.5mg,6个月~1岁以下8mg,1~4岁以下12mg,4~7岁以下13.5mg。

二、碘缺乏

碘为人体必需微量元素之一,主要存在于甲状腺内,是甲状腺素和三碘甲腺原氨酸合成的底物,其生物学功能主要通过甲状腺激素表现。碘缺乏所导致的碘缺乏病(iodine deficiency disorder,IDD),是一组因自然环境碘缺乏造成机体缺碘所致疾病表现的总称,是一种对儿童智力发育影响较大而又可预防的疾病之一。

【病因】

人体的碘主要来自食物,少量来自水和空气。膳食中碘摄入不足通常是由环境中碘缺乏所致。内地和山区水土壤含碘少,长期生活在这些地区的居民若未及时补充碘摄入,极易发生碘缺乏。此外,食用能干扰甲状腺摄碘功能的食物如包菜、油菜(含丰富的硫氰酸盐、高氯酸盐)等,可影响碘吸收和甲状腺吸碘;服用某些阻碍酪氨酸碘化过程的药物如硫脲、磺胺及咪唑等,也可引起缺碘。

【临床表现】

取决于缺碘的程度、持续时间和患病的年龄。儿童缺碘最主要的临床表现是智力低下和体格发育障碍,其严重程度与缺碘的程度、持续时间和患病年龄密切相关。胎儿期缺碘引起流产、早产、先天性畸形,甚至死胎。克汀病是胎儿期严重缺碘造成的最严重的神经系统损伤。新生儿期表现为甲状腺功能减退;儿童和青春期则引起甲状腺肿和甲状腺功能减退症,引起儿童智力损害和体格发育障碍。儿童长期轻度缺碘则可出现亚临床型甲状腺功能减退症表现,常伴有体格生长落后。

【实验室检查】

1. 尿碘　尿碘测定是目前最实用和最灵敏的碘缺乏诊断指标。因摄入碘的80%从尿中排出,尿碘的含量基本能代表碘摄入量。$<20\mu g/L$为重度碘缺乏;$20\sim49\mu g/L$为中度碘缺乏;$50\sim99\mu g/L$为轻度碘缺乏;$100\sim199\mu g/L$为正常;$200\sim299\mu g/L$为大于正常值;$\geq300\mu g/L$为碘过量。

2. 甲状腺功能　血清T_3、T_4、TSH为评价碘营养状态的间接指标。碘缺乏时血清总T_3、T_4或游离T_3、T_4明显降低,TSH增高。尤其是TSH用于筛查新生儿甲状腺功能减退症。

3. 甲状腺肿大　甲状腺的触诊和超声测定可诊断,以超声的结果为准。

【诊断】　地方性克汀病或地方性亚临床克汀病的诊断标准(2014,原卫生部发布):

1. 必备条件

(1) 流行病史和个人史:出生、居住在碘缺乏病流行区。

(2) 临床表现:有不同程度的精神发育迟滞,主要表现为不同程度的智力障碍(智力低下),地方性克汀病的IQ为54或54以下,地方性亚临床克汀病的IQ为55~69。

2. 辅助条件:

(1) 神经系统障碍

①精神运动发育障碍:克汀病表现为不同程度的痉挛性瘫痪、步态和姿态的异常。亚临床克汀病患者无这些典型的临床体征,但可出现有轻度神经系统损伤,表现为精神和(或)运动技能障碍。

②听力障碍:亚临床克汀病患者可有轻度听力障碍,表现为电测定高频或低频异常。

③言语障碍(哑或说话障碍):亚临床克汀病患者呈极轻度言语障碍或正常。

(2) 甲状腺功能障碍

①体格发育障碍:克汀病表现为非匀称性矮小,亚临床克汀病患者可无或有极轻度体格发育障碍。

②精神发育迟滞外貌:克汀病可出现典型形象,如:傻相、傻笑、眼距宽、鼻梁塌、耳软、腹膨隆、脐疝等;亚临床克汀病患者几乎无上述表现,但可出现程度不同的骨龄发育落后以及骨骺愈合不良。

③甲状腺功能减退表现:克汀病可出现典型的甲状腺功能低下表现,如黏液性水肿、皮肤干燥、毛发干粗;血清T_3正常、代偿性增高或下降,T_4、FT_4低于正常,TSH高于正常。亚临床克汀病患者一般无甲状腺功能减退的临床表现,但可出现T_4和FT_4正常下限值或降低、TSH可增高或在正常上限值、血清T_3正常,又称为激素性甲状腺功能减退。

凡具备上述必备条件及辅助条件中的任何1项或1项以上者,在排除由碘缺乏以外原因所造成的疾病,如分娩损伤、脑炎、脑膜炎及药物中毒等后,可诊断为地方性克汀病或地方性亚临床克汀病。

【治疗】

1. 碘剂　主要用于缺碘所致的弥漫性重度甲状腺肿大且病程短者。

复方碘溶液每日 1~2 滴(约含碘 3.5mg),或碘化钾(钠)每日 10~15mg,连服 2 周为 1 疗程,2 疗程之间停药 3 个月,反复治疗 1 年。长期大量服用碘剂应注意甲状腺功能亢进的发生。

2. 甲状腺素制剂　参见内分泌章节"先天性甲状腺功能减退症"。

【预防】

1. 食盐加碘　是预防碘缺乏最有效的措施,我国自 20 世纪 90 年代推行食盐加碘预措施以来,已经为世界上碘营养适宜的国家。

2. 育龄期妇女、孕妇补碘　可防止胚胎期碘缺乏(克汀病、亚临床克汀病、新生儿甲状腺功能减退、新生儿甲状腺肿以及胎儿早产、流产、死产和先天性畸形)的发生。

三、铅中毒

铅是一种具有神经毒性的重金属,可对多系统、多器官引起损伤。近年来的研究发现血铅在非常低的水平就会对儿童的健康造成影响,尤其是对发育期间的大脑造成不可逆的不同程度损害。

【铅的来源】

1. 工业污染　汽车使用含铅汽油排放的无机铅化合物;高含铅产品的不规范生产及蓄电池和电子垃圾不规范回收;室内含铅油漆或涂料及铅尘等。

2. 土壤污染　儿童玩耍时有意无意的摄入铅污染的土壤和灰尘或食用铅污染的农作物,可造成铅中毒。

3. 食物或学习用品污染　儿童的手-口动作是造成铅从环境进入儿童体内的主要途径。食物受大气中铅的污染或在加工过程受到铅的污染,如松花蛋、爆米花、罐头食品等;以及儿童通过手或嘴啃咬含铅量高的玩具或学习用品均可引起铅中毒。

【铅的代谢及危害】

1. 铅的代谢　胎儿体内铅是通过胎盘从母体血液获得,生后铅从消化道、呼吸道和皮肤进入儿童体内,其中 80%~85% 的铅从消化道摄入,呼吸道约占 15%,经皮肤吸收很少。铅在小肠吸收入血,其吸收率受食物的影响,如空腹或食物脂肪可促进铅的吸收,钙、铁、锌等元素可抑制铅的吸收。吸收入血的铅 99% 进入红细胞内与血红蛋白结合,随血液进入组织,最后长期蓄积在骨骼和牙齿,仅极少部分铅从大便、小便排出。儿童铅代谢的特点是吸收多、排泄少,储存池铅的流动性大,骨骼中铅占总体铅含量的 90% 以上。铅的半衰期在血液中约为 25~35 日、在骨髓中长达 10~20 年。因此,血铅水平仅能反映近 1 个月左右铅暴露情况,而骨骼铅水平则反映长期铅暴露及铅在体内蓄积状况。

2. 铅的危害　铅是一种强烈的亲神经毒物,易通过血脑屏障进入大脑。儿童血脑屏障功能发育不成熟、神经系统对铅的毒性特别敏感,儿童是铅毒性的高危人群。此外,儿童消化道、呼吸道铅的吸收率比成人高 5~10 倍,肾脏排泄铅的能力又显著低于成人。铅对儿童的危害存在剂量效应关系,并与暴露时间长短有关。低水平铅暴露主要损害儿童神经系统的发育,导致认知和神经行为障碍。急性高水平铅暴露不仅导致儿童多脏器损害,而且可导致中毒性脑病,出现头痛、惊厥、呕吐,甚至死亡。慢性铅暴露可导致儿童神经系统、造血系统、消化系统、免疫系统、内分泌系统及肾脏、肝脏等多脏器功能损害,从而产生相应的症状。

【临床表现】

儿童铅中毒是一种缓慢、渐进的过程,临床表现非特异性,多数表现为头痛、注意力不集中、多动、情绪和脾气改变(情绪急躁、攻击行为);黄疸、恶心、食欲下降、偏食、异食、腹痛、便秘、呕吐、腹泻等消化道症状;认知能力和学习成绩下降、贫血、体重不增、生长发育迟滞、反复呼吸道感染等,常被漏诊和误诊。严重者可出现昏迷和抽搐等中枢神经系统症状。

【诊断】

儿童高铅血症和铅中毒依据儿童静脉血铅水平进行诊断。连续两次静脉血检查结果才能作为诊断分级的依据。

1991 年美国疾病控制中心(CDC)儿童铅中毒诊断标准:静脉血铅水平≥100μg/L。轻度:100~199μg/L;中度:200~449μg/L;重度:450~699μg/L;极重度:≥700μg/L。2006 年 2 月我国原卫生部制定的我国儿童铅中毒诊断标准,根据连续两次静脉血铅水平进行诊断和分度:高铅血症:100~199μg/L;铅中毒:≥200μg/L。轻度:200~249μg/L;中度:250~449μg/L;重度:≥450μg/L。

【治疗】

详见中华人民共和国原卫生部《儿童高铅血症和中毒预防指南》和《儿童高铅血症和铅中毒分级和处理原则》。

1. 治疗原则　高铅血症和轻度铅中毒应脱离铅污染源、卫生指导和营养干预,而中度和重度铅中毒则应加驱铅治疗。

2. 脱离铅污染源　排查和脱离铅污染源是处理儿童高铅血症和铅中毒的根本办法。脱离铅污染源后血铅水平可显著下降。未脱离铅污染源进行驱铅治疗反会增加铅的吸收。

3. 实施营养干预　及时进行营养干预,根据儿童营养缺乏情况,针对性蛋白质、维生素和微量元素补充、纠正营养不良和铁、钙、锌的缺乏。增加膳食中钙、铁、锌的摄入量以减少铅在消化道内的吸收和在体内的毒性。

4. 驱铅治疗　驱铅药物首选二巯丁二钠和依地酸二钠钙,两者均为金属螯合剂。通过驱铅药物与体内铅结合并排泄,以达到阻止铅对机体产生毒性作用,驱铅治疗只用于血铅水平在中度及以上的铅中毒。

（1）血铅水平<250μg/L:密切观察血铅水平,不需驱铅治疗。

（2）血铅水平 250~449μg/L:首选二巯丁二钠,350mg/m²,或 10mg/(kg·d),3 次/天,连续 5 天;继而改为 2 次/天,连续 14 天,疗程共 19 天。

（3）血铅水平 ≥450μg/L 且 <700μg/L:选依地酸二钠钙,1~1.5mg/(m²·d),加 5% 葡萄糖溶液 1000ml,采用微量泵 24 小时均匀滴入,连续 5 天为一疗程。

（4）血铅水平 ≥700μg/L:选用二巯丁二钠和依地酸二钠钙联合治疗,用药时先用巯基丁二酸钠,治疗 4 小时患儿排尿后才能使用依地酸二钠钙,否则会导致中毒性脑病。治疗期间口服锌剂和铁剂,并注意药物对肝肾功能的损害。

5. 驱铅治疗时注意事项

（1）药物的副作用:二巯丁二钠常见的副作用为胃肠道刺激症状、一过性皮疹、肝转氨酶升高、白细胞降低等,停药后多自动缓解。依地酸二钠钙含钙量较高,对血管和肌肉刺激性大,滴注时应避免渗出血管外,以免引起血管炎症或局部坏死。使用时应每日复查尿常规,隔日复查肝肾功能。

（2）血铅水平:疗程结束后和用药间歇应定期复查。

（3）具体疗程:中重度铅中毒均需多疗程驱铅治疗,根据铅暴露时间、治疗前血铅水平及对药物治疗的反应决定具体疗程次数。

【预防】

通过环境干预、开展健康教育、有重点的筛查和监测,达到预防和早发现、早干预的目的。

1. 健康教育　通过宣传与指导、知识讲座、发放宣传资料等开展儿童铅中毒防治知识的健康教育,传播铅对儿童毒性作用的相关科学知识、知晓铅对健康的危害,改变人们的知识、态度和行为,教育儿童养成良好的卫生习惯、纠正不良行为。避免和减少儿童接触铅污染源,从而预防和减少铅对儿童的危害。

2. 保证膳食中有足够的铁、钙、锌及纤维素等,减少消化道铅的吸收。

3. 建立定期血铅筛查与监测　主要用于存在或怀疑有工业性铅污染地区,通过血铅筛查早期发现高铅血症儿童,及时进行干预。同时通过筛查资料分析,以评价环境铅污染状况,进行定期监测。

第九节　静脉营养

静脉营养又称肠外营养(parenteral nutrition,PN),是指当患儿不能耐受肠内营养或在不能进食的情况下,由静脉途径供给每日所需的营养素,包括水、碳水化合物、蛋白质、脂肪,以及矿物质、微量元素和维生素等,以满足机体代谢及生长发育需要的营养方式。包括部分肠外营养(partial parenteral nutrition,PPN)和全肠外营养(total parenteral nutrition,TPN)。

【适应证】

凡长期不能耐受肠道内营养的患儿都是肠外营养的适应证。任何预计不能经胃肠喂养3天以上的患儿都应给予肠外营养。临床常见的疾病有:

1. 严重蛋白质-能量营养不良或极度衰弱的患儿　不能给予胃肠内营养者。

2. 各种先天性消化道畸形及手术前后　如食管闭锁、肠闭锁、肠扭转、食管气管瘘、脐膨出、短肠综合征、膈疝等。

3. 严重获得性消化道疾病　如坏死性小肠结肠炎、胰腺炎、假膜性肠炎、严重的难治性分泌性腹泻等。

4. 早产儿、低出生体重儿　喂养困难或有严重循环、呼吸系统等并发症者。

5. 肠道外疾病　各种病因引起的肠内营养供给不足的疾病,如呼吸窘迫综合征、严重感染、营养不良、高代谢状态、严重创伤或烧伤和肿瘤等。

6. 小儿恶性肿瘤。

【静脉营养液的组成】

静脉营养液主要由氨基酸、脂肪乳剂、葡萄糖、电解质、多种维生素、微量元素和水七大类组成。

1. 液体量　婴儿期的液体需要量约100~120ml/(kg·d),幼儿期约为70~80ml/(kg·d),儿童期约为50~60ml/(kg·d)。新生儿、早产儿入量应视其成熟度,生后日龄、周围环境和疾病等因素决定。每日总液体量应使用输液泵在20~24小时均匀输入。

2. 能量　静脉营养供给能量需要量包括基础代谢率、生理活动、食物特殊动力效应、体温调节和生长发育所消耗。每日静脉供给热量376kJ/kg(90kcal/kg),相当于口服供给500kJ/kg(120kcal/kg)。能量来源分配以糖50%,脂肪35%,蛋白质15%为宜。

3. 氨基酸

(1)氨基酸组成:不同年龄每日氨基酸的需要量不同,且需要的氨基酸种类也不同,目前已有小儿专用配方氨基酸溶液。对新生儿尤其是早产儿,除必需氨基酸外,还需增加胱氨酸和酪氨酸。

(2)氨基酸的用量:除肾功能不全外,新生儿生后即可开始使用氨基酸溶液,早产儿可从2.0g/(kg·d)开始,并以1.0g/(kg·d)的速率增加,最大可达到3.5~4.0g/(kg·d)。以保证生后48小时内得到足量的蛋白质供给。其他的年龄段可从1.0g/(kg·d)开始,每日递增0.5~1.0g/kg,直至该年龄的蛋白需要量。

足月新生儿和<1岁婴儿为2.0~2.5g/(kg·d),1~3岁为2.0~3.5g/(kg·d),4~12岁需2.0g/(kg·d),青少年或成人需0.6~0.8g/(kg·d)。在总能量小于50kcal/(kg·d)时提供氨基酸,其主要的作用是氧化供能而非用于组织的合成。

4. 脂肪　脂肪所供能量为总热量的35%~50%,占非蛋白能量的25%~40%。脂肪乳剂在生后24小时即可输入,起始剂量1.0g/(kg·d),按1g/(kg·d)递增,直至3.0~3.5g/(kg·d)。脂肪乳剂输注时要特别注意速度,最好20小时均匀输入。对于存在高胆红素血症、出血倾向或凝血功能障碍、严重感染的新生儿应慎用脂肪乳剂。目前小儿临床常用20%的中长链脂肪乳剂。

5. 糖　葡萄糖供应的能量占静脉营养中非蛋白质热能的60%~75%,可以节省氮的消耗。为保证氨基酸的输入仅用于组织生长而非能量来源,每供应1g氮应供应能量150~200kcal,即氮:能量比值为

1：（150～200）。

静脉输注葡萄糖的浓度和输入途径视患儿情况而定。周围静脉输注的浓度不能超过12.5%，浓度过高可引起周围静脉炎。采用中心静脉输注可用较高浓度的葡萄糖，输注浓度可达到25%。血糖水平的维持主要依赖于葡萄糖输入速率而非浓度。

6. 电解质和微量元素　钠、钾的生理需要为2～3mmol/100kcal，应用1/5张的维持液即可满足钠、钾、氯的需要。由于钙和磷需要量大，在静脉营养液中溶解度有限，可用10%葡萄糖酸钙补充钙、甘油磷酸钠补充磷。出现低镁时可采用25%硫酸镁补充。此外，长时间TPN需补充多种微量元素如铬、铜、镁、硒等，安达美（含钙、磷、铁、锌等）可直接加入TPN中使用，用量1ml/（kg·d）。铜由胆道排除，胆道阻塞性疾病禁用。

7. 维生素　维生素是人体代谢不可缺少的辅酶，需由食物获得，全肠外营养时需由静脉供给。TPN期间供给适量维生素可促进能量物质的充分利用，并可预防维生素缺乏症。根据我国营养学会推荐，肠外营养时需补充13种维生素，包括4种脂溶性维生素（A、D、E、K）和9种水溶性维生素（B_1、B_2、B_6、B_{12}、C、烟酸、叶酸、泛酸和生物素）。目前常用水乐维他，含9种水溶性维生素（B_1、B_2、烟酰胺、泛酸、叶酸、生物素、B_6、B_{12}、C）和维他利匹特（Vitalipid N）含4种脂溶维生素（A、D、E、K）。

【输注方法】

1. 持续输入法　即一天的营养液用输液泵24小时匀速输入。营养素供应持续、均匀，但血清胰岛素处于持续高水平状况，脂肪和糖原合成增加，易于出现脂肪肝和肝功能异常。

2. 循环输注法　将一天的营养液在12～18小时内静脉输注完的方式。主要用于已稳定接受持续全静脉营养，并需长期应用的患儿。对于循环负荷量大、心功能差、感染或代谢亢进的患儿不能应用。

【输注途径】

1. 中心静脉　经颈内、颈外或锁骨下静脉置管（硅胶管）进入上腔静脉，或经股静脉置管进入下腔静脉并固定，输入营养液。留置导管时间可长达1个月，可输入高渗性液体并提供较高的能量，葡萄糖的输注浓度大于12.5%，可高达30%～35%，提供营养的能力强。

2. 周围静脉　采用四肢或头皮周围静脉输入营养液。主要用于静脉营养量需要量不大的患儿，一般应用时间不超过14天或刚开始应用静脉营养的患儿。葡萄糖输注浓度需小于12.5%。

3. 经周围静脉导入中心静脉置管（PICC）　采用专用的套管针和硅胶管，从周围血管（肘静脉或腘静脉）进入，先在皮下潜行一段后，再置入上、下腔静脉。

4. 脐静脉插管　用于新生儿，通过脐静脉置管于下腔静脉。

【并发症】

静脉营养的并发症可分为机械性、感染性和代谢性。

1. 机械性　中心静脉营养可发生导管堵塞、移位、破坏和血栓形成，并可造成组织、血管和神经的损伤。

2. 感染性　导管入口感染或在输液过程中某个环节污染可导致局部或全身感染。

3. 代谢紊乱

（1）糖代谢紊乱：如输注葡萄糖浓度过高可引起高血糖症，使用静脉营养时突然中断可出现低血糖症。

（2）肝功能损伤及胆汁淤积：主要由于氨基酸代谢紊乱导致，表现为高结合胆红素血症和胆汁淤积。停止静脉营养和开始肠内营养后胆汁淤积常可缓解。

（3）脂肪超载综合征：脂肪乳剂输注速度过快或剂量过大、严重感染、肝肾功能异常或脂肪代谢紊乱。

（4）电解质紊乱及酸碱失衡：常由原发病（如肠漏、营养不良、消化道畸形等）或TPN配制不当所致。

（5）其他：如再喂养综合征、代谢性骨病、微量元素缺乏等。

应特别注意,长期全静脉营养可引起胃肠道功能衰退。因此,在给予静脉营养的同时,应尽可能给予最少量的肠内营养。但是从 TPN 过渡至肠内营养需循序渐进,逐渐增加肠内营养而降低肠外营养量,直至肠内营养能满足代谢需要时,完全停止 TPN。

(岳少杰)

学习小结

本章对能量、水和各种营养物质的需要及其临床意义进行了介绍,阐述了母乳喂养的优点、方法及断奶时间及注意事项。介绍了混合喂养、人工喂养中牛乳、羊乳、代乳品的适应证、优缺点、成分与方法,讲述了辅食添加的原则、种类和时间,并介绍如何对小儿的营养状况进行评价。佝偻病主要表现为生长最快部位的骨骼改变,分初期、活动期、恢复期和后遗症期,治疗以口服维生素 D 为主,当维生素 D 缺乏时血钙下降,而甲状旁腺代偿性分泌亦不足时,出现手足抽搐、喉痉挛,甚至全身性惊厥,尽快给予钙剂以及症状控制后补充维生素 D。介绍了营养不良的病因、临床特点、诊断和防止措施。描述了小儿肥胖症的临床表现、诊断标准、鉴别诊断,介绍了本病的防治,强调控制饮食与加强运动。介绍小儿静脉营养的适应证、静脉营养配置、输注途径及并发症,并应注意,长期全静脉营养可引起胃肠道功能衰退。

复习参考题

1. 母乳喂养的优点有哪些?

2. 维生素 D 缺乏性佝偻病的病因、诊断及治疗要点?

3. 蛋白质-能量营养不良的病因及临床分度有哪些?

附表 1　中国居民膳食能量需要量

年龄（岁）/生理阶段	能量（MJ/d）						能量（kcal/d）					
	轻体力活动水平		中体力活动水平		重体力活动水平		轻体力活动水平		中体力活动水平		重体力活动水平	
	男	女	男	女	男	女	男	女	男	女	男	女
0～	—	—	0.38MJ/（kg·d）	0.38MJ/（kg·d）	—	—	—	—	90kcal/（kg·d）	90kcal/（kg·d）	—	—
0.5～			0.33MJ/（kg·d）	0.33MJ/（kg·d）					80kcal/（kg·d）	80kcal/（kg·d）		
1～	—	—	3.77	3.35	—	—	—	—	900	800	—	—
2～			4.6	4.18					1100	1000		
3～			5.23	5.02					1250	1200		
4～			5.44	5.23					1300	1250		
5～			5.86	5.44					1400	1300		
6～	5.86	5.23	6.69	6.07	7.53	6.9	1400	1250	1600	1450	1800	1650
7～	6.28	5.65	7.11	6.49	7.95	7.32	1500	1350	1700	1550	1900	1750
8～	6.9	6.07	7.74	7.11	8.79	7.95	1650	1450	1850	1700	2100	1900
9～	7.32	6.49	8.37	7.53	9.41	8.37	1750	1550	2000	1800	2250	2000
10～	7.53	6.9	8.58	7.95	9.62	9	1800	1650	2050	1900	2300	2150
11～	8.58	7.53	9.83	8.58	10.88	9.62	2050	1800	2350	2050	2600	2300
14～	10.46	8.37	11.92	9.62	13.39	10.67	2500	2000	2850	2300	3200	2550
18～	9.41	7.53	10.88	8.79	12.55	10.04	2250	1800	2600	2100	3000	2400
50～	8.79	7.32	10.25	8.58	11.72	9.83	2100	1750	2450	2050	2800	2350
65～	8.58	7.11	9.83	8.16	—	—	2050	1700	2350	1950	—	—
80～	7.95	6.28	9.2	7.32	—	—	1900	1500	2200	1750	—	—
孕妇（早）	—	+0	—	+0	—	+0	—	+0	—	+0	—	+0
孕妇（中）	—	+1.25	—	+1.25	—	+1.25	—	+300	—	+300	—	+300
孕妇（晚）	—	+1.9	—	+1.9	—	+1.9	—	+450	—	+450	—	+450
乳母	—	+2.1	—	+2.1	—	+2.1	—	+500	—	+500	—	+500

注：未制订参考值者，用"—"表示；"+"表示在同龄人群参考值基础上额外增加的量；6岁以内均为中体力活动水平

附表 2　中国居民膳食蛋白质、碳水化合物、脂肪和脂肪酸的参考摄入量

年龄（岁）/生理阶段	蛋白质				总碳水化合物	亚油酸	α-亚麻酸	EPA+DHA
	EAR（g/d）		RNI（g/d）		EAR（g/d）	AI（%E）	AI（%E）	AI（mg）
	男	女	男	女				
0～	—	—	9（AI）	9（AI）	—	7.3（150mgª）	0.87	100ᵇ
0.5～	15	15	20	20	—	6	0.66	100ᵇ
1～	20	20	25	25	120	4	0.6	100ᵇ
4～	25	25	30	30	120	4	0.6	—
7～	30	30	40	40	120	4	0.6	—
11～	50	45	60	55	150	4	0.6	—
14～	60	50	75	60	150	4	0.6	—
18～	60	50	65	55	120	4	0.6	—
50～	60	50	65	55	120	4	0.6	—
65～	60	50	65	55	120	4	0.6	—
80～	60	50	65	55	120	4	0.6	—
孕妇（早）	—	0	—	0	130	4	0.6	250（200ᵇ）
孕妇（中）		10		15	130	4	0.6	250（200ᵇ）
孕妇（晚）		25		30	130	4	0.6	250（200ᵇ）
乳母		20		25	160	4	0.6	250（200ᵇ）

注：ª为花生四烯酸，ᵇ为DHA；未制订参考值者用"—"表示；%E为占能量的百分比

第六章　新生儿与新生儿疾病

学习目标

掌握	新生儿的基本概念及分类；新生儿窒息的诊断及其复苏的具体策略；呼吸窘迫综合征的病因、诊断及治疗；生理性及病理性黄疸的分类。
熟悉	新生儿胆红素的代谢特点；新生儿溶血病的实验室诊断及治疗。
了解	足月儿和早产儿的生理特点；新生儿缺氧缺血性脑病及颅内出血病因；新生儿肺炎及败血症治疗；新生儿糖代谢紊乱及出血症诊断及治疗。

第一节　新生儿基本概念及分类

新生儿学(neonatology)是研究新生儿生理、病理、疾病防治及保健等方面的医学科学,原属儿科学范畴,现已逐渐形成一门独立的学科。新生儿(neonate, newborn)系指从脐带结扎到生后28天内(<28天)的婴儿。围生期是指产前、产时及产后的一段特殊时期,国际上有四种定义:①围生期Ⅰ:自妊娠28周(此时胎儿体重约1000克)至生后7天;②围生期Ⅱ:自妊娠20周(此时胎儿体重约500克)至生后28天;③围生期Ⅲ:自妊娠28周至生后28天;④围生期Ⅳ:自胚胎形成至生后7天。我国现在采用国际围生期Ⅰ的定义。

【新生儿分类】

1. 按胎龄分类　①足月儿(term infant):是指胎龄(gestational age, GA)等于或大于37周并小于42周(胎龄在259～293天之间)的新生儿;②早产儿(preterm infant):是指胎龄小于37周的新生儿(胎龄<259天),其中胎龄大于并等于34周者称为晚期早产儿或近足月儿,胎龄小于28周者称为极早早产儿或超未成熟儿;③过期产儿(post-term infant):是指胎龄等于或大于42周(胎龄≥294天)的新生儿。

2. 按出生体重分类　是指出生1小时内的体重。①超低出生体重儿(extremely low birth weight, ELBW):指出生体重小于1000g的新生儿;②极低出生体重儿(very low birth weight, VLBW):指出生体重小于1500g并等于或大于1000g)的新生儿;③低出生体重儿(low birth weight, LBW):指出生体重小于2500g并等于或大于1500g的新生儿;④正常出生体重儿(normal birth weight, NBW):指出生体重等于或大于2500g并小于或等于4000g的新生儿;⑤巨大儿(macrosomia):指出生体重大于4000g的新生儿。

3. 按出生体重和胎龄分类 ①小于胎龄儿(small for gestational age，SGA):出生体重在同胎龄儿体重的第10百分位数以下的新生儿;②适于胎龄儿(appropriate for gestational age，AGA):出生体重在同胎龄儿体重的第10至第90百分位数之间的新生儿;③大于胎龄儿(large for gestational age，LGA):出生体重在同胎龄儿体重的第90百分位数以上的新生儿(图6-1)。

图6-1 胎龄28~44周新生儿出生体重的百分位数曲线

4. 按出生后的周龄分类 ①早期新生儿:是指出生后1周内的新生儿;②晚期新生儿:是指出生后第2周开始至第4周末的新生儿。

5. 高危儿 是指已经发生或可能发生某种严重疾病而需要监护的新生儿。常发生于母亲有疾病史、母孕期异常、异常的分娩史及胎儿出生时异常等。

6. 新生儿病房分级 新生儿病房分为三级:①Ⅰ级新生儿病房:适于健康新生儿;②Ⅱ级新生儿病房:适于胎龄>32周、出生体重≥1500g或患有各种疾病(但无须循环或呼吸支持)及外科手术治疗的新生儿;③Ⅲ级新生儿病房:即新生儿重症监护室(neonatal intensive care unit，NICU)，适于各种危重新生儿的抢救及治疗。

(薛辛东)

第二节 正常足月儿和早产儿的特点与护理

正常足月儿(normal term infant)系指胎龄≥37周并<42周,出生体重≥2500g并≤4000g,无畸形或疾病的活产婴儿。早产儿又称未成熟儿,指胎龄<37周的活产婴儿。

(一)正常足月儿和早产儿外观特点

正常足月儿和不同胎龄早产儿在外观上各具特点(表6-1),因此,对初生婴儿可根据外貌表现、体格特征和神经发育的成熟度来评价其胎龄。

(二)正常足月儿和早产儿生理特点

1. 呼吸系统 胎儿期的肺内充满液体,足月儿为30~35ml/kg。分娩时经产道的挤压,约1/3经口鼻腔排出,其余部分在呼吸建立后经肺间质内的毛细血管和淋巴管吸收。如肺液的吸收延迟,则可导致湿肺。新生儿的呼吸频率较快,为40~60次/min,主要靠膈肌运动,故呈腹式呼吸。

表6-1　足月儿与早产儿外观特点

外观	早产儿	足月儿
皮肤	鲜红发亮、水肿和毳毛多	红润、皮下脂肪多和毳毛少
头发	细、乱而软	分条清楚
耳壳	软、缺乏软骨和耳舟不清楚	软骨发育好、耳舟成形并直挺
指、趾甲	未达到指、趾端	达到或超过指、趾端
跖纹	足底纹理少	足纹遍及整个足底
乳腺	无结节或结节<4mm	结节>4mm
外生殖器	男婴睾丸未降至阴囊,阴囊皱纹少 女婴大阴唇不能遮盖小阴唇	男婴睾丸已降至阴囊,阴囊皱纹多 女婴大阴唇遮盖小阴唇

　　早产儿呼吸中枢及呼吸系统的发育尚不成熟,呼吸浅表且节律不规整,常出现周期样呼吸和呼吸暂停。呼吸暂停(apnea)是指呼吸停止时间≥20秒,或者任何呼吸暂停伴有心动过缓(心率小于100次/分)或低氧血症(青紫或血氧饱和度下降),胎龄<35周的早产儿具有呼吸暂停高危因素。周期样呼吸的呼吸中断小于20秒,不伴有心动过缓和(或)血氧饱和度下降。此外,早产儿因肺泡表面活性物质缺乏,易发生呼吸窘迫综合征。

　　2. 循环系统　出生后脐带结扎,胎盘-脐血循环终止。①呼吸建立和肺的膨胀,使肺循环阻力下降,肺血流增加;②左心房压力增加,卵圆孔发生了功能性的关闭;③动脉血氧分压增高,使动脉导管收缩,继之关闭,完成了胎儿循环向成人循环的转变。新生儿心率波动范围较大,通常为90~160次/min。足月儿血压平均为70/50mmHg(9.3/6.7kPa)。

　　早产儿心率偏快,血压较低,出生后早期部分可出现动脉导管开放(patent ductus arteriosus,PDA)。PDA与胎龄、出生体重密切相关,早产儿PDA发生率约为20%,胎龄不足30周早产儿约1/3;而胎龄不足28周的早产儿,PDA发生率则高达60%。

　　正常足月儿出生后72小时几乎全部发生功能性关闭,而早产儿不仅关闭延迟,即使关闭,也可因某些因素影响,如感染、呼吸窘迫综合征、液体量过多(特别是生后3天内)等再次开放。

　　3. 消化系统　足月儿出生时,由于食管下部括约肌松弛,胃呈水平位,幽门括约肌较发达,故易溢乳,甚至发生胃食管反流。消化道的面积相对较大,肠黏膜通透性高,易使肠腔内的毒素和消化不全产物也容易进入血液循环,引起中毒症状。消化道已能分泌充足的消化酶,但淀粉酶尚于生后4个月方达成人水平,因此不宜过早喂淀粉类食物。胎便于生后10~12小时排出,2~3天排完。此外,因肝内尿苷二磷酸葡萄糖醛酸基转移酶的量及活力不足,故多数生后出现黄疸。

　　早产儿吸吮力差,吞咽反射弱,贲门括约肌松弛,胃容量小,常导致吸吮困难、进奶量少,更易发生溢乳及胃食管反流。消化酶含量虽接近足月儿,但胆酸分泌少,对脂肪的消化吸收较差。缺氧、喂养不当或感染等,可导致坏死性小肠结肠炎。肝内酶的量及活力比足月儿更低,黄疸较重,持续时间较长。此外,肝脏合成蛋白能力差、糖原储备少,故易发生低蛋白血症和低血糖。

　　4. 泌尿系统　足月儿出生时肾结构的发育已完成,肾小球滤过功能低下,浓缩功能较差,故对浓缩乳或牛乳喂养的新生儿应适当补足水分。肾排磷功能较差,故牛乳喂养儿易发生血磷偏高和低钙血症。通常在生后24小时内开始排尿,少数在48小时内排尿。

　　早产儿的肾浓缩功能更差,排钠分数高,肾小管对醛固酮反应低下,易发生低钠血症。葡萄糖阈值低,易发生低血糖。由于早产儿碳酸氢根阈值低和肾小管排酸能力差,加之牛乳中蛋白质含量和酪蛋白比例高等,使内源性氢离子增加,故牛乳喂养儿易发生晚期代谢性酸中毒。但近年来由于早产儿配方奶粉的广泛应用,现已较少发生。

　　5. 血液系统　足月儿出生时血容量平均为85ml/kg,红细胞、血红蛋白和网织红细胞的含量较高。血红蛋白中胎儿血红蛋白含量占 70%~80%(成人<2%),5 周后降到 55%,随后逐渐被成人型血红蛋白取代。白细胞总数生后第 1 天为(15~20)×10^9/L,3 天后明显下降,5 天后接近婴儿水平;分类中以中性粒细胞为主,4~6 天与淋巴细胞相近,以后淋巴细胞占优势。血小板出生时已达成人水平。由于胎儿肝脏内维生素 K 储存量少,凝血因子 Ⅱ、Ⅶ、Ⅸ、Ⅹ 活性低。

早产儿血容量为 89~105ml/kg,末梢血有核红细胞较多,白细胞和血小板稍低于足月儿。维生素 K 及铁的储存均较足月儿低,因而更易发生出血、佝偻病及贫血。

6. 神经系统　新生儿的脑相对较大,但脑沟、脑回尚未完全形成。足月儿大脑皮层兴奋性低,睡眠时间长,觉醒时间一昼夜仅为 2~3 小时。大脑对下级中枢抑制较弱,且锥体束、纹状体发育不全,常出现不自主和不协调动作。出生时已具备觅食反射、吸吮反射、握持反射及拥抱反射,但上述反射于生后数月自然消失。若在新生儿期这些反射减弱或消失,常提示有神经系统疾病。脊髓相对较长,其末端约达第 3、4 腰椎下缘,故腰椎穿刺时应在第 4、5 腰椎间隙进针。

早产儿的脑发育更不成熟,胎龄愈小,原始反射愈难引出或反射不完全,肌张力低。胎龄不足 32 周者,由于脑室管膜下存在着发达的胚胎生发层组织,易发生脑室管膜下出血。此外,缺氧缺血、感染、低碳酸血症等,易导致脑白质损伤,重者发生脑室周围白质软化。

7. 体温　足月儿体温调节中枢功能尚不完善,皮下脂肪薄,体表面积相对较大,容易散热。寒冷时主要靠棕色脂肪代偿产热。生后环境温度显著低于宫内温度,如不及时保暖,可发生低体温;如环境温度高、进水少及散热不足,可发生脱水热。适宜的环境温度,足月儿包被时应为 24℃,生后 2 天内裸体为 33℃,以后逐渐降低。环境湿度最好为 50%~60%。

早产儿体温调节中枢功能更不完善,皮下脂肪菲薄,体表面积相对较大,易发生低体温。汗腺发育差,若环境温度过高、脱水、中枢神经系统功能障碍或药物等影响,易发生体温升高。出生体重越低、胎龄越小,所需中性温度(指机体代谢、氧及能量消耗最低并能维持体温正常的环境温度)越高,一般体重在 1501~2500g,箱温为 32~33℃,体重在 1200~1500g,箱温为 33~34℃,体重<1200g,箱温为 34~35℃。

8. 免疫系统　足月儿非特异性和特异性免疫功能均不成熟。皮肤黏膜薄嫩易擦破;脐部开放,细菌易进入血液。呼吸道纤毛运动差,胃酸、胆酸少,杀菌能力不足。血脑屏障发育尚未完善,细菌易于通过。由于血中补体水平低,缺乏趋化因子,IgA 和 IgM 不能通过胎盘,易患细菌感染。

早产儿非特异性和特异性免疫功能更差,母体的免疫球蛋白 IgG 虽可通过胎盘,但胎龄愈小,体内 IgG 含量愈低,故较足月儿更易患感染性疾病。

9. 能量及体液代谢　足月儿总热量共需 100~120kcal/(kg·d),生后 2~3 天生理需水量为 50~100ml/(kg·d)。出生后,体内水分丢失较多,导致体重逐渐下降,约第 5~6 天降到最低点(但不超过出生体重的 9%),一般于 7~10 天后恢复到出生体重,称为生理性体重下降。

早产儿的营养储备不足,生理代谢功能不成熟,且对营养的需求比足月儿更高,加上早产儿可能需要更多的内外科干预,这些因素都会增加早产儿营养不良风险。在早期肠道喂养同时,对出生体重小于 1500g 的早产儿或出生体重大于 1500g 伴有 3 天以上肠道喂养不耐受新生儿通常需要联合肠外静脉营养。

10. 常见的几种特殊生理状态

(1) 生理性黄疸:参见本章第七节。

(2) "马牙"和"螳螂嘴":在上腭中线和齿龈部位,由上皮细胞堆积或黏液腺分泌物积留所形成的黄白色小颗粒,俗称"马牙",数周内可自然消退。两侧颊部各有一隆起的脂肪垫,俗称"螳螂嘴",有利于乳汁吸吮。"马牙"和"螳螂嘴"均属于新生儿正常的生理表现,不可擦拭或挑破,以免发生感染。

(3) 乳腺肿大:男女婴儿于生后 4~7 天出现乳腺增大,如蚕豆或核桃大小,是由于来自母体的雌激素中断,在促性腺激素的作用下,性激素一过性增加所致。一般 2~3 周自然消退,切勿挤压,以免发生感染。

(4) 假月经:部分女婴于生后 5~7 天,阴道流出少许的血性分泌物,俗称"假月经",也是雌激素的中断所致。可持续 1 周左右。

（5）新生儿红斑及粟粒疹：生后 1~2 天，在头部、躯干及四肢的皮肤可见大小不等的多形红斑，俗称"新生儿红斑"，也可因皮脂腺堆积形成小米粒大小黄白色皮疹，称之为"新生儿粟粒疹"，几天后自然消失。

（三）足月儿及早产儿护理

1. 保温　生后应将足月儿置于预热的自控式开放式抢救台上，或自控式温箱中，保持新生儿皮温36.5℃。4~6 小时后，移至普通婴儿床中（室温 24~26℃、空气湿度 50%~60%）。

早产婴儿更应注意保温。体重低于 2000g 或体重较大伴低体温者，应置于自控式开放式抢救台上或暖箱中，使腹壁温度维持在 36.5℃ 左右。

2. 喂养　足月儿生后半小时即可哺母乳，以促进乳汁分泌，提倡按需哺乳。配方乳可每 3 小时 1 次，每日 7~8 次。奶量以奶后安静、不吐、无腹胀及理想的体重增长（15~30g/d，生理性体重下降期除外）等为标准。

早产儿应以母乳或母乳库奶喂养为宜，也可用早产儿配方奶。根据胎龄、出生体重及喂养耐受情况，选择喂养方式，哺乳量也根据上述情况而定，早产儿理想的体重增长每天为 10~15g/kg。若经胃肠道喂养不能满足所需热量者，应辅以胃肠外静脉营养。

3. 呼吸管理　保持呼吸道通畅，避免因颈部弯曲而导致呼吸道阻塞的发生。若因病情需要吸氧，维持动脉血氧分压 50~70mmHg（6.7~9.3kPa）或经皮血氧饱和度 90%~95% 为宜。切忌给早产儿常规吸氧。如出现呼吸暂停，应积极寻找病因，轻者可给予轻弹、拍打足底或刺激皮肤恢复自主呼吸，反复发作者可给予氨茶碱静脉注入，负荷量为 4~6mg/kg，8~12 小时后给予维持量 1.5~3mg/kg，以后每 8~12 小时 1 次，重者采用持续呼吸道正压或气管插管机械通气。

4. 预防感染　对新生儿护理和处置均应注意无菌操作。医护人员如患上呼吸道或皮肤感染，应暂时隔离。接触新生儿前应洗手。保持婴儿皮肤清洁，还应保持脐带残端清洁和干燥，尽量减少有创性的医疗操作等。

5. 维生素及微量元素补充　足月儿生后应肌内注射 1 次维生素 K_1，剂量为 1mg，早产儿应连续应用 3 次（每日一次），剂量同前，以预防新生儿出血症。生后 2 周加维生素 A（500~1000U/d）及维生素 D（400~1000U/d）。4 周后添加铁剂、维生素 E 及叶酸。

此外，目前已开展新生儿期某些先天代谢缺陷疾病的筛查，包括先天性甲状腺功能减低症、苯丙酮尿症及先天性肾上腺皮质增生症等。

（薛辛东）

第三节　新生儿窒息

案例 6-1

母亲患严重贫血，妊娠 39 周，胎儿娩出后，心率为 96 次/min，呼吸浅慢且不规则，四肢能活动，弹足后有轻微皱眉动作，四肢皮肤青紫。

思考：

1. 该患儿按 Apgar 评分法应为多少分？

2. 能否诊断为新生儿窒息？

3. 新生儿窒息的复苏方案中何为根本？何为关键？

新生儿窒息（asphyxia of newborn）是指由于产前、产时或产后的各种病因,在生后1分钟内无自主呼吸或未能建立规律呼吸,导致低氧血症和混合性酸中毒。

【病因】

窒息的本质是缺氧,凡能造成胎儿或新生儿血氧浓度降低的因素均可引起窒息,常见病因如下:

1. 孕母因素　①缺氧性疾病:如呼吸衰竭、青紫型先天性心脏病、严重贫血及CO中毒等;②影响胎盘循环的疾病:如充血性心力衰竭、妊娠高血压综合征、慢性肾炎、失血、休克、糖尿病和感染性疾病等;③其他:孕母吸毒、吸烟或被动吸烟、孕母年龄≥35岁或<16岁、多胎妊娠等,其胎儿窒息发生率增高。

2. 胎盘异常　如前置胎盘、胎盘早剥和胎盘功能不全等。

3. 脐带异常　如脐带受压、过短、过长致绕颈或绕体、脱垂、扭转或打结等。

4. 分娩因素　如难产、高位产钳、臀位、胎头吸引不顺利;产程中麻醉药、镇痛药及催产药使用不当等。

5. 胎儿因素　①早产儿、小于胎龄儿、巨大儿等;②各种畸形如后鼻孔闭锁、喉蹼、肺膨胀不全、先天性心脏病及宫内感染所致神经系统受损等;③胎粪吸入致使呼吸道阻塞等。

【临床表现】

1. 胎儿缺氧表现　先出现胎动增加、胎心增快,胎心率≥160次/分;晚期则胎动减少(<20次/12h),甚至消失,胎心减慢,胎心率<100次/min,严重时甚至心脏停搏;窒息可导致肛门括约肌松弛,排出胎便,使羊水呈黄绿色。

2. 窒息程度判定　Apgar评分是临床评价出生窒息程度的经典而简易方法。①评价时间:分别于生后1分钟、5分钟和10分钟进行;②内容:包括皮肤颜色（appearance）、心率（pulse）、对刺激的反应（grimace）、肌张力（activity）和呼吸（respiration）（表6-2）;③评价标准:每项0~2分,总共10分。1分钟Apgar评分8~10为正常,4~7分为应密切注意窒息的可能性,0~3分为窒息;④评估的意义:1分钟评分反映窒息严重程度,5分钟及10分钟评分除反映窒息严重程度外,还可反映窒息复苏的效果及帮助判断预后。

表6-2　新生儿Apgar评分标准

评分标准	0分	1分	2分
皮肤颜色	青紫或苍白	躯干红四肢青紫	全身红
心率（次/min）	无	<100	>100
弹足底或插鼻管后反应	无反应	有些皱眉动作	哭,喷嚏
肌张力	松弛	四肢略屈曲	四肢活动
呼吸	无	慢,不规则	正常,哭声响

3. 并发症　由于窒息程度不同,发生器官损害的种类及严重程度各异。常见并发症有如下几种:①中枢神经系统:缺氧缺血性脑病和颅内出血;②呼吸系统:胎粪吸入综合征、呼吸窘迫综合征及肺出血;③心血管系统:缺氧缺血性心肌损害;④泌尿系统:肾功能不全或衰竭及肾静脉血栓形成等;⑤代谢方面:低血糖、低钙及低钠血症等;⑥消化系统:应激性溃疡和坏死性小肠结肠炎等。

【辅助检查】

对宫内缺氧胎儿,可通过羊膜镜了解胎粪污染羊水的程度,或在胎头露出宫口时取胎儿头皮血进行血气分析,以估计宫内缺氧程度;生后应检测动脉血气、血糖、电解质、血尿素氮和肌酐等生化指标。

【治疗】

复苏必须分秒必争,由儿科医生和助产士(师)合作进行。

（一）复苏方案

采用国际公认的ABCDE复苏方案:①A（airway）清理呼吸道;②B（breathing）建立呼吸;③C（circulation）恢复循环;④D（drugs）药物治疗;⑤E（evaluation and environment）评估和环境（保温）。其中A

为根本,B 为关键,E 贯穿于整个复苏过程中。严格按 A→B→C→D 步骤进行,顺序不能颠倒。

(二)复苏步骤

将出生新生儿置于预热的自控式开放式抢救台上,设置腹壁温度为 36.5℃。用温热毛巾揩干头部及全身,以减少散热;摆好体位,肩部以布卷垫高 2~3cm,使颈部轻微伸仰,然后进行复苏。

1. 清理呼吸道(A) 新生儿娩出后,应立即吸净口和鼻腔的黏液,因鼻腔较敏感,受刺激后易触发呼吸,故应先吸口腔,后吸鼻腔(图 6-2);当羊水混有胎粪,无论胎粪是稠是稀,胎儿一经娩出后,立刻进行有无活力评估,有活力的新生儿,继续初步复苏,无活力者,应立即气管插管,吸净气道内的胎粪,然后再建立呼吸(有活力的定义是呼吸规则、肌张力好及心率>100 次/min,以上三项中有一项不好即为无活力)。

图 6-2 吸引先口腔后鼻腔

2. 建立呼吸(B) 包括触觉刺激和正压通气。①触觉刺激:清理呼吸道后拍打或弹足底 1~2 次或沿长轴快速摩擦腰背皮肤 1~2 次(图 6-3、图 6-4)(切忌不要超过两次或粗暴拍打),如出现正常呼吸,心率>100 次/min,肤色红润可继续观察。②正压通气:触觉刺激后仍呼吸暂停或抽泣样呼吸,或心率<100 次/min,需用面罩正压通气(图 6-5)。通气频率 40~60 次/min,吸呼比 1:2,压力 20~25cmH$_2$O,即可见胸廓扩张和听诊呼吸音正常为宜。气囊面罩正压通气 30 秒后,如自主呼吸不充分或心率<100 次/min,需继续气囊面罩或气管插管正压通气。

图 6-3 拍打足底及弹足底

图 6-4 摩擦后背　　　　　图 6-5 面罩正压通气

3. 恢复循环(C) 即胸外心脏按压。如气管插管正压通气 30 秒后,心率<60 次/min,应在继续正压通气的同时,进行胸外心脏按压。最常用方法是拇指法(双手拇指的指端按压胸骨),还有双指法(右手示指

和中指的两个指尖按压胸骨）。按压部位胸骨体下 1/3 处，频率为 90 次/min，正压通气频率 30 次/min，胸外按压和正压通气的比例为 3∶1（每按压 3 次，正压通气 1 次），按压深度为胸廓前后径的 1/3（图 6-6）。

双指法　　　　　　　　拇指法

图 6-6　胸外心脏按压

4. 药物治疗（D）　目的是改善心脏功能、增加组织灌流和恢复酸碱平衡。

（1）肾上腺素：当心率为 0 或胸外心脏按压 30 秒后，心率仍持续<60 次/min，除继续胸外按压外，应给予 1∶10 000 肾上腺素，0.1~0.3ml/kg 静脉注入，或 0.5~1ml/kg 气管内注入，必要时 3~5 分钟重复一次。

（2）扩容剂：凡有急性失血的病史，疑似失血或休克者（伴有血容量减少表现）。可给予等渗透晶体液，如生理盐水，对大量失血者可选择红细胞悬液。剂量为每次 10ml/kg，静脉输注，对早产儿扩容速度不要太快。

（三）复苏中注意问题

（1）体温管理：足月儿置于辐射保温台上，对于早产儿，应置于合适中性温度的暖箱中，胎龄<32 周早产儿复苏时可塑料袋保温。

（2）复苏用氧：无论足月儿还是早产儿，复苏均在脉搏血氧饱和度仪的监测指导下进行。足月儿开始用空气进行复苏，早产儿应给予低浓度氧（21%~40%），逐渐调整吸入气中氧浓度，血氧饱和度达到目标值。行胸外按压时需把氧浓度增加至 100%，一旦心率恢复，逐渐下调从而避免高氧所导致的并发症和相关风险。

（四）复苏后的监护与转运

复苏后需监测肤色、体温、呼吸、心率、血压、尿量、血气、血糖和电解质等。如并发症严重，需转运到 NICU 治疗。

【预防】

①加强围产保健，及时处理高危妊娠；②加强胎儿监护，避免和及时纠正宫内缺氧；③密切监测临产孕妇，避免难产；④培训接产人员熟练掌握复苏技术；⑤医院产房内需配备复苏设备，高危妊娠分娩时必须有掌握复苏技术的人员在场。

（薛辛东）

第四节　新生儿缺氧缺血性脑病

案例 6-2

足月儿，生后 1 分钟 Apgar 评分 2 分。出生后 8 小时出现呼吸暂停、抽搐，次日开始嗜睡，呼吸浅促，四肢肌张力低，拥抱反射消失。

思考:

1. 该患儿最可能的诊断是什么?

2. 对该患儿首选的抗惊厥药是什么?

3. 为了解患儿病情程度及评价预后,最好选择何种检测手段?

缺氧缺血性脑病(hypoxic-ischemic encephalopathy,HIE)是因围生期窒息而导致脑的缺氧缺血性损害,包括特征性的神经病理及病理生理改变,临床表现为一系列脑病的症状,部分患儿可留有不同程度的神经系统后遗症。

【病因与病理】

1. 病因　围生期窒息是引起 HIE 的最主要原因(详见本章第三节),凡能引起窒息的各种因素均可导致 HIE。此外,出生后因严重心肺疾病而导致的低氧血症也可引发 HIE 的发生。

2. 病理学改变目前认为 HIE 至少有 5 种基本类型的病理改变,常见病理变化如下:①选择性神经元坏死;②基底节丘脑损伤;③大脑矢状旁区损伤;④脑梗死;⑤脑室周围白质软化。

【发病机制】

尚未完全清楚,目前认为与如下因素有关。

1. 脑血流分布不平衡　缺氧缺血时,全身血流重新分配,血液优先供应一些重要器官,如心、脑、肾上腺等。尽管脑血流量增加,但并非脑内各区域的供血都均匀增加,首先保证代谢最旺盛的部位,如基底核、丘脑、脑干和小脑等,而在脑动脉终末供血区域仍然是血流分布最薄弱部位,如足月儿易发生矢状旁区损伤,早产儿易发生脑室周围白质区域。

2. 脑血流自动调节功能不完善　新生儿脑血流的自主调节范围较小,轻微的血压波动即可导致脑的过度灌注或缺血。缺氧缺血时,导致脑血管的自动调节功能障碍,形成"压力被动性脑循环",即脑血液灌注随全身血压的变化而波动,若血压增高,可因脑血流的过度灌注而发生出血;若血压下降,可因脑血流的减少而发生缺血性脑损伤。

3. 脑组织代谢改变　缺氧时脑组织的无氧酵解增加,组织中乳酸堆积、ATP 产生减少,细胞膜上钠-钾泵、钙泵功能不足,使 Na^+、Ca^{2+} 与水进入到细胞内,导致细胞毒性脑水肿。

【临床表现】

主要表现为意识障碍、肌张力及原始反射改变、惊厥和颅内高压等表现。根据临床表现可分为轻、中、重度(表 6-3)。

表 6-3　HIE 临床分度及表现

分度	轻度	中度	重度
意识	兴奋抑制交替	嗜睡	昏迷
肌张力	正常或稍增加	减低	松软或间歇性伸肌张力增高
拥抱反射	活跃	减弱	消失
吸吮反射	正常	减弱	消失
惊厥	可有肌阵挛	常有	有或持续状态
中枢性呼吸衰竭	无	有	明显
瞳孔改变	正常或扩大	缩小, 对光反射迟	
EEG	正常	钝	不对称或扩大
病程	症状 72 小时内消失预后好	低电压痫样放电	暴发抑制, 等电压
预后		症状 14 天内消失 可能有后遗症	症状可持续数周, 病死率高 存活者多留有后遗症

【辅助检查】

1. 实验室检查 脐血的血气分析结果,可了解患儿的宫内缺氧状况。血清肌酸激酶的同工酶(主要存在于脑和神经组织中),以及神经元特异性烯醇化酶(主要存在于神经元和神经内分泌细胞中)的活性升高,可帮助判定脑损伤的程度。

2. 脑电生理检查 ①脑电图:脑电活动延迟(落后于实际胎龄)、异常放电,背景活动异常(低电压、爆发抑制等)。生后早期检查能够反映脑损伤的程度,对判断预后有很大的帮助。②振幅整合脑电图(aEEG):目前已在部分 NICU 开展,是常规脑电图的一种简化形式,可在床旁连续监测患儿的脑功能,方便、快捷,易于掌握,能够评估 HIE 的程度和评估预后。

3. 影像学检查 超声无创价廉,可在床旁进行操作,对脑水肿早期发现较为敏感。CT 有助于了解颅内出血的部位和程度,对识别脑梗死、脑室周围白质软化也有一定作用。磁共振成像(MRI)则是目前明确 HIE 病理类型、判定病变程度及评价预后的重要手段,特别是弥散加权成像(DWI)对早期评价脑损伤更有意义。

【诊断】

2005 年中华医学会儿科分会新生儿学组制定了足月儿 HIE 的诊断标准,具体如下:

1. 有明确的可导致胎儿宫内窒息的异常产科病史,以及严重的胎儿宫内窘迫表现[胎心率<100 次/min,持续 5 分钟以上;和(或)羊水Ⅲ度污染]。

2. 出生时有重度窒息,指 Apgar 评分 1 分钟≤3 分,并延续至 5 分钟时仍≤5 分;或者出生时脐动脉血气 pH≤7.00。

3. 出生后 24 小时内出现神经系统表现,如意识改变、肌张力改变、原始反射异常、惊厥、脑干症状和前囟张力增高。

4. 排除低钙血症、低血糖、感染、产伤和颅内出血等为主要原因引起的抽搐,以及遗传代谢性疾病和其他先天性疾病所引起的神经系统疾患。

若同时具备上述 4 条者可确诊,第 4 条暂时不能确定者可作为拟诊病例。目前尚无早产儿 HIE 的诊断标准。

【治疗】

1. 支持疗法 维持心率、血压及血糖在正常范围内,以保证脑内代谢所需。

2. 控制惊厥 首选苯巴比妥,负荷量 20mg/kg,缓慢静脉推注,若惊厥不能控制,1 小时后再加用 10mg/kg,12~24 小时后改为维持量,剂量为 3~5mg/(kg·d)。也可用地西泮 0.1~0.3mg/(kg·次)静脉滴注,但注意其对呼吸有抑制作用,或 10%水合氯醛 50mg/(kg·次),稀释后保留灌肠。

3. 降低颅内压 首选呋塞米,每次 0.5~1mg/kg 静脉推注。如应用呋塞米后颅高压无明显改善,可用 20%甘露醇,每次 0.25~0.5g/kg 静注,酌情每 6~12 小时给药 1 次。

4. 亚低温治疗 目前多项高质量临床研究证据表明,亚低温对降低中、重度 HIE 的死亡率及改善 HIE 近期神经发育结局均有一定的作用,但远期疗效还需进一步明确。亚低温包括头部和全身亚低温两种,治疗的初始时间应选择在生后 6 小时之内,一般持续时间 48~72 小时。

5. 新生儿期后的治疗及早期干预 对 HIE 的新生儿,待病情稳定后根据患儿的具体情况,选择进行智能与体能的康复训练,有利于促进脑功能的恢复和减少后遗症的发生。

【预防】

积极推广及普及新生儿复苏技术,加强对相关医护人员的培训,此外,防止围生期窒息是预防本病的关键。

(薛辛东)

第五节　新生儿颅内出血

案例 6-3

足月男婴,因胎头过大行胎头吸引分娩,1分钟 Apgar 评分8分,5分钟评分10分。出生后6小时,突然出现抽搐,呼吸浅表,周身皮肤苍白,前囟紧张,四肢肌张力增强。

思考:

1. 该患儿最可能的诊断是什么?

2. 为明确诊断,应尽快完善哪些检查?

3. 针对该患儿目前状态,应进行如何处理?

颅内出血(intracranial hemorrhage)是新生儿脑损伤的常见形式,常与围生期窒息和产伤密切相关。早产儿多见,胎龄越小,其发生率越高。

【病因与发病机制】

1. 早产　胎龄32周以下的早产儿,在脑室周围的室管膜下及小脑软脑膜下的颗粒层均存留胚胎生发层基质,其管壁是由仅含内皮细胞的毛细血管网组成,缺乏胶原和弹力纤维的支撑,且富含线粒体,耗氧量大,一旦发生缺氧及酸中毒,易发生坏死、崩解而出血。胎龄32周以后生发层基质逐渐退化,足月时基本消失,故足月儿脑室内出血较少见。

2. 血流动力学异常　缺氧、酸中毒等均可损害脑血流的自主调节功能,即出现"压力被动性脑循环",此时压力的波动可直接作用于末端毛细血管,使其破裂而出血。此外,快速扩容、吸痰、机械通气压力过高等均可造成毛细血管破裂而导致出血。

3. 外伤　多为产伤。如胎位不正、胎儿过大、产程过短或过长以及使用高位产钳、胎头吸引器等,可导致出血。

4. 其他　新生儿患有凝血机制障碍或血小板减少性疾病;母孕期服用苯妥英钠、苯巴比妥、利福平等药物;脑血管发育畸形;不适当地输入高渗溶液(如碳酸氢钠、葡萄糖酸钙、甘露醇等)等均可导致血管破裂而发生出血。

【临床表现】

与出血部位和出血量密切相关。轻者可无症状,重者在短期内可迅速死亡。主要表现为意识障碍、呼吸节律不规则、颅高压、原始反射减弱和消失。若患儿不明原因的惊厥、贫血、黄疸、频繁呼吸暂停及休克等应注意颅内出血的发生。

新生儿颅内出血主要包括如下几种类型:

1. 脑室周围-脑室内出血(periventricular-intraventricular hemorrhage,PVH-IVH)　常见于胎龄<32周、体重<1500g 的早产儿,多在生后72小时内发生。可表现为呼吸暂停、嗜睡、肌张力减低等,还可伴有心动过缓、体温降低、代谢性酸中毒、低血压等,但有25%~50%患儿可无明显症状。根据影像学检查分为4级:Ⅰ级:室管膜下胚胎生发层基质出血;Ⅱ级:脑室内出血,但无脑室扩大;Ⅲ级:脑室内出血伴脑室扩大;Ⅳ级:脑室内出血伴脑实质出血。其中Ⅲ、Ⅳ级常留有神经系统后遗症。

2. 蛛网膜下腔出血　系指原发于蛛网膜下腔出血(primary subarachoid hemorrhage,SAH),而非继发于硬膜下或脑室内出血。足月儿常由产伤而引起,早产儿多与窒息缺氧等有关。出血量少可无临床症状,预后良好。出血严重者表现为惊厥、意识障碍、肌张力减低和中枢性呼吸衰竭,甚至于短期内死亡。

3. 硬膜下出血(subdural hemorrhage,SDH)　多见于巨大儿、胎位异常、难产或产钳助产者。因机械性损伤使上矢状窦附近的大脑镰或小脑幕撕裂,静脉窦和大脑表浅静脉破裂引起出血。少量出血可无症状,出血量较大者常在出生24小时后出现惊厥、偏瘫和斜视等神经系统症状。严重者可在出生后数小时内死亡。

4. 脑实质出血(intraparenchymal hemorrhage,IPH)　常见于足月儿。多由于小静脉栓塞后,毛细血管压力增高导致破裂而出血。临床表现与出血部位和出血量多少密切相关。若出血位于脑干,早期可见瞳孔变化、呼吸不规则和心动过缓,前囟张力可不高,常留有不同程度的神经系统后遗症。

5. 小脑出血(intracerebellar hemorrhage,ICH)　常见于32周以下的早产儿,足月儿多由产伤而引起。临床表现与出血量有关,表现为脑干受压的症状,如屏气、呼吸不规则、心动过缓、眼球偏斜、面瘫、间歇性肢体张力增高、角弓反张等。病情可迅速恶化,可在发病后短时间内死亡。

【诊断】

1. 详细询问妊娠史、分娩史、窒息及复苏等情况。

2. 观察患儿临床表现,尤其是详细进行神经系统体格检查。

3. 注意有无出、凝血机制的异常,动态观察血红蛋白及血细胞比容有无进行性下降。

4. 影像学检查　是确诊的必要手段,包括颅脑超声、CT及MRI扫描。超声对脑室周围-脑室内出血诊断较灵敏;CT对蛛网膜下腔、小脑和脑干部位的出血较为敏感;MRI不仅可以明确出血部位及程度,对临床预后的评估也优于超声和CT扫描。

5. 脑脊液检查　有助于脑室内出血或蛛网膜下腔出血的诊断,通常表现为脑脊液压力升高,可呈血性、镜下可见红细胞或皱缩红细胞。

【治疗】

1. 一般治疗　保持患儿安静,避免搬动和尽量减少刺激性操作;维持血压正常,保证足够热量供给,注意液体平衡,纠正酸中毒。

2. 止血　可选择使用新鲜冰冻血浆,维生素K_1、酚磺乙胺(止血敏)和注射用血凝酶(立止血)等。

3. 对症治疗　有惊厥时可用苯巴比妥或咪达唑仑和地西泮等抗惊厥药;有脑水肿和颅内压增高症状者可选用呋塞米及小剂量的甘露醇;贫血及休克时输洗涤红细胞和新鲜冰冻血浆。

4. 其他　对大脑顶部表浅部位的硬膜下出血,如症状明显,前囟饱满者,应予前囟穿刺放血治疗。对脑室出血后脑积水治疗,脑积水早期有症状者可作侧脑室置管引流,进行性加重者可行脑室-腹腔分流术。尽管有学者主张脑室出血后脑积水早期可采用连续腰椎穿刺治疗,但疗效尚不确切。

【预防】

做好孕妇保健工作,避免早产;提高产科技术,减少新生儿窒息和产伤的发生,及时纠正异常凝血状况,防止血压过大波动,避免快速大量输液,纠正酸碱失衡,慎用高渗液体。

(薛辛东)

第六节　新生儿呼吸窘迫综合征

案例6-4

母孕30周早产,婴儿出生体重1400g,生后5小时出现呼吸困难,伴有呼气性呻吟,并进行性加重,胸片显示双肺野透过度弥漫性降低。

思考:

1. 该患儿最可能的诊断是什么?

2. 除机械通气外,该病最有效的治疗方法是什么?

3. 导致该患儿易患本病的原因有哪些?

新生儿呼吸窘迫综合征(respiratory distress syndrome, RDS)是由于肺表面活性物质(pulmonary surfactant, PS)缺乏所致,于生后不久出现呼吸窘迫并进行性加重的临床综合征。由于其病理上有肺透明膜的改变,故又称之为肺透明膜病(hyaline membrane disease, HMD)。多见于早产儿,其胎龄愈小,发病率愈高。

【病因与发病机制】

由于 PS 的缺乏所致。PS 是由 II 型肺泡上皮细胞合成并分泌的一种磷脂蛋白复合物,磷脂约占 80%,其中磷脂酰胆碱即卵磷脂是起表面活性作用的重要物质;蛋白质约占 13%,其中能与 PS 结合的蛋白质称为表面活性物质蛋白(surfactant protein, SP),包括 SP-A、SP-B、SP-C 和 SP-D 等,可与磷脂结合,增加其表面活性作用。PS 覆盖在肺泡表面,降低其表面张力,防止呼气末肺泡萎陷,维持功能残气量。孕 18~20 周开始产生,继之缓慢上升,35~36 周迅速增加达肺成熟水平。因此,胎龄越小,PS 的量也愈低。

PS 的缺乏,肺泡表面张力增加,呼气末功能残气量较少,肺泡趋于萎陷,使肺顺应性下降,气道阻力增加,通气/血流降低,气体弥散障碍及呼吸功增加,从而导致缺氧和因其所致的代谢性酸中毒及通气功能障碍所致的呼吸性酸中毒。由于缺氧及酸中毒使肺毛细血管通透性增高,液体漏出,使肺间质水肿和纤维蛋白沉着于肺泡表面形成嗜伊红透明膜,进一步加重气体弥散障碍,加重缺氧和酸中毒,并抑制 PS 合成,形成恶性循环。

糖尿病母亲婴儿也易发生此病,是由于其血中高浓度胰岛素能拮抗肾上腺皮质激素对 PS 合成的促进作用。围生期窒息,低体温,前置胎盘、胎盘早剥和母亲低血压等所致的胎儿血容量减少,均可诱发 RDS。此外,剖宫产儿、双胎的第二婴和男婴,RDS 的发生率也较高。

【临床表现】

生后不久(一般 6 小时内)出现呼吸窘迫,主要表现为呼吸急促(>60 次/min)、呼气性呻吟、吸气性三凹征及青紫。呼吸窘迫呈进行性加重是本病特点。严重时表现为呼吸浅表,呼吸节律不整、呼吸暂停及四肢松弛。由于呼气时肺泡萎陷,体格检查可见胸廓扁平,听诊两肺呼吸音减低,肺泡有渗出时可闻及细湿啰音。

本病通常于生后 24~48 小时病情最重,病死率较高,能存活 3 天以上者,肺成熟度增加,病情逐渐恢复。若患儿在恢复期突然出现对氧气的需求量增加、难以矫正和解释的代谢性酸中毒、喂养困难、呼吸暂停、周身发凉发花及肝脏在短时间内进行性增大,应注意动脉导管开放。

由于 PS 的广泛应用,RDS 病情程度已减轻,病程亦缩短。对于未使用 PS 的早产儿,若生后 12 小时出现呼吸窘迫,一般不考虑本病。此外,近年来,足月儿 RDS 发病率有不断上升趋势,可能与选择性剖宫产有关,临床表现与早产儿相比,起病延迟,症状可能更重,易并发肺气漏和 PPHN,且 PS 使用效果不及早产儿显著。

【辅助检查】

1. 动脉血气分析 pH 值降低,动脉氧分压(PaO_2)降低及二氧化碳分压($PaCO_2$)增高,是 RDS 的常见改变。

2. X 线检查 本病的 X 线检查具有特征性改变,是目前确诊的最可靠手段。①两肺呈普遍性的透过度降低,可见弥漫性均匀一致的细颗粒网状影,即毛玻璃样改变(图 6-7);②在弥漫

图 6-7 RDS 患儿胸片(毛玻璃样改变)

性不张肺泡(白色)的背景下,可见清晰充气的树枝状支气管(黑色)影,即支气管充气征(图6-8);③双肺野均呈白色,肺肝界及肺心界均消失,即白肺(图6-9)。

图6-8　RDS患儿胸片(支气管充气征)

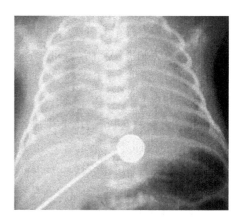

图6-9　RDS患儿胸片(白肺)

3. 其他　彩色 Doppler 超声有助于动脉导管开放的诊断。

【鉴别诊断】

（一）湿肺（wet lung）

又称暂时性呼吸增快(transient tachypnea)或暂时性呼吸困难(transient dyspnea)。多见于足月儿或剖宫产儿,是由于肺内液体吸收及清除延迟所致,为自限性疾病,一般 2~3 天症状缓解消失。

生后数小时内出现呼吸增快(>60~80 次/分),但一般状态及反应较好,重者也可有青紫及呻吟等表现。听诊呼吸音减低,可闻及湿啰音。X 线胸片显示肺气肿、肺门纹理增粗和斑点状云雾影,常见毛发线(叶间积液)。有文献报道,超声检查有助于湿肺和 RDS 的鉴别。本病对症治疗即可。

（二）B 组链球菌肺炎（group B streptococcal pneumonia）

是由 B 组链球菌败血症所致的宫内感染性肺炎。临床表现及 X 线所见有时与 RDS 难以鉴别。但前者母亲妊娠晚期多有感染、羊膜早破或羊水有异味史,母血或宫颈拭子培养有 B 组链球菌生长;患儿外周血血常规、C-反应蛋白、血培养等也可提示有感染证据,此外,病程与 RDS 不同,且抗生素治疗有效。

（三）膈疝（diaphragmatic hernia）

生后不久表现为阵发性呼吸急促及发绀。腹部凹陷,患侧胸部呼吸音减弱甚至消失,可闻及肠鸣音;X 线胸片可见患侧胸部有充气的肠曲或胃泡影及肺不张,纵隔向对侧移位。部分患儿在产前即可被胎儿超声诊断。

【治疗】

应用 PS 是治疗本病的最有效措施,机械通气可保证通换气功能正常,待自身 PS 产生增加,RDS 得以恢复。

（一）一般治疗

保温,监测呼吸、心率、血压,保证液体和营养供应。原则上不主张用,但若合并感染,应依据细菌培养和药物敏感试验结果选择相应抗生素。

（二）氧疗（oxygen therapy）和辅助通气

1. 吸氧　轻症可选用鼻导管、面罩、头罩或鼻塞吸氧,维持 PaO_2 50~80mmHg（6.7~10.6kPa）和经皮血氧饱和度（$TcSO_2$）90%~95%为宜。

2. 持续气道正压（continuous positive airway pressure,CPAP）　多适用于轻、中度 RDS 患儿。

（1）指征：吸入氧分数（fraction of inspiratory oxygen，FiO_2）>0.3，PaO_2<50mmHg（6.7kPa）或 $TcSO_2$<90%。

（2）方法：鼻塞最常用，也可经鼻罩、面罩、鼻咽管进行。

（3）参数：压力为3~8cmH$_2$O，RDS 至少保证6cmH$_2$O，但一般不超过8~10cmH$_2$O。气体流量最低为患儿3倍的每分通气量或5L/min，FiO_2 则根据 SaO_2 进行设置和调整。

对所有存在 RDS 高危因素的早产儿，生后早期应用 CPAP，可减少 PS 应用及气管插管。对已确诊的 RDS，使用 CPAP 联合 PS，是 RDS 治疗的最佳选择。

除 CPAP 外，目前还有许多无创通气的方式，包括经鼻间歇正压通气（NIPPV）、双水平正压通气（Bi-PAP）、加温湿化高流量鼻导管（HHHFNC）以及高频通气（NFHV），也应用于临床治疗 RDS，但与经典 CPAP 相比，其优势作用和远期效果还有待于进一步研究和证实。

3. 常频机械通气（conventional mechanical ventilation，CMV）　近年来，由于 PS 普遍应用于 RDS，使得机械通气参数较前降低，机械通气时间明显缩短。

（1）指征：目前国内外尚无统一标准，其参考标准为：①FiO_2=0.6，PaO_2<50mmHg（6.7kPa）或 $TcSO_2$<85%（发绀型先天性心脏病除外）；②$PaCO_2$>60~70mmHg（7.8~9.3kPa）伴 pH 值<7.25；③严重或药物治疗无效的呼吸暂停。具备上述任意一项者即可经气管插管应用机械通气。

（2）参数：吸气峰压（PIP）应根据患儿胸廓起伏设定，一般为20~25cmH$_2$O，呼气末正压（PEEP）为4~6cmH$_2$O，呼吸频率（RR）为20~40 次/min，吸气时间（TI）为0.3~0.4 秒，FiO_2 依据目标 $TcSO_2$ 调整，15~30 分钟后检测动脉血气，依据结果决定是否调整参数。

但须注意，近年来由于 PS 普遍应用于 RDS，使得机械通气参数较前降低，机械通气时间明显缩短。

4. 高频通气（high-frequency ventilation，HFV）　对 CMV 治疗失败的 RDS 患儿，HFV 可作为补救治疗。但有研究报道，HFV 作为 RDS 患儿首选方式，应用越早，能减少 BPD 发生、缩短住院时间、减少 PS 用量及提前拔管。

（三）PS 替代疗法

可明显降低 RDS 病死率及气胸发生率，同时可改善肺顺应性和通换气功能，降低呼吸机参数。临床应用 PS 分为天然型 PS、改进的天然型 PS、合成 PS 及重组 PS，目前使用最多的是从猪肺、小牛肺提取的天然型 PS。

1. 指征　已确诊的 RDS 或产房内防止 RDS 的预防性应用。

2. 时间、方法及剂量

（1）时间：对母亲产前未使用激素或需气管插管稳定的极早产儿，应在产房内使用；对于已确诊 RDS 的患儿，越早应用效果越好；对部分 RDS 仍在进展患儿（如持续不能离氧，需要机械通气），需使用第二剂或第三剂 PS。

（2）剂量：每种 PS 产品均有各自的推荐剂量，多数报道首剂100~200mg/kg，第二剂或第三剂给予100mg/kg；对已确诊 RDS，首剂200mg/kg 的疗效优于100mg/kg。

（3）方法：药物（干粉剂需稀释）摇匀后，经气管插管缓慢注入肺内。目前已开展微创技术使用 PS（即 LISA 和 MIST），即不采用传统气管插管，使用细的导管置入气管内，在不间断鼻塞 CPAP 下，缓慢注入 PS。

【预防】

①应将妊娠不足30 周存在早产风险的孕妇转运到具有救治 RDS 能力的围产中心；②对所有妊娠不足34 周存在风险的孕妇，应给予产前激素治疗；③对妊娠不足39 周，如没有明确指征，不建议择期剖宫产。

（薛辛东）

第七节　新生儿黄疸

案例 6-5

足月出生新生儿,体重 3kg,生后 72 小时面色黄染。患儿一般情况好,吃奶正常,体检除面色和躯干皮肤黄染外,无其他异常。辅助检查结果:血 HGB 150g/L,血清总胆红素 160μmol/L。

思考:

1. 初步诊断是什么?分析发生的原因。

2. 主要的鉴别诊断是什么?

3. 需进一步作什么辅助检查?

4. 治疗原则是什么?

一、胆红素的代谢特点

新生儿黄疸(neonatal jaundice)是因胆红素在体内积聚引起的皮肤或其他器官黄染,是新生儿期最常见的临床问题。新生儿血中胆红素超过 5~7mg/dl(成人超过 2mg/dl)可出现肉眼可见的黄疸(胆红素 1mg/dl 相当于 17.1μmol/L)。未结合胆红素增高是新生儿黄疸最常见的表现形式,重者可引起胆红素脑病(核黄疸)(详见"新生儿溶血病"),造成神经系统的永久性损害,严重者可死亡。

【胎儿和新生儿胆红素代谢的生理】

在胎儿期,肝脏功能相对不活跃,胎儿红细胞破坏后所产生的胆红素主要由母亲肝脏处理。如胎儿红细胞破坏过多,母亲肝脏不能完全处理所有的胆红素,脐带和羊水可呈黄染;此外,当骨髓和髓外造血不能满足需要时,可出现胎儿贫血。胎儿肝脏也能处理少量胆红素,当胎儿溶血而肝脏处理胆红素能力尚未成熟,可使新生儿脐血也可以检测到较高水平的胆红素。

在新生儿期,多数胆红素来源于衰老红细胞。红细胞经单核-吞噬细胞系统破坏后所产生的血红素约占 75%,它与其他来源的血红素(约占 25%)在血红素加氧酶(hemo oxygenase)的作用下转变为胆绿素,后者在胆绿素还原酶(biliverdin reductase)的作用下转变成胆红素;在血红素转变至胆绿素的过程中产生内源性的一氧化碳(CO),故临床上可通过呼出气 CO 的产量来评估胆红素的产生速率。1g 血红蛋白可产生 34mg(600μmol)未结合胆红素;约 25% 胆红素来源于肝脏、骨髓中红细胞前体和其他组织中的含血红素蛋白。

胆红素的转运、肝脏摄取和处理:血中未结合胆红素多数与白蛋白结合,以复合物形式转运至肝脏。未结合胆红素与白蛋白结合后一般是"无毒的",即不易进入中枢神经系统。但是,游离的未结合胆红素呈脂溶性,能够通过血脑屏障,进入中枢神经系统,引起胆红素脑病;某些情况,如低血白蛋白水平、窒息、酸中毒、感染、早产和低血糖等,可显著降低胆红素与白蛋白结合;游离脂肪酸、静脉用脂肪乳剂和某些药物,如磺胺、头孢类抗生素、利尿剂等也可竞争性影响胆红素与白蛋白的结合。胆红素进入肝脏后被肝细胞的受体蛋白(Y 和 Z 蛋白,一种细胞内的转运蛋白)结合后转运至光面内质网,通过尿苷二磷酸葡萄糖醛酸基转移酶(UDPGT)的催化,每一分子胆红素结合二分子的葡萄糖醛酸,形成水溶性的结合胆红素(conjugated bilirubin),后者经胆汁排泄至肠道。在较大儿童或成人,肠道胆红素通过细菌作用被还原为粪胆素原(stercobilinogen)后随粪便排出;部分排入肠道的结合胆红素可被肠道的 β-葡萄糖醛酸酐酶水解,或在碱性环境中直接与葡萄糖醛酸分离成为未结合胆红素,后者可通过肠壁经门静脉重吸收到肝脏再行处理,形成肠肝循环;在某些情况下,如早产儿、肠梗阻等,肠肝循环可显著增加血胆红素水平。

【新生儿胆红素代谢特点】

有诸多原因使新生儿血清胆红素水平处于较高水平,常见原因如下。

1. **胆红素生成过多**　新生儿每日生成的胆红素明显高于成人(新生儿8.8mg/kg,成人3.8mg/kg),其原因是:胎儿血氧分压低,红细胞数量代偿性增加,出生后血氧分压升高,过多的红细胞破坏;新生儿红细胞寿命相对短(早产儿低于70天,足月儿约80天,成人为120天),且血红蛋白的分解速度是成人的2倍;肝脏和其他组织中的血红素及骨髓红细胞前体较多。

2. **血浆白蛋白联结胆红素的能力不足**　刚娩出的新生儿常有不同程度的酸中毒,可减少胆红素与白蛋白联结;早产儿胎龄越小,白蛋白含量越低,其联结胆红素的量也越少。

3. **肝细胞处理胆红素能力差**　未结合胆红素(unconjugated bilirubin)进入肝细胞后,与Y、Z蛋白结合;而新生儿出生时肝细胞内Y蛋白含量极微(生后5~10天达正常),UDPGT含量也低(生后1周接近正常)且活性差(仅为正常的0~30%),因此,生成结合胆红素的量较少;出生时肝细胞将结合胆红素排泄到肠道的能力暂时低下,早产儿更为明显,可出现暂时性肝内胆汁淤积。

4. **肠肝循环(enterohepatic circulation)特点**　在新生儿,肠蠕动性差和肠道菌群尚未完全建立,而肠腔内β-葡萄糖醛酸酐酶活性相对较高,可将结合胆红素转变成未结合胆红素,导致肠肝循环增加,血胆红素水平增高。此外,胎粪含胆红素较多,如排泄延迟可使胆红素重吸收增加。

当饥饿、缺氧、脱水、酸中毒、头颅血肿或颅内出血时,更易出现黄疸或使原有黄疸加重。

二、新生儿黄疸分类

传统基于单个血清胆红素值而确定的所谓"生理性或病理性黄疸"的观点已受到了挑战。根据临床实际,目前较被接受的高胆红素血症风险评估方法是采用日龄(表6-4)或小时龄胆红素值(图6-10);同时也根据不同胎龄和生后小时龄,以及是否存在高危因素来评估和判断这种胆红素水平是否属于正常或安全,以及是否需要治疗干预(图6-11),而不是以一固定数值表述。所谓高危因素指临床上常与重症高胆红素血症并存的因素,高危因素越多,发生重度高胆红素血症机会多,发生胆红素脑病机会也愈大;新生儿溶血、头颅血肿、皮下淤血、窒息、缺氧、酸中毒、脓毒血症、高热、低体温、低蛋白血症、低血糖等即属于高危因素。

表6-4　全国875例足月新生儿检测7天内胆红素百分位值(μmol/L)

百分位值	第1日	第2日	第3日	第4日	第5日	第6日	第7日
50th	77.29	123.29	160.91	183.82	195.28	180.74	163.98
75th	95.41	146.71	187.42	217.51	227.43	226.74	200.75
95th	125.17	181.60	233.75	275.31	286.42	267.44	264.19

图6-10　小时龄胆红素值风险评估曲线

图 6-11　胎龄>35 周新生儿不同胎龄和生后小时龄的光疗标准

（一）生理性黄疸（physiological jaundice）

人类初生时胆红素产量大于胆红素排泄量，几乎我国所有足月新生儿都会出现暂时性总胆红素增高。表 6-4 显示了我国足月新生儿初生第 1 天至第 7 天血清总胆红素浓度。

生理性黄疸是排除性诊断，其特点为：①一般情况良好；②足月儿生后 2~3 天出现黄疸，4~5 天达高峰，5~7 天消退，最迟不超过 2 周；早产儿黄疸多于生后 3~5 天出现，5~7 天达高峰，7~9 天消退，最长可延迟到 3~4 周；③每日血清胆红素升高<85μmol/L（5mg/dl）或每小时<0.5mg/dl；④血清总胆红素值尚未达到相应日龄及相应危险因素下的光疗干预标准（见图 6-11）或在小时胆红素曲线的第 95 百分位数以内（见图 6-10）。

（二）病理性黄疸（pathologic jaundice）

或称为非生理性高胆红素血症（non-physiological hyperbilirubinemia）。相对生理性黄疸而言是血清胆红素水平异常增高或胆红素增高性质的改变，某些增高是属于生理性黄疸的延续或加深，而更重要的是要积极寻找引起其增高的原发病因。下列情况应该引起注意：①生后 24 小时内出现黄疸；②血清总胆红素值已达到相应日龄及相应危险因素下的光疗干预标准（见图 6-11）或在小时胆红素曲线的第 95 百分位数以上（见图 6-10），或每日上升超过 85μmol/L（5mg/dl），或每小时>0.5mg/dl；③黄疸持续时间长，足月儿>2周，早产儿>4 周；④黄疸退而复现；⑤血清结合胆红素>34μmol/L（2mg/dl）。具备其中任何一项者即可诊断为病理性黄疸。

病理性黄疸根据其发病原因分为三类。

1. 胆红素生成过多　因过多红细胞的破坏及肠肝循环增加，使胆红素增多。

（1）红细胞增多症：即静脉血红细胞>6×10^12/L，血红蛋白>220g/L，血细胞比容>65%。常见于母-胎或胎-胎间输血、脐带结扎延迟、宫内生长迟缓（慢性缺氧）及糖尿病母亲所生婴儿等。

（2）血管外溶血：如较大的头颅血肿、皮下血肿、颅内出血、肺出血和其他部位出血。

（3）同族免疫性溶血：见于血型不合如 ABO 或 Rh 血型不合等，我国 ABO 溶血病多见。

（4）感染：细菌、病毒、螺旋体、衣原体、支原体和原虫等引起的重症感染皆可致溶血，以金黄色葡萄球菌、大肠埃希菌引起的败血症多见。

（5）肠肝循环增加：先天性肠道闭锁、先天性幽门肥厚、巨结肠、饥饿和喂养延迟等均可使胎粪排泄延迟，使胆红素重吸收增加。

（6）母乳喂养与黄疸：母乳喂养相关的黄疸（breast feeding-associated jaundice）常指母乳喂养的新生儿在生后一周内，由于生后数天内热卡和液体摄入不足、排便延迟等，使血清胆红素升高，几乎 2/3 母乳喂养的新生儿可出现这种黄疸；上述胆红素增高常可通过增加母乳喂养量和频率而得到缓解，一般不是母乳喂养的禁忌。但曾罕见有报道这种过高的胆红素血症如不处理，可以导致胆红素脑病。

母乳性黄疸（breast milk jaundice）常指母乳喂养的新生儿在生后 3 个月内仍有黄疸，表现为非溶血性高未结合胆红素血症，其诊断常是排除性的。研究表明部分母亲母乳中的 β-葡萄糖醛酸酐酶水平较高，可在肠道通过促进葡萄糖醛酸与胆红素的分离，使未结合胆红素被肠道再吸收，从而增加了肝脏处理胆红素的负担，也有研究提示与肝脏 UGT 酶的基因多态性有关。母乳性黄疸一般不需任何治疗，一般不必停母乳，如停喂母乳 24～48 小时，黄疸可明显减轻；但对于胆红素水平较高者应密切观察或干预。

（7）红细胞酶缺陷：葡萄糖-6-磷酸脱氢酶（G-6-PD）、丙酮酸激酶和己糖激酶缺陷均可影响红细胞正常代谢，使红细胞膜僵硬，变形能力减弱，滞留和破坏于单核-吞噬细胞系统，造成溶血和胆红素增加。

（8）红细胞形态异常：遗传性球形红细胞增多症、遗传性椭圆形红细胞增多症、遗传性口形红细胞增多症、婴儿固缩红细胞增多症等，均由于红细胞膜结构异常使红细胞在脾脏破坏增加。

（9）血红蛋白病：α 地中海贫血，血红蛋白 F-Poole 和血红蛋白 Hasharon 等，由于血红蛋白肽链数量和质量缺陷而引起溶血。

（10）其他：维生素 E 缺乏和低锌血症等，使细胞膜结构改变导致溶血。

2. 肝脏胆红素代谢障碍　由于肝细胞摄取和结合胆红素的功能低下，使血清未结合胆红素升高。

（1）缺氧和感染：如窒息和心力衰竭等，均可抑制肝脏 UDPGT 的活性。

（2）Crigler-Najjar 综合征：即先天性 UDPGT 缺乏。Ⅰ型属常染色体隐性遗传，酶完全缺乏，酶诱导剂如苯巴比妥治疗无效。生后数年内需长期光疗，以降低血清胆红素和预防胆红素脑病；患儿很难存活，肝脏移植可以使 UDPGT 酶活性达到要求。Ⅱ型多属常染色体显性遗传，酶活性低下，发病率较Ⅰ型高；酶诱导剂，如苯巴比妥治疗有效。

（3）Gilbert 综合征：是一种慢性的、良性高未结合胆红素增多症，属常染色体显性遗传，是由于肝细胞摄取胆红素功能障碍和肝脏 UDPGT 活性降低所致。其 UDPGT 活性降低的机制是在基因启动子区域 TA 重复增加，或在亚洲人群常见基因外显子 G71R 基因突变，导致酶的活力降低。Gilbert 综合征症状轻，通常于青春期才有表现；在新生儿期由于该酶的活力降低，致肝细胞结合胆红素功能障碍而表现为高胆红素血症。当 UDPGT 基因突变和 G-6-PD 缺陷、ABO 血型不符溶血等同时存在时，高胆红素血症更为明显。

（4）Lucey-Driscoll 综合征：即家族性暂时性新生儿黄疸。某些母亲所生的所有新生儿在生后 48 小时内表现为严重的高未结合胆红素血症，其原因为妊娠后期孕妇血清中存在一种性质尚未明确的葡萄糖醛酸转移酶抑制物，使新生儿肝脏 UDPGT 酶活性被抑制。本病有家族史，新生儿早期黄疸重，2～3 周自然消退。

（5）药物：某些药物如磺胺、水杨酸盐、维生素 K₃、吲哚美辛、毛花苷 C 等，可与胆红素竞争 Y、Z 蛋白的结合位点。

（6）先天性甲状腺功能低下：甲状腺功能低下时，肝脏 UDPGT 活性降低可持续数周至数月；甲状腺功能低下时还可以影响肝脏胆红素的摄取和转运；经甲状腺素治疗后，黄疸常明显缓解。

（7）其他：脑垂体功能低下和 21-三体综合征等常伴有血胆红素升高或生理性黄疸消退延迟。

3. 胆汁排泄障碍　肝细胞排泄结合胆红素障碍或胆管受阻,可致高结合胆红素血症,如同时有肝细胞功能受损,也可伴有未结合胆红素增高。

（1）新生儿肝炎:多由病毒引起的宫内感染所致。常见有乙型肝炎病毒、巨细胞病毒、风疹病毒、单纯疱疹病毒、肠道病毒及 EB 病毒等。

（2）先天性代谢缺陷病:α₁-抗胰蛋白酶缺乏症、半乳糖血症、果糖不耐受症、酪氨酸血症、糖原贮积症Ⅳ型及脂质贮积症(尼曼-匹克病、戈谢病)等可有肝细胞损害。

（3）Dubin-Johnson 综合征:即先天性非溶血性结合胆红素增高症,较少见。是由肝细胞分泌和排泄结合胆红素障碍所致,可出现未结合和结合胆红素增高,临床经过良性。

（4）肠道外营养所致的胆汁淤积:在新生儿监护病房中,常见由于患儿长期接受胃肠外营养,包括脂肪乳剂,出现胆汁淤积,使血清结合胆红素增高,同时可伴有肝功能受损;上述情况一般随肠道喂养而逐渐缓解。

（5）胆道闭锁:由于先天性胆道闭锁或先天性胆总管囊肿,使肝内或肝外胆管阻塞,使结合胆红素排泄障碍;是新生儿期阻塞性黄疸的常见原因。在新生儿胆道闭锁,其黄疸可在 2~4 周出现,大便逐渐呈灰白色,血清结合胆红素显著增高。胆汁黏稠综合征是由于胆汁淤积在小胆管中,使结合胆红素排泄障碍,也可见于严重的新生儿溶血病;肝和胆道的肿瘤也可压迫胆管造成阻塞。对于新生儿胆道闭锁,早期诊断和干预很重要;在生后 60 天内做引流手术者效果较好,后期由于胆汁性肝硬化的发生而造成肝脏不可逆的损伤。引流手术无效者,肝脏移植是治疗选择。

三、新生儿溶血病

新生儿溶血病(hemolytic disease of newborn,HDN)指母、子血型不合引起的同族免疫性溶血(isoimmune hemolytic disease)。在已发现的人类 26 个血型系统中,以 ABO 血型不合最常见,Rh 血型不合较少见。有报道 ABO 溶血病占新生儿溶血病的 85.3%,Rh 溶血病占 14.6%,MN(少见血型)溶血病占 0.1%。

【病因和发病机制】

由父亲遗传而母亲所不具有的显性胎儿红细胞血型抗原,通过胎盘进入母体,刺激母体产生相应的血型抗体,当不完全抗体(IgG)进入胎儿血液循环后,与红细胞的相应抗原结合(致敏红细胞),在单核-吞噬细胞系统内被破坏,引起溶血。若母婴血型不合的胎儿红细胞在分娩时进入母血,则母亲产生的抗体不使这一胎发病,而可能使下一胎发病(血型与上一胎相同)。

（一）ABO 溶血

主要发生在母亲 O 型而胎儿 A 型或 B 型,如母亲 AB 型或婴儿 O 型,则不发生 ABO 溶血病。

1. 40%~50%的 ABO 溶血病发生在第一胎,其原因是:O 型母亲在第一胎妊娠前,已受到自然界 A 或 B 血型物质(某些植物、寄生虫、伤寒疫苗、破伤风及白喉类毒素等)的刺激,产生抗 A 或抗 B 抗体(IgG)。

2. 在母子 ABO 血型不合中,仅 1/5 发生 ABO 溶血病,其原因为:①胎儿红细胞抗原性的强弱不同,导致抗体产生量的多少各异;②除红细胞外,A 或 B 抗原存在于许多其他组织,只有少量通过胎盘的抗体与胎儿红细胞结合,其余的被组织或血浆中可溶性的 A 或 B 物质吸收。

（二）Rh 溶血

Rh 血型系统有 6 种抗原,即 D、E、C、c、d、e(d 抗原未测出只是推测),其抗原性强弱依次为 D>E>C>c>e,故 Rh 溶血病中以 RhD 溶血病最常见,其次为 RhE,由于 e 抗原性最弱,故 Rhe 溶血病罕见。传统上红细胞缺乏 D 抗原称为 Rh 阴性,而具有 D 抗原称为 Rh 阳性,中国人绝大多数为 Rh 阳性,汉族人群中 Rh 阴性率约 0.3%。当母亲 Rh 阳性(有 D 抗原),但缺乏 Rh 系统其他抗原如 E,而胎儿具有该抗原时,也可发生 Rh 不合溶血病。母亲暴露于 Rh 血型不合抗原的机会主要有:①曾输注 Rh 血型不合的血液;②分娩或流产接触 Rh 血型抗原,此机会可高达 50%;③在孕期胎儿 Rh 阳性血细胞经胎盘进入母体。

Rh 溶血病一般不发生在第一胎,是因为自然界无 Rh 血型物质,Rh 抗体只能由人类红细胞 Rh 抗原刺激产生。Rh 阴性母亲首次妊娠,于妊娠末期或胎盘剥离(包括流产及刮宫)时,Rh 阳性的胎儿血进入母血中,经过 8~9 周产生 IgM 抗体(初发免疫反应),此抗体不能通过胎盘,以后虽可产生少量 IgG 抗体,但胎儿已经娩出。如母亲再次妊娠(与第一胎 Rh 血型相同),怀孕期可有少量(低至 0.2ml)胎儿血进入母体循环,于几天内便可产生大量 IgG 抗体(次发免疫反应),该抗体通过胎盘引起胎儿溶血。

既往输过 Rh 阳性血的 Rh 阴性母亲,其第一胎可发病。极少数 Rh 阴性母亲虽未接触过 Rh 阳性血,但其第一胎也发生 Rh 溶血病,这可能是由于 Rh 阴性孕妇的母亲为 Rh 阳性,其母怀孕时已使孕妇致敏,故其第一胎发病。

抗原性最强的 RhD 血型不合者,也仅有 1/20 发病,主要由于母亲对胎儿红细胞 Rh 抗原的敏感性不同。另外,母亲为 RhD 阴性,如父亲的 RhD 血型基因为杂合子,则胎儿为 RhD 阳性的可能性为 50%,如为纯合子则为 100%,其他 Rh 血型也一样。当存在 ABO 血型不符合时,Rh 血型不合的溶血常不易发生;其机制可能是 ABO 血型不符所产生的抗体已破坏了进入母体的胎儿红细胞,使 Rh 抗原不能被母体免疫系统所发现。

【病理生理】

ABO 溶血除引起黄疸外,其他改变不明显。Rh 溶血造成胎儿重度贫血,甚至心力衰竭。重度贫血、低蛋白血症和心力衰竭可导致全身水肿(胎儿水肿)。贫血时,髓外造血增强,可出现肝脾肿大。胎儿血中的胆红素经胎盘进入母亲肝脏代谢,故娩出时黄疸往往不明显。出生后,由于新生儿处理胆红素的能力较差,因而出现黄疸。血清未结合胆红素过高可发生胆红素脑病(bilirubin encephalopathy)。

【临床表现】

症状轻重与溶血程度基本一致。多数 ABO 溶血病患儿除黄疸外,无其他明显异常。Rh 溶血病症状较重,严重者甚至死胎。

1. 黄疸 大多数 Rh 溶血病患儿生后 24 小时内出现黄疸并迅速加重,而多数 ABO 溶血病在第 2~3 天出现。血清胆红素以未结合型为主,但如溶血严重,造成胆汁淤积,结合胆红素也可升高。

2. 贫血 程度不一。重症 Rh 溶血,生后即可有严重贫血或伴有心力衰竭。部分患儿因其抗体持续存在,也可于生后 3~6 周发生晚期贫血。

3. 肝脾大 Rh 溶血病患儿多有不同程度的肝脾增大,ABO 溶血病患儿则不明显。

【并发症】

胆红素脑病(bilirubin encephalopathy)为新生儿溶血病最严重的并发症,主要见于血清总胆红素(TSB)>20mg/dl(342μmol/L)或(和)上升速度>0.5mg/dl(8.5μmol/L)、胎龄>35 周新生儿。早产儿由于血脑屏障功能不全,肝脏酶活性低下,血清胆红素在 10~14mg/dl(171~239μmol/L)或更低也可发生;患者多于生后 4~7 天出现症状。当未结合胆红素水平过高,透过血脑屏障,可造成中枢神经系统功能障碍,如不经治疗干预可造成永久性损害。胆红素常造成基底神经节、海马、下丘脑神经核和小脑神经元坏死;尸体解剖可见相应的神经核黄染,故又称为核黄疸(kernicterus)。

临床上胆红素脑病和核黄疸名词常互相通用,目前推荐的分类是将生后数周内胆红素所致的中枢神经系统损害称为急性胆红素脑病(acute bilirubin encephalopathy);将胆红素所致的慢性和永久性中枢神经系统损害或后遗症称为核黄疸(kernicterus)。胆红素升高也可引起暂时性脑病(transient encephalopathy):指胆红素引起的神经系统损伤是可逆性的,临床表现为随着胆红素水平的增高逐渐出现嗜睡、反应低下;但随治疗后胆红素的降低而症状消失;脑干听觉诱发电位显示各波形的潜伏期延长,但可随治疗而逆转。

胆红素脑病常在24小时内较快进展,临床可分为4个阶段:

第一期:表现为嗜睡、反应低下、吮吸无力、拥抱反射减弱、肌张力减低等,偶有尖叫和呕吐。持续12~24小时。

第二期:出现抽搐、角弓反张和发热(多于抽搐同时发生)。轻者仅有双眼凝视,重者出现肌张力增高、呼吸暂停、双手紧握、双臂伸直内旋,可出现角弓反张。此期持续12~48小时。

第三期:吃奶及反应好转,抽搐次数减少,角弓反张逐渐消失,肌张力逐渐恢复。此期约持续2周。

第四期:出现典型的核黄疸后遗症表现。可有:①手足徐动:经常出现不自主、无目的和不协调的动作;②眼球运动障碍:眼球向上转动障碍,形成落日眼;③听觉障碍:耳聋,对高频音失听;④牙釉质发育不良:牙呈绿色或深褐色。此外,也可留有脑瘫、智能落后、抽搐、抬头无力和流涎等后遗症。

【实验室检查】

1. 母子血型检查 检查母子ABO和Rh血型,证实有血型不合存在。

2. 检查有无溶血 溶血时红细胞和血红蛋白减少,早期新生儿血红蛋白<145g/L可诊断为贫血;网织红细胞增高(>6%);血涂片有核红细胞增多(>10/100个白细胞);血清总胆红素和未结合胆红素明显增加。

3. 致敏红细胞和血型抗体测定

(1) 改良直接抗人球蛋白试验:即改良Coombs试验,是用"最适稀释度"的抗人球蛋白血清与充分洗涤后的受检红细胞盐水悬液混合,如有红细胞凝聚为阳性,表明红细胞已致敏。该项为确诊实验。Rh溶血病其阳性率高而ABO溶血病阳性率低。

(2) 抗体释放试验(antibody release test):通过加热使患儿血中致敏红细胞的血型抗体释放于释放液中,将与患儿相同血型的成人红细胞(ABO系统)或O型标准红细胞(Rh系统)加入释放液中致敏,再加入抗人球蛋白血清,如有红细胞凝聚为阳性。是检测致敏红细胞的敏感试验,也为确诊实验。Rh和ABO溶血病一般均为阳性。

(3) 游离抗体试验(free antibody test):在患儿血清中加入与其相同血型的成人红细胞(ABO系统)或O型标准红细胞(Rh系统)致敏,再加入抗人球蛋白血清,如有红细胞凝聚为阳性。表明血清中存在游离的ABO或Rh血型抗体,并可能与红细胞结合引起溶血。此项试验有助于估计是否继续溶血、换血后的效果,但不是确诊试验。

【诊断】

1. 产前诊断 凡既往有不明原因的死胎、流产、新生儿重度黄疸史的孕妇及其丈夫均应进行ABO、Rh血型检查,不合者进行孕妇血清中抗体检测。孕妇血清中IgG抗A或抗B抗体水平对预测是否可能发生ABO溶血病意义不大。Rh阴性孕妇在妊娠16周时应检测血中Rh血型抗体作为基础值,以后每2~4周检测一次,当抗体效价上升,提示可能发生Rh溶血病。

2. 生后诊断 新生儿娩出后黄疸出现早且进行性加重,有母子血型不合,改良Coombs和抗体释放试验中有一项阳性者即可确诊。

【鉴别诊断】

本病需与以下疾病鉴别。

1. 先天性肾病 有全身水肿、低蛋白血症和蛋白尿,但无病理性黄疸和肝脾大。

2. 新生儿贫血 双胞胎的胎-胎间输血,或胎-母间输血可引起新生儿贫血,但无重度黄疸、血型不合及溶血三项试验阳性。

3. 生理性黄疸 ABO溶血病可仅表现为黄疸,易与生理性黄疸混淆,血型不合及溶血三项试验可资鉴别。

【治疗】

(一)产前治疗

1. 提前分娩　既往有输血、死胎、流产和分娩史的 Rh 阴性孕妇,本次妊娠 Rh 抗体效价逐渐升至 1:32 或 1:64 以上,用分光光度计测定羊水胆红素增高,且羊水 L/S>2 者,提示胎肺已成熟,可考虑提前分娩。

2. 血浆置换　对血 Rh 抗体效价明显增高,但又不宜提前分娩的孕妇,可对孕母进行血浆置换,以换出抗体,减少胎儿溶血,但该治疗临床极少应用。

3. 宫内输血　对胎儿水肿或胎儿 Hb<80g/L,而肺尚未成熟者,可直接将与孕妇血清不凝集的浓缩红细胞在 B 超下注入脐血管或胎儿腹腔内,以纠正贫血。但在普遍开展 Rh 抗 D 球蛋白预防的国家和地区,严重宫内溶血已罕见,此项技术已基本不用。

4. 苯巴比妥　孕妇于预产期前 1~2 周口服苯巴比妥,可诱导胎儿 UDPGT 活性增加,以减轻新生儿黄疸。

(二)新生儿治疗

1. 光照疗法(phototherapy)　简称光疗,是降低血清未结合胆红素简单而有效的方法。

(1) 指征:当血清总胆红素水平增高时,根据胎龄、患儿是否存在高危因素及生后日龄,对照光疗干预列线图,当达到光疗标准时即可进行。

(2) 原理:光疗作用下使未结合胆红素光异构化,形成构象异构体(configurational isomers:4Z,15 E-Bilirubin Ⅸ,ZE;4E,15Z-Bilirubin Ⅸ,EZ)和结构异构体(structural isomer),即光红素(lumirubin,LR);上述异构体呈水溶性,可不经肝脏处理,直接经胆汁和尿液排出。波长 425~475nm 的蓝光和波长 510~530nm 的绿光效果最佳,日光灯或太阳光也有较好疗效。光疗主要作用于皮肤浅层组织,光疗后皮肤黄疸消退并不表明血清未结合胆红素已达到了正常。

(3) 设备:主要有光疗箱、光疗灯和光疗毯等。光疗箱以单面光 160W、双面光 320W 为宜,双面光优于单面光;上、下灯管距床面的距离分别为 40cm 和 20cm;影响光疗效果的因素为光源性质与强度、单面光源或多面光源、光源-光照对象距离、暴露在光照下的体表面积及光照时间。光照强度以光照对象表面所受到的辐照度计算。辐照度由辐射计量器检测,单位为 $\mu W/(cm^2 \cdot nm)$。辐照度与光疗时总胆值下降率直接相关。标准光疗为 $8~10\mu W/(cm^2 \cdot nm)$,强光疗>$30\mu W/(cm^2 \cdot nm)$。光照时,婴儿双眼用黑色眼罩保护,以免损伤视网膜,除会阴、肛门部用尿布遮盖外,其余均裸露;可以连续照射,也可间隔 12 小时进行。

(4) 副作用:可出现发热、腹泻和皮疹,但多不严重,可继续光疗;蓝光可分解体内核黄素,光疗超过 24 小时可引起核黄素减少,并进而降低红细胞谷胱甘肽还原酶活性而加重溶血,故光疗时应补充核黄素(光疗时每日 3 次,5mg/次;光疗后每日 1 次,连服 3 日);当血清结合胆红素>$68\mu mol/L(4mg/dl)$,并且血清谷丙转氨酶和碱性磷酸酶增高时,光疗可使皮肤呈青铜色即青铜症,此时应停止光疗,青铜症可自行消退。此外,光疗时应适当补充水分及钙剂。

2. 药物治疗　①供给白蛋白:输血浆每次 10~20ml/kg 或白蛋白 1g/kg,以增加其与未结合胆红素的联结,减少胆红素脑病的发生;②纠正代谢性酸中毒:应用 5% 碳酸氢钠提高血 pH 值,以利于未结合胆红素与白蛋白的联结;③肝酶诱导剂:能诱导 UDPGT 酶活性、增加肝脏结合和分泌胆红素的能力,常用苯巴比妥每日 5mg/kg,分 2~3 次口服,共 4~5 日;④静脉用免疫球蛋白:可阻断单核吞噬细胞系统 Fc 受体,抑制吞噬细胞破坏已被抗体致敏的红细胞,用法为 0.5~1g/kg,于 6~8 小时内静脉滴入,早期应用临床效果较好。

3. 换血疗法(exchange transfusion)

(1) 作用:换出部分血中游离抗体和致敏红细胞,减轻溶血;换出血中大量胆红素,防止发生胆红素脑病;纠正贫血,改善携氧,防止心力衰竭。

（2）指征：大部分 Rh 溶血病和个别严重的 ABO 溶血病需换血治疗。符合下列条件之一者即应换血：①产前已明确诊断，出生时脐血总胆红素>68μmol/L（4mg/dl），血红蛋白低于 120g/L，伴水肿、肝脾大和心力衰竭者；②生后 12 小时内胆红素每小时上升>12μmol/L（0.7mg/dl）者；③光疗失败，指高胆红素血症经光疗 4~6 小时后血清总胆红素仍上升 8.6μmol/（L·h）［0.5mg/（dl·h）］；④已有胆红素脑病的早期表现者。不同胆红素水平的换血指征见图 6-12。

图 6-12　新生儿高胆红素血症换血指征

（3）方法：①血源：Rh 溶血病应选用 Rh 系统与母亲同型、ABO 系统与患儿同型的血液，紧急或找不到血源时也可选用 O 型血；母 O 型、子 A 或 B 型的 ABO 溶血病，最好用 AB 型血浆和 O 型红细胞的混合血；有明显贫血和心力衰竭者，可用血浆减半的浓缩血；②换血量：一般为患儿血量的 2 倍（150~180ml/kg），大约可换出 85% 的致敏红细胞和 60% 的胆红素及抗体；③途径：一般选用脐静脉或其他较大静脉进行换血，也可选用脐动、静脉进行同步换血。

4. 其他治疗：防止低血糖、低血钙、低体温，纠正缺氧、贫血、水肿、电解质紊乱和心力衰竭等。

【预防】

Rh 阴性妇女在流产或分娩 Rh 阳性胎儿后，应尽早注射相应的抗 Rh 免疫球蛋白，以中和进入母血的 Rh 抗原。临床上目前常用的预防方法，是对 RhD 阴性妇女在流产或分娩 RhD 阳性胎儿后，72 小时内肌内注射抗 D 球蛋白 300μg，已起到了较满意的预防效果，有效率可达 95%。我国近期也会将抗 D 球蛋白引入临床，有望显著降低 Rh 溶血病的发病率。

（杜立中）

第八节　新生儿感染性疾病

案例 6-6

患儿为足月出生，生后第 8 天，进奶量减少 2 天、嗜睡、哭声降低、反应低下、测体温 34℃。体检：面色黄染、苍灰，四肢皮肤出现花纹，血压 45/30mmHg。辅助检查：血 CRP 20mg/L。

思考：

1. 初步诊断是什么？

2. 患儿可能会发生哪些并发症？

3. 本病应如何预防和治疗？

一、新生儿败血症

新生儿败血症(neonatal septicemia)是指病原体侵入新生儿血液并生长、繁殖、产生毒素而造成的全身性炎症反应。常见病原体为细菌,但也可为真菌、病毒或原虫等其他病原体。在英文文献中,septicemia(败血症)与sepsis(脓毒症)两个名词常互换应用,意义相近,但septicemia更趋向于描述有细菌培养阳性者;目前英文文献已很少用septicemia这个词,而常用sepsis。本节主要阐述细菌性败血症(bacterial sepsis)。尽管医学和抗生素发展迅速,但新生儿败血症的发病率和病死率仍居高不下,发生率在活产儿1‰~10‰,出生体重越轻,发病率越高。本病早期诊断困难,易误诊。处理不及时,可导致败血症休克(septic shock)和多器官功能不全(multiple organ dysfunction syndrome,MODS)。

【病因和发病机制】

病原菌因不同地区和年代而异,我国多年来一直以金黄色葡萄球菌和大肠埃希菌感染为多见。近年来随着NICU的发展,静脉留置管、呼吸机和广谱抗生素的广泛应用,以及极低出生体重儿存活率的提高等原因,使机会致病菌(表皮葡萄球菌、铜绿假单胞菌、克雷伯杆菌、肠杆菌、变形杆菌、不动杆菌、沙雷菌、微球菌等)、厌氧菌(脆弱类杆菌、产气荚膜梭菌)以及耐药菌株所致的感染有增加趋势。空肠弯曲菌、幽门螺杆菌等已成为新的致病菌。B族溶血性链球菌(group B streptococcus,GBS)和李斯特菌近年来也逐渐增多。

1. 非特异性免疫功能 ①屏障功能差:皮肤角质层薄、黏膜柔嫩、脐残端的创面;胃液酸度低、胆酸少使消化液的杀菌力弱,加上肠黏膜通透性大;血脑屏障功能薄弱,以上这些因素均有利于细菌进入;②淋巴结发育不全,缺乏吞噬细菌的过滤作用,不能将感染局限在局部淋巴结;③经典补体途径及替代补体途径的部分成分(C3、C5、调理素等)含量低,机体对细菌抗原的调理作用差;④中性粒细胞趋化性和黏附性低,备解素、纤维结合蛋白、溶菌酶含量低,吞噬和杀菌能力不足,影响中性粒细胞吞噬和杀菌能力;⑤单核细胞产生粒细胞-集落刺激因子(G-CSF)、白细胞介素8(IL-8)等细胞因子的能力低下。

2. 特异性免疫功能 ①新生儿体内IgG主要来自母体,胎龄越小,其含量越低,因此早产儿更易感染;②IgM和IgA相对分子质量较大,不能通过胎盘,新生儿体内含量很低,因此易感染革兰氏阴性菌,也易患消化道及呼吸道感染;③T细胞不能产生足量的细胞因子,对外来特异性抗原的应答差;④巨噬细胞、自然杀伤细胞活性低。

【临床表现】

根据败血症发病时间的早晚可分为早发型和晚发型。

早发败血症(EOS)指生后<3天发病,常有母亲的病史、孕期及产时的感染史、产道特殊细菌的定植以及异常产科因素等。晚发败血症(LOS)指生后≥3天发病,常有长期动静脉置管、气管插管、洗口腔、挑"马牙"、挤乳房、挤痈疖、皮肤或脐部感染等。

新生儿败血症的早期症状常不典型,早产儿尤其如此。表现为进奶量减少、溢乳、嗜睡或烦躁不安、哭声低、发热或体温不升、不吃、反应低下、面色苍白或灰暗、精神萎靡、嗜睡、体重不增等症状。出现以下表现时应高度怀疑败血症发生:①黄疸:有时可为败血症的唯一表现,表现为生理性黄疸消退延迟、黄疸迅速加深或黄疸退而复现,无法用其他原因解释;②肝脾大:出现较晚,一般为轻至中度肿大;③出血倾向:皮肤黏膜瘀点、瘀斑、紫癜、针眼处流血不止、呕血、便血、肺出血,严重时发生DIC;④休克:面色苍灰,皮肤花纹,血压下降,尿少或无尿;⑤其他:呼吸窘迫、呼吸暂停、呕吐、腹胀、中毒性肠麻痹;⑥可合并脑膜炎、坏死性小肠结肠炎、化脓性关节炎和骨髓炎等。

【辅助检查】

1. 周围血血常规 白细胞总数<$5.0×10^9$/L 或>$20×10^9$/L,中性粒细胞中杆状核细胞所占比例≥0.2,

出现中毒颗粒或空泡,或血小板计数$<100×10^9$/L有诊断价值。

2. **细菌培养** ①血:应在使用抗生素之前作,同时作 *L* 型细菌和厌氧菌培养可提高阳性率;②脑脊液:约有1/3的败血症病例合并化脓性脑膜炎,故做腰椎穿刺者均应作脑脊液培养;③尿培养:最好从耻骨上膀胱穿刺取标本,以免污染;④其他:胃液、外耳道分泌物、咽拭子、皮肤拭子、脐残端分泌物、肺泡灌洗液等均可作细菌培养,若培养出的细菌与血培养一致则意义更大。因新生儿抵抗力低下,故即使血中培养出机会致病菌也应予以重视,阴性结果不能排除败血症。

3. **直接涂片找细菌** 肝素血离心后吸取白细胞层涂片找细菌;脑脊液直接涂片找细菌意义大。

4. **急相蛋白** C-反应蛋白(C-reactive protein,CRP)、触珠蛋白(Hp)、α_1酸性糖蛋白(α_1-AGP)、α_1-抗胰蛋白酶(α_1-AT)等在急性感染早期即可增加。CRP测定国内已普遍开展,细菌感染后6~8小时即上升,最高可达正常值(<8mg/L)的数十倍以上,当感染被控制后短期内即可下降,因此还有助于疗效观察和预后判断。

5. **血清前降钙素(PCT)**:生后18~36小时应<10ng/ml,72小时<0.5ng/ml。

6. **病原菌基因检测** 应用聚合酶链式反应(polymerase chain reaction,PCR)检测病原菌DNA,如用16S rRNA基因的聚合酶链反应、DNA探针等分子生物学技术寻找细菌学证据。

【诊断】

根据病史中有高危因素、临床症状体征、周围血血常规改变、CRP增高等可考虑本病诊断,确诊有赖于病原菌或病原菌抗原的检出。

【治疗】

1. **抗生素治疗** 用药原则:①早用药:对临床拟诊败血症的新生儿,不必等血培养结果即应使用抗生素;②合理用药、联合用药:病原菌未明确前可结合当地菌种流行病学特点和耐药菌株情况选择两种抗生素联合使用;明确病原菌后改用药物敏感试验敏感的抗菌药(表6-5);对临床有效、药敏不敏感者也可暂不换药;③静脉给药;④足疗程:血培养阴性者经抗生素治疗病情好转时应继续治疗5~7天;血培养阳性者至少需10~14天;有并发症者应治疗3周以上;⑤注意药物毒副作用:1周以内的新生儿尤其是早产儿,因肝肾功能不成熟,给药次数宜减少,每12~24小时给药1次,1周后每8~12小时给药1次。

表6-5 新生儿抗菌药物选择和使用方法

抗菌药物	每次剂量（mg/kg）	每日次数		主要病原菌
		<7 天	>7 天	
青霉素 G	5 万~10 万 U	2	3	肺炎球菌,B 组链球菌,对青霉素敏感的葡萄球菌,G^-球菌
氨苄西林	50	2	3	嗜血流感杆菌,G^-杆菌,G^+球菌
苯唑西林	25~50	2	3~4	耐青霉素的葡萄球菌
羧苄西林	100	2	3~4	铜绿假单胞菌,变形杆菌,多数大肠埃希菌,沙门菌
哌拉西林	50	2	3	铜绿假单胞菌,变形杆菌,大肠埃希菌,肺炎球菌
头孢拉定	50~100	2	3	金黄色葡萄球菌,链球菌,大肠埃希菌
头孢呋辛	50	2	3	G^-杆菌,G^+球菌
头孢噻肟	50	2	3	G^-菌,G^+菌,需氧菌,厌氧菌

抗菌药物	每次剂量（mg/kg）	每日次数 <7天	每日次数 >7天	主要病原菌
头孢曲松	50~100	1	1	G⁻菌，耐青霉素葡萄球菌
头孢他啶	50	2	3	铜绿假单胞菌，脑膜炎双球菌，G⁻杆菌，G⁺厌氧球菌
红霉素	10~15	2	3	G⁺菌，衣原体，支原体，螺旋体，立克次体
万古霉素	10~15	2	3	金黄色葡萄球菌，链球菌
美罗培南	20	2	3	对绝大多数 G⁻、G⁺需氧和厌氧菌有强大杀菌作用
甲硝唑（灭滴灵）	7.5	2	2	厌氧菌

2. 处理严重并发症　①及时纠正休克：输新鲜血浆或全血，血管活性药物如多巴胺和多巴酚丁胺；②纠正酸中毒和低氧血症；③积极处理脑水肿和 DIC。

3. 清除感染灶　局部有脐炎、皮肤感染灶、黏膜溃烂或其他部位化脓病灶时，应及时予以相应处理。

4. 支持疗法　注意保温，供给足够热卡和液体。

二、新生儿感染性肺炎

新生儿感染性肺炎（neonatal infectious pneumonia）是新生儿常见疾病，可发生在产前、产时或产后，可由细菌、病毒或支原体等病原体引起，是新生儿死亡的重要原因之一。

【病因】

产前感染常发生在孕母受感染后，病原体通过胎盘屏障经血行传给胎儿，或吸入因胎膜早破等原因而污染的羊水而发生肺部感染。常见病原体为巨细胞病毒、大肠埃希菌、金黄色葡萄球菌、克雷伯菌、李斯特菌和支原体等。产时感染发生在分娩过程中，胎儿吸入了母亲产道内细菌污染的分泌物所致。常见病原体为大肠埃希菌、肺炎球菌、克雷伯菌、李斯特菌和 B 族链球菌等。产后感染病原体主要通过婴儿呼吸道、血行或医源性途径传播。常见病原体为金黄色葡萄球菌、大肠埃希菌、克雷伯菌、假单胞菌、表皮葡萄球菌、沙眼衣原体、真菌、呼吸道合胞病毒、腺病毒、解脲支原体（ureaplasma urealyticum）等。

【临床诊断】

1. 产前感染性肺炎　常有窒息，复苏后呼吸快、呻吟，体温不稳定，肺部听诊可发现呼吸音粗糙、减低或啰音。严重病例可发生呼吸衰竭。合并心力衰竭者心脏扩大、心率快、心音低钝、肝大。可发生抽搐、昏迷，或并发 DIC、休克和持续肺动脉高压等。周围血血常规白细胞大多正常，也可减少或增加。X 线表现在病毒或支原体感染性肺炎多显示为间质性肺炎改变，细菌性肺炎则多为支气管肺炎征象。

2. 产时感染性肺炎　发病时间因不同病原体而异，一般在出生数日至数周后发病，细菌性感染在生后3~5 天发病，Ⅱ型疱疹病毒感染多在生后 5~10 天，而衣原体则长达 3~12 周。生后立即进行胃液涂片找白细胞和病原体，或取血标本、气管分泌物等进行涂片、培养等检测有助于病原学诊断。

3. 产后感染性肺炎　可以有发热、少吃、反应低下等全身症状。呼吸系统表现有咳嗽、气促或呼吸不规则、鼻扇、发绀、吸气性凹陷、湿啰音、呼吸音降低等。呼吸道合胞病毒肺炎可表现为喘息，肺部听诊可闻哮鸣音。衣原体肺炎病前或同时有眼结膜炎。金黄色葡萄球菌肺炎易合并脓气胸。鼻咽部分泌物细菌培养、病毒抗原的荧光抗体检测、血清特异性抗体检查有助于病原学诊断。X 线在不同的病原感染时有所不同，细菌性肺炎表现为两肺弥漫性模糊影，或点片状浸润影，病毒性肺炎以间质病变或肺气肿多见。

【治疗】

1. 呼吸道管理　雾化吸入,体位引流,定期翻身、拍背,及时吸净口鼻分泌物,保持呼吸道通畅。

2. 供氧　有低氧血症时可用鼻导管、面罩、头罩给氧。氧气需经过温湿化后供给。呼吸衰竭时可使用无创辅助通气、气管插管机械通气等,维持氧合和通气。

3. 抗病原体治疗　细菌性肺炎者可参照败血症选用抗生素。重症或耐药菌感染者可用第3代头孢菌素;李斯特菌肺炎可用氨苄西林;衣原体、解脲支原体肺炎首选红霉素或阿奇霉素;病毒性肺炎可采用利巴韦林或干扰素雾化吸入治疗。单纯疱疹性肺炎可用阿昔洛韦;巨细胞病毒肺炎可用更昔洛韦。如有继发细菌感染,应根据病情及病原体选择合适的抗生素。

4. 支持疗法　纠正循环障碍和水、电解质平衡紊乱,保证能量和营养成分的供给。

三、新生儿破伤风

新生儿破伤风(neonatal tetanus)是由破伤风梭状芽孢杆菌(clostridium tetani)侵入脐部而引起的急性感染性疾病,主要表现为牙关紧闭和全身肌肉强直性痉挛,病死率高。一般在出生后4~7天发病,故俗称"七日风"。随着我国城乡新法接生技术的推广和医疗水平的提高,本病发病率已明显降低。

【临床表现】

常有不洁分娩或断脐消毒不严史。潜伏期多为4~7天,此期愈短、病情愈重、死亡率也愈高。破伤风杆菌产生的痉挛毒素侵入中枢神经系统引起全身肌肉强烈收缩和交感神经兴奋。早期仅有哭闹和吃奶困难,此时用压舌板检查口腔时,愈用力张口愈困难,称为"锁口",此点有助于本病诊断。逐渐出现张口困难、奶头无法放入口中,进一步发展为牙关紧闭、"苦笑"面容、阵发性全身肌肉强直性痉挛和角弓反张,呼吸肌和喉肌痉挛可引起呼吸停止。经合理治疗1~4周后痉挛逐渐减轻、发作间隔时间延长,能吮乳,完全恢复需2~3个月。病程中常并发肺炎和败血症。

【治疗】

控制痉挛、预防感染和保证营养是治疗中的三大要点。

1. 止痉　①地西泮(安定):为首选药,每次0.3~0.5mg/kg,缓慢静脉注射,止惊后插胃管,鼻饲维持,剂量每日2.5~8mg/kg,分6次,使患儿处于深睡状态,以后根据病情逐渐减量。用药期间注意观察呼吸、肌张力,防止药物副作用,有条件时测定血药浓度。②苯巴比妥钠:在安定使用过程中仍有痉挛者加用,首次负荷量为15~20mg/kg,静脉注射,维持量为每日5mg/kg,分次肌内注射或静脉注射。③10%水合氯醛:一般作为痉挛发作时的临时用药。剂量每次0.5ml/kg,灌肠或由胃管注入。

2. 中和毒素　破伤风抗毒素(tetanus antitoxin,TAT)可中和游离破伤风毒素,愈早用愈好。TAT 1万~2万U稀释后缓慢静脉注射,可另取3000U作脐周注射,用前须做皮肤过敏试验,皮试阳性者需用脱敏疗法注射。也可用破伤风免疫球蛋白(tetanus immune globulin,TIG)500U肌内注射。TIG半衰期较TAT长,且不会发生过敏反应,不必做过敏试验。

3. 抗生素　用于杀灭破伤风梭状芽孢杆菌。青霉素每日20万U/kg,或甲硝唑,每日15mg/kg,分次静脉滴注,用7~10天。

4. 其他治疗　脐部用3%过氧化氢或1:4000高锰酸钾溶液清洗,涂抹碘酒以消灭残余的破伤风杆菌。发作时缺氧者予以间歇性吸氧,严重者需要气管插管,呼吸机辅助通气。有脑水肿时应用脱水剂。

5. 护理营养　患儿宜置于安静而避光的环境中,保持体温稳定,必要的操作集中进行,尽量减少刺激以减少痉挛的发作。及时清理呼吸道的分泌物,保持呼吸道通畅。病初应禁食,予以肠道外营养,待痉挛减轻后试用胃管喂养,逐渐过渡到经口喂养。

【预防】

新生儿破伤风的病死率很高，因此，必须做好预防。有效的措施是实行新法接生，接生时严格消毒。一旦接生时未能严格消毒，须在 24 小时内重新处置脐残端，同时肌内注射 TAT 1500~3000U，或注射 TIG 75~250U。目前已在开展的给孕妇注射破伤风类毒素的方法，也有助于预防新生儿破伤风的发生。

四、新生儿巨细胞病毒感染

巨细胞病毒(cytomegalovirus,CMV)属于疱疹病毒，为双链 DNA 病毒，因组织切片上可见受染细胞体积大，细胞核内和胞质内含有特征性的包涵体而得名。成人感染率很高，但大多为隐性感染。病毒可通过胎盘感染胎儿，是宫内感染最常见的病原体。CMV 也可由于分娩时接触产道内含有 CMV 的分泌物或产后经母乳排毒而感染。还有少部分系输入带病毒的血液或血制品所致的医源性感染；先天性 CMV 感染是导致感觉神经性耳聋和发育迟滞的最常见感染性疾病。

【临床表现】

宫内感染的患儿早期可表现为早产、宫内发育迟缓以及多脏器功能损害，如皮肤瘀点、瘀斑、肝脾大、黄疸、肺炎等，死亡率可高达 30%。CMV 肺炎的表现和其他小婴儿无热肺炎相似，有气促、咳嗽、鼻塞、呼吸暂停等。胸片可见肺部过度充气，纹理增多、增粗，局灶性肺不张。实验室检查可发现血清转氨酶增高、高结合胆红素血症、血小板减少、贫血等。部分患儿有小头畸形、脑室周围钙化灶以及脑室扩大、皮质萎缩等神经系统病变。中枢神经系统出现异常的患儿大多出现发育落后、听力丧失、视力受损等后遗症，其中以感觉神经性耳聋为最常见。5%~15% 无症状的先天感染患儿也可逐渐出现听力丧失、智力低下、运动型痉挛等神经系统后遗症。围生期获得性感染的潜伏期为 4~12 周，患儿主要表现为黄疸、肝脾大、肺炎以及听力丧失等。CMV 感染造成多脏器损害时称之为巨细胞病毒感染(cytomegalovirus infection)。

【诊断】

新生儿期出现典型症状或母亲孕期血清学检查由阴性转阳性者应高度怀疑 CMV 感染。下列检查辅助确诊：

1. 实验室检查　①CMV-PCR，实时定量 PCR 法可检测病毒载量；②尿载玻片培养，24~72 小时出结果，比普通病毒培养技术时限明显缩短；③免疫荧光法测血清 CMV 早期抗原 PP$_{65}$，阳性结果可确诊病毒血症，阴性结果不能除外感染，该方法可帮助判断药物治疗效果，因需血液样本量大，在新生儿的应用受到限制；④血清抗体检测，母婴血清特异性 IgG 均阴性，可除外先天性感染；新生儿 IgG 阳性可能来自母体，未感染的婴儿一般在 1 个月内 IgG 滴度下降，4~12 个月消失；感染者抗体滴度持续升高；特异性 IgM 抗体敏感性差，但可帮助确诊。

2. 影像学检查　胸部 X 线平片可有间质性肺炎改变，头颅 MRI 或 CT 扫描示脑室管膜区域有散在钙化影。

3. 眼科检查　可发现白内障、视网膜脉络膜炎或视神经萎缩。

4. 脑干听觉诱发电位　可早期发现渐进性感觉神经性耳聋，3 岁内需定期随访。

【治疗】

更昔洛韦可抑制 CMV 播散，改善听力损害的疗效达 70%~80%。新生儿应用更昔洛韦治疗的主要指征：①严重 CMV 感染，如间质性肺炎、胆汁淤积性肝炎或脑炎；②视网膜脉络膜炎；③伴有神经系统损伤者。剂量每天 6mg/kg，分 2 次静脉点滴，疗程 4~6 周，为提高用药依从性，恢复期可用口服制剂缬更昔洛韦，16mg/kg，每天 2 次，与更昔洛韦静脉应用等效；注意监测血常规和肝肾功能，如黄疸加重和肝功能恶化，血小板 ≤25×10^9/L，粒细胞 ≤0.5×10^9/L 应停药。

五、先天性弓形虫感染

弓形虫病(toxoplasmosis)是由刚地弓形虫(toxoplasma gondii)引起的人兽共患病，该病原在自然界广泛存在,多种哺乳动物、鸟类和人是其中间宿主,猫科动物为其终宿主。成人可以通过进食含包囊的未煮熟肉类食品或(和)动物的密切接触引起弓形虫感染,感染率很高,而且各地区差异较大,以欧美国家为著,法国人群阳性率更是高达80%,我国仅8%左右,这和人们的食品加工习惯及与动物的接触程度有关。但成人大多为隐性感染。母体孕期感染弓形虫后形成原虫血症,经胎盘传播至胎儿体内,导致胎儿感染。母婴传播率平均为30%~40%,孕早期感染传播率较低,但胎儿损害较重,孕晚期感染则传播率较高,对胎儿损害较轻。

【临床表现】

先天性弓形虫感染以中枢神经系统和眼部症状最常见。脉络膜视网膜炎、脑积水、脑钙化灶构成先天性弓形虫病三联症。约85%的患儿出生时无症状,直至数月、数年后才逐步出现中枢神经系统和眼的渐进性损害,少数患儿在出生时即有明显症状。中枢神经系统可表现为小头畸形、头围增大、惊厥、角弓反张、吞咽困难、肢体麻痹、耳聋等。脑脊液呈黄色,细胞数增多,以淋巴细胞为主,蛋白质增高。头部 CT 可见脑积水以及脑室周围白质和基底节钙化灶。脑积水有时是先天性弓形虫感染的唯一表现,通常由导水管梗阻所致,可迅速进展。先天性弓形虫感染是导致脉络膜视网膜炎和视力受损的最常见原因之一。眼部表现还包括斜视、眼球震颤、白内障、小角膜等。坏死性视网膜炎常累及双侧。未经治疗的患儿几乎100%伴有脉络膜视网膜瘢痕的形成。其他常见的表现还有宫内发育迟缓和早产、贫血、黄疸、肝脾肿大、皮肤紫癜、淋巴结肿大、肾炎等。

【诊断】

须结合孕母感染史、临床表现和实验室检查。后者包括:①ELISA 检测血清弓形虫 IgG、IgM 抗体,该方法敏感性高,特异性强;②直接涂片找病原体或易感动物(鼠、兔)接种、组织细胞培养分离病原体,但是操作复杂,阳性率低;③聚合酶链式反应(PCR)检测弓形虫 DNA,特别是羊水中的 DNA 可用于胎儿感染的诊断。

【预防与治疗】

1. 磺胺嘧啶(sulfadiazine) 每次 50mg/kg,每 12 小时 1 次,直至 1 岁。

2. 乙胺嘧啶(pyrimethamine) 每次 1mg/kg,每 12 小时 1 次,2 日后减为每日 1 次直至 2~6 个月,然后改为每周 3 次直至 1 岁。与磺胺嘧啶合用有协同作用,可以在几周内减轻症状,但两个药物都可引起骨髓抑制,用药期间应每周 2 次密切观察血象,补充叶酸 10mg/次,每周 3 次直至停药后 1 周可以减轻骨髓抑制。

3. 螺旋霉素(spiramycin) 在胎盘组织中浓度高,不影响胎儿,适用于弓形虫感染的孕妇。应避免与猫、狗等密切接触,不吃未煮熟的食物。孕妇应进行血清学检查,妊娠初期感染弓形虫者应终止妊娠,中后期感染者应予治疗。

六、新生儿衣原体感染

新生衣原体感染(chlamydial infection)是由沙眼衣原体(chlamydia trachomatis,CT)引起的感染,主要表现为结膜炎和肺炎。CT 是一种含有 DNA 和 RNA,但由于缺乏 ATP 酶,必需依赖宿主细胞提供能量而只能寄生在活细胞内的病原体。衣原体在成人主要通过性传播,新生儿主要在分娩过程中从产道获得感染,是否能够通过胎盘或胎膜宫内感染胎儿目前还不明确。

【临床表现】

新生儿衣原体感染后最常见的表现为包涵体结膜炎和肺炎,此外还可引起中耳炎和鼻咽炎。阴道分娩时暴露于衣原体的新生儿大约三分之一出现衣原体结膜炎,其潜伏期一般为 5~14 天,分泌物初为浆液性,很快转为脓性。眼睑肿胀明显,结膜充血增厚,以下睑结膜和下穹窿处最为显著,可以有假膜形成,造成片状瘢痕。由于新生儿缺乏淋巴样组织,故滤泡增生少见。角膜一般不受累。衣原体肺炎发病较迟,大多于生后 2~4 周出现症状。早期表现为鼻塞、无热或低热等上呼吸道感染症状,常无明显流涕,半数病人伴有结膜炎。随后出现气促、呼吸暂停或阵发间断性咳嗽，甚至影响进食和睡眠。吸气时常有细湿啰音或捻发音，少有呼气性喘鸣。胸部 X 线表现较临床症状为重，表现为肺透亮度增高，双侧对称性间质浸润，罕见胸腔积液。常持续数周至数月。如不治疗，病程迁延数周至数月。实验室检查白细胞计数正常，嗜酸性粒细胞常增多。

【诊断】

根据典型结膜炎和肺炎症状，结合胸片、实验室病原学检查及抗体检测，可明确诊断。因 CT 存在于结膜的上皮细胞内，故标本应取自眼下穹窿和下睑结膜的刮片，而非脓性分泌物。刮片用吉姆萨染色或碘染色可找到胞质内包涵体；或者用直接荧光抗体法或酶联免疫法检测 CT 抗原，敏感性及特异性均高，达 95% 以上，可用于衣原体结膜炎的快速诊断。血清学检查对衣原体肺炎的诊断很有帮助。几乎所有出现显著症状的患儿血清特异性 IgM 抗体都明显上升。但是，IgG 抗体可能系来自母体。另外，PCR 技术检测 CT 的 DNA 具有较高敏感性。

【治疗】

结膜炎和肺炎都首选红霉素口服，每日 50mg/kg，分 4 次口服，疗程 14 天。衣原体结膜炎局部可用 0.5% 红霉素眼膏、0.1% 利福平或 10% 磺胺醋酰钠眼液，每天 3~4 次，持续 2 周，但是新生儿单纯局部用药起效慢，难以肃清病原，且操作较困难。

七、新生儿梅毒

新生儿梅毒又称先天性梅毒（congenital syphilis），是梅毒螺旋体从母体经胎盘进入胎儿血液循环所致的感染。近年来，我国先天性梅毒发病率有上升趋势。母婴传播率和母亲感染的时间有关。未经治疗的初期及二期梅毒孕妇其传播率极高，几乎 100%。先天性感染可导致死产，水肿胎儿，或早产。存活儿发病年龄不一，2 岁以内出现临床症状者为早期梅毒，2 岁以后为晚期梅毒。

【临床表现】

大多数受累患儿出生时无症状，于 2~3 周后逐渐出现。若母亲在妊娠早期感染梅毒又未及时治疗，则新生儿发病时间早且病情重。早期先天梅毒的主要症状如下：①一般症状：发育、营养差，哭声嘶哑，低热，贫血，易激惹、黄疸、低血糖等。②皮肤黏膜损害：常于生后 2~3 周出现，皮疹为多形性，可表现为全身散在斑丘疹，梅毒性天疱疮、口周或臀部皮肤呈放射状裂痕。梅毒性鼻炎通常在一周左右出现，表现为鼻塞、脓血样分泌物，累及鼻软骨时以后形成"鞍鼻"，累及喉部引起声嘶。③骨损害：出现于约 90% 患儿，多发生于生后数周，长骨的干骺端最易受累，常因剧痛造成肢体"假性瘫痪"（parrot's pseudoparalysis），X 线特点为长骨骨骺端出现横行透亮带。④肝、脾、全身淋巴结肿大：几乎所有患儿均有肝肿大。滑车上淋巴结肿大有诊断价值。⑤血液系统症状：包括贫血、白细胞减少、白细胞增多、血小板减少等。新生儿早期 Coombs 试验阴性的溶血性贫血是特征性的表现。⑥中枢神经系统症状：在新生儿罕见，多在生后 3~6 个月时出现急性化脓性脑膜炎样症状，但脑脊液中细胞数增加以淋巴为主，糖正常。⑦其他：尚可见视网膜脉络膜炎、胰腺炎、肺炎和心肌炎等。晚期先天性梅毒的症状包括神经性耳聋、"马鞍鼻"、间质性角膜炎、桑葚样磨牙、智力发育迟缓等。

【诊断】

主要根据母亲病史、临床表现和实验室检查。出生时胎盘大而苍白提示宫内感染。临床标本暗视野显微镜检查、直接荧光抗体及组织学检查发现梅毒螺旋体可以确诊，但灵敏度较低。梅毒血清学检查中的快速血浆反应素试验（rapid plasmaregain test，RPR）和性病研究实验室试验（venereal disease research laboratories，VDRL）主要作为筛查试验及观察疗效的指标；而荧光螺旋体抗体吸附试验（fluorescent treponema antibody-absorption，FTA-ABS）和梅毒螺旋体颗粒凝集试验（treponema pallidum particle agglutination test，TPPA）由于其特异性强，可用于确诊，但不会转阴，因此不能作为疗效评价的指标。近年，FTA-ABS 19S IgM、

ELISA、PCR 等方法也用于先天性梅毒的诊断,但临床上还未广泛开展。

【治疗与预防】

梅毒血清学试验阳性且伴有临床症状或母亲孕期未经过足疗程青霉素治疗的新生儿需要抗梅毒治疗。药物首选青霉素,为避免因大量杀灭螺旋体而释放出异性蛋白质所致不良反应,应从小剂量开始使用,每次 5 万 U/kg,静脉滴注,每 12 小时 1 次,7 天后改为每 8 小时 1 次,每次剂量同上,总疗程 10~14 天。或用普鲁卡因青霉素,5 万 U/kg,肌内注射,每天 1 次,共 10~14 天。由于红霉素无法透过血脑屏障,因此用于治疗先天性梅毒是不可靠的。疗程结束后,应每 2~3 个月监测一次 VDRL 或 RPR 试验,直至其滴度持续下降或转阴。脑脊液检查异常的患儿每隔 6 个月应复查脑脊液,直至正常。对孕妇进行常规筛查并对梅毒患者及时正规治疗是降低先天性梅毒发病率的最有效措施。

(杜立中)

第九节 新生儿坏死性小肠结肠炎

案例 6-7

胎龄 29 周早产儿,出生体重 1200g,出生后早产儿配方奶喂养,喂养耐受,体重增长良好。于出生后 20 天,突然出现呼吸暂停、排暗红色血便 1 次,皮肤晦暗,腹胀,肠鸣音减弱。

思考:

1. 该患儿最可能的诊断是什么?

2. 一旦疑似上述诊断,应尽快进行哪些检查?

3. 导致该病的可能因素有哪些?

新生儿坏死性小肠结肠炎(neonatal necrotizing enterocolitis,NEC)是新生儿期常见的严重胃肠道疾病,多见于早产儿,临床以腹胀、呕吐、便血为主要表现,腹部 X 线检查以肠壁囊样积气为特征。近年来,随着低出生体重儿存活率的明显提高,NEC 的发病率也逐年上升,在出生体重 500~1500g 早产婴儿中,其发生率为 7%,病死率为 20%~30%,后遗症发生率约为 25%。

【病因和发病机制】

迄今尚未完全清楚,多数认为是多因素共同作用所致。

1. **早产** 由于肠道屏障功能不成熟,胃酸分泌少,胃肠道动力差,消化酶活力低,消化道黏膜通透性高,当喂养不当、罹患感染和肠壁缺血时易导致肠黏膜损伤。此外,肠道免疫功能不成熟,产生分泌 sIgA 能力低下,也有利于细菌侵入肠壁繁殖。

2. **肠黏膜缺氧缺血** 凡导致缺氧缺血的疾病,如围生期窒息、严重呼吸暂停、严重心肺疾病、休克、双胎输血综合征、红细胞增多症、母亲孕期滥用可卡因等,可能导致肠壁缺氧缺血引起肠黏膜损伤。

3. **感染** 多数认为是 NEC 的最主要病因。败血症、肠炎或其他严重感染时,病原微生物或其毒素可直接损伤黏膜,或通过激活免疫细胞产生细胞因子,参与 NEC 的发病过程。此外,肠道内细菌的繁殖造成的肠管过度胀气也可导致肠黏膜损伤。常见的致病菌有肺炎克雷伯杆菌、大肠埃希菌、梭状芽胞杆菌、链球菌、乳酸杆菌、肠球菌、凝固酶阴性葡萄球菌等。

4. **肠道微生态环境的失调** 早产儿或患病新生儿由于开奶延迟、长时间暴露于广谱抗生素等原因,肠道内正常菌群不能建立,病原菌在肠道内定植或优势菌种形成并大量繁殖,侵袭肠道,引起肠黏膜损伤。

5. 其他 摄入配方奶的渗透压高(>400mmol/L)、奶量过多、增加速度过快、喂养理念或方法不当等和 NEC 的发生有关。某些渗透压较高的药物,如维生素 E、氨茶碱、吲哚美辛,也与 NEC 发生有关。

【病理】

肠道病变轻重悬殊,轻者病变范围仅数厘米,重者甚至累及整个肠道。最常受累的是回肠末端和近端结肠。肠腔充气,黏膜呈斑片状或大片坏死,肠壁有不同程度的积气、出血及坏死。严重时整个肠壁全层坏死并伴肠穿孔。

【临床表现】

本病多见于早产儿,发生时间和胎龄相关,胎龄越小,发病时间越晚。足月儿可在生后 1 周内发病,而早产儿主要在生后 2~3 周发病,极低出生体重儿可迟至 2 个月。NEC 典型表现为腹胀、呕吐和血便,多数初起表现为胃潴留增加、腹胀和呕吐等喂养不耐受的症状,以及呼吸窘迫、呼吸暂停、嗜睡、体温波动等全身症状。随后出现大便性状改变、血便。严重者最后发展为呼吸衰竭、休克、DIC 甚至死亡。查体可见肠型、腹壁发红,部分患儿右下腹肌紧张、压痛,肠鸣音减弱或消失。重者发生腹膜炎和肠穿孔。

【辅助检查】

1. 实验室检查 血常规 WBC 增高或降低,核左移,可见血小板减少;降钙素原及 C-反应蛋白升高(早期可能正常);血糖异常(低血糖或高血糖)、代谢性酸中毒、离子紊乱及凝血功能异常等;血细菌培养阳性更有助于诊断。

2. 腹部 X 线平片 对本病诊断有重要意义。主要表现为麻痹性肠梗阻、肠壁间隔增宽、肠壁积气、门静脉充气征、部分肠袢固定(表明该段肠管病变严重)、腹水和气腹。肠壁积气和门静脉充气征为本病的特征性表现,可与一般麻痹性肠梗阻相鉴别。

3. 腹部超声 近年来,由于超声分辨率的提高,特别是高频超声的广泛应用,可以动态观察肠壁厚度、肠壁积气、肠蠕动、肠壁血运情况,以及有无肠粘连包块。有报道,与腹部 X 线平片相比,超声诊断门静脉积气、肠壁积气的敏感性更高。

【诊断及分级】

目前临床多采用修正 Bell-NEC 进行诊断和分级(表 6-6)。

表 6-6 Bell-NEC 分级标准修改版

分期	全身症状	胃肠道症状	影像学检查	治疗
I 疑似				
I A	体温不稳定,呼吸暂停,心率下降	胃潴留增加,轻度腹胀,大便隐血阳性	正常或轻度肠梗阻	禁食,抗生素治疗 3 天
I B	同 I A	同 I A,肉眼血便	同 I A	同 I A
II 确诊				
II A(轻度病变)	同 I A	同 I A,肠鸣音消失,和(或)腹部触痛	肠梗阻,肠壁积气	禁食,抗生素治疗 7~10 天
II B(中度病变)	同 I A,轻度代谢性酸中毒、轻度血小板减少	同 I A,肠鸣音异常,明显腹胀,蜂窝织炎,右下腹肿块	同 II A,门静脉积气和(或)腹水	禁食,抗生素治疗 14 天
III 晚期				
III A(严重病变,肠道无穿孔)	同 II B,低血压,心动过缓,混合性酸中毒,DIC,中性粒细胞减少	同 I 和 II,腹膜炎症状,明显的腹胀、腹壁紧张	同 II B,明确的腹水	禁食,抗生素治疗 14 天,补液,机械通气,腹腔穿刺术
III B(严重病变,肠道穿孔)	同 III A	同 III A	同 II B,气腹	同 II A,手术

【治疗】

1. 禁食 需绝对禁食及胃肠减压，Ⅰ期72小时，Ⅱ期7~10天，Ⅲ期14天或更长。待临床情况好转，大便潜血转阴，X线片异常征象消失后可逐渐恢复经口喂养。

2. 抗感染 一般可选氨苄西林、哌拉西林或第3代头孢菌素，如血培养阳性，参考其药物敏感试验结果选择抗生素。如为厌氧菌首选甲硝唑，肠球菌考虑选用万古霉素。抗生素疗程视病情轻重而异，一般需7~10天，重症14天或更长。

3. 支持疗法 维持水、电解质平衡，每日供给液体量120~150ml/kg，根据胃肠道丢失再作增减；由于禁食时间较长，给予胃肠外营养，保证每日378~462kJ（90~110kcal/kg）的能量供给；有凝血机制障碍时可输新鲜冰冻血浆，严重血小板减少可输注血小板；出现休克时给予抗休克治疗。

4. 外科治疗 气腹或腹膜炎是外科治疗的指征，通过手术切除坏死肠段后再行肠吻合。

【预后】

Ⅰ期和Ⅱ期的 NEC 患儿远期预后良好，经手术治疗的患儿，约有25%留有胃肠道的远期后遗症，如短肠综合征、肠狭窄，另有部分患儿可发生吸收不良、胆汁淤积、慢性腹泻、电解质紊乱等远期并发症。

【预防】

母乳喂养是预防本病的重要措施之一，故应作为早产儿的首选饮食方案，在亲母母乳不足时捐赠母乳喂养也是早产儿较好的选择。此外，虽然益生菌使用对降低 NEC 发生有一定益处，但有关益生菌种类的选择、剂量、使用起始时间及疗程等问题，有待于进一步研究。

（薛辛东）

第十节 新生儿出血症

案例 6-8

足月儿，出生后母乳喂养。生后6天，突然出现便血及脐带残端渗血，无腹胀，无抽搐，面色略苍白。

思考：

1. 初步诊断考虑什么？

2. 哪些检查对明确诊断最有价值？

3. 出生后如何预防上述疾病的发生？

新生儿出血症（haemorrhagic disease of the newborn，HDN），是由于维生素 K 缺乏导致体内凝血因子Ⅱ、Ⅶ、Ⅸ、Ⅹ的活性降低而引起的自限性出血性疾病，故又称新生儿维生素 K 缺乏性出血症。由于新生儿出生时已常规注射维生素 K_1，目前此病发病率已明显减少。

【病因和发病机制】

Ⅱ、Ⅶ、Ⅸ、Ⅹ等凝血因子主要在肝脏合成和贮存，需在维生素 K 的参与下才能使谷氨酸残基羧化为羧基谷氨酸，具有更多的钙离子结合位点后方有凝血的生物活性。当维生素 K 缺乏时，上述维生素 K 依赖的凝血因子，因羧化障碍不能参与凝血过程。

维生素 K 缺乏的原因主要包括：①肝脏储存量低：早产儿、小于胎龄儿的储存量更低；②合成减少：出生后延迟喂奶或长时间使用广谱抗生素使肠道正常菌群的形成受抑、母亲孕期应用某些药物（如双香豆素、苯妥英钠、利福平、异烟肼等），都可减少维生素 K 合成；③摄入不足：母乳中维生素 K 的含量仅1~4μg/L，明显低于牛乳，因此新生婴儿特别是母乳喂养儿从食物摄入的维生素 K 量很少；④吸收少：肝胆疾病、先天性胆道闭锁或慢性腹泻时,维生素 K 的吸收减少。

【临床表现】

根据发病时间分为三型:①早发型:生后 24 小时之内发病,多与母亲产前服用抗惊厥或抗结核等药物有关。出血症状严重,表现为头颅血肿、脐带残端渗血,皮肤、消化道和颅内出血等。②经典型:生后第 2~7 天发病,早产儿可迟至生后 2 周。主要表现为皮肤、脐带残端、胃肠道出血,穿刺部位或手术创口渗血等,颅内出血较少见,出血量一般少到中等量。③晚发型:通常出生 2~12 周发病,多见于单纯母乳喂养又未补充维生素 K 的婴儿,以及慢性腹泻、营养不良、长期使用广谱抗生素的患儿。多数患儿表现为急性颅内出血,其次为胃肠道出血,预后不良。

【辅助检查】

凝血酶原时间(PT)明显延长是本病的重要诊断指标,为对照的 2 倍以上即有诊断意义。活化部分凝血活酶时间(APTT)和凝血时间(CT)均可延长。但血小板计数、出血时间、血块退缩试验和纤维蛋白原正常。有条件的单位可直接测定 Ⅱ、Ⅶ、Ⅸ、Ⅹ 因子的含量。

【诊断与鉴别诊断】

病史存在高危因素、临床有出血倾向、PT 和 APTT 均延长且血小板正常即可诊断。维生素 K 治疗后出血停止,PT 缩短亦有助于本病诊断。

本病须与以下疾病鉴别:

1. 新生儿咽下综合征　婴儿在分娩过程中咽下母血,在生后不久即呕血和便血。但无其他部位的出血表现,PT 及 APTT 正常,经洗胃后不再呕血。

2. 消化道出血　坏死性小肠结肠炎,或危重病新生儿在治疗过程中并发消化道应激性溃疡等,也可出现呕血和便血。但患儿一般状态差,常有感染、窒息或使用皮质激素等病史。

3. 其他出血性疾病　血小板明显减少的疾病,如先天性血小板减少性紫癜、血管瘤-血小板减少性紫癜综合征等;其他原因所致凝血机制异常,如血友病、DIC 等。

【治疗和预防】

1. 治疗　已发生出血的新生儿立即给予维生素 K_1 1mg 静脉注射(此时不宜肌内注射)。严重活动性出血者可输新鲜冰冻血浆,每次 10~20ml/kg,以提高血浆中有活性的凝血因子水平。使患儿保持安静,避免搬动,出血部位应加压包扎,敷以明胶海绵等止血药。

2. 预防　不论足月儿还是早产儿,出生后常规给予维生素 K_1(详见本章第二节)。母孕期服用抑制维生素 K 合成的药物者,应在分娩前 24 小时给予维生素 K_1 10mg 肌内注射 1 次。对于婴儿生后未曾接受维生素 K 者,应给予 K_1 1mg 肌内注射 1 次;对于接受全肠道外营养和抗生素应用超过 2 周者,每周应给予 K_1 0.5mg 静脉或肌内注射 1 次;纯母乳喂养儿生后最初 3 个月口服维生素 K_1,每次 1mg,每周 1 次,可作为新生儿出血症的预防。

(杜立中)

第十一节　新生儿糖代谢紊乱

案例 6-9

患儿为早产出生,胎龄 34 周,尚未喂养。在生后 24 小时出现震颤、呼吸暂停,哭声减弱、肌张力低下。

思考:

1. 初步诊断是什么? 分析发生的原因。

2. 应进行哪些监测？

3. 本病应如何预防和治疗？

一、新生儿低血糖症

新生儿低血糖症(neonatal hypoglycemia)一般指全血葡萄糖水平低于 2.2mmol/L(40mg/dl)，是新生儿期最常见的代谢问题之一，多见于早产儿、大于胎龄儿及小于胎龄儿。国际上对低血糖的定义至今仍未完全统一；近 30 年来，新生儿低血糖的定义逐渐修正，目前推荐的正常血糖值较以往高；通过对新生儿低血糖与神经系统损伤关系的研究发现，当血糖<2.6mmol/L，尤其是反复低于此水平，可引起神经系统损害。有研究显示：如将血糖水平低于 2.6mmol/L(46.8mg/dl) 作为标准，低血糖发生率分别为：大于胎龄儿 47%、小于胎龄儿 52%、糖尿病母亲所生新生儿 48%、后期早产儿 54%。

【病因及发病机制】

新生儿低血糖症的原因很多，可大致概括为以下 5 类：

1. 肝糖原贮存不足 因肝糖原贮存主要发生于妊娠后期并取决于宫内营养状况，因此，早产儿、小于胎龄儿和双胎中体重轻者肝糖原贮存少，出生后若延迟喂奶或摄入不足就容易发生低血糖。

2. 葡萄糖消耗增加 应激及严重疾病，如寒冷、创伤、窒息、呼吸窘迫、严重感染等，均可使代谢增加，葡萄糖的消耗增多，因而容易并发低血糖。并发红细胞增多症时，血液内过多的红细胞消耗大量葡萄糖，导致低血糖。

3. 胰岛素水平过高 ①糖尿病母亲的婴儿因母体高血糖致胎儿胰岛细胞代偿性增生，生后胰岛素水平较高，容易发生低血糖。②突然停止高张葡萄糖液静脉输注，而胰岛素分泌仍处于亢进状态。③胰岛素分泌过多的疾病：胰岛细胞增生症、胰岛细胞腺瘤、Beckwith-Weidemann 综合征等。④母亲孕期用氯磺丙脲、噻嗪类利尿剂、特布他林等药物可导致新生儿高胰岛素水平。

4. 遗传代谢性疾病 某些糖、脂肪酸、氨基酸代谢异常，如半乳糖血症、糖原贮积症、先天性果糖不耐受症、枫糖尿病等。

5. 内分泌疾病 先天性垂体功能低下、先天性肾上腺皮质增生症、胰高糖素缺乏、生长激素缺乏等。

此外，尚有一些找不出明确原因者，称为特发性低血糖。

【临床表现】

多数患儿并无临床症状；即使出现症状也多是非特异性的。主要表现为：震颤、阵发性青紫、呼吸暂停或呼吸增快、哭声减弱或音调变高、肌张力低下、异常眼球转动、反应差及嗜睡、惊厥，也可出现面色苍白、多汗、体温不升、心动过速、哭闹等。一般症状出现于生后数小时至 1 周内，多见于生后 24~72 小时。糖尿病母亲的婴儿生后数小时即可出现症状。

【辅助检查】

高危儿生后 1~2 小时就应该常规筛查血糖。试纸法可用于筛查及监测，确诊需依据化学法，最好用葡萄糖氧化酶法测定血清葡萄糖含量。采血后应立即测定，以免因在室温中放置过久葡萄糖分解而导致血糖下降。

【处理】

对低血糖患儿应及时治疗，因发病越早、血糖越低，持续时间越长，越易造成中枢神经系统永久性损害。

1. 纠正低血糖 出现症状或不能耐受喂养的低血糖患儿应立即推入 10%葡萄糖液 2ml/kg，随即静脉持续输入 10%葡萄糖液，速度为 6~8mg/(kg·min)，根据血糖调整输糖速度。如果静脉输糖仍不能维持正常血糖水平，可考虑加用氢化可的松 10mg/(kg·d)，分两次给药，一般在血糖稳定后逐渐减量，一周左右停用。无症状且没有喂养禁忌的低血糖患儿可尽早喂以母乳或配方奶，复查血糖仍低者，应开始静脉输糖。持续性低血糖者可加用胰高血糖素;高胰岛素血症患儿可用二氮嗪。

2. 持续的顽固性低血糖患儿还应检测胰岛素、生长激素、可的松、ACTH、TSH、胰高血糖素等激素水平以及血、尿氨基酸,尿有机酸,尿酮体等进一步明确病因。

3. 有遗传代谢性疾病或其他原因者应采取相应治疗。

二、新生儿高血糖症

新生儿高血糖症(neonatal hyperglycemia)指全血葡萄糖水平高于 7.0mmol/L(>125mg/dl)。高血糖常见于接受静脉补糖治疗的低体重早产儿。高血糖一般无特殊症状,主要临床问题是血清高渗透压和渗透性利尿。由于新生儿肾糖阈值低,当血渗透压>300mOsm/L 时常出现渗透性利尿。当血糖高于 25 ~ 40mmol/L(450~720mg/dl)时,可导致细胞内水分转移至细胞外,在中枢因细胞浓缩使颅内体积下降,可引起颅内出血。

【病因及发病机制】

1. 经静脉补糖过多　早产儿血糖调节功能不成熟,糖原酶系统不成熟导致胰岛素抵抗;极低体重儿常需要补充较多液体,而输糖浓度至少 5%,体重<1000g 早产儿在补糖速度>4~5mg/(kg·min)即可能出现高血糖。

2. 药物因素　某些药物如茶碱、肾上腺皮质激素等可致血糖增高。

3. 败血症、缺氧、外科操作、应激等　可使胰岛素释放受限、糖利用降低,皮质醇、儿茶酚胺升高,生糖过多。

4. 新生儿糖尿病　一般在生后第一个月出现高血糖,临床较为罕见。

5. 其他　输脂肪乳时的游离脂肪酸与血糖升高有关;高渗透压配方奶可致暂时性高糖。

【治疗】

对有高血糖高危因素者应该频繁监测血糖,预防及早期发现高血糖。

1. 对早产儿或有症状者应监测血糖。

2. 对极低体重儿,静脉开始输糖浓度不超过 5%,如有高血糖,将输糖速度下调至 4~6mg/(kg·min),同时监测血糖下降情况;输糖速度可每 4~6 小时下调 2mg/(kg·min)。

3. 极低体重儿应尽早用肠道外营养,某些氨基酸可促进胰岛素分泌;肠内喂养可促进刺激胰岛素分泌的激素分泌。

4. 当血糖>14mmol/L(250mg/dl),可使用外源性胰岛素。

(杜立中)

第十二节　新生儿产伤性疾病

案例 6-10

患儿为足月出生,臀位产。生后第 1 天,肩部不能外展;上肢内收、内旋、下垂、不能外旋;前臂处于旋前的姿势,外伸不受影响,但不能后旋。肱二头肌反射消失,受累侧拥抱反射不能引出,握持反射存在。

思考:

1. 初步诊断是什么? 分析其发生的原因。

2. 本病应如何预防和治疗?

3. 本病的预后如何?

产伤(birth injury)是分娩以及复苏过程中所发生的机械性损伤,其高危因素包括初产、产程延长或急产、胎位不正、巨大儿或胎头过大、胎儿畸形、母亲骨盆异常等。目前由于助产术的提高和对产前检查的重视,其发生率有所下降。

一、头颅血肿

【病因】

头颅血肿(cephalohematoma)是由于异常分娩、产钳或负压吸引助产时,因头颅受过度挤压以致血管破裂,血液积聚于骨膜下引起血肿,发生率可高达2%。

【临床表现】

常见于初产妇所生的新生儿,多见于顶部,偶见于枕、额部,以一侧多见,也可发生于双侧。生后数小时乃至数天头颅表面可见圆形肿胀,迅速增大,大小不一。血肿受到骨膜限制,不超越骨缝。血肿表面皮肤颜色可正常,负压吸引所致者呈紫红色,触诊时初期有胀满感,吸收过程中变软而有波动感,边缘清楚,由于血肿机化(钙质沉积而骨化)从边缘开始,故在基底部形成硬环,逐渐延至血肿中央部位,吸收需1~4个月,血肿钙化者吸收时间更长。血肿较大者,因血肿内红细胞破坏过多,黄疸加重。头颅血肿与产瘤可同时存在,血肿常隐于水肿之下,待水肿消失后显出血肿。5%~20%的患儿合并颅骨骨折,若同时出现神经系统症状者应检查头颅CT或MRI。

【鉴别诊断】

1. 产瘤(caput succedaneum)　也称先锋头,见于头位产婴儿,是由于先露部位头皮血液及淋巴循环受压所致的软组织水肿。出生时出现边界不清的梭状局部肿胀,常越过骨缝,局部皮肤颜色可正常或稍红,按压时凹陷而无波动感,数天内自行吸收消失。

2. 帽状腱膜下出血(subaponeurotic hemorrhage)　是头颅帽状腱膜与骨膜间疏松组织内出血,因无骨膜限制出血量较大,易于扩散,常越过骨缝,波动感明显,甚至出现低血容量性休克。

【治疗】

一般不需要治疗,大多数病儿可自行吸收而不留痕迹。注意局部皮肤清洁,不宜穿刺抽出血液,以免引起继发感染。若化脓则须切开引流,同时给予抗生素治疗。

二、面神经损伤

【病因】

面神经损伤(facial nerve lesion)由胎儿面部受产钳或骨盆压迫(难产)所致,是新生儿最常见的周围神经损伤。

【临床表现】

常见为周围性面瘫,多数患儿为单侧轻瘫,面神经的下支最常受损。表现为患儿患侧鼻唇沟消失、眼裂不能完全闭合、前额也不出现皱纹,口角向健侧歪斜;肌电图可作为病情判断。

【治疗】

轻瘫者一般3周内自行痊愈。治疗主要是对不能闭合的眼睛注意保护。也可以维生素B_1、维生素B_{12}、地巴唑等辅助治疗促进其恢复,极少久治不愈者可留下后遗症。

三、臂丛神经损伤

【病因】

臂丛神经损伤(brachial plexus injury)是常见的产后瘫痪。见于肩部不易娩出而用力牵拉头部或者臀位产过度牵拉头部、上肢或躯干时,造成臂丛神经受压迫或撕裂而引起上肢完全或部分的弛缓性瘫痪。

【临床表现】

可分为 Duchenne-Erb 麻痹和全臂丛神经损伤。

1. Duchenne-Erb 麻痹　即上臂型,损伤限于 C_5、C_6 神经,是最常见的类型,大约占 90%。肩部不能外展;上肢内收、内旋、下垂、不能外旋;前臂处于旋前的姿势,外伸不受影响,但不能后旋。肱二头肌反射消失,受累侧拥抱反射不能引出,握持反射存在。约 5% 的患儿伴有膈神经受损后的膈肌麻痹。

2. 全臂丛神经损伤　C_5 至 T_1 所有神经根受累,较少见,约占 10%。整条手臂瘫痪,包括握持在内的所有反射和感觉均消失,若第一胸椎神经根的交感神经纤维受损,可出现受损侧的眼睑下垂、瞳孔缩小(霍纳综合征)。有时需与肱骨头脱离和脱臼、肱骨骨折、锁骨骨折或脑性瘫痪等鉴别。

【治疗】

用夹板将上肢固定于外展、外旋,前臂肘关节屈曲的位置。7～10 天后可以开始理疗和被动运动以防止肌肉萎缩。

【预后】

多数病儿预后良好,经 3～6 个月可完全恢复。如生后 2 周明显改善提示预后良好;当二头肌功能在 3 个月时仍不能恢复,可考虑外科手术;部分患儿可留下后遗症。

四、锁骨骨折

【病因】

锁骨骨折(fracture of clavicle)是最常见的产伤性骨折,多见于肩难产、臀位产及巨大儿,由于分娩过程中严重肩部受压及牵拉所致,发生率可多达 2%。

【临床表现】

分为不完全性(即青枝)骨折和完全性骨折。轻者常被忽略。患儿多表现为患侧上肢活动少,移动患侧上肢时哭闹,或因为疼痛出现患侧上肢假性瘫痪,常被误诊为臂丛神经损伤。数日后局部软组织肿胀,1～2 周后检查锁骨中 1/3 交界处扪及肿块,触之有压痛。有骨折移位时,患侧肩部锁骨中部有突起或肿胀,触之可有摩擦感。患侧拥抱反射减弱或消失。X 线片可确诊。

【治疗】

不完全性骨折一般不需治疗;完全性骨折则需腋下置一棉垫,并将患肢用绷带固定于胸壁,也有学者主张不需治疗,一般两周左右即可愈合。

(杜立中)

学习小结

新生儿是指从脐带结扎到生后 28 天内的婴儿,可分别按胎龄、出生体重及出生后周龄进行分类。足月儿和早产儿不仅外观不同,其生理功能各有特点。生后 1 分钟 Apgar 评分是评价窒息的主要依据,一旦发生窒息,应立即按 ABCDE 方案(顺序不能颠倒)进行正确复苏,以避免或减轻缺氧缺血性脑病。RDS 多见于早产儿,生后不久出现呼吸性呻吟是本病的主要特点,胸片是诊断该病的最可靠依据,对胎龄较小的早产儿,出生后立即应用 PS,可预防本病发生。黄疸是新生儿期最常见的症状之一,强调鉴别新生儿生理性或病理性黄疸应考虑患儿的日龄、黄疸程度、是否存在引起胆红素脑病的高危因素等。新生儿低血糖的症状不特异,对有发生可能的高危儿及时监测血糖,以免因延误治疗导致低血糖脑病的发生。新生儿出生后常规应用维生素 K_1 已使出血症的发生率明显减少,但对有出血倾向的新生儿,应及早进行 PT、APTT 及血小板的测定。

1. 新生儿窒息的评价标准及复苏方案是什么?

2. RDS 的胸片表现及治疗要点有哪些?

3. 新生儿胆红素代谢有哪些特点?

4. 生理性黄疸与病理性黄疸的鉴别要点是什么?

5. 新生儿败血症有哪些主要临床表现,其实验室诊断方法和程序是什么?

6. 新生儿分类包括哪几种?

第七章　染色体病和遗传性代谢病

学习目标

掌握　21-三体综合征的临床特点与诊断要点；苯丙酮尿症的临床表现、诊断及治疗措施；肝豆状核变性的临床表现、诊断及治疗。

熟悉　遗传性疾病的分类、诊断及预防；染色体病的分类、染色体核型分析指征；遗传性代谢病的临床特点及诊断方法。

了解　先天性卵巢发育不全综合征、先天性睾丸发育不全综合征、糖原贮积症临床表现、实验室检查及治疗。

遗传性疾病是由于遗传物质结构或功能改变所导致的疾病，简称遗传病（genetic disease）。根据统计，在儿科专科医院住院患者中，25%~39%是因遗传原因导致发病，11%的儿童期死亡患者与遗传因素有关。遗传病种类繁多，涉及全身各个系统，分散在临床各专业，导致畸形、代谢异常、神经和肌肉功能障碍，病死率和残疾率均较高。目前已在在线人类孟德尔遗传数据库（OMIM）注册的遗传病的种类和数量见表7-1。本章重点介绍染色体病和遗传性代谢病。

表 7-1　OMIM 对遗传性疾病的统计（2017 年 7 月）

种类	数量
常染色体疾病	22 750 种
X 连锁遗传病	1277 种
Y 连锁遗传病	60 种
线粒体疾病	68 种
合计	24 155 种

第一节　概述

一、染色体与基因

遗传物质包括细胞中的染色体及其基因。人类细胞染色体数为 23 对（46 条），其中 22 对男性和女性都一样，称常染色体（autosome），1 对染色体男女不同，是决定性别的，称性染色体（sex chromosome），男性为

XY,女性为 XX。正常男性的染色体核型为 46,XY;正常女性的染色体核型为 46,XX。而正常人每一个配子(卵子和精子)含有 22 条常染色体和一条性染色体(X 或 Y),即 22+X 或 22+Y 的一个染色体组称为单倍体(haploid),人类体细胞染色体数目为双倍体(diploid),即 2n=46。人类的遗传信息几乎全部编码在细胞染色体的 DNA 长链上。基因是遗传的基本功能单位,是 DNA 双螺旋链上的一段负载一定遗传信息,并在特定条件下表达,产生特定生理功能的 DNA 片段。基因是编码蛋白质肽链和 RNA 所必需的核苷酸顺序。人类细胞中的全部基因称为基因组(genome)。由 30 亿个碱基对(bp)组成约 38 000 个基因,每个基因在染色体上有自己特定的位置,称为基因位点(locus)。二倍体同一对染色体上同一位点的基因叫等位基因。等位基因中一个异常,一个正常,称为病态杂合子,两个异常者称为病态纯合子。

除染色体外,人类还有少量遗传物质存在于线粒体,每类体细胞中线粒体的数目不同。线粒体作为细胞的供能装置,将细胞氧化还原产生的能量以高能磷酸键形式暂时储存起来,是糖、脂肪和蛋白质代谢的最终通路。线粒体基因组(mitochondrial genome, mtDNA)是独立于细胞核染色体外的基因组,具有自我复制、转录和编码功能。这些基因突变所导致的疾病称线粒体基因病。现发现 60 余种疾病与线粒体基因突变或结构异常有关。

基因突变(gene mutation)是 DNA 分子的碱基顺序发生变异,导致相关组成蛋白质的氨基酸发生改变,从而引起遗传性疾病。

二、遗传性疾病的分类

根据遗传物质的结构和功能改变的不同,将遗传性疾病分为五类:

1. 染色体病(chromosomal disorders) 由于染色体数目和结构异常造成许多基因物质的得失而导致的疾病,已经明确的染色体畸变综合征有 100 多种。例如 21-三体综合征、18-三体综合征。

2. 单基因遗传病(single gene disease) 指一对基因突变所导致的疾病,在一对基因中只要有 1 个致病基因存在就能表现性状称显性基因,一对基因需 2 个基因同时存在病变时才能表现性状称隐性基因。单基因遗传病按不同的遗传模式分为以下 5 类遗传方式:

(1) 常染色体显性遗传(autosomal dominant inheritance):致病基因在常染色体上,亲代只要有 1 个显性致病基因传递给子代,子代就会表现性状,例如软骨发育不全、成骨不全。

(2) 常染色体隐性遗传(autosomal recessive inheritance):致病基因在常染色体上,为一对隐性基因。只带 1 个致病隐性基因的个体不发病,为致病基因携带者。只有致病纯合子才致病。多数遗传性代谢病为常染色体隐性遗传,例如苯丙酮尿症、白化病等。

(3) X 连锁隐性遗传(X-linked recessive inheritance):疾病随 X 染色体传递,女性带有 1 个隐性致病基因,为表型正常的致病基因携带者。男性只有 1 条 X 染色体,即使是隐性基因也会发病,例如血友病、进行性肌营养不良等。

(4) X 连锁显性遗传(X-linked dominant inheritance):X 连锁显性遗传致病基因在 X 染色体上,例如抗 D 佝偻病。

(5) Y 连锁显性遗传(Y-linked inheritance):Y 连锁遗传致病基因位于 Y 染色体上,只有男性出现症状,由父传子。

3. 多基因遗传病(multifactorial diseases) 由几对微效基因突变导致的疾病,每对基因作用微小,但有积累效应,常在环境因素共同作用下致病。例如 2 型糖尿病、高血压、神经管缺陷、唇裂等都属多基因遗传病。

4. 线粒体遗传病(mitochondrial diseases) 由于线粒体中所含 DNA 的突变所引起的疾病,人类细胞中有一部分 DNA 存在于细胞质内,称为线粒体 DNA,按母系遗传。基因突变为一组较为独特的遗传病,例如脂肪酸氧化障碍、呼吸链酶缺陷、特殊类型的糖尿病等。

5. 基因组印记（genomic imprinting）　基因根据来源亲代的不同而有不同的表达,活性随亲源而改变,即两条等位基因如皆来自父源或母源则有不同的表现形式。例如 Prader-Willi 综合征和 Angelman 综合征均为 15q11-13 缺失,Prader-Willi 综合征为父源性 15q11-13 缺失,Angelman 综合征为母源性 15q11-13 缺失。

三、遗传病的诊断和预防

【诊断】

遗传病的诊断基于特殊的临床综合征和(或)疾病特有的体征,或实验证据证实有与疾病有关的基因或基因产物的改变。遗传病的诊断是开展遗传咨询和防治的基础,遗传病的诊断要注意收集以下资料。

1. 病史

(1) 详细询问家族史及过去史:对有先天畸形、生长发育障碍、智力发育落后、性发育异常或有遗传病家族史者应做详细的家系调查和家谱分析,了解其他成员健康情况,了解死产、流产和血缘关系。新生儿期出现黄疸不退、腹泻、持续呕吐、肝大、惊厥、低血糖、酸中毒、高氨血症、电解质异常以及尿中有持续异味,应疑为遗传性代谢病,并做进一步检查。

(2) 记录母亲妊娠史:如胎儿发育情况、母亲有无糖尿病、羊水过多或过少等。糖尿病母亲婴儿畸形发生率高。羊水过多时胎儿常伴有畸形。

(3) 详细询问母亲孕期用药史及病史:母亲风疹及巨细胞病毒感染能造成胎儿器官畸形,但有病史不一定与畸形有因果关系。虽然回顾性流行病学调查认为一些药物与畸形有关,但真正能证实的致畸因素为数很少。

2. 体格检查

(1) 头面部:注意头围,有无小头畸形,小下颌畸形,耳的大小,耳位高低,眼距,眼裂,鼻翼发育,有无唇裂、腭裂和高腭弓,毛发稀疏和颜色异常。

(2) 躯干及四肢:注意上部量与下部量比例,指距,手指长度,乳头距离,皮肤和毛发色素,手纹,外生殖器等。注意脊柱、胸廓异常,注意关节活动是否正常,注意黄疸、肝脾肿大和神经系统症状。

(3) 注意有无特殊汗味或尿味等。

【实验室检查】

1. 染色体核型分析　将一个处于有丝分裂中期的细胞中全部染色体按大小及形态特征,有秩序地配对排列,观察有无染色体数目或结构异常。

2. FISH(荧光原位杂交)技术　FISH 是用特定的 DNA 作探针,来检测患者样本中的目的 DNA 序列。通过荧光显微镜,可以检测到标记的位点特异性或序列特异性的 DNA 探针,可得到目的 DNA 的序列。通过荧光显微镜对样品进行检测,可以明确荧光素标记的探针是否存在。得到的结果往往十分明确。FISH 技术已被应用于染色体上的微小缺失,这些微缺失综合征用传统的染色体分析方法不能识别,包括 Prader-Willi 综合征、Angelman 综合征、Williams 综合征等。目前发展的光谱核型分析(spectral karyotyping,SKY)和多色荧光原位杂交(multi-color FISH,M-FISH)能够检测染色体平衡易位。

3. DNA 分析　基因诊断是在 DNA 水平上对受检者的某一特定致病基因进行分析和检测,从而达到对疾病进行特异性分子诊断。DNA 一般来源于白细胞和其他的组织,包括羊水细胞和绒毛膜绒毛细胞(产前诊断),口腔黏膜细胞(咽拭子)和成纤维细胞(皮肤活检),从这些组织中能够得到足够的 DNA。

4. 生物化学测定　测定血、尿、红细胞、白细胞、皮肤成纤维细胞中酶和蛋白质或中间代谢产物,近年在国内开展的遗传性代谢病串联质谱检测技术(MS/MS)、气相色谱-质谱技术(GC/MS)已逐步成为遗传性代谢病诊断的常规检测工具,特别是串联质谱技术可诊断多种氨基酸代谢病、有机酸代谢病、脂肪酸和肉碱代谢异常等疾病,在临床检验中发挥着重要作用。

【遗传咨询】

是由咨询医师和咨询者即遗传病患者本人或其家属,就某种遗传病在一个家庭中的发生、再发风险和防治上所面临的问题进行一系列的交谈和讨论,是家庭预防遗传病患儿出生的最有效方法,咨询医师需协助先证者明确遗传病的诊断和分类。主要咨询对象应包括:①已确诊或怀疑为遗传病的患者及其亲属;②连续发生不明原因疾病的家庭成员;③疑与遗传有关的先天畸形、原发性低智者;④易位染色体或致病基因携带者;⑤不明原因的反复流产、死胎、死产及不孕(育)夫妇;⑥性发育异常者;⑦孕早期接触放射线、化学毒物、致畸药物或病原生物感染者;⑧有遗传病家族史并拟结婚或生育者。

【预防】

由于多数遗传病的治疗仍颇为艰难或昂贵,难以普遍实施。因此,为减少遗传病的发生,广泛开展预防工作就显得格外重要。

1. 一级预防　防止遗传病的发生。近亲结婚所生子女患智力低下的比例比非近亲婚配的要高 150 倍,畸形率也要高 3 倍多,国家法律禁止直系血缘和三代以内的旁系血缘结婚。凡本人或家族成员有遗传病或先天畸形史、多次在家族中出现或生育过智力低下儿或反复自然流产者,应进行遗传咨询,找出病因,明确诊断。在人群或者高危家庭中及时检出携带者,并在检出后积极进行婚育指导,对预防和减轻遗传病患儿的出生具有现实意义。

2. 二级预防　在遗传咨询的基础上,有目的地进行产前诊断,即通过直接或间接地对孕期胚胎或胎儿进行生长和生物标记物的检测,确定诊断,减少遗传病患儿出生。根据特定的遗传性疾病或者先天缺陷,可用不同的产前诊断方法进行诊断。例如通过观察胎儿表型的形态特征(超声、胎儿镜检查)、染色体检查(细胞遗传学技术)及基因分析或其表达产物测定(酶和生化测定)来诊断的。所用标本的采集可由羊膜腔穿刺术、绒毛膜绒毛吸取术、脐带穿刺术和从母血中分离胎儿细胞等方法来完成。

3. 三级预防　遗传病出生后的治疗。新生儿疑有遗传病,出生后即尽可能利用血生化检查或染色体分析,作出早期诊断。新生儿疾病筛查是提高人口素质的重要措施之一,通过快速、敏感的检验方法,对一些先天性和遗传性疾病进行群体筛检,从而使患儿在临床上尚未出现疾病表现,而其体内生化、代谢或者功能已有变化时就作出早期诊断,并且结合有效治疗,避免患儿重要脏器出现不可逆性的损害,保障儿童正常的体格发育和智能发育。新生儿疾病筛查可在患儿出生 2~4 周内确诊疾病,通过积极治疗,大大降低了遗传性代谢病的危害性。目前新生儿疾病筛查已在全国逐步推广,主要筛查先天性甲状腺功能减低症、先天性肾上腺皮质增生症、苯丙酮尿症、葡萄糖-6-磷酸脱氢酶缺乏症等。部分城市还利用串联质谱技术进行遗传病筛查,大大扩大了筛查疾病谱。

第二节　染色体病

染色体病是由于染色体畸变所导致的疾病。染色体畸变包括染色体数目或结构异常,常造成机体多发畸形、智力低下、生长发育迟缓和多系统的功能障碍,故又称之为染色体畸变综合征(chromosomalaberration syndrome)。在新生儿中的总发生率约为 0.6%,其中性染色体异常占 0.22%,常染色体异常占 0.40%。迄今已确认的人类染色体异常综合征已超过百种,各种异常核型近 3000 种。染色体核型分析是诊断染色体疾病的关键手段。

(一)染色体畸变

染色体畸变包括染色体数目异常和结构异常两大类。

1. 染色体数目异常　是由于染色体在减数分裂或有丝分裂时不分离,而使 46 条染色体固有数目增加或减少。21-三体综合征是最常见的染色体数目畸变的类型。Turner 综合征是染色体单体生存的唯一例证。

2. 染色体结构异常　是由于各种原因造成染色体断裂所引起,断裂后断端富有黏着性,能与其他断端再结合,发生结构重排而导致缺失、倒位、易位、等臂、环形染色体等改变。无论是哪一种结构异常,均可使携载的基因在数量上或排列顺序上发生改变而导致疾病。断裂的片段形成易位后,基因没有缺失或增加的称平衡易位(balanced translocation),临床无症状,但这种平衡易位染色体携带者的子代易患染色体病。

(二)染色体畸变的原因

1. 孕妇年龄　孕妇年龄大是引起 21-三体综合征和其他三体综合征的主要原因之一,可能与母体卵细胞老化有关。

2. 物理因素　放射线能诱发染色体畸变,畸变率随射线剂量的增高而增高,孕母接触放射线后,其子代发生染色体畸变的危险性增高。

3. 病毒感染　如风疹病毒、巨细胞病毒、麻疹病毒、腮腺炎病毒等可致胎儿染色体断裂。

4. 化学因素　如抗代谢药物、抗癫痫药物、抗肿瘤药物和农药、毒物(苯、甲苯)等可致染色体畸变增加。

5. 遗传因素　父母染色体异常可能遗传给下一代。

(三)染色体疾病的分类

1. 常染色体病　即常染色体数目异常或结构畸变所产生的综合征,其共同的特征为:①生长发育迟缓;②智能发育落后;③多发性先天畸形:内脏畸形、骨骼畸形、特殊面容、皮肤纹理改变。最常见的是 21-三体综合征,其次是 18-三体综合征、13-三体综合征及 5P 三体综合征等。

2. 性染色体病　即性染色体 X 或 Y 数目异常或结构改变的畸变。一般没有常染色体病严重,常伴有性征发育障碍或异常,最常见的是 Turner(45,X)综合征、Klinefelter 综合征,其次尚有 XYY、多 X 等综合征。

(四)染色体核型分析的指征

在临床上,若患者出现以下情况则需考虑进行染色体核型分析检查:①怀疑患有染色体病者;②有多种先天性畸形;③有明显生长发育障碍或智能发育障碍;④性发育异常或不全;⑤孕母年龄过大、不孕或多次自然流产史;⑥有染色体畸变家族史。

一、21-三体综合征

案例 7-1

患儿男,4 天,G₂P₁,足月顺产,出生时体重 2500g,无窒息产伤史,因皮肤黄染进行性加重就诊。查体:患儿眼距宽,眼裂小,双眼外眦上斜,内眦赘皮,鼻梁低平,耳位低,左手通贯掌;心前区可闻及Ⅲ/Ⅵ级收缩期杂音,肌张力低下。超声心动图示房间隔缺损。其母 35 岁,第 1 胎孕 2 月余自然流产,孕患儿期间无服药物史及有害物质接触史,但未按要求进行产前检查。

思考:

1. 该患儿初步诊断是什么?

2. 确诊该病需完善什么检查?

3. 随年龄增长该患儿还会有哪些临床表现?

21-三体综合征又称先天愚型或唐氏综合征(Down syndrome,DS),是儿童染色体疾病中最常见的一种,占小儿染色体病的 70%~80%。在我国活产婴儿中发生率为 0.5‰~0.6‰,母亲年龄越大,发病率越高,大于 40 岁者达 1% 以上。

【病因及发病机制】

本病为常染色体畸变引起,细胞遗传学特征是第21号染色体呈三体征。其发生主要是由于亲代之一的生殖细胞在减数分裂形成配子时或受精卵在有丝分裂时,21号染色体不发生分离,致使胚胎体细胞内存在一条额外的21号染色体。孕母高龄、遗传因素、病毒感染等,可使发病率增加。

【临床表现】

1. 特殊面容　患儿出生时常有明显的特殊面容(文末彩图7-1),表情呆滞。患儿眼距宽,眼裂小,双眼外眦上斜,内眦赘皮;鼻梁低平,外耳小;硬腭窄小,舌常伸出口外,流涎多;头小而圆,前囟大且关闭延迟;颈短而宽。

2. 智能落后　这是本病最突出、最严重的临床表现。绝大部分患儿都有不同程度的智能发育障碍,智商低,通常在25~50之间,随着年龄增大逐渐明显,如存活至成人期则常在30岁以后即出现老年性痴呆症状。不同患儿智能发育落后程度不同,嵌合体型患儿若正常细胞比例较大则智能障碍较轻。

3. 生长发育迟缓　患儿出生的身长和体重均较正常儿低,生后体格、动作发育均迟缓,身材矮小,骨龄落后,出牙迟且顺序异常;四肢短,韧带松弛,肌张力低下,腹膨隆,可伴脐疝;手指粗短,小指尤短。常伴有嗜睡和喂养困难。

4. 皮纹特点　一侧或双侧呈通贯手,手掌三叉点 t 移向掌心,atd 角增大,超过>45°(我国正常人为40°),斗纹少,第4、5指桡侧箕形纹多,脚踇趾球胫弓形纹和第5指只有一条指褶纹。

5. 多发畸形　约50%的患儿伴有先天性心脏病(常见室间隔缺损、房间隔缺损和动脉导管未闭),其次是消化道畸形(如十二指肠狭窄、巨结肠、直肠脱垂及肛门闭锁等)、视力障碍等。部分男孩可有隐睾、女孩无月经,成年后大多无生育能力。免疫功能低下,易患感染性疾病。先天性甲状腺功能减低症及急性淋巴细胞白血病的发病率明显高于正常人群。

【实验室检查】

1. 染色体核型分析　外周血淋巴细胞或羊水细胞染色体核型检查,包括三型:

(1) 标准型:约占患儿总数的95%,患儿体细胞染色体为47条,多一条21号染色体。核型为47,XX,+21 或 47,XY,+21(图7-2)。

图7-2　21-三体综合征标准核型47,XX,+21

(2) 易位型:占2.5%~5%,染色体总数为46条,其中一条是易位染色体。D/G 易位最常见。即 G 组21号染色体与 D 组14号染色体发生着丝粒融合,核型为46,XY 或 XX,−14,+t(14q21q),约半数为遗传性,即亲代中有14/21平衡易位染色体携带者。也可见13或15号染色体。G/G 易位较少见,可由于两个21号染色体发生着丝粒融合,形成等臂染色体,核型为46,XY 或 XX,−21,+t(21q21q),或一个21号染色体易位到一个 22 号染色体上,即+t(21q22q)。

（3）嵌合型:占 2%~4%,患儿体内存在两种细胞系,一种为正常细胞,另一种为 21-三体细胞,形成嵌合体,其核型为 46,XY 或 XX/47,XY 或 XX,+21。此型患儿临床表现的严重程度与异常细胞所占比例有关。

2. FISH（荧光原位杂交）技术　采用荧光标记 21 号染色体探针,与外周血或绒毛、羊水细胞进行原位杂交,患者的细胞呈现 3 个 21 号染色体的荧光信号。此技术用以检测 21 号染色体数目和结构,可快速、准确地进行诊断。

【诊断与鉴别诊断】

根据患儿的特殊面容、皮肤纹理特点、智力运动发育落后等表现,对典型病例即可诊断,确诊需依靠染色体核型分析。对于嵌合型、新生儿或症状不典型的智力低下患儿,除核型分析外,尚需进行血清 TSH、T_4 测定,与先天性甲状腺功能减低症鉴别。

【治疗】

目前尚无有效治疗方法。要采用综合措施,包括医疗和社会服务。应加强护理,预防感染及传染病。对轻型患儿可进行长期耐心的教育和训练,提高生活自理能力。可试用维生素 B_6、叶酸、谷氨酸等,促进患儿的精神活动,改善智商。如伴有先天性心脏病、胃肠道或其他畸形,可考虑手术矫治。

【预防】

1. 遗传咨询　咨询的主要对象是患儿父母或家族中有 21-三体综合征患者,根据染色体畸变类型对子代发病风险作出评估,并对生育进行指导。标准型患儿父母核型正常,其再发风险为 1%,母亲年龄愈大,风险率愈高,>35 岁者发病率明显上升。易位型患儿的双亲应进行核型分析,以确定父母是否为平衡易位携带者:如母亲为 D/G 平衡易位,再发风险为 10%;若父亲为 D/G 平衡易位,再发风险为 4%。当 G/G 易位型患者核型为 46,XX 或 XY,-22,+t(21q;22q)时,如果其父母为平衡易位携带者,则再发风险与 D/G 易位相同。当 G/G 易位型患者核型为 46,XX 或 XY,-21,+t(21q;21q)时,如果其父母为平衡易位携带者,则再发风险为 100%。

2. 产前筛查与产前诊断　通常所有孕妇都在孕早、中期进行外周血三联筛查,包括甲胎蛋白、雌三醇和绒毛膜促性腺激素水平。结合孕妇年龄计算出本病的风险度,采用这一方法可以检出 50%~75% 的 DS。此外,通过 B 超测量胎儿颈项皮肤厚度也是筛查 DS 的重要指标。但筛查不等于诊断,阳性病人必须进一步作羊膜腔穿刺、绒毛活检术等产前诊断技术进一步确诊。对生育过 DS 患儿的孕妇及其他高危孕妇（如>35 岁孕妇）,应在怀孕期间常规进行羊水染色体检查,预防 DS 患儿的出生。近年科学家们开始开发无创产前基因检测技术,并将这一技术应用于对 DS 胎儿的筛查,相关技术目前国内外已应用于临床。

二、先天性卵巢发育不全综合征

案例 7-2

患儿,女,9 岁。因身材矮小而就诊。患者颈部短粗,颈蹼,后发际低,身高92cm。上小学二年级,但反应迟缓,智力偏低而致学习成绩欠佳。患儿出生体重2400g,手、足背水肿。母孕期身体健康,无服药物史及有害物质接触史。外周血细胞染色体核型分析为 45,X。

思考:

1. 临床诊断为 Turner 综合征,该患儿进入青春期后会有什么临床表现?

2. 还需完善哪些检查?

3. 该患儿的矮身材应如何治疗?

本病由 Turner 于 1938 年首先报道,故称为 Turner 综合征(Turner syndrome,TS),是由于细胞内 X 染色体缺失或结构发生改变所致。是性染色体疾病中较常见的疾病。活产女婴中发生率 0.3%~0.4%。其发生率低是因为 X 单体的胚胎不易存活,约 99% 的病例发生流产。该病也是人类唯一能生存的单体综合征。

【发病机制】

TS 的发生是由于亲代生殖细胞在减数分裂过程中性染色体不分裂、合子卵裂中姐妹染色单体不分离或 X 染色体在有丝分裂中部分缺失(嵌合体)所致。

【临床表现】

TS 患者呈女性表型。典型的患者在出生时即呈现身高、体重落后,半数女婴在新生儿期可见颈后皮肤过度折叠以及手、足背发生水肿等特殊症状。患者多因身材矮小、青春期无性征发育、原发性闭经等而就诊。

1. 身材矮小　患儿最常见的就诊原因之一是生长缓慢、身材矮小。主要表现为:①胎内期生长迟缓,出生体重多小于-1SD;②出生后至 3 岁的患儿生长速率可在正常范围;③3 岁后身高增长缓慢,生长速率明显下降,大多低于-3SD,故常在此时因身材矮小就诊;④青春期无生长加速;⑤成年身高常不超过 150cm(常见 135~140cm)。

2. 性腺发育不良及第二性征不发育　无初潮,原发性闭经,外生殖器发育不良,外阴可保持幼女状态,阴道黏膜薄、无分泌物,不能触及子宫,阴毛和腋毛稀少,甚至缺如,乳房不发育,乳头间距较宽。

3. 其他多发畸形　可归纳为三大类。

(1) 骨骼畸形:包括掌骨短小、肘外翻、短颈、高腭弓和腭裂,骨质疏松。

(2) 皮肤软组织畸形:多见新生儿时手、足和背部明显淋巴水肿,颈侧皮肤松弛或颈蹼,颈后发际较低,盾状胸,皮肤有较多黑色素痣。

(3) 内脏畸形:包括肾脏畸形(肾旋转、马蹄肾、异位肾、肾积水等,约占 33% 患者)、心脏畸形(二尖瓣和主动脉瓣缩窄等,约占 30% 患者)、高血压、甲状腺功能低下和听觉损害等。

4. 智力发育　94% 的患儿智力正常,语言表达较好,对空间想象和数学有一定困难,这些困难可通过康复训练的克服。

【实验室检查】

1. 染色体核型分析　临床确诊 TS 的关键检测手段,TS 的异常核型有以下三种类型。

(1) 单体型:45,X 是最多见的一种,约占 60%。这种核型的个体绝大部分在妊娠早期自然流产,其余存活的个体具有典型的临床症状。

(2) 嵌合型:核型为 45,X/46,XX,约占该病的 25%。临床症状的轻重主要取决于正常与异常细胞系所占的比例。细胞类型以 46,XX 为主的个体临床症状较轻,约 20% 的患者可有月经来潮,部分有生育能力。若患者以 45,X 细胞为主,其表型与单体型相似。

(3) X 染色体结构异常:46,Xdel(Xq) 或者 46,Xdel(Xp),即 1 条 X 染色体长臂或短臂缺失,同时伴有 X 染色体易位;46,Xi(Xq),即一条 X 染色体的短臂缺失而形成了等长臂 X 染色体。

2. 内分泌激素检查　垂体促性腺激素:黄体生成激素(LH)、卵泡刺激素(FSH)明显升高,雌二醇(E_2)降低,提示卵巢功能衰竭。部分患者血清生长激素(GH)激发峰值常可小于 10ng/ml、血清胰岛素样生长因子 1(IGF-1)分泌低下。

3. 超声检查　显示子宫、卵巢发育不良,严重者呈纤维条索状。

【诊断与鉴别诊断】

根据典型临床表现和染色体核型分析可确诊。应注意进行生长激素、性腺激素测定及腹部超声检查,进行鉴别诊断并指导治疗。对于第二性征发育前年龄段的患儿,身材矮小可能是唯一能引起家长关注的表现,临床医生应该将此病作为所有年龄段女性矮小的鉴别诊断之一。确诊本病后仍需进行心和肾超声波检查,以确定有无畸形。患儿须定期监测血压,对于有主动脉缩窄的患儿应测量四肢血压。新诊断的患儿应检查甲状腺功能,其后每 1~2 年评估一次。一般体格检查须包括眼、耳、骨骼评估和体表测量。

【治疗】

本病的治疗以改善其成人期最终身高和性征发育,保证患儿心理健康为目的。

1. 矮身材治疗 治疗目的在于提高患者生长速率,改善成年身高。重组人生长激素(rhGH)对 TS 患儿身高改善有一定作用,明确诊断后每晚临睡前皮下注射 0.15U/kg。大多数 TS 病人治疗后最终身高可超过 150cm。开始治疗年龄越小,效果越好。早期诊断及时治疗的病人甚至身高可以达到正常范围。接受 rhGH 治疗的患儿,目前尚未发现明确的副作用。

2. 雌激素替代治疗 在青春期可用雌激素进行替代疗法,一般从 12~14 岁开始。雌激素的治疗应从小剂量开始,成人的 1/6~1/4,用 6~12 个月,然后每 3~6 个月逐渐调整剂量至成人量,根据治疗的反应及 Turner 分期、骨龄和子宫生长情况调整剂量,持续治疗 1~2 年。第一次阴道出血发生后或雌激素治疗已经 12~24 个月后,考虑建立月经周期,开始加用孕激素如甲羟孕酮。即每月 1~23 日服用雌激素,于雌激素用药的第 11 天加入甲羟孕酮,每天 5~10mg,至第 24 天时与雌激素同时停用,停药后常引起撤退性阴道出血,即人工周期。有助于患者的第二性征发育及提高生活质量。

3. 其他 TS 发生免疫疾病的风险较正常人高,故出现类风湿关节炎等免疫疾病时应及时就诊,伴发自身免疫性甲状腺疾病,尤其在生长激素或雌激素治疗期间,应定期复查甲状腺功能,必要时补充甲状腺素治疗。

三、先天性睾丸发育不全综合征

案例 7-3

患儿男,4 个月,因外生殖器发育异常就诊。G_1P_1,足月顺产,出生体重 2350g。父母非近亲婚配。查体:头围 40cm,表情较呆滞,眼距宽,双眼裂上斜,双眼追视不能,鼻梁扁平,耳较大而低位颈短,可见颈蹼,手握拳。双睾丸已降至阴囊,睾丸小,阴茎短,龟头外露,俯卧位抬头不能,不会笑。细胞遗传学检查:患儿的核型为 49,XXXXY,其父母染色体核型正常。

思考:

1. 该患儿诊断考虑什么?

2. 成年后典型表现有哪些?

先天性睾丸发育不全综合征又称 Klinefelter 综合征(Klinefelter syndrome,KS),是一种发病率较高的性染色体疾病,发病率仅次于 Turner 综合征。由于性染色体异常导致睾丸发育不全、不育和智能低下,是男性不育的常见原因之一。

【临床表现】

患者为男性表型,婴儿期可有出生体重低,头围小,阴茎小和隐睾,发生隐睾的概率比正常新生儿高 3 倍。可有先天性畸形,如指弯曲和尿道下裂。儿童期可有语言、阅读和拼写障碍,学习困难,IQ 比正常儿童低 10~20。青春期后充分显示全部特征,表现为小睾丸,睾丸长径<3cm 或容积<4ml。身材高,平均身高约为 180cm,四肢长,躯干短。56%~88% 的患者有男子乳房发育,无喉结,皮肤白皙,胡须、腋毛和阴毛稀少,骨密度减低。由于无精子,一般不能生育。在标准型 47,XXY 核型中,约有 25% 有中等度智能发育落后,表现为语言和学习障碍。不同核型中,X 染色体数越多,性征和智力发育障碍越明显。

【实验室检查】

1. 外周血细胞染色体核型分析　该病性染色体标准型为三体型 47,XXY,也可有性染色体四体型或者五体型,例如 48,XXXY;48,XXYY;49,XXXXY;49,XXXYY,不同类型的嵌合体也较常见。

2. 生化检验　患者血清中睾酮降低,垂体促性腺激素:黄体生成激素(LH)、卵泡刺激激素(FSH)升高。

3. 其他检验　患者精液中一般无精子生成,睾丸活检见生精小管玻璃样变,其睾丸间质细胞(Leydig细胞)虽有增生,但内分泌活力不足。

【诊断与鉴别诊断】

根据患儿的体格特点、第二性征发育落后等表现,对典型病例即可诊断,确诊需依靠染色体核型分析。同时可进行性腺激素测定、精子检测及睾丸活检。对于早期即有外生殖器发育异常和运动精神发育迟滞者应与 21-三体综合征鉴别。

【治疗】

本病需尽早确诊,自幼开始强化教育和训练,促进智能发育及正常性格形成。在婴儿期,阴茎小可以注射十一酸睾酮(TU)或庚酸睾酮(TE)25mg,每月 1 次,共 3~4 次,通常可以刺激阴茎生长,并达到或接近同龄正常人水平。12 岁如无青春期发育或第二性征发育不良,可开始睾酮补充治疗。TU 或 TE 50~100mg,每 2 周肌内注射 1 次,并根据血清睾酮水平上升以及 LH 和 FSH 下降的程度进行剂量调整,直至达到成人剂量。但雄激素只能促进男性化及恢复性功能,而不能恢复成年后的生育能力。目前 KS 患者可通过显微外科及辅助生殖技术获得后代。

第三节　遗传性代谢病

遗传性代谢病(inborn errors of metabolism,IEM)是遗传性生化代谢缺陷病的总称,因基因突变导致与蛋白、碳水化合物、脂肪、类固醇等代谢有关的酶或转运蛋白缺陷,使代谢通路受阻,反应底物或者中间代谢产物在体内大量蓄积,引起一系列临床表现的一大类疾病。遗传性代谢病种类繁多,目前已达数千种,常见有400~500 种,单一病种患病率较低,但是总体发病率较高、危害严重,是临床的疑难杂症。遗传代谢缺陷多为单基因遗传性疾病,其中以常染色体隐性遗传最多见,少数为 X 连锁遗传、常染色体显性遗传或线粒体遗传。

【发病机制】

由于酶的生理功能是催化底物转变为产物,因此几乎所有因酶代谢缺陷所引起的病理改变都直接或间接地与底物的堆积、产物的缺乏有关,在病理情况下堆积之底物常经旁路代谢途径产生大量旁路代谢产物,也可造成病理性损害(图7-3)。

图 7-3　遗传代谢病发病机制

【分类】

根据先天性缺陷所累及的生化物质进行分类(表7-2)。

表7-2　遗传代谢疾病分类及主要疾病

分类	主要疾病
氨基酸代谢病	苯丙酮尿症、枫糖尿病、瓜氨酸血症、同型胱氨酸血症、白化病黑酸尿症、酪氨酸血症、高鸟氨酸血症等
碳水化合物代谢病	半乳糖血症、葡萄糖-6-磷酸脱氢酶缺乏症、果糖不耐受症、糖原贮积症、磷酸烯醇丙酮酸羧化酶缺陷等
脂肪酸氧化障碍	肉碱转运障碍、肉碱棕榈酰转移酶缺乏症、短链酰基辅酶 A 脱氢酶缺乏症、中链酰基辅酶 A 脱氢酶缺乏症等

分类	主要疾病
尿素循环障碍及高氨血症	氨甲酰磷酸合成酶缺陷、鸟氨酸氨甲酰转移酶缺陷、瓜氨酸血症、精氨酸琥珀酸血症、精氨酸酶缺陷等
有机酸代谢病	甲基丙二酸血症、丙酸血症、异戊酸血症、多种辅酶 A 羧化酶缺乏症、戊二酸血症等
溶酶体贮积病	戈谢病、黏多糖病、GM1 神经节苷脂蓄积症、尼曼-皮克病
线粒体代谢异常	Leigh 综合征、高乳酸血症、线粒体脑病、线粒体肌病
金属元素代谢异常	肝豆状核变性（Wilson 病）、Menkes 病
内分泌代谢异常	先天性肾上腺皮质增生症
核酸代谢异常	着色性干皮病、次黄嘌呤鸟嘌呤磷酸核糖转移酶缺陷症
其他	卟啉病、α_1-抗胰蛋白酶缺乏，囊性纤维变性、葡萄糖醛酸转移酶缺乏症等

【临床表现】

遗传代谢缺陷病种多,临床表现复杂,缺乏特异性,导致临床怀疑容易,作出明确诊断困难。患者可能为完全或部分性酶缺陷,各种缺陷对机体的损害程度不同,疾患发病时期不同,表现轻重不一。总的来说,先天性代谢异常有以下临床特点:

1. 新生儿期表现　一般病情严重,临床主要表现为非特异性症状,如拒食、呕吐、腹泻、脱水、嗜睡、肌张力异常等,早期易误诊。神经系统表现是新生儿遗传代谢病最常见的症状,表现为吸吮和喂养困难,继而呼吸异常、心率缓慢,低体温、惊厥、昏迷、肌张力高甚至角弓反张,消化系统症状较常见,常在进食后不久出现。尿液气味异常,尿酮体阳性、低血糖、血氨升高、代谢性酸中毒等常提示代谢紊乱。

2. 神经系统损害　几乎所有疾患都有不同程度的神经系统症状,其中以智力发育落后、惊厥最为常见,惊厥发生年龄及其伴随症状有所不同。

3. 代谢紊乱　每类疾患均有其特异的代谢改变,部分疾患还伴随水、电解质和糖代谢紊乱,在新生儿或婴幼儿早期出现症状,表现危重。如:有机酸尿症患者急性期常合并代谢性酸中毒、酮症、低血糖;糖原贮积症 I 型患儿常表现为顽固性低血糖。

4. 肝功能损害或其他脏器受累　如尿素循环障碍、半乳糖血症、肝豆状核变性、黏多糖病等多有肝功能损害及肝脾大;黏多糖病表现为骨骼畸形;先天性肾上腺皮质增生症患儿多有生殖系统畸形。

5. 特殊气味　有些氨基酸和有机酸代谢异常疾病可有特殊体臭,由于代谢物的蓄积,患儿尿、汗多有异味。如苯丙酮尿症患儿因尿中苯乙酸的大量排出而有鼠尿味,异戊酸血症患者常有汗脚味。

6. 皮肤、毛发异常　如白化病、苯丙酮尿症患者皮肤白、毛发黄,而先天性肾上腺皮质增生症、肾上腺脑白质营养不良患者肤色较黑,常有色素沉着。

7. 容貌及五官畸形　如黏多糖病、先天性甲状腺功能低下症、糖原病患者可有容貌异常。黏多糖病、半乳糖血症、某些神经鞘脂病、同型胱氨酸尿症等疾患可能出现视力及听力障碍。

8. 其他　部分疾患可有腹泻、呕吐、烦躁、嗜睡、喂养困难、湿疹等非特异性症状。

【诊断】

基于临床诊断→生化诊断→酶学诊断→基因诊断的原则,对于临床可疑的患者,应及时进行有关检测,争取早期诊断、早期治疗。

1. 新生儿疾病筛查　许多疾患在新生儿期、婴儿期表现正常或仅有一些非特异性症状,很易漏诊或误诊,只有通过新生儿筛查才能早期发现,如苯丙酮尿症、先天性甲状腺功能低下症 G-6-PD 缺乏症、先天性肾上腺皮质增生症等。个别城市已经开展了串联质谱新技术的遗传性代谢病筛查,大大扩大了筛查的疾病谱。

2. 常规生化　包括血、尿常规分析,尿液三氯化铁试验、尿液二硝基苯肼(DNPH)试验、尿液硝普盐试验(Brand 反应)、甲苯胺蓝试验,血生化检测如血糖、血气分析、肝功能、血氨、乳酸、酮体、丙酮酸、肌酐、尿素、电解质测定,有助于对遗传代谢病做出初步的诊断或缩小诊断范围。

3. 特殊生化检测　血气相色谱-质谱仪(GC-MS)、尿串联质谱仪(MS/MS)、高效液相色谱仪(HPLC)、酶活性测定。

4. DNA 突变检测。

【治疗】

目前,虽然对于大多数遗传代谢缺陷仍无根治性治疗方法,但通过相应的支持或对症治疗许多疾患可得到有效控制。遗传代谢缺陷总的治疗原则为减少蓄积、补充需要、促进排泄。

【预防】

遗传代谢缺陷的预防包括出生前和出生后两方面。目前,国内外主要采用遗传咨询、产前诊断及筛查三结合的方法,已经取得了许多成功的经验。

1. 避免出生,减少出生

(1) 遗传咨询:明确先证者的诊断,通过家族史分析进行指导,避免近亲结婚,发现杂合子,防止再现。

(2) 产前诊断:对于治疗困难、预后不良的疾患应争取对胎儿进行产前诊断,确诊后及时中止妊娠。产前诊断的先决条件是明确先证者的诊断,再次妊娠时,选择适当时机进行胎盘绒毛细胞酶活性测定、基因分析、羊水生化检测、羊水细胞的酶活性测定、基因分析、胎儿血检测等进行诊断。

2. 出生前治疗　对生育期女性 PKU 患者应有计划地进行饮食指导,使血苯丙氨酸浓度控制在合理范围,则胎儿可以免受损伤。

3. 早期诊断　包括新生儿筛查和杂合子检出两方面。

一、苯丙酮尿症

案例 7-4

男婴,第 1 胎,足月顺产出生,2 个月后毛发逐渐变黄,6 个月起智力、运动发育落后,出现点头样惊厥发作,8 个月时就诊。查体:面容呆滞,头围 40cm,毛发黄,肤色白,鼠尿样体臭,四肢肌张力低下,膝腱反射活跃。尿液三氯化铁试验阳性,血液苯丙氨酸浓度显著增高(30mg/dl,正常对照<2mg/dl),尿液蝶呤谱正常。

思考:

1. 该患儿诊断是什么?

2. 如何进行治疗?

苯丙酮尿症(phenylketonuria,PKU)是由于苯丙氨酸代谢途径中酶缺陷所致的遗传性代谢病,因患儿尿液中排出大量苯丙酮酸等代谢产物而得名,属常染色体隐性遗传。PKU 是先天性氨基酸代谢障碍中较为常见的一种,本病发病率随种族及地域不同而不同,我国的发病率总体为 1∶11 000,北方高于南方。

【病因与发病机制】

苯丙氨酸(phenylalanine,Phe)是人体必需氨基酸之一,人体内的苯丙氨酸 1/3 用于蛋白质的合成;2/3 则通过肝细胞中苯丙氨酸羟化酶(phenylalanine hydroxylase,PAH)的作用转化为酪氨酸,以合成甲状腺素、多巴胺、肾上腺素和黑色素等。在苯丙氨酸的羟化过程中,必须有 PAH 和辅酶四氢生物蝶呤(tetrahydro-biopterin,BH$_4$)的参与。苯丙氨酸代谢途径见图 7-4。

图 7-4 苯丙氨酸主要代谢途径

本病根据酶缺陷不同,分为经典型 PKU 和 BH₄ 缺乏型两种。①典型 PKU:约占 90%,是由于患儿体内的肝细胞缺乏 PAH 或此酶活性降低,不能将苯丙氨酸转化为酪氨酸,从而导致 Phe 在血、脑脊液、各种组织和尿液中浓度增高,同时产生大量的苯丙酮酸、苯乙酸、苯乳酸等旁路代谢产物并从尿中排出。高浓度的苯丙氨酸及其代谢产物可使脑细胞受损,导致患儿出现智能落后及惊厥等神经系统症状。苯乙酸从尿中排出时,尿中出现"鼠尿味"。同时由于酪氨酸生成减少,使黑色素合成不足,患儿毛发、皮肤、虹膜色素脱失。②BH₄ 缺乏型 PKU:约占 10%,是由于缺乏三磷酸鸟苷环化水合酶(GTP-CH)、6-丙酮酰四氢蝶呤合成酶(PTPS)或二氢生物蝶啶还原酶(DHPR)而导致 BH₄ 缺乏所致,不仅使苯丙氨酸不能氧化为酪氨酸,而且造成多巴胺、5-羟色胺等重要神经递质合成受阻,加重了神经系统功能的损害。

【临床表现】

患儿出生时正常,通常在 3~6 个月时始出现症状,1 岁时症状明显,表现为:

1. 神经系统 智能发育落后最为突出,智商常低于正常。随着年龄增长,患儿智力低下越来越明显,年长儿约 60% 有严重的智能障碍。2/3 患儿有轻微的神经系统体征,如肌张力增高、腱反射亢进。约 1/2 患儿有癫痫发作,其中婴儿痉挛症占 1/3。约 80% 患儿有脑电图异常。大多数患儿有烦躁、易激惹、抑郁、多动、孤独症倾向等精神行为异常。

2. 皮肤 患儿在出生数月后因黑色素合成不足,患儿生后头发由黑变黄,皮肤白皙,虹膜颜色浅。皮肤湿疹较常见。

3. 体味 体内蓄积的苯乙酸自尿液、汗液中大量排出,患儿常有鼠尿样体臭。

【实验室检查】

1. 新生儿疾病筛查 采集出生 72 小时(哺乳 6~8 次以上)的新生儿足跟血,制成专用干血滤纸片,采用荧光法或串联质谱法(MS/MS)测定血 Phe 浓度。筛查血 Phe 浓度 >120μmol/L(2mg/dl),需召回复查,复查仍阳性则需采集静脉血定量分析 Phe 和酪氨酸含量以确诊。早产儿因肝功能不成熟可导致暂时性高苯丙氨酸血症,发热、感染、肠道外营养或输血等也可导致血 Phe 浓度增高,蛋白摄入不足可导致假阴性,有上述情况时判断需谨慎,有必要进行复查。

2. 苯丙氨酸浓度 正常浓度小于 120μmol/L(2mg/dl),经典型 PKU>1200μmol/L。

3. 尿三氯化铁(FeCl₃)及 2,4-二硝基苯肼试验(DNPH) 一般用于较大儿童的初筛。新生儿 PKU 因苯丙氨酸代谢旁路尚未健全,患者尿液测定为阴性。

4. 尿蝶呤图谱分析 采用高效液相层析(HPLC)测定尿液中新蝶呤(N)和生物蝶呤(B)的含量,用于 BH₄ 缺乏症的诊断和鉴别诊断。取 10ml 晨尿加入 0.2g 维生素 C,酸化尿液后使 8cm×10cm 筛查滤纸浸湿、晾干,寄送有条件的实验室分析尿蝶呤图谱,异常提示为 BH_4 缺乏症,还可区分 BH_4 缺乏症的各型。经典型 PKU 尿蝶呤图谱正常。

5. BH_4 负荷试验 尿蝶呤谱分析异常者需进一步作口服 BH_4 负荷试验,以助确诊。在血苯丙氨酸浓度较高($>600\mu mol/L$)情况下,直接给予口服 BH_4 片 20mg/kg,BH_4 服前,服后 2、4、6、8、24 小时分别取血作 Phe 测定。此外,服前,服后 4~8 小时分别留尿作尿蝶呤分析。对于血苯丙氨酸浓度<$600\mu mol/L$ 者,可作苯丙氨酸-BH_4 联合负荷试验,即给患儿先口服苯丙氨酸(100mg/kg),服后 3 小时再口服 BH_4,服苯丙氨酸前、后 1、2、3 小时,服 BH_4 后 2、4、6、8、24 小时分别采血测苯丙氨酸浓度。如 BH_4 合成酶缺乏者,给 BH_4 药后 4~6 小时,血苯丙氨酸明显下降,尿生物蝶呤百分比上升;而经典型 PKU 患者无上述变化。

6. 基因诊断 是 PKU 病因的确诊方法,建议常规进行,尤其对经上述鉴别诊断试验仍不能明确诊断者更需及早进行基因诊断。对有本病家族史的夫妇及先证者可进行 DNA 分析,对其胎儿进行产前诊断。

7. 脑电图 约80%患儿有脑电图异常,可表现为高峰节律紊乱、灶性棘波等。

8. MRI 检查 头颅 MIR 图像上可显示髓鞘发育不良和脱髓鞘病变,脑白质空泡变及血管性水肿。脑灰质病变较少。

【诊断与分型】

根据智能落后、头发由黑变黄、特殊体味和血苯丙氨酸升高可以确诊。本病应力求早期诊断与治疗,以避免神经系统的损伤。PKU 主要需与 BH_4 缺乏症鉴别,BH_4 负荷试验能快速区分经典 PKU 和 BH_4 缺乏。

1. 经典型 PKU 苯丙氨酸羟化酶活性为正常人活性的 0~4%;具有经典型 PKU 的临床表现;尿 $FeCl_3$、二硝基苯肼(DNPH)试验强阳性;血 Phe 浓度>$1200\mu mol/L$(20mg/dl)。

2. 中度型 PKU 血苯丙氨酸在 360~$1200\mu mol/L$ 者。中度型 PKU 症状出现稍晚,临床表现较轻。

3. 轻型 PKU 血苯丙氨酸小于 $360\mu mol/L$ 者。多无明显智能低下表现,对治疗反应较好。

4. 四氢生物蝶呤反应性苯丙氨酸羟化酶缺乏症 又称 BH_4 反应性 PAH 缺乏症,在服用 BH_4 后 24 小时内,其血 Phe 浓度能下降超过 30% 的一种 PKU 类型,主要见于一部分轻度或中度 PKU 患者,偶见于经典型 PKU。

5. BH_4 缺乏症 又称恶性 PKU,由于 PAH 辅助因子 BH_4 缺乏所致。患儿除了有典型 PKU 表现外,神经系统表现较为突出,如肌张力异常、不自主运动、震颤、阵发性角弓反张、惊厥发作等。该病的发生率占 PKU 的 10% 左右,诊断主要依靠高效液相色谱仪(HPLC)测定尿蝶呤谱。

【治疗】

本病为少数可治性遗传代谢病之一,早期治疗方能避免神经系统的不可逆性损伤。正常蛋白质摄入下血 Phe 浓度>$360\mu mol/L$ 的 PKU 患者均应在完成鉴别诊断试验后立即治疗,越早治疗越好,提倡终生治疗。

1. 经典 PKU 主要给予低苯丙氨酸饮食,以预防脑损害及智能低下的发生。原则是既限制 Phe 的摄入,又要保证患儿生长发育和代谢的最低需要。①新生儿及婴儿期:有条件者可喂养低苯丙氨酸或无苯丙氨酸奶粉,无条件者鼓励母乳喂养,因母乳中苯丙氨酸含量仅为牛奶的 1/3。②幼儿及儿童期:可选用无 Phe 蛋白粉和(或)奶粉,减少天然蛋白质。根据个体 Phe 耐受量,参考"中国食物成分表",可选择不同 Phe 含量的天然食物。日常饮食中应避免 Phe 含量较高食物(如肉、乳酪、鱼、蛋、面粉、坚果、豆制品);可适当食用 Phe 含量中等的食物(包括大米、牛奶、早餐麦、土豆、奶油)或 Phe 含量较低的淀粉类食物、水果、蔬菜等。③青少年及成年期:约 75% 青少年及成年 PKU 患者治疗依从性较差,中断治疗或血 Phe 控制不理想者,仍会导致一系列精神、行为等异常,需要坚持治疗。尤其是女性患者孕期血 Phe 浓度增高,可导致胎儿脑发育障碍及各种畸形发生,即母源性 PKU 综合征。因此,对 PKU 女性患者需进行产前遗传咨询,在孕前 6 个月至整个孕期需要饮食治疗,控制血 Phe 在 120~$360\mu mol/L$。

2. BH_4 缺乏症 补充 BH_4,剂量 1~5mg/(kg·d),分 2 次口服,使血 Phe 控制到正常水平,补充 5-羟色胺与左旋多巴用于改善神经系统症状,剂量宜从 1mg/(kg·d)开始,每周递增 1mg/(kg·d),最大量分别为 9mg/(kg·d)和 15mg/(kg·d),一般不需特殊饮食。DHPR 缺乏症及 BH₄治疗困难的患儿采用低 Phe 特殊奶粉或饮食治疗(同经典型 PKU 治疗),5-羟色胺、左旋多巴及四氢叶酸(5~20mg/d)治疗。

【随访】

1. 血 Phe 浓度监测　建议在喂奶 2~3 小时(婴儿期)或空腹(婴儿期后)后采血测定 Phe 浓度。PKU 患儿特殊奶粉治疗开始后每 3 天测定血 Phe 浓度,根据血 Phe 浓度水平及时调整饮食,添加天然食物;代谢控制稳定后,Phe 测定时间可适当调整:<1 岁每周 1 次,1~12 岁每 2 周~每月 1 次,12 岁以上每 3 个月测定 1 次。如有感染等应急情况下血 Phe 浓度升高,或血 Phe 波动,或每次添加、更换食谱后 3 天,需密切监测血 Phe 浓度。各年龄段血 Phe 浓度控制的理想范围(表 7-3)。

表 7-3　不同年龄血苯丙氨酸理想控制范围

年龄	血苯丙氨酸浓度(μmol/L)
0~1 岁	120~240
1~12 岁	120~360
>12 岁	120~600

2. 营养、体格发育、智能发育评估　治疗后每 3~6 个月测量身高、体重及营养评价等,预防发育迟缓及营养不良。1 岁、2 岁、3 岁、6 岁时进行智能发育评估,学龄儿童参照学习成绩等。

【预后】

开始治疗的年龄越小,预后越好,出生 1 个月内接受治疗者可以不出现智力损害;出生 6 个月内接受治疗者,有不可回逆性脑损害;BH₄缺乏者,早期获得替代治疗,预后较好。

【预防】

1. 宣传优生优育知识,避免近亲结婚。

2. 推行新生儿筛查　通过对群体新生儿进行新生儿筛查,使患儿得以早期诊断、早期治疗,避免或减少智能落后的发生。

3. 产前诊断　在先证者及其父母致病基因突变明确的前提下,签署知情同意书,通过对胎盘绒毛(孕 10~13 周)或羊水细胞(孕 16~22 周)进行疾病相关基因突变分析,到具有产前诊断资质的机构进行胎儿诊断以及后续的遗传咨询。

二、肝豆状核变性

案例 7-5

患儿,女,8 岁,因"进行性运动障碍、震颤 1 个月"来院就诊。患儿既往健康,1 个月前去海滨旅游,进食大量海鲜食物,次日起头疼、步态不稳、四肢震颤,进行性加重。体检发现肝大,肝功能异常,眼科裂隙灯检查发现 K-F 环。血液铜蓝蛋白显著降低,24 小时尿铜增高。脑磁共振扫描显示双侧豆状核、壳核对称性损害。诊断:肝豆状核变性。

思考:

1. 该病的病因是什么?

2. 该病如何进行治疗?

肝豆状核变性(hepatolenticular degeneration,HLD)又称 Wilson 病,是一种遗传性铜代谢缺陷病,属常染色体隐性遗传。因 P 型 ATP7B 基因异常,导致铜在体内蓄积。临床上以肝硬化、眼角膜 K-F 环和锥体外系症状及体征三大表现为特征。发病率 3/10 万,儿童 1/50 万~1/100 万。我国南方沿海地区的发病数相对较内地多。

【发病机制】

铜是人体必需的微量元素之一,参与细胞色素氧化酶、过氧化物酶、酪氨酸酶、铜蓝蛋白等多种酶的合成。人体内铜的稳定是通过肠道吸收和胆汁排出两者间的动态平衡维持的。肝脏是铜代谢的主要器官,食物中的铜有 40%~60% 在小肠上段被吸收,经门静脉进入肝脏供合成铜蓝蛋白,多余铜经胆汁排泄。铜蓝蛋白是一种糖蛋白,是铜在血液和组织间转运的主要形式,在正常人血浆中,90%~95% 的铜结合在铜蓝蛋白上。细胞膜内外铜的转动体是 P 型 ATP 酶,即 ATP7A 和 ATP7B 两种酶。ATP7B 酶主要将铜递交给铜蓝蛋白并使多余的铜经胆汁排泄。肝豆状核变性主要因 ATP7B 基因突变,铜蓝蛋白和铜氧化酶活性降低,铜自胆汁中排出锐减,但由于患者肠道吸收铜功能正常,因此随年龄增长,大量铜蓄积在肝、脑、肾等组织中,导致肝硬化、神经精神损害、肾损害等异常,脑的病变主要位于神经节的豆状核及尾状核,角膜铜颗粒主要沉积于周边部分,形成环状,称 K-F 环。

【临床表现】

发病年龄以 7~12 岁发病最多见。最小起病年龄为 3 岁以下,最大可至成年期起病。男女发病概率相等。临床表现变异较大,50% 以上的病例以肝病的症状开始,约 20% 以神经系统异常为首发症状,其余约 30% 以肝病合并神经系统异常开始。整个病程大致可以分为无症状期和发病期。

1. 无症状期　从出生至发病前,在此期间患儿除有轻度尿铜增高外,其余一切正常,甚少被发现。

2. 肝损害期　临床表现以肝脏损害最常见。至 6 岁以后,逐渐出现肝受损症状,多表现为慢性肝炎、肝硬化,反复出现疲乏、食欲差、呕吐、黄疸、水肿或腹水等。有少数表现为急性肝炎,甚至迅速发展至急性肝衰竭。轻者仅见肝脾大而无临床症状。

3. 神经系统症状　也较为常见,较多在 10 岁以后出现,症状轻时不易发现,当家长察觉时疾病已进入中后期,患者可出现程度不等的锥体外系症状,如腱反射亢进、病理反射等,有肌张力改变、精细动作困难、动作笨拙或不自主运动,肢体震颤、面无表情、书写困难、构语困难、吞咽困难。发展到晚期时精神症状更为明显,罕见癫痫发作或偏瘫,无感觉障碍,一般没有严重的智力低下。

4. K-F 环　常伴随神经系统症状出现,开始时铜在角膜周缘的上、下方沉积,逐渐形成环状,呈棕黄色,是本病特有的体征,初期需用裂隙灯检查。

5. 肾脏　主要表现肾小管重吸收功能障碍症状,如蛋白尿、糖尿、氨基酸尿和肾小管酸中毒表现,少数患者可有 Fanconi 综合征表现。

6. 溶血性贫血　约 15% 的患儿在出现肝病症状前或同时发生溶血性贫血,一般是一过性的。溶血原因是大量铜由肝脏释放入血液循环,直接损伤红细胞膜所致。此时患儿常无 K-F 环出现,易被漏诊。因此,对凡是非球形红细胞性溶血性贫血。且 Coombs 试验阴性的患儿都应注意排除本病的可能性。

7. 背部或关节疼痛　约 20% 患儿发生,最易受损的关节是膝、踝关节,双下肢弯曲变形。

【实验室检查】

1. 血清铜蓝蛋白测定　低血清铜蓝蛋白是诊断肝豆状核变性的重要依据之一,但血清铜蓝蛋白值与病情、病程和驱铜疗效无关。患儿常低于 200mg/L(正常人 200~400mg/L)。

2. 血清铜氧化酶活性测定　该酶活性能间接反映血清铜蓝蛋白水平,用于早期诊断肝豆状核变性。铜氧化酶吸光度正常值为 0.25~0.49,肝豆状核变性患儿常显著下降。

3. 24 小时尿铜排出量测定　该项指标有助于进一步确诊及了解患者对青霉胺治疗的敏感性。患儿常大于 100μg/24h(正常人<40μg/24h)。慢性肝炎、肝硬化、胆汁淤积症患者尿铜排泄亦可增高,应注意鉴别。

4. B 超检查　患儿均有不同程度的肝实质异常声像、脾大和门脉高压声像。严重病例表现为肝硬化声像。B超检查可反映早期改变,特别是可用于症状前诊断。

5. 头颅CT、MRI检查　患者CT总异常率可达85%,头颅CT的主要特征是基底节低密度灶和广泛性脑萎缩,以双侧豆状核区低密度灶最具特征性;头颅MRI比之CT更具价值,异常信号常见于基底节,其次在丘脑、脑干和齿状核。T_2加权像低信号是本病与铜沉积相关的较具特征性改变。MRI对其早期诊断有一定价值,也是了解病变程度和预后的有效证据。

6. X线检查　常见骨质疏松、关节间隙变窄或骨赘生等病变。

7. 眼科检查　在裂隙灯下进行眼角膜的K-F环检查,如K-F环阳性对本病具有特征性诊断价值。

8. 基因突变检测　肝豆状核变性主要因ATP7B基因突变所致,国内多家医院可开展基因突变检测,进行基因诊断。基因诊断也可应用于患者家系中的致病基因携带者、症状前患者的检测以及产前诊断。

【诊断与鉴别诊断】

对具有典型症状和K-F环、血清铜蓝蛋白低下的患儿即可作出诊断。但对于无症状或症状不典型的早期患儿,则需依赖实验室检查以助诊断。

【治疗】

本病是可治性的,治疗愈早,预后愈好。治疗的原则是减少铜的摄入和增加铜的排出,避免铜在体内的沉积,以恢复和改善正常功能。

1. 低铜饮食　每日食物中含铜量不应>1mg,限制动物内脏、鱼虾海鲜、蘑菇、蚕豆、豌豆、玉米和巧克力等含铜量高的食品,减少铜的摄入。

2. 减少铜的吸收　常用锌制剂,服后大便排铜增加,减少体内铜的蓄积。常用制剂为硫酸锌,儿童用量每次0.1~0.2g,每日2~3次口服。年长儿可增至每次0.3g,每日3次。服药后1小时内禁食以避免影响锌吸收。与青霉胺联合使用,但两药须间隔2~3小时,以免疗效降低。

3. 促进铜的排泄　D-青霉胺(D-penicillamine)是目前最常用的药物,能与铜结合,促进尿铜排泄。剂量为每日20mg/kg,分2~3次餐前半小时空腹口服。首次服用应作青霉素皮内试验,阴性才能使用,阳性者酌情脱敏试验后服用。治疗期间应定期检查血、尿常规和24小时尿铜变化。一般在服药数周后可改善神经系统症状,而肝功能好转则常需经3~4个月治疗。因青霉胺可能有拮抗维生素B_6的作用,故应补充维生素B_6 10~20mg,每日3次。该药的副作用有药疹、血小板减少、蛋白尿、关节炎等,但发生率不高,必要时可药物减量或短期应用糖皮质激素合并治疗。

曲恩汀主要用于不能耐受青霉胺或用青霉胺治疗后复发的患儿。曲恩汀的作用机制与青霉胺相似,主要是促进肾脏排铜,起效较快,但治疗效果不如青霉胺,副作用较青霉胺轻。剂量为每日20mg/kg,一般总剂量不超过250mg/d,分2~3次给药,一般应在饭前1小时或饭后2小时服用。曲恩汀是一种铁螯合剂,应避免和铁剂同时服用,以避免产生毒性复合物。在副作用方面,在用药初期可能会出现皮肤损害、全血细胞减少、肾功能损害等,在后期可能出现红斑狼疮、肾炎综合征等自身免疫系统疾病。

4. 肝移植　近年来国内外都取得了很多成功经验。对本病所致的急性肝衰竭或失代偿性肝硬化患儿,经上述各种治疗无效时可考虑进行肝移植。

5. 其他　对合并肝损害的患者给予保肝治疗,锥体外系症状可对症治疗,如用左旋多巴、盐酸苯海索(安坦)、东莨菪碱等。中药治疗等。

三、糖原贮积症

案例7-6

患儿,女,3岁。因乏力伴腹部膨隆1年余入院。生长发育较同龄儿落后,时常感觉软弱无力、出汗。

查体:体重 12kg,身高 85cm,四肢细小,腹部膨隆,肝肋下 6cm,剑突下 5cm,质中,肌张力低。腹部 B 超:肝脏体积增大,肝实质回声增强,不均质,可见弥漫性结节状强回声;空腹血糖 2.1mmol/L,血生化:肝功能正常,乳酸酸中毒,高尿酸血症,甘油三酯明显升高。肝脏葡萄糖-6-磷酸酶活性显著降低。

思考:

该患儿应诊断为糖原贮积症的哪一型?

糖原贮积症(glycogen storage disease,GSD)是一类由于先天性酶缺陷,影响糖原代谢,导致糖原代谢障碍的遗传代谢性疾病,发病率大约为 1/20 000。这类疾病的共同特征是糖原代谢异常,多数疾病可见到糖原在肝脏、肌肉、肾脏等组织中储积量增加。有的类型以肝脏病变为主,有时以肌肉组织受损为主。

GSD 依其所缺陷的酶可分为 12 型,多数属分解代谢上的缺陷,使糖原异常堆积。除 GSD IXb 型为 X 连锁隐性遗传外,其余都是常染色体隐性遗传性疾病。肝糖原贮积症患者常表现为肝脏大和低血糖,包括糖原贮积症 I 型、III 型、IV 型、VI 型、IX 型、0 型和 Fanconi-Bickel 综合征。肌糖原贮积症包括糖原贮积症 II 型、V 型和 VII 型,肌糖原贮积症患者会出现痉挛性肌肉疼痛、运动不耐受、易于疲劳和进行性肌无力。部分糖原贮积症的酶缺陷和主要临床表现见表 7-4。

表 7-4 部分糖原贮积症的酶缺陷和主要临床表现

型号和病名	酶缺陷	主要临床表现
0 型	糖原合成酶	酮症,低血糖,智能低下,无力,高脂血症
I a 型	葡萄糖-6-磷酸酶	矮小,肝大,低血糖
I b 型	葡萄糖-6-磷酸转运酶	同 I a 型,且有中性粒细胞减少及功能障碍
II 型 Pompe 病	酸性麦芽糖酶	肌张力低下,心脏扩大
III 型 Cori 病	脱支酶	矮小,低血糖,惊厥,肝大,肌肉无力
IV 型 Andersen 病	分支酶	肌张力低下,肝脾大,进行性肝硬化
V 型 McArdle 病	肌磷酸化酶	疼痛性肌痉挛,血红蛋白尿,继发性肾衰竭
VI 型 Hers 病	肝磷酸化酶	轻度低血糖,生长迟缓,肝大
VII 型 Tarui 病	肌磷酸果糖激酶	肌痉挛,血红蛋白尿
IX 型	肝磷酸化酶激酶	肝大,高脂血症

下面以糖原贮积症 I a 型为例简述糖原贮积症的临床表现、诊断及治疗。

糖原贮积症 I 型是由于葡萄糖-6-磷酸酶(glucose-6-phosphatase,G-6-Pase)缺陷所导致的常染色体隐性遗传的代谢性疾病,其活产儿发病率为 1/10 万,在各型中最为多见。G-6-Pase 基因定位于 17q21,目前已发现约 100 余种基因突变。

【临床表现】

1. 特征性表现 低血糖、乳酸酸中毒、高尿酸血症和高脂血症。

2. 重症表现 在新生儿期即可出现严重低血糖、酸中毒、呼吸困难和肝大等症状和体征,少数可出现低血糖惊厥。轻者在幼儿期表现为生长落后、身材矮小、低血糖、易感染。一些患儿尽管血糖很低,但无明显的低血糖症状,往往因肝大就诊,经生化检查才发现低血糖。

3. 特殊表观 呈“娃娃脸”、四肢细小、身材矮小和腹部明显膨隆,肌张力低下,运动不耐受、乏力。

4. 以肝脏损害为主的多系统损害 肝脏大,肝转氨酶正常或轻度升高,成年后并发肝腺瘤及癌变;可并发肾病及肾功能损害;女性患者并发多囊卵巢;长期的高尿酸血症可并发痛风;持续高脂血症易合并胰腺炎、动脉粥样硬化;由于骨矿物质量明显减少,患者骨龄落后和骨质疏松,容易发生骨折;由于血小板功能不良,常有鼻出血等出血倾向。

5. 智力障碍　患者的大脑可以通过乳酸代谢获得能量,所以智力多正常,如果低血糖和酸中毒频繁发作,可导致脑损伤和智力障碍。

【实验室检查】

1. 血液生化测定　低血糖、酮症酸中毒、乳酸血症,血脂及尿酸升高,肝功能多数正常。

2. 肾上腺素试验　皮下注射 1∶1000 肾上腺素 0.02ml/kg,注射前、注射后 10、20、30、40、50、60 分钟测定血糖,正常者血糖上升 40%~60%,患者血糖无明显上升。

3. 胰高血糖素试验　肌内注射胰高血糖素 30μg/kg(最大量 1mg),于注射后 0 分钟、15 分钟、30 分钟、45 分钟、60 分钟、90 分钟、120 分钟取血测血糖。正常时在 15~45 分钟内血糖可升高 1.5~2.8mmol/L,患者血糖升高不明显。

4. B 超检查　可见肝脏和肾脏肿大,肝脏单个或多个腺瘤。几乎所有 I 型女性患者合并多发卵巢囊肿,但多无相应临床症状。

5. 肝组织活体检查和酶活力测定　肝组织糖原染色见糖原增多,特异性酶活性降低。

6. DNA 分析　外周血白细胞 DNA 分析,进行基因诊断。

【诊断】

根据病史、体征和血生化检测结果可作出临床诊断,肾上腺素或胰高血糖素等试验可辅助诊断。准确分型需进行肝穿刺酶学测定和基因诊断。

【治疗】

无病因治疗,可做一些对症处理。早期诊断和早期治疗能改善 I 型患者预后,但不能完全避免长期并发症的发生。

1. 纠正低血糖　在严重低血糖时,静脉给予葡萄糖 0.5g/(kg·h),根据血糖进行调整。日间少量多次喂给糖类食物和夜间使用鼻饲点滴葡萄糖 10mg/(kg·min)维持,维持血糖 4~5mmol/L 为宜。

2. 防治低血糖和乳酸血症　一岁后可用生玉米淀粉治疗,每 4~6 小时喂给 1.75~2.0g/(kg·次),以防治低血糖和乳酸血症。服用时生玉米淀粉以 1∶2 与凉白开水混合(不要开水冲服),不宜加葡萄糖。

3. 预防高脂血症　采用低脂饮食预防高脂血症,需注意补充各种微量元素和矿物质。

4. 家庭中未发病的同胞兄妹,应定期检查,以便作出早期诊断。家庭如需生育第二胎,可进行遗传咨询,进行产前基因诊断。

(李　利)

学习小结

遗传性疾病是由于遗传物质结构或功能改变所导致的疾病。 21-三体综合征是儿童最常见染色体疾病,Turner 综合征及 Klinefelter 综合征是较常见性染色体疾病中的疾病,三种疾病的确诊均需依靠染色体核型分析。 PKU 由于苯丙氨酸(Phe)代谢途径中酶缺陷所致的遗传性代谢病,新生儿筛查(血 Phe 浓度>120μmol/L 为阳性)对该病早期诊断具有重要意义,确诊需采集静脉血定量分析 Phe 和酪氨酸含量。 肝豆状核变性是因 P 型 ATP7B 基因异常,导致铜在体内蓄积的遗传性铜代谢缺陷病,血清铜蓝蛋白测定、眼角膜 K-F 环检查、肝脏 B 超、头颅 MRI 检查及基因检测均有助于该病的诊断。 糖原贮积症是一类由于先天性酶缺陷导致糖原代谢障碍的遗传代谢性疾病,以 I a 型糖原贮积症最常见,低血糖、乳酸酸中毒、高尿酸血症和高脂血症是本病特征性表现及主要血生化改变。 通过本章的学习,了解进行遗传咨询、开展产前筛查及新生儿期筛查的重要性;对临床怀疑遗传病的患者,有针对性地进行实验室检查,做到早期诊断及早期治疗,尽可能减少后遗症的发生。

1. 哪些情况应进行染色体核型分析?

2. 21-三体综合征的主要临床表现?

3. 目前广泛开展的新生儿筛查主要筛查哪些疾病? 对怀疑遗传性代谢病的患儿应进行哪些常规生化检查?

4. 如何早期诊断及治疗 PKU?

5. 促进铜排泄的药物有哪些? 服用期间的注意事项?

第八章 免疫缺陷病和风湿性疾病

学习目标	
掌握	原发性免疫缺陷病的共同临床表现和常用实验室检查方法，风湿热、过敏性紫癜和川崎病的临床表现、诊断、鉴别诊断和治疗原则。
熟悉	风湿热、过敏性紫癜和川崎病的病理改变。
了解	原发性免疫缺陷病、风湿热、过敏性紫癜、川崎病的病因和发病机制。

第一节 小儿免疫系统发育及特点

免疫的本质是机体通过识别自身、排斥异己，从而维持自身稳定。免疫功能主要包含三种基本功能：抵御病原微生物侵袭，即抗感染功能；清除衰老、损伤或死亡的细胞组织，稳定内环境，防止自身免疫性疾病，即免疫自稳；识别和清除突变细胞和外源性植入的他人细胞，即免疫监视。免疫功能低下通常易发生感染，免疫功能亢进则易导致炎症性、自身免疫性或变态反应性疾病。人类发挥免疫功能的物质基础是免疫系统，是一个由免疫器官、免疫细胞和免疫分子协同构成的动态网络。人类的中枢免疫器官（骨髓和胸腺）系免疫细胞发育成熟的场所，免疫细胞发育通常不依赖抗原信号；外周免疫器官（脾脏、淋巴结、扁桃体、腺样体和肠壁内弥散的淋巴组织等）则为免疫细胞接受抗原刺激，发挥免疫应答的场所，具抗原依赖性。

根据是否具有抗原特异性，人类免疫反应分为固有免疫和适应性免疫反应两大类；根据执行效应功能的载体不同，又可分为细胞免疫反应和体液免疫反应。

【固有免疫反应】

1. 概念　固有免疫反应是机体在长期种族进化中不断与病原体相互斗争而建立起来的一种系统防御功能。主要包括：①屏障防御：主要由皮肤-黏膜屏障、血-脑脊液屏障、血-胎盘屏障和淋巴结的过滤作用等构成的解剖（物理）屏障和溶菌酶、乳铁蛋白、胃酸等构成的生化屏障所组成。②吞噬细胞系统：主要是单核-巨噬细胞、中性粒细胞和嗜酸性粒细胞的吞噬作用。③补体系统和其他免疫分子：如甘露糖结合血凝素（mannose binding lectin，MBL）、Toll 样受体（Toll-like receptors，TLR）等，前者在婴儿阶段获得性抗体反应尚不完善时，发挥重要的非特异性抗感染作用；后者则在连接固有免疫和适应性免疫反应中具有重要作用。

2. 小儿固有免疫反应特点　小儿时期固有免疫功能尚未发育完善，随着年龄的增长逐渐成熟。新生儿和婴幼儿皮肤角质层薄嫩,易破损,屏障作用差;肠壁通透性高,胃酸较少,杀菌力低。新生儿期各种吞噬细胞功能可呈暂时性低下,除了分娩过程中缺氧原因外,与新生儿期缺乏血清补体、调理素、趋化因子有关。新生儿各补体成分均低于成人,其 C1、C2、C3、C4、C7 和备解素的浓度约为成人的 60%。补体旁路激活系统的活性低下者更多。在生后 6~12 个月补体浓度或活性才接近成人水平。

【适应性免疫反应】

1. 适应性细胞免疫

(1) 概念:适应性细胞免疫是由 T 淋巴细胞(T 细胞)介导的一种特异性免疫反应。其主要功能是抵御细胞内的病原微生物(病毒、真菌、寄生虫等)感染和免疫监视。成熟的 T 细胞具有细胞表面抗原 CD_3^+ 的免疫表型,以及 T 细胞抗原受体(TCR)。根据是否表达 CD_4 或 CD_8,将 T 细胞分为 CD_4^+ 标记的辅助性 T 细胞和 CD_8^+ 标记的细胞毒性 T 细胞(表 8-1)。还可根据其分泌的细胞因子、效应分子或表面标记,将 T 细胞进一步细分为多种亚群,如主要产生白介素-2(IL-2)和 γ-干扰素(IFN-γ)的 Th1 细胞,产生 IL-4、IL-5、IL-10 的 Th2 细胞,高表达 FoxP3、具有免疫抑制功能的调节性 T 细胞和主要产生 IL-17、参与炎症反应的 Th17 细胞等。

(2) 小儿适应性细胞免疫特点:出生时 T 细胞自身发育已完善,但婴幼儿时期适应性细胞免疫功能尚未成熟,主要因为很少接触抗原,记忆性应答尚未完善。此时期外周血中 T 细胞以初始(Naïve)T 细胞为主,而记忆 T 细胞(表达 $CD_{45}RO$)的数量相对较少。针对外来病原,机体须从头产生初次 T 细胞应答,效率较以免疫记忆为基础的再次 T 应答应答低下。由于母妊娠期体内 Th2 功能占优,生后数月,小儿的 Th2 细胞功能仍占主导,但生后的各种环境因素(尤其是各种感染),可逐渐调整 Th1/Th2 失衡状态。

2. 适应性体液免疫

(1) 概念:适应性体液免疫是指 B 淋巴细胞在次级淋巴器官生发中心内接受抗原刺激转化成浆细胞并产生抗体(即免疫球蛋白)并形成记忆性 B 细胞的过程。免疫球蛋白分为 5 类:IgG、IgM、IgA、IgE 和 IgD。IgG 是高亲和力抗体的主要来源,在抵抗外来病原入侵过程中发挥重要作用,大多数成功的疫苗均以诱导高亲和力抗体为基础。IgA 则主要在黏膜局部发挥抗感染作用。IgM 则因为相对分子质量大不能达到血管外,因而在局部抗感染中的作用小。

(2) 小儿适应性体液免疫特点:B 细胞功能在胚胎早期即已成熟,但因缺乏抗原及 T 细胞多种信号的辅助刺激,新生儿 B 细胞产生抗体的能力低下,尤其是记忆性 B 细胞应答尚未建立,随年龄增长特异性体液免疫才逐步完善。

IgG 是唯一能够通过胎盘的免疫球蛋白。新生儿血液中的 IgG 主要来自母体,出生时脐血 IgG 水平甚至可高出母亲的血清 IgG 水平,这对于婴儿出生后数月内防御某些细菌及病毒感染至关重要。出生 3 个月后,IgG 合成能力增加,但来自母亲的 IgG 大量衰减,至 6 个月时全部消失,此时小儿又容易感染。到 6~7 岁时,其在血清中的含量才接近成人水平(图 8-1)。

胎儿期自身合成的 IgM 量极少,出生后 3~4 个月时其血清中的含量仅为成人的 50%,1~3 岁时才达成人的 75%。母亲 IgM 不能通过胎盘,如检查脐血有 IgM 升高(>0.2~0.3g/L),则提示胎儿有宫内感染可能。婴儿期低 IgM 血症,是易患革兰氏阴性杆菌感染的原因之一。

IgA 不能通过胎盘,新生儿血清 IgA 含量很低(<0.05g/L)。血清型 IgA 于出生后 3 个月开始合成,1 岁时血清 IgA 浓度仅为成人水平的 20%,至 12 岁时才达成人水平。分泌型 IgA 是黏膜局部抗感染的重要因素。新生儿及婴幼儿期分泌型 IgA 水平很低,1 岁时仅为成人的 3%,12 岁时达成人水平。新生儿及婴幼儿分泌型 IgA 水平低下是其易患呼吸道感染和胃肠道感染的重要原因。

IgD 和 IgE 两者均难通过胎盘,新生儿血中 IgD、IgE 含量极少。IgD 的生物学功能尚不清楚,IgE 参与 I 型变态反应,生后可从母乳中获取部分 IgE。婴幼儿合成 IgE 能力不弱,患过敏性疾病时,血清 IgE 水平可显著升高。正常不同年龄小儿血清免疫球蛋白含量参考表 8-2。

表 8-1 各年龄段儿童外周血淋巴细胞亚群绝对计数正常值（个/μl）

淋巴细胞亚群	性别	0~28 天	1~5 个月	6~12 个月	1~3 岁	4~7 岁	8~11 岁	12~17 岁
T 细胞	男	3073 (1856~4021)	3488 (2179~4424)	3595 (2187~6352)	2843 (1794~4247)	1989 (1424~2664)	1686* (1325~2276)	1661 (1184~2144)
	女	3636 (2421~4577)	3369 (2766~4068)	3625 (2488~5422)	2778 (1775~3953)	2092 (1480~2847)	1864 (1297~2480)	1617 (1169~2071)
CD₄ T 细胞	男	2156 (1330~3105)	2279 (1461~3018)	2188 (1125~3768)	1467 (902~2253)	960* (686~1358)	794* (531~1110)	776 (522~1084)
	女	2548 (1744~3226)	2287 (1890~2988)	2539 (1433~3874)	1518 (948~2477)	1066 (767~1592)	897 (621~1258)	843 (554~1109)
CD₈ T 细胞	男	880 (657~1152)	979 (556~1687)	1396* (686~2278)	1131* (580~1735)	754 (518~1125)	690 (480~1112)	713 (489~1009)
	女	1026 (609~1348)	956 (658~1276)	1059 (710~1843)	979 (531~1521)	773 (553~1127)	714 (509~1050)	672 (423~900)
B 细胞	男	774 (344~2090)	1234 (734~2265)	1302 (916~1832)	822 (461~1456)	423* (280~623)	350 (216~536)	316 (203~476)
	女	466 (292.26~858.94)	1058 (667.15~2044.69)	1226 (807.44~1803.72)	867 (537.11~1464.39)	473 (303.52~777.25)	333 (247.05~578.16)	309 (176.56~415.64)
NK 细胞	男	350 (267~730)	471 (290~780)	588* (306~896)	508 (270~1053)	406 (258~727)	423* (246~792)	425 (210~804)
	女	377 (266~602)	411 (221~722)	416 (243~924)	473 (241~978)	432 (227~668)	366 (203~584)	404 (232~789)
CD₄,CD₈ 双阳性 T 细胞	男	34 (16~121)	28 (16~56)	25 (9~67)	16 (6~50)	9* (4~21)	10 (6~26)	9* (4~21)
	女	37 (30~70)	31 (19~73)	29 (13~50)	15 (6~50)	12 (6~25)	13 (5~29)	13 (7~30)
γδT 细胞	男	97 (51~240)	141 (92~279)	238 (128~436)	267 (114~539)	233 (124~410)	210 (124~388)	198 (81~343)
	女	139 (71~356)	187 (94~301)	205 (143~409)	283 (128~520)	243 (134~428)	234 (121~462)	176 (85~358)

注：表中数据以中位数（上一行）与第 10~90 百分位数（下一行）表示，带 * 的指标表示有性别差异

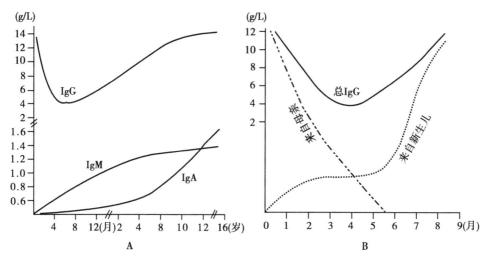

图 8-1　生后血清免疫球蛋白浓度变化趋势

表 8-2　健康儿童血清免疫球蛋白含量（g/L）

年龄组	测定人数	IgG	IgA	IgM
新生儿	7	5.190~10.790（8.490）	0.001~0.018（0.009）	0.018~0.120（0.069）
4 个月	11	3.050~6.870（4.970）	0.110~0.450（0.280）	0.310~0.850（0.580）
7 个月	20	4.090~7.030（5.560）	0.210~0.470（0.340）	0.330~0.730（0.530）
1 岁	60	5.090~10.090（7.590）	0.310~0.670（0.490）	0.980~1.780（1.380）
3 岁	85	6.600~10.390（8.240）	0.580~1.000（0.790）	1.100~1.800（1.450）
7 岁	50	7.910~13.070（10.720）	0.850~1.710（1.280）	1.200~2.260（1.730）
12 岁	30	8.270~14.170（11.220）	0.860~1.920（1.390）	1.220~2.560（1.890）

注：表内数字为 $(\bar{X}-2SD) \sim (\bar{X}+2SD)$，括号内为均值

第二节　免疫缺陷病

案例 8-1

患儿男，4 个月，患肺炎 1 个月，G_3P_3，G_1P_1 和 G_2P_2 均为男性，生后 6~8 个月夭折，外周血血常规 WBC $10 \times 10^9/L$，N 0.95，L 0.05，CRP 50mg/L。该患儿具有男性患病家族史，早发感染，血常规提示外周血淋巴细胞数量降低。

思考：

1. 初步考虑为何种疾病？

2. 为明确诊断需进一步做哪些检查？

免疫缺陷病（immunodeficiency disease，ID）是由免疫细胞或分子先天性发育障碍或后天功能损伤而致的一组综合征，临床表现为反复严重的感染，易患自身免疫性疾病、炎症性疾病或恶性肿瘤。由遗传因素造成的免疫功能障碍，称为原发性免疫缺陷病（primary immunodeficiency disease，PID），大多数由单一基因突变所致。由后天因素如感染、营养、疾病、药物等引起的免疫功能障碍，称为继发性免疫缺陷病（secondary immunodeficiency disease，SID）。由人类免疫缺陷病毒感染所致者称为获得性免疫缺陷病（acquired immunodeficiency syndrome，AIDS）。

一、原发性免疫缺陷病

原发性免疫缺陷病种类较多,文献报道已近 300 种。其传统分类如下:抗体缺陷,联合免疫缺陷,吞噬细胞缺陷和补体缺陷,其中尤以抗体缺陷常见,占所有原发免疫缺陷病的 50%~65%。2015 年国际免疫学联盟将 PID 分为联合免疫缺陷、具综合征特点的联合免疫缺陷、抗体为主的缺陷、吞噬细胞数量和(或)功能缺陷、免疫调节失衡性疾病、固有免疫缺陷、自身炎症性疾病、补体缺陷和拟表型 PID 九个亚类。表 8-3、表 8-4、表 8-5、表 8-6 列举各分类中常见 PID 的免疫学表现和致病基因。

表 8-3 常见原发性免疫缺陷病的分类与病理(联合免疫缺陷病)

疾病	T 细胞	B 细胞	血清抗体	相关特征	遗传特性	基因缺陷/病理
1. T-B+SCID						
γ 链缺陷	明显减少	正常或升高	降低	NK 细胞明显减少	XL	白介 2、4、7、9、15、21 受体 γ 链缺失
JAK3 缺陷	明显减少	正常或升高	降低	NK 细胞明显减少	AR	Janus 激酶 3 信号缺陷
IL7Rα 缺陷	明显减少	正常或升高	降低	NK 细胞正常	AR	白介 7 受体 α 链缺陷
2. T-B-SCID						
RAG1/2 缺陷	明显减少	明显减少	降低	VDJ 基因重组缺陷	AR	RAG1 或 2 完全缺失
腺苷脱氨基酶缺陷	出生即缺失或者进行性降低	出生即缺失或者进行性降低	进行性降低	肋骨与软骨结合处 flaring	AR	ADA 缺失、淋巴毒素代谢产物升高

表 8-4 常见原发性免疫缺陷病的分类与病理(抗体为主的免疫缺陷病)

疾病	血清抗体	相关特征	遗传特性	基因缺陷/病理
1. 各种免疫球蛋白严重降低、B 细胞严重降低或缺失				
(a) Btk 缺陷	全部降低	严重细菌感染、前 B 细胞数量正常	XL	Burton 酪氨酸激酶基因突变
(b) μ 重链缺陷	全部降低	严重细菌感染、前 B 细胞数量正常	AR	μ 重链基因突变
2. 血清 IgA、IgG 降低,B 细胞正常或降低				
常见变异型免疫缺陷病及免疫紊乱	IgA、IgG 降低,IgM 不定	均有反复感染,临床表现复杂:自身免疫性疾病、淋巴组织增生、肉芽肿	10%有阳性家族史(AR/AD)	TACI、BAFFR、Msh5 有变化、可能与其多态性有关
3. 血清 IgA、IgG 严重降低、IgM 正常或升高、B 细胞正常				
(a) CD40L 缺陷	血清 IgA、IgG 降低、IgM 正常或升高、B 细胞数量正常或升高	机会病原体感染、自身免疫性疾病	XL	CD40L(TNFSF5 或 CD154)基因突变
(b) CD40 缺陷	血清 IgA、IgG 降低、IgM 正常或升高	机会病原体感染、粒细胞减少	AR	CD40(TNFRSF5)基因突变

表 8-5 常见原发性免疫缺陷病的分类与病理(具有综合征特点的联合免疫缺陷)

疾病	循环 T 细胞	循环 B 细胞	血清抗体	相关特征	遗传特性	基因缺陷/病理
1. WAS	进行性降低	正常	IgM 降低、针对多糖抗原的抗体常降低、IgA、IgE 常升高	血小板减少、体积减小、湿疹、淋巴瘤、自身免疫性疾病	XL	WAS 蛋白突变引起、导致造血干细胞细胞骨架缺陷衍生而来
2. 毛细血管扩张性共济失调综合征	进行性降低	正常	IgA、IgE、IgG 亚类降低、IgM 单体升高、总抗体不同程度降低	共济失调;毛细血管扩张;α 胎蛋白升高;淋巴网状内皮细胞的瘤或其他恶性肿瘤;X 线敏感	AR	ATM 突变;细胞周期检控点及双链 DNA 损伤修复障碍

疾病	循环 T 细胞	循环 B 细胞	血清抗体	相关特征	遗传特性	基因缺陷/病理
3. 胸腺缺失 Di-George 异常	正常或降低；常逐渐归于正常	正常	正常或降低	甲状旁腺功能减退；室间隔缺损；颜面异常；部分病人 22q11-pter 中间缺失	新生缺失突变或者 AD	TBX1 转录因子突变；90%邻近基因缺失影响胸腺发育
4. 高 IgE 综合征（HIES）	正常	正常	IgE 升高	葡萄球菌引起的反复皮肤及肺部感染；肺膨出；湿疹；甲念珠菌病；特殊面容（皮肤增厚、鼻尖宽阔）；乳牙脱落延迟或不脱落；关节伸展过度	AD，可能为新生突变	STAT3 基因突变

表 8-6　常见原发性免疫缺陷病的分类与病理（吞噬细胞缺陷）

疾病	受累细胞	受累功能	相关特征	遗传特性	基因缺陷/病理
1. X 连锁慢性肉芽肿性疾病	中性粒细胞+单核巨噬细胞	杀伤（O_2^-产生）	亚类：McLeod 表形	XL	CYBB：电子传递蛋白（gp91phox）
2. 常染色体慢性肉芽肿性疾病	中性粒细胞+单核巨噬细胞	杀伤（O_2^-产生）		AR	CYBA：电子传递蛋白（p22phox）
3. 严重先天性粒细胞减少症	中性粒细胞	骨髓中的分化发育	骨髓发育不良；	AD	ELA2：弹性蛋白酶转运障碍
4. 周期性中性粒细胞减少症	中性粒细胞	？	其他粒细胞与血小板的波动	AD	ELA2：弹性蛋白酶转运障碍
5. X 连锁粒细胞减少/脊髓发育不良	中性粒细胞+单核-巨噬细胞	？	单核细胞减少	XL	WASP：肌动蛋白细胞骨架调节子（失去自身抑制功能）
6. 白细胞黏附缺陷（LAD）1 型	中性粒细胞+单核-巨噬细胞淋巴细胞+NK细胞	黏附；趋化；胞吞；T/NK 细胞毒作用	脐带脱落延迟；皮肤溃疡；牙周炎；白细胞增多	AR	ITGB2：黏着蛋白

几种较为常见的原发性免疫缺陷病

1. **X 连锁无丙种球蛋白血症（X-linked agammaglobulinaemia，XLA）**　是一种 X 连锁由于 B 细胞早期发育障碍所致的外周血 B 淋巴细胞缺乏和血清各种免疫球蛋白水平极为低下的 PID，系 Bruton 酪氨酸激酶（Btk）基因突变所致。男性患病，多于生后 4～12 个月开始出现反复多部位感染，尤以荚膜性细菌感染常见，如溶血性链球菌、肺炎链球菌、金黄色葡萄球菌等。临床表现为反复中耳炎、慢性鼻窦炎、肺炎、脓皮病、化脓性关节炎等。慢性下呼吸道感染可导致支气管扩张和肺脓肿等慢性肺病，是影响远期预后的关键。本病病程中自身免疫现象较为少见。XLA 患儿对某些肠道病毒，如埃可病毒、柯萨奇病毒及脊髓灰质炎病毒的易感性明显增高，甚至发生慢性进行性病毒脑膜脑炎。反复或慢性感染常致生长、发育延迟。体格检查发现扁桃体、腺样体、浅表淋巴结很小或缺如。外周血中 IgG、IgM、IgA 和 IgE 水平较同龄健康儿童显著降低或测不出，CD_{19}^+ 或 CD_{20}^+ B 淋巴细胞数量极低（<2%）。Btk 基因分析及蛋白测定可确诊本病。

2. **X 连锁高 IgM 综合征**　系一组由于免疫球蛋白类别转换和（或）体细胞超突变障碍导致的免疫缺陷病，有 X 连锁和常染色体隐性两种遗传方式，X 连锁高 IgM 血症（XHIM）为表达于活化 T 细胞表面的 CD_{40} 配体（CD_{40}L）基因突变，导致 B 细胞免疫球蛋白类别转换障碍，血清 IgG、IgA、IgE 水平明显降低，而 IgM 正常或升高。本病本质上为联合免疫缺陷病。男性患病，以反复感染为特征。常于生后 6 个月至 2 岁出现反复上、下呼吸道感染，细菌性中耳炎和肺炎；卡氏肺囊虫肺炎可为本病最早的表现。胃肠道并发症和吸收障碍也较为常见，蓝氏贾第鞭毛虫和隐孢子虫感染可导致迁延性水样便腹泻，隐孢子虫和巨细胞病毒

（CMV）感染还可引起硬化性胆管炎及肝功能严重受损。皮肤和软组织感染常见。扁桃体、肝脾淋巴结肿大是 XHIM 的共同表现；大于 50% 的 XHIM 患儿有间断或持续性中性粒细胞减少症，25% 伴贫血及自身免疫性血小板减少。可发生淋巴组织肿瘤，也可发生肝脏和胆道肿瘤。

3. 严重联合免疫缺陷（severe combined immunodeficiency,SCID） 是一类 T 淋巴细胞发育与功能严重异常的疾病，多数患儿如无规范治疗于 1 岁内死亡。X 连锁 SCID（X-SCID）由编码白细胞介素（IL）-2 受体共同 γ 链的基因突变所致，约占 SCID 总病例数一半。该基因突变导致多种细胞因子信号传入胞内受阻，典型患儿外周血中缺乏 T 细胞和自然杀伤（NK）细胞，B 细胞数量虽然正常，但抗体合成能力严重缺乏。患儿通常于生后数月出现鹅口疮、持续性腹泻，导致生长发育停滞，各种细菌、病毒感染，呼吸道感染常见。卡介苗接种可致部分患儿发生局部、区域性甚或全身播散性疫苗感染。男性婴儿发生严重肺炎，男性早年夭折家族史，外周血淋巴细胞绝对值低于 $1.5×10^9/L$ 应高度怀疑本病，进一步检查 T 细胞、NK 细胞相对数和绝对数明显减低、胸部 X 线检查缺乏胸腺影、IgA 和 IgM 水平显著减低（IgG 水平可能受母源性 IgG 干扰）等支持诊断。

4. 湿疹、血小板减少伴免疫缺陷综合征（Wiskott-aldrich syndrome,WAS） 系一种以血小板减少、血小板体积减小、湿疹、反复感染、易患自身免疫性疾病和细胞系统恶性肿瘤为特点的 X 连锁隐性遗传性疾病，由 WAS 蛋白（WASp）基因突变所致。WASp 基因突变除可导致典型 WAS 外，还可致病情相对较轻的 X 连锁血小板减少症（XLT）和特殊类型的 X 连锁粒细胞减少症（XLN），三者统称为 WAS 相关疾病。典型 WAS 病例通常于生后短期出现皮肤瘀斑、瘀点和血便（通常为血丝便），逐渐出现湿疹和反复感染。湿疹与感染程度差异很大，部分 XLT 患儿甚至可无湿疹及反复感染。男性早发血小板减少症伴血小板体积减小应考虑本病，如母系男性具有出血性疾病家族史更应高度怀疑。采用流式细胞术证实淋巴细胞 WASp 表达缺如或明显减少可作为快速诊断依据，确诊需发现 WASp 编码基因突变。本病治疗原则为改善营养、加强感染治疗和预防性使用 IVIG。典型 WAS 患儿，尤其是已证实 WASp 表达阴性者，早期采用异基因造血干细胞移植已成为根治治疗和挽救生命的主要手段，我国 WAS 造血干细胞移植经验尚欠缺，但已接受移植的十余例患儿 70% 以上取得了稳定中长期疗效。

5. 慢性肉芽肿病（chronic granulomatous disease,CGD） 为一种少见的原发性吞噬细胞功能缺陷病，由于基因突变引起吞噬细胞还原型辅酶Ⅱ（NAPDH）氧化酶缺陷，导致吞噬细胞不能杀伤过氧化物酶阳性细菌与真菌。约 65%CGD 病人为 CYBB 基因突变引起的 X 连锁隐性遗传病（X-CGD），35% 为 CYBA,NCF1,NCF2 基因突变引起的常染色体隐性遗传病（AR-CGD）。临床表现以反复发生严重感染以及在反复感染的部位形成肉芽肿为特征。通常在生后数月出现发热，反复化脓性皮肤感染，形成瘢痕伴局部淋巴结肿大，白细胞增多，血沉增快。感染部位为皮肤，肺部以及肛周组织，慢性鼻炎和结膜炎也常发生。脓肿形成是 CGD 的重要表现，可发生在机体的任何部位，尤其常见于肝脏、脾脏、肺及骨骼。曲霉菌所致肺炎较普遍，曲霉菌脑脓肿往往致命。常见感染病原体包括金黄色葡萄球菌、沙门菌属、大肠埃希菌、结核分枝杆菌等。几乎所有的 CGD 患儿都并发肺部疾病，包括反复肺炎、肺门淋巴结病、脓胸以及肺脓肿。黏膜并发症包括溃疡性口腔炎、齿龈炎、腹泻较为多见；肠炎和结膜炎也可发生，甚至伴有肛瘘。CGD 常因肉芽肿引起胃肠道和泌尿生殖道阻塞，包括胃窦狭窄、食管、肠梗阻，输尿管的阻塞等。

二、继发性免疫缺陷病

继发性免疫缺陷病是指后天环境因素（如感染、营养不良、药物、创伤、射线等）所致的免疫功能低下状态。与原发性免疫缺陷病不同，继发性免疫缺陷病常为免疫系统多环节受损，但受损程度往往较轻，且多为暂时性，病因去除后免疫功能可恢复至正常。继发性免疫缺陷病远较原发性者为多。常见的引起继发性免疫缺陷病的病因为：①营养不良：蛋白质-能量营养不良、多种维生素或微量元素缺乏（甚至亚临床缺乏）均可致继发性免疫功能缺陷。②感染性疾病，如 HIV、CMV、EBV、麻疹病毒等感染。HIV 感染所致获得性免疫缺陷综合征(acquired immunodeficiency syndrome,AIDS)是感染引起继发性免疫缺陷病的典型例子。③肿瘤及肿瘤性疾病:如白血病、淋巴瘤和其他恶性肿瘤等。④某些遗传性疾病。⑤外科手术和创伤,如脾切除、胸腺切除、烧伤、麻醉等。⑥特殊器官、系统功能不全及消耗性疾病引起 Ig 或白细胞丢失,如糖尿病、尿毒症、肾病综合征等。⑦免疫抑制疗法,包括放射线照射和免疫抑制药物治疗。⑧其他疾病,如自身免疫性疾病、慢性炎症等。

三、免疫缺陷病的诊断思路

免疫缺陷病临床表现极为复杂,但具有共同特点,即易反复感染且难以治愈,易发生恶性肿瘤和自身免疫性疾病或炎症性疾病。免疫缺陷病诊断应包括:①是否有免疫缺陷;②原发性抑或继发性,持续性抑或暂时性;③免疫系统缺陷的部位与程度。诊断主要依据病史、体格检查和相应的辅助检查。

某些特殊临床现象通常高度提示原发性免疫缺陷病,对早期识别 PID 帮助极大。如接种减毒活疫苗(如卡介苗、口服脊髓灰质炎疫苗等)发生较严重感染提示抗体缺陷或联合免疫缺陷;慢性、组织破坏性气道感染如支气管扩张、肺大疱、慢性阻塞性肺病等,提示无丙种球蛋白血症、普通变异型免疫缺陷病;反复皮肤软组织感染提示粒细胞数量和(或)功能缺陷,如慢性肉芽肿病;男性、早发、血小板顽固减少,常规治疗无效或疗效短暂的男性患儿,如同时伴有血小板体积减小,应怀疑湿疹血小板减少免疫缺陷综合征轻型-X 连锁血小板减少症(XLT);婴儿期外周血淋巴细胞计数明显降低,如<1500/mm³,应高度怀疑严重联合免疫缺陷病;男性婴儿糖尿病伴严重水泻,如伴有死胎或幼年夭折家族史,提示 X 连锁肠病、多内分泌病、免疫缺陷综合征(IPEX);男性重症 EB 病毒感染,如发生严重肝炎、噬血淋巴组织细胞增生症(HLH),预后极差,如母系男性具有 EB 病毒相关幼年夭折病史,应高度怀疑 X 连锁淋巴细胞增生症(XLP);严重过敏、血清 IgE 显著增高,不伴各种感染者,可提示高 IgE 综合征等。因此,应着重在病史询问和体格检查时着重收集上述信息以助诊断。

【病史】

1. 感染病史 严重的反复或持续感染提示存在免疫缺陷。应着重了解下列病史要点:①发病年龄:一般来说,原发性免疫缺陷病发病年龄越早,免疫缺陷程度越严重。大约 40% 的病例起病于 1 岁以内,另外 40% 在 5 岁以内,15%于 16 岁以内,仅 5%发生于成人期。T 细胞缺陷和联合免疫缺陷病于出生后不久即发病;以抗体缺陷为主者,由于有来自母体的抗体,一般在生后 6 个月才易发生感染。成人期发病者多为常见变异型免疫缺陷病(CVID)。16 岁以内发病者,80%以上为男性;成年期发病者,60% 为女性,且多为 CVID。②感染部位:反复肺炎,其他严重感染如脑膜炎、器官脓肿、脓毒败血症等,常提示存在免疫缺陷。③感染的病原微生物种类:体液免疫、吞噬细胞或补体缺陷者,易患细菌性感染,并以化脓性细菌为主。细胞免疫缺陷者则为病毒、真菌、原虫等及多种条件致病病原体引起的感染。④感染的过程:常反复发作或迁延不愈,治疗效果欠佳,反复感染可导致明显的组织破坏或功能损伤。

2. 自身免疫性/炎症性疾病病史 早发于婴幼儿时期、婴儿期甚至新生儿时期的各种自身免疫性疾病表现,如自身免疫性溶血性贫血、红斑狼疮样皮疹、血管炎症等;早发的炎症性表现如关节炎症、持续或反复荨麻疹、肉芽肿形成、炎症性肠病等,均提示 PID 可能,应转诊至儿童免疫专科医生处进一步明确。

3. 预防接种史 特别注意活疫苗接种后是否发生疫苗病,如卡介苗。抗体缺陷或联合免疫缺陷可在口服脊髓灰质炎糖丸后发生小儿麻痹症。

4. 家族史 许多原发性免疫缺陷病为常染色体隐性遗传或 X 性连锁遗传,家族史调查重点采集关于感染、免疫缺陷和恶性肿瘤的家族史,家族成员中有无近亲婚配史。但值得注意的是,仅有不足一半原发性免疫缺陷患儿具有阳性家族史。

【体格检查】

在系统的体格检查同时,重点注意以下几个方面:皮肤瘢痕、湿疹、瘀斑和紫癜,真菌感染、毛细血管扩张,寻找可扪及的淋巴组织,明确有无扁桃体肿大。

【X 线检查】

胸部 X 线检查应注意是否有胸腺影,如胸腺影完全缺如常提示联合免疫缺陷病。

【实验室检查】

免疫功能的实验室检查是诊断免疫缺陷病的主要手段。对临床提示有免疫缺陷病的患者应先做筛查试验。如果筛查试验结果不正常或模糊不清,宜作进一步免疫检查(表8-7)。

表8-7 免疫缺陷病的实验室检查

PID 类别	初筛试验	进一步检查
抗体缺陷	IgG、A、M 水平	B 细胞计数
	同族凝集素	IgG 亚类水平
	噬异凝集	抗体反应
	抗链球菌溶血素 O 抗体	B 细胞增殖功能
	侧位 X 线咽部腺样体影	
联合免疫缺陷	外周血淋巴细胞计数及形态分析	T 细胞亚群计数
	胸部 X 线胸腺影	T 细胞增殖功能
	迟发型皮肤过敏试验(腮腺炎等抗原)	相关酶活性测定
吞噬细胞缺陷	WBC 数量及形态	黏附分子测定
	四唑氮蓝试验	氧化能力测定
	IgE 水平	移动趋化功能测定
补体缺陷	CH_{50}总补体活性	各补体成分测定
		补体功能测定

四、免疫缺陷病的治疗

1. 治疗原则 包括:①保护性隔离患者,减少接触感染源;②伴有免疫缺陷的患者,禁止接种活疫苗,以防发生严重疫苗性感染;③一般不做扁桃体切除术和淋巴结切除术,多禁忌做脾切除术,免疫抑制类药物应慎用;④使用抗生素以清除细菌、真菌感染;⑤根据免疫缺陷类型给予替代疗法或免疫重建。

2. 应用免疫制剂 约80%的原发性免疫缺陷病患者伴有 IgG 或其他抗体缺乏,补充 Ig 是最常见的治疗措施。对血清 Ig 含量低于 2.5g/L 的患者,应给予人丙种球蛋白制剂静脉滴注,剂量为每月 0.3~0.5g/kg。其他替代治疗包括特异性免疫血清,输新鲜白细胞、细胞因子(转移因子、胸腺素、各类淋巴因子),以提高机体的免疫功能。

3. 免疫重建 由于免疫细胞多由多能造血干细胞分化而来,采用造血干细胞(可来自骨髓、脐带血或外周血)移植,以重建免疫功能,对某些原发性免疫缺陷病是唯一的治愈措施。如有人类白细胞抗原全相合的同胞兄妹供者,移植成功概率最大。国内已有几家单位开展造血干细胞移植并治愈了部分原发性免疫缺陷病患儿。

4. 基因治疗 原发性免疫缺陷病多为单基因缺陷所致,基因治疗可能是理想的治疗方法。将正常的目的基因片段整合到患者干细胞基因组内(基因转化),这些被目的基因转化的细胞经过有丝分裂,使转化的基因片段能在患者体内复制而持续存在,称为基因治疗。目前已经用于临床的自体造血干细胞和脐血干细胞转基因治疗的 PID 中,以腺苷脱氨酶(ADA)和 X-SCID 最多。法国等国家已应用基因治疗 SCID 十几年,从中发现了转基因治疗的优缺点和存在的风险。目前对 X-SCID、CGD、WAS 等 PID 的基因治疗研究已进入临床试验并取得了令人鼓舞的效果。

第三节　风湿性疾病

一、风湿热

案例 8-2

患儿男,13 岁,盗汗 2 年余,消瘦乏力半年余。病程中无明显发热、胸闷、气短,无四肢关节疼痛。查体:血压 118/50mmHg,心率 120 次/min,体重 30kg,营养较差,皮肤黏膜苍白,双肺呼吸音清,心前区无隆起,未触及震颤,心尖搏动弥散,心界向左下扩大,心尖部可闻及 Ⅲ/Ⅵ 级收缩期吹风样杂音,胸骨左缘第 2~3 肋间可闻及舒张早期杂音,肝右肋下 7.0cm,质软,脾左肋下 1.0cm,质软,四肢关节无肿痛。

思考:

1. 患儿最可能诊断是什么?

2. 为明确诊断,尚需进行哪些检查?

风湿热(rheumatic fever)是 A 组乙型溶血性链球菌咽峡炎后的免疫性炎性疾病,特征是累及心脏、关节、中枢神经系统、皮肤及皮下组织等部位,其中以心脏的非化脓性炎症最为常见和严重。急性重症风湿热可导致患儿死亡,慢性反复发作可形成风湿性心瓣膜病。本病学龄儿童多见,3 岁以下罕见,四季均可发病,以冬春季多见,无性别差异。

【病因和发病机制】

本病与 A 组乙型溶血性链球菌感染后引起的免疫反应有关。A 组乙型溶血性链球菌的荚膜透明质酸、细胞壁外层的某些成分与人体关节、滑膜、心肌、心瓣膜和丘脑下核、尾状核有交叉抗原,这样链球菌感染后,机体产生抗链球菌抗体,一方面可清除链球菌起保护作用,另一方面可与人体组织产生免疫交叉反应导致器官损害。链球菌抗原的分子模拟是风湿热发病的主要机制,链球菌抗原与抗链球菌抗体还可以形成循环免疫复合物在人体关节、滑膜、心肌、心瓣膜等沉积后,激活补体成分产生炎性病变。宿主的遗传易感性或免疫应答性改变在风湿热发病机制中起一定作用。

【病理】

1. 变性渗出期　受累部位如心脏、关节、皮肤等结缔组织变性和水肿,淋巴细胞和浆细胞浸润;心包膜纤维素性渗出;关节腔内浆液性渗出。本期持续约 1 个月。

2. 增生期　本期特点为 Aschoff 小体(风湿小体)的形成。Aschoff 小体是血管周围的局灶性胶原纤维素样坏死,外周有淋巴细胞、浆细胞和巨大的多核细胞(风湿细胞)浸润。Aschoff 小体广泛分布于肌肉及结缔组织,好发部位为心肌、心瓣膜、心外膜、关节处皮下组织和腱鞘,是诊断风湿热的病理依据,表示风湿活动。本期持续 3~4 个月。

3. 硬化期　Aschoff 小体中央变性和坏死物质被吸收,炎症细胞减少,纤维组织增生和瘢痕形成。心瓣膜增厚形成瘢痕,本期持续 2~3 个月。

此外,大脑皮质、小脑、基底核可见散在非特异性细胞变性。

【临床表现】

风湿热临床表现轻重不一,取决于疾病侵犯部位和程度。风湿热仅发生于上呼吸道链球菌感染后,潜伏期 1 周至数周;发作活动期如不经治疗,一般不超过 6 个月;如不进行预防,可以反复周期性发作。该病多呈急性起病,亦可为隐匿性进程,其临床表现主要为心脏炎、关节炎、舞蹈症、皮下小结和环形红斑。发热和关节炎是最常见的主诉。证明原有链球菌感染是必需的诊断条件,咽拭子培养阳性或抗链球菌抗体阳性可证明有过链球菌感染。

1. 一般表现　急性起病者发热,热型不规则。其他表现有精神不振、乏力、面色苍白、多汗、鼻出血、腹痛等。

2. 心脏炎　40%~50%的风湿热患者累及心脏,以心肌炎和心内膜炎多见,亦可发生全心炎。轻者症状不明显,重者可导致心力衰竭,甚至死亡。

(1) 心肌炎:心率增快,心率与体温升高不成比例(体温升高1℃,心率增加10~15次/min),入睡后心率仍增快;心界扩大,心音低钝,可闻及奔马律,心尖区可闻及吹风样收缩期杂音;ECG示PR间期延长、ST段下移及T波平坦或倒置,或有心律失常。

(2) 心内膜炎:以二尖瓣受累最常见,主动脉瓣次之。心尖部可闻及二尖瓣关闭不全所引起的吹风样收缩期杂音,向腋下传导,以及二尖瓣相对狭窄所引起的舒张中期杂音;主动脉瓣关闭不全时胸骨左缘第3肋间可闻及叹气样舒张期杂音。

(3) 心包炎:患儿有心前区疼痛,积液量少时心底部可听到心包摩擦音;积液量多时,心音遥远,有颈静脉怒张、肝脾大等心脏压塞表现;ECG示低电压,广泛ST段抬高,以后ST段下降和T波平坦或倒置。

3. 关节炎　见于50%~60%患儿,为游走性多关节炎,以膝、踝、肘、腕等大关节为主,关节局部红、肿、热、痛、活动受限。经治疗后关节炎可完全治愈,不留畸形。

4. 舞蹈病　常在溶血性链球菌咽峡炎后1~6个月出现。多见于女孩,累及锥体外系,其特征为面部和四肢肌肉的不自主、无目的的快速运动,如伸舌、歪嘴、皱眉、挤眼、耸肩、缩颈、语言障碍、书写困难、微细动作不协调等,在兴奋或注意力集中时加剧,入睡后即消失。病程3个月左右。

5. 皮肤症状

(1) 皮下小结:见于5%~10%的风湿热患儿,常伴发严重心脏炎,起病后数周才出现,经2~4周消失。小结呈圆形、质硬、无压痛、可活动、米粒至花生米大小,分布于肘、腕、膝、踝等关节伸侧,以及枕部、前额头皮、脊柱棘突处。

(2) 环形红斑:见于2%~5%患儿,位于躯干及四肢近端屈侧,呈环形、半环形红斑,受热时明显,环内皮肤正常,边缘呈匐行性轻微隆起,直径约2.5cm。

【实验室检查】

1. 血常规　白细胞计数增高伴核左移,常有轻度贫血,血小板计数正常。

2. 急性炎症相关的检查项目　红细胞沉降率增快、C-反应蛋白阳性、α_2球蛋白增高、黏蛋白增高等。

3. 抗链球菌抗体测定　抗链球菌溶血素O(ASO)升高,或抗链激酶(ASK)、抗脱氧核糖核酸酶B升高。单独应用阳性率约为80%,两者合用阳性率可高达90%以上。

4. 免疫球蛋白及补体测定　IgG、IgA、C3均升高。

5. ECG　可见PR间期延长、二度I型房室传导阻滞、ST-T变化、非阵发性结性心动过速、房室肥大等。

6. X线胸片　肺纹理可增加,心影正常或增大。

7. 超声波检查　确诊有无心包积液和心内膜炎,并可判断房室肥大、左室收缩和舒张功能。

【诊断和鉴别诊断】

1. 诊断标准　风湿热的诊断有赖于临床表现和实验室检查的综合分析。1992年修改的Jones诊断标准包括3个部分:①主要指标;②次要指标;③链球菌感染的证据。在确定链球菌感染证据的前提下,有2项主要表现或1项主要表现伴2项次要表现即可作出诊断(表8-8)。

表8-8 风湿热的诊断标准

主要表现	次要表现	链球菌感染证据
心脏炎	发热	咽拭子培养阳性或快速链球菌抗原试验阳性
多关节炎	关节痛	抗链球菌抗体滴度增高
舞蹈病	红细胞沉降率增高	
环形红斑	CRP 阳性	
皮下小结	P-R 间期延长	

注: 主要表现为关节炎者, 关节痛不再作为次要表现; 主要表现为心脏炎者, PR 间期延长不再作为次要表现

2. 鉴别诊断　风湿热需与下列疾病进行鉴别:

(1) 幼年类风湿关节炎: 可见于 3 岁以下儿童, 常侵犯指趾小关节, 关节炎无游走性特点。反复发作后遗留关节畸形, 病程长者 X 线骨关节摄片可见关节面破坏、关节间隙变狭窄和邻近骨骼骨质疏松。

(2) 急性白血病: 除发热、骨关节疼痛外, 有贫血、出血倾向、肝脾及淋巴结肿大。周围血片可见幼稚白细胞, 骨髓检查可予鉴别。

(3) 感染性心内膜炎: 先天性心脏病和(或)风湿性心脏病合并感染性心内膜炎时, 易与风湿性心脏病伴风湿活动相混淆。贫血、脾大、皮肤瘀斑或其他栓塞症状有助诊断, 血培养可获阳性结果, 超声心动图可看到心瓣膜或心内膜有赘生物。

【治疗】

1. 休息　急性期应卧床休息 2 周, 若无心脏受累, 可逐渐恢复活动, 2 周后达正常活动水平; 心脏炎无心脏扩大患儿, 应绝对卧床休息 4 周后, 再逐渐于 4 周内恢复正常活动; 心脏炎伴心脏扩大患儿, 应卧床休息 6 周, 再经 6 周恢复至正常活动水平; 心脏炎伴心力衰竭患儿则应绝对卧床休息 12 周, 然后在 3 个月内逐渐增加活动量。

2. 清除链球菌感染　大剂量青霉素(480 万~960 万 U/d)静脉滴注至少 2~3 周; 青霉素过敏者可改用其他有效抗生素如红霉素等。

3. 风湿药物治疗　心脏炎时宜早期使用糖皮质激素治疗, 无心脏炎患儿可用水杨酸制剂。阿司匹林 80~100mg/(kg·d), 最大量≤3g/d, 分次口服, 症状控制后逐渐减至半量, 持续 4~6 周; 应密切观察阿司匹林不良反应, 如恶心、呕吐、消化道出血、酸碱失衡等, 合适血药浓度为 0.2~0.25g/L。泼尼松剂量 2mg/(kg·d), 分次服用, 最大剂量≤60mg/d, 2 周后逐渐减量, 总疗程 8~12 周。用药期间应低盐饮食, 预防感染。

4. 对症治疗　有充血性心力衰竭时应加用地高辛, 剂量宜偏小, 采用维持量法; 并加用卡托普利、呋塞米和螺内酯; 注意限制液体入量; 纠正电解质紊乱。舞蹈病时可加用镇静剂, 注意环境安静, 并给予心理治疗。关节肿痛时应予制动。

【预防】

1. 预防风湿复发　应用长效青霉素 120 万 U 深部肌内注射, 每月 1 次; 青霉素过敏患儿可改用红霉素等其他抗生素口服, 每月口服 1 周, 红霉素剂量 20~40mg/(kg·d), 分次服用。预防期限不得少于 5 年, 有心脏炎者应延长至 10 年或至青春期后, 有严重风湿性心脏病者, 宜作终身药物预防。

2. 预防感染性心内膜炎　风湿热或风湿性心脏病患儿, 当拔牙或行其他手术时, 术前、后应用抗生素静脉滴注。

二、过敏性紫癜

案例 8-3

男, 9 岁 5 个月, 腹痛 1 周, 皮疹 1 天。脐周剧烈疼痛, 阵发性加剧, 伴呕吐胃内容物数次, 经抗生素治

疗效果不佳(青霉素和利巴韦林),住院前1天双下肢皮疹。体格检查:心肺无阳性体征,肝右肋下2.0cm,质软,双下肢伸侧对称性紫红色斑丘疹,压之不褪色,双踝关节内侧可见大片出血性皮疹,高出皮面。尿常规正常,大便隐血试验阳性。

思考:

1. 患儿最可能诊断是什么?

2. 为明确诊断,尚需进行哪些检查?

过敏性紫癜(anaphylactoid purpura)又称亨-舒综合征(Henoch-Schonlein purpura,HSP),是一种以小血管炎为主要病变的血管炎综合征,临床表现为皮肤紫癜,常伴关节炎、腹痛、便血及蛋白尿、血尿。多发于学龄前和学龄期儿童,男孩发病率高于女孩。

【病因和发病机制】

该病发生机制尚未明确,下列情况可能为诱因,如微生物(细菌、病毒、寄生虫等)、食物(蛋类、乳类、豆类等)、药物(阿司匹林、抗生素等)、虫咬、疫苗接种等。机体对这些因素产生不适当的免疫反应,形成以IgA抗体为主的免疫复合物,引起广泛的毛细血管炎,严重时可发生坏死性小动脉炎,血管壁通透性增加导致皮肤、黏膜和内脏器官出血和水肿。同胞中可同时或先后发病,有一定遗传倾向。

【病理】

基本病理变化为广泛的白细胞碎裂性小血管炎,以毛细血管炎为主,亦可波及静脉和小动脉。血管壁可见胶原纤维肿胀和坏死,中性粒细胞浸润,周围有散在核碎片。间质水肿,有浆液性渗出,同时可见渗出的红细胞。内皮细胞肿胀,可有血栓形成。病变累及皮肤、肾脏、关节及胃肠道,少数涉及心、肺等脏器。在皮肤和肾脏,荧光显微镜下可见IgA为主的免疫复合物沉积。

【临床表现】

多急性起病,首发症状以皮肤紫癜为主,部分病例以腹痛、关节炎或肾脏症状首先出现。起病前1~3周常有上呼吸道感染史。可伴有低热、食欲减退、乏力等全身症状。

1. 皮肤紫癜 病程中反复出现皮肤紫癜为本病特征,多见于四肢及臀部,双小腿最常见,对称分布,伸侧较多,分批出现,面部及躯干较少。初起呈紫红色斑丘疹,高出皮面,继而呈棕褐色而消退,可伴有荨麻疹和血管神经性水肿,重症患儿紫癜可融合成大疱伴出血性坏死(文末彩图8-2)。

2. 消化道症状 半数以上患儿出现反复的阵发性腹痛,位于脐周或下腹部,疼痛剧烈,可伴呕吐,但呕血少见。部分患儿有黑便或血便、腹泻或便秘,偶见并发肠套叠、肠梗阻或肠穿孔。

3. 关节症状 可出现膝、踝、肘、腕等大关节疼痛或肿痛,活动受限,呈单发或多发。关节腔有积液,可在数日内消失,不留后遗症。

4. 肾脏症状 是小儿期最常见的继发性肾小球疾患。肾脏症状轻重不一,较多患儿出现血尿、蛋白尿和管型,少数伴血压增高及水肿,称为紫癜性肾炎;少数呈肾病综合征表现,提示肾脏损伤较为严重。肾脏症状绝大多数在起病1个月内出现,亦可在病程更晚期发生,少数以肾炎为首发症状。虽然有些患儿的血尿、蛋白尿持续数月甚至数年,但大多数都能完全恢复,少数发展为慢性肾炎,死于慢性肾衰竭。

5. 其他 偶可发生颅内出血,导致惊厥、瘫痪、昏迷、失语,还可有鼻出血、牙龈出血、咯血、睾丸出血等出血表现。偶尔累及循环系统发生心肌炎、心包炎,或累及呼吸系统发生喉头水肿、哮喘和肺出血。

【实验室检查】

1. 血常规 白细胞正常或增加,中性和嗜酸性粒细胞可增高;除非严重出血,一般无贫血;血小板计数正常甚至升高,出血和凝血时间正常,血块退缩试验正常,部分患儿毛细血管脆性试验阳性。

2. 尿常规 可有红细胞、蛋白、管型,重症有肉眼血尿。

3. 大便隐血试验 有消化道症状者多阳性。

4. 红细胞沉降率正常或增快；血清 IgA 可升高，IgG、IgM 正常亦可轻度升高；C3、C4 正常或升高；抗核抗体及 RF 阴性；重症血浆黏度增高。

5. 腹部超声波检查有利于早期诊断肠套叠；对有中枢神经系统症状患者可予头颅 MRI 确诊；肾脏症状较重和迁延患者可行肾穿刺以了解病情给予相应治疗。

【诊断和鉴别诊断】

典型病例诊断不难，若临床表现不典型，皮肤紫癜未出现时，容易误诊为其他疾病，需与特发性血小板减少性紫癜、外科急腹症、风湿性关节炎等鉴别（表 8-9）。

表 8-9 过敏性紫癜的鉴别诊断

临床特点	需鉴别疾病
以皮疹为主要表现者	特发性血小板减少性紫癜（ITP）、系统性红斑狼疮、白血病等
以急性腹部症状为主要表现者	急性阑尾炎、肠套叠、梅克尔憩室等
以关节炎或关节痛为主要表现者	风湿性关节炎、幼年特发性关节炎
以肾脏受累为主要表现者	各型原发、继发的急、慢性肾小球肾炎

【治疗】

1. 一般治疗　本病无特效疗法。卧床休息，积极寻找和去除致病因素，控制感染，补充维生素 C。

2. 对症治疗　有荨麻疹或血管神经性水肿时，应用抗组胺药物和钙剂；腹痛时应用解痉剂；消化道出血时应禁食，可静脉注射西咪替丁每日 20~40mg/kg，必要时输血。可用大剂量维生素 C（2~5g/d），以改善血管通透性。

3. 糖皮质激素和免疫抑制剂　急性期对腹痛和关节痛可予缓解，但不能预防肾脏损害的发生，亦不能影响预后。可用泼尼松每日 1~2mg/kg，分次口服，或用地塞米松、甲泼尼龙（5~10mg/kg）静脉滴注，症状缓解后即可停用。重症肾脏损害时可用环磷酰胺等免疫抑制剂。

4. 抗凝治疗　阿司匹林每日 3~5mg/kg，或每日 25~50mg；双嘧达莫（潘生丁）每日 2~3mg/kg；以抗血小板凝集和血栓形成。以过敏性紫癜性肾炎为主要表现时，可选用肝素 120~150U/kg 加入 10% 葡萄糖溶液 100ml 中静脉滴注，每天 1 次，连续 5 天；或肝素钙 10U/kg 皮下注射，每天 2 次，连续 7 天。

5. 中药　中成药如贞芪扶正冲剂、复方丹参片、银杏叶片等，可补肾益气和活血化瘀，有利于疾病恢复。

【预后】

本病预后一般良好，少数重症患儿可死于肠出血、肠套叠、肠坏死或急性肾衰竭。病程一般 1~2 周至 1~2 个月，少数可长达数月或 1 年以上。肾脏病变常较迁延，可持续数月或数年。大多自行缓解，部分病例有复发倾向。

三、川崎病

案例 8-4

男，1 岁 5 个月，发热 4 天，眼红、唇红 1 天。持续高热，最高体温达 40℃，服退热药体温可下降至 38℃ 左右，数小时后复升。查体：双眼球结膜充血，口唇红，干裂，见血痂。左颈部可触及 1.5cm×1.5cm 大小淋巴结。躯干部遍布多形性红斑。C-反应蛋白升高。

思考：

1. 患儿最可能诊断是什么？

2. 为明确诊断，尚需进行哪些检查？

川崎病（Kawasaki disease，KD）又称皮肤黏膜淋巴结综合征（mucocutaneous lymphnode syndrome，MCLS），是一种以全身性中、小动脉炎性病变为主要病理改变的急性热性发疹性疾病。冠状动脉受否受累及程度是影响预后的关键。发病年龄以婴幼儿多见，80%在5岁以下，成人罕见。男：女为1.5：1。

【病因和发病机制】

病因及发病机制尚未清楚。但发病有一定的流行性、地方性，临床表现有发热、皮疹等，推测与感染有关。一些研究表明，川崎病发病可能为病原微生物毒素（如葡萄球菌肠毒素、链球菌致热外毒素等）以超抗原机制，首先诱导T细胞异常激活，进而引起易感个体免疫系统高度活化而导致血管免疫炎性损伤。

【病理】

急性期基本病理变化为全身性血管周围炎、血管内膜炎或全层血管炎，涉及动脉、静脉和毛细血管，冠状动脉最易受累，可出现冠脉扩张、狭窄，甚至冠状动脉瘤样改变。致死病例中最严重的病变在心脏，特别是冠状动脉有增殖性炎症和血栓形成，导致冠状动脉急性闭锁并导致大面积心肌梗死。此外，还可有心包炎、心肌炎、脑膜炎、肝炎和肾炎等损害。

【临床表现】

1. 主要表现

（1）发热：体温39～40℃以上，多呈稽留热，受药物影响热型可不规则，持续7～14天或更长时间。抗生素治疗无效。

（2）球结合膜充血：双眼球结合膜充血，无脓性分泌物。

（3）唇及口腔表现：口唇充血皲裂（文末彩图8-3），口腔黏膜弥漫充血，舌乳头明显突起、充血似草莓舌。

（4）手足症状：掌跖红斑，手足硬性水肿，第2周开始指、趾端甲下和皮肤交界处出现膜状脱皮（文末彩图8-4），指、趾甲有横沟（Beau线），重者指、趾甲亦可脱落。

（5）皮肤表现：多形性皮疹，可呈弥漫性红斑，肛周皮肤发红、脱皮，婴儿原卡介苗接种处重新出现红斑、疱疹或硬结。

（6）颈部淋巴结肿大：单侧或双侧，单侧多见，学龄前及学龄期儿童直径多在1.5cm以上，有触痛但不剧，表面不红，不化脓，常为一过性。

2. 次要表现　患儿易激惹、烦躁不安，少数有颈项强直、惊厥、昏迷等无菌性脑膜炎表现；有腹痛、恶心、腹泻、麻痹性肠梗阻、肝大、黄疸、血清转氨酶升高等消化系统表现；或有咳嗽、关节痛、关节炎；心血管系统可有心包炎、心肌炎、心内膜炎、心律失常。可因冠状动脉炎伴有动脉瘤和血栓栓塞而引起猝死。症状常于发病1～6周出现，也可以迟至急性期后数月，甚至数年才发生。

【辅助检查】

1. 血液检查　周围血白细胞增高，以中性粒细胞为主，伴核左移。轻、中度贫血，血小板早期正常，第2～3周增多。红细胞沉降率明显增快，C-反应蛋白、ALT和AST升高。

2. 免疫学检查　血清IgG、IgM、IgA、IgE和血液循环免疫复合物升高。

3. ECG　早期示窦性心动过速，非特异性ST-T变化；心包炎时可有广泛ST段抬高和低电压；心肌梗死时相应导联有ST段明显抬高，T波倒置及异常Q波。

4. 胸部X线平片　可示肺部纹理增多、模糊或有片状阴影，心影可扩大。

5. 超声心动图　急性期可见心包积液，左室内径增大，二尖瓣、主动脉瓣或三尖瓣反流；可有冠状动脉异常，如冠状动脉扩张、冠状动脉瘤、冠状动脉狭窄等，重症患者可出现冠脉内血栓形成（文末彩图8-5）。

图 8-6 冠状动脉造影检测冠状动脉病变

6. 冠状动脉造影　超声波检查有多发性冠状动脉瘤或心电图有心肌缺血表现者应进行冠状动脉造影,以观察冠状动脉病变程度,指导治疗(图 8-6)。

【鉴别诊断】

1. 败血症　血培养阳性,抗生素治疗有效,常可发现病灶。

2. 渗出性多形红斑　婴儿少见,皮疹范围广泛,有疱疹、皮肤糜烂出血及口腔溃疡。眼部表现为渗出性炎症。

3. 幼年类风湿关节炎全身型　长程发热,多为弛张热,无眼结合膜充血,无口唇发红、皲裂,无手足硬肿及指、趾端膜状脱皮,冠状动脉损害少见。

4. 猩红热　多于发热当日或次日出现皮疹,呈粟粒样均匀分布丘疹,疹间皮肤潮红,无明显指、趾肿胀,口唇皲裂不明显,青霉素治疗有效。

【诊断标准】

本病的诊断主要依据临床主要表现,除发热为必备条件外,其他 5 项主要表现中具备 4 项者即可诊断本病。如 5 项主要表现中只具备 3 项或 3 项以下,则需经超声心动图证实有冠状动脉扩张或冠状动脉瘤,亦可确诊。

【治疗】

1. 控制炎症

(1) 阿司匹林:每日 30~50mg/kg,分 3~4 次服用,热退后 3 天逐步减量,2 周左右减至 3~5mg/(kg·d),维持 6~8 周。如有冠状动脉病变时,应延长用药时间,直至冠状动脉恢复正常。

(2) 大剂量丙种球蛋白静脉滴注(IVIG):剂量为 2g/kg 于 8~12 小时静脉缓慢输入,宜于发病早期(10天以内)应用,可迅速退热,预防或减轻冠状动脉病变发生,应同时合用阿司匹林,剂量同上。

(3) 糖皮质激素:一般情况下不用,通常在 IVIG 治疗无效时,可考虑与阿司匹林和双嘧达莫(潘生丁)合并应用。对 IVIG 治疗后发热(>38℃)及 CRP 等检查未改善者,即对 IVIG 治疗不反应,应再追加 IVIG1~2g/kg 一次静脉滴注。如仍无效,可选用泼尼松 1~2mg/(kg·d)口服 2~4 周或泼尼松龙 2mg/(kg·d)静脉滴注 3~5 天。极少病例需用大剂量泼尼松龙 10~30mg,每天 1 次静脉滴注,可用 1~3 天。合用药物至退热后改用泼尼松口服,剂量及用法同上。

2. 抗血小板聚集　除阿司匹林外可加用双嘧达莫 3~5mg/(kg·d),分 2 次服用。

3. 对症治疗　根据病情给予对症及支持疗法,如补充液体、护肝、控制心力衰竭、纠正心律失常等,有心肌梗死时应及时进行溶栓治疗。应用抗生素(如头孢菌素类)治疗合并感染。

【预后及随诊】

本病多呈自限性经过,多数预后良好。未经治疗的患儿,并发冠状动脉瘤者可达 20%~25%;即使应用大剂量丙种球蛋白静脉注射(IVIG)治疗,也约有 15% 患儿发生冠状动脉病变。经及时诊断治疗,目前病死率已降至 0.5% 左右,1%~2% 患儿可再发。

无冠状动脉病变患儿于出院后 1 个月、3 个月、6 个月及 1~2 年进行 1 次全面检查(包括体检、ECG 和超声心动图等);有冠状动脉损害者应密切随访,每 6~12 个月 1 次。应用 IVIG 的患儿 11 个月内不宜进行麻疹、风疹、腮腺炎疫苗的预防注射。

(赵晓东)

免疫缺陷病分为原发性的免疫缺陷病和继发性的免疫缺陷病，其临床表现极为复杂，但其共同特点是难以治愈的反复感染，易发生恶性肿瘤和自身免疫性疾病。免疫功能的实验室检查是诊断免疫缺陷病的主要手段。儿童风湿热是由 A 组乙型溶血性链球菌感染所致，常累及心脏、关节、中枢神经系统、皮肤及皮下组织，发热和关节炎是最常见的主诉，心脏炎以心肌炎和心内膜炎多见。过敏性紫癜是以小血管炎为主要病变的血管炎综合征，反复出现皮肤紫癜为该病的特征，常伴有消化道及关节症状，部分合并有肾脏改变，主要以对症治疗为主，糖皮质激素可缓解急性期的腹痛及关节症状。川崎病的病因尚不清楚，以婴幼儿为多见，其主要临床表现为发热、球结膜充血、手足硬肿及脱皮、多形性皮疹及颈部淋巴结肿大，可因冠状动脉受累导致动脉瘤和血栓栓塞，甚至发生猝死。其治疗主要采用阿司匹林口服及大剂量丙球静脉滴注为主，多数预后良好，有冠状动脉损害者应密切进行随访。

1. 简述免疫缺陷病的主要诊断思路有哪几方面？

2. 免疫缺陷病的治疗原则包括哪些？

3. 风湿热的诊断标准是什么？

4. 过敏性紫癜的主要临床表现有哪些？

5. 简述川崎病的临床表现及治疗要点。

第九章　感染性疾病

学习目标	
掌握	感染性疾病的临床特征、诊断要点、与其他疾病的鉴别要点、治疗原则和方法。
熟悉	感染性疾病的病原与流行病学特征、常见并发症和预防措施。
了解	感染性疾病的发病机制与病理改变。

第一节　病毒性疾病

一、麻疹

案例 9-1

　　8 月龄男孩,4 天前出现发热伴干咳、流涕,体温 38.5℃ 左右,今体温升高达 39.5℃,并发现面部皮疹。查体:急性热面容,精神不佳,面部散在红色斑丘疹;球结膜轻度充血;口鼻分泌物较多;双侧颊黏膜见散在细小白色斑点;双肺闻及中小水泡音;心音有力,律齐;肝肋下 1cm,质软,脾未及;双下肢无水肿。

　　思考:

　　1. 该患儿最可能患什么疾病?

　　2. 诊断依据有哪些? 需与哪些疾病鉴别?

　　麻疹(measles)是由麻疹病毒引起的急性出疹性呼吸道传染病,临床上具有发热、结膜炎、流涕、咳嗽、麻疹黏膜斑和全身斑丘疹,疹退后糠麸样脱屑并留有色素沉着等特征。

　　【病原和流行病学】

　　麻疹病毒(measles virus)属副黏病毒科麻疹病毒属,基因组为单股负链 RNA,含包膜蛋白 M、F 和 H 与核衣壳蛋白 N、P 和 L。H 抗原易变异。麻疹病毒对热、酸、紫外线和一般消毒剂均敏感。患者在前驱期和出疹期眼结膜、鼻咽分泌物、血和尿中存有病毒,通过呼吸道飞沫小滴或接触途径传播。90% 以上患者为 9 岁以下儿童。广泛使用麻疹疫苗后,发病率和死亡率显著下降;流行周期被打破或消失;发病年龄有向两极(15 岁以上和 8 月龄以下)发展趋势。

　　【发病机制和病理改变】

　　病毒经鼻咽部侵入,在局部上皮细胞内增殖后播散到局部淋巴组织,在感染后第 2～3 天形成初次病毒血症,在器官单核-吞噬细胞系统内增殖后大量病毒再次入血(感染后第5~7天),随后病毒到达皮肤和内脏。麻疹病毒致病机制包括直接损伤皮肤黏膜血管内皮细胞;特异性细胞毒性T细胞杀伤病毒感染的靶细胞,导致血管扩张和血浆渗漏;抗原抗体复合物形成和活化补体造成血管内皮细胞损伤等。

广泛分布的多核巨细胞是麻疹的病理特征。皮疹处见典型上皮合胞体巨大细胞,含核内和胞质内包涵体,并见海绵层细胞间水肿和细胞内水肿;表面血管扩张伴周围少量淋巴细胞与组织细胞浸润。

【临床表现】

1. 典型麻疹　潜伏期6~21天,一般10~14天,被动免疫者可延至28天。

(1) 前驱期:一般2~4天。有发热、结膜炎(充血、流泪及畏光)、上感样表现(喷嚏、流涕及干咳)和麻疹黏膜斑(Koplik spots)。后者是麻疹前驱期的特征性体征,为0.5~1mm白色斑点,周围有红晕,最先见于双侧相对下磨牙处颊黏膜,常快速增多,部分可融合(文末彩图9-1)。出疹期:持续3~5天。皮疹先见于耳后发际,渐及额面部,再自上而下延及躯干和四肢,最后达掌跖面。初为玫瑰色斑丘疹,略高出皮面,疹间皮肤正常,逐渐融合成片,色泽渐变暗红(文末彩图9-2)。出疹时体温升高,咳嗽加剧,肺部可闻及啰音,颈淋巴结和脾脏可有轻度肿大。

(2) 恢复期:皮疹按出疹顺序消退,疹退处有麦麸样脱屑,并留有褐色素沉着。全身状况好转,体温下降,症状体征很快消失。整个病程历时10~14天。

2. 其他类型麻疹

(1) 轻型麻疹:见于有部分免疫者。潜伏期延长;前驱期短且症状轻微;麻疹黏膜斑可不明显;皮疹稀疏细小,消失快;可见脱屑,可不遗留色素斑;无并发症。

(2) 重型麻疹:见于病毒毒力过强和身体虚弱患者。中毒症状重,起病即高热,或体温不升。皮疹常密集融合成片,或疹出不透,或出而骤退,或皮疹呈出血性伴黏膜和消化道出血。常有神经系统症状或心血管功能不全。

(3) 无皮疹型麻疹:见于潜伏期内接受被动免疫或应用免疫抑制剂者。病程中从无皮疹,可有麻疹黏膜斑,常以鼻咽部分泌物找到多核巨细胞或特异性抗体为诊断依据。

(4) 异型麻疹:见于接受过灭活疫苗或个别减毒活疫苗者。前驱期短,常无麻疹黏膜斑;出疹期发热和全身症状较重,出疹顺序为先四肢,后躯干和面部;皮疹呈多形性;常伴腹痛和肌痛;易并发肺炎、肝炎和胸腔积液等。恢复期麻疹血凝抑制抗体滴度常>1:256。

【实验室检查】

1. 多核巨细胞检查　于出疹前2天至出疹后1天取患者鼻、咽、眼分泌物涂片,瑞氏染色后直接镜检多核巨细胞。

2. 病原学检查　①发热期取血、尿或鼻咽分泌物分离病毒;②免疫荧光法检测鼻咽分泌物或尿脱落细胞中病毒抗原;③血清特异性IgM阳性可诊断急性感染。双份血清血凝抑制和补体结合抗体滴度≥4倍增高亦有诊断意义。

【并发症】

1. 肺炎　最常见。原发性肺炎为麻疹病毒所致,随热退和皮疹出齐而消散。继发性肺炎病原常见肺炎链球菌、流感嗜血杆菌、金黄色葡萄球菌或腺病毒等,多发生于出疹期。麻疹继发肺炎常较严重,胸腔并发症多,病死率高。

2. 喉炎　原发于麻疹病毒或继发细菌感染,可致气道阻塞,重者窒息死亡。

3. 麻疹脑炎　发生于出疹后2~6天或前驱期或恢复期,病情与麻疹轻重无关,与其他病毒性脑炎相似,但病死率较高,后遗症较多。

4. 亚急性硬化性全脑炎(subacute sclerosing panencephalitis, SSPE)为致死性慢性进行性脑退行性病变,发病率约1/100万,主要见于幼时患过麻疹的年长儿童。先见智力和情绪改变,不久发生阵挛性肌肉抽搐,最终呈去大脑强直状态。病程持续 1~3 年。血清病毒抗体滴度很高;脑组织中可检出麻疹病毒或其抗原。

5. 营养障碍　病前营养状况较差、病程中高烧持久、胃肠功能紊乱及营养供给不足者可出现营养障碍如营养不良性水肿、维生素 A 缺乏性干眼症等。

6. 结核病恶化　患麻疹时机体细胞免疫功能受到暂时性抑制,致使体内原来隐伏的结核病灶重新活动和恶化,可发展为粟粒性肺结核或结核性脑膜炎。

【诊断和鉴别诊断】

1. 诊断　典型麻疹可借流行病学史,各期典型表现如前驱期麻疹黏膜斑,出疹期热高疹、出疹顺序和皮疹形态的特点;恢复期疹退脱屑和色素沉着确立临床诊断,必要时辅以病原学检查如特异性 IgM 和病毒分离,尤其是非典型麻疹者。

2. 鉴别诊断　发热伴出疹在儿科较常见,应根据流行病学史、临床症状、发热与皮疹的关系以及皮疹特征等,结合有关病原学检查与其他出疹性疾病鉴别。与风疹和猩红热的鉴别要点见表 9-1。还需与以下疾病鉴别。

(1) 幼儿急疹:常无前驱期症状,突起高热,热退疹出。

(2) 川崎病:球结膜充血,但卡他症状不显,有一过性颈部淋巴结肿大 ≥1.5cm,指趾端硬性水肿和脱皮,外周血白细胞总数和中性粒细胞数增高。

(3) 肠道病毒感染:夏季多见,前驱期较短,皮疹在较短时间内出齐但不如麻疹密集。

(4) 药疹:有相关药物使用史,皮疹多样,伴瘙痒明显。

表 9-1　麻疹与风疹和猩红热的鉴别诊断

鉴别点	麻疹	风疹	猩红热
前驱期	2~4 天	约 1 天或无	约 1 天
前驱症状	发热较高 卡他症状严重	低热或不发热 卡他症状轻微	常见高热 咽痛明显
黏膜斑	有	无	无
皮疹	耳后发际→面部→自上而下→掌跖面,2~5 天出齐,玫瑰色斑丘疹,疹间皮肤正常	先面部,24 小时内遍布全身,较小浅红色斑丘疹	先颈胸部,2~3 天遍布全身,见口周苍白圈,皮肤充血上鲜红斑点疹
色素沉着	有	无	无
脱屑	麦麸样脱屑	细小皮屑或无	大片或糠屑样脱皮
杨梅舌	无	无	有
血象	白细胞减少,出疹期淋巴细胞减少	白细胞多减少,出疹期淋巴细胞增多	白细胞总数和中性粒细胞明显增多

【预防】

1. 控制传染源和切断传播途径　早发现、早隔离(至出疹后 5 天,并发肺炎者延至 10 天)、早治疗。易感者不去人群密集场所。病人逗留过的房间用紫外线消毒或通风半小时,衣物阳光下暴晒或用肥皂水清洗。

2. 主动　对易感者应普遍接种麻疹减毒活疫苗。我国儿童计划免疫程序将 8 个月婴儿定为初次免疫对象。在麻疹流行地区,可在接触麻疹后头 2 天内,对易感者进行应急接种,以防止发病或减轻症状。

3. 被动免疫　对体弱有病者和未接种过麻疹疫苗的婴幼儿,在接触麻疹后 5 天内肌内注射人丙种球蛋白 0.25ml/kg(免疫抑制者 0.5ml/kg)可预防患病;接触 5 天后注射只能减轻症状。被动免疫维持 3~8 周。

【治疗】

尚无麻疹特效抗病毒药物,主要为加强护理、防治并发症。

1. 护理　给予足够水分和易消化富营养食物,营养不良患儿应补充维生素 A;居室保持适宜温湿度和空气新鲜;口、眼和皮肤应经常清洗。

2. 对症治疗　高热时可温水灌肠或给予小剂量退热剂降温,切忌退热过猛引起虚脱。咳嗽剧烈时给予止咳祛痰剂。

3. 中医治疗　中医认为麻疹属于"温热病"范围,前驱期治疗以辛凉透表为主;出疹期以清热解毒透疹为主;恢复期则养阴清余热和调理脾胃。

4. 治疗并发症　根据各种并发症的发生,及时给予积极有效的治疗。抗生素无预防并发症作用。

二、风疹

风疹(rubella,German measles)是由风疹病毒引起的急性出疹性传染病,以前驱期短、发热、全身出疹及局部淋巴结肿大为其临床特征。胎儿早期感染可致严重先天畸形。

【病原和流行病学】

风疹病毒(rubella virus)属披膜病毒科,核酸为单股正链 RNA。病人或隐性感染者可从鼻咽分泌物(出疹前 7 天和疹退后 14 天内)、血、粪和尿中检出病毒。先天性风疹综合征患者生后排病毒可达数月至数年。病毒主要经空气飞沫,或经污染物-手-呼吸道或手-呼吸道途径传播;孕妇病毒血症期可将病毒经胎盘传给胎儿。人群普遍易感,5~9 岁发病率最高,可在集体机构中流行。胎儿异常与感染时胎龄密切相关,1~4 周达 61%;5~8 周 26%;9~12 周仅 8%。

【发病机制和病理改变】

病毒在上呼吸道黏膜和局部淋巴结内增殖,形成二次病毒血症。风疹病毒抗原抗体复合物引起真皮上层毛细血管炎,形成皮疹。肿大淋巴结和呼吸道见轻度炎症。先天性风疹的发病机制并不十分明确。风疹病毒导致血管内皮细胞受损是胎儿供血不足、组织细胞代谢失调和脏器发育不良的重要原因;病毒抑制感染细胞有丝分裂,致染色体断裂,使器官组织分化发育障碍;特异性免疫复合物和自身抗体形成可能是组织脏器损伤的机制之一。生后迟发性疾病与病毒持续性感染有关。

【临床表现】

1. 获得性风疹　潜伏期 14~21 天。典型临床经过分为二期。

(1) 前驱期:短暂或不显,可有低热、不适、轻微上呼吸道感染表现。软腭可见细小红疹,能融合成片。

(2) 出疹期:常于发热第 1~2 天开始出疹,并于 1 天内出齐。出疹顺序:面部→颈部→躯干→四肢。呈浅红色小斑丘疹(文末彩图 9-3),疹退后有细小脱屑,无色素沉着,出疹期平均 3 天(1~5 天),可伴低至中度发热和上呼吸道感染症状,随疹退而消失。枕后、耳后或颈部淋巴结肿大为另一典型表现,可在皮疹出现前发生,持续 1 周或更久。部分病人可无皮疹,仅有淋巴结肿大。

2. 先天性风疹综合征(congenital rubella syndrome)　可发生胎死宫内或流产;出生时低体重、肝脾肿大、血小板减少性紫癜、先天性心脏病、白内障、小头畸形、骨发育不良和脑脊液异常等;或出生时正常,以后出现迟发性疾病包括听力丧失、内分泌病、白内障或青光眼和进行性全脑炎;也可为隐性感染。

【病原学检查】

1. 病毒分离　取疹前 5 天至疹后 3 天鼻咽分泌物分离病毒。先天性风疹生前取羊水或胎盘绒毛,生后取鼻咽分泌物、尿、脑脊液及骨髓等分离病毒。

2. 特异性抗体检测　血清特异性 IgM 是近期感染指标。双份血清(间隔 1~2 周采血)特异性 IgG 滴度 ≥4 倍升高有诊断意义。先天风疹患儿特异性 IgM 在生后 6 个月内持续升高;胎血(孕 20 周后)中检出特异性 IgM 可证实胎儿感染。

3. 病毒抗原和基因检测　检测胎盘绒毛、羊水或胎儿活检标本中风疹病毒抗原或基因可诊断胎儿感染。

【诊断和鉴别诊断】

典型风疹根据前驱期短、皮疹特点和淋巴结肿大等临床表现不难做出诊断。不典型病例借助病原学检查手段。与其他出疹性疾病鉴别见表9-1。

【预防和治疗】

1. 一般预防　重点预防妊娠期妇女,无论是否患过风疹或接种过风疹疫苗,均应尽量避免与风疹患者接触,以免感染或再感染。

2. 主动和被动免疫　风疹减毒活疫苗接种者95%产生抗体,尚无疫苗致畸证据。孕早期接触病人后3天内可肌内注射免疫球蛋白0.55ml/kg。

3. 治疗　主要为对症治疗,宜卧床休息,给予富营养又易消化的食物。可给予清热解毒类中药。对先天性风疹综合征患者的各种缺陷,应作相应处理。

三、幼儿急疹

幼儿急疹(exanthem subitum)是常见于婴幼儿的急性出疹性传染病。临床特征为高热3~4天后热退出疹。

【病原和流行病学】

人类疱疹病毒(human herpes virus,HHV)6型和7型(HHV-6和HHV-7)是该病的主要病因,前者约占66%,后者约占23%,其余由其他病毒如埃可病毒16型、腺病毒和副流感病毒等引起。本病90%发生于2岁以内,6~18月龄为发病高峰年龄段。大多为散在发病。病后获持久免疫。

【临床表现】

潜伏期一般为5~15天。

1. 发热期　常突起高热,持续3~5天,症状和体征(咽、扁桃体轻度充血和头颈部浅表淋巴结轻度肿大)轻微,与高热不相称。高热初期可伴惊厥,发生率为5%~10%。

2. 出疹期　病程第3~5天体温骤退,同时或稍后出现散在玫瑰色斑疹或斑丘疹(文末彩图9-4),压之褪色,很少融合,首现于躯干,迅速波及颈、脸和四肢,持续1~2天内很快消退,无色素沉着和脱皮。偶有并发脑炎和血小板减少性紫癜。

【实验室检查】

1. 血常规　多表现为白细胞总数减少,伴中性粒细胞减少。

2. 病原学检查　在发病3天内取外周血淋巴细胞或唾液分离HHV-6或检测病毒抗原与基因;或检测血清HHV-6特异性IgM。

【诊断】

本病在发热期诊断比较困难,若患儿全身症状体轻微与高热不相一致,外周血血常规中白细胞总数和中性粒细胞减少,应考虑之。一旦高热骤退同时出现皮疹,就很容易建立临床诊断。非典型病例可借助病原学诊断方法予以确诊。

【治疗】

一般不需特殊治疗,主要是对症处理,尤其对高热病人应予以退热镇静剂;增加水分和营养供给。

四、水痘

水痘(varicella,chickenpox)是一种传染性很强的出疹性疾病。其临床特点为皮肤和黏膜相继出现和同时存在斑疹或丘疹、水疱疹、结痂等各类皮疹。

【病原和流行病学】

病原为水痘-带状疱疹病毒(varicella-zoster,VZV),属疱疹病毒科α亚科,基因组为双股DNA,其抗原与单纯疱疹病毒有部分交叉反应。初次感染患水痘,随后病毒潜伏在神经节内,在机体免疫低下时可活化增殖,引起带状疱疹。传染源为水痘和带状疱疹患者,以前者为主,从水痘发病前1~2天至结痂都有传染性,主要经呼吸道或接触疱疹液而传播。人群普遍易感。水痘多见于儿童,2~6岁为发病高峰。冬春季多发。孕妇病毒血症期可将病毒经胎盘传染给胎儿。我国大多数育龄妇女早年患过水痘,故孕妇水痘发病率低。

【发病机制和病理改变】

病毒自上呼吸道黏膜侵入,在局部淋巴结内繁殖,然后侵入血液,约在感染后5天发生第一次病毒血症。病毒到达肝脾和其他脏器内增殖后再次入血(第二次病毒血症),此时病毒侵入皮肤(感染后平均14天)。

水痘病变初为皮肤真皮层毛细血管内皮细胞肿胀,血管扩张充血;随后,棘细胞层上皮细胞肿胀溶解,间质液积聚,形成单房水疱疹;当多形核细胞侵入时疱疹液转为云雾状;然后,疱疹液被吸收,形成结痂。水痘肺炎时见间质性肺炎伴结节性实变性出血区。水痘脑炎主要为白质区血管周围脱髓鞘病变。

【临床表现】

潜伏期10~21天,平均14天。

1. 典型水痘 少有前驱症状如低热、不适等,持续1~2天。皮疹初见于发际处,而后成批出现于躯干至头面部和四肢,呈向心性分布,初呈红色斑疹或丘疹,6~8小时内变成水痘疹(文末彩图9-5),然后结痂,伴瘙痒。皮疹可波及口鼻眼和生殖道等黏膜处。各期皮疹同时存在是其特征。病情差异较大,病程长短不一。

2. 重症水痘 见于先天或获得性免疫缺陷者。表现为进行性弥漫性水痘疹,伴持续高热。皮疹呈离心性分布,常为大疱型或出血性疱疹(文末彩图9-6),持续2周或更久。常并发水痘肺炎和血小板减少致出血。严重出血或并发DIC时危及生命。

3. 先天性水痘综合征(congenital varicella syndrome) 孕母孕20周前患水痘或带状疱疹,其胎儿可发生本病。最突出的临床特征是锯齿状皮肤瘢痕(cicatrix)。其他包括肢体发育不良(1个或多个肢体短小或畸形)、眼部异常(脉络膜视网膜炎、小眼畸形、白内障和眼球震颤)、中枢神经系统损害(大脑皮层萎缩、小头畸形、癫痫发作和肌麻痹等)和低出生体重等。病死率高达30%以上。

4. 新生儿水痘 孕妇在分娩前后1周内患水痘常引起新生儿水痘。若孕妇在分娩前1周之内患水痘,其新生儿多于生后5~10天发生严重致死性水痘,皮疹广泛,呈出血性,伴发热并常累及肺和肝脏,病死率高达30%。若孕母在产前1周之前患病,其新生儿则多在生后4天内发病,但病情不重。

【并发症】

1. 继发皮肤细菌感染 病原多见金黄色葡萄球菌和链球菌。

2. 脑炎 多发生于出疹后第2~6天或出疹前或病愈后,与一般病毒性脑炎相似。

3. 肺炎 多见于免疫缺陷者和新生儿。于病后1~6天发生,表现为发热、咳嗽、呼吸困难、咯血、胸痛和肺部啰音。胸片示肺门周围结节状或粟粒状影。

4. 其他 轻度肝炎相当常见。轻度血小板减少发生率1%~2%。其他罕见并发症有小脑共济失调、横贯性脊髓炎、周围神经炎、肾炎、肾病综合征、溶血-尿毒综合征、关节炎、心肌炎、心包炎、胰腺炎和睾丸炎等。

【病原学检查】

1. 病毒分离 取出疹后3~4天内疱疹液拭子分离病毒。

2. 病毒抗原 免疫标记法检测疱疹拭子或活检标本中VZV抗原。

3. 特异性抗体 双份血清特异性IgG滴度≥4倍增高或特异性IgM阳性提示近期感染。>8个月婴儿持续存在抗VZV IgG提示先天性水痘可能。

【诊断和鉴别诊断】

根据流行病学资料和典型水痘皮疹特征,不难作出临床诊断。普通水痘需与丘疹样荨麻疹、脓疱病和手足口病等鉴别。

1. 丘疹样荨麻疹　多发生于虫咬后或与食物过敏有关。皮疹成批出现,多见于四肢伸面,为红色丘疹或丘疱疹,皮疹质坚,疱壁厚而不易破,瘙痒常较明显,可迁延数周至数月。

2. 脓疱病　为化脓菌引起的化脓性疱疹,疱液涂片或培养可检出细菌。

3. 手足口病　由肠道病毒引起。皮疹多见于手足和臀部,初为斑丘疹,后转为小疱疹,不结痂;口腔黏膜见小疱疹和溃疡,常伴发热,病程 1 周左右。

【预防】

1. 一般预防　隔离病人直至全部皮疹结痂为止。易感的免疫抑制儿童和孕妇应避免接触水痘患者,甚至接种水痘减毒活疫苗者。

2. 主动和被动免疫　接种水痘减毒活疫苗(VZV Oka 株),70%～85%能完全预防水痘,100%能预防严重水痘。高危人群接触传染源后 10 天内可肌内注射 VZV 免疫球蛋白(VZIG)预防:每 10kg 体重 1.25ml(125U),最大剂量 5ml(625U);新生儿为 125U。被动免疫保护期为 3 周。

3. 药物预防　免疫正常儿童在潜伏期口服阿昔洛韦:40mg/(kg·d),分 4 次,连用 5 天,可预防水痘发生。

【治疗】

1. 抗病毒治疗　首选阿昔洛韦(acyclovir,ACV)。重症水痘、围生期感染和有并发症的新生儿水痘需静脉用药,推荐剂量为 30mg/(kg·d),q8h 给药(静脉滴注≥1 小时),肾功不良者减至 1/3～1/2 量,连用 7 天或停出新皮疹后 48 小时为止。最好在出疹后 2～3 天内开始用药。口服用药适于≥1 岁无并发症但有慢性皮肤或肺部疾病、短期或间断或吸入性使用激素、长期服用水杨酸制剂者,80mg/(kg·d),分 4 次服(每次≤800mg),连用 5 天。伐昔洛韦(valacyclovir)口服后易吸收并快速转化为 ACV,儿童推荐剂量为 15mg/(kg·d),分 2 次口服,连用 5 天。对 AVC 耐药者可选择静脉用膦甲酸(foscarnet,PFA)。皮疹局部可涂搽 3%ACV 霜剂或软膏。

2. 对症治疗　皮疹瘙痒时可局部应用炉甘石洗剂或口服抗组胺药。剪短指甲避免抓破皮疹继发细菌感染。发热时给予布洛芬或对乙酰氨基酚,避免使用阿司匹林以免增加并发瑞氏综合征的风险。针对并发症进行相应对症治疗。

五、流行性腮腺炎

案例 9-2

8 岁男孩,昨天始略感不适,今早感左侧耳根处疼痛,无明显发热和咳嗽。同班有同学发生类似表现。查体:神清,左侧耳垂下方轻触痛,局部无明显肿胀,左颌下腺肿大伴触痛,左腮腺导管开口无明显红肿,心肺无异常。

思考:

1. 该患儿最可能患什么疾病?

2. 应注意追踪观察哪些症状和体征?在疾病过程中该患儿若发生哪些情况需要就医甚至住院?

流行性腮腺炎(epidemic parotitis,mumps)是由腮腺炎病毒引起的急性呼吸道传染病。腮腺肿大为其主要临床特征,可并发脑膜脑炎和胰腺炎等。

【病原和流行病学】

腮腺炎病毒(mumps virus)属副黏病毒,基因组为单股负链 RNA。传染源为病人(腮腺肿大前 7 天到后

9 天唾液带病毒)和隐性感染者。病毒经呼吸道传播。孕妇孕早期患病可将病毒经胎盘传染胎儿。人群普遍易感,好发年龄为 5~14 岁,常在集体机构中流行。冬春季为高峰季节。感染后获终身免疫。婴儿有母体被动抗体保护(维持 9 个月)很少发病。

【发病机制和病理改变】

病毒先在上呼吸道黏膜上皮内增殖,随后发生病毒血症,将病毒传播至腺样组织或其他部位。唾液腺感染最为突出,其他包括内耳、胰腺、心脏、神经系统(脑膜和脑)、关节、肾、肝、性腺和甲状腺。在唾液腺,病毒感染小管上皮细胞引起腺管周围间质水肿和局部炎症反应,炎性细胞浸润与感染细胞脱落使管腔阻塞。脑膜脑炎时,可见脑室周围单核细胞浸润、散在噬神经细胞病灶和小神经胶质细胞增生、脑室周围脱髓鞘病变。睾丸炎时,病毒在细精管增殖,引起间质水肿和淋巴细胞浸润。胰腺受累时,胰导管上皮细胞肿胀、坏死脱落,与炎性渗出物等阻塞管腔,致胰液潴留。

【临床表现】

潜伏期为 12~25 天。30%~40% 为隐性感染。

腮腺炎最为常见。典型病例先有发热(一般 3~7 天)、头痛、厌食和不适。在 24 小时内发生"耳痛",咀嚼时加剧。次日腮腺渐肿大,以耳垂为中心呈马鞍形伴轻触痛(文末彩图 9-7),持续 4~5 天后逐渐缩小,数日内可累及对侧。腮腺管口红肿(文末彩图 9-8),有助于诊断。其他唾液如颌下腺或舌下腺可同时肿大,或单独肿大。整个病程历时 6~10 天。

【并发症】

1. 脑膜脑炎　表现为发热、头痛、呕吐及颈项强直,很少惊厥。脑脊液呈无菌性脑膜炎改变。临床经过良好,一般无后遗症。

2. 睾丸炎和附睾炎　10 岁后男性 20%~35% 发生,多为单侧。突起发热、寒战、头痛、恶心呕吐和下腹痛。睾丸肿胀、疼痛和变硬,随热退肿痛消失,但坚硬可持续较久。约半数病例日后睾丸发生萎缩。常为单侧受累,很少影响生育。

3. 胰腺炎　突起上腹疼痛和紧张感,伴发热、寒战、软弱和反复呕吐。

4. 其他　卵巢炎、甲状腺炎、乳腺炎、泪腺炎、关节炎、肝炎、间质性肺炎、肾炎、心肌炎和神经炎等。

【病原学检查】

1. 病毒分离　取急性期唾液和脑膜脑炎发生后 5 天内脑脊液分离病毒。

2. 血清特异性 IgM　阳性提示近期感染。

【诊断和鉴别诊断】

根据流行病学接触史和典型腮腺炎易建立诊断。缺乏腮腺炎或接种过疫苗者需行病原学诊断。需与急性淋巴结炎、急性化脓性腮腺炎、复发性腮腺炎和其他病毒所致腮腺炎鉴别。

1. 急性淋巴结炎　耳前、下颌角或颈根部淋巴结炎易与腮腺炎混淆,颌下淋巴结炎易与颌下腺炎混淆。上述淋巴结炎常继发于口咽部或头面部感染,腮腺管口无红肿,常伴外周血白细胞总数和中性粒细胞增高。

2. 急性化脓性腮腺炎　多由金黄色葡萄球菌经腮腺导管口侵入引起,腮腺局部红肿和触痛明显,挤压后可见脓液自腮腺导管口流出,伴有外周血白细胞总数和中性粒细胞增高。

3. 复发性腮腺炎　病因不明,可由感染、药物过敏或腮腺管结石引起。腮腺反复肿大。腮腺造影检查有助于发现结石。

【预防和治疗】

1. 一般预防　隔离患者至腮腺肿胀消退为止。易感孕妇应避免接触病人。

2. 疫苗接种　麻疹-腮腺炎-风疹(MMR)三联疫苗的抗体阳转率可达 95% 以上,推荐 1 岁以上儿童普遍接种。

3. 治疗　主要为对症治疗。急性期注意休息,补充水分和营养,避免酸性饮食;高热者给予退热剂;腮腺肿痛时酌情给予镇痛剂,也可局部温敷(因人而异)。可口服中药板蓝根,或用青黛散调醋局部涂敷。睾丸炎时,局部冷湿敷,并将阴囊吊起。胰腺炎或脑膜炎时,应作相应处理。

六、手足口病

手足口病(hand-foot- mouth disease)是由肠道病毒引起的以手、足、口和臀等部位散在斑丘疹和疱疹为特征的出疹性疾病。大多预后良好,少数病例出现脑膜炎、脑炎、脑脊髓炎、肺水肿及循环衰竭等重症表现。

【病原和流行病学】

主要病原为肠道病毒属的柯萨奇病毒 A16(CoxA16)和肠道病毒 71 型(EV71),其他肠道病毒如柯萨奇病毒 A5、A7、A9、A10 以及柯萨奇病毒 B2、B5 也可引致。肠道病毒属小核糖核酸病毒科,病毒基因组为单股正链 RNA。患者和隐性感染者是重要传染源。主要经消化道、呼吸道及密切接触等途径传播。多发生于学龄前儿童,3 岁以下发病率最高。夏秋季高发,可在幼托机构内局部暴发流行。感染后获得对同型病毒的持久免疫力。

【发病机制和病理改变】

肠道病毒首先侵入上呼吸道或肠道上皮细胞,扩散到引流淋巴结内增殖后形成二次病毒血症,随后侵入皮肤黏膜、内脏和中枢神经系统等。重型或危重型病例主要由 EV71 病毒引起,病毒广泛损伤中枢神经系统尤其是脑干和延髓组织,致使交感神经活动明显升高和儿茶酚胺大量释放,引发全身及中枢神经系统的强烈炎症反应和异常免疫反应,可能是最终导致急性左心衰竭和急性肺水肿或肺出血的主要机制。疱疹含炎性分泌液和炎性细胞浸润;脑膜脑炎时有局灶性炎性细胞浸润、神经细胞和间质细胞溶解坏死等。心脏等脏器受累大多有局灶性细胞坏死和炎性细胞浸润。

【临床表现】

潜伏期多为 2~14 天,常见 3~5 天。

1. 普通型　初有发热和口痛,可伴轻咳、流涕和咽痛。口腔黏膜见散在小疱疹或浅溃疡(文末彩图 9-9)。手足皮疹以指(趾)间多见,初为斑丘疹,后转为疱疹,3~7mm 大小,基部坚实,疱皮稍厚,周有红晕(文末彩图 9-10);皮疹可延至肢体、臀部或会阴部,呈离心性分布。皮疹一般在 2~3 天内自行吸收,而口腔疱疹及溃疡大多 1 周内自愈。部分病例仅表现为皮疹或者疱疹性咽峡炎。大多预后良好。

2. 重型　绝大多数由 EV71 引起,多见于 3 岁以下。病情进展迅速,多在发病 1~5 天内出现以下重症表现,极少数病情危重,可致死亡。

(1) 神经系统:精神差或嗜睡;头痛,呕吐,易惊,谵妄,惊厥,甚至昏迷;肢体抖动,肌阵挛,眼球震颤,共济失调,眼球运动障碍;肌无力或急性弛缓性麻痹。腱反射减弱或消失,脑膜刺激征阳性,病理征阳性。

(2) 呼吸系统:呼吸浅促或节律改变,口唇发绀,咳嗽,伴白色或粉红色或血性泡沫样痰;肺部湿啰音。

(3) 循环系统:面色苍灰、皮肤花纹、四肢发凉,指(趾)发绀;出冷汗;毛细血管再充盈时间延长;心率增快或减慢,脉搏浅速或减弱甚至消失;血压升高或下降。

【诊断和鉴别诊断】

1. 临床诊断　根据流行病学接触史,临床有发热伴手、足、口及臀部皮疹等特点可作出临床诊断。

2. 病原学诊断　符合下列之一者即可确诊:①肠道病毒(CoxA16、EV71 等)特异性核酸检测阳性;②分离并鉴定为 CoxA16、EV71 或其他肠道病毒;③急性期与恢复期双份血清 CoxA16 或 EV716 等肠道病毒中和抗体有 4 倍以上升高。

3. 鉴别诊断　需与以下疾病相鉴别:

(1) 其他出疹性疾病:普通病例需与水痘、丘疹性荨麻疹、不典型麻疹和带状疱疹等鉴别。可根据流行病学资料,皮疹形态和部位,出疹与发热关系,有无淋巴结肿大等进行鉴别。病原学诊断是鉴别的重要依据。

(2)疱疹性龈口炎:由单纯疱疹病毒引起。疱疹局限于口腔内,可波及口唇和唇周皮肤,常伴有牙龈红肿,常有高热,易并发颈部淋巴结炎。

(3)其他病毒所致脑炎或脑膜炎:皮疹不典型或无皮疹的重症病例需与其他病毒所致脑炎或脑膜炎鉴别,应根据流行病学史,尽快留取标本进行病毒学或血清学检查予以病原学诊断与鉴别。

4. 重症病例的早期识别　出现以下特征:①持续高热不退;②精神差、呕吐、易惊、肢体抖动及无力;③呼吸和心率增快;④出冷汗,末梢循环不良;⑤高血压;⑥外周血白细胞计数明显增高;⑦高血糖,需警惕在短期内发展为重型,应密切观察病情变化,及时有针对性地做好救治工作。

【治疗】

1. 一般治疗　普通型病例应注意隔离,避免交叉感染;适当休息,饮食清淡富于营养,做好口腔和皮肤护理。口腔疱疹溃疡可用碳酸氢钠漱口液等含漱口腔,每日数次,或局部选用青黛散、双料喉风散及冰硼散等,每日2~3次。发热较高病儿可用退热药或中西医结合疗法。

2. 重症病例的治疗

(1)神经系统病变的处理:①控制颅内高压:限制入量,给予甘露醇降颅压治疗,每次0.5~1.0g/kg,每4~8小时1次。②酌情应用糖皮质激素:参考剂量:甲泼尼龙1~2mg/(kg·d);地塞米松0.2~0.5mg/(kg·d),病情稳定后尽早减量或停用。病情凶险者可考虑加大剂量,如在2~3天内给予甲泼尼龙10~20mg/(kg·d)。③酌情静脉用免疫球蛋白:总量2g/kg,分2~5天给予。④其他对症治疗:包括降温、镇静及止惊。

(2)呼吸和循环衰竭的处理:①保持呼吸道通畅,吸氧;确保两条静脉通道;监测呼吸、心率、血压和血氧饱和度;头肩抬高15°~30°;留置胃管和导尿管;②液体量:在维持血压稳定情况下,限制液体入量(有条件者监测中心静脉压、心功能及有创动脉压);③机械通气:呼吸功能障碍时及时正压机械通气。推荐呼吸机初调参数:氧浓度80%~100%,PIP 20~30cmH₂O,PEEP 4~8cmH₂O,f 20~40次/min,潮气量6~8ml/kg;根据血气和胸部影像学改变随时调整,如有肺水肿和肺出血时,应增加PEEP;④药物应用:根据血压和循环变化可选用米力农、多巴胺及多巴酚丁胺等药物;酌情应用利尿剂。

(3)其他治疗:①保护重要脏器功能,维持内环境稳定;②监测血糖变化,严重高血糖时可应用胰岛素;③抑制胃酸分泌:可应用胃黏膜保护剂及抑酸剂等;④继发感染时给予抗生素治疗。

第二节　细菌性疾病

一、猩红热

猩红热(scarlet fever)是由化脓性链球菌引起的急性出疹性传染病。临床以发热、咽炎、草莓舌、全身鲜红皮疹、疹退后糠屑样或片状脱皮为特征。

【病原和流行病学】

病原为能释放红疹毒素的化脓性链球菌。猩红热、链球菌咽峡炎病人和健康带菌者都是传染源。主要经空气飞沫传播,或经皮肤伤口或产道入侵,后者称外科型或产科型猩红热。多见于学龄前和学龄儿童。多发生于温带地区和冬春季。

【发病机制和病理改变】

化脓性链球菌侵入后,由于其外层荚膜和细胞壁中的M蛋白具有抗吞噬作用而快速繁殖,细菌产生透明质酸酶、链激酶和链道酶等使其易于在组织中扩散,细菌同时产生毒素如红疹毒素(又称致热外毒素)和溶血素等在其致病机制中发挥作用。红疹毒素可引起真皮层毛细血管充血、水肿和炎性细胞浸润等,形成红色皮疹。

【临床表现】

潜伏期1~7天，外科型1~2天。

1. 普通型　典型病例分3期：

（1）前驱期：急起发热38~39℃，重者40℃以上，伴咽痛、头痛和腹痛。咽及扁桃体充血显著，可见脓性分泌物。有软腭细小红疹或出血点及红草莓舌。

（2）出疹期：皮疹多于发病24小时左右迅速出现，初见颈部、腋下和腹股沟，24小时内遍及全身，呈密集而均匀红色细小丘疹，疹间皮肤弥漫性潮红（文末彩图9-11）。有环口苍白圈（circumoral pallor）、帕氏线（Pastia line，皮肤皱褶处密集皮疹和出血点形成的横纹线）和腹部/手足处粟粒疹（miliary sudamina）等特征性表现。

（3）恢复期：皮疹于3~5天后开始按出疹顺序逐渐消退。疹退后开始脱皮，面部躯干呈糠屑样（文末彩图9-12），手足及肢体可呈大片脱皮，无色素沉着。

2. 轻型　低热或不热，皮疹稀少色淡，常因脱皮或患肾炎才得以回顾诊断。

3. 重型（中毒型）　高热，全身中毒症状严重（嗜睡、谵妄、惊厥及昏迷）。皮疹常伴瘀点；可并发咽后壁脓肿和颈部蜂窝织炎、心肌炎、感染性休克、败血症和脑膜炎等。病死率高，现已罕见。

4. 外科型　皮疹从伤口开始，再波及全身。伤口处有局部化脓性炎症，无咽炎及草莓舌。

【诊断和鉴别诊断】

根据发热、咽炎、红草莓舌和皮疹特征，外周血白细胞总数和中性粒细胞增高，可作出临床诊断。咽拭子或脓性分泌物培养出化脓性链球菌可确诊。感染后1~3周检测抗链球菌溶血素O增高有助病原诊断。需与麻疹等其他出疹性疾病鉴别（见表9-1）。

【预防】

隔离患者至痊愈及咽拭子培养阴性。消毒处理患者的分泌物及污染物，戴口罩检查患者。曾密切接触患者的易感儿可口服青霉素或头孢霉素3~5天。

【治疗】

首选青霉素抗菌治疗，疗程7~10天。青霉素过敏或耐药者可选用头孢菌素类治疗。重者可联用2种抗生素。急性期卧床休息，供给充足水分和营养，注意皮肤保持清洁，防止继发感染。

二、中毒型细菌性痢疾

案例9-3

2岁半男孩，2天前开始发热伴腹泻、大便带黏冻，每天7~8次。今日突然高热达40℃左右，精神萎靡，呕吐数次，1小时前突起惊厥，神志丧失。查体：T 39.5℃，呼吸浅快，面色略显灰白，双侧瞳孔等大，光反射迟钝，四肢肌张力高，时有强直和抽动；心率100次/min，心音低钝；肝肋下1cm，质软，脾未及。

思考：

1. 该患儿最可能患什么疾病？

2. 急需做什么检查以帮助初步诊断？

3. 需采取哪些抢救措施？

4. 进一步监测的内容和实验室检查有哪些？

中毒型细菌性痢疾（bacillary dysentery，toxic type）是急性细菌性痢疾的危重型，起病急骤，突发高热、惊厥和神志障碍，病情迅速恶化，若不及时抢救，很快发生呼吸和（或）循环衰竭而死亡。

【病原和流行病学】

病原为志贺菌(Shigella)属革兰氏阴性杆菌,具有菌体抗原(O抗原)和表面抗原(K抗原),根据O抗原决定血清群和血清型,共分为四个血清群,A群:痢疾志贺菌病原为志贺菌属(Shigella)革兰氏阴性杆菌,具有菌体抗原(O抗原)和表面抗原(K抗原),根据O抗原决定血清群和血清型,共分为四个血清群,A群:痢疾志贺菌(Shigella dysenteriae),12个血清型;B群:福氏志贺菌(Shigella flexneri),15个血清型;C群:鲍氏志贺菌(Shigella boydii),18个血清型;D群:宋内志贺菌(Shigella sonnei),1个血清型。我国以福氏志贺菌多见,其次为宋内志贺菌。志贺菌易发生变异,包括耐药性变异。

人是志贺菌的唯一宿主和传染源,患者和带菌者为传染源。急性期排菌量最大,传染性最强;慢性菌痢和带菌者是非流行季节的主要传染源,主要通过污染的手、食物、水源、生活接触或借媒介苍蝇等方式,经粪-口途径传播。人群普遍易感。夏秋季为高发季节。中毒型痢疾多见于2~7岁儿童。

【发病机制和病理改变】

中毒型痢疾的发病机制尚不十分明确,可能与机体对细菌毒素产生异常强烈炎症反应有关。志贺菌依靠其多肽毒素侵入结肠上皮细胞内繁殖;细菌裂解后产生大量内毒素与少量外毒素如志贺毒素和肠毒素等。内毒素使肠壁通透性增高;入血后引起高热、毒血症、急性微循环障碍和血管内皮损伤,进而导致休克、DIC和脑水肿,严重病例可发生多器官功能衰竭。结肠可见浅表溃疡、局灶性出血、黏膜水肿、充血和易脆。死亡病例可见脑水肿突出,以脑干和第四脑室周围为著伴脑细胞变性;肺内可见肺泡内出血、肺泡和间质水肿和小血管血栓形成;心肌瘀血、间质水肿和细胞变性。

【临床表现】

潜伏期为数小时至1~2天。起病急骤,常突发高热(39~40℃),少数体温不升;精神萎靡,反复惊厥,迅速发生呼吸衰竭、休克或昏迷。早期肠道症状多不明显,腹泻腹痛或轻或无。也有病例在发热伴脓血便2~3天后发展为中毒型痢疾。临床上按主要表现分为三型:

1. 脑型 以脑微循环障碍为主。早期表现为精神萎靡、嗜睡、呕吐及头痛,血压偏高,四肢肌张力增高。随病情进展出现频繁或持续性惊厥,意识障碍加重,甚至昏迷,颅高压危象或脑疝征象,如瞳孔不等大、对光反应迟钝或消失;呼吸节律不齐或有双吸气、叹息样呼吸或下颌呼吸等呼吸衰竭表现。

2. 休克型 以皮肤内脏微循环障碍为主。轻度表现为神志尚清楚,但有萎靡或烦躁,面色苍白,末梢发绀,手足发凉,脉搏细数,呼吸增快,尿量略少,血压正常或偏低,脉压20~30mmHg。重度出现意识障碍,面色苍灰,末梢循环更差,四肢湿冷,明显少尿或无尿,血压下降或测不出,脉压<20mmHg,可伴心、肺及肾脏等多器官系统功能障碍。

3. 混合型 上述2型表现同时存在或先后出现,病情最为严重,易发生多器官功能衰竭,病死率极高。

【辅助检查】

1. 大便常规 病初可正常,以后出现脓血黏液便,镜检可见大量脓细胞、红细胞和吞噬细胞。

2. 血常规 白细胞总数增高至$(10~20)×10^9/L$以上,以中性粒细胞增高为主,可见核左移。疑有DIC时应动态监测,可见血小板进行性减少。

3. 细菌培养 在病初1~2天采取粪便样本阳性率较高。应尽可能取脓血便部分送检,多次培养可提高阳性率。血培养亦有助病原诊断。

4. 其他病原学检查 应用免疫标记技术检测大便标本中志贺菌特异性抗原;采用核酸杂交或PCR法检测志贺菌特异性基因片段。

5. 其他检查 中心静脉压测定、甲皱微循环观察、眼底检查、心电图、肝肾功能和动脉血气分析等有助于评估血液循环、颅内压和重要脏器功能;凝血功能检测有助确定DIC及指导治疗。

【诊断和鉴别诊断】

2~7岁儿童在夏秋季节突起高热,伴有反复惊厥、脑病和(或)休克表现者,均应考虑到中毒型痢疾;及时取粪便(可用冷盐水灌肠取样)镜检有大量脓细胞和红细胞可初步诊断;大便细菌培养检出志贺菌即可确诊。需与下列疾病进行鉴别。

1. 高热惊厥　多见于6个月~3岁小儿,常在体温快速升高时出现惊厥,多不反复发作,止惊后一般情况良好,既往多有高热惊厥史,粪便常规检查正常。

2. 流行性乙型脑炎　流行季节(7~9月份)与中毒型痢疾相同,有高热、惊厥、意识障碍等相似表现,但脑膜刺激征可阳性,脑脊液检查多有改变,而粪便常规检查正常。

3. 肠炎和结肠炎　由其他细菌如致病性大肠埃希菌、鼠伤寒沙门菌、葡萄球菌及嗜盐菌等感染所致肠炎亦多见于婴幼儿阶段,夏秋季发病率高,以发热、呕吐、腹泻等症状为主,大便亦可为脓血便。但病情不如中毒型痢疾凶险,进展较慢,少见严重中毒性脑病和频繁惊厥,主要依赖致病菌培养结果予以鉴别。

【治疗】

由于病情危重,进展迅猛,必须迅速积极抢救。

1. 一般处理　密切监测生命体征、神志和瞳孔变化及尿量;吸氧和保持气道通畅,必要时辅助呼吸;维持水、电解质和酸碱平衡。

2. 降温止惊　可综合采用物理(冷盐水灌肠、置冰袋于头部、腋窝及腹股沟等处或用冰毯)、药物降温或亚冬眠疗法:氯丙嗪、异丙嗪各0.5~1mg/kg肌内注射或稀释后静脉滴注;每隔2~5小时重复一次,冬眠时间维持12~24小时。惊厥不止者,可静脉注射地西泮或水合氯醛溶液灌肠或肌内注射苯巴比妥钠等。

3. 防治脑水肿和呼吸衰竭　首选20%甘露醇,每次1g/kg,静脉快速注入,3~6小时重复一次,或与利尿剂交替使用,严重病例可短期加用地塞米松静脉推注。如有早期呼吸衰竭表现者应及早使用呼吸机辅助呼吸。

4. 防治循环衰竭

(1) 扩充血容量和纠正酸中毒:早期首选静脉快速输入2∶1等渗晶体液,20ml/kg,若无改善,可每次10~20ml/kg再次输注,总量最多可达40~60ml/kg,必要时给予白蛋白。参考血气分析结果适量调整碱性溶液用量,有尿后补钾,注意补钙。休克基本纠正后用含钾生理维持液维持输液,头24小时维持输液量应控制在50~80ml/kg。

(2) 血管活性药物:在充分扩容基础上应用血管活性药物以改善微循环。①多巴胺:5~10μg/(kg·min),静脉持续泵注,观察血压以调整剂量。②肾上腺素:0.05~2μg/(kg·min),静脉持续泵注,可逆转多巴胺难以纠正的休克。③去甲肾上腺素:0.05~0.3μg/(kg·min),静脉持续泵注,暖休克或多巴胺抵抗时首选。④莨菪碱类药物:如山莨菪碱(654-2)、东莨菪碱和阿托品。⑤正性肌力药:常用多巴酚丁胺5~10μg/(kg·min),静脉持续泵注,用于伴心功能障碍和休克纠正欠佳时。还可选用磷酸二酯酶抑制剂氨力农和米力农。

(3) 强心药物:一般在首批快速输液后常规给予强心药物毒毛花苷K或去乙酰毛花苷,已有心功能不全者宜早期应用。

(4) 肾上腺皮质激素:重症者多主张早期、大剂量、短程应用肾上腺皮质激素,如每次地塞米松1mg/kg。

(5) 纳洛酮:能有效提高血压和心肌收缩力,同时改善脑血流量和减轻脑水肿,首剂0.01~0.05mg/kg,静脉注射,随后0.01~0.02mg/(kg·h),维持静脉滴注4~5小时,连用3~5天。

5. 防治DIC　出现D-二聚体明显增高或伴纤维蛋白原增高,宜尽早选用低分子肝素钙每次50~100U/kg,皮下注射,q12h。低凝阶段补充凝血因子如纤维蛋白原、凝血酶原复合物或冰冻血浆等。纤溶阶段选用抗纤溶药物如氨甲环酸(每次10mg/kg)、氨甲苯酸(每次8~10mg/kg)或氨基己酸(每次0.08~0.12mg/kg)。

6. 抗菌治疗　应选用强有力的广谱抗菌药物。宜选用第三代头孢菌素如头孢哌酮钠或头孢噻肟钠等药物,宜静脉给药,待病情稳定后可改口服,疗程7~10天。

第三节　传染性单核细胞增多症

案例 9-4

6 岁女孩,5 天前发热,体温高达 39.5℃ 左右,伴咽部不适和躯干部皮疹,静脉用"青霉素类抗生素"4 天病情无明显好转,今发现右颈上部肿胀。查体:T 39.5℃;躯干部散在红色斑丘疹;右颈上 1/3 段扪及数个肿大淋巴结,最大直径约 3cm;咽部充血,双侧扁桃体 Ⅱ 度肿大,表面有淡黄色分泌物;心肺未闻及异常;肝肋下 2.5cm,质尚软,脾肋下 1.5cm,质软。

思考:

1. 该患儿目前需要做哪些实验室检查帮助诊断?

2. 最可能患什么疾病? 需与哪些疾病相鉴别?

传染性单核细胞增多症(infectious mononucleosis,IM),简称传单。临床以发热、咽峡炎和淋巴结肿大及外周血淋巴细胞总数和异型淋巴细胞增多为特征。典型传单主要由 EB 病毒(Epstein-Barr virus,EBV)感染引起,除免疫缺陷者有严重并发症外,大多恢复较好。其他病原如人巨细胞病毒(human cytomegalovirus,HCMV)、HHV-6、弓形虫、腺病毒、风疹病毒、甲型和乙型肝炎病毒等也可引起类似临床表现,又称类传染性单核细胞增多症(infectious mononucleosis-like illnesses)。本节主要介绍 EB 病毒相关性传单。

【病原和流行病学】

EB 病毒属于疱疹病毒 γ 亚科,基因组为双股 DNA,有 EB 核抗原(EBNA)、膜抗原(MA)、早期抗原(EA)及病毒衣壳抗原(VCA)等多种抗原。EBV 具有使靶淋巴细胞无限增殖的能力和潜伏-活化的特性。病毒在外界环境中生存力弱,主要存在于患者口咽分泌物和 B 淋巴细胞中。

原发感染者为传染源,常持续或间歇从唾液中排病毒数月之久。接触含病毒唾液是其主要传播方式,偶经输血传播。尚无性传播和母婴传播的流行病学证据。我国 3~5 岁儿童抗 VCA IgG 阳性率已达 90% 以上。

【发病机制和病理】

EB 病毒从口咽部侵入机体,先在唾液腺导管、颊黏膜和咽部上皮细胞内复制,然后感染黏膜下具 CD_{21} 受体(或称 CR2)的成熟 B 淋巴细胞,引起 B 细胞活化。某些 T 细胞也存在 CD_{21} 受体可被感染。感染淋巴细胞进入血液循环,至骨髓和各淋巴器官内无限增殖。EBV 可长期潜伏在 B 细胞或鼻咽部上皮细胞内,或呈持续低水平复制状态。

病毒刺激机体产生 IgA、IgM(抗 VCA IgM 在感染早期出现,持续 2~3 个月)和 IgG(抗 VCA-IgG 在 IgM 之后出现,抗 EBNA-IgG 在恢复期出现,两者持续终生;抗 EA-IgG 出现于急性晚期,常于感染后 6~12 个月消失),还可致多克隆 B 细胞活化,产生自身抗体如嗜异性抗体、类风湿因子和抗细胞骨架成分抗体。机体抑制感染细胞增殖的机制包括 NK 细胞和细胞毒性 T 细胞诱导感染 B 细胞增殖能力的退化;抑制性 T 细胞和干扰素抑制 B 细胞增殖与免疫球蛋白合成。

病理改变为淋巴结滤泡增多增大,生发中心增大及核心见母细胞、组织细胞和淋巴细胞。脾脏充血伴局灶性出血,脾包膜和小梁水肿增厚伴淋巴样细胞浸润。肝细胞轻微肿胀和空泡形成,门脉区细胞浸润。神经系统病变包括神经元变性、血管周围出血和星状细胞增生以及小单核细胞浸润。

【临床表现】

潜伏期一般 30~50 天,年幼儿童可较短。

1. **传染性单核细胞增多症** 常先有 2~3 天前驱表现:头痛、不适、乏力及厌食等,然后出现下列典型征象,若无并发症,病程一般为2~4周,偶可延至数月。

(1) 发热、咽炎和淋巴结肿大三联症:几乎都有发热,体温常≥39.5℃,持续10天,个别长达1~2个月。约80%有咽炎,半数以上有白色膜状渗出,约5%伴链球菌感染。>90%起病不久全身浅表淋巴结肿大,颈部最为明显。纵隔淋巴结肿大可致咳嗽和气促,肠系膜淋巴结肿大可致腹痛。淋巴结肿大消退需时数周,少数达数月甚至数年。

(2) 脾大:50%~70%病例在病后3周内发生脾大,质柔软。

(3) 肝大及肝功能异常:40%以上有肝酶增高;30%~50%有肝大;2%~15%有黄疸。肝功能在2周~2个月内可完全恢复。少数发生重症肝炎样表现。

(4) 其他表现:眼睑水肿;年幼儿可有皮疹;年长儿或青少年可见腹痛。

(5) 典型血常规:在病后1~4周内出现淋巴细胞增多≥$5.0×10^9$/L和异型淋巴细胞(简称异淋)增多≥10%,白细胞计数一般为$(10~20)×10^9$/L。

(6) 并发症:少见,但可累及多脏器系统,包括血液系统(溶血性贫血,血小板减少,粒细胞减少)、肺部(肺炎,胸膜炎)、神经系统(脑炎,脑膜炎,吉兰-巴雷综合征,周围性面瘫,横贯性脊髓病)、心血管(心肌炎,心包炎)、肾脏(肾小球肾炎)和脾脏(脾破裂)等并发症等。

2. **免疫缺陷儿童EBV感染** 常发生致死性单核细胞增多症、继发性低或无免疫球蛋白血症、恶性多克隆源性淋巴瘤、再生障碍性贫血及慢性淋巴细胞性间质性肺炎等。病死率高达60%。

3. **慢性活动性EBV感染** 多见于幼儿期发病者,主要表现为持续性或反复发热,伴有肝肿大和脾肿大,还可有淋巴结肿大、贫血或全血减少、皮疹、黄疸、蚊虫叮咬过敏及视网膜炎等。若EBV VCA-IgG、EA-IgG、VCA-IgA和EA-IgA异常增高,尤其是病变组织或血浆和(或)外周血单个核细胞内EBV DNA载量增高即可诊断。本组病例预后不良,常于活动性疾病期死于脏器功能衰竭或继发严重感染或并发噬血细胞综合征或恶性淋巴瘤。

【病原学检查】

1. **血清学检查** 抗VCA-IgG阳性表明既往或现症EBV感染;抗VCA-IgM通常提示急性原发感染(持续2~3个月),但<4岁者该抗体水平低,消失快(病后3~4周内消失)。持续或再发感染时,抗VCA-IgG高滴度;抗EA-IgG和IgA常增高;抗EBNA-IgG阳性;而抗VCA-IgM通常阴性。

2. **病毒标志物检测** 用核酸杂交和PCR法检测唾液或口咽洗液脱落上皮、血浆或外周血单个核细胞和病变组织中EBV DNA是最特异的方法。还可用免疫标记法检测样本中病毒抗原。

3. **病毒分离** 利用EBV感染使培养B细胞(人脐血或外周淋巴细胞)无限增殖的特性进行病毒分离鉴定,需耗时6~8周。

【诊断和鉴别诊断】

遇有发热、咽峡炎、淋巴结和肝脾肿大时应考虑本病,若出现典型血常规改变可作出临床诊断,病原学检查可帮助确定诊断。应与其他疾病鉴别。

1. **与链球菌性扁桃体炎鉴别** 本病半数以上病例扁桃体有白色膜状分泌物,易被误诊为化脓性扁桃体炎(请注意约5%病例伴有链球菌感染)。此时,应关注其他体征和血常规改变以资鉴别;若按链球菌咽峡炎治疗48小时后发热等症状仍无缓解应考虑本病。

2. **与其他病原所致类传染性单核细胞增多症鉴别** 其他病原所致类传单时异型淋巴细胞增多不如EBV明显,嗜异型抗体常呈阴性。此外,风疹时咽峡炎不明显,病程较短,少见淋巴结和脾肿大;腺病毒感染时咳嗽等上呼吸道症状突出,淋巴结肿大少见;肝炎病毒感染时肝功能异常更为严重,且无咽峡炎;HCMV感染时淋巴结肿和咽峡炎少见等特点有助鉴别。病原学检查是确定病原的重要手段。

3. 早期出现严重并发症,特别是发生在典型传单表现出现之前,易因突出的脏器或系统损害而误诊为其他疾病。此时,应注意动态观测血常规变化、监测EBV特异性抗体,必要时检测外周血单个核细胞或组织中病毒基因帮助诊断。

4. 本病继发其他疾病如川崎病、噬血细胞综合征及类风湿关节炎等已陆续有临床报道,这些疾病可在本病急性阶段发生,更多见于慢性活动性 EBV 感染者。此时,综合分析病情演变特点显得尤其重要,必要时可考虑相应诊断性治疗。

【预防和治疗】

1. 预防 传单病人恢复期时仍可存在病毒血症,故在发病 6 个月后才能献血。已有 2 种 EBV 疫苗用于志愿者:表达 EBV gp320 的重组痘病毒疫苗和提纯病毒 gp320 膜糖蛋白疫苗,有望开发应用于预防 EBV 感染。

2. 治疗

(1)对症支持治疗:急性期需卧床休息,给予对症治疗如退热、镇痛及护肝等,症状严重者可慎用短期糖皮质激素,发生因扁桃体肿大明显或气管旁淋巴结肿致喘鸣或有血液或神经系统并发症时常使用糖皮质激素。根据咽拭培养或抗原检测证实继发链球菌感染时需加用敏感抗生素。脾大者恢复期应避免明显身体活动或运动,以防脾破裂;脾破裂时应紧急外科处理或非手术治疗。因咽扁桃体炎症致完全呼吸道梗阻时宜行气管插管。

(2)抗病毒治疗:目前尚缺乏对 EBV 感染有明显疗效抗病毒药物。更昔洛韦等核苷类似物体外有抑制 EBV 效应,急性期临床应用可缩短热程和减轻严重扁桃体肿胀。

第四节　结核病

一、总论

结核病(tuberculosis)是一组儿科常见的慢性细菌性传染病。在 1921 年卡介苗(BCG)问世和 20 世纪 40 年代开始抗结核化疗后,结核病曾经得到一定控制,患病率和病死率逐渐下降。自 20 世纪 80 年代中期以来,由于艾滋病流行和耐药性结核菌株出现,结核病发病率又呈全球性快速上升趋势,成为危害人类健康最严重的疾病之一。

【病原和流行病学】

1. 病原学 结核分枝杆菌(mycobacterium tuberculosis),属需氧菌,具抗酸性,最佳生长环境为 pH 7.4 和氧分压 100~140mmHg,生长缓慢。外界抵抗力强,紫外线照射 10 分钟、干热 100℃ 20 分钟和湿热 68℃ 20 分钟可杀灭;用 5% 苯酚或 20% 含氯石灰消毒痰液需 24 小时。结核分枝杆菌分为人型、牛型、鸟型和鼠型。对人类致病的主要是人型,其次为牛型,鸟型和鼠型致病罕见。

2. 传染源 开放性肺结核患者,尤其是成人,是儿童结核病的主要传染源。

3. 传染途径

(1)呼吸道传播:吸入带结核分枝杆菌的飞沫或尘埃是主要传染途径。

(2)消化道传播:使用被结核分枝杆菌污染的食具或食物时可获感染。一般需一次大量或少量多次摄入,结核分枝杆菌可侵入肠壁淋巴滤泡构成感染。牛型结核分枝杆菌主要通过摄入带菌牛奶而传播。

(3)家庭内传播:对儿童极为重要。据调查,家庭内接触活动性肺结核的儿童比一般同龄儿患病率高 40 倍左右。

(4)母婴传播:孕妇患原发性肺结核或生殖器结核时,结核分枝杆菌可通过胎盘损伤处,经脐静脉、胎儿肝脏进入胎儿循环到达各脏器,或胎儿吸入或吞入感染性羊水获得感染。胎儿感染后肺内结核分枝杆菌多呈休眠状态,出生后增殖活跃。生后与肺结核母亲密切接触,亦可经呼吸道途径获得感染。

(5)其他途径:少数病例可通过伤口或损伤的眼结膜感染。

4. 人群易感性和流行状况 人群普遍易感。营养不良、卫生保健条件差、对结核患者管理不善、防治措施不力、耐药结核分枝杆菌和人类免疫缺陷病毒(HIV)流行等都是人群结核病高发的原因。我国为结核病高发地区,据统计,活动性肺结核病人数约达600万,每年死于结核病人数约25万。1990年抽样调查显示,14岁以下儿童结核分枝杆菌感染率为9.6%。农村结核病患病率是城市的2.4倍。

【发病机制和病理改变】

肺是结核分枝杆菌最主要的入侵部位(98%以上)。病菌最初在肺泡和肺泡管内增殖,24小时左右巨噬细胞开始浸润,吞噬并杀灭大部分结核分枝杆菌。少数病菌在非活化巨噬细胞内存活,并被其携带经淋巴管至局部淋巴结(肺门淋巴结最常见,其次为气管旁淋巴结),再通过血流和淋巴管迁徙至其他组织。如果循环菌量大,机体免疫反应不适当,可形成播散型结核病;更常见菌量小而形成细小转移灶,后者常被包裹,是肺外结核和复发的根源。儿童时期初染结核分枝杆菌易形成血行播散和结核性脑膜炎。

结核分枝杆菌通过其细胞壁成分硫酸酯(sulfatides)来抑制巨噬细胞吞噬体和溶酶体的融合,从而逃避巨噬细胞内溶解性酶的破坏。结核分枝杆菌特异性细胞介导免疫(cell-mediating immunity,CMI)和组织超敏反应(delayed-type hypersensitivity,DTH)在感染后4~8周形成。CMI促进细胞外杀菌;DTH促进细胞内杀菌。CMI、DTH和结核分枝杆菌抗原负荷量三个因素决定组织病理变化特征。当细菌抗原负荷量小,DTH反应强,局部形成肉芽肿;若细菌抗原负荷量大,DTH反应强,不能形成肉芽肿,而组织坏死又不完全,局部形成干酪样物质;如果DTH和CMI反应低下,则局部组织破坏,大量结核分枝杆菌增殖,感染扩散,称无反应性结核(non-reactive tuberculosis)。

人体接触结核分枝杆菌后,可出现下列3种情况:①结核接触(tuberculosis exposure):密切接触结核病患者,但无任何结核分枝杆菌感染征象,PPD皮试阴性;②结核感染(tuberculosis infection),又称潜伏结核感染:已感染结核分枝杆菌,PPD皮试阳性,但无任何结核病征象;③结核病(tuberculosis disease):由结核分枝杆菌引起的感染性疾病。儿童多见原发性肺结核和结核性脑膜炎,婴幼儿或免疫低下患儿则易发生急性血行播散性结核病。

【结核菌素试验】

目前我国常规以5单位结核菌纯蛋白衍化物(PPD)进行皮内注射试验。在皮试后48~72小时测量局部硬结大小,取横、纵径的均值判断结果:<5mm为阴性;5~9mm为阳性反应(+);10~19mm为(++);≥20mm为(+++);若局部有水疱、破溃、双圈反应或局部淋巴结炎则为(++++)。

阳性反应见于:①BCG反应:硬结多<10mm,质软,浅红,边缘不整,持续时间短;②自然感染:++以上阳性(质坚、深红、边缘清晰、持续时间长达7~10天以上,可遗留色素沉着);或未接种BCG者呈阳性;或阴转阳性其强度>10mm,且增幅>6mm;③假阳性:见于非结核分枝杆菌感染,一般<10~12mm。

阴性反应见于:①未感染;②感染早期(初次感染4~8周内);③假阴性:免疫抑制或缺陷者,重度营养不良或水肿,患急性传染病如麻疹和百日咳期间,重症结核病(约50%)和某些免疫正常儿童(约10%),或PPD效价不足或皮试技术误差可形成假阴性结果。

2000年美国胸腔学会、CDC和美国儿科学会修订了PPD诊断标准,根据流行病学和危险因素,推荐3个界定值作为阳性标准:①近期与活动性结核病人接触、HIV感染或免疫抑制者及有类结核病表现者,≥5mm为阳性;②结核高发和贫瘠地区及接触高危人群的高危儿童与小于4岁或有易感因素的儿童,≥10mm为阳性;③结核病低发地区的低危儿童,≥15mm为阳性。

【诊断】

1. 病原学诊断

(1)结核分枝杆菌培养:是经典的诊断方法,但需时4~6周。采用BACTEC技术可缩短培养时间至2周左右。

(2)涂片找结核分枝杆菌:取痰液(婴幼儿可取清晨空腹胃液)、脑脊液、浆膜腔积液的细胞沉渣制备厚涂片或取活检组织样本,经抗酸染色或荧光染色法直接找结核分枝杆菌。

（3）结核分枝杆菌标志物检测：各种体液或组织样本可采用 PCR 或 RT-PCR 法检测结核分枝杆菌特异性基因片段如 is6110 插入序列或 16s rDNA 等；用单克隆抗体 ELISA 检测中的结核分枝杆菌抗原如 45kD 抗原；还可采用气相色质谱仪检测结核分枝杆菌结构成分如结核硬脂酸。

（4）干扰素-γ释放试验（interferon-γ release assays）：即体外检测经结核分枝杆菌特异性抗原（早期分泌抗原靶-6 和培养滤过蛋白-10）刺激致敏 T 淋巴细胞的干扰素-γ释放量。所用抗原几乎为人型结核分枝杆菌所特有，可早期诊断结核感染，排除其他非结核性分枝杆菌和鸟型结核分枝杆菌感染及 BCG 反应，较 PPD（多种抗原）试验有更高的准确性。已证实其特异性为 98.1%，敏感性为 89.0%。

2. 病灶诊断

（1）影像学检查：疑有结核病患者常规做肺部 X 线片。根据病情需要，可选择胸部、头部及骨骼等 CT 或 MRI 检查。

（2）其他特殊检查：有气道梗阻或疑有支气管内膜结核时采用纤维支气管镜，可直接观察内膜病变和取组织或管腔内分泌物做病原学检查；有腹胀、腹痛、大便性状改变或脓血便时采用消化道内镜或钡剂检查，内镜能取组织活检样本，有助于与其他消化道疾病如炎症性肠病鉴别；有血尿和白细胞尿者可行泌尿系造影检查。

【预防】

1. 控制传染源和减少传播机会　托幼机构和小学教职员工应定期检查，发现肺结核尤其是痰排菌者（包括家庭成员）应立即隔离和合理治疗。

2. 接种卡介苗　是预防结核病的有效措施。目前国家免疫程序要求新生儿普种 BCG。

3. 预防性化疗　用于结核接触和结核感染病例以及免疫缺陷患者的预防性用药。可采用单用异烟肼 10mg/（kg·d）（≤300mg/d），结核感染者用 9 个月；结核接触病例 3 个月后复查 PPD 皮试，阴性者停用，阳性者继用满 9 个月；免疫缺陷者需用 12 个月。国外报道联合应用异烟肼和利福平 10mg/（kg·d）（≤450mg/d）3 个月同样有效。

【抗结核化疗】

1. 治疗原则

（1）早期治疗：早期病灶内结核分枝杆菌生长繁殖迅速，代谢活跃，药物最易发挥作用，且早期病变较易修复。

（2）剂量适宜：选用剂量既能发挥最大杀菌或抑菌作用，同时病人也能耐受，毒性反应不大。

（3）联合用药：针对细胞内外各种代谢状态结核分枝杆菌联合用药，达到强化疗效的目的，同时可防止耐药性产生。

（4）规律用药：以避免诱生耐药菌株或病情复发。

（5）坚持全程：目的在于消灭持存菌，防止复发。

（6）分段治疗：①强化治疗阶段：用强有力药物联合治疗，通常联用 3~4 种抗结核药物，目的在于迅速消灭生长分裂活跃细菌。传统长程化疗时一般 6 个月，短程化疗时 2~3 个月。②巩固治疗阶段：联用 2 种抗结核药物，目的在于消灭持存菌，巩固疗效。长程化疗持续 12~18 个月，短程化疗一般为 4 个月。

2. 主要抗结核药物　常用剂量和给药途径见表 9-2。

（1）异烟肼（INH 或 H）：是儿童治疗的首选药物，为全杀菌药。其特点：①疗效高：能在几天内杀死病灶中 90% 结核分枝杆菌；②通透性强：可渗透到各种组织、体液、脑脊液和干酪病灶内；③能杀灭细胞内外结核分枝杆菌，对持存菌有一定作用；④副作用少：儿童肝损害发生率明显低于成人。

（2）利福平（RFP 或 R）：为短程化疗的主要药物，属全杀菌药。其特点：①起效快，作用广：发挥杀菌效力仅需 1 小时；可杀灭细胞内外结核分枝杆菌；②渗透入体腔量为血浓度的 1/3；③与 INH 和 EB 有协同作用；与 INH 联用杀菌作用更强；④单用可致高耐药性。其衍生物利福定（RFD）和利福喷汀（RFT）疗效稍逊,但不良反应少;利福布汀(RBU)在病灶和巨噬细胞内浓度比血浓度高,杀菌作用更强。

(3)吡嗪酰胺(PZA或Z):为细胞内半杀菌药。其特点:①当pH 5.0～5.5时(细胞内)发挥杀菌作用;②可抑制巨噬细胞内休眠菌生长,对预防结核病复发有重要意义;③能渗透到很多组织及体液包括脑脊液;④单用极易产生耐药性,与INH联用可增强杀菌作用。目前认为,INH+RFP+PZA三联为治疗结核病的最强杀菌组合。

(4)乙胺丁醇(EMB或E):为抑菌药,在短程化疗中取代SM为一线用药。在pH中性时作用最强;与INH和RFP等联用可延缓耐药性产生;其主要副作用为球后视神经炎。婴幼儿禁用。

(5)乙硫异烟胺(TH-1314,ETH):为异烟肼衍生物,可广泛分布于组织和浆膜腔,易透过血脑屏障,可用于INH耐药者,主要副作用为胃肠道症状和肝损害。

(6)链霉素(SM或S):为细胞外半杀菌药。其特点:①在pH>8.0环境中抗菌作用最强,对繁殖活跃的细胞外菌有杀菌作用;②抗新鲜渗出性病灶和空洞中结核分枝杆菌作用最强,故治疗急性血行播散性结核病最适宜;③能渗入脏器及浆膜腔,但不易透过血脑屏障;④主要毒副作用是听力损害,应用时需监测听力,有药物性耳聋家族患儿禁用;⑤单用易产生耐药性。

(7)抗结核新药:包括喹诺酮类(左氧氟沙星、莫西沙星和加替沙星)、新型大环内酯类(克拉霉素)、氨基糖苷类(阿米卡星)和利奈唑胺等。

表9-2 常用抗结核药物

药物	剂量(范围)[mg/(kg·d)]	最大量(mg)	儿童给药方案
INH(H)	10(10～15)	300	静脉滴注或肌内注射或晨起顿服
RFP(R)	15(10～20)	600	晨起顿服
PZA(Z)	35(30～40)	750	1次或分2～3次口服
EMB(E)	20(15～25)	750	1次或分2～3次餐后口服
SM(S)	20～30	750	1次或分2次肌内注射
ETH	10～15	500	分2～3次餐后口服

3. 化疗方案

(1)标准化疗:用于无明显症状的原发型肺结核,口服INH、RFP和(或)EMB,疗程9～12个月。

(2)长程疗法:适用于活动性肺结核、粟粒性肺结核和结核性脑膜炎。强化治疗阶段多采用INH+RFP+PZA或加EMB联合方案。总疗程18～24个月。

(3)短程疗法:直接督导下服药与短程化疗(directly observed therapy short course,DOTS)是WHO提出的治愈结核病的主要策略。可选用以下方案(数字表示用药月数):①2HRZ+4HR;②2SHRZ+4HR;③2EHRZ+4HR。

4. 耐药结核菌的治疗 耐多药结核菌(MDR-TB)是指对5种常用抗结核药物(HRZES)中任何2种或2种以上药物耐药,或同时对INH和RFP耐药的结核菌,包括原发性耐药(primary resistance,直接感染耐药菌)和继发性耐药(secondary resistance,由于治疗中断或不适当造成耐药菌成为优势菌群)。儿童病例多为原发性耐药。其治疗策略是:①多联治疗,至少3联,通常4联或5联(包括3种敏感或未曾使用过的药物);②延长疗程至18～24个月。

二、原发性肺结核

原发性肺结核(primary pulmonary tuberculosis)是指初次感染结核分枝杆菌(原发感染)而引起的肺结核病。儿童结核病多由原发感染所致,约85%表现为原发性肺结核,包括原发综合征(primary complex)和支气管淋巴结结核（tuberculosis of tracheobronchial lymphnodes）。

【发病机制和病理转归】

结核分枝杆菌进入肺部后在肺实质局部引起炎症反应即原发灶，再由淋巴管播散到局部支气管旁或气管旁淋巴结，形成原发综合征。所有肺叶节段发生原发感染的概率相同，25%病例可有2个以上原发灶。由于70%原发灶位于胸膜下，常伴局限性胸膜炎。故原发性肺结核由四部分组成：肺实质病灶、支气管淋巴结结核、淋巴管炎和胸膜炎。在DTH发生后，肺原发灶发生干酪样坏死，继而包裹，纤维化和钙化（愈合）；若干酪坏死严重，病灶中心液化，则形成空洞；若病灶扩大，可引起干酪性肺炎和胸膜炎；若感染不能限制，病菌经血行播散，引起粟粒性肺结核或全身性粟粒性结核病。肺原发灶通常消散较早，而当DTH发生时肺门淋巴结继续肿大，且愈合常不如肺实质完全，故形成"小"肺原发灶和"大"局部淋巴结。若肺原发灶甚小或已经吸收消散，则表现为支气管淋巴结结核。淋巴结结核侵及支气管壁，可形成支气管内膜结核，继而阻塞或部分阻塞气道，引起肺炎、肺气肿或肺不张。

【临床表现】

1. 全身症状　较大儿童多起病缓慢，有不规则低热、食欲缺乏、消瘦、盗汗、疲乏等结核中毒症状。婴幼儿或重症病例可急性发病，高热持续2～3周，后降为低热，伴结核中毒症。婴儿可有体重不增或增重缓慢，在有效治疗数月后才有明显改善。部分患儿可出现疱疹性结膜炎和皮肤结节性红斑等过敏表现。

2. 呼吸道表现　干咳和轻度呼吸困难最常见，体征更少。如果肿大淋巴结压迫支气管可引起局部喘鸣或呼吸音减低，压迫气管分叉处可出现阵发性痉挛性咳嗽，压迫喉返神经可致声嘶；如原发灶范围较大可有肺实变征象。呼吸道症状和体征常明显轻于影像学改变，约半数儿童病例胸片示中～重度结核病变而症状体征缺如。

【辅助检查】

1. 原发综合征　X线胸片肺内可见典型的哑铃状双极阴影（图9-13）。

2. 支气管淋巴结结核　影像学有3种表现类型：①炎症型：从肺门向外扩张的密度增高阴影，边缘模糊；②结节型：肺门圆形或椭圆形致密影，边缘清楚；③微小型：肺门形态异常，其周围小结节及小点片状模糊阴影。胸部CT更清楚显示纵隔和肺门淋巴结，可见纵隔增宽，多个淋巴结肿大，彼此粘连。继发支气管内膜结核时可见支气管狭窄、扭曲、肺不张或肺实变。病程较长者肺内病变和淋巴结可发生钙化。

3. 干酪性肺炎或急性粟粒性肺结核　大叶性干酪肺炎见大片致密阴影，内有透亮区。小叶性干酪肺炎见散在密度不均之团块状阴影，内有蜂窝状透亮区或大小不等之无壁空洞。急性粟粒性肺结核早期可能看不到粟粒影，而呈现毛玻璃样，或肺纹理增多变粗呈串珠状，或形成网状影，或出现下肺野稀疏小点状阴影；典型表现见无数细小粟粒状影，密度、大小和分布均匀，布满双肺。婴幼儿病灶易于融合，可见粟粒状影边缘模糊，大小不一呈雪花片状。由于儿童病例多由原发性肺结核恶化而来，常可见到原发性肺结核征象，常伴单侧或双侧渗出性胸膜炎。

图9-13　原发性肺结核

【诊断和鉴别诊断】

1. 诊断要点　根据临床和影像学表现，结合BCG接种史（注意检查有无卡介苗瘢痕）、结核病接触史和近期有无麻疹或百日咳等传染病史，结核菌素试验（++）以上阳性可作出临床诊断。痰液或胃液沉渣或支气管内分泌物培养或涂片直接找结核分枝杆菌或检测结核分枝杆菌特异性基因或抗原或干扰素-γ释放试验，有助于确定诊断。

2. 鉴别诊断　原发性肺结核常误诊为各种肺炎，尤其是易与真菌性肺炎、奴卡菌肺炎混淆,应注意鉴别。支气管淋巴结结核应与纵隔良性或恶性肿瘤鉴别。合并肺不张时,应与支气管异物鉴别。原发性肺结核与其他疾病的鉴别要点是:前者支气管淋巴结明显肿大、多有环形强化;需反复寻找结核感染的实验室证据。有时需要动态观察影像学变化、对治疗的反应、纤维支气管镜检查、淋巴结或肺组织活检等方法进行鉴别。

【治疗】

1. 一般治疗 包括合理营养,选富含蛋白质和维生素,尤其是富含维生素 C 和 A 的食物;居住环境阳光充足且空气流通;重症病人宜卧床休息,轻症病人适当室内外活动。

2. 抗结核化疗 无明显症状的原发性肺结核可采用标准化疗,联合应用 INH、RFP 和(或)EMB,疗程 9~12 个月。活动性原发性肺结核宜采用直接督导下短程化疗(DOTS),常用方案为 2HRZ+4HR 或 2EHRZ+4HR。

3. 其他治疗 合并支气管内膜结核引起呼吸困难时可用糖皮质激素。支气管内膜结核之肉芽组织可用支气管镜组织钳取出或电凝处理。

三、结核性脑膜炎

案例 9-5

6 岁男孩,持续发热半个月余,体温 38.5~40℃,无寒战、皮疹和关节痛。当地医院给予头孢菌素等治疗无好转,精神食欲渐差。昨天下午突然出现左侧上下肢无力,随后尿失禁。预防接种史不详。查体:T 39.5℃,P 140 次/min,R 40 次/min。神清,烦躁不安,吐词不清,左鼻唇沟变浅,伸舌左偏。浅表淋巴结不大。颈软,心肺听诊无明显异常,克氏征(±),左侧肢体肌力 2~3 级,左侧腱反射减弱。卡疤(-)。

思考:

1. 该患儿最可能患什么疾病?

2. 需要寻找哪些诊断依据?

3. 需与哪些疾病鉴别?

结核性脑膜炎(tuberculous meningitis),简称结脑,是小儿结核病中最严重的类型之一,如果不及时诊断和进行有效治疗,将是致死性的。常在结核分枝杆菌原发感染后 2~6 个月内发生,好发于 6 个月~4 岁小儿。

【感染途径和发病机制】

1. 血行感染 结核分枝杆菌经血液循环播散到脑膜,称为真性血行感染,通常为全身血行播散性结核病的一部分,多见于婴幼儿。

2. 结核病灶破溃 在结核分枝杆菌原发感染的淋巴血行播散中发生脑皮质和脑膜转移性病灶。当机体抵抗力降低时,结核病灶体积增大破溃,排放小量结核分枝杆菌至蛛网膜下腔,引起脑膜炎。位于脉络丛或脑室壁的结核病灶破入脑室引起室管膜炎和脉络丛炎,然后沿血管周围淋巴间隙或经脑脊液到达脑基底部,引起脑膜炎。多见于年长儿。

3. 邻近病灶直接蔓延 如中耳、乳突、颈椎或颅骨结核灶直接蔓延侵犯脑膜,较为罕见。

【病理改变】

1. 脑膜病变 颅底脑膜病变最为突出。早期脑膜血管充血、水肿、炎性纤维性渗出,并形成粟粒样灰黄色或灰白色结核结节。炎症渗出物易在脑底池聚集。后期以增殖性病变为主,渗出物黏连,有肉芽组织和干酪性坏死形成。

2. 脑神经损伤 颅底黏稠渗出物包围或挤压脑神经,引起脑神经损害。常见第Ⅶ、Ⅲ、Ⅳ、Ⅵ和Ⅱ对脑神经受损。

3. 脑实质病变　脑膜感染后沿血管鞘侵入脑实质浅层而有脑炎改变,脑实质有充血、水肿、结核结节和结核瘤形成以及脱髓鞘病变。

4. 脑血管病变　炎性渗出物浸润引起急性动脉炎和栓塞性动脉内膜炎,导致脑出血、脑实质梗死和软化。

5. 室管膜炎和脑积水　脉络丛及室管膜病变使脑脊液分泌增加,炎症使蛛网膜颗粒吸收障碍,可引起交通性脑积水。脑底部炎性渗出物和干酪样坏死物机化可阻塞脑脊液循环通路而造成阻塞性脑积水。

6. 脊髓病变　结核病变波及脊髓、脊髓膜和脊神经根,发生髓鞘脱失、神经细胞退行性变和坏死,引起神经根性疼痛、截瘫和大小便失禁或潴留。脊髓膜粘连可使蛛网膜下腔完全闭塞。

7. 脑结核瘤　直径 0.5cm 以上的结核结节称为结核瘤,多见于小脑、大脑半球、脑皮质等部位。大小不一,可单个存在,也可散在或串状分布。

【临床表现】

结脑的起病和病情进展大多较为缓慢;婴幼儿可出现病情快速进展,仅历时数天就发生急性脑积水、脑水肿和惊厥。

1. 典型结脑　临床经过可分为下列 4 期。

(1) 前驱期(早期):1~2 周。主要表现为结核中毒症状,可有发热、食欲减退、睡眠不安、烦躁、易激惹或精神呆滞。年长儿可诉头疼,一般不严重。婴儿可有生长迟滞。

(2) 脑膜刺激期(中期):1~2 周,常突然开始。最常见表现是昏睡、头疼持续并加重,伴呕吐(多为喷射性呕吐),可有惊厥发作。此期出现脑膜刺激征(颈强直、克氏征和布氏征阳性);婴儿表现为前囟膨隆紧张。其他体征包括肌张力增高和脑神经麻痹。有些患儿无脑膜刺激征,但有脑炎征象如巴氏征阳性、运动障碍及定向障碍或失语。病情恶化主要与颅内压增高、脑积水和血管炎的发生有关。脑脊液呈典型结脑变化。

(3) 昏迷期(晚期):1~3 周。以上症状逐渐加重,进入半昏迷或昏迷,阵挛性或强直性痉挛发作频繁,颅压增高及脑积水症状更加明显,可呈去脑或去皮层强直状态,生命体征不稳定或恶化,终因呼吸心血管运动中枢麻痹而死亡。

(4) 慢性期:若结脑病人治疗不规范,或虽经正规治疗但呈部分原发耐药,故疗效不显,病程可迁延达 3 个月以上。此期头疼和呕吐可不明显或仅间断出现,意识清楚,脑膜刺激征可不重,脑脊液改变轻微,但可间断加重。

2. 临床病型　根据结脑的病理变化特征、临床表现和病程轻重,可分为以下 4 型。

(1) 浆液型:占 2.1%。其特点为浆液渗出物只局限于脑底部,脑膜刺激征和脑神经麻痹不明显,脑脊液改变轻微,多见于病程早期或血行播散时。

(2) 脑底脑膜炎型:占 52.5%。有明显脑膜刺激征和脑神经麻痹,脑脊液呈典型结脑变化。可有颅内压增高和脑积水表现,但无脑局灶性体征。

(3) 脑膜脑炎型:占 43.9%。脑实质和脑血管病变引起弥漫性或局限性受损表现如肢体瘫或偏瘫、锥外系表现等,颅高压明显,预后差。

(4) 脊髓型:占 1.5%。除脑实质损害和脑膜刺激征外,还有脊髓和脊神经根损害表现。因脑脊液通路梗阻,脑脊液有明显蛋白-细胞分离现象。

3. 并发症和后遗症　最常见的并发症是脑积水、脑实质损伤、脑出血和脑神经麻痹。早期结脑后遗症甚少,晚期结脑后遗症发生率高,包括脑积水、肢体瘫痪、智力低下、失明、失语、癫痫和尿崩症等。

【辅助检查】

1. 血常规和红细胞沉降率　血白细胞可正常、升高或降低;若合并严重血行播散性肺结核,白细胞可明显升高,甚至出现类白血病反应;常有贫血;红细胞沉降率可增快。

2. 脑脊液检查

（1）压力:增高,可因炎性粘连和椎管梗阻而压力降低。

（2）外观:早期多无色透明;中期或晚期可混浊呈毛玻璃样;当渗血、出血、蛋白质升高时可呈浅黄或橙黄色。65%的脑脊液标本静置24小时可有薄膜形成。

（3）细胞学检查:白细胞轻～中度增高,急性期或恶化期(大量结核分枝杆菌短期内进入蜘蛛网下腔或脑膜结核干酪斑或结核结节破溃)中性粒细胞可占优势,一般经过1周左右转变为淋巴细胞占优势。偶尔白细胞数始终正常。

（4）生化变化:蛋白含量明显升高;糖含量降低明显;氯化物常低于110mmol/L;脑脊液糖和氯化物同时降低是结脑的典型改变。

（5）脑脊液结核分枝杆菌检查:①涂片+抗酸染色:为常用快速诊断方法。离心涂片法阳性率高于沉渣涂片法;②结核分枝杆菌培养;③结核分枝杆菌标志物检测:特异性基因和抗原等。

3. 其他结核感染证据

（1）胸部影像学:寻找有无原发肺结核病灶。

（2）胃液或痰液涂片:应连续3天取晨起胃液(含夜间吞入痰液)或痰液,涂片抗酸染色和结核分枝杆菌培养。

（3）PPD 皮试:约半数病例呈阴性反应,经抗结核化疗2～3个月后呈阳性。

（4）干扰素-γ释放试验与血清结核菌特异性抗原检测。

（5）眼底检查:发现脉络膜粟粒状结核结节是诊断结脑的有力证据。

【影像学检查】

头颅 CT 和 MRI 检查能显示结脑的病变特征、部位和范围。主要表现有四大征象:①颅底脑膜强化,脑底池因充填炎性渗出和干酪样坏死物及肉芽组织而呈"铸形"强化(图9-14);②血管炎征象:相应部位出现脑梗死或软化灶;③脑积水:交通性脑积水见脑室和蛛网膜下腔增宽;阻塞性脑积水见阻塞部位以上脑室系统扩大(图9-15);④结核瘤:呈单个孤立型或多个散在分布(图9-16)。

图 9-14　颅底脑膜和脑底池强化,脑室扩大

图 9-15　结脑基底节和内囊梗死

图 9-16　脑底池铸形强化和小脑多发性结核瘤

【诊断与鉴别诊断】

1. 诊断 根据病史(BCG 接种史、结核病接触史、既往结核病史和近期传染病史)、临床表现(结核中毒症、脑膜炎、颅内高压及脉络膜粟粒结节等)、脑脊液特征性改变和结核分枝杆菌感染证据可作出诊断。其中,家庭成员内活动性肺结核病人(需常规筛查 PPD 皮试和 X 线胸片)接触史和结核分枝杆菌感染证据是儿童结核病临床诊断的重要依据。

2. 鉴别诊断

(1) 结脑早期(脑膜刺激征出现之前)和婴幼儿不典型结脑(起病急、进展快或仅以惊厥为主)应与非神经疾患包括高热惊厥、伤寒、肺炎、中毒型痢疾、类风湿关节炎全身型及手足搐搦症等相鉴别。此时脑脊液检查、寻找结核病传染源和结核分枝杆菌感染证据及其他疾病的诊断依据等有助区别。有时需要动态观察病情和脑脊液变化及治疗反应。

(2) 出现脑膜炎征象和脑脊液检查后应与其他中枢神经系统感染相鉴别,与细菌性脑膜炎、病毒性脑炎和隐球菌脑膜炎鉴别要点见表9-3和表9-4。

表9-3 常见中枢神经系统感染的临床特点

临床特点	化脓性	病毒性	结核性	隐球菌
起病	急性	急性	亚急性	缓起
中毒征	重	较轻	重	较轻
CNS 征	脑膜刺激征	脑症状 病理征(+)	脑膜刺激征 脑神经损伤	头痛显著 脑膜刺激征
病情进展	快	快	较快/缓	缓慢
病史	呼吸/消化道感染	前驱症状	TB 接触	接触鸽子
影像学	顶部脑膜强化 硬膜下积液	弥漫性水肿 或局灶病变	四大征象	颅底脑膜强化 肉芽肿

表9-4 常见中枢神经系统感染脑脊液检查特点

类型	压力	白细胞	蛋白	糖	涂片等
化脓性	↑	数百~数千,中性为主	↑或↑↑	↓↓	G 染色见致病菌
结核性	↑	数十~数百,淋巴为主	↑或↑↑	↓↓	抗酸染色结核菌
病毒性	↑	正常~数百,淋巴为主	正常或↑	正常	特异性抗体(+)
隐球菌	↑↑↑	数十~数百,淋巴为主	↑或↑↑	↓	墨汁染色隐球菌

(3) 合并脑结核瘤者应与脑脓肿、脑肿瘤及脑囊虫病等鉴别,影像学检查和其他结核病表现有助区别。

(4) 早期发生脑实质损害(舞蹈症或精神障碍)或脑血管炎(肢体瘫痪等定位征),易与风湿相关性舞蹈病、精神病、脑血管病等混淆。应提高对本病的警惕,尤其是针对来自结核病高发地区的高危人群,应注意询问病史(接种史、接触史及既往病史),筛查 PPD 皮试和 X 线胸片,必要时进一步做脑脊液等检查。

【治疗】

1. 一般治疗 注意监测呼吸、脉搏、血压、神志及瞳孔等变化。惊厥和昏迷者给予氧疗;保持气道通畅;变换体位以预防褥疮和坠积性肺炎;病情稳定后给予鼻饲或胃肠外营养以保证足够热卡。颅内高压者控制入水量。

2. 抗结核化疗 强化治疗:选择 3~4 种抗结核药,常用 INH、RFP 和 PZA 三联,若合并肺结核病可加用 EMB 或 SM,疗程 3~4 个月。巩固治疗:联用 INH 和 RFP 或 EMB,疗程 9~12 个月。总疗程 12~18 个月或脑脊液正常后 6 个月。早期病例可采用 9 个月短程疗法:3HRZE+6HR。

3. 降低颅内高压

（1）脱水治疗：首选 20% 甘露醇，一般剂量 0.5~1.0g/kg，每 4~6 小时一次；脑疝时剂量增至 2.0g/kg，最好分 2 次间隔 30 分钟用，或加用利尿剂，同时用强心剂。大剂量脱水剂后应补充血浆等胶体液以提高血浆胶体渗透压而维持有效脱水。

（2）减少脑脊液分泌：①乙酰唑胺：能减少约 50% 脑脊液生成，更适合慢性脑积水。剂量 20~40mg/(kg·d)（<0.75g/d），分 2~3 次，每日服或间歇服（服 4 天，停 3 天），疗程 1~3 个月或更长；②地高辛：能抑制脑室脉络丛细胞膜的钠/钾泵及 ATP 系统使脑脊液生成减少 66%~78%，适用于重症病例伴心力衰竭者。

（3）侧脑室穿刺引流：适于急性阻塞性脑积水颅内压急剧升高用其他降颅压措施无效或疑有脑疝时。根据脑水肿程度控制引流量，可持续引流 1~3 周，有脑室管膜炎时可予侧脑室内注药。若仍不能有效控制颅高压或慢性进行性脑积水，则可采取皮下置管侧脑室-腹腔引流术，待结脑完全控制后再行分流手术。

（4）腰椎穿刺减压和鞘内注射治疗：适应证：①晚期严重病例和慢性期病例，正规抗结核治疗效果不佳；②颅内高压难以控制者；③脑脊液蛋白含量超过 3000mg/L，易发生粘连梗阻者；④因肝功能异常被迫 INH 减量或停用者。方法：酌情适当放出一定量脑脊液；同时给予 INH 和地塞米松鞘内注射，3 岁以上每次注入 INH 20~50mg 和地塞米松 2mg，3 岁以下剂量减半，开始每日 1 次，1 周后酌情延长间隔时间，2~4 周为 1 个疗程。根据病情需要可再重复。鞘内注射激素量应从静脉用量中扣除，以保持激素剂量恒定。

（5）分流手术：如果阻塞性脑积水经以上疗法不能恢复，在脑膜炎症控制、脑脊液恢复正常的情况下，可考虑行脑室-脑池分流术。

4. 肾上腺皮质激素　可减轻中毒症状及脑膜刺激症状、抑制炎性渗出而降低颅高压、减少粘连而预防或减轻脑积水。常静脉用地塞米松 0.3~0.4mg/(kg·d) 或口服泼尼松 1.5~2mg/(kg·d)（最大量 45mg/d）；还可采用静滴甲泼尼龙 5mg/(kg·d)，3~5 天后逐渐减至 1~2mg/(kg·d)，共用 1~2 周后改泼尼松口服。4~6 周后缓慢减量，总疗程 8~12 周。个别病人在减量过程中病情反跳，可暂缓减量或将激素加至最低有效剂量，待症状改善后再继续减量。长期应用皮质激素时，应注意保护胃肠黏膜和补钙，监测其副作用并及时处理。

5. 其他对症和支持治疗　①纠正低钠血症、低钾血症和代谢性酸中毒；②降温：常采用冰帽加药物降温；③惊厥和其他神经损害的处理：如止惊剂和肌肉松弛剂等；④扩血管药：如低分子右旋糖酐、妥拉唑林、烟酸及地巴唑等；⑤支持治疗：少量多次输血，补充维生素 C 和 B 族维生素等。

（方　峰）

学习小结

麻疹、风疹、幼儿急疹、水痘、手足口病和猩红热都是儿童常见出疹性疾病，根据流行病学资料、皮疹特征、出疹与发热关系、伴随表现及实验室检查结果可作出临床诊断，病原学检查有助于确定病原与鉴别诊断。手足口病的重症病例因中枢神经系统受累或循环障碍和肺水肿导致病死率高，对其早期识别和积极救治尤为重要。中毒型痢疾病情凶险且进展快，重点介绍其临床特征、诊断依据和救治手段。传染性单核细胞增多症可由多种病毒和弓形虫引起，但绝大多数由 EBV 所致，包括急性传单、免疫缺陷儿童感染和慢性 EBV 感染。结核病由结核分枝杆菌引起，儿童常见临床类型原发性肺结核和结核性脑膜炎，重点介绍原发性肺结核的临床与影像学特征；结核性脑膜炎的表现类型，脑脊液与影像学检查特征与临床诊断意义以及各种治疗方法，此外，结核病总论介绍了结核病的病原诊断与病灶诊断的方法、常用抗结核药物、治疗原则与方案，包括耐药结核菌的治疗策略。

1. 麻疹与风疹、幼儿急疹、手足口病和猩红热的鉴别要点有哪些?

2. 流行性腮腺炎和水痘各有哪些并发症?

3. 急性传单的主要临床表现与典型血常规表现有哪些?

4. 结核性脑膜炎如何与其他常见中枢神经系统感染相鉴别?

第十章　　呼吸系统疾病

学习目标

熟悉	急性上呼吸道感染、急性感染性喉炎、急性支气管炎、毛细支气管炎、肺炎、支气管哮喘等概念、鉴别诊断、辅助检查及治疗要点。
掌握	肺炎的分类、并发症以及几种不同病原体所致肺炎的特点。
了解	支气管哮喘病因及发病机制。

第一节　小儿呼吸系统解剖生理特点

呼吸系统感染的发病率在小儿明显高于成人,这与其特殊的呼吸系统解剖、生理及免疫功能特点密切相关。对该内容的学习和了解将有助于对小儿呼吸系统疾病的理解和防治。临床上以喉部环状软骨下缘为界分为上、下呼吸道。上呼吸道包括鼻、鼻窦、鼻泪管、鼻咽部、咽部、耳咽管、喉;下呼吸道包括气管、支气管、细支气管和肺组织。

一、解剖特点

(一)上呼吸道解剖特点及临床意义

1. 鼻　婴幼儿时期鼻道相对短小、狭窄,缺少鼻毛,鼻黏膜柔嫩,富于血管,故极易于感染。鼻毛缺乏可减低对空气中带有生物尘埃的阻挡作用,对吸入空气的温度与湿度的调节能力亦减低;黏膜柔嫩,受刺激后易发生炎症;而感染时黏膜的充血、肿胀可使鼻腔更加狭窄,甚至完全阻塞,引起呼吸困难。因此,临床上发现婴幼儿出现鼻塞、张口呼吸或吮吸困难、拒食、烦躁不安等症状时,要注意呼吸道感染发生。此外,纤毛运动差,炎性分泌物不易排出,上呼吸道炎症易于向下蔓延。婴幼儿鼻腔黏膜下层缺乏海绵组织,因此很少发生鼻出血;随着年龄增长,至青春期才逐渐发育完善,故鼻出血于6~7岁后较为多见。小儿鼻泪管较短,开口部的瓣膜发育不全,在上呼吸道感染时易侵犯眼结膜,引起结膜炎症。

2. 鼻窦　婴幼儿鼻窦发育未成熟,上颌窦及筛窦出生时虽已形成,但极小,2岁后迅速增大,至12岁才发育充分。额窦在1岁以前尚未发育,2岁时开始出现。蝶窦出生即存在,5~6岁时才增宽。由于鼻窦黏膜与鼻腔黏膜相连续,鼻窦口相对大,故急性鼻炎时易导致鼻窦炎的发生。

3. 咽部　婴幼儿咽部相对狭小及垂直,富于淋巴组织,包括鼻咽部扁桃体和腭扁桃体,这些淋巴组织肿胀时可引起气道部分阻塞。鼻咽部扁桃体在生后4个月时即发育,如增殖过大,称为增殖体肥大;腭扁桃体为最大的集结淋巴组织,早期腺体及血管组织均不发达,至1岁末随着全身淋巴组织的发育而逐渐增大,4~10岁时发育达最高峰,至14~15岁时又逐渐退化。故扁桃体炎多发生在学龄儿童而在1岁以内婴儿则少见。扁桃体具有一定防御功能,单纯肥大者不宜手术切除,但当细菌藏于腺窝深处,形成慢性感染病灶,长期不能控制,则可考虑手术摘除。小儿咽后壁间隙组织疏松,有颗粒型的淋巴滤泡,1岁内最明显,以后逐渐萎缩,当该处淋巴组织感染后可发生咽后壁脓肿。

4. 咽鼓管 婴幼儿的咽鼓管相对较宽,短而直,呈水平位,故上呼吸道感染时易并发中耳炎。

5. 喉 小儿喉部相对较长,喉腔狭窄,呈漏斗形,软骨柔软,声带及黏膜柔嫩,富有血管及淋巴组织,故易感染,而感染后易发生炎性肿胀。小儿上呼吸道感染后易发生喉炎,由于喉腔及声门部狭小,轻微炎症即可导致喉狭窄引起声音嘶哑及吸气性呼吸困难。

(二)下呼吸道解剖特点及临床意义

1. 气管、支气管 自环状软骨下缘起至与肺泡连接的肺泡管以上,呈树枝状分布。儿童气管位置较成人稍高,新生儿气管上端相当于第4颈椎水平,下端分支处相当于第3胸椎水平,随年龄增长而逐渐下降,至12岁时气管分支处降至第5、6胸椎水平。右侧支气管是气管的直接延伸,较粗、短、直,故异物容易进入;而左侧支气管则自气管的侧方分出,异物进入的机会较少。小儿的气管和支气管腔相对狭窄,软骨柔软、弹力纤维组织发育不良,黏膜血管丰富,黏液腺分泌不足,纤毛运动差,不能有效地清除病因微生物,易导致感染,出现呼吸道狭窄、阻塞等症状。

2. 肺脏 特点是肺泡少、血管多、间质发育旺盛。出生时肺泡数量约2500万个,为成人的8%(成人约为3亿个)。肺泡面积生后1岁半时达体表面积的2倍,3岁时达3倍,至成年达到10倍。新生儿肺泡直径为$100\mu m$,年长儿为$100~200\mu m$,成人为$200~300\mu m$。新生儿肺容量为65~67ml,8岁增加7倍,12岁增加9倍,至20岁时等于新生儿的20倍。2岁以后才出现Kohn氏孔,故新生儿及婴儿无侧支通气。肺脏弹力组织发育较差,血管组织丰富,间质发育旺盛。由于肺泡数量少而小,含气量相对较少,气体交换面积小,而肺脏含血量多,故不但易患肺炎,且易并发肺不张、肺气肿等。间质发育旺盛致易患间质性肺炎。小儿上述肺脏特点(肺泡少、血管多、间质多、气体交换面积小)极易导致肺炎时血氧下降,以致发生多脏器受累。

3. 肺门 由支气管、大血管和几组淋巴结所组成。淋巴结构与肺部其他淋巴组织互相联系。当有呼吸道感染时,肺内淋巴结易出现炎症反应。

4. 胸膜 新生儿及婴儿期胸膜腔相对宽大。壁层胸膜固定不够坚密,易于伸展,胸膜薄且较易移动。

5. 纵隔 儿童纵隔较成人相对宽大,柔软富于弹性。前纵隔上部包括胸腺、上腔静脉、升主动脉弓和前纵隔淋巴结。下部包括心脏及膈神经等。后纵隔包括气管、支气管、胸导管、降主动脉、迷走神经、交感神经、食管和后纵隔淋巴结等。当发生胸腔积液或气胸时,可引起纵隔移位,严重时可危及生命。

6. 胸廓 婴幼儿胸廓短小、呈桶状,肋骨呈水平位与脊柱几成直角(如成人深呼吸状态),胸廓的前后径与横径几乎相等,肋间肌亦不发达,故吸气时胸廓活动范围小,扩展受限。此外,由于肺脏及纵隔相对较大,心脏呈横位,膈肌位置较高,故不能充分进行气体交换,尤其是患有肺内感染时,代偿能力较年长儿明显减弱,即使轻度肺炎也易出现呼吸困难。膈肌于小儿开始站立、行走后逐渐下降,3岁以后达第5肋间。膈肌下降能增加吸入气体的容积,增加换气量。婴幼儿主要靠膈肌呼吸,如各种原因导致膈肌收缩力减弱、膈肌运动发生障碍(鼓肠、腹水、肝大等)时都能使肺部换气量减少。

二、生理特点

呼吸频率因年龄有所差异,年龄愈小,呼吸频率愈快(表10-1),这与小儿代谢旺盛及呼吸系统的解剖特点有关。婴幼儿呼吸类型呈腹膈式呼吸;随着年龄增长,膈肌和腹腔脏器下降,于2岁时出现胸腹式呼吸;7岁以后以混合式呼吸为主。由于呼吸中枢调节功能发育尚未完善,生后数日的婴儿易出现呼吸节律

的改变,如深浅呼吸交替、节律不齐、呼吸暂停等现象。小儿潮气量随年龄增长而增加,潮气量平均值:
2月~1岁42ml(120ml/m²体表面积),1~3岁70ml(145ml/m²体表面积),成人500ml(294ml/m²体表面积)。
小儿肺活量的个体差异较大,正常新生儿第一次呼吸的肺活量为10~70ml,出生后30分钟啼哭时肺活量为
50~100ml,以后随年龄增长而增加,为50~70ml/kg。正常婴幼儿每分通气量为3500~4000ml/m²体表面
积;每分钟CO_2排出量约116ml/m²体表面积;两者和成人相似。小儿肺脏、肺泡毛细血管总面积及总容量
均比成人小,故气体总弥散量较成人小,但以单位肺容量计算则可与成人相似。小儿肺的顺应性随年龄增
长而增加,气道阻力随年龄增长而减低。小儿在上、下呼吸道感染和支气管哮喘时,可因气道黏膜充血、分
泌物增加和支气管痉挛而致气道狭窄,通气不畅,加之用力呼吸又易使气流形成漩涡,更增加气道阻力,使
肺顺应性下降。

表10-1 不同年龄小儿每分钟呼吸次数平均值

年龄	每分钟呼吸（次）	呼吸：脉搏
新生儿	40~50	1：3
1岁以内	30~40	1：(3~4)
1~3岁	25~30	1：(3~4)
4~7岁	20~25	1：4
8~14岁	18~20	1：4

三、呼吸系统免疫功能特点

呼吸道能分泌多种免疫球蛋白,从浓度和功能上看,分泌型免疫球蛋白A(sIgA)是呼吸道局部抗感染
最重要的免疫球蛋白。SIgA具有凝集抗原作用,再借助于呼吸道黏液纤毛系统,可不断地将抗原排出体
外。由于小儿机体免疫功能尚未健全,IgA不能通过胎盘,故新生儿血清中无IgA,生后3个月开始逐渐合
成,1岁后逐渐增多,直到12岁才达成人水平。母乳特别是初乳中含有丰富的sIgA,坚持母乳喂养有助于
预防呼吸道疾病。新生儿及婴幼儿呼吸道黏膜sIgA水平较低,尤其是那些不能从母乳得到sIgA的人工喂
养儿更低,这也是小儿,尤其是婴幼儿易患呼吸道感染的主要原因。此外,其他免疫球蛋白如IgG、IgM在生
后5~6个月时亦不足,乳铁蛋白、溶菌酶、干扰素、补体等数量不足,肺泡巨噬细胞功能不足,故婴幼儿期易
患呼吸道感染。

第二节　急性上呼吸道感染

案例10-1

患儿男,5岁,以"鼻塞、流涕3天,发热伴咽痛2天"为主诉来诊。平素健康,3天前受凉后出现鼻塞、
流涕、打喷嚏,1天后发热,体温38.6℃,咽痛明显。呕吐1次,非喷射性,食欲缺乏。无咳嗽及胸痛,二便正
常。体格检查:神志清楚,一般状况好。周身无出血点及皮疹。咽部充血,扁桃体Ⅱ度肿大,表面可见少许
脓苔。颌下淋巴结无肿大。呼吸平稳,双肺呼吸音清,未闻及干湿性啰音。心率96次/min,律齐,心音有
力,无杂音。腹部查体未见异常,四肢活动良好,脑膜刺激征阴性。

思考:

1. 上述病例应如何诊断?可能会出现哪些并发症?

2. 需与哪些疾病相鉴别?

急性上呼吸道感染(acute respiratory infection),简称上感,俗称"感冒",是小儿时期最常见的多发病,占5岁以下小儿所有疾病的50%以上。急性上呼吸道感染是指鼻、咽部黏膜的急性炎症。如果炎症在上呼吸道的某个局部范围表现明显,则可按该部位的炎症命名,如急性鼻炎、急性鼻窦炎、急性咽炎、急性扁桃体炎、急性喉炎等。

【病因】

呼吸道病毒是急性上呼吸道感染的最常见的病原体,90%以上的上感为各型病毒所致。常见的病毒包括呼吸道合胞病毒、流感病毒、副流感病毒、腺病毒、鼻病毒、柯萨奇病毒等。但近年来肺炎支原体的感染有增加趋势,尤其对年长儿。细菌亦可引起急性上呼吸道感染,但大都为继发性。病毒感染基础上的细菌感染多见于婴幼儿,年长儿则为细菌与非典型微生物混合感染。流感病毒分甲、乙、丙三种血清型,除主要引起上感外,也可引起下呼吸道感染;甲型可导致大流行。除病原体外,各种原因所致的小儿机体免疫力降低,也是急性上呼吸道感染的常见病因。

【临床表现】

因年龄大小、体质强弱及病原体的不同,临床表现差异较大。发病一般较急,多有不同程度的发热,可伴有鼻塞、流涕、打喷嚏、轻咳、食欲减退、呕吐、腹泻等症状,但一般状况较好。重症上感多为细菌或继发细菌感染引起,上述症状重,如体温可高达39~40℃,咳嗽、咽痛明显,患儿精神萎靡或烦躁不安,可伴有呕吐、腹泻。体检可发现咽部充血、滤泡肿大,扁桃体肿大。扁桃体有化脓时,表面可见脓性分泌物,咽部红肿明显,提示有细菌感染。伴有腹腔淋巴结肿大者,可出现剧烈腹痛。新生儿及小婴儿可因鼻塞导致吃奶时费力或呼吸困难,婴幼儿高热不退容易诱发惊厥(6岁以上儿童则少见)。

两种特殊类型的上感:

1. 咽-结膜热　由腺病毒3、7型所致。查体可见咽炎和结膜炎同时存在,眼结膜出现滤泡性炎症,充血、水肿,甚至眼睑水肿。

2. 疱疹性咽峡炎　由柯萨奇A组病毒所致。查体可见咽部充血,在咽腭弓、软腭及腭垂的黏膜上有直径1~3mm的小疱疹,周围有红晕。

上呼吸道炎症如未及时恰当治疗,也可蔓延至邻近器官,引起并发症,如中耳炎、咽后壁脓肿、颈淋巴结炎、支气管炎、支气管肺炎等。小婴儿及免疫力低下患儿还可能并发全身性感染,如败血症、脑膜炎等。

【诊断及鉴别诊断】

1. 诊断思路及线索　根据临床表现及体征,本病相对较易诊断。但应注意,某些传染病、流行性感冒、病毒性脑炎、急性阑尾炎等早期也常伴有普通上呼吸道感染的表现,如不注意鉴别极易误诊。因此,在诊断上感时要有以下考虑:

(1)必须详细询问有无流行病学史及接触史、有无其他疾病的伴随病史及伴随症状;全面询问病史并详细检查各系统症状及体征对其他疾病的早期发现至关重要。

(2)许多下呼吸道疾病是由上呼吸道感染所引发,如急性支气管炎、急性支气管肺炎等,故上呼吸道感染患儿如病情加重,出现高热不退、剧烈咳嗽、咳痰时,要想到炎症有蔓延至下呼吸道的可能,密切注意肺部体征,必要时行胸部X线检查。

(3)婴幼儿上呼吸道感染后的高热不退容易诱发惊厥,但诊断时要尤其慎重。如果惊厥持续时间长、抽后精神不振,或有颈强直体征时,应注意病毒性脑炎的发生,及时行腰椎穿刺检查。

(4)上呼吸道感染后伴有右下腹痛,应及时行腹部超声检查,以鉴别腹痛是由腹腔淋巴结炎引起或是急性阑尾炎所致。

2. 鉴别诊断

(1)流行性感冒:由流感病毒、副流感病毒所致。有明显的流行病史;高热、头痛、四肢酸痛等全身症状较呼吸道局部症状重;病程较长。

（2）急性传染病早期：有些传染病如麻疹、百日咳、流行性脑脊髓膜炎、猩红热等早期可有上感症状，应结合相关流行病史、皮疹变化及病情演变等综合分析（详见有关章节），必要时应随诊观察。

（3）消化系统疾病：小儿上感常伴有呕吐、腹泻、腹痛等消化道症状，应与原发性胃肠疾病鉴别。伴有腹腔淋巴结肿大者须与阑尾炎相鉴别，腹部 B 超检查可区分。

（4）过敏性鼻炎：本病常有的鼻塞、流涕、打喷嚏等症状与上感相似，但全身症状轻微，而鼻黏膜明显苍白、水肿，病程长;呈季节性或全年性发病;多伴有其他过敏性疾病（如过敏性皮炎、支气管哮喘）或有其家族史。

【治疗】

1. 一般治疗　普通感冒具有一定自限性，症状轻者无须药物治疗。注意休息，多饮水，进食易消化的食物，保持室内空气清新，注意隔离，避免交叉感染。

2. 对症治疗　体温轻度增高，对机体有一定的保护作用，不必急于退热。当体温超过 38.5℃ 以上时，可给予退热药口服（布洛芬、对乙酰氨基酚），也可物理降温（如头部冷敷等）。高热引起惊厥者，给退热剂同时应给予镇静剂，常用 5% 水合氯醛（1.0ml/kg）肛门灌肠。对既往有高热惊厥病史患儿，应及时予以退热剂或物理降温，以防惊厥发生。

3. 病因治疗　上呼吸道感染大多由病毒引起，因此以抗病毒治疗为主。但是由于目前尚无针对普通感冒的特异性抗病毒药物，因此普通感冒不建议使用全身性抗病毒药物。病情早期应用利巴韦林气雾剂喷鼻咽部可能有一定益处。中药类口服抗病毒药物的种类较多，如板蓝根、双黄连等，可酌情试用。神经氨酸酶抑制剂（如奥司他韦）对甲、乙型流感病毒感染具有特殊疗效。如病情重、有继发细菌感染征象或并发症时，需选用抗生素治疗。

【预防】

加强体格锻炼，增强身体抵抗力;保持居住条件清洁卫生，经常消毒、通风;按时添加辅食，加强营养，防治佝偻病、缺铁性贫血等疾病;注意预防隔离，勿与其他患者密切接触，避免交叉感染。

第三节　急性感染性喉炎

急性感染性喉炎（acute infectious laryngitis）是喉部黏膜的急性弥漫性炎症。多见于 6 月~3 岁小儿，以冬春季节多发。临床特征为犬吠样刺激性干咳、声音嘶哑及吸气性呼吸困难。早期多为病毒感染，后期常继发细菌感染。

【病因】

常见的呼吸道病毒皆可引起，病毒感染后可继发细菌感染。由于小儿喉腔狭小，喉软骨柔软，喉部黏膜下组织疏松，富含血管及淋巴组织，故当上呼吸道感染后，可引起喉部黏膜及黏膜下层炎症性水肿，致使声门变窄。除声门炎症改变外，尚有喉痉挛，故极易引起喉梗阻。由于小儿咳嗽功能差，不易将下呼吸道分泌物及时咳出，更易使呼吸困难加重。因此，小儿急性喉炎的病情较成人严重。

【临床表现】

发病前 1~2 天有上呼吸道感染症状，多伴有发热。常在夜间出现"空空"样干咳，有的呈"犬吠"样咳嗽，后期可出现脓痰，伴有声音嘶哑，严重者可失音。较大儿童常诉说伴有不同程度的喉痛，喉部发痒或异物感等。如声门因炎症加重狭窄以及喉痉挛时，可出现吸气困难，闻及吸气性喉喘鸣。

体格检查患儿精神状态差，可因呼吸困难及缺氧表现烦躁不安或口周出现发绀;吸气性呼吸困难在体征上表现为胸骨上窝、锁骨上窝、肋间及上腹部软组织吸气期内陷。未合并气管及支气管感染时，肺部查体无阳性体征。小婴儿的喉部喘鸣常可传导至肺部，听诊时应注意与肺部啰音鉴别。

按喉梗阻的轻重分为以下四度：Ⅰ度：安静时可正常，活动后出现吸气性喉喘鸣和呼吸困难，双肺呼吸音清晰，心率无变化；Ⅱ度：安静时即可出现喉鸣及吸气性呼吸困难，双肺可闻及喉传导音或管状呼吸音，心率增快；Ⅲ度：除Ⅱ度症状外，患者因缺氧而出现阵发性烦躁不安，口唇及指、趾端发绀，口周发青或苍白，恐惧、出汗，双肺呼吸音明显降低，心音低钝，心率明显增快；Ⅳ度：严重的呼吸困难，使患儿体力耗竭，渐呈衰竭状、昏睡状态，因无力呼吸，三凹征可不明显，面色苍白发灰，双肺呼吸音几乎消失，仅有气管传导音，心音低钝，心律不齐。

【辅助检查】

1. 间接喉镜检查是确诊的可靠证据。镜下可见喉黏膜弥漫性对称性充血、肿胀，尤以声门下区黏膜红肿明显；声带呈红或鲜红色，有时可见声带有黏膜下出血。喉黏膜表面有时可见黏性分泌物附着。

2. 化验检查不特异。早期病毒感染时，外周血白细胞多正常或偏高；合并细菌感染时白细胞增高明显。

【诊断及鉴别诊断】

1. 诊断思路及线索

（1）6月~3岁小儿多见，病前有发热等上感症状，出现"空空"样或"犬吠"样干咳，伴有声音嘶哑（严重者可失音），吸气性呼吸困难及吸气性喉喘鸣，喉部黏膜充血、水肿。具有上述典型症状及体征者不难诊断。

（2）由于年龄及病情等影响，症状及体征也差异较大。症状轻者，可无明显吸气性呼吸困难及喘鸣；炎症重者，可导致声门狭窄以及喉痉挛，此时可出现明显的吸气困难，闻及吸气性喉喘鸣。

（3）小儿喉炎极易引起喉阻塞发生，重者不及时治疗可突然死于严重的低氧血症。

2. 鉴别诊断

（1）急性喉、气管、支气管炎：1~3岁的婴幼儿多见。喉部病变与急性喉炎相似，但气管、支气管黏膜也同时受累，全身症状较重，呼吸困难明显，易发生呼吸衰竭。肺部听诊可闻及呼吸音粗糙、干啰音或湿性啰音。喉黏膜充血、肿胀等特征同急性喉炎。X线胸部检查可有支气管炎或细支气管炎改变。细菌感染时外周血血常规多明显增高。动脉血气检查依据病情可有不同程度的低氧血症及酸中毒改变。

（2）呼吸道异物：常见于1~3岁小儿。有异物吸入史。

1）喉异物：以剧烈呛咳、呼吸困难及声音嘶哑为主要临床症状。如喉部完全阻塞，或喉头因异物刺激引起痉挛时，患儿可立即出现窒息、发绀，如不迅速抢救可因缺氧死亡。如一过性阻塞，或阻塞不严重，呼吸困难可能不明显，但有时可引起喉部水肿。较大儿童可做间接喉镜检查，直接窥见喉部异物；较小儿童必要时可做直接喉镜检查以确诊。

2）气管异物：早期症状主要表现为刺激性呛咳，可伴有喘息；当异物下达至支气管后，症状可暂时缓解，此期往往不被重视，易漏诊。由于气管异物多为活动性，当异物被咳入气管时，颈部听诊于咳嗽时和呼气末可闻及拍击声，在环甲区可触及撞击感（异物被呼出的气流冲起，撞击声门下区所致）。

（3）喉痉挛：是维生素D缺乏性佝偻病的伴发症状之一，常同时伴有惊厥、手足搐搦及不同程度的活动性佝偻病的表现，多见于6个月以下小婴儿，无热性惊厥。血钙低、面神经征阳性、注射钙剂治疗后迅速显效可鉴别。

（4）先天性喉喘鸣：因喉部软骨结构发育不良，声门上会厌松弛，吸气时喉部组织陷入声门，阻塞喉部入口，发生喘鸣及呼吸困难。本病临床特点为生后不久或数天即可出现吸气性喉部喘鸣。喘鸣轻重不一，轻者喘鸣可间歇出现，俯卧位时或睡眠时可减轻或消失，哭闹或吃奶时喘鸣加重；哭声正常，无嘶哑，无呼吸困难及发绀。重者睡眠时亦可闻及喘鸣，吸气性呼吸困难明显，出现三凹征。本病易继发上下呼吸道感染，此时呼吸困难明显加重。

【治疗】

1. 一般治疗　保持安静,避免不必要的处置和检查以免加重病情;烦躁时可给镇静剂,常用5%水合氯醛(1.0ml/kg)肛门灌肠;吸氧有助于减轻呼吸困难;及时吸痰,保持气道无分泌物阻塞。

2. 控制感染　抗病毒药物的选择同急性上呼吸道感染。有细菌感染征象或病情进展迅速者,应及早选用抗生素治疗。

3. 减轻喉头水肿　病情不重者可口服泼尼松1~2mg/(kg·d);病情严重者需地塞米松静脉推注,每次2~5mg,每日2~3次,至病情缓解。静脉用激素总疗程一般不超过2~3天,如仍需维持用药,可予以泼尼松口服。雾化吸入治疗有助于减轻喉部黏膜的充血水肿和炎症反应。可用1%麻黄碱10~20ml,加地塞米松2~5mg、庆大霉素2万~4万单位、沐舒坦15mg超声雾化吸入。

近年来常选用压缩空气(或气流量>6L/min氧气)为动力的雾化装置,雾化布地奈德混悬液0.5~1mg,加生理盐水1ml雾化吸入,每4~6小时一次,对减轻喉黏膜的充血水肿和炎症反应效果较好。新型的雾化装置所需生理盐水量少,对气道的刺激小,不易诱发喉或气道痉挛;而吸入型肾上腺糖皮质激素的脂溶性明显高于水溶性的地塞米松,作用时间长,且副作用明显低于地塞米松,如病情需要可相对较长时间使用。

4. 气管切开术　对Ⅳ度喉梗阻患儿,应立即行气管切开术抢救;对治疗无效的Ⅲ度喉梗阻患儿也应考虑气管切开术治疗。

【预防】

同上呼吸道感染。

第四节　急性支气管炎

案例10-2

男,6岁,以"咳嗽3天"为主诉来诊。平素健康,3天前受凉后出现咳嗽,伴有少量白痰,食欲减退,二便正常。体格检查:神志清楚,一般状态好,周身无出血点及皮疹,咽部略充血,扁桃体不大,呼吸平稳,双肺呼吸音粗,可闻及干性啰音,未闻及水泡音及管状呼吸音,心脏及腹部查体未见异常。胸部X线检查示:肺纹理增粗,无斑片影。

思考:

1. 上述病例应如何诊断?

2. 需与哪些疾病相鉴别?

3. 如何治疗?

急性支气管炎(acute bronchitis)是儿童时期常见的呼吸系统疾病,多继发于上呼吸道感染,咳嗽是其主要特征。本病为支气管黏膜发生炎症所致,气管和毛细支气管常同时受累。

【病因】

病原体多为各种病毒或细菌,后者常在病毒感染基础上继发。近年来,肺炎支原体或衣原体也较常见。本病多为在上呼吸道炎症基础上蔓延所致,病原体侵袭到支气管黏膜后,引起炎症改变,引发咳嗽等症状。

【临床表现】

发病急缓不一,早期有上呼吸道感染症状。逐渐出现咳嗽。病初多为断续性干咳,随病情发展,咳嗽日渐明显,严重者呈剧烈性咳嗽。2~3天后,有痰咳出,分泌物增多,初为白色黏痰,以后可出现黄色黏稠性痰。咳嗽重时可引起呕吐,年长儿可诉胸骨后不适或胸痛,有的伴有头痛、恶心、食欲减退、疲乏无力等。体温表现不一,多数无发热,少数伴低热,但亦可见高热持续者。咳嗽一般持续1周左右或更长,当痰液由黏稠变稀薄时,咳嗽逐渐消失。

体格检查一般状态较好,无呼吸困难,无发绀。肺部听诊呼吸音粗,有时可闻及干啰音或湿性啰音,啰音不固定,随体位改变、拍背或咳嗽后可消失。而支气管肺炎的啰音相对固定,以此可对两者鉴别。

【辅助检查】

外周血白细胞正常或稍高。胸部X线检查可正常或见肺纹理增粗,肺门影增浓偶见。

【诊断及鉴别诊断】

1. 诊断思路及线索

(1) 年长儿病情较轻,一般状况较好,咳嗽,无热或低热(亦有高热持续者),肺听诊呼吸音粗、无固定啰音,肺部X线检查可正常或肺纹理增粗。

(2) 婴幼儿急性支气管炎往往病情较重,与肺炎早期不易区别,应注意随诊和复查肺部X线片。支气管炎如未有效控制,较容易发展成支气管肺炎。

2. 鉴别诊断　急性支气管炎应与急性上呼吸道感染、急性支气管肺炎及呼吸道异物相鉴别。慢性或反复支气管炎,应仔细查找原因,注意与咳嗽变异型哮喘、肺内结核、呼吸道先天畸形、支气管扩张、支气管异物等疾病相鉴别(详见儿童支气管哮喘的鉴别诊断)。

【治疗】

1. 一般治疗　同上呼吸道感染,多饮水,使痰液易于排出。

2. 控制感染　病毒感染者予以抗病毒药物治疗(同上感);对白细胞增高者、体弱儿、婴幼儿或有发热、痰液黏稠者,可适当选用青霉素或头孢菌素类抗生素;疑有支原体感染者,可给予大环内酯类抗生素治疗。

3. 对症治疗　咳嗽对排痰有益,一般不用镇咳剂。痰黏稠者可给予盐酸氨溴索、N-乙酰半胱氨酸、中药类祛痰剂等药物以稀释痰液,利于痰液的排出和吸收。婴幼儿急性支气管炎有的可伴有喘息或剧烈咳嗽,此时需雾化吸入 β_2 受体激动剂及糖皮质激素(同哮喘治疗);无吸入条件时,可口服丙卡特罗等治疗。病情迁延者可加用超短波等物理治疗或中医中药辅助治疗。

第五节　毛细支气管炎

案例 10-3

男,6个月,以"咳嗽3天,喘息伴呼气性呼吸困难2天"为主诉来诊。平素易反复患湿疹。3天前受凉后咳嗽,1天后出现喘息,喉部可闻及"咝咝"声,伴呼气性呼吸困难,以夜间及晨起时好发作,剧烈活动、哭闹或吃奶后喘鸣加重,无发热。体格检查:神志清楚,一般状况稍差,周身无出血点及皮疹,咽部略充血,呼吸促,烦躁不安,鼻翼扇动,轻度三凹征,胸部叩诊呈过轻音,肺肝界下移,听诊双肺呼吸音延长,可闻及典型的呼气性喘鸣音,心率140次/min,腹软,肺肝界位于右锁骨中线第6肋间,四肢活动良好,肢端温。胸部X线检查示肺气肿改变。

思考:

1. 小儿急性毛细支气管炎的常见病因、临床表现及辅助检查特点有哪些?

2. 上述病例如何诊断?需与哪些疾病相鉴别?如何治疗?

毛细支气管炎(bronchiolitis)是由多种致病原感染引起的病变部位在毛细支气管(主要在直径为75~300μm的气道)的炎症,是婴幼儿期引起喘鸣的常见肺部疾病。2岁以内多发,其中2~6个月婴儿的发病率最高。多见于冬春两季,散发,有时亦呈流行性。本病多由病毒所致,其中呼吸道合胞病毒为最常见病原。

【病因及发病机制】

本病主要由呼吸道合胞病毒(RSV)引起;此外,副流感病毒、腺病毒、鼻病毒、肺炎支原体等也可引起,也可出现混合感染。RSV侵袭毛细支气管后,致使病变部位黏膜肿胀,黏膜下炎性细胞浸润,黏膜上皮损伤脱落,黏液分泌增多,加之毛细支气管的不同程度痉挛,最终导致部分或完全性阻塞,形成呼气性呼吸困难。由于毛细支气管的管壁较薄,故炎症易扩展累及周围的肺间质和肺泡,形成细支气管周围炎。病变轻者,炎症消退后渗出物被吸收或咳出而愈复。少数病变重者可因管壁的瘢痕修复,管腔内渗出物发生机化,使细支气管阻塞,形成闭塞性细支气管炎。

【临床表现】

本病多见于6个月内小儿,最大不超过2岁。体温多正常或略高,无继发感染者少见高热。病前2~3天常有上呼吸道感染前驱症状,随后可出现剧烈咳嗽、呼气性呼吸困难及阵发性喘憋。喉部可闻及"咝咝"声。呼吸困难常呈阵发性。夜间及晨起好发作;剧烈活动、哭闹或吃奶后喘鸣加重,休息及改善通气后有时可自行缓解。严重病例可合并急性呼吸衰竭、心力衰竭及中毒性脑病等;有的可骤然出现呼吸暂停及窒息。

喘息发作时,患儿呼吸及心率加快,轻者烦躁不安,鼻翼扇动;重者口周发绀,呈喘憋状,表现为明显的三凹征,易合并充血性心力衰竭。胸部叩诊呈过轻音,肺肝界下移。听诊双肺呼吸音延长,可闻及典型的呼气性喘鸣音或高调哮鸣音;喘憋时常听不到湿啰音,缓解时可闻及弥漫性细湿啰音或中啰音。喘憋严重时喘鸣音有时反而减弱,应予以注意。腹部查体肝脏增大多见,但往往并非因充血性心力衰竭所致,经常为肺气肿引起的肺肝界下移。

【辅助检查】

外周血白细胞多正常。血气检查,病初时PaO_2及$PaCO_2$减低,严重时$PaCO_2$增高,发生呼吸性酸中毒。胸部X线检查可见双肺多有不同程度肺气肿或肺纹理增强改变;有时可见支气管周围炎性阴影或节段性肺不张;肺泡受累时,可出现间质性肺炎及肺浸润病变。取鼻咽拭子或气管内分泌物行病毒分离或抗体检测有助于确定病原。

【诊断及鉴别诊断】

1. 诊断思路及线索 以下临床特点将有助于本病的诊断。

(1) 易患因素:宿主因素包括早产儿、低出生体重儿、先天性心脏病、早产儿慢性肺疾病、神经系统疾病、6个月以下婴儿、免疫功能低下、缺乏母乳喂养。环境因素包括生活贫困、被动吸烟、空气污染、居住拥挤、幼儿园长托。

(2) 年龄特点:多见于6个月内小儿,最大不超过2岁。

(3) 体温特点:体温正常或略高,无混合感染者少见高热。

(4) 喘息特点:喉部可闻及"咝咝"声,呈呼气性呼吸困难,剧烈活动、哭闹或吃奶后喘鸣加重,安静后可减轻。

(5) 肺部特征特点:叩诊呈过清音,肺肝界下移,双肺呼吸音延长,双肺可闻及典型的呼气性喘鸣音(或高调哮鸣音)。

(6) 胸片特点:双肺气肿为主。

(7) 体质特点:过敏体质婴儿(如易患湿疹等)、有哮喘或过敏体质家族史者,将来发展成支气管哮喘的概率增加。

2. 鉴别诊断 本病应与该年龄段引起喘憋或呼吸困难的相关疾病鉴别,包括急性喉炎、支气管哮喘、呼吸道合胞病毒性肺炎、原发型肺结核、先天性气道发育异常、心内膜弹力纤维增生症、充血性心力衰竭、异物吸入等相鉴别。

小儿毛细支气管炎与婴幼儿哮喘首次发作的临床表现极其相似,在就诊当时难以鉴别,需要日后定期随访观察。如反复发作超过3次以上,支气管扩张剂治疗有效且除外其他肺部疾病,则应考虑支气管哮喘的诊断;个人过敏体质、有哮喘或过敏体质家族史、长期被动吸烟等是毛细支气管炎患儿将来发展为哮喘的高危因素。

【治疗】

1. 一般治疗

(1) 吸氧:既往体健的患儿若血氧饱和度降至90%以下,则为氧疗指征;若持续低于90%,则应通过足够的氧疗使血氧饱和度升至90%或以上;若患儿的血氧饱和度≥90%且进食良好、仅有轻微呼吸困难,则可停用氧疗。对于有明显血流动力学异常的心肺疾病史或早产史的患儿,在准备停用氧疗时应给予密切监测。

(2) 镇静:在极度烦躁时应用。可用5%水合氯醛每次1ml/kg,口服或灌肠。由于镇静剂有引起呼吸抑制的可能,故使用时要密切注意呼吸节律的变化。

(3) 保持呼吸道通畅:有痰随时吸出;痰液黏稠者可予以盐酸氨溴索治疗以稀释痰液,给药途径可静脉注射或雾化吸入。应注意,由于本病患儿可能存在气道高反应性,因此,如病情需要以吸入途径给药时,应使用以压缩空气(或气流量>6L/min氧气)为动力的雾化器装置通过面罩吸入,忌用对气道有较大刺激作用的超声雾化吸入装置。

2. 控制喘憋 尚无特效的缓解药物。

(1) 支气管舒张剂:可试验性雾化吸入速效β$_2$受体激动剂(如沙丁胺醇)或联合M受体阻滞剂(抗胆碱能药物,如异丙托溴铵)雾化吸入,尤其是当有过敏性疾病等家族史时。

(2) 糖皮质激素:不推荐常规应用全身糖皮质激素;可选用雾化吸入糖皮质激素治疗。

(3) 3%高渗盐水雾化:对于雾化支气管舒张剂及糖皮质激素治疗无效的中、重度毛细支气管炎患儿,可试用3%盐水雾化吸入(压缩空气或气流量>6L/min氧气为动力的雾化器装置),2~4ml/次,4~6次/天,疗程1~3天;但需注意住院患儿在严密监护下可试用,使用前雾化吸入支气管舒张剂,如果雾化后出现剧烈咳嗽或喘憋加重,则不继续使用。此外,对上述治疗无效者,静脉注射氨茶碱或硫酸镁可尝试使用(具体详见支气管哮喘治疗章节),但尚缺乏确切的循证证据。

3. 抗病毒及其他病原体治疗

(1) α干扰素雾化吸入:国内专家共识推荐:IFN-α$_1$b,2~4μg/(kg·次),2次/天,疗程5~7天;发病72小时以内使用。

(2) 利巴韦林(病毒唑):由于尚缺乏确切的循证依据,故目前不推荐常规应用。

(3) 明确或疑似肺炎支原体感染可予以大环内酯类抗生素治疗。

(4) 有继发细菌感染时需酌情加用其他抗生素。

4. 生物制品治疗

(1) 静脉注射免疫球蛋白(IVIG)可在重症患儿或上述治疗方法无效时考虑应用,但不推荐常规使用。应用方法为每天400mg/kg,连续3~5天。

(2) 静脉注射抗RSV单克隆抗体(Palivizumab®)对高危婴儿(早产儿、支气管肺发育不良、先天性心脏病、免疫缺陷病)和毛细支气管炎后反复喘息发作者有确切的预防作用;RSV单克隆抗体上市后研究也显示,预防治疗可显著降低住院率。但值得注意的是,该药不能治疗RSV感染。

5. 其他治疗 及时纠正酸碱失衡及离子紊乱;有心力衰竭时积极强心、利尿、减轻心脏负荷;出现脑水肿时及时降颅压及保护脑细胞;有呼吸衰竭时需要气管插管,人工通气治疗。

【预后】

毛细支气管炎与哮喘的关系十分密切。近年研究表明,有30%～70%的毛细支气管炎患儿日后发展成哮喘;有过敏体质、家族有哮喘、过敏性鼻炎等遗传病史及父母吸烟的患儿,哮喘发生率较无以上因素者显著增高。因此,对诊断毛细支气管炎患儿,一定要定期随访;如果日后再有喘息发生(无论是感染或是运动、吸入冷空气等),特别是对支气管扩张剂及激素治疗敏感,即可能是哮喘。毛细支气管炎患儿如果同时有哮喘的危险因素,建议按哮喘予以早期干预治疗。研究显示,对存在哮喘危险因素的毛细支气管炎患儿,出院后采用糖皮质激素吸入治疗可明显减低其日后哮喘的发生率。

第六节　肺炎

案例 10-4

男,1.5岁,以"发热3天,咳嗽加重伴呼吸困难1天"为主诉来诊。平素健康,3天前受凉后出现发热,体温39℃,伴轻咳,无痰。近1天咳嗽加重并出现呼吸困难。好哭闹,进食差,二便正常。无嗜睡及抽搐。体格检查:神志清楚,一般状况差,烦躁不安,周身无出血点及皮疹,口周轻度发绀,可见三凹征,双肺呼吸音粗,可闻及密集细小水泡音,心率165次/min(安静状态),律齐,心音低钝,无杂音,腹部查体肝右肋下2.5cm,四肢活动良好,肢端稍凉。胸部X线检查示双肺下野散在斑片状影。

思考:

1. 小儿肺炎的分类?

2. 小儿支气管肺炎的常见病因及病理生理改变?

3. 小儿轻型及重型支气管肺炎的临床表现及体征?

4. 不同病原体所致肺炎的特点?

5. 上述病例如何诊断? 需与哪些疾病相鉴别? 如何治疗?

肺炎(pneumonia)是小儿时期常见病和多发病之一,占我国小儿死亡原因的首位。本病目前尚无统一的分类方法。按X线表现及病理解剖学改变分为大叶性肺炎、小叶性肺炎(支气管肺炎)、间质性肺炎;按病原分类可分为病毒性、细菌性、支原体性、真菌性等;按有无其他系统的受累分为轻型肺炎及重型肺炎(除呼吸系统受累外,还有其他系统的受累,如合并有心力衰竭、中毒性脑病、中毒性肠麻痹、弥散性血管内凝血等);按病程分类可分为急性型(<1个月)、迁延型(1～3个月)、慢性型(>3个月)三种。近年来,也有按感染的场所和感染来源将肺炎分为社区获得性肺炎(community acquired pneumonia, CAP)和医院内肺炎(nosocomial pneumonia, NP 或 hospital acquired pneumonia, HAP);CAP是指无明显免疫抑制患儿在医院外或住院后48小时内发生的肺炎,小儿临床上以CAP最为常见。HAP是指患儿入院时不存在、也不处于潜伏期而在入院≥48小时发生的感染性肺炎,这包括在医院内感染而于出院48小时内发生的肺炎。此外,根据临床表现是否典型分为典型肺炎和非典型肺炎;前者的病原菌主要是肺炎链球菌、金黄色葡萄球菌、流感嗜血杆菌、大肠埃希菌等,后者的病原菌主要见于肺炎支原体、衣原体、军团菌、病毒(如SARS病毒、人禽流感病毒等新发病毒、变异病毒)等。

小儿临床最为常用的肺炎分类是依据病原学和病理学,病原体明确者以病因命名,病原体不明确者可按病理分类命名。小儿最常见的肺炎类型是支气管肺炎,以下予以重点介绍。

一、支气管肺炎

支气管肺炎(bronchopneumonia)又称小叶肺炎,是小儿时期最为常见的肺炎类型,尤好发于婴幼儿。一年四季均可发病,但以冬春季节或气候突变时多发,可呈散发或流行。小儿因其呼吸道生理、解剖及免疫等特点,本病的发病率较高,占儿科住院患者的24.5%～65.2%,是我国5岁以下儿童的第一位死因,严重威胁我国儿童的健康。

【病因】

感染性支气管肺炎常见病原包括细菌、病毒、非典型微生物(支原体、衣原体、嗜肺军团菌等),此外还有真菌和原虫等。病毒以呼吸道合胞病毒、腺病毒、流感病毒和副流感病毒为多见,其他少见病毒有鼻病毒、呼肠病毒,偶有麻疹病毒、巨细胞病毒(CMV)、EB病毒、人偏肺病毒、单纯疱疹病毒、水痘-带状疱疹病毒、肠道病毒等。细菌以肺炎链球菌最为多见,流感嗜血杆菌、金黄色葡萄球菌、卡他莫拉菌、溶血性链球菌、大肠埃希菌和副大肠埃希菌亦较常见。非典型微生物在5岁以上小儿以肺炎支原体、肺炎衣原体多见,嗜肺军团菌也可遇见;沙眼衣原体在6个月以下婴儿常见。以上病原可单独或混合感染。

【病理及病理生理】

主要以肺组织充血、水肿、炎性细胞浸润为主。不同病原体所致肺炎的病理改变亦不同(详见不同病原体所致肺炎的特点)。

病原体经呼吸道(少数经血行)侵入支气管及肺泡后,引起支气管及肺泡受累,最终可导致通气及换气功能障碍。当炎症蔓延到支气管时,支气管腔因黏膜充血、水肿及渗出物堵塞,致使管腔狭窄甚至闭塞,发生阻塞性肺气肿或肺不张,导致通气功能障碍。当肺泡受累后,肺泡壁充血、水肿,使肺泡壁增厚,同时肺泡腔内充满炎性渗出物,致使气体弥散阻力增加,导致换气功能障碍。在重症肺炎时,上述两种障碍可不同程度同时存在,最终导致缺氧及二氧化碳潴留,从而引起全身性代谢和器官功能障碍。

1. 呼吸功能不全 通气和换气功能障碍可引起低氧血症,严重者可有二氧化碳潴留。在疾病早期,缺氧可通过增加呼吸频率和呼吸深度来增加每分通气量代偿;由于二氧化碳弥散能力比氧大21倍,此时往往仅有轻度缺氧而尚无明显的二氧化碳潴留。当病变进展,严重妨碍有效气体交换时,动脉血氧分压(PaO_2)及血氧饱和度(SaO_2)明显下降而发生低氧血症。当$SaO_2<85\%$,还原血红蛋白$>50g/L$时皮肤出现发绀。当肺通气功能严重降低,影响到二氧化碳排出时,则在PaO_2及SaO_2降低的同时动脉血二氧化碳分压($PaCO_2$)增高。当$PaO_2<6.65kPa(50mmHg)$,$SaO_2<85\%$,$PaCO_2\geqslant6.65kPa(50mmHg)$时,即为呼吸衰竭。

2. 循环系统变化 缺氧、酸中毒可引起肺小动脉反射性痉挛,肺循环压力增高,导致肺动脉高压;肺部病变也使肺循环阻力增加;两者最终导致右心负荷加重。此外,病原体和毒素对心肌损害可引起中毒性心肌炎。上述因素可导致心功能不全发生。少数病例因严重毒血症和低氧血症而发生微循环障碍、休克,甚至弥散性血管内凝血。

3. 中枢神经系统变化 严重缺氧可使脑细胞无氧代谢增加,造成乳酸堆积、ATP生成减少和钠钾离子泵转运功能障碍,使细胞内钠离子增多并吸收水分,导致脑水肿。高碳酸血症可使毛细血管扩张,血脑屏障通透性增加而致颅内压增高。严重时可致中枢性呼吸衰竭。病原体毒素作用可致中毒性脑病。

4. 消化系统变化 胃肠道在缺氧和毒素的作用下易发生功能紊乱,出现呕吐、腹泻等症状,严重者可发生中毒性肠麻痹。胃肠道毛细血管通透性增加可引起消化道出血。

5. 水、电解质和酸碱平衡紊乱 缺氧时体内有氧代谢发生障碍,酸性代谢产物发生堆积,加上高热、饥饿、脱水、吐泻等因素,常引起代谢性酸中毒。二氧化碳潴留可导致呼吸性酸中毒。重症肺炎患儿常出现混合性酸中毒。缺氧和二氧化碳潴留致肾小动脉痉挛而引起水钠潴留;严重缺氧时,抗利尿激素分泌增加,使水钠重吸收增加,致稀释性低钠血症。钾离子在酸中毒时可向细胞外转移,血钾浓度增高或正常。6个月以上患儿,呼吸代偿功能有所增强,早期可因呼吸增快,通气过度,可能出现呼吸性碱中毒。伴有腹泻或呕吐的肺炎患儿,可出现多重酸碱平衡紊乱。

【临床表现】

1. 症状　起病大多较急,病前常有上呼吸道感染症状。发热,咳嗽,呼吸困难是本病的主要临床表现,但不同病原菌引起的肺炎症状各有其特点。发热热型不定,体温一般在38℃左右,有的可超过39~40℃,但在重度营养不良或新生儿时也可不发热。咳嗽早期为刺激性干咳,后期有痰。呼吸困难表现为呼吸加快,轻者可出现鼻扇,重者出现点头样呼吸。反应差、口吐沫是新生儿及小婴儿肺炎时的早期重要症状,应予以特殊注意。

2. 体征　患儿精神状态差,烦躁不安,呼吸急促。呼吸困难严重者可出现口周和指趾端发绀,胸骨上窝、锁骨上窝、肋间及上腹部软组织吸气期内陷。肺部听诊早期呼吸音粗或闻及干性啰音,以后可闻及较固定的细小啰音。肺内病灶融合扩大时,可听到管状呼吸音,叩诊呈浊音。如果发现一侧有叩诊实音或呼吸音消失,则应考虑有无合并胸腔积液或脓胸。

3. 重症肺炎的临床表现　重症支气管肺炎除呼吸系统外,还常累及其他系统,出现相应的临床表现。

(1) 循环系统:重症者可出现不同程度的心功能不全或心肌炎、弥散性血管内凝血及休克。

合并心力衰竭时可参考以下诊断标准:①一般状况差,突然烦躁不安,明显发绀;②呼吸困难加剧,呼吸急促,每分钟超过60次/min;③心率突然增快,婴儿>180次/min,幼儿>160次/min,不能用发热、呼吸困难解释;或心脏扩大,心音低钝,出现奔马律;④肝脏迅速增大,超过2cm以上。有的患儿可伴有少尿或无尿,眼睑或双下肢水肿。

并发心肌炎者,表现为面色苍白,心动过速、心音低钝、心律不齐,心电图表现为ST段下移和T波低平、双向和倒置。并发弥散性血管内凝血者,表现为血压下降,四肢凉,皮肤、黏膜出血等。并发休克者,表现为皮肤发花,面色苍白或发灰,出汗,四肢厥冷,脉速,呼吸浅,神情淡漠甚至不清,血压降低,体温过高或不升,以及无尿等。

(2) 神经系统:并发中毒性脑病时,一般状差,早期表现为烦躁不安,后期出现嗜睡、意识障碍、昏迷甚至抽搐;查体可见呼吸不规则、前囟膨隆、张力高,双眼凝视,瞳孔对光反射减弱甚至消失;脑脊液除压力增高外,其他检查均正常。

(3) 消化系统:并发中毒性肠麻痹时,呕吐、腹泻、腹胀是本病突出症状,一般状态差。有消化道出血时,吐物中有咖啡样物,有柏油样便出现。查体可见腹部膨隆,肠鸣音消失。

【并发症】

主要见于延误诊治、治疗不当或病原体致病力强时,早期正确治疗者并发症很少见。细菌性肺炎最多见的肺部并发症为脓胸、脓气胸、肺大疱等,常由金黄色葡萄球菌、肺炎链球菌引起,革兰氏阴性杆菌次之。

1. 脓胸(empyema)　较常见,为胸膜腔因化脓感染造成积脓所致。主要表现为在肺炎病程中病情恶化,全身中毒症状加重,面色苍白,精神萎靡,高热不退,或体温下降后再次上升;频咳或咳嗽突然加重,呼吸困难,发绀,年长儿可诉胸痛。患侧呼吸运动受限,语颤减弱,叩诊浊音,呼吸音明显减弱或消失。当积液较多时,患侧肋间隙饱满,气管移向健侧。

2. 脓气胸(pyopneumothorax)　较少见,为肺脏边缘的脓肿破裂,脓液与气体进入胸腔所致。主要表现为病情突然加重,剧烈咳嗽、突然呼吸困难、烦躁、发绀。胸腔积液的上方叩诊呈鼓音,下方为浊音;如无粘连,改变体位时浊音区可移动;呼吸音明显减弱或消失。若支气管胸膜瘘的裂口处形成活瓣,空气只进不出,形成张力性气胸。胸部立位 X 线检查可见患侧有液气面。一经确诊应立即进行胸腔穿刺或胸腔闭式引流,以免危及生命。

3. 肺大疱(pneumatocele) 由于细支气管管腔因炎症肿胀狭窄,分泌物黏稠,形成活瓣性阻塞,空气只进不出,导致肺泡扩大、破裂而形成肺大疱。肺大疱小者可无症状,大者可引起急性呼吸困难。

4. 肺不张(atelectasis) 小儿呼吸道较狭小,支气管黏膜肿胀,平滑肌痉挛,黏稠分泌物可阻塞气道引起肺不张。气道分泌物多、黏稠及咳嗽反射减弱(包括咳嗽无力、使用镇咳药等)时易促进肺不张的发生。如肺不张较长时间存在,易继发感染,造成支气管损害,引起支气管扩张及肺脓肿。

【辅助检查】

1. 外周血检查

(1) 白细胞:细菌性肺炎时白细胞总数大多增高,以中性粒细胞增多为主,可有核左移和中毒性颗粒。但在重症金黄色葡萄球菌或革兰氏阴性杆菌肺炎,白细胞可不高或降低。病毒性肺炎的白细胞大多正常或降低。

(2) C-反应蛋白(C reaction protein CRP):急性细菌感染时,CRP 浓度上升;肺炎支原体感染时也部分增高;而病毒感染时则上升不明显。

(3) 降钙素原(procalcitonin,PCT):是一种蛋白质,当严重细菌、真菌、寄生虫感染以及脓毒症和多脏器功能衰竭时它在血浆中的水平升高。病毒感染时 PCT 不会升高。

2. 病原学检查 常见病原学检查主要包括病原培养分离、免疫学特异性抗原和抗体检测、应用 PCR技术对病原特异性基因片段进行检测。

(1) 病毒学检测:呼吸道标本病毒抗原的快速检测是病毒感染早期诊断的主要方法之一。较成熟的方法包括免疫荧光法检测呼吸道脱落上皮细胞内的病毒抗原、酶免疫法或金标法检测呼吸道分泌物中的病毒特异性抗原等。尤其是直接免疫荧光法检测试剂盒在国内和国外实验室普遍应用,可快速检测 4 种7 型常见的呼吸道病毒,如 RSV、腺病毒、甲型和乙型流感病毒、副流感病毒 1 型、2 型和 3 型。通过分子生物学手段尤其是聚合酶链反应(PCR)或逆转录 PCR(RT-PCR)检测呼吸道分泌物中的病毒特异性基因片段,具有很高的敏感性,特异性强,有早期诊断价值。采用经典免疫荧光试验(IFA)、酶联免疫吸附试验(ELISA)等可检测病毒特异性抗体。疾病早期抗病毒特异性的 IgM 升高,继则 IgG 抗体升高。急性期与恢复期双份血清抗体滴度进行性升高价值最大,如恢复期血清抗体≥4 倍上升,可作为病毒感染诊断、血清分型的很好指标,即使病原分离阴性,亦可确诊。但抗体测定对早期诊断的价值很小,影响抗体的因素也较多。通过感染肺组织或呼吸道标本(如鼻咽分泌物、肺泡灌洗液)对病毒进行培养分离是诊断肺部病毒感染的金标准,但病毒培养技术要求较高,耗时较长,不适宜临床患儿的早期诊断。

(2) 细菌病原检测:细菌检查可取下呼吸道分泌物、胸腔穿刺液、血液、肺活检组织等相应标本做病原培养和分离鉴定,是确定感染的最可靠方法;也可取深部痰液涂片染色,所得结果可能有一定的指导意义。通过对培养分离的细菌进行药物敏感试验,可选择最敏感的抗生素进行特定病原的靶向治疗。

(3) 肺炎支原体检测:急性期和恢复期双份血清特异性 IgG 抗体比较有 4 倍以上的升高或下降到原来的 1/4 是 MP 感染的确诊依据,但双份血清检查可行性差,且没有早期诊断价值。单份血清特异性 IgM抗体的明显升高是目前临床早期诊断 MP 感染的主要实验室依据。近年来临床上较多采用颗粒凝集法测定 IgM 抗体,一般认为 MP-IgM>1∶160,有较高的诊断价值。采用 PCR 技术对鼻咽标本、痰及肺泡灌洗液、胸腔积液中的 MP 进行特异性基因检测,敏感性和特异性均佳,尤其是荧光定量实时 PCR,可对 MP 感染做出早期诊断,但影响结果的因素较多,容易有假阳性。MP 培养分离是最为可靠的诊断依据,但技术要求高,操作繁琐,耗时长,无早期诊断的价值。

3. X 线检查 不同病原体感染,肺部 X 线表现各有其特点。不同疾病时期,肺部 X 线表现亦有变化。

早期可仅有两肺纹理增粗，肺野透过度减低、肺门阴影增浓等，以后可出现大小不等的小点片状阴影，多见于两肺中下野。小点片状阴影可融合成大片状浸润影。肺不张、肺气肿、肺脓肿、脓胸、脓气胸、肺大疱等发生时可出现相应的 X 线改变。

4. 血气分析　是判断缺氧程度、有无呼吸衰竭及电解质和酸碱失衡的可靠依据（详见第十七章第三节）。

【诊断及鉴别诊断】

1. 诊断思路及线索

（1）咳嗽、发热、咳痰或痰鸣、气促或呼吸困难是小儿支气管肺炎的四大主症；肺部听诊闻及吸气末、相对固定的细小水泡音，或管状呼吸音等是重要的典型临床体征；胸部影像学检查是确诊及病理分型的关键；病原体鉴定是感染性肺炎的确切证据。

（2）病因诊断对指导治疗及估计预后尤为重要，因此临床上应尽可能病因诊断。

（3）要特别注意某些肺炎患儿的不典型表现：有的仅有咳嗽而无明显发热，易误诊为支气管炎；有的仅有发热而早期无咳，易误诊为上感；有的胸片已有明显改变，但听诊却无典型体征；有的胸片无明显炎症，但肺部 CT 显示炎症已很明显。对可疑肺炎患儿要及时排胸片，必要时应行肺部 CT 检查。

（4）不同病原体所致肺炎各有其临床及体征特点，要注意区分。

2. 鉴别诊断

（1）急性支气管炎：年长儿病情较轻，一般状况较好，以咳嗽、咳痰为主，一般无发热及呼吸困难，肺听诊呼吸音粗、无固定啰音，肺部 X 线检查可正常或肺纹理增粗，无斑片状的渗出影。婴幼儿急性支气管炎病情较年长儿较重，与肺炎早期不易区别，需密切随诊和复查肺部 X 线片。

（2）支气管异物：见本章第三节。

（3）急性粟粒性肺结核：婴幼儿多见，有结核病接触史。起病可急可缓，但以急性起病多见。临床上表现为突然高热、苍白无力、盗汗、食欲缺乏等明显中毒症状，伴有咳嗽、气促、呼吸困难及发绀。肺部体征多不典型，早期可仅表现为呼吸音粗或减低，晚期可闻及细湿性啰音，易与肺炎混淆。多数患儿伴有肝脾及浅表淋巴结肿大，特别是 6 个月以下婴儿易并发结核性脑膜炎。结核菌素试验阳性，胸片或 CT 检查见肺部有大小、密度、分布均匀一致的粟粒状阴影。本病未及时治疗时，其病灶可融合成小片或大片状阴影；若合并其他菌感染则更易掩盖原结核病灶。

【治疗】

采取综合治疗措施，治疗原则是保持气道通畅、纠正低氧及二氧化碳潴留、积极控制感染、加强支持疗法、及时对症治疗、防止和治疗并发症。

1. 一般治疗　经常通风换气，保持室内空气流通。室温保持在 20℃ 左右，相对湿度 55%～60% 为宜。给予热量丰富，富含维生素并易于消化吸收的食物，保证营养及水分摄入。保持呼吸道通畅，口腔分泌物多或痰液应随时吸出；痰液黏稠者可予以盐酸氨溴索等祛痰药物。定时更换体位，以减轻肺淤血，促进肺部炎症吸收。$SaO_2 \leqslant 92\%$ 时需吸氧。烦躁不安可加重缺氧，必要时需予以镇静。防止交叉感染，注意隔离。

2. 抗生素治疗

（1）抗生素的使用指征：细菌性肺炎、非典型微生物肺炎（如肺炎支原体肺炎、衣原体肺炎等）、真菌性肺炎及继发细菌感染的病毒性肺炎。

（2）抗生素的使用原则：①根据病原菌培养及其药物敏感试验的结果选用最敏感性药物；②选用渗透下呼吸道浓度高的药物；③根据药代学和药效学合理使用药物，如给药剂量、间隔、疗程等；④重症宜静脉用药及联合用药。

（3）病原明确时的抗生素选择：对病原菌明确者，根据其药物敏感试验结果，选用无临床禁忌证的最敏感抗生素最为科学。对青霉素敏感的肺炎链球菌首选青霉素或阿莫西林,不敏感者首选头孢曲松、头孢噻肟,备选万古霉素;流感嗜血杆菌、卡他莫拉菌首选阿莫西林/克拉维酸、氨苄西林/舒巴坦,备选头孢呋辛、头孢曲松、头孢噻肟;甲氧西林敏感的金黄色葡萄球菌首选苯唑西林、氯唑西林,耐药者首选万古霉素、利奈唑胺;铜绿假单胞菌首选亚胺培南、美罗培南;大肠埃希菌肺炎宜选用第三代头孢菌素,必要时可联合氨基糖苷类抗生素等(需注意,氨基糖苷类抗生素在 6 岁以下儿童禁用,6 岁以上者慎用,必须使用者应作药物血浓度和听力的监测)。

(4) 病原未明确时的抗生素选择:对病原菌尚未明确,属于临床经验性用药阶段,应根据感染的场所(CAP 或 HAP)、患儿的年龄、临床特点、辅助检查等,初步判断可能的病原(详见本节几种不同病原体所致肺炎的特点)。

临床疑为社区获得性细菌性肺炎时,应首选青霉素或阿莫西林;治疗 3 天不见效者需选用头孢菌素类抗生素。对一些轻型肺炎,亦可选用广谱的口服青霉素类或第二代头孢菌素类。对青霉素过敏者可选用大环内酯类抗生素。疑为肺炎支原体或衣原体感染者,选用大环内酯类抗生素,以红霉素静脉输入为首选,剂量 30~50mg/(kg·d)。对怀疑细菌和肺炎支原体等不典型微生物混合感染者,需青霉素族/头孢菌素类抗生素和大环内酯类抗生素联合应用。

(5) 早发性 HAP 的抗生素选择:病原与 CAP 相似,常见病原菌为肺炎链球菌、流感嗜血杆菌、甲氧西林敏感的金黄色葡萄球菌和非耐药的革兰氏阴性杆菌等;对未接受过抗菌药物治疗且无其他危险因素者,可选用阿莫西林或头孢呋辛或阿莫西林/克拉维酸或氨苄西林/舒巴坦;对于应用过抗菌药物和(或)有其他危险因素的早发型 HAP,可选用头孢曲松或头孢噻肟,或头孢曲松/头孢噻肟联合大环内酯类。

(6) 晚发性 HAP 的抗生素选择:除上述病原菌外,还可能有铜绿假单胞菌、不动杆菌属细菌以及耐甲氧西林金黄色葡萄球菌(MRSA)等;推荐使用头孢哌酮/舒巴坦,联合糖肽类或利奈唑胺。

目前,抗生素,尤其头孢菌素类药物发展很快,应根据病原、病情、年龄、免疫功能、有无基础疾病、细菌敏感情况、病人的经济状况等合理选用。滥用抗生素不仅易导致细菌耐药、治疗困难,而且易继发霉菌感染及其他并发症。

(7) 用药疗程:普通肺炎应用药至体温正常 1 周,临床症状基本消失后 3 天。肺炎支原体肺炎用药至少 2~3 周,如临床症状未消失还需继续用药。金黄色葡萄球菌肺炎疗程宜长,体温平稳后应继续用药 2 周,总疗程 4~6 周。

3. 抗病毒治疗　目前尚无理想的广谱抗病毒药物。利巴韦林(病毒唑)可能有一定的疗效,临床可试用。现认为更昔洛韦(丙氧鸟苷)治疗巨细胞病毒感染疗效较好;神经氨酸酶抑制剂(如奥司他韦)对甲、乙型流感病毒感染具有特异疗效。

4. 对症治疗

(1) 吸氧:有缺氧症状或 $SaO_2 \leqslant 92\%$ 时需吸氧。轻者鼻导管低流量吸氧,0.5~1L/min;重者需面罩给氧,2~4L/min,吸入氧浓度不要过高,以 50%~60% 为宜。

(2) 退热与镇静:高热时予以药物或物理降温,以防惊厥发生并能减慢心率及呼吸频率;烦躁时予以镇静,以减少氧耗及心脏负担。降温及镇静的处理同本章上呼吸道感染一节。

(3) 祛痰平喘:口腔分泌物或痰液应随时吸出,尤其是小婴儿;痰液黏稠者可予以盐酸氨溴索药物治疗,静脉或雾化吸入均可。对有喘憋或有明显支气管痉挛者,治疗上同支气管哮喘急性发作的处理(详见支气管哮喘一节)。

(4) 纠正水、电解质及酸碱平衡紊乱,控制入液量,注意补液速度。

5. 并发其他脏器受累的治疗

(1) 肺炎合并心力衰竭的治疗:治疗原则是吸氧、镇静、强心、利尿、改善微循环。①吸氧、镇静同上。

②强心剂:首选毛花苷C,饱和量0.04~0.06mg/kg,首次剂量用饱和量的1/2,余量分两次,每6小时给药一次,可肌内注射或加入静脉滴管中输入给药。如饱和量的全量已使用完毕而心力衰竭症状未能有效控制,可每日使用维持量(饱和量的1/4)继续应用。也可选用毒毛花苷K,每次0.007~0.01mg/kg,加入静脉滴管中输入,按病情需要,6~12小时后可重复使用。如病情需要注射钙剂治疗,则6~8小时后方可给洋地黄类药物。应用洋地黄类药物要密切观察有无中毒反应,心力衰竭愈重,其治疗量和中毒量愈接近,故易发生中毒。③利尿剂:呋塞米最为常用,每次1~2mg/kg,肌内注射或静脉注射。④血管活性药物:通过扩张周围小动脉,减少心脏排血阻力,使心脏后负荷降低;对小静脉的扩张能减少回心血量,降低心脏前负荷。目前在儿科临床的常用药物有卡托普利(巯甲丙脯酸)、酚妥拉明、多巴胺等。卡托普利剂量为0.4~0.5mg/(kg·d),分2~4次口服,首剂0.5mg/kg;酚妥拉明,每次0.5~1mg/kg,一次量不超过10mg,溶于10%葡萄糖液10~20ml缓慢静脉注射,必要时可于1~2小时后重复使用;心力衰竭伴有血压下降时可应用多巴胺,按5~10μg/(kg·min)用输液泵控制持续静脉滴注,必要时可适当增加剂量。

(2)肺炎合并中毒性脑病的治疗:在综合治疗的基础上,积极控制惊厥、降低颅内压、防治脑水肿,保护脑细胞。①镇静:频繁惊厥可加重脑缺氧及脑水肿,故应及时镇静止抽。镇静方法同前所述。②降低颅内压:应用20%甘露醇,每次0.5~1g/kg,静脉输入,据病情可4~12小时一次。呋塞米(剂量同前)可与甘露醇交替使用,加快体液的排除,有助于颅内压的降低。应用以上药物时,要注意低钾等离子紊乱的发生。地塞米松静脉注射有助于减轻中毒症状,缓解脑水肿,必要时可酌情使用(每次0.2~0.4mg/kg)。③保护脑细胞:可给予能量合剂。④肺炎合并呼吸衰竭、休克、DIC的治疗(见第十七章第三节、第六节、第八节)。

6. 糖皮质激素的应用　重症肺炎的基础上,出现以下临床表现时可考虑使用全身性糖皮质激素:①高热或超高热;②合并严重脓毒症(脓毒症伴有器官功能障碍,如脓毒性脑病、心肌炎、呼吸衰竭等);③脓毒性休克;④伴有气道痉挛、严重喘憋;⑤合并大量胸腔积液;⑥肺部病变持续恶化。

鉴于全身性糖皮质激素在小儿重症肺炎应用的有效性目前尚缺乏大样本的循证医学依据,以及全身性糖皮质激素可能对患儿带来的风险,因此,要严格把握适应证,不能应用扩大化。剂量及疗程由患儿的基础情况及病情进展而定,通常如下:①地塞米松:0.1~0.3mg/(kg·d),静脉输注,疗程3~5天。②琥珀酸氢化可的松:5~10mg/(kg·d),静脉输注,疗程3~5天。甲泼尼龙:常规剂量1~2mg/(kg·d),静脉输注,3~5天。

理论上糖皮质激素的应用有存在胃肠道出血倾向、增加多重感染机会、导致糖代谢紊乱等风险。糖皮质激素应在有效抗生素使用的同时应用,较长时间使用易继发霉菌感染及其他激素并发症。

7. 并发症治疗　胸腔积液明显者,需予以胸腔穿刺排液,既有利于减轻呼吸困难,更有助于明确积液性质,以便正确指导治疗;脓胸与脓气胸一经确诊应立即进行胸腔穿刺排脓;三天内可每日穿刺1次,尽量抽尽脓液;脓液量不多时可隔日1次;对脓液量多、增长快或黏稠患儿,应采用胸腔闭式引流方法治疗。对支气管内痰液黏稠、自行咳痰困难,或已经形成阻塞性肺不张儿童,可经纤维支气管镜在可视下进行冲洗吸痰和局部给药治疗。

8. 支持疗法　免疫力弱、营养不良及病情较重的患儿,可酌情给予人丙种球蛋白注射治疗,亦可输血浆;贫血患儿可据病情少量输血。给予热量丰富,富含维生素并易于消化吸收的食物;进食差者补充维生素B、C等多种维生素;有佝偻病或营养性贫血者及时补充维生素D及铁剂。

9. 物理疗法　病情迁延,肺部啰音不易吸收者,可辅以超短波、红外线等肺部理疗。肺部理疗可使胸背皮肤受到刺激后充血,从而消减肺部淤血,并能促进肺部渗出物的吸收和啰音的消失。

二、几种不同病原体所致肺炎的特点

（一）呼吸道合胞病毒性肺炎（respiratory syncytial virus pneumonia）

主要由呼吸道合胞病毒引起。呼吸道合胞病毒（RSV）属副黏病毒科，是引起小儿病毒性肺炎最常见的病原，可引起间质性肺炎及毛细支气管炎，典型病理所见是单核细胞的间质浸润。本病多见于婴幼儿，尤多见于 1 岁以内小儿。临床表现发热多不明显，少数可有高热。喘憋是本病的典型特征，可突然发生；喘憋以呼气困难为主，轻者烦躁不安，严重者有较明显的呼吸困难、喘憋、口唇发绀、鼻扇及三凹征。肺部听诊可闻及广泛的哮鸣音，喘憋时常听不到湿性啰音，趋于缓解时则可有弥漫性中小水泡音、捻发音。重症病例可出现低氧血症、代谢性酸中毒或呼吸性酸中毒，易并发呼吸衰竭、心力衰竭。X 线表现为两肺可见小点片状、斑片状阴影，部分病儿有不同程度的肺气肿及支气管周围炎的影像。外周血白细胞总数大多正常。取鼻咽拭子或气管内分泌物行病毒分离或抗体检测有助于确定病原。

（二）腺病毒肺炎（adenovirus pneumonia）

主要由 3、7 型腺病毒引起，11 型及 21 型也可引起。冬春两季多发。病理改变重，范围广，病变处支气管壁各层均有破坏，肺泡亦有炎性细胞浸润，致使通换气功能障碍，最终导致低氧血症及二氧化碳潴留。病情迁延者，可引起严重的肺功能损害。

1. 临床特点　多见 6 个月~2 岁小儿，潜伏期 4~6 天。起病急，稽留热。咳嗽出现早，特点为剧烈的频咳或阵咳，多为干咳。病情严重者会出现喘憋、呼吸困难及发绀。肺部体征出现晚，与呼吸困难症状不平行，多在发病 3~5 日后方出现水泡音。患儿中毒症状重，除呼吸系统外，可伴有其他多器官系统受累，如神经系统，表现为嗜睡、惊厥甚至昏迷等；循环系统出现急性心力衰竭以致休克；血液系统出现血小板减低，凝血系统障碍，引起消化道出血和血尿。单核吞噬细胞系统反应强烈，出现肝脾大及肝功能损伤。

2. 辅助检查特点　血白细胞正常或偏低。胸部 X 线表现比体征出现早，可见大小不等的片状或融合病灶，肺气肿多见。有的出现胸膜反应或积液。病灶吸收缓慢，一般于 2 周左右吸收，严重者时间更长。最后证实需靠病毒学检测，目前常用血清腺病毒抗体测定。本病容易继发细菌感染，此时病情明显恶化，有较高的死亡率。

（三）肺炎支原体肺炎（mycoplasma pneumoniae pneumonia，MPP）

近年来在小儿十分常见，MPP 目前占小儿肺炎的 20% 左右，高峰年超过 30%。肺炎支原体（MP）感染可在世界范围内发生，全年发病，以秋冬季多发。可在人口密集区每 4~7 年暴发流行一次。国外资料表明，MP 感染与年龄和病人的免疫状态有一定关系，3 岁以下发病率较低，学龄期儿童发病率最高；MPP 分别占 5~9 岁和 9~15 岁全部肺炎患儿的 33% 和 70%。目前认为 MP 可通过三种不同方式造成呼吸道黏膜上皮细胞损害。①MP 的直接毒性作用；②免疫反应损害；③病原菌与巨噬细胞接触释放化学介质的毒性和炎性反应。病理改变主要是支气管、毛细支气管和肺间质炎症。光镜下可见管壁间质水肿、充血，有单核细胞及浆细胞浸润，管腔内充满白细胞及脱落上皮细胞。电镜下可见纤毛上皮细胞的纤毛脱落，微纤毛缩短。肺泡腔内也可见渗出和水肿，肺泡壁增厚。胸膜可有点状纤维素性渗出，可伴胸腔积液。有报道尸检可见弥漫性肺泡坏死和透明膜变，DIC 或多发性血管内血栓形成和栓塞。

1. 临床特点　起病缓慢，潜伏期为 2~3 周，亦可见急性起病者。首发症状多为发热和咳嗽，较大儿童常伴有头痛、咽痛、肌痛、倦怠、食欲缺乏、全身不适等。热型不定，多数患儿起病时体温>38℃，常持续 1~3 周，有肺外并发症时持续时间明显延长。早期咳嗽为干咳，约 1 周后有痰。MPP 患儿常表现为症状和体征的不平衡，有的症状重、体征轻，表现为高热持续不退、咳嗽剧烈、精神不振等，但胸片示肺内病变不重，听诊亦啰音不明显；有的症状轻、体征重，表现为高热消退较快、咳嗽不剧烈或仅轻咳、精神状况良好，但胸片示肺内炎变重，可见大片实变影，听诊可闻及管状呼吸音或明显啰音。该特点可与细菌性肺炎相鉴别，细菌性肺炎的症状与体征通常是平行的。MPP 合并胸腔积液者较多见，肺外并发症可累及多个系统，如各型皮疹、心肌炎、心包炎、溶血性贫血、血小板减少性紫癜、脑炎、脑膜炎、瑞氏综合征、脑栓塞、蛋白尿等。MPP可合并混合感染，如病毒、细菌等，此时将病情加重，病程延长，严重者可危及生命。

2. **辅助检查特点**　该病肺部体征往往和肺部X线征象不相平行，常常表现为肺部闻不到啰音而胸片改变已很明显。因此临床上如怀疑MPP，应及早行胸部X线检查。MPP的胸部X线表现主要有以下四种改变：①支气管肺炎性改变：常见于右肺中、下野；②间质性肺炎改变：两肺呈弥漫性网状结节样阴影；③大叶性肺炎改变：呈大片密度增高影，以右下肺多见；④肺门淋巴结肿大。合并胸膜炎时可见胸腔积液改变。胸部X线异常持续的时间与病变性质有关，肺叶实变较间质病变吸收慢，合并混合感染时吸收慢。一般在4周时大部分吸收，8周时完全吸收。也有报道症状消失1年胸片才完全恢复。外周白细胞计数多为正常或偏高，以中性粒细胞为主；极个别者也有减少或呈类白血病反应。ESR、CRP明显增快。血气分析与临床表现及胸片改变不平行，即使有大片实变，血气分析可正常。胸腔积液外观淡黄，积液pH基本正常；而细菌感染则呈脓性外观，pH明显减低。目前检测血清MP-IgM抗体是临床最常用的特异诊断方法。急性期和恢复期双份血清特异性IgG抗体比较有4倍以上的升高或下降到原来的1/4是MP感染的确诊依据，但双份血清检查可行性差，且没有早期诊断价值；单份血清特异性MP-IgM>1：160，有较高的早期诊断价值；但最好同时有PCR法MP抗原阳性。本病治疗原则与一般肺炎相同，抗生素以大环内酯类的红霉素为首选，轻者可口服，重者需静脉用药。疗程依病情而定，一般为10~14天。

（四）衣原体肺炎（chlamydial pneumonia）

是由衣原体引起的肺部疾病，近年来在全世界的城市中，婴幼儿感染有流行趋势。衣原体同支原体一样，也是一种介于病毒与细菌之间的微生物。衣原体与细菌不同，自身不能合成ATP，故也称"能量寄生菌"。衣原体属分为四种：沙眼衣原体（C. Trachomatis，CT），肺炎衣原体（C. Pneumonia，CP），鹦鹉热衣原体（C. Psittaci）和家畜衣原体（C. Pecorum）。常见的引起肺炎的衣原体为CT和CP。沙眼衣原体是引起6个月以内婴儿的重要病原之一，病理改变为间质性肺炎特征。

1. **临床特点**　起病缓慢，早期多有上呼吸道感染症状，如流涕、鼻塞及咳嗽。约一半患儿有急性结膜炎或该病病史，常伴有鼻咽炎。咳嗽症状明显，呈间断性或百日咳样咳嗽，婴幼儿常有呼吸急促。多数患儿无发热，如有高热者提示有或合并其他疾病。肺部体征：肺部可闻及干湿性啰音，喘鸣音少见。

2. **辅助检查特点**　约75%的患者外周血嗜酸性粒细胞计数绝对值增高（>400/μl）。血清免疫球蛋白多异常，IgM均增高，IgG多数增高，IgA一般正常。在鼻咽分泌物或血清中，用免疫荧光法可检测出衣原体IgG或IgM抗体；确诊CP急性感染应强调双份血清（间隔2周），恢复期抗体滴度上升4倍。单份血清特异性IgM抗体滴度持续升高也有诊断价值，这包括CP-IgG>1：512、CT-IgM>1：64，但最好同时有PCR法CP/CT抗原阳性。通过培养技术常能分离出沙眼衣原体。胸部X线表现呈弥漫性间质性病变，双肺可见气肿，或见斑片状肺浸润病灶；支气管周围变厚或局灶性实变。有的可见胸膜反应，出现少量胸腔积液。治疗同支原体肺炎。

（五）葡萄球菌肺炎（Staphylococcal pneumonia）

多由凝固酶阳性的金黄色葡萄球菌引起。新生儿和婴幼儿多由呼吸道传播，2岁以上小儿多由血行感染。金黄色葡萄球菌对机体的危害程度取决于细菌的毒力和机体的免疫状态。金黄色葡萄球菌侵入肺部后，其病理改变以广泛性出血、坏死及多发性小脓肿为特点。临床上往往有先期感染征象，如上呼吸道炎或皮肤等其他感染灶。高热明显，呈弛张热，中毒症状重，可伴有各型中毒性皮疹。咳嗽频繁、剧烈。肺部体征出现早，症状与体征相平行。并发脓胸、脓气胸时呼吸困难加剧。外周血白细胞及中性粒细胞增高。痰液涂片有金黄色葡萄球菌凝固酶阳性。血培养可阳性。胸部X线检查早期呈一般支气管肺炎改变，以后依病变部位及性质不同，可出现小（大）片状浸润、肺脓肿、胸腔积液、肺大疱等。

第七节　支气管哮喘

案例 10-5

男,2.5 岁,以"反复咳喘 1 年,喘息加重 2 天"为主诉来诊。近 1 年反复咳喘,喘时伴"咝咝声",以感冒和运动后明显,无明显发热,共发作 5 次。近 2 天咳嗽及喘息加重,并出现呼吸困难。起病以来未按哮喘诊断和治疗。患儿母亲有哮喘病史,患儿有过敏性鼻炎,幼儿期反复患湿疹。体格检查:神志清楚,一般状况可,烦躁不安,口周轻度发绀,可见三凹征,双肺呼吸音粗,可闻及散在哮鸣音,心率 140次/min,律齐,心音有力,无杂音,肺肝界位于右锁骨中线第 6 肋间,四肢活动良好,肢端温。胸部 X 线检查示肺气肿改变。

思考:

1. 儿童哮喘的本质与病理生理特征?

2. 儿童哮喘及咳嗽变异型哮喘的诊断标准及鉴别诊断?

3. 儿童哮喘急性发作期的首选药物及治疗原则? 预防首选药物及给药原则?

4. 上述病例如何诊断? 需与哪些疾病相鉴别? 目前如何治疗? 喘息缓解后如何长期治疗?

支气管哮喘(bronchial asthma)是小儿常见的慢性肺部疾病,近年来发病率在世界范围内呈逐年增加趋势。总体发病规律为发达国家高于发展中国家,城市高于乡村,沿海地区高于内陆。美国、英国、澳大利亚、新西兰等国的哮喘发病率在 10% 至 30% 之间;我国城市 0 ~ 14 岁儿童支气管哮喘(以下简称哮喘)1990 年、2000 年及 2010 年的累积患病率分别为 0.98%、1.97% 及 3.02%。日益增高的儿童哮喘患病率已经引起全社会的高度关注。1993 年美国国立卫生院心肺血液研究所(NHLBI)联合世界卫生组织(WHO)成立了"全球哮喘防治创议"专家组,并于 1995 年出版了《全球哮喘防治的创议》(Global Initiative for Asthma,GINA),GINA 方案问世以来,对全球哮喘的规范化诊治具有重要的指导意义;该方案自 2002 年以来,每年皆重新修订,融入了最新的全球循证医学证据,成为哮喘诊治领域的公认的权威性指南。2008 年,全球第一个专为儿科临床医生制定的儿童哮喘全球性诊断和防治共识诞生。2016 年,中华医学会儿科学分会呼吸学组重新制定了我国儿童支气管哮喘诊断与防治指南(2016 年版),对儿童哮喘的早期诊断、规范化治疗及科学管理等具有重要的临床指导作用。

【定义】

支气管哮喘是一种以慢性气道炎症和气道高反应性为特征的异质性疾病,以反复发作的喘息、咳嗽、气促、胸闷为主要临床表现,常在夜间和(或)凌晨发作或加剧。呼吸道症状的具体表现形式和严重程度具有随时间而变化的特点,并常伴有可变的呼气气流受限。

【病因】

哮喘是一种受遗传因素和环境因素双重影响的疾病,病因复杂,尚未完全明了。哮喘患者亲属患病率高于群体患病率,并且亲缘关系越近,患病率越高。在一个家系中,患病人数越多,其亲属患病率越高;患者病情越严重,其亲属患病率也越高;认为可能存在有哮喘特异基因、IgE 调节基因和特异性免疫反应基因。哮喘的形成和反复发作,常是许多复杂因素综合作用的结果。儿童哮喘常见发病诱因依次为:上呼吸道感染,天气变化(受凉),运动,劳累,食物(鱼虾、鸡蛋、牛奶等),刺激性气体(被动吸烟、油漆、油烟等)及药物等(阿司匹林、乙醇等)。此外,所有温血动物的皮毛、室内尘螨、霉菌、蟑螂、花草(花粉)等也是某些哮喘儿童的诱发因素。

【病理】

气道的基本病理改变为肥大细胞、嗜酸性粒细胞、肺巨噬细胞、淋巴细胞与中性粒细胞浸润,晚期可有支气管平滑肌肥厚和增生,即气道重建。支气管内分泌物潴留、黏液栓形成、支气管平滑肌痉挛;气道黏膜上皮细胞水肿,血管扩张、微血管通透性增加;纤毛上皮剥离,基底膜露出;杯状细胞增殖、黏膜下腺体增生,支气管分泌物增加。

【病理生理】

支气管哮喘的病理生理特征是气道慢性炎症、气道高反应性(AHR)及气流受限。现认为,气道慢性炎症是气道高反应性形成的重要基础。由多种炎性细胞、炎性介质及细胞因子等参与的气道慢性炎症,不仅可导致气道平滑肌及基底膜纤维增殖,而且可引起气道上皮和上皮内神经的损害,暴露气道末梢神经,引起 AHR。当气道受到变应原或其他诱发因素的刺激后,由于气道反应性的增高,可引起气道痉挛,导致气道阻塞和气流受限。在疾病早期,气流受限是可逆的;若病变持续进展,则可进入气道不可逆性狭窄阶段(气道重建),主要表现为支气管平滑肌肥厚,基底膜增厚。

【发病机制】

变应原进入体内刺激机体后,产生特异性 IgE,后者与于肥大细胞和嗜碱性粒细胞表面的受体结合。当过敏原再次进入体内与 IgE 抗体结合后,可使肥大细胞脱颗粒,释放组胺等原发性介质及白三烯等继发性介质,引起速发型哮喘反应(IAR,即刻反应,15~30 分钟达高峰,约 1 小时消退)。IAR 释放的趋化因子吸引嗜酸性粒细胞、中性粒细胞、单核细胞等,引起白三烯、血小板活化因子、毒性蛋白等释放,引起迟发型哮喘反应(LAR,接触变应原 3~4 小时后发生,持续时间长)。气道的神经性炎症机制近年也引起重视:气道的神经支配除胆碱能神经、肾上腺素能神经外,还存在非肾上腺素能非胆碱能(NANC)神经系统。NANC 兴奋神经系统是一种无髓鞘感觉神经系统,其神经递质是 P 物质、神经激肽等,当气道上皮损伤后暴露出 C 纤维传入神经末梢,受炎症介质的刺激,引起局部轴突反射,沿传入神经侧索逆向传导,并释放感觉神经肽,如 P 物质、神经激肽等,引起支气管平滑肌收缩、血管通透性增强、黏液分泌增多等。气道中感觉神经肽的释放对气道慢性炎症有增强和放大效应。

【临床表现】

1. 症状　咳嗽、呼气性呼吸困难、喉部闻及"咝咝"的喘鸣声(有家属比喻为"拉风箱"声)是其典型的临床表现。上述症状可在诱发因素(见病因)的刺激下突然出现;也可在去除诱因后予以良好通风、保持安静时哮喘症状自发性减轻或缓解,反之则可使症状突然加重。"突发突止"是本病区别于肺内其他炎症的重要特征。以接触变应原、冷空气、运动等因素诱发的哮喘,一般无发热;以感染因素诱发的哮喘,可伴有发热及相应的上(下)呼吸道感染症状。咳嗽变异型哮喘的主要症状是持续咳嗽(>1 个月),常在夜间和(或)清晨发作,在诱发因素的刺激后加重,痰少,临床无感染征象。

2. 体征　哮喘缓解期可无体征。轻度哮喘发作时呼吸困难多不明显,安静时肺内哮鸣音可消失,但活动后双肺可闻及呼气相的哮鸣音,呼气相延长。严重哮喘发作时可出现明显的呼吸困难,窘迫性咳嗽,三凹征,发绀,烦躁不安,恐惧,嗜睡或昏迷;双肺叩诊呈过清音,肺肝界下移,听诊双肺闻及散在或弥漫性以呼气相为主的哮鸣音,呼气相延长。严重哮喘时出现:双肺哮鸣音,叩诊肺过清音,肺肝界下移。需要特殊强调的是,肺部哮鸣音的强弱并非与哮喘病情完全一致,在严重哮喘时由于气道阻塞明显,此时哮鸣音可反而减弱甚至消失;该体征应特别注意。

【辅助检查】

1. 肺功能检查　主要用于 5 岁以上的哮喘患儿,是判定气流受限的程度、临床病情分度、疗效判定、病情监测、估计预后的非常重要的客观指标;也是评价支气管舒张试验及支气管激发试验的重要检测手段。临床常用的肺功能指标有 FEV_1 及 $FEV_1\%$(第 1 秒用力呼气量及 FEV_1 实测值占预计值的百分比),正常儿童 $FEV_1\% > 80\%$,哮喘儿童 FEV_1 及 $FEV_1\%$ 均有不同程度减低;$FEV_1/FVC\%$(第 1 秒用力呼气量占用力肺活量的百分比),正常时>80%;MMF(最大呼气中段流速)、MEF(最大呼气末段流速),是对小气道阻塞更为敏感的指标。PEF(用力呼气峰流速)反映大气道的阻塞情况;哮喘患儿也可使用简易峰流速仪在家中动态检测 PEF,对判断病情及指导用药极有帮助。对疑诊哮喘儿童,如出现肺通气功能降低,可考虑进行支气管舒张试验,吸入速效 β_2 受体激动剂(如沙丁胺醇)后增加≥12%为阳性,以评估气流受限的可逆性;如果肺通气功能未见异常,则可考虑进行支气管激发试验,评估其气道反应性。

2. 过敏原测试　目的是发现和明确诱发哮喘的原因,以便避免与之接触,从而预防哮喘发作。临床常用的方法有体内检查法(皮肤点刺试验)及体外检查法(检测血清特异性 IgE)。

3. 呼出气一氧化氮(FeNO)检测　FeNO 作为完全无创、重复性好、特异性好、敏感性高的气道炎症生物标志物,被广泛地应用于哮喘的诊断和哮喘控制情况的监控。目前 FeNO 已经被美国 FDA 指定为能广泛应用于临床的一种反映哮喘气道炎症的测量方法。FeNO 主要反映的是气道嗜酸性粒细胞炎症情况。很多研究证明 FeNO 值有助于哮喘的诊断、严重程度的判断及疾病控制情况,且与其他气道炎症标志物有很好的相关性。未控制的哮喘常伴随着 FeNO 值的升高。但需注意,影响 FeNO 值的因素较多,不能单靠 FeNO 值的增高或减低来确诊或除外哮喘;如过敏性鼻炎儿童 FeNO 值也会明显增高;即使 FeNO 的值正常,气道炎症及高反应性仍可存在。

4. 诱导痰嗜酸性粒细胞分类计数　学龄期儿童通常能配合进行诱导痰检查操作。诱导痰嗜酸性粒细胞水平增高程度与气道阻塞程度及其可逆程度、哮喘严重程度以及过敏状态相关。

5. 胸部 X 线检查　对除外引起咳、喘的其他肺部疾病很有帮助,尤其是肺部 CT、HRCT、螺旋 CT 对鉴别诊断价值更大。哮喘发作时胸片可呈双肺通气过度、肺气肿、肺不张等改变,早期也可正常;合并肺炎时可出现相应炎症性改变。

6. 支气管镜检查　反复喘息或咳嗽儿童,经规范哮喘治疗无效,怀疑其他气道内疾病时可行支气管镜检查,如气道异物、气道内膜结核、气道内肿物、气道软化、先天性气道狭窄、食管-气管瘘等。

7. 血气分析　对哮喘急性发作期病情的判定非常重要。值得注意的是,轻、中度哮喘时 $PaCO_2$ 表现为减低,如正常或升高预示疾病严重。

【诊断标准】

(一)儿童哮喘

哮喘的诊断主要依据呼吸道症状、体征及肺功能检查,证实存在可变的呼气气流受限,并排除可引起相关症状的其他疾病。

1. 反复喘息、咳嗽、气促、胸闷,多与接触变应原、冷空气、物理、化学性刺激、呼吸道感染、运动以及过度通气(如大笑和哭闹)等有关,常在夜间和(或)凌晨发作或加剧。

2. 发作时双肺可闻及散在或弥漫性、以呼气相为主的哮鸣音,呼气相延长。

3. 上述症状和体征经抗哮喘治疗有效,或自行缓解。

4. 除外其他疾病所引起的喘息、咳嗽、气促和胸闷。

5. 临床表现不典型者(如无明显喘息或哮鸣音),应至少具备以下 1 项:

(1) 证实存在可逆性气流受限:①支气管舒张试验阳性:吸入速效 β_2 受体激动剂(如沙丁胺醇压力定量气雾剂 200~400μg)后 15 分钟第一秒用力呼气量(FEV1)增加≥12%;②抗感染治疗后肺通气功能改善:给予吸入糖皮质激素和(或)抗白三烯药物治疗 4~8 周,FEV1 增加≥12%。

(2) 支气管激发试验阳性。

(3) 最大呼气峰流量(PEF)日间变异率(连续监测 2 周)≥13%。

符合第 1~4 条或第 4、5 条者,可诊断为哮喘。

（二）咳嗽变异型哮喘

1. 持续咳嗽>1个月,常在夜间和(或)清晨发作、运动、遇冷空气或嗅到特殊气味后加重,痰少,临床无感染征象,或经较长期抗生素治疗无效。

2. 支气管扩张剂诊断性治疗可使咳嗽发作缓解(基本诊断条件)。

3. 有个人过敏史、家族哮喘病史,过敏原(变应原)检测阳性可作辅助诊断。

4. 排除其他原因引起的慢性咳嗽。

（三）分期与病情严重程度评估

1. 哮喘的分期　根据哮喘患儿临床表现和肺功能,将哮喘全过程分为急性发作期(exacerbation)、慢性持续期(persistent)及临床缓解期(remission)。临床缓解期是指哮喘患儿症状、体征消失,FEV$_1$或PEF>80%预计值,并维持4周以上。

2. 哮喘病情严重程度评估

（1）对新患或既往诊断哮喘但未规范化治疗患儿的病情严重程度评估(表10-2)。

表10-2　哮喘患儿病情严重程度分级的判断指标

病情	临床特点
轻度间歇 （一级）	每周<1次日间发作,夜间哮喘症状每月≤2次,发作间期无症状,肺功能正常,PEF或FEV$_1$≥80%预计值,PEF变异率<20%
轻度持续 （二级）	日间症状>每周1次,但不每天都有;发作时可能影响活动和睡眠,夜间哮喘症状每月>2次,PEF或FEV$_1$≥80%预计值,PEF变异率20%~30%
中度持续 （三级）	每日有症状,影响活动和睡眠;夜间哮喘症状每周>1次,PEF或FEV$_1$60%~80%预计值,PEF变异率>30%
重度持续 （四级）	症状频繁发作,体力活动受限,严重影响睡眠;PEF或FEV$_1$<60%预计值,PEF变异率>30%

注: ①只要具备某级严重度的一个特点则可将其列入该级中;②任何一级,甚至轻度间歇发作,都可以出现严重的哮喘发作

（2）哮喘急性发作时病情严重程度的评估:哮喘急性发作是指喘息、气促、胸闷、咳嗽等症状突然发生,或在慢性炎症的基础上突然加剧。对哮喘急性发作期的全面病情评估,有助于迅速给予有效的个体化治疗(表10-3,表10-4)。

表10-3　哮喘急性发作期分度的诊断标准（6岁及以上）

临床特点	轻度	中度	重度	危重
气促	走路时	稍活动时	休息时	
体位	可平卧	喜坐位	前弓位	
谈话	能成句	成短语	单字	不能讲话
精神意识	可能有焦虑、烦躁	时有焦虑、烦躁	焦虑、烦躁	嗜睡、意识模糊
辅助呼吸肌活动及三凹征	常无	可有	通常有	胸腹矛盾运动
哮鸣音	散在,呼吸末	响亮,弥漫	响亮,弥漫	减弱乃至消失
脉率	略增加	增加	明显增加	减慢或不规则
PEF占正常预计值或本人最佳值的%	SABA治疗后: >80	SABA治疗前: >50~80 SABA治疗后: >60~80	SABA治疗前: ≤50 SABA治疗后: ≤60	无法完成
血氧饱和度（吸空气）	0.90~0.94	0.90~0.94	0.90	<0.90

注: 判断急性发作严重程度时,只要存在某项严重程度的指标,即可归入该严重度等级

表 10-4　哮喘急性发作严重度分级（5 岁及以下）

症状	轻度*	重度*
精神意识改变	无	焦虑、烦躁、嗜睡或意识不清
SaO₂（治疗前）**	>0.95	<0.92
讲话方式***	能成句	说单字
脉率	<100 次/min	>200 次/min（0~3 岁） >180 次/min（4~5 岁）
发绀	无	可能存在
哮鸣音	存在	减弱，甚至消失

注：* 判断急性发作严重时，只要存在一项就可归入该等级；** 血氧饱和度是指在吸氧和支气管舒张剂治疗前的测得值；*** 需要考虑儿童的正常语言发育过程

【诊断及鉴别诊断】

1. 诊断思路及线索　5 岁以上儿童的典型哮喘，通过病史及相关的辅助检查一般不难诊断。而 5 岁以下的婴幼儿哮喘则诊断困难。迄今尚无特异的诊断工具或诊断标识物用于婴幼儿期哮喘的检测，因此，对任何患有反复喘息和咳嗽发作的婴幼儿都应该被怀疑哮喘。通常，确诊只有通过长期随访、广泛鉴别和观察对支气管舒张剂和（或）抗感染治疗后的反应。对于 6 岁以下喘息儿童，如果具有以下临床特点时高度提示哮喘的诊断：①多于每月 1 次的频繁发作性喘息；②活动诱发的咳嗽或喘息；③非病毒感染导致的间歇性夜间咳嗽；④喘息症状持续至 3 岁以后；⑤抗哮喘治疗有效，但停药后又复发。

（1）发病年龄及季节：儿童哮喘的高发年龄为 1~6 岁，初次起病年龄多在 3 岁以下，学龄期后逐渐下降。发病季节以冬季高发，其次为换季时节及秋季。

（2）发病诱因：小儿哮喘尤其是婴幼儿哮喘的发病诱因主要是呼吸道感染，故容易误诊为各型呼吸道感染性疾病；剧烈运动、烟雾及异味刺激、过甜或过咸饮食、暴露于灰尘（螨、蟑螂）环境等也是较常见的诱因。

（3）发作症状：咳嗽、呼气性呼吸困难、喉部闻及"咝咝"的喘鸣声（有家属比喻为"拉风箱"声）是其典型的临床表现，早期可伴有流泪及打喷嚏。上述症状可突然出现及迅速停止（又称突发突止），是本病区别于肺内其他炎症的重要特点。发作时如减少诱因刺激、保持安静及离开原有环境予以良好通风，常可使轻度哮喘症状自发性减轻或缓解，反之则可使症状突然加重。

（4）既往及家族史：遗传倾向在哮喘患儿表现较为明显，起病越早，相关性越明显。故在一、二级亲属中如有哮喘或长期支气管炎病史时，应对该患儿特殊询问其他与哮喘有关的线索，如有哮喘的可疑，则需定期随诊。异位性皮炎（婴儿湿疹）、过敏性鼻炎及反复呼吸道感染是哮喘患儿常易并发的疾病，尤应引起医生的注意。

（5）注意 3 种临床表型：早期一过性喘息、早期持续性喘息（指 3 岁前起病）及迟发性喘息/哮喘。前 2 种喘息主要由肺发育延迟、急性呼吸道病毒感染所致，本人无过敏症，也无家族过敏性疾病史，大多数患儿的喘息在生后 3 岁之内或学龄期逐渐消失。而迟发性喘息/哮喘的儿童多有典型的特应体质背景或家族史，哮喘症状常迁延持续至成人期，气道有典型的哮喘病理特征。但是应该注意，第 1、2 种类型的儿童喘息只能通过回顾性分析才能做出鉴别，在对患者开始进行治疗时如此分类并不合适。

（6）参考哮喘预测指数：对预测 3 岁内喘息儿童发展为持续性哮喘的危险性有一定帮助。

在过去一年喘息≥4次,具有一项主要危险因素或两项次要危险因素。主要危险因素包括:①父母有哮喘病史;②经医生诊断为特应性皮炎;③有吸入变应原致敏的依据。次要危险因素包括:①有食物变应原致敏的依据;②外周血嗜酸性粒细胞≥4%;③与感冒无关的喘息。如哮喘预测指数阳性,建议按哮喘规范治疗。

(7) 恰当运用试验性治疗:试验性治疗对5岁以下儿童哮喘的诊断非常有帮助,尤其是对那些临床上疑诊哮喘的婴幼儿。试验性治疗是对临床上疑诊哮喘的儿童予以支气管舒张剂及抗感染(激素、白三烯调节剂)药物治疗,观察其对喘息症状或哮鸣音的减轻是否有效。如果试验性治疗有效且能除外其他疾病所引起的喘息和咳嗽,则可考虑哮喘的诊断或按照哮喘予以治疗。如果用吸入糖皮质激素、白三烯受体拮抗剂或支气管舒张剂治疗无效,则哮喘的诊断需要重新审定。

2. 鉴别诊断 临床上能引起小儿喘息或长期咳嗽的疾病较多,在诊断儿童哮喘时必须除外其他疾病的可能。

生后1~2个月就出现喘息,则应首先除外有无气道发育方面的异常等,而不能首先考虑哮喘;反之,如果3岁既往健康小儿出现喘息(除外气道异物),则应首先考虑哮喘,然后再考虑其他疾病。2岁以下婴幼儿的急性喘息(第1次)常见于:急性毛细支气管炎、气道异物、支气管炎/肺炎、过敏症(如食物过敏等)等;反复喘息常见于:婴儿哮喘、咽/气管软化、慢性肺疾病(新生儿期呼吸系统疾病后)、先天异常造成的气道狭窄(如血管环等)、胃食管反流、闭塞性细支气管炎、肺结核等。咳嗽变异型哮喘应与喉炎、支气管炎、百日咳、习惯性咳嗽等鉴别。

(1) 喉炎、气管炎、毛细支气管炎、支气管肺炎、支气管异物、肺结核,详见本章相关章节。

(2) 先天性喉喘鸣:生后不久或数天即可出现吸气性喉部喘鸣。轻者喘鸣可间歇出现,在腹卧位时或睡眠时可减轻或消失,哭闹或吃奶时喘鸣加重;重者睡眠时亦可闻及喘鸣,吸气性呼吸困难明显,出现三凹征。而哮喘为呼气性呼吸困难,无吸气时喉部组织塌陷。

(3) 血管环压迫:本病为先天性血管发育畸形,主动脉和它的分支以及肺动脉血管异常压迫气管和食管引起。临床表现为慢性气道阻塞症状,吸气时胸骨上窝凹陷并伴有习惯性喘鸣和哮吼样咳嗽,仰卧位时症状加重,头后仰时呼吸困难可有所减轻。气管和食管同时发生梗阻为本病特征。钡餐检查显示食管受压是诊断的主要依据。无名动脉和颈动脉异常,诊断主要靠荧光镜、磁共振、支气管镜。

(4) 闭塞性毛细支气管炎:是一种以下呼吸道损伤后纤维组织阻塞细支气管为特征的疾病。临床表现为急性肺炎后有持续性咳嗽、咳痰和喘息,可有迁延性啰音或喘鸣。肺炎后持续运动不耐受也提示本病。本病有持续性气道阻塞时的临床表现与疗效不好的支气管哮喘症状相似,询问病史时应特殊注意。本病肺CT上以透光度不均及马赛克征象为特征;肺功能检查可有阻塞性通气障碍或限制性通气障碍同时存在。影像和肺功能检查对诊断有帮助,但确定诊断主要靠肺活检。

(5) 胃-食管反流:是一种由于胃内容不受控制地从胃反流至食管而引起的上消化道运动功能障碍性疾病。在小儿较为常见。反流物可导致支气管收缩或使其反应性增高,故可诱发哮喘发作;此外胃-食管反流也可引起反射性喉痉挛,导致复发性呼吸暂停、喘息及梗阻性窒息等。在呼吸系统主要表现为吸入性肺炎、慢性咳嗽、喘息和哮喘发作。动态监测食管的pH变化是一种更敏感的检测方法,一般监测24小时即可。现认为食管pH测定是诊断本病的金标准。

(6) 囊性纤维化:囊性纤维化的婴儿常有呼吸系统损害,主要表现为咳嗽、呼吸急促、肺内啰音及喘鸣。婴儿早期呼吸道合胞病毒感染的发病率高。还有一些病人在儿童期或青春期才发生咳嗽。严重者由于支气管扩张可引起咯血、运动受限、肺源性心脏病。体检时肺部能听到啰音。肺部病变进展时可出现杵状指(趾)。囊性纤维化中有一组病人可发生频繁的肺病恶化,以呼吸困难、分泌物多、运动耐受性减低和肺功能下降为特征。早期肺损害表现为支气管上皮的黏液腺分泌过多以及黏膜下细胞浸润,毛细支气管炎和支气管扩张常常随之累及全肺。实验室检查汗液试验阳性,汗液中的氯和钠增高,如汗液试验阳性结合临床表现通常可以确诊。囊性纤维化病人气道高反应性的发生率在25%~50%,是普通人群发生率的几倍。

(7) 百日咳:由百日咳杆菌所致的小儿呼吸道传染病。5岁以下小儿多见,潜伏期7~14天。咳嗽为最初症状,体温正常或微热。随病情发展,咳嗽日益加重,以夜间明显。咳嗽特点为阵发性痉挛性咳嗽,伴吸气性吼声。轻者每日10次以上,重者可达数10次之多。未合并感染者无发热。在诊断咳嗽变异型哮喘时要注意除外本病。

(8) 习惯性咳嗽:又称精神性咳嗽,是一种原因不明好发于学龄儿童的疾病,常表现为高声调、刺激性咳嗽,可影响儿童活动,但睡眠时消失。胸片及气道激发试验检查均正常,吸入支气管扩张剂无改善。患儿一般状良好,肺内无器质性病变。

【治疗】

小儿哮喘的治疗原则是去除发病诱因、控制急性发作、预防哮喘复发、防止并发症和药物不良反应。坚持长期、持续、规范个体化的吸入治疗。发作期予以快速缓解症状的抗炎及支气管扩张药物;缓解期给予长期控制炎症、降低气道高反应性的糖皮质激素吸入治疗。药物选择、吸入方法、减量及停药等,必须在专业医生的指导下进行。

1. 哮喘急性期治疗 儿童哮喘急性发作期的治疗需根据患儿年龄、发作的严重程度以及诊疗条件选择合适的初始治疗方案,并不断评估对治疗的反应,在原治疗基础上进行个体化治疗。哮喘急性发作需在第一时间内予以及时恰当的治疗,以迅速缓解气道阻塞症状;如经合理应用支气管舒张剂和糖皮质激素等哮喘缓解药物治疗后,仍有严重或进行性呼吸困难加重者,称为哮喘持续状态;如支气管阻塞未及时得到缓解,可迅速发展为呼吸衰竭,直接威胁生命(危及生命的哮喘发作)。

(1) 氧疗:有低氧血症者,采用鼻导管或面罩吸氧,以维持血氧饱和度在>0.94。

(2) 吸入速效 β_2 受体激动剂:是治疗儿童哮喘急性发作的一线药物。如具备雾化给药条件,雾化吸入应为首选。可使用氧驱动(氧气流量6~8L/min)或空气压缩泵雾化吸入。药物及剂量:雾化吸入沙丁胺醇或特布他林,体重≤20kg,每次2.5mg;体重>20kg,每次5mg;第1小时可每20分钟1次,以后根据治疗反应逐渐延长给药间隔,根据病情每1~4小时重复吸入治疗。如不具备雾化吸入条件时,可使用压力型定量气雾剂(pMDI)经储雾罐吸药,每次单剂喷药,连用4~10喷(5岁及以下2~6喷),用药间隔与雾化吸入方法相同。快速起效的LABA(如福莫特罗)也可在6岁及以上哮喘儿童作为缓解药物使用,但需要和ICS联合使用。经吸入速效 β_2 受体激动剂及其他治疗无效的哮喘重度发作患儿,可静脉应用 β_2 受体激动剂。药物剂量:沙丁胺醇 $15\mu g/kg$ 缓慢静脉注射,持续10分钟以上;病情严重需静脉维持时剂量为 $1\sim2\mu g/(kg \cdot min)[\leqslant 5\mu g/(kg \cdot min)]$。静脉应用 β_2 受体激动剂时容易出现心律失常和低钾血症等严重不良反应,使用时要严格掌握指征及剂量,并作必要的心电图、血气及电解质等监护。

(3) 糖皮质激素:全身应用糖皮质激素是治疗儿童哮喘重度发作的一线药物,早期使用可以减轻疾病的严重度,给药后3~4小时即可显示明显的疗效。可根据病情选择口服或静脉途径给药。药物及剂量:①口服:泼尼松龙 $1\sim2mg/(kg \cdot d)$,疗程3~5天。口服给药效果良好,副作用较小,但对于依从性差、不能口服给药或危重患儿,可采用静脉途径给药。②静脉:注射琥珀酸氢化可的松 $5\sim10mg/(kg \cdot 次)$,或甲泼尼龙 $1\sim2mg/(kg \cdot 次)$,根据病情可间隔4~8小时重复使用。若疗程不超过1周,可无须减量直接停药。③吸入:早期应用大剂量ICS可能有助于哮喘急性发作的控制,可选用雾化吸入布地奈德悬液 $1mg/次$,或丙酸倍氯米松混悬液 $0.8mg/次$,每6~8小时1次。但病情严重时不能以吸入治疗替代全身糖皮质激素治疗,以免延误病情。

（4）抗胆碱能药物：短效抗胆碱能药物（SAMA）是儿童哮喘中-重度发作联合治疗的组成部分，可以增加支气管舒张效应，其临床安全性和有效性已确立，尤其是对 β_2 受体激动剂治疗反应不佳的重症者应尽早联合使用。药物剂量：体重≤20kg，异丙托溴铵每次 250μg；体重>20kg，异丙托溴铵每次 500μg，加入 β_2 受体激动剂溶液作雾化吸入，间隔时间同吸入 β_2 受体激动剂。如果无雾化条件，也可给予 SAMA 气雾剂吸入治疗。

（5）硫酸镁：有助于危重哮喘症状的缓解，安全性良好。药物及剂量：硫酸镁 25～40mg/（kg·d）（≤2g/d），分 1～2 次，加入 10% 葡萄糖溶液 20ml 缓慢静脉滴注（20 分钟以上），酌情使用 1～3 天。不良反应包括一过性面色潮红、恶心等，通常在药物输注时发生。如过量可静脉注射 10% 葡萄糖酸钙拮抗。

（6）茶碱：由于氨茶碱平喘效应逊于 SABA，而且治疗窗窄，从有效性和安全性角度考虑，在哮喘急性发作的治疗中，一般不推荐静脉使用茶碱。如哮喘发作经上述药物治疗后仍不能有效控制时，可酌情考虑使用，但治疗时需密切观察，并监测心电图、血药浓度。药物及剂量：氨茶碱负荷量 4～6mg/kg（≤250mg），缓慢静脉滴注 20～30 分钟，继之根据年龄持续滴注维持剂量 0.7～1mg/（kg·h），如已用口服氨茶碱者，可直接使用维持剂量持续静脉滴注。亦可采用间歇给药方法，每 6～8 小时缓慢静脉滴注 4～6mg/kg。

（7）经合理联合治疗，但症状持续加重，出现呼吸衰竭征象时，应及时给予辅助机械通气治疗。在应用辅助机械通气治疗前禁用镇静剂。

2. 哮喘的长期控制治疗　哮喘急性发作按上述综合治疗措施短期内控制后，转为预防哮喘复发的治疗阶段，即哮喘恢复期的长期抗炎治疗，目前首选吸入糖皮质激素。吸入疗法的优点是作用直接，局部抗炎作用强大，奏效迅速，用药量极少，不良反应小，适合较长时间应用。

控制性药物主要有吸入性糖皮质激素（ICS）、白三烯受体调节剂（LTRA）、长效 β_2 受体激动剂（LABAs）（仅与 ICS 联合使用）、缓释茶碱、抗 IgE 抗体药物、色甘酸钠、口服激素。

（1）目前常用吸入型糖皮质激素的种类：丙酸氟替卡松气雾剂（FP，商品名辅舒酮）、丁去炎松（BUD，布地奈德，商品名普米克都保，干粉剂；普米克令舒，雾化溶液）、氟替卡松+沙美特罗（Seretide，商品名舒利迭，干粉剂）、布地奈德+福莫特罗（Symbicort，商品名信必可，干粉剂）、丙酸倍氯米松混悬液。

5 岁以上小儿可直接吸入气雾剂或干粉剂；5 岁以下小儿需辅用有活瓣的面罩储雾罐（Spacer）方能吸入气雾剂；雾化溶液需使用压缩空气（或气流量>6L/min 氧气）为动力的特殊雾化器装置，适用于任何年龄。

（2）儿童常用吸入型糖皮质激素的每日用量与互换关系（表 10-5）。

（3）吸入性糖皮质激素在哮喘长期治疗中的合理使用：吸入糖皮质激素是哮喘长期治疗方案中的首选药物。吸入方案的制订需要依据患儿的病情、年龄、患儿及家人对吸入疗法的配合性等综合考虑，从而选择最佳的药物种类、剂型、剂量及吸入方式（表 10-5，表 10-6）。

表 10-5　儿童常用吸入型糖皮质激素的每日用量与互换关系

药物种类	低剂量（μg）	中剂量（μg）	高剂量（μg）
二丙酸倍氯米松	100～200	>200～400	>400
丁去炎松（布地奈德）	100～200	>200～400	>400
丙酸氟替卡松	100～200	>200～400	>500
布地奈德悬液	250	>500	>1000

（4）白三烯受体拮抗剂（LTRA）：是一类新的非激素类抗感染药,能抑制气道平滑肌中的白三烯活性,并预防和抑制白三烯导致的血管通透性增加、气道嗜酸性粒细胞浸润和支气管痉挛。可单独或与 ICS 联合应用于不同严重度哮喘的治疗,但单独应用的疗效不如 ICS。LTRA 可部分预防运动诱发性支气管痉挛。与 ICS 联合治疗中重度持续哮喘患儿,可以减少糖皮质激素的剂量,并提高 ICS 的疗效。LTRA 对 5 岁及以下儿童持续性喘息、反复病毒诱发性喘息及间歇性喘息部分有效,并可降低气道高反应性。

（5）长效吸入型 β_2 受体激动剂（LABA）：主要包括沙美特罗（Salmeterol）和福莫特罗（Formoterol）。LABA 目前主要用于经中等剂量 ICS 仍无法完全控制的 6 岁及以上儿童哮喘的联合控制治疗。由于福莫特罗起效迅速,也可以按需用于急性哮喘发作的治。ICS 与 LABA 联合应用具有协同抗炎和平喘作用,可获得相当于（或优于）加倍 ICS 剂量时的疗效,并可增加患儿的依从性、减少较大剂量 ICS 的不良反应,尤其适用于中重度哮喘患儿的长期治疗。鉴于临床有效性和安全性的考虑,不应单独使用 LABA。

（6）抗 IgE 抗体（Omalizumab）：对 IgE 介导的过敏性哮喘具有较好的效果。但由于价格昂贵,仅适用于血清 IgE 明显升高、高剂量吸入糖皮质激素和 LABA 无法控制的 6 岁及以上重度持续性过敏性哮喘患儿。

（7）不同年龄及病情的哮喘儿童长期治疗方案（表 10-6,表 10-7）。

（8）激素治疗的用药时间及用药原则：根据患儿病情的分度,选择适合于那一级的激素剂量开始治疗。在治疗过程中如病情加重,则需要根据病情变化及治疗反应随时进行调整。最初每 1 个月应至少审核一次治疗方案,如果治疗效果不满意,必须寻找原因,包括吸入方法是否正确、激素剂量是否合适、诱发因素是否避免等。如经治疗哮喘控制达 3~6 个月以上时,可结合肺功能的改善情况逐步降为下一级治疗。如果哮喘在 1~3 个月内仍未有效控制,要及时升至上一级治疗。停药的指征是以最低剂量激素治疗且哮喘控制至少达 1 年以上。如有条件,做支气管诱导痰液中炎性细胞分析、呼出气一氧化氮测定或气道高反应性检测等指导激素减量或停药,则更为科学。

（9）控制和预防与哮喘相关的疾病：有些疾病可诱发和加重小儿哮喘的病情,或减低吸入激素及 β_2 受体激动剂的疗效,使哮喘反复发作,不能按期有效控制,如反复上、下呼吸道感染,慢性过敏性鼻炎,胃食管反流等。在治疗哮喘的同时必须积极治疗和预防上述疾病。对机体免疫力低下的哮喘患儿,可适当应用免疫调节剂治疗;对过敏体质较重或对特定过敏原极为敏感且难以避免者,可酌情采用脱敏治疗。

表 10-6　5 岁及以下儿童哮喘的长期治疗方案

干预措施		第 1 级	第 2 级	第 3 级	第 4 级
非药物干预		哮喘防治教育、环境控制			
缓解药物		按需使用速效 β_2 受体激动剂			
控制药物	优选方案	一般不需要	低剂量 ICS	中剂量 ICS	中高剂量 ICS+LTRA
	其他方案		● LTRA ● 间歇（高）剂量 ICS	● 低剂量 ICS+LTRA	● 中高剂量 ICS++缓释茶碱 ● 中高剂量 ICS/LABA ● 中高剂量 ICS+LTRA（或 LABA）与口服最小剂量糖皮质激素

表 10-7　≥6 岁及以上儿童哮喘的长期治疗方案

干预措施		第 1 级	第 2 级	第 3 级	第 4 级	第 5 级
非药物干预		哮喘防治教育、环境控制				
缓解药物		按需使用速效 β₂ 受体激动剂				
控制药物	优选方案	一般不需要	低剂量 ICS	低剂量 ICS/LABA	中高剂量 ICS/LABA	中高剂量 ICS/LABA+LTRA 和（或）缓释茶碱+口服最小剂量糖皮质激素
	其他方案		• LTRA • 间歇（高）剂量 ICS	• 低剂量 ICS+LTRA • 中高剂量 ICS • 低剂量 ICS＋缓释茶碱	• 中高剂量 ICS+LTRA • 中高剂量 ICS 加 LTRA 或缓释茶碱 • 中高剂量 ICS/LABA+LTRA 或缓释茶碱	• 中高剂量 ICS/LABA + LTRA 和（或）缓释茶碱+口服最小剂量的糖皮质激素 • 中高剂量 ICS/LABA + LTRA 和（或）缓释茶碱+抗 IgE 治疗*

注：* 抗 IgE 治疗适用于 ≥12 岁儿童

（10）哮喘的管理与教育：哮喘的管理与教育对哮喘的预防、用药的依从性及能否达到满意疗效至关重要。医生应让家属了解什么是哮喘；为什么哮喘需长期治疗；为什么要吸入激素治疗；长期吸入激素为什么不用担心副作用；为什么激素不能随意减量或停药；吸入的正确的方法；峰流速仪的使用和哮喘日志的记录；常见的诱发因素有哪些，帮助回忆和寻找该患儿的特异性诱发因素，制定预防措施；定期复诊的重要性。

（尚云晓）

学习小结

　　由于呼吸系统的解剖、生理及免疫功能低下特点，决定了小儿易患上、下呼吸道感染。急性喉炎以 6 个月~3 岁小儿多见，伴有声音嘶哑（严重者可失声）、吸气性呼吸困难及吸气性喉喘鸣，是本病的重要特征。婴幼儿急性支气管炎与肺炎早期不易区别，应注意随诊和复查肺部 X 线片。急性毛细支气管炎多见于 6 个月内婴儿，表现为呼气性呼吸困难，双肺可闻及呼气性喘鸣音，胸片示双肺气肿为主。小儿肺炎的分类方法很多，病原体明确者以病因分类，病原体不明确者可按病理解剖学分类，咳嗽、发热、咳痰或痰鸣、气促或呼吸困难是小儿支气管肺炎的四大主症，查体可闻及吸气末、相对固定的细小水泡音等，胸部影像学检查是确诊及病理分型的关键，病原体鉴定是感染性肺炎的确切证据。支气管哮喘是以气道高反应性为特征，典型的特点是反复发作的喘息、胸闷或咳嗽，多与诱发因素刺激或运动等有关，发作时双肺可闻及散在或弥漫性的哮鸣音，其治疗原则是去除发病诱因、控制急性发作、预防哮喘复发、防止并发症和药物不良反应。

复习参考题

　　1. 为什么婴幼儿易患上、下呼吸道感染？

　　2. 小儿急性喉炎需要与哪些疾病进行鉴别？

　　3. 小儿毛细支气管炎的临床及影像特点有哪些？如何控制喘憋？

4. 小儿肺炎的分类有哪些？ 小儿支气管肺炎的常见并发症是什么？

5. 金黄色葡萄球菌肺炎的临床特点有哪些？ 如何诊断？ 与肺炎支原体肺炎如何鉴别？

6. 儿童支气管哮喘的定义及诊断标准？

7. 儿童支气管哮喘的常见诱因？

8. 儿童支气管哮喘发作期治疗及长期控制治疗的原则？

第十一章　消化系统疾病

学习目标

掌握　胃食管反流的诊断和治疗并熟悉其发病机制、临床表现；掌握反流性食管炎的症状，熟悉其内镜表现；消化性溃疡发病机制，熟悉各年龄阶段临床表现，掌握诊断依据和药物治疗，熟悉幽门螺杆菌根除治疗方案。

熟悉　口炎的诊断和治疗原则；腹泻的病因，掌握肠道感染和发病机制，熟悉腹泻引起水、电解质紊乱的机制，掌握腹泻共同的临床表现，掌握腹泻诊断、分类以及急性腹泻的治疗原则及补液治疗方案。

了解　小儿消化系统主要解剖生理特点；胃炎病因，熟悉诊断、鉴别诊断和治疗原则；食物过敏性胃肠疾病的定义与分类，掌握其临床表现、诊断与治疗原则，掌握婴儿牛奶蛋白过敏的治疗方案。

第一节　小儿消化系统的解剖生理特点

案例 11-1

男婴,2个月,因"吐奶次数多"就诊。出生体重 3.0kg,母乳喂养,吐奶次数多,每次喂奶后有溢奶,5~6 次/d,每次吐奶量少,无奶块,无咖啡色样物,大便呈糊状,2~3 次/d,食欲佳,无发热。体检:一般情况好,体重 5.0kg,反应好,营养发育好,皮肤弹性好,腹平软,肝肋下 2cm,脾肋下未及,余无殊。

思考:

1. 该患儿的诊断是什么?
2. 需与哪些疾病相鉴别?

一、解剖生理特点

小儿正处于生长发育阶段,所需要的总能量相对较成人多,而消化器官发育尚未完善,容易发生功能失调。

（一）口腔

新生儿及婴幼儿口腔容量小，唇肌及咀嚼肌发育良好，颊部有坚厚的脂肪垫。足月新生儿出生时已具有较好的吸吮和吞咽功能，生后即可开奶。新生儿唾液分泌少，口腔黏膜干燥，易受损伤和细菌感染。3个月以下婴儿唾液腺中淀粉酶含量较低，不宜喂淀粉类食物。生后3~4个月时唾液分泌开始增加，5~6个月时明显增多，由于口底浅，尚不能及时吞咽所分泌的全部唾液，常发生流涎，称为生理性流涎。

（二）食管

新生儿及婴儿的食管呈漏斗状，弹力组织及肌层尚不发达，易发生溢乳。新生儿食管的长度为8~10cm，1岁时为12cm，5岁时为16cm，年长儿达20~25cm。食管pH值通常为5.0~6.8。食管功能主要有：一是推进吞咽的食物和液体入胃，二是防止胃内容物反流。新生儿、婴儿的下食管括约肌（LES）抗反流功能不成熟，易发生胃食管反流，但一般为生理性，大多数婴儿至8~12个月时症状消失。

（三）胃

婴儿胃略呈水平位，当开始会行走时，其位置逐渐变为垂直。新生儿胃容量30~60ml，3个月时为90~150ml，1岁时为250~300ml，5岁时为700~850ml。由于婴儿胃容量有限，故每日喂食次数较年长儿为多。但哺乳开始后幽门即开放，胃内容物陆续排入十二指肠，故实际胃容量相对较高。

婴幼儿胃黏膜有丰富的血管，但腺体和杯状细胞较少，盐酸和各种酶的分泌均较成人为少，且酶活性低下，消化功能差。胃排空时间：水为1~1.5小时，母乳为2.5~3小时，牛乳为3~4小时。早产儿胃排空更慢，易发生胃潴留。婴幼儿喂养间隔时间不宜过短，要符合各种食物胃排空的时间。

（四）肠

儿童肠管相对比成人长，新生儿的长度为身长的8倍，婴儿超过身长的6倍，而成人为身长的4倍。小肠绒毛发育良好，有利于消化吸收。但肠系膜柔软而长，黏膜下组织松弛，尤其结肠无明显结肠带与脂肪垂，升结肠与后壁固定差，易发生肠扭转和肠套叠。小肠的主要功能包括运动（蠕动、摆动、分节运动）、消化、吸收和免疫。大肠的主要功能是贮存食物残渣、进一步吸收水分，以及形成粪便。婴幼儿肠壁较薄，通透性高，屏障功能较弱，肠内毒素及消化不全产物和过敏原等易经肠壁进入体内，引起全身性和变态反应性疾病。食物通过肠道的时间个体差异较大，12~36小时不等。由于小儿大脑皮质发育不成熟，进食时常引起胃-结肠反射，产生便意，大便次数多于成人。

（五）胰腺

胰腺对新陈代谢起到重要作用，既分泌胰岛素又分泌胰液，后者进入十二指肠发挥多种消化酶的消化作用。胚胎20周时，胰腺腺泡已经发育成熟；出生3~4个月时，胰腺发育较快，胰液分泌量也随之增多；出生后1年，胰腺外分泌部分生长迅速，为出生时的3倍。胰酶出现的顺序依次为：胰蛋白酶、糜蛋白酶、羧基肽酶、脂肪酶，最后是淀粉酶。新生儿胰液所含脂肪酶活性不高，直到2~3岁时才接近成人水平。婴儿由于肠液中淀粉酶含量较少，故不宜摄入过多的淀粉类食物。

（六）肝

年龄越小，肝脏相对越大。新生儿肝脏重量为体重的4%，10月龄时为出生体重的2倍，3岁时则增至3倍。小儿肝脏的上、下界随年龄而异，正常小儿肝上界在右锁骨中线第5肋间（婴儿在第4肋间）。肝脏下缘1岁时在右锁骨中线肋缘下2cm处扪及，剑突下更易扪到，4岁时肝下缘渐上升，6岁时可在右肋缘下1~2cm处扪及，质地软而无压痛。肝脏富有血管，结缔组织较少，肝细胞小，再生能力强，不易发生肝硬化。但婴儿肝脏易受各种不利因素影响，如缺氧、感染、药物等均可使肝细胞肿胀、脂肪浸润、变性、坏死、纤维增生而影响其正常生理功能。

二、肠道细菌

胎儿的肠道在母体内是无菌的，生后数小时细菌始经空气、皮肤、口、鼻、肛门等处侵入。肠内菌群与食物成分以及周围环境的细菌污染程度有关。单纯母乳喂养儿,肠道细菌以双歧杆菌占绝对优势,其他如嗜酸杆菌、大肠埃希菌、产气乳酸杆菌等含量较少。人工喂养或混合喂养儿,肠道内大肠埃希菌、嗜酸杆菌、双歧杆菌及肠球菌所占比例几乎相等。这种区别主要是由于乳类中蛋白质和碳水化合物的比例和成分不同所致。母乳含碳水化合物较多,蛋白质较少;牛乳含蛋白质较多,相应的能分解蛋白质的大肠埃希菌在肠内繁殖增多。正常肠道菌群对入侵的致病菌有一定拮抗作用,并参与免疫调节、促进黏膜屏障功能以及肠道营养代谢作用等。大量使用抗生素后,可使肠道正常菌群失调,导致消化功能紊乱。

三、婴儿粪便

新生儿最初 3 日内排出的粪便,性状黏稠,呈橄榄绿色,无臭,称为胎便。它由脱落的肠上皮细胞、浓缩的消化液、咽下的羊水所构成。一般在 24 小时内第一次排出胎便,2~3 日后即转变为普通的婴儿粪便。排便次数因人而异,随年龄增加而逐渐减少为每日 1~2 次。

母乳喂养儿的粪便呈金黄色,稠度均匀,偶或稀薄而微带绿色,有酸味,pH 4.7~5.1,但不臭,每日排便平均 2~4 次。增加辅食后,大便次数即减少。

人工喂养儿粪便色淡黄,大便较干,量多,微有腐败臭味,每日排便 1~2 次,易发生便秘。

混合喂养儿粪便黄色、较软,介于牛奶与母乳喂养之间,每日 1~3 次不等。添加淀粉后可使大便增多,添加水果、蔬菜等辅食后,大便外观与成人粪便相似。

第二节 口炎

案例 11-2

患儿男,5 个月,因"食欲缺乏 3 天"就诊。3 天前起食欲缺乏,流涎较多,下唇内侧可见白色分泌物,无发热。查体:一般情况好,下唇舌侧、口腔颊部黏膜表面覆盖白色乳凝块样片状物,不易擦去,舌苔厚,咽无充血。

思考:

1. 该患儿的诊断和诊断依据是什么?

2. 如何治疗?

口炎(stomatitis)是指口腔黏膜由于各种感染引起的炎症,若病变限于局部,如舌、齿龈、口角则分别称为舌炎、齿龈炎、口角炎等。本病婴幼儿多见,可单独发病,亦可继发于全身性疾病,如急性感染、腹泻、营养不良、维生素 B 或维生素 C 缺乏等。感染常由病毒、真菌及细菌引起。不注意食具及口腔卫生或各种疾病导致机体抵抗力下降等均可导致口炎的发生。现将几种常见的口炎分述如下。

一、鹅口疮

鹅口疮又名口腔念珠菌病,为白色念珠菌感染在口腔黏膜表面形成的白色斑膜,多见于新生儿和婴幼儿。营养不良、慢性腹泻、长期使用广谱抗生素或类固醇激素的患儿常有此症。

【临床表现】

特征是口腔黏膜表面覆盖白色乳凝块样小点或小片状斑膜,可逐渐融合成大片,形如奶块,但不易擦去,周围无炎症反应。斑膜面积大小不等,可见于舌、颊、腭或唇内黏膜,偶可累及咽部。重症患儿可伴低热、拒食、吞咽困难。

【诊断】

将一小片白膜置玻片上,加10%氢氧化钠一滴,在显微镜下可查到白色念珠菌菌丝及孢子,即可诊断。

【治疗】

一般不需口服抗真菌药物。可用制霉菌素溶液每毫升含10万~20万U涂口腔,每日3~4次。严重者可同时口服制霉菌素,40万~80万U/d,分3次服用,效果良好。婴儿室注意隔离及乳具的消毒,以预防传播。

二、疱疹性口炎

疱疹性口炎是由单纯疱疹病毒Ⅰ型所引起的急性口腔黏膜炎症。好发年龄为1~4岁。在卫生条件差的家庭和托儿所中感染容易传播,无明显的季节性差异。

【临床表现】

潜伏期约10天。起病时先发热,一般可到38~39℃,最高达40℃,1~3天后出现口腔炎征象,其特征为在舌、唇内面、上腭、颊黏膜等部位有散在或成簇的小疱,直径2~3mm,周围有红晕,破裂后形成浅的小溃疡,有黄白色纤维性分泌物覆盖。由于疼痛剧烈,患儿可表现为拒食、流涎、烦躁,常因拒食啼哭才被发现。体温在3~5天后恢复正常,病程1~2周。所属颌下及颈淋巴结常肿大和压痛,可持续2~3周。

【鉴别诊断】

疱疹性咽峡炎,由柯萨奇病毒所引起,多发生于夏、秋季。疱疹主要发生在咽峡部和软腭,有时见于舌部但不累及齿龈和颊黏膜,颌下淋巴结不肿大,常骤起发热及咽痛。

【治疗】

保持口腔清洁,婴幼儿要勤喂水,以微温或凉的流质饮食为宜,禁用刺激性药物。局部可喷洒锡类散、西瓜霜等。疼痛严重者,在餐前以2%利多卡因涂抹局部。可用2.5%~5%金霉素鱼肝油涂口腔预防继发感染。有继发感染时可用抗生素。

三、溃疡性口炎

溃疡性口炎主要是链球菌、金黄色葡萄球菌、肺炎球菌等引起的,铜绿假单胞菌、大肠埃希菌亦可引起。常发生于全身感染抵抗力低下时,口腔不洁,细菌繁殖而引起。

【临床表现】

病初口腔黏膜充血水肿,随后在口腔的各部位如牙龈、舌、唇内侧、上腭及颊黏膜等处出现大小不等、界限清楚的糜烂面或溃疡,并有较厚的纤维素样渗出物形成灰白色或黄色的假膜覆盖创面,剥离后可见出血性糜烂面。溃疡疼痛或极痛,流涎多、拒食、烦躁,所属淋巴结肿大,发热可达39~40℃,体温持续数日到1周,溃疡渐渐愈合。

【治疗】

做好口腔护理,多清洗口腔,用0.1%~0.3%依沙吖啶清洗口腔,每日1~2次。局部一般涂以复方甲紫、0.2%甲硝唑液或5%金霉素鱼肝油效果为佳。此外,冰硼散、锡类散等均可使用。注意补给足够的营养及液体,补充维生素B_1、B_2及C等。全身症状明显时,需要抗生素治疗。

第三节　胃食管反流及反流性食管炎

案例 11-3

患儿,男性,15个月,反复呕吐3个月就诊。近3个月来反复呕吐,每天5~6次,非喷射性,无呕血,伴反流和夜间咳嗽,食欲佳,无体重下降,大便1次/d。查体:一般情况好,咽喉无红肿,心肺听诊无异常,腹平软,肝脾无肿大。

思考:

1. 该患儿的诊断与鉴别诊断?

2. 需进一步做什么检查?

胃食管反流(gastroesophageal reflux,GER)是指胃内容物反流到食管,甚至口咽部,可分为生理性和病理性两种。小儿 GER 大多数为生理性,生后 1~4 个月为好发年龄,到 12~18 个月时大多会自行好转。当反流频繁发作或持续发生时,即考虑为病理性 GER。病理性反流引起一系列食管内外症状和(或)并发症时,称为胃食管反流病(GERD)。

【病因和发病机制】

1. **抗反流屏障功能低下** ①食管下括约肌(LES)压力低下,LES 是指食管、胃连接的功能解剖部位,LES 压力降低是引起胃食管反流的重要因素;②LES 周围组织抗反流作用减弱,如腹腔段食管短或缺如,His 角较大(正常为 30°~50°),膈肌食管裂孔钳夹作用减弱,膈食管韧带和食管下端黏膜瓣解剖结构存在器质性或功能性病变,以及胃内压、腹内压增高等;③短暂性 LES 松弛(TLESR),是指非吞咽情况下 LES 发生自发性松弛,松弛前后无任何吞咽动作,可持续 8~10 秒,长于吞咽诱发的 LES 松弛。目前认为,大约 90% 左右的 GER 是由于 TLESR 引起的。

2. **食管廓清能力降低** 食管廓清能力是依靠食管的推进性蠕动、食丸的重力、唾液的冲洗以及食管黏膜分泌的碳酸氢盐中和酸的共同作用。当食管蠕动减弱或消失,或出现病理性蠕动时,食管清除反流物的能力下降,有害的反流物质在食管内停留时间延长,增加了对黏膜的损伤。

3. **食管黏膜的屏障功能破坏** 屏障作用是由含不移动水及碳酸氢根的黏液层、上皮细胞的紧密连接、黏膜下丰富的毛细血管共同构成。反流物中的某些物质(主要是胃酸、胃蛋白酶)使食管黏膜的屏障功能破坏,黏膜抵抗力减弱,导致食管黏膜损伤,引起反流性食管炎。

4. **胃、十二指肠功能失常** ①胃排空能力低下,使胃内容物和压力增加,当胃内压增高超过 LES 压力时可激发 LES 开放;胃容量增加导致胃扩张,胃酸分泌增加,并使贲门食管段缩短,使其抗反流屏障功能降低;②十二指肠病变时,幽门括约肌关闭不全导致十二指肠胃反流。

【临床表现】

一般情况下,除非反流的内容物到达口腔,否则反流是难以被注意的。反流可引起食管症状和食管外症状,不具特异性,且随年龄而不同。

1. **食管症状**

(1) 反流:反流的临床表现随年龄而不同。婴幼儿以呕吐为主要表现,多数发生在进食后,有时在夜间或空腹时,严重者呈喷射状。呕吐物为胃内容物,有时含少量胆汁。部分婴儿可表现为溢乳、反刍或吐泡沫、拒食,年长儿可表现为胸骨后烧灼痛、腹痛、反酸、嗳气、反胃等。

(2) 反流性食管炎症状:①胸骨后烧灼感:位于胸骨下端,饮用酸性饮料可使症状加重,服用抗酸剂症状减轻,见于有表达能力的年长儿;②咽下疼痛:婴幼儿表现为喂食困难、烦躁、拒食,年长儿可有咽下疼痛,如并发食管狭窄则出现严重呕吐和持续性吞咽困难;③呕血和便血:当食管炎症严重,发生糜烂或溃疡时,可出现呕血或黑便症状。

2. **食管外症状**

(1) 与 GER 明确相关的症状:反流性咳嗽、反流性咽炎、反流性哮喘。新生儿、婴幼儿极易引起吸入性肺炎,有时甚至导致吸入性窒息、猝死综合征等严重后果。与 GER 可能相关的食管外症状,如鼻窦炎、中耳炎、喉炎、肺纤维化等。

(2) 生长障碍:是最常见的食管外症状,主要表现为体重不增和生长发育迟缓,见于 80% 左右的患儿。

（3）精神神经症状：部分患儿表现为不安、易激惹、夜惊、婴儿鬼脸(infantile arching)及神经系统疾病。

【诊断】

GER 临床表现复杂且缺乏特异性，仅凭临床症状有时难以与其他引起呕吐的疾病相鉴别。以呕吐为主要表现的新生儿、小婴儿应排除消化道畸形及器质性病变，如肠旋转不良、先天性肥厚性幽门狭窄、肠梗阻、胃扭转等。凡临床发现不明原因反复呕吐、咽下困难、反复发作的慢性呼吸道感染、难治性哮喘、生长发育迟缓、营养不良、贫血、反复出现窒息、呼吸暂停等症状时都应考虑到 GER 的可能，针对不同情况，选择必要的辅助检查以明确诊断。

【辅助检查】

1. 食管钡餐造影　可对食管的形态、运动状况、钡剂的反流和食管与胃连接部的组织结构做出判断，并能观察到有无食管裂孔疝、贲门失弛缓症、食管狭窄、溃疡等病变，但对 GER 诊断的敏感性和特异性均较差，可作为初筛。

2. 24 小时食管 pH 动态监测　是诊断 GER 方便、快捷、先进的方法。检查时间不影响睡眠和进食，更符合生理情况，能客观反映 GER 的情况。不仅可以发现反流，还可以了解反流的程度以及反流与症状、体位、进食的关系。根据酸反流指数和综合评分，可区分生理性和病理性反流，是目前诊断胃酸反流最可靠灵敏的方法。特别适用于一些症状不典型的患者，或用于查找一些症状如咳嗽、哽噎、喘鸣、呼吸暂停等的原因。

3. 内镜检查　胃镜检查是诊断反流性食管炎最主要的方法，不仅可以直接观察到食管黏膜损伤情况，而且结合病理学检查，可确定是否存在食管炎及黏膜炎症的程度，但不能反映反流的严重程度。内镜下食管炎主要表现为黏膜红斑、糜烂、溃疡。Barrette 食管指食管鳞状上皮由腺上皮取代，出现杯状细胞的肠上皮化生。

4. 食管动力功能检查　食管测压是测定动力功能的重要方法。应用低顺应性灌注导管系统和腔内微型传感器导管系统等测压设备，可了解食管运动情况及 LES 功能。

5. 高分辨率食管测压(HRM)　是新一代高效、简洁、快速的测压方法。测压导管上压力感受器排列更密集，插管一步到位，无须牵拉，即可得出与传统相比高清的上下食管括约肌、近段食管、移行区、中远段食管的压力，对贲门失弛缓症、硬皮病、弥漫性食管痉挛、食管裂孔疝等有很高的诊断价值。

6. 食管多通道腔内阻抗(MII)测定　将含有多个阻抗感受器的一根导管置于食管中，根据其阻抗值的不同和变化情况，了解食管反流物的性质和走行状态。阻抗结合食管 pH 监测(MII-pH)，可监测反流、区分反流物的性质(气体、液体、固体)、判断酸反流还是非酸反流，对于明确 GERD 的病因和临床诊断有重要意义。

7. 胃、食管放射性核素闪烁扫描　口服或胃管内注入含有 ^{99m}Tc 标记的液体，应用 γ 照相机测定食管反流量，并可了解食管运动功能。该方法也是测定胃排空率的最好手段，并能了解胃排空与 GER 的关系，确定有无肺部吸入，明确呼吸道症状与 GER 的关系。

【治疗】

对诊断为 GER 的患儿，要与患儿家长做充分的沟通，向其解释 GER 的形成及发展，使其对该病有较全面的了解。对有合并症或影响生长发育者必须及时进行治疗，包括体位治疗、饮食治疗、药物治疗和外科治疗。

1. 体位治疗　一种简单、有效的治疗方法。新生儿和婴幼儿的最好体位为左侧卧位，可有效减少 TLESR 发生，减少反流，减轻反流症状。俯卧位虽可减少反流发生，但可发生猝死的风险，需家长看护。年长儿也建议睡眠时左侧卧位，将床头抬高 20~30cm，减少反流频率及反流物误吸。

2. 饮食疗法　以稠厚饮食为主，少量多餐，婴儿增加喂奶次数，缩短喂奶间隔时间，人工喂养儿可在牛奶中加入糕干粉、米粉或进食谷类食品；年长儿亦应少量多餐，避免过饱，以高蛋白低脂肪饮食为主；避免睡前 2 小时进食,保持胃处于非充盈状态。避免食用降低 LES 张力和增加胃酸分泌的食物,如酸性饮料、高脂饮食、巧克力和辛辣食品。肥胖儿应控制饮食。

3. 药物治疗　目的降低胃酸度和(或)促进上消化道动力,包括促胃肠动力药、抗酸或抑酸药、黏膜保护剂,使用时应注意药物的适用年龄及不良反应。

(1) 促胃肠动力药:常用选择性、周围性多巴胺 D_2 受体拮抗剂多潘立酮,使胃肠道上部的蠕动和张力恢复正常,促进胃排空,增加胃窦和十二指肠运动。常用剂量为每次 0.2~0.3mg/kg,每日 3 次,饭前半小时及睡前口服,疗程 2~4 周。

(2) 抗酸和抑酸药:主要作用为抑制胃酸分泌、中和胃酸以减少反流物对食管黏膜的损伤,提高 LES 张力。

1) 抑酸药:①H_2 受体阻滞剂:阻断组胺与壁细胞 H_2 受体结合,通过拮抗 H_2 受体间接影响质子泵分泌胃酸。常用药物有西咪替丁(甲氰咪胍)、雷尼替丁。②质子泵抑制剂(PPI):作用于泌酸最终环节质子泵,能特异性地抑制壁细胞顶端膜构成的分泌微管和胞质内的管状泡上的 H^+-K^+-ATP 酶,从而有效地抑制胃酸的分泌。代表药有奥美拉唑(omeprazole),0.6~0.8mg/(kg·d),晨起顿服 1 次,疗程 8~12 周。

2) 中和胃酸药:如碳酸钙口服液、氢氧化铝凝胶等。

(3) 黏膜保护剂:用于 GER 引起的食管糜烂、溃疡者,此类药物用药后可在病变表面形成保护膜,促进黏膜的修复和溃疡的愈合,但一般不单独用于 GER 的治疗。药物有硫糖铝、麦滋林-S 颗粒等。

4. 外科治疗　早期诊断和及时应用体位、饮食等治疗方法后,大多数患儿症状能明显改善。较严重者可加用药物治疗,一般不需要手术治疗。手术治疗目的是加强 LES 功能,目前多采用 Nissen 胃底折叠加胃固定术。随着腹腔镜在儿科的应用,腹腔镜手术逐渐替代了传统的开腹手术。

第四节　慢性胃炎和消化性溃疡

案例 11-4

患儿男,8 岁,呕血伴黑便 2 天入院。2 天前无明显诱因下呕吐 2 次,含少量咖啡色样物,解黑便 1 次,量不多,诉腹胀,伴脐周痛、不剧,无头晕,无视物模糊,无大汗淋漓。其母有"胃炎,幽门螺杆菌感染史"。查体:T 37℃,HR 92 次/min,RR 18 次/分,BP 110/60mmHg,一般情况可,神清,脸色略苍白,心律齐,两肺呼吸音清,腹平软,脐上轻压痛,肝脾无肿大,肠鸣音略亢进。血常规 Hb 101g/L,WBC 11 000/mm³,PLT 331 000/mm³。大便常规:OB(++)。

思考:

1. 该患儿的诊断及依据?

2. 需要进一步做什么检查?

3. 目前的治疗方案?

一、慢性胃炎

胃炎(gastritis)是指由各种物理性、化学性或生物性有害因子引起的胃黏膜炎性病变。胃炎是儿童腹痛,尤其是反复上腹部疼痛最常见的原因。根据病程分急性和慢性两种,后者发病率高。

【病因和发病机制】

慢性胃炎指各种有害因子持续反复作用于胃黏膜引起的慢性炎症,以浅表性胃炎最常见(占 90%~95%),萎缩性胃炎少见。病因尚未完全明确,其中幽门螺杆菌(helicobacter pylori,HP)感染被认为是引起慢性胃炎的重要病因。感染 HP 后,胃黏膜病变以胃窦黏膜小结节、小颗粒状隆起为特征,病理组织学显示淋巴细胞增多,淋巴滤泡形成。其他因素如十二指肠液反流:幽门括约肌功能失调,使十二指肠液反流入胃增加。长期食用刺激性食物、长期服用阿司匹林等非甾体类抗炎药及类固醇激素类药物、神经精神因素、全身慢性疾病影响,以及环境、遗传、免疫和营养状态等均与慢性胃炎的发病相关。

【病理】

浅表性胃炎见上皮细胞变性,小凹上皮细胞增生,固有膜炎症细胞主要为淋巴细胞、浆细胞浸润。萎缩性胃炎主要为固有腺体萎缩、肠腺化生及炎症细胞浸润。

【临床表现】

常见症状为反复腹痛、无明显规律性,疼痛常于餐时或餐后加重,多数位于上腹部、脐周,轻者为间歇性隐痛或钝痛,严重者为剧烈绞痛。幼儿腹痛可仅表现不安和不愿进食,年长儿症状似成人,多诉上腹痛,常伴有食欲缺乏、恶心、呕吐、腹胀,继而影响营养状况及生长发育。胃黏膜糜烂出血者可出现呕血、黑便。

【辅助检查】

1. 胃镜检查　为首选而可靠的诊断方法。能直接观察胃黏膜病变及其程度,内镜下表现为充血、水肿、糜烂、新鲜或陈旧出血,胃窦黏膜微小结节,有时可见黏膜表面黏液斑或反流的胆汁,并可取病变部位组织进行 HP 检测和病理学检查。

2. HP 检测　可分为侵入性和非侵入性两大类。

侵入性需通过胃镜检查取胃黏膜活检组织进行检测,包括:

(1) 胃黏膜组织切片染色与培养:切片苏木精-伊红染色或 Warthin-Starry 染色,在黏膜层呈鱼贯状排列、形态微弯的杆菌;HP 培养需在微需氧环境下用特殊培养基进行,3~5 天可出结果,是最准确的诊断方法,但培养困难。

(2) 尿素酶试验:尿素酶试剂中含有尿素和酚红,HP 产生的酶可分解其中的尿素产生氨,后者使试剂中的 pH 值上升,从而使酚红由棕黄色变成红色。将活检胃黏膜组织放入上述试剂(滤纸片)中,如胃黏膜含有 HP 则试剂变为红色,此法快速、简单,特异性和敏感性可达 80% 以上。

非侵入性检查主要有:

(1) 核素标记尿素呼吸试验:让患儿口服一定量放射性核素^{13}C 标记的尿素,如果患儿消化道内含有 HP,则 HP 产生的尿素酶可将尿素分解产生 CO_2,由肺呼出。通过测定呼出气体中^{13}C 含量即可判断胃 HP 感染程度,其特异性和敏感性均达 90% 以上。

(2) 粪便 HP 抗原(HPSA)检测:HP 定居于胃黏膜上皮细胞表面,而胃黏膜上皮细胞每 1~3 天更新 1 次,定植在上皮细胞表面的 HP 在更新中随之脱落,其部分菌体和代谢产物等经幽门到小肠、大肠,随粪便排出,所以可通过粪便来检测 HP。HPSA 检测是一种简单、准确、快速诊断 HP 的方法,敏感性和特异性均达 90% 以上,且适用于婴幼儿及其他无法配合呼气试验及胃镜检查者。

(3) 血清学检测 HP 抗体:因不能提供 HP 现症感染的依据,故不作为诊断 HP 首选的方法,主要用于流行病学调查或筛选。

【诊断和鉴别诊断】

根据病史、体格检查、临床表现、胃镜和病理学检查,基本可以确诊。由于引起小儿腹痛的病因很多,急性发作的腹痛必须注意与外科急腹症如阑尾炎、胃穿孔、胆胰肠等腹内脏器的器质性疾病,以及腹型过敏性紫癜相鉴别。慢性反复发作性腹痛应与肠道寄生虫、肠痉挛、消化性溃疡等疾病鉴别。小儿慢性胃炎的诊断、分类基本套用成人标准,将胃炎分为原发性和继发性,前者又分为慢性浅表性胃炎、慢性萎缩性胃炎和特殊类型胃炎。

1. 慢性浅表性胃炎　占小儿慢性胃炎的 90%~95%,根据炎症程度又可分为轻、中、重三级。轻度:炎症细胞浸润较轻,多限于黏膜的浅表 1/3,其他改变均不明显;中度:病变程度介于轻~重之间,炎症细胞累及黏膜全层的浅表 1/3~2/3;重度:黏膜上皮变性明显,且有坏死,胃小凹扩张、变长变深,可伴肠腺化生,炎症细胞浸润较重,超过黏膜全层 2/3 以上,可见固有膜内淋巴滤泡形成。

2. 慢性萎缩性胃炎　真正的"萎缩性胃炎"在小儿极少见,腺体数量减少往往是炎症的结果。

3. 特殊类型胃炎　包括肉芽肿性胃炎、胃 Crohn 病、结节病所致胃炎、血管性胃炎、嗜酸性胃炎、淋巴细胞性胃炎、反应性胃炎。

【治疗】

主要在于去除病因,如不良饮食习惯、胆汁反流等。药物治疗的目的在于改善和消除临床症状,对 HP 感染者应予以抗 HP 治疗。

(1) 一般治疗:养成良好的饮食习惯和生活规律。选择易消化无刺激性食物,避免服用对胃黏膜有损害的药物。

(2) 药物治疗:①有 HP 感染者应进行规范的抗 HP 治疗(见消化性溃疡治疗);②增强胃黏膜屏障功能:如麦滋林-S 颗粒剂、硫糖铝等;③促进胃蠕动、减少肠液反流:腹胀、呕吐或胆汁反流者加用多潘立酮;④抑酸剂减少胃酸分泌:常用质子泵抑制剂如奥美拉唑,或 H_2 受体阻滞剂如西咪替丁等。

二、消化性溃疡

消化性溃疡(peptic ulcer)是指接触消化液(胃酸、胃蛋白酶)的胃肠黏膜及其深层组织的一种病理性缺损,其深层达到或穿透黏膜、肌层。溃疡的好发部位是胃、十二指肠,也可发生于食管、小肠、胃肠吻合处,胃溃疡(gastric ulcer,GU)和十二指肠溃疡(duodenal ulcer,DU)发病率相近。各年龄儿童均可发病,以学龄儿童多见。婴幼儿多为急性、继发性溃疡,常有明确的原发疾病;年长儿多为慢性、原发性十二指肠溃疡,男孩多于女孩,部分可有家族史。

【病因和发病机制】

消化性溃疡的病因繁多,有遗传、精神、环境、饮食、内分泌、感染等因素,迄今尚无定论。发病机制多倾向于攻击因子-防御因子失衡学说,即溃疡的形成是对胃和十二指肠黏膜有损害作用的侵袭因子(酸、胃蛋白酶、胆盐、微生物、药物及其他有害物质)与黏膜自身的防御因素(黏膜屏障、黏液重碳酸氢盐屏障、黏膜血流量、细胞更新能力、前列腺素分泌等)之间失去平衡的结果。一般认为,与酸有关的侵袭因素对十二指肠溃疡形成的意义较大,而组织防御因素对胃溃疡的形成有更重要的意义。胃酸分泌增加和胃蛋白酶的消化作用是发生消化性溃疡的重要因素。而目前认为,HP 感染在消化性溃疡的发病中起着极其重要的作用。流行病学调查显示 80% 以上十二指肠溃疡与 50% 以上的胃溃疡存在 HP 感染。经药物治疗痊愈的消化性溃疡患儿若 HP 阳性则极易复发,而 HP 根治后溃疡的复发率即下降,说明 HP 在溃疡病发病机制中起重要的作用。另外,消化性溃疡的发生具有遗传因素的证据,20%~60% 溃疡患儿有家族史,这与 HP 感染的家族聚集倾向有关,2/3 的十二指肠溃疡患者家族成员血清胃蛋白酶原升高。其他如精神创伤、中枢神经系统病变、外伤、手术、饮食习惯不当、气候因素、使用对胃黏膜有刺激性的药物(如非甾体抗炎药、类固醇激素)等均可降低胃黏膜的防御能力,引起胃黏膜损伤,导致溃疡的发生。

继发性溃疡是由于全身疾病引起的胃、十二指肠黏膜局部损害,见于各种危重疾病所致的应激反应。

【病理】

十二指肠溃疡好发于球部,偶尔位于球后以下的部位称球后溃疡。多为单发,也可多发,胃和十二指肠同时有溃疡时称复合溃疡。胃溃疡多发生在胃窦及胃窦-胃体交界的小弯侧,少数可发生在胃体、幽门管内。溃疡大小不等、深浅不一,胃镜下观察呈圆形、不规则圆形或线形,底部有灰白苔,周围黏膜充血、水肿。溃疡浅者累及黏膜肌层,深者达肌层甚至浆膜层,溃破血管时引起出血,穿破浆膜层时引起穿孔。

【临床表现】

由于溃疡在各年龄阶段的好发部位、类型和演变过程不同,临床症状和体征也有所不同,年龄越小,症状越不典型,不同年龄患者的临床表现有各自的特点。

1. 新生儿期 多为继发性溃疡,死亡率较高。常急性起病,表现为呕血、黑便、腹胀、腹膜炎等,易被漏诊。

2. 婴儿期 继发性溃疡多见,发病急,可以突发性上消化道出血或穿孔为首发症状;原发性以胃溃疡多见,前期可有食欲减退、呕吐、进食后啼哭、腹痛、腹胀、生长发育迟缓等,亦可表现为呕血、黑便。

3. 幼儿期 胃溃疡和十二指肠溃疡发病率相当,常见进食后呕吐,间歇发作脐周及上腹部疼痛,烧灼感少见,可有夜间和清晨痛醒,亦可发生呕血、黑便甚至穿孔。

4. 学龄前期及学龄期 以原发性十二指肠溃疡多见,临床表现与成人接近,以反复发作上腹痛、脐周疼痛为主,可有烧灼感、饥饿痛、夜间痛或有反酸、嗳气,严重者可出现呕血、便血或重度贫血。也有仅表现为贫血、粪便潜血试验阳性。少数患儿表现为无痛性黑便、晕厥,甚至休克。并发穿孔时腹痛剧烈,可放射至背部。

【辅助检查】

1. 血常规和粪便潜血试验 血常规检测如血红蛋白进行性下降,表明有活动性出血。素食3天后如粪便潜血检查阳性者提示有消化道出血。

2. 胃镜检查 是诊断消化性溃疡的首选方法。胃镜检查不仅能准确诊断溃疡、估计病灶大小、观察溃疡周围炎症的轻重和溃疡表面有无血管裸露,同时可活检黏膜行病理组织学和细菌学检查,还可以在内镜下止血,评估药物治疗的效果。

3. X线钡餐造影 既往应用较广泛,但敏感性和特异性均较低,适用于对胃镜检查有禁忌者。如发现胃和十二指肠壁龛影等直接征象可确诊。

4. 幽门螺杆菌检测 见本章胃炎部分。

【并发症】

主要为出血、穿孔和幽门梗阻,常可伴发缺铁性贫血。

1. 消化道出血 为消化道溃疡最常见的并发症。部分患儿消化道出血可为消化性溃疡的首发症状,而无任何前驱表现。呕血一般见于胃溃疡,呕吐物为咖啡色样;而黑便较多见于十二指肠溃疡。

2. 穿孔 穿孔较出血少见,溃疡穿孔常突然发生,而无任何先兆症状,穿孔后引起弥漫性腹膜炎。小儿直立位腹部平片腹腔内出现游离气体表示胃、肠穿孔。

3. 梗阻 梗阻发生的部位主要在十二指肠球部溃疡或幽门管溃疡,溃疡急性发作时可由于球部水肿和幽门括约肌痉挛引起暂时性梗阻,但随着炎症好转而消失。梗阻时出现上腹胀满不适、腹痛、恶心、呕吐,但大量呕吐后症状可暂时减轻。呕吐物无胆汁,胃镜或X线检查可诊断。

【诊断和鉴别诊断】

由于儿童消化性溃疡的症状不如成人典型,常易误诊,故对反复发作上腹痛、夜间痛;与饮食有关的呕吐;粪便潜血试验阳性的贫血患儿;反复胃肠不适,且有溃疡病家族史者;原因不明的呕血、便血者等,均应警惕消化性溃疡的可能性,及时进行上消化道内镜检查,尽早明确诊断。

【治疗】

目的是缓解和消除症状,促进溃疡愈合,防止复发,预防并发症。所有无严重并发症的患儿均应首先进行内科治疗,只有当内科治疗无效的顽固性溃疡患儿或发生并发症时,才考虑外科手术治疗。

1. 一般治疗 应培养良好的生活习惯,规律性饮食,避免过度疲劳及精神紧张。不暴饮暴食,避免咖啡、辛辣等刺激性强的食物,少用对胃黏膜有损害的药物。如有出血时,应监测生命体征,如血压、心率及末梢循环;暂时禁食,积极治疗,补充足够血容量,以防失血性休克。如失血严重时应及时输血,必要时可行内镜下局部止血及全身应用止血药物。

2. 药物治疗 原则为抑制胃酸分泌和中和胃酸,强化黏膜防御能力,根除HP治疗。

（1）抑制胃酸治疗：是消除侵袭因素影响的主要途径，而溃疡的愈合与抑酸治疗的强度和时间呈正比。

1）中和胃酸药物：常用碳酸钙、氢氧化铝、氢氧化镁及其复方制剂。

2）抑制胃酸分泌药物：常用质子泵抑制剂（PPI），作用于胃黏膜壁细胞，降低壁细胞中的 H^+-K^+-ATP 酶活性，阻抑 H^+ 从细胞质内转移到胃腔而抑制胃酸分泌。如奥美拉唑，剂量为每日 0.6~0.8mg/kg，清晨餐前 30 分钟顿服，疗程 4~8 周。

（2）胃黏膜保护剂：如硫糖铝、麦滋林-S 颗粒剂。

（3）根除 HP 治疗常用药物：枸橼酸铋钾 6~8mg/（kg·d），阿莫西林 50mg/（kg·d），克拉霉素 15~20mg/（kg·d），甲硝唑 20~30mg/（kg·d），呋喃唑酮 5mg/（kg·d），分 2 次口服，目前多主张联合用药。以下方案可供参考：

1）以 PPI 为中心药物的"三联"方案：①PPI+上述抗生素中的 2 种，持续 2 周；②PPI+上述抗生素中的 2 种，持续 10 天。

2）以铋剂为中心药物的"三联""四联"治疗方案：①枸橼酸铋钾+2 种抗生素；②枸橼酸铋钾+PPI+2 种抗生素 2 周。

（4）手术治疗：消化性溃疡一般不需手术治疗。手术治疗指征：①溃疡合并穿孔；②难以控制的出血，失血量大，48 小时内失血量超过血容量的 30%；③有幽门完全梗阻，经胃肠减压等保守治疗 72 小时仍无改善。

第五节　肠套叠

案例 11-5

患儿，男性，9 月龄，阵发性哭闹伴呕吐半天就诊。患儿无明显诱因阵发性哭闹，伴呕吐，每次持续 10 余分钟，间隔 20 余分钟反复发生，间隙期患儿安静，发病后解稀便 1 次，无发热，无咳嗽。查体：患儿哭闹，痛苦表情，心肺听诊无明显异常，腹部触诊不满意。

思考：

1. 该患儿的诊断及鉴别诊断？

2. 需要进一步做什么检查？

3. 该患儿后续治疗方案？

肠套叠（intussusception）系指某段肠管及其相应的肠系膜套入邻近肠腔所致的一种肠梗阻，是婴幼儿时期最常见的急腹症之一。本病患儿 1 岁以内多见，占 60%~65%，其中 3~9 个月婴儿多见，2 岁以后逐渐减少，5 岁后罕见。男女之比为 2∶1 或 3∶2。

肠套叠多为顺行套叠，与肠蠕动方向一致。根据套入部最近端和鞘部最远端肠段部位将肠套叠分为：①回盲型：回盲瓣是肠套叠头部，带领回肠末端进入升结肠，盲肠、阑尾也随着翻入结肠内；②回结肠型：回肠从距回盲部几厘米处起，套入回肠最末端，穿过回盲瓣进入结肠，阑尾不套入鞘内，此型最多，占 70%~80%；③回回结肠型：回肠先套入远端回肠内，然后整个再套入结肠内，占 10%~15%；④小肠型：小肠套入小肠，包括空回型、回回型及空空型；⑤结肠型：结肠套入结肠；⑥多发型：在肠管不同区域内有分开的两个、三个或更多的肠套叠。

【病因和发病机制】

肠套叠病因尚不清楚，可能与饮食改变如辅食添加、婴儿期回盲部游离度大、肠道内病毒感染、肠痉挛及自主神经失调有关。肠套叠套入最远处为头部或顶端,肠管从外面套入处为颈部。肠套叠在纵断面上分为三层:外层为肠套叠鞘部或外筒,套入部为内筒和中筒。外筒与中筒各以黏膜面相接触,中筒与内筒各以浆膜面相接触。肠套叠发生后,套入部随着肠蠕动不断推进,该段肠管及其肠系膜一并套入鞘内,颈部紧束使之不能自动退出。由于鞘部尤其是颈部痉挛收缩,挤压套入肠管,牵拉和压迫肠系膜,使静脉和淋巴回流受阻,组织充血水肿。黏膜细胞分泌大量黏液进入肠腔内,与血液及粪质混合排出果酱样血便。如进一步发展,导致肠壁水肿、增厚,动脉受压,套入部肠管缺血坏死,严重者并发穿孔。

肠套叠分为原发性和继发性。婴幼儿肠套叠几乎均为原发性,开始于回盲部,无明确的起套点,其病因未明了。继发性肠套叠占2%~5%,多因肠壁或肠腔内器质性病变,如肠息肉、梅克尔憩室、肠重复畸形、肠肿瘤、腹型过敏性紫癜致肠壁血肿,或翻入肠腔内,或牵引肠壁,成为起点引起肠套叠。

【临床表现】

1. 急性肠套叠

(1)阵发性哭闹不安:既往健康的婴儿,突然发生阵发性哭闹、面色苍白、拒食、出汗、异常痛苦表现,持续10~20分钟,然后有5~10分钟或更长时间的安静或入睡,如此反复发作。

(2)呕吐:初为乳汁、乳块或食物残渣,以后可含胆汁,晚期吐粪便样液体(提示有肠管梗阻)。

(3)果酱样血便:发病开始时,可有1~2次正常大便。发病6~12小时后可出现暗红色果酱样黏液血便。偶尔有以大量鲜血便及休克为主要表现而就诊的,属于无痛型表现。部分患儿直肠指检时才发现血便。婴儿肠套叠发生便血者达80%以上。

(4)腹部肿块:在疾病早期,腹柔软不胀,于右上腹肋缘下或脐上多可触及肿物,呈腊肠样、有弹性、略可活动。晚期病例,发生肠坏死或腹膜炎时,出现腹胀、腹水、腹肌紧张和压痛,不易扪及肿块。有时腹部扪诊和直肠指检双合诊检查可触及肿块。

(5)全身情况:患儿在早期一般情况尚好,体温正常,无全身中毒症状。随着病程延长,精神渐差,继而面色苍白、嗜睡,此时腹痛反而减轻。并发肠坏死或腹膜炎时,常有严重脱水、高热、昏睡、昏迷及休克等中毒症状。

2. 慢性肠套叠 多发生于年长儿童,起病较为缓慢,病程较长可延续2周以上,以继发性肠套叠为主。多表现为不完全性肠梗阻,肠坏死发生时间相对较晚。也可表现为阵发性腹痛,腹痛时上腹或脐周可触及肿块,发作间歇期较长。可发生血便,呕吐较少见。慢性肠套叠多呈回结肠型和继发性。

【诊断】

健康婴幼儿突然发生阵发性腹痛或哭闹、呕吐、果酱样血便和腹部肿块,即可确诊。早期未排血便前应做直肠指检,可疑患者可用以下检查确诊:

1. 腹部B超检查 肠套叠在横断面上显示为典型"同心圆"或"靶环"征,纵切面上呈"套筒"征。彩色多普勒超声对小儿肠套叠进行血流动力学检测,指导正确选择复位方式,也可进行复位治疗。

2. 空气灌肠 在空气灌肠前先作腹部正侧位全面透视检查,观察肠内气体及分布情况。由肛门注入气体,在X线透视下可见套叠顶端有致密软组织肿块,呈半圆形向结肠内突出,气栓前端形成明显杯口影,具有确定性诊断价值,并可同时进行复位治疗。

【鉴别诊断】

1. 细菌性痢疾 多见于夏季发病,早期即可出现高热,体温达39℃或更高。大便次数多,含黏液脓血便,可伴里急后重。粪常规检查可见成堆脓细胞,如细菌培养阳性即可确诊。但菌痢偶尔亦可引起肠套叠,两种疾病可同时存在或肠套叠继发于菌痢后,要注意区分。

2. 过敏性紫癜 腹型紫癜患儿可表现为阵发性腹痛、呕吐,有便血或腹泻,呈暗红色。但绝大多数患儿双下肢有出血性皮疹,膝关节和踝关节肿痛,部分有血尿。该病由于肠壁水肿和肠功能紊乱,可并发肠套叠。

3. 梅克尔(Meckel)憩室出血,梅克尔憩室溃疡出血突然发生,常表现为无痛性便血,便血量往往很多,严重者可出现休克,也可并发肠套叠。

4. 蛔虫性肠梗阻 多见于幼儿及儿童,阵发性腹痛,可有吐出蛔虫或大便排出蛔虫史,症状与肠套叠相似,临床很少有便血。腹部肿块多在脐周呈条索或面粉团样,腹部超声显示肠腔内蛔虫影像。

【治疗】

小儿急性肠套叠治疗分非手术疗法和手术疗法两种。

1. 非手术治疗

(1) 空气灌肠(air enema):通过肛门注入气体,以空气压力将肠管复位。

1) 空气灌肠的适应证:①肠套叠在48小时内;②全身情况良好,无明显脱水和电解质紊乱;③无明显腹胀和腹膜炎表现。

2) 尚需注意事项:①肠套叠已超过48小时,全身情况差,有腹胀、腹膜刺激征者不宜进行空气灌肠;②对3~4个月婴幼儿应特别谨慎,因年龄小、肠壁薄,易穿孔;③诊断性空气灌肠时,压力控制在50~60mmHg(6.6~8.0kPa)以下;复位治疗时,压力控制在60~100mmHg(8.0~13.3kPa);④在X线透视下进行空气灌肠,逐步加压,如肠套叠阴影不移动,形态不改变,应放弃空气灌肠复位而改为手术治疗;⑤灌肠复位后需口服0.5~1.0g活性炭,6~8小时后排出粪便内含黑色炭末,证实肠套叠已复位;⑥若灌肠后仍有哭闹、呕吐,则有再发可能。

(2) B超监视下水压灌肠疗法:腹部B超观察到肠套叠影像后,可在实时监视下水压灌肠复位,随着注水量增加和肠腔内压力的升高,肠套叠块影逐渐消失,同时注水阻力消失,压力下降,证明肠套叠已复位。

2. 手术治疗 手术指征:①肠套叠超过48~72小时,或虽然时间不长,但病情严重,全身情况不良,有高热、精神萎靡不振、休克等中毒症状;②腹胀明显,腹部压痛,腹肌紧张,X线透视下见肠腔内多个液平面,疑有肠坏死;③复发3次以上,有原发器质性病变,如肠息肉等;④疑为小肠套叠;⑤空气灌肠失败;⑥彩色多普勒超声血流动力学检测显示肠壁严重水肿,阻力指数显著增高,无血流,且有复套。根据患儿全身情况及套叠肠管的病理变化可经剖腹手术或腹腔镜手术选择进行肠套叠复位术、肠切除吻合术或肠造瘘术。

第六节 小儿腹泻病

案例 11-6

患儿,女性,20个月,呕吐、腹泻3天就诊。3天前起低热,伴呕吐5~6次,无呕血。第2天起热退,呕吐好转,患儿出现腹泻,大便7~8次/日,水样便,略有酸臭味,无黏液脓血便。食欲缺乏,尿量偏少,无抽搐。查体:患儿一般精神可,唇略干燥,哭时泪少,HR 100次/min,律齐,RR 20次/min,两肺呼吸音清,腹平软,皮肤弹性正常,四肢温。

思考:

1. 该患儿的诊断及可能的病原?

2. 需要做哪些进一步检查?

3. 脱水的评估?

4. 治疗方案及用药原则?

婴幼儿腹泻(infantile diarrhea)是一组由多病原、多因素引起的,以大便次数增多和大便性状改变为主要表现的消化道综合征,又称腹泻病(diarrhea disease),是我国婴幼儿最常见的疾病之一。病程在2周以内为急性腹泻,病程2周~2个月为迁延性腹泻,病程在2个月以上为慢性腹泻。6个月~2岁的婴幼儿发病率高,1岁以内患儿约占半数,是造成儿童营养不良、生长发育障碍的常见原因之一。

【易感因素】

婴幼儿时期容易发生腹泻病主要与下列因素有关:

1. 消化系统发育尚未成熟　胃酸和消化酶分泌较少,消化酶活力低下,对食物的耐受力较差,不能适应食物质和量的较大变化。

2. 生长发育快　所需营养物质相对较多,且婴儿食物以液体为主,摄入量较多,胃肠道负担重。

3. 机体防御功能较差　①婴儿胃酸偏低,胃排空较快,对进入胃内的细菌杀灭能力减弱;②血液中免疫球蛋白(尤其是 IgM、IgA)和胃肠道分泌型 IgA(sIgA)均较低,肠黏膜的免疫防御能力差。

4. 肠道菌群失调　出生后新生儿尚未建立正常肠道菌群,对侵入肠道的病原微生物拮抗能力弱。

5. 人工喂养　母乳中含有大量体液因子(sIgA、乳铁蛋白等)、巨噬细胞和粒细胞、溶菌酶、溶酶体等,有很强的抗肠道感染作用。人工喂养儿食物中缺乏母乳含有的大量免疫物质,且食物和食具极易受污染,肠道感染发生率明显高于母乳喂养儿。

【病因】

根据病因分为感染性和非感染性腹泻两类。

1. 感染因素　肠道内感染可由病毒、细菌、真菌、寄生虫引起,前两者多见,尤其是病毒。

(1) 病毒感染:寒冷季节的婴幼儿腹泻 80% 由病毒感染引起。病毒性肠炎主要病原为轮状病毒(Rotavirus,RV),属于呼肠病毒科 RV 属;杯状病毒(Calicivirus)科的诺如病毒(Norovirus)和札如病毒(Sapovirus);星状病毒(Astrovirus);肠道腺病毒(Enteric adenovirus)等。

(2) 细菌感染(不包括法定传染病)

1) 致腹泻大肠埃希菌(Escherichia coli,EC):根据引起腹泻大肠埃希菌的致病性和发病机制不同,将已知菌株分为5大类。①致病性大肠埃希菌(enteropathogenic E. coli,EPEC):为最早发现的致腹泻性大肠埃希菌。②产毒性大肠埃希菌(enterotoxigenic E. coli,ETEC):产生不耐热肠毒素(labile toxin,LT)和耐热肠毒素(stable toxin,ST),引起腹泻。③侵袭性大肠埃希菌(enteroinvasive E. coli,EIEC):直接侵入小肠黏膜引起炎症反应,引起痢疾样腹泻。④出血性大肠埃希菌(enterohemorrhagic E. coli,EHEC):产生与志贺杆菌相似的肠毒素(vero 毒素),引起出血性肠炎,可致溶血尿毒综合征。⑤黏附-集聚性大肠埃希菌(enteroadherent-aggregative E. coli,EAEC)。

2) 空肠弯曲菌(Campylobacter jejuni):直接侵入空肠、回肠和结肠黏膜,引起侵袭性腹泻,某些菌株亦能产生肠毒素。

3) 耶尔森菌(Yersinia):除侵袭小肠、结肠黏膜外,还可产生肠毒素,引起侵袭性和分泌性腹泻。

4) 其他:沙门菌(Salmonella)(主要为鼠伤寒和其他非伤寒、副伤寒沙门菌)、嗜水气单胞菌(Aeromonas hydrophila);艰难梭菌(Clostridium difficile)、金黄色葡萄球菌(Staphylococcal aureus)、铜绿假单胞菌(Bacillus pyoeyaneus)和变形杆菌(Bacillus proteus)等均可引起腹泻。

(3) 真菌:致腹泻的真菌有念珠菌、曲菌、毛霉菌,小儿以白色念珠菌(Candida albicans)性肠炎多见。

(4) 寄生虫:常见为蓝氏贾第鞭毛虫、阿米巴原虫和隐孢子虫等引起急性或慢性肠炎。

(5) 肠道外感染:如患中耳炎、上呼吸道感染、肺炎、泌尿系感染、皮肤感染或急性传染病时,有时亦可产生腹泻症状。肠道外感染导致腹泻的机制可能与发热、感染源释放的毒素、抗生素的应用或病原体(主要是病毒)同时感染肠道有关。

（6）抗生素相关性腹泻：长期、大量地使用广谱抗生素可导致肠道菌群紊乱，金黄色葡萄球菌、艰难梭菌、铜绿假单胞菌、变形杆菌或白色念珠菌等可大量繁殖，引起药物较难控制的肠炎，称为抗生素相关性腹泻（antibiotic-associated diarrhea，AAD）。

2. 非感染因素

（1）饮食因素：①喂养不当可引起腹泻，多见于人工喂养儿，主要是由于喂养不定时、饮食量不当或食物成分不适宜，如突然改变食物品种，或过早喂给大量淀粉或脂肪类食品；果汁，特别是含高果糖或山梨醇的果汁，可产生高渗性腹泻；②过敏性腹泻，如对牛奶或大豆（豆浆）过敏而引起腹泻；③原发性或继发性双糖酶（主要为乳糖酶）缺乏或活性降低，肠道对糖的消化吸收不良而引起腹泻。

（2）气候因素：气候突然变化、腹部受凉使肠蠕动增加；天气过热，大量出汗使消化液分泌减少；或由于口渴饮奶过多，增加消化道负担等，均可能诱发消化功能紊乱致腹泻。

【发病机制】

导致腹泻症状产生的机制有：渗透性腹泻、分泌性腹泻、渗出性腹泻、肠道功能异常性腹泻等。但临床上不少腹泻并非由某种单一机制引起，也可由多种机制共同作用发生。

1. 感染性腹泻 病原微生物多随污染的食物或饮水进入消化道，亦可通过污染的日用品、手、玩具或带菌者传播。

（1）病毒性肠炎：病毒性肠炎的发病机制，以轮状病毒为例，病变主要在十二指肠和空肠，病毒侵入肠道后，在小肠绒毛顶端的柱状上皮细胞上复制，使细胞发生空泡样变性和坏死，其微绒毛肿胀，排列紊乱和变短，受累的肠黏膜上皮细胞脱落，遗留不规则的裸露病变，固有层淋巴细胞浸润，致使小肠黏膜吸收水分和电解质的能力受损，肠液在肠腔内大量积聚而引起腹泻。同时，发生病变的肠黏膜细胞分泌双糖酶不足且活性降低，使食物中糖类消化不全而积滞在肠腔内，并被细菌分解成小分子的短链有机酸，使肠液的渗透压增高。微绒毛破坏亦造成载体减少，上皮细胞钠转运功能障碍，水和电解质进一步丢失（图 11-1）。

图 11-1　病毒性肠炎发病机制

（2）细菌性肠炎：肠道感染的病原菌不同，发病机制亦不同。

1）肠毒素性肠炎：由各种产生肠毒素的细菌引起的分泌性腹泻，典型的细菌有霍乱弧菌、产肠毒素性大肠埃希菌、空肠弯曲菌等。肠毒素引起的肠炎发病机制以产肠毒素性大肠埃希菌为例，见图 11-2。当细菌侵入肠道后，借黏附因子黏附在小肠黏膜上皮细胞上，进行繁殖产生毒素，但不侵入肠黏膜产生病理性变化。细菌在肠腔内释放两种肠毒素，即不耐热肠毒素（labile toxin，LT）和耐热肠毒素（stable toxin，ST），LT 与小肠上皮细胞膜上的受体结合后激活腺苷酸环化酶，致使三磷酸腺苷（ATP）转变为环磷酸腺苷（cAMP），cAMP 增多后即抑制小肠绒毛上皮细胞吸收 Na^+、Cl^- 和水，并促进肠腺分泌 Cl^-；ST 则通过激活鸟苷酸环化酶，使三磷酸鸟苷（GTP）转变为环磷酸鸟苷（cGMP），cGMP 增多后亦使肠上皮细胞减少 Na^+ 和水的吸收、促进 Cl^- 分泌。两者均使小肠液总量增多，超过结肠的吸收限度而发生腹泻，排出大量水样便，导致患儿脱水和电解质紊乱。

图 11-2　肠毒素性肠炎发病机制

2）侵袭性肠炎：各种侵袭性细菌感染可引起渗出性腹泻，如志贺菌属、沙门菌属、侵袭性大肠埃希菌、空肠弯曲菌、耶尔森菌和金黄色葡萄球菌等均可直接侵袭小肠或结肠肠壁，使肠黏膜充血、水肿，炎症细胞浸润引起渗出甚至溃疡等病变。患儿排出含有大量白细胞和红细胞的黏液脓血便，并可出现全身中毒症状。结肠由于炎症病变而不能充分吸收来自小肠的液体，并且某些致病菌还会产生肠毒素，故亦可发生水样腹泻。一般都有发热、腹痛，甚至里急后重等症状。

2. 非感染性腹泻　当进食过量或食物成分不恰当时，食物不能被充分消化和吸收而积滞在小肠上部，使肠腔内酸度降低，有利于肠道下部的细菌上移和繁殖。食物发酵和腐败，即内源性感染，使消化功能更为紊乱。分解产生的短链有机酸（如醋酸、乳酸等）使肠腔内渗透压增高（渗透性腹泻）；腐败性毒性产物如胺类可刺激肠壁，使肠蠕动增加导致腹泻，进而发生脱水和电解质紊乱；毒性产物被吸收入血液循环后，可出现不同程度的中毒症状。

【临床表现】

不同病因引起的腹泻,临床表现和临床过程各有其特点。故在腹泻病诊断中需考虑病程、病情轻重及可能感染的病原。

1. 共同临床表现

(1) 消化道症状:腹泻时大便次数增多、量增加,伴性状改变。便次每日 3 次以上,甚至 10 余次。大便呈稀便、糊状便、水样便,甚或黏液脓血便。判断腹泻时粪便的性状比次数更重要。如果便次增多而大便成形,不是腹泻。母乳喂养儿每天排便 2~4 次呈糊状,也不是腹泻。恶心、呕吐是常见的伴发症状,严重者呕吐咖啡样物,还可有腹痛、腹胀、食欲缺乏,严重者拒食。

(2) 全身症状:病情严重者全身症状明显,可有发热,体温 38~40℃,少数高达 40℃以上,烦躁不安,精神萎靡、嗜睡、惊厥,甚至昏迷。随着全身症状加重,可引起神经系统、心、肝、肾功能失调。

(3) 水、电解质及酸碱平衡紊乱:主要为脱水及代谢性酸中毒,有时还有低钾血症、低钙血症。

①脱水:一般表现为体重减轻,口渴不安,皮肤苍白或苍灰、弹性差,前囟和眼眶凹陷,黏膜干燥,眼泪减少,尿量减少。严重者可导致循环障碍,甚至休克死亡。按丢失的液体量占总体重的百分比把脱水程度分为轻度(小于 5%)、中度(5%~10%)、重度(大于 10%)。脱水的评估见第四章第三节"小儿液体疗法"。

②代谢性酸中毒:脱水大多伴有不同程度的代谢性酸中毒,应注意早期发现。腹泻时代谢性酸中毒发生原因有:一是腹泻时丢失大量碱性物质;二是进食少,肠吸收不良,摄入热卡不足,使脂肪分解增加,酮体生成增多;三是脱水时血容量减少,血液浓缩使血流缓慢,组织灌注不良和缺氧,无氧酵解增多,乳酸堆积;四是脱水时肾血流量不足,肾功能减退,尿量减少,酸性代谢产物滞留体内等。

③低钾血症:腹泻时低钾血症的原因有:由于胃肠液中含钾较多,呕吐和腹泻时会丢失大量钾盐(腹泻时大便中含钾量为 17.9mmol/L±11.8mmol/L);进食少,钾的摄入量不足;以及肾脏保钾功能比保钠差,缺钾时仍有一定量钾继续排出。

④低钙血症和低镁血症:腹泻患儿进食少,吸收不良,从大便中丢失钙、镁,可使体内钙、镁减少,尤其见于腹泻持续时间较长和活动性佝偻病患儿。但是,脱水、酸中毒时由于血液浓缩、离子钙增多等原因,可不出现低钙的症状,待脱水、酸中毒纠正后离子钙减少,出现低血钙症状(手足搐搦和惊厥)。少数腹泻持续时间长和营养不良患儿输液后出现震颤、抽搐,用钙剂治疗无效时应考虑有低镁血症可能。

2. 几种常见类型肠炎的临床特点

(1) 轮状病毒肠炎:轮状病毒为小儿秋、冬季腹泻最常见的病原,多发生在 6~24 个月婴幼儿。呈散发或小流行,经粪-口途径传播,也可通过气溶胶形式传播。潜伏期 1~3 天,起病急,常伴发热和上呼吸道感染症状,一般无明显中毒症状。病初 1~2 天常先发生呕吐,随后出现腹泻。大便次数多,每日可多达 10 余次,黄色或淡黄色,粪便含水分多,呈水样或蛋花汤样,无腥臭味。常并发脱水、酸中毒及电解质紊乱。本病为自限性疾病,数日后呕吐渐停,腹泻减轻,自然病程 3~8 天。轮状病毒感染亦可侵犯多个脏器,可产生神经系统症状(如惊厥)、心肌受累(血清心肌酶谱异常)、肺部炎症和肝胆损害等。大便显微镜检查偶有少量白细胞,轮状病毒感染后 1~3 天即有大量病毒自粪中排出,可持续 1~2 周。

(2) 诺如病毒肠炎:全年散发,暴发易见于寒冷季节(11 月至次年 2 月)。该病毒是集体机构急性暴发性胃肠炎的首要致病原,发病年龄为 1~10 岁,多见于年长儿。多为粪-口传播。潜伏期 1~2 天,急性起病。首发症状为阵发性腹痛、恶心、呕吐和腹泻,全身症状有畏寒、发热、乏力、头痛和肌肉痛等,可有呼吸道症状。大便量中等,为稀便或水样便。吐泻频繁者可发生脱水及酸中毒。本病为自限性疾病,症状持续1~3 天。病初 1~2 天经大便排出的病毒最多,发病后 3 天则不易检出病毒。粪便及周围血血常规检查一般无特殊发现。

（3）大肠埃希菌肠炎：多发生在气温较高的季节，以 5~8 月份为多。

①产毒性大肠埃希菌肠炎：潜伏期 1~2 天，轻症仅大便次数稍增多，性状轻微改变，排几次稀便后即痊愈。常伴呕吐，但多无发热及全身症状。病情较重者则腹泻频繁，量多，呈水样或蛋花汤样大便，可发生脱水、电解质紊乱和酸中毒。粪便显微镜检查可有少量白细胞。一般病程 3~7 天，亦可较长。

②致病性大肠埃希菌肠炎：症状与产毒性大肠埃希菌肠炎相似。

③侵袭性大肠埃希菌肠炎：潜伏期 13~24 小时。起病急，高热，腹泻频繁，大便黏冻样含脓血。常伴有恶心、呕吐、腹痛和里急后重。可出现严重的全身中毒症状甚至休克。需做大便细菌培养与细菌性痢疾鉴别。

④黏附聚集性大肠埃希菌肠炎：症状与产毒性大肠埃希菌肠炎相似。

⑤出血性大肠埃希菌肠炎：大便次数增多，开始为黄色水样便，后转为血水便，有特殊臭味，伴腹痛，个别病例可伴发溶血尿毒综合征和血小板减少性紫癜。大便显微镜检查有大量红细胞，常无白细胞。

（4）空肠弯曲菌肠炎：6 个月~2 岁婴幼儿发病率最高，多见于夏季，经口感染，可由动物或人直接感染人，或通过污染的水、食物传播。临床症状与痢疾相似，患者可有发热、全身不适、恶心、呕吐、头痛和肢体疼痛等症状，大便次数增多，一般每日少于 10 次，初为水样，迅速转变为黏液性或脓血便，有恶臭味。腹痛剧烈或伴血便者，易误诊为阑尾炎或肠套叠。大便显微镜检查可见大量白细胞和数量不等的红细胞。病程约为数日至一周。

（5）鼠伤寒沙门菌小肠结肠炎：小儿沙门菌感染中最常见者。全年发病，以 6 月~9 月发病率最高，年龄多在 2 岁以下，易在新生儿室流行。常由污染的水、牛奶和其他食物经口感染。潜伏期为 8~48 小时，以胃肠炎型和（或）败血症型（包括感染休克型）多见。起病急，主要症状为发热、腹泻。病情轻重不等，年龄越小，病情越重，并发症越多。大便次数多为每日 6~10 次，重者 10~20 次；大便性质多变，可为黄绿色稀便、水样便、黏液便或脓血便。大便显微镜检查为多量白细胞及数量不等的红细胞。

（6）耶尔森菌小肠结肠炎：多发生于冬季和早春，动物是重要的感染源，以粪-口途径感染为主，由动物或人直接传染或通过污染的水、食物传播。不同年龄的患儿症状有所不同，5 岁以下患儿以肠炎的症状多见。主要表现为腹泻和（或）腹痛，大便为水样、黏液样或脓血便，多伴有发热、头痛、全身不适、呕吐和腹痛。大便显微镜检查有大量白细胞及数量不等的红细胞。病程 1~3 周，少数患者可延续数月。

（7）抗生素诱发的肠炎：长期应用广谱抗生素致肠道菌群失调，使肠道耐药的金黄色葡萄球菌、梭状芽孢杆菌、白色念珠菌和铜绿假单胞菌等大量繁殖引起肠炎。发病多在用药 2~3 周之后，或体弱多病免疫功能低下，或长期应用肾上腺皮质激素者。

①金黄色葡萄球菌肠炎：多继发于使用大量抗生素后，由于病菌侵袭肠壁和产生肠毒素所致，主要表现为腹泻。起病较急，大便有腥臭味、水样，暗绿似海水色，黏液多，有假膜，少数有便血。重者腹泻频繁，可发生脱水、电解质紊乱和酸中毒。多数有不同程度的中毒症状如发热、恶心、呕吐、谵妄，甚至休克。大便显微镜检查有大量脓细胞和成簇的 G$^+$ 球菌，培养有葡萄球菌生长，凝固酶阳性。

②艰难梭菌性肠炎：又称假膜性肠炎，由艰难梭菌（又称难辨梭状芽孢杆菌）引起。除万古霉素和胃肠道外用的氨基糖苷类抗生素外，几乎各种抗生素均可诱发本病。病变主要在结肠，也可累及小肠，黏膜出现红斑、水肿，进而浅层黏膜坏死形成黄白色假膜。本菌在肠道内大量繁殖，产生毒素 A（肠毒素）和毒素 B（细胞毒素）致病。主要表现为腹泻，轻症大便每日数次，停用抗生素后很快痊愈；重症者频泻，黄绿色水样便，可有假膜排出。黏膜下出血可引起大便带血，伴有腹痛、腹胀。严重者可出现脱水、电解质紊乱和酸中毒，甚至发生休克。对可疑病例可行结肠镜检查，大便厌氧菌培养、组织培养法检测细胞毒素可协助确诊。

③真菌性肠炎:多为白色念珠菌所致,2岁以下婴儿多见。主要症状为腹泻,大便次数增多,黄色稀便,泡沫较多带黏液,有时可见豆腐渣样斑块(菌落)。病程迁延,常伴鹅口疮。大便显微镜检查有真菌孢子和菌丝,真菌培养阳性可确诊。

3. 迁延性、慢性腹泻 病因复杂,感染、食物过敏、酶缺陷、免疫缺陷、先天畸形等均可引起。以急性腹泻未彻底治疗或治疗不当、迁延不愈最为常见。营养不良的婴幼儿患病率较高,且腹泻易迁延不愈,持续腹泻又加重了营养不良,两者互为因果,最终引起免疫功能低下,继发感染,形成恶性循环,导致多脏器功能异常。

【辅助检查】

1. 粪常规检查 大便显微镜检查,注意有无脓细胞、白细胞、红细胞与吞噬细胞,还应注意有无虫卵、寄生虫、真菌孢子和菌丝,有助于腹泻病的病因和病原学诊断。

2. 病原学检查 ①粪便培养:对确定腹泻病原有重要意义,1次粪便培养阳性率较低,需多做几次,新鲜标本即刻送检可提高阳性检出率;②粪便乳胶凝集试验:对某些病毒性肠炎有诊断价值,如轮状病毒、肠道腺病毒、星状病毒等,有较好敏感性和特异性;也可用于空肠弯曲菌肠炎的诊断;③粪便酶联免疫吸附试验:对轮状病毒有高度敏感性、特异性,可用于轮状病毒肠炎和其他病毒性肠炎诊断;④聚丙烯酰凝胶(PAGE)电泳试验:此法可检测出粪便轮状病毒亚群及不同电泳型,有助于轮状病毒分型和基础研究。

3. 粪便还原糖检查 双糖消化吸收不良时,粪便还原糖呈阳性,pH值<6.0。还原糖检查可用改良班氏试剂或Clinitest试纸比色。继发性双糖酶缺乏远较原发性多见,原发性者以蔗糖-异麦芽糖酶缺乏最常见。

4. 血白细胞计数和分类 病毒性肠炎白细胞总数一般不增高。细菌性肠炎白细胞总数可增高或不增高,半数以上的患儿有杆状核增高,杆状核大于10%,有助于细菌感染的诊断。

5. 血培养 对细菌性痢疾、大肠埃希菌和沙门菌等细菌性肠炎有诊断意义,血液细菌培养阳性者有助于诊断。

6. 血生化检查 对腹泻较重的患儿,应及时检查血pH、二氧化碳结合力、碳酸氢根、血钠、血钾、血氯、二氧化碳结合力、血浆渗透压,对于诊断及治疗均有重要意义。

7. 其他 对迁延性和慢性腹泻者,必要时做呼气氢试验,也可做电子结肠镜检查。

【诊断和鉴别诊断】

根据发病季节、病史(包括喂养史和流行病学资料)、临床表现和大便性状可作出临床诊断。要判定有无脱水(程度和性质)、电解质紊乱和酸碱失衡。注意寻找病因,可根据大便常规有无白细胞对腹泻进行初步分类。

1. 大便无或偶见少量白细胞 表明无侵袭性细菌感染,多由于肠毒素或病毒、非侵袭性细菌、寄生虫或喂养不当引起的腹泻,水样泻多见。需鉴别的疾病为生理性腹泻:多见于6个月以内婴儿,外观虚胖,常有湿疹,生后不久即出现腹泻,除大便次数增多外,无其他症状,食欲好,不影响生长发育。近年来发现此类腹泻可能为乳糖不耐受的一种特殊类型,添加辅食后,大便即逐渐转为正常。

2. 大便有较多的白细胞 表明结肠和回肠末端有侵袭性炎症病变,常由各种侵袭性细菌感染所致,仅凭临床表现难以区别。需鉴别的疾病:

(1) 细菌性痢疾:常有流行病学病史,起病急,全身症状重。大便次数多,量少,排脓血便伴里急后重,大便显微镜检查有较多脓细胞、红细胞和吞噬细胞,大便细菌培养有痢疾杆菌生长可确诊。

(2) 坏死性肠炎:中毒症状较严重,腹痛、腹胀、频繁呕吐、高热,初为黄色稀便,后大便呈现暗红色糊状或赤豆汤样血水便,腹部平片示小肠局限性充气扩张、肠壁积气、肠间隙增宽等。

(3) 阿米巴痢疾:急性发热,果酱样大便、腥臭,无明显全身中毒症状。大便显微镜检查有大量红细胞,新鲜粪便涂片找到滋养体(急性期)或包囊(慢性期)。

【治疗】

治疗原则为:预防和纠正脱水,继续喂养,合理用药,预防并发症。不同时期的腹泻病治疗重点各有侧重,急性腹泻多注意维持水、电解质平衡;迁延性及慢性腹泻则应注意肠道菌群失调及饮食疗法。

1. 急性腹泻的治疗

(1) 预防脱水和纠正水、电解质紊乱及酸碱失衡

①预防脱水:从患儿腹泻开始,就给口服足够的液体以预防脱水。母乳喂养儿应继续母乳喂养,并且增加喂养的频次及延长单次喂养的时间;混合喂养的婴儿,应在母乳喂养基础上给予 ORS 或其他清洁饮用水;人工喂养儿选择 ORS、流质如汤汁、米汤水和酸乳饮品或清洁饮用水。

②轻至中度脱水治疗:口服补液及时纠正脱水,应用 ORS,用量(ml)= 体重(kg)×(50~75)。一般 4 小时内服完;密切观察患儿病情,并辅导母亲给患儿服用 ORS。以下 3 种情况提示口服补液可能失败:一是持续、频繁、大量腹泻;二是 ORS 服用量不足;三是频繁、严重呕吐。4 小时后重新评估患儿的脱水状况,如患儿仍有脱水表现,要调整补液方案。

③重度脱水治疗

静脉输液:首先以 2∶1 等张含钠液 20ml/kg,于 30~60 分钟内静脉推注或快速滴注以迅速增加血容量,改善循环和肾脏功能,或直接用生理盐水 20ml/kg 进行扩容。在扩容后根据脱水性质(等渗性脱水用 2∶3∶1 液,低渗性脱水用 4∶3∶2 液,高渗性脱水用 1∶2 液)按 80ml/kg 继续静脉滴注,先补 2/3 量,一般婴幼儿 5 小时,较大儿童 2.5 小时;在补液过程中,每 1~2 小时 1 次评估患者脱水情况,如无改善,则加快补液速度;婴儿在补液后 6 小时,儿童在补液后 3 小时重新评估脱水情况,选择适当补液的方案继续治疗;一旦患儿可以口服(通常婴儿在静脉补液后 3~4 小时,儿童在静脉补液后 1~2 小时,即给予 ORS)。

鼻饲管补液:重度脱水时如无静脉输液条件,立即转运到就近医院进行静脉补液,转运途中可以鼻饲点滴方法进行补液。采用 ORS 液,以 20ml/(kg·h)的速度补充,如患儿反复呕吐或腹胀,应放慢鼻饲点滴速度,总量不超过 120ml/kg。每 1~2 小时 1 次评估患者脱水情况。

④纠正低血钾:有尿或来院前 6 小时内有尿即应及时补钾;浓度不应超过 0.3%;每日静脉补钾时间,不应少于 8 小时;切忌将钾盐静脉推注,否则导致高钾血症,危及生命。细胞内的钾浓度恢复正常要有一个过程,因此纠正低钾血症需要有一定时间,一般静脉补钾要持续 4~6 天。能口服时可改为口服补充。

⑤纠正低血钙及低镁血症:出现低血钙症状时可用 10% 葡萄糖酸钙(每次 1~2ml/kg,最大量≤10ml)加葡萄糖稀释后静脉注射。低镁者用 25% 硫酸镁按每次 0.1mg/kg 深部肌内注射,每 6 小时一次,每日 3~4 次,症状缓解后停用。

⑥第 2 天及以后的补液:经第 1 天补液后,脱水和电解质紊乱已基本纠正,第 2 天及以后主要是补充继续损失量(防止发生新的累积损失)和生理需要量,继续补钾,供给热量。一般可改为口服补液。若腹泻仍频繁或口服量不足者,仍需静脉补液。补液量需根据吐泻和进食情况估算,并供给足够的生理需要量,用 1/3~1/5 张含钠液补充。继续损失量是按"丢多少补多少""随时丢随时补"的原则,用 1/2~1/3 张含钠溶液补充。仍要注意继续补钾和纠正酸中毒的问题。

(2) 继续喂养:强调继续饮食,满足生理需要,补充疾病消耗,以缩短腹泻后的康复时间,要根据疾病的特殊病理生理状况、个体消化吸收功能和平时的饮食习惯进行合理调整。有严重呕吐者可暂时禁食 4~6 小时(不禁水),待好转后继续喂养。

1) 调整饮食:母乳喂养儿继续母乳喂养,小于 6 个月的人工喂养患儿可继续喂配方乳,大于 6 个月的患儿可继续食用已经习惯的日常食物。避免给患儿喂食含粗纤维的蔬菜和水果以及高糖食物。

2）营养治疗

糖源性腹泻:以乳糖不耐受最多见。治疗宜采用去双糖饮食,可采用去(或低)乳糖配方奶或豆基蛋白配方奶。时间1~2周,腹泻好转后转为原有喂养方式。

过敏性腹泻:以牛奶蛋白过敏较常见。避免食入过敏食物,婴儿通常能耐受深度水解蛋白配方奶;如仍不耐受,可采用氨基酸为基础的配方奶或全要素饮食。

要素饮食:适用于慢性腹泻、肠黏膜损伤、吸收不良综合征者。

静脉营养:用于少数重症病例,不能耐受口服营养物质、伴有重度营养不良及低蛋白血症者。

（3）补锌治疗:急性腹泻病患儿能进食后即予以补锌治疗,可以加快肠黏膜修复,缩短病程,减轻症状,减少未来3个月内腹泻发生的机会。世界卫生组织和联合国儿童基金会建议,对于急性腹泻患儿如年龄大于6个月,每天补充含元素锌20mg;年龄小于6个月,每天补充元素锌10mg,共10~14天。元素锌20mg相当于硫酸锌100mg,葡萄糖酸锌140mg。

（4）合理使用抗生素:腹泻患儿须行粪便的常规检查和pH试纸检测。急性水样便腹泻在排除霍乱后,多为病毒性或产肠毒素性细菌感染,常规不使用抗生素类药;黏液脓血便多为侵袭性细菌感染,须应用抗生素,药物可根据当地药物敏感试验情况经验性选用;用药后48小时,病情未见好转,可考虑更换抗生素;用药的第3天须进行随访;强调抗生素疗程要足够;应用抗生素前应首先行粪便标本的细菌培养和病原体检测,以便依据分离出的病原体及药物敏感试验结果选用和调整抗菌药物。金黄色葡萄球菌肠炎、假膜性肠炎、真菌性肠炎应立即停用原使用的抗生素,根据病原可选用万古霉素、新青霉素、利福平、甲硝唑或抗真菌药物治疗。

（5）其他治疗方法:有助于改善腹泻病情、缩短病程。

1）应用肠黏膜保护剂:能吸附病原体和毒素,维持肠细胞的吸收和分泌功能,与肠道黏液糖蛋白相互作用可增强其屏障功能,阻止病原微生物的攻击,如蒙脱石散。

2）应用微生态疗法:有助于恢复肠道正常菌群的生态平衡,抑制病原菌定植和侵袭,控制腹泻。给予益生菌如布拉氏酵母菌、鼠李糖乳酸杆菌、双歧杆菌、嗜酸乳杆菌、粪链球菌等。

3）应用抗分泌药物:脑啡肽酶抑制剂消旋卡多曲,通过加强内源性脑啡肽来抑制肠道水电解质的分泌,治疗分泌性腹泻,如肠毒素性腹泻。

4）避免用止泻剂:如洛哌丁醇,因为它抑制胃肠动力,增加细菌繁殖和毒素的吸收,对于感染性腹泻有时是很危险的。

5）中医治疗:采用辨证方药、针灸、穴位注射及推拿等方法。

2. 迁延性和慢性腹泻治疗 因迁延性、慢性腹泻常伴有营养不良和其他并发症,病情较为复杂,必须采取综合治疗措施。

（1）积极寻找引起病程迁延的原因,针对病因进行治疗,切忌滥用抗生素,避免顽固的肠道菌群失调。

（2）预防和治疗脱水,纠正电解质及酸碱平衡紊乱。

（3）营养治疗:此类患儿多有营养障碍,继续喂养对促进疾病恢复、肠黏膜损伤的修复是有益的。

1）继续母乳喂养,人工喂养儿应调整饮食。

2）双糖不耐受患儿,食用含双糖(包括蔗糖、乳糖、麦芽糖)的饮食可使腹泻加重,其中以乳糖不耐受最多见,治疗宜采用去双糖饮食,可采用豆浆(每100ml鲜豆浆加5~10g葡萄糖)或去乳糖配方奶粉。

3）过敏性腹泻:患儿在应用无双糖饮食后腹泻仍不改善时,需考虑蛋白质过敏(如对牛奶或大豆蛋白过敏)的可能性,应回避过敏食物或改用深度水解蛋白配方奶、氨基酸配方奶。

4）要素饮食:是肠黏膜受损伤患儿最理想的食物,系由氨基酸、葡萄糖、中链甘油三酯、多种维生素和微量元素组合而成。

5）静脉营养：少数严重患儿不能耐受口服营养物质者，可采用静脉高能营养。推荐方案为：脂肪乳剂每天 2~3g/kg，复方氨基酸每天 2~3g/kg，葡萄糖每天 12~15g/kg，电解质及多种微量元素适量，液体每天 120~150ml/kg，热卡每天 50~90cal/kg。好转后改为口服。

（4）药物治疗：①抗生素：仅用于分离出特异病原的感染患儿，并根据药物敏感试验结果选用；②补充微量元素和维生素：如锌、铁、烟酸、维生素 A、维生素 C 和 B 族维生素等，有助于肠黏膜的修复；③应用微生态调节剂和肠黏膜保护剂。

（5）中医辨证论治有良好疗效，并可配合中药、推拿、捏脊、针灸和磁疗等。

第七节　食物过敏性胃肠疾病

案例 11-7

患儿，男，3 个月，反复便血 2 周。近 2 周反复便中带血，为新鲜血丝或少量血斑点，时有时无，大便 3~5 次/d，糊状便，无黏液。纯母乳喂养，食欲佳，少量溢奶，体重增长良好。查体：一般情况好，心肺听诊无异常，腹平软，无脱水征。

思考：

1. 该患儿的诊断与鉴别诊断？

2. 需要做的进一步检查？

3. 目前的治疗方案？

食物过敏（food allergy，FA）是食物不良反应的一种，指机体对食物变应原产生的异常免疫反应，引起生理功能紊乱和（或）组织损伤而引发的一系列临床症状。其症状呈非特异性，涉及消化系统、呼吸系统、皮肤、心血管系统和神经系统等。由于地区、种群、文化、饮食习惯及个体的差异，引起食物过敏的变应原在不同人群和个体中各不相同。在儿童，变应原来源于牛奶、鸡蛋、花生、坚果、豆类、谷类、鱼类及贝壳类，其中牛奶蛋白最常见。

食物过敏性胃肠疾病是指食物过敏引起消化道黏膜损伤，以消化道症状为主要表现的一类疾病。临床表现为呕吐、反流、喂养困难、拒食、易激惹、腹痛、腹胀、腹泻、便秘、消化道出血、生长发育障碍等。

【发病机制】

根据其免疫介导途径的不同，儿童食物过敏性胃肠疾病可分为 3 类。

1. **IgE 途径介导的食物过敏性胃肠疾病**　主要有口腔过敏综合征（oral allergy syndrome，OAS）和严重过敏反应，急性起病，患者在进食某种食物后数分钟至 2 小时后，出现口唇部或咽喉部不适，恶心、呕吐、腹痛、腹泻等症状，通常伴随皮肤过敏和哮喘，甚至过敏性休克的表现。

2. **IgE 途径和非 IgE 途径共同介导的食物过敏性胃肠疾病**　主要是嗜酸细胞性食管炎（eosinophilic esophagitis，EoE）、嗜酸细胞性胃肠炎（eosinophilic gastroenteritis，EG），可发生于任何年龄。患者常表现餐后恶心、呕吐、腹痛及间歇性腹泻，偶有大便带血，其特征是食管、胃或小肠壁有嗜酸细胞浸润，可有外周血嗜酸性粒细胞增多。嗜酸性粒细胞浸润胃肠道黏膜、肌层和（或）浆膜层，肌层浸润导致胃和小肠变厚和僵硬，临床可出现阻塞征象；浆膜层浸润可表现为嗜酸细胞性腹水。

3. **非 IgE 途径介导的食物过敏性胃肠疾病**　包括食物蛋白诱导的小肠结肠炎综合征（food protein induced enterocolitis syndrome，FPIES）、食物蛋白诱导的直肠结肠炎（food protein-induced proctocolitis，FPIP）、食物蛋白诱导的肠病（food protein induced enteropathy，FPIE）和乳糜泻（celiac disease，CD），这类胃肠道过敏症症状局限于胃肠道，病程呈亚急性或慢性。

【临床表现】

1. OAS 患儿进食几分钟或数小时后,口咽部(唇、舌、上腭)和咽喉部出现不适感,如舌部麻木、疼痛、肿胀或者痒感,上唇和(或)下唇的肿胀等,少数患儿可同时出现全身过敏症状。最常见的过敏原是蔬菜、水果。

2. 严重过敏反应 暴露于食物后数分钟至 2 小时起病,出现皮肤、呼吸道症状以及低血压等休克表现,可伴有呕吐、腹痛、腹泻等。最常见的过敏原是鸡蛋、牛奶、花生和其他豆科植物、坚果、胶乳等。

3. FPIE 多发生于婴儿期,摄入可疑食物数小时或数天后出现呕吐及腹泻,症状可持续,继而引起蛋白丢失性肠病,伴继发性低蛋白血症、水肿、吸收不良、生长迟缓等。最常见的过敏原为牛奶,其他如大豆、鸡蛋、鱼类和谷类也见报道。一般在 2 岁左右得到缓解,但也有部分病例持续到儿童期。

4. FPIES 多发生于新生儿期和婴儿早期,最初发病的平均年龄在 5.5 个月,常急性发病,腹泻可出现在摄入食物后 2~6 小时内,水样便或稀便,如病变累及结肠可出现血便,常伴有呕吐、精神萎靡、易激惹、腹胀、吸收障碍、生长迟缓,过敏食物回避后再接触则可在 2 小时内重新出现腹泻、呕吐,严重病例可出现脱水、低血压、嗜睡、苍白、肌张力低下甚至休克。主要过敏食物有牛奶、鸡蛋、大豆、大米,多见于配方奶喂养的婴幼儿,目前还没有关于纯母乳喂养婴幼儿发生 FPIES 的报道,也没有在母乳中发现能引起 FPIES 的变应原,提示母乳喂养对 FPIES 有重要的保护作用。大多数患儿在 3 岁时形成耐受,但其中的病理生理机制还不清楚。

5. FPIP 多发生于生后最初几周,是新生儿及婴儿期最多见的食物过敏性腹泻,生后 6 个月内发病最为常见。多见于母乳喂养儿,也可见于人工喂养儿。除了少量血便(血丝便)、黏液及可能伴有腹泻外,患儿一般状况好,无体重减轻,可伴有湿疹。过敏原为牛奶蛋白,还有豆类、鱼、鸡蛋、小麦等。肠镜下结肠黏膜表现呈非特异性,可有红斑、糜烂、水肿、溃疡、结肠淋巴滤泡增生等。结肠黏膜活检组织学可有少量嗜酸性粒细胞浸润,很少形成隐窝脓肿。

6. CD 也称慢性麸质过敏性肠病,过敏原为麸质醇溶性蛋白(小麦、大麦、黑麦、燕麦),2 岁以内婴幼儿以消化道症状为主,常有慢性腹泻(脂肪泻)、腹胀、恶心、呕吐、吸收不良、生长发育迟缓等。CD 具遗传易感性,人类组织相容性抗原(HLA)-DQ2 及 HLA-DQ8 的表达与 CD 的发病有关,用于 CD 的筛查。内镜下显示小肠绒毛扁平、萎缩,黏膜活检组织学可见绒毛严重萎缩、固有层和上皮间淋巴细胞明显增生,隐窝增生。儿童可有肠外表现如皮肤疱疹样改变、缺铁性贫血、牙釉质发育不良、自身免疫性疾病(甲状腺炎、1 型糖尿病等)、身材矮小、青春期延迟等。有些患儿可出现暴发性水样便、腹胀、脱水、电解质紊乱,甚至出现昏迷,称为 CD 危象(celiac crisis)。既往认为 CD 是一种区域性少见病,但随着血清学、基因检测等方法的发展,在欧洲、美洲和亚洲地区都发现了 CD 的存在。

7. EoE 是一种与免疫相关,以嗜酸性粒细胞浸润食管壁为特征的慢性炎症性疾病。其临床表现多样,婴儿患者通常存在喂养困难、哭闹、呕吐、生长发育迟缓等。青少年及儿童主要表现为烧心、腹痛、呕吐、体重不增、进食梗阻、吞咽困难、食物嵌塞等。常见的并发症包括食管狭窄、感染和食管穿孔。内镜下有食管黏膜非特异性发红、白斑和白色渗出、结节,食管环状改变,纵形裂隙,食管狭窄伴黏膜水肿等。食管黏膜多处活检组织学检查见嗜酸性粒细胞浸润(≥15 个嗜酸性粒细胞/高倍镜视野)或嗜酸粒细胞性微脓肿形成。

8. EG 是一种以胃肠道嗜酸性粒细胞异常浸润为特征的比较少见的胃肠道疾病,可伴有外周血中嗜酸性粒细胞增高。根据嗜酸性粒细胞浸润胃肠壁的部位,分为三型:Ⅰ型(黏膜病变型):最常见,以腹痛、腹泻为主,也可伴有失血性贫血、吸收不良和肠道蛋白丢失等;Ⅱ型(肌层病变型):较少见,浸润以肌层为主,胃肠壁增厚、僵硬可引起幽门及肠道的狭窄或梗阻;Ⅲ型(浆膜病变型):罕见,浆膜增厚并可累及肠系膜淋巴结,可出现渗出性腹水及腹膜炎,腹水中可有大量的嗜酸性粒细胞。以上三型可单独或混合出现。内镜镜下表现非特异性,如糜烂、充血或水肿。肠黏膜多处活检有大量嗜酸性粒细胞浸润(≥20 个/HP)。

【诊断】

1. 详细询问病史,包括症状的表现特征、摄食时间与症状发生关系、膳食种类和过敏史。首先要明确食物过敏与消化道症状之间的关系,尤其是 IgE 介导的食物过敏症状多在进食后短时间内发生,更需明确症状是否与食物有关:①消化道症状出现可能与某种摄入食物有关;②有消化道症状反复出现或持续存在:如腹泻、便血、呕吐、反流、喂养困难等伴或不伴生长发育障碍;③不能用其他疾病解释。建议家长记录患儿饮食日记(母乳喂养的婴幼儿还需要记录母亲的每日饮食)。

2. 食物过敏检查方法

(1) 血常规:部分食物过敏患儿会出现外周血嗜酸性粒细胞升高。

(2) 血清特异性 IgE(sIgE)检测:可协助了解 IgE 介导的食物过敏的机体致敏情况,但结果判断因年龄、过敏原种类、检测方法不同而不同。结果阴性能排除 IgE 介导但不能排除非 IgE 介导的食物过敏。

(3) 皮肤点刺试验(skin prick test,SPT):是比较方便、简单、快速、重复性好、阳性率高的试验,有助于判断 IgE 介导的过敏反应。

(4) 食物激发试验(food challenge,FC):包括双盲安慰剂对照食物激发试验(a double-blind, placebo-controlled food challenge,DBPCFC)(诊断的金标准)、单盲食物激发试验(single-blinded food challenge, SBFC)、开放性食物激发试验(open food challenge,OFC)等,是食物过敏诊断的主要方法。通过回避可疑食物 2~4 周,症状缓解后,逐步添加可疑食物激发症状出现的方法,观察食物与临床症状之间的相关性。目前儿科临床多采用开放性食物激发试验,但必须在有专业人员和有急救设施准备的医疗机构进行。禁忌证:皮肤点刺试验强阳性、sIgE 大于 95%阳性预测值、严重湿疹、中度至重度营养不良等。

(5) CD 特异性抗体检测:血清学抗麦醇溶蛋白抗体(anti-gliadin antibodies,AGA)、抗肌内膜抗体(endomysium antibodies,EMA)、抗组织转谷氨酰胺酶(anti-tissue transglutaminase antibodies,tTG)的 IgA 阳性,提示 CD 可能性大。

(6) 消化内镜和黏膜组织病理检查:有助于 EG、EoE、FPIE、CD、FPIES、FPIP 的诊断。

3. 诊断标准 目前国内外公认的食物过敏诊断的金标准,仍然是安慰剂对照、双盲的口服食物激发试验。但该试验必须在医疗机构进行,能够及时应对过敏反应,如低血压、休克等,因此还难以广泛开展。食物回避也是诊断部分食物过敏的有效方法,特别是皮肤点刺试验及食物特异性 IgE 测定不能发现过敏原的患儿。如果回避疑似过敏原的食物 6 周后患儿相应症状好转甚至消失,可临床诊断为食物过敏。

(1) CD 诊断包括以下几点:有典型消化道症状;AGA、EMA、tTG IgA 强阳性;检测到 HLA-DQ2/DQ8 基因;肠黏膜损伤(Marsh 分级);去麸质饮食治疗有效。满足以上 5 条中 4 条或未行基因检测时满足 4 条中的 3 条,即可诊断。

(2) EoE 诊断主要包括以下 3 点:食管功能异常相关的症状;食管的嗜酸粒细胞性炎症,即食管黏膜多点活检标本嗜酸粒细胞≥15 个嗜酸细胞/高倍镜视野;排除其他一些食管嗜酸性粒细胞增多的原因,要与胃食管反流病(gastroesophageal reflux disease,GERD)鉴别。

(3) EG 诊断标准:有腹痛、腹泻或腹胀等消化道症状;胃肠道黏膜活检或腹腔积液中有嗜酸性粒细胞浸润;病理证实胃肠道多处组织中嗜酸性粒细胞浸润(≥20 个/HP);除外其他引起嗜酸性粒细胞增高疾病。

【治疗】

1. **食物过敏的"自愈"** 随着年龄的增长,患儿胃肠道功能日益发育成熟,或者是长期回避某种过敏原后形成耐受,过敏症状可以随着年龄的增长而日趋缓解。

2. **家长教育** 教育家长认真阅读食物和营养补充剂的标签,尽量避免摄入过敏食物。

3. **营养管理** 要监测患儿营养状态和生长发育状况,母乳喂养的患儿需要评估母亲营养状态。注意各种营养素的补充,如维生素 A、D、E 的补充。

4. **饮食管理** WHO 及欧洲 SP-EAACI 均推荐婴儿出生后 4~6 月应该母乳喂养,避免接触固体食物,哺乳期母亲回避高风险食物以预防过敏性疾病。食物回避仍是食物过敏的主要治疗手段。过敏原明确时,进行回避或采用加热或者消化酶处理,减轻过敏原性;过敏原不明确,可以短期采用限制性食物疗法。母乳喂养者限制母亲摄入可能致敏的食物如牛奶蛋白及奶制品,配方奶喂养者如对牛奶蛋白过敏则回避牛奶蛋白及奶制品,并给予深度水解蛋白配方粉或氨基酸配方粉替代治疗。如回避 2~4 周后原有症状缓解或消失,则初步考虑食物过敏,继续饮食回避。牛奶蛋白过敏患儿特殊配方喂养 6 个月或至患儿 9~12 个月龄。不推荐以其他动物奶(水牛、山羊、马、猴、驴)来源的奶粉作为牛奶蛋白过敏患儿的代用品。不推荐大豆基质配方作为 6 个月以下牛奶蛋白过敏患儿的代用品。

5. **药物治疗** 对腹泻患儿首先给予对症处理,纠正水、电解质及酸碱平衡紊乱,给予黏膜保护剂促进损伤黏膜的修复。严重过敏反应,肾上腺素为一线药物,肌内注射,5~10 分钟可重复使用。IgE 介导为主的症状较重的患儿可选用西替利嗪或孟鲁司特钠。嗜酸细胞性食管炎和嗜酸细胞性胃肠炎可局部或全身应用激素治疗。益生菌和益生元的添加,对食物过敏性胃肠疾病的预防及治疗效果仍不明确。

6. **免疫疗法** 食物过敏治疗的最终目的是建立持续的口服耐受,即对该抗原的低或无免疫反应的状态。一旦建立口服耐受,即使长期不接触过敏原,再次接触时也不会引起过敏症状。研究显示大部分花生、牛奶、鸡蛋过敏患者可以通过此途径进行脱敏。口服免疫治疗、舌下含服免疫治疗、单克隆抗体治疗等在食物过敏胃肠疾病中的临床应用效果仍需进一步研究。

(江米足)

学习小结

口炎、鹅口疮、疱疹性口炎及溃疡性口炎是小儿口炎的常见表现。 GER 分为生理性和病理性两种,凡临床发现不明原因反复呕吐、咽下困难、反复发作的慢性呼吸道感染、难治性哮喘、生长发育迟缓等症状时都应考虑到该病可能。 胃炎根据病程分急性和慢性两种,胃镜检查、幽门螺杆菌检测为首选而可靠的诊断方法。 消化性溃疡在各年龄阶段的好发部位、类型和演变过程不同,临床症状和体征也有所不同,年龄越小,症状越不典型,上消化道内镜检查、幽门螺杆菌检测是诊断本病的首选方法。 肠套叠系以阵发性腹痛或哭闹、果酱样血便和腹部肿块为特征,腹部 B 超检查可以确诊。 婴幼儿腹泻是一组由多病原、多因素引起的,需判定有无脱水、电解质紊乱和酸碱失衡,治疗原则为继续喂养、预防和纠正脱水、合理用药及预防并发症。 急性腹泻注意维持水、电解质平衡,迁延性及慢性腹泻则应注意肠道菌群失调及饮食疗法。 食物过敏是指机体对食物变应原产生的异常免疫反应,检查方法主要有血清特异性 IgE 检测、皮肤点刺试验等,食物激发试验等,饮食回避是该病的主要治疗手段。

1. 胃食管反流的临床表现?

2. 急、慢性胃炎的病理类型有何区别?

3. 消化性溃疡的临床表现?

4. 根除幽门螺杆菌感染的方案有哪些?

5. 肠套叠的典型临床表现及主要检查方法?

6. 腹泻病的定义及分类?

7. 轮状病毒肠炎的特点?

8. 小儿腹泻的治疗原则? 小儿腹泻的补液治疗?

9. 牛奶蛋白过敏的治疗方案?

第十二章　　循环系统疾病

12章

学习目标	
掌握	先天性心脏病的分类；常见先天性心脏病，如室间隔缺损、动脉导管未闭、房间隔缺损的血流动力学特点、临床表现、并发症和治疗原则。
熟悉	胎儿循环特点及出生后变化；熟悉先天性心脏病的心电图和 X 线片表现。
了解	先天性心脏病的病因及有关进展；了解先天性心脏病的超声心动图表现、心导管检查和手术指征。

第一节　儿童心血管系统特点

一、胎儿新生儿循环转换

（一）胎儿循环特点

胎儿时期的营养和气体交换是通过脐血管和胎盘与母体之间通过弥散方式而进行的。由胎盘来的动脉血经脐静脉进入胎儿体内，至肝脏下缘分成两支：一支入肝与门静脉吻合，另一支经静脉导管入下腔静脉，与来自下半身的静脉血混合，共同流入右心房。由于下腔静脉瓣的存在，使来自下腔静脉的混合血（以动脉血为主）入右心房后，约三分之一经卵圆孔入左心房，再经左心室流入升主动脉，主要供应心脏、脑及上肢；其余的流入右心室。从上腔静脉回流的、来自上半身的静脉血，入右心房后绝大部分流入右心室，与来自下腔静脉的血一起进入肺动脉。由于胎儿肺脏处于压缩状态，故肺动脉的血只有少量流入肺脏经肺静脉回到左心房，而约80%的血液经动脉导管与来自升主动脉的血汇合后，进入降主动脉（以静脉血为主），供应腹腔器官及下肢，同时经过脐动脉回至胎盘，换取营养及氧气。故胎儿期供应脑、心、肝及上肢的血氧量远远较下半身为高（图 12-1）。

（二）出生后循环途径的改变

出生后脐血管被阻断，呼吸建立，肺泡扩张，肺小动脉管壁肌层逐渐退化，管壁变薄并扩张，肺循环压力下降；从右心经肺动脉流入肺脏的血液增多，使肺静脉回流至左心房的血量也增多，左心房压力因而增高。当左心房压力超过右心房时，卵圆孔瓣膜先在功能上关闭，到出生后 5~7 个月，解剖上大多闭合。同时，呼吸使血氧增高，动脉导管壁平滑肌受到刺激后收缩，加上出生后体内前列腺素的减少，使导管逐渐闭塞，流经动脉导管的血流逐渐减少，最后停止，足月儿约80%在生后 24 小时形成功能性关闭。约80%婴儿于生后 3 个月、95% 婴儿于生后一年内形成解剖上关闭。若动脉导管持续未闭,可认为有畸形存在。脐血管则在血流停止后 6~8 周完全闭锁,形成韧带。

二、儿童时期心血管解剖生理特点

心脏的形态及大小随心脏的收缩和舒张而变化,亦随年龄、体型的不同而变化。小儿时期心脏血管有其自身的解剖特点。

1. 心脏位置与形态 小儿心脏的位置随年龄增长而发生变化。2 岁以下幼儿心脏多呈横位,2 岁以后逐渐转为斜位。婴幼儿期心脏形状为球形、圆锥形或椭圆形;6 岁以后心脏形状接近成人,为长椭圆形。

2. 心腔的大小和容积 小儿心脏的长径、横径和前后径在不同年龄期有不同的增长率,生后第一年增长最快。自出生至成人四个心腔容积发展的速度是不均衡的。出生时心腔容积为 20~22ml,7 岁时增加 5 倍,为 100~120ml,18~20 岁达 240~250ml。

图 12-1 胎儿血液循环

3. 房室增长速度 胎儿期右心室负荷大,左心室负荷小而右心占优势。随着年龄的增长,体循环量日趋增大,左心室负荷明显增加,左心室壁厚度增长较快。6 岁时,左心室壁厚度达 1cm,右心室则为 0.6cm,即 1.6:1(成人为 2.6:1)。15 岁时左心室壁厚度增长到出生时的 2.5 倍,但右心室仅增长 1/3。

4. 血管 小儿的动脉相对较粗,如新生儿的动、静脉内径之比为 1:1,而成人为 1:2;冠状动脉也相对较粗,以充分保证心肌供血。此外,婴儿期肺、肾、肠及皮肤的微血管也相对较粗,故对这些器官的血液供应较好。

5. 血压 出生时收缩期血压(收缩压)为 60~70mmHg,2 岁以内为 70~80mmHg,2 岁以后可按以下公式来计算:收缩压(mmHg)= 年龄×2+80。舒张期血压(又称舒张压)约为收缩压的 2/3。下肢血压比上肢血压高 20mmHg 左右。

6. 心率 儿童的心率随年龄增长而减慢。新生儿心率平均 120~140 次/min,1 岁以内为 110~130 次/min,2~3 岁为 100~120 次/min,4~7 岁为 80~100 次/min,8~14 岁为 70~90 次/min。

第二节 儿童心血管系统疾病的诊断方法

(一)病史采集

重点内容包括:①体力活动和喂养困难,反映小孩的心脏功能状况;②呼吸道感染,是先天性心脏病患者常见的症状;③生长发育,心脏病患儿生长发育可较落后,但智力发育大多在正常范围;④青紫症状,常提示是复杂型先天性心脏病;⑤水肿,提示心力衰竭;⑥心脏杂音,是先天性心脏病的重要线索;⑦母亲妊娠史,如怀孕期间健康状况、有无病毒感染或其他特殊疾病、接触过放射线等,是否服用过药物,有无出现胎动异常,有无流产、死产或早产史;⑧家族史:包括父母是否近亲结婚,家族中是否有人患心脏病或其他先天性畸形。

（二）体格检查

1. 全身检查

（1）一般情况：应从全身评价开始，观察营养状况、体格发育和智力发育是否正常，以及精神状态和体位是否正常。有心力衰竭时患儿往往比较烦躁，不喜欢平卧于床上。

（2）皮肤、黏膜：观察青紫、水肿或皮疹。青紫型先天性心脏病常常于出生后不久或几个月后就出现青紫症状。水肿的出现往往提示发生了心力衰竭，说明病情严重。当心脏病并发感染性心内膜炎时，可发生散在分布的皮肤出血点。风湿性心脏病活动期则可有皮肤特征性环形红斑、皮下结节等。

（3）头面部：除了观察口唇、舌头有无青紫外，须注意有无特殊面容。如先天愚型常常合并先天性心脏病，这种患儿的面容比较特殊，表现为眼裂细小、眼角上斜、双眼距增宽、鼻梁扁塌、耳廓较小和舌头常伸出口外。

（4）颈部：强烈颈动脉搏动提示心脏搏动强烈；颈静脉显露见于右心功能衰竭。

（5）肺部：左心衰竭时，患儿表现为呼吸急促，双肺可闻及湿性啰音，严重者还可闻及哮鸣音。

（6）腹部：如果肝脏短时间内迅速增大，提示急性右心衰竭。

（7）四肢：观察有无青紫和杵状指（趾），有无四肢活动障碍或存在手指畸形等。青紫型先天性心脏病并发脑栓塞或脑脓肿时，可发生肢体瘫痪；多指畸形患儿常合并先天性心脏病；风湿性心脏病可有关节炎表现。

2. 心脏检查

（1）望诊：正常儿童心尖搏动的位置随着年龄的变化而发生有规律的变化。从出生后到五、六岁，心尖搏动位于左侧乳头线外侧，六、七岁时心尖搏动的位置向内移动至左乳头线上，然后随着年龄的增长，心尖搏动位置逐渐移至左乳头线内侧。年幼儿的心尖搏动位置略高于年长儿。心尖搏动的范围直径一般在2～3cm以内。心尖搏动强烈、范围较大反映心脏扩大。如果心尖搏动位置偏左且位置较低，搏动范围在左乳头线外，提示左心室扩大；如果在左乳头线内侧和剑突下见到范围较大的活跃的搏动，则提示右心室扩大。因为小儿的胸廓骨骼比较软，当心脏扩大时，心脏搏动的不断撞击可引起胸廓局部呈饱满状或向前突出，即为心前区隆起。

（2）触诊：心尖搏动的位置和范围与望诊时相似。当左心室肥厚时，心尖位置可能较正常位置低一些，搏动范围可达5～6cm，搏动强烈。心前区抬举感提示右心室肥大。当心脏发生间隔缺损、瓣膜或血管狭窄时，血流从压力高的部位快速地流向压力较低的部位，形成湍流，触诊时可感觉到震颤。震颤的部位常表示病变的部位，该处常可听到Ⅳ级以上的心脏杂音。

（3）叩诊：正常心脏左界呈向左下斜行的弧线，最远点与望诊时心尖搏动位置相似；心脏右界一般沿着胸骨右缘。左侧心界向左下延伸提示左心室扩大，向左外延伸提示右心室也有扩大；右侧心界如果超出胸骨右缘，多提示右心房扩大、心包积液或心脏位置异常等。

（4）听诊：除了心率、心律、心音等内容外，听诊时特别要注意是否存在心脏杂音。当心脏有畸形，血流通过异常通道（如室间隔缺损）或狭窄的部位（如肺动脉瓣狭窄）时，便可产生湍流，形成心脏杂音。不同类型心脏病变所产生的心脏杂音往往具有不同的特点，包括心脏杂音出现的部位、时相、响度、性质、传导方向等。此外，心包炎时可在心前区听到心包摩擦音。

3. 周围血管征　怀疑先天性心脏病应常规测量四肢血压及周围动脉搏动情况。如上肢血压升高，下肢血压降低，足背动脉搏动微弱或消失，提示主动脉缩窄。脉压增宽，有毛细血管搏动、水冲脉、股动脉枪击声等周围血管征时，提示动脉导管未闭或主动脉瓣关闭不全。

（三）器械检查

1. 心电图检查　心电图可提供心脏位置、心率快慢、心律是否整齐，以及各个心房和心室有无肥大表现等信息。

2. X线检查 可了解心脏的位置、形态、大小和搏动情况,观察肺血流分布、有无肺水肿等。正常情况下,心胸比例一般小于0.50,但1岁以内的婴儿有时可达0.55。肺野的血管影增多提示肺循环血流量增多;当进入肺循环的血流量减少时,肺门血管影缩小,肺野透亮度增高。

3. 超声心动图检查 超声心动图能清楚地显示心脏内部结构及其活动情况、对心脏各个部位的大小和血流状态进行精确测量,目前已经成为小儿心脏病诊断不可或缺的检查手段。常用的超声心动图检查方法包括下列几种:

(1) M型超声心动图:是最早的超声心动图诊断技术,将超声单晶体探头放在心前区对心脏进行探测,超声波的回声在示波屏上形成光点群,通过辨认波型和回声返回时间的先后,对心脏各腔室和血管的内径进行定量测定。

(2) 二维超声心动图:通过多晶体探头向心脏作扇形扫描,将超声波信号所经过的心脏血管各层结构的回声反射,在示波屏上作光电同步扫描,能在同一时间较大范围内以平面的方式显示心脏血管实时的活动图像(图12-2)。

(3) 多普勒超声心动图:是利用物理学上多普勒原理,根据红细胞运动产生的声波频率变化,在二维或M型超声心动图基础上实时显示血流的方向和速度,包括脉冲式多普勒、连续波式多普勒和彩色多普勒血流显像三种。

(4) 经食管超声心动图:将特制的超声探头置入食管或胃底内,从后方或下方对心脏血管进行扫查,由于声束不受胸骨、肋骨及肺的阻挡,故在胸廓畸形、胸部透声条件差的病例中可获得较好的检查效果。

图12-2 二维超声心动图
RV:右心室,LV:左心室,AO:主动脉,LA:左心房

(5) 胎儿超声心动图:即妊娠时期对胎儿进行的超声心动图检查,可在产前诊断先天性心脏病和心律失常,并评估心功能状态。

(6) 三维超声心动图:以立体方式显示心脏血管结构及其相互关系、活动状况等,直观地显示缺损部位、形态、大小及其与周围邻近组织结构的关系,对诊断先天性心脏病和瓣膜病具有很大优势。

4. 心导管检查 用不透光的特制导管通过外周静脉或动脉插入心房、心室和血管内,了解不同部位的压力和血氧含量,并结合造影以明确心脏血管是否存在异常的情况,一般在X线透视下进行。其指征主要包括以下几种情况:①复杂型先天性心脏病的术前诊断和术后随访;②先天性心脏病术前肺血管压力和阻力评估;③介入性心导管术;④电生理检查和射频消融;⑤进行"心内膜心肌活检"。

5. 心血管造影 心血管造影的原理是在上述心导管检查过程中,在极短时间内用压力注射器将含碘造影剂迅速注入心脏或大血管腔的特定部位,同时在X线透视下进行录像或摄片,观察造影剂所显示的心脏腔室和血管的位置、大小、形态、走行、血流方向以及有无异常的通道等信息。

6. 核素心血管造影 将放射性核素注入人体,其释放的射线经精密的闪烁照相机拍摄、记录、储存,进行重组图像分析,可确定有无心内分流以及分流量大小,判断心功能,对先天性心脏病的诊断、术后随访和疗效评价有较高的临床价值。

7. 计算机断层扫描 近年来,计算机断层扫描在诊断下列心脏疾患方面具有较高的价值:心脏瓣膜、心包和血管壁的钙化,心血管腔内血栓和肿块,主动脉、上腔静脉和肺动脉及其分支病变和异常,心包缩窄,心肌病,心肌梗死等。

8. 磁共振成像 较常用于诊断主动脉弓病变,如主动脉缩窄、主动脉弓离断及主动脉环等,另对永存

动脉干及肺动脉狭窄、闭锁,大动脉转位,右心室双出口等均有较高的诊断价值。

第三节　儿童先天性心脏病概述

先天性心脏病是指胎儿时期心脏血管发育异常所致的心血管畸形,是小儿时期最常见的心脏病。国内外资料均显示,先天性心脏病的发病率为 0.6%~0.8%,即每 1000 名新出生的婴儿中有 6~8 名患有先天性心脏病,这些患儿如果没有得到及时的诊断和有效的治疗,约 1/3 将于 1 岁以内夭折。近年来随着诊断和治疗技术的提高,已有可能对大多数先天性心脏病实施较彻底的手术治疗。

(一)先天性心脏病的发病因素

胎龄 2~8 周为心血管发育最关键的时期,在此期间胎儿如果受到有害因素的损害就可能发生心血管畸形。目前资料显示,先天性心脏病有明显家族性发病倾向;由单基因和染色体异常引起者约占先天性心脏病总数的 15%。21-三体综合征(Down syndrome)患儿中有约 40% 发生先天性心脏病。第 22 对染色体长臂 11 带区微缺失(CATCH22 综合征)可导致圆锥动脉干畸形。Marfan 综合征常合并升主动脉根部扩张、主动脉瓣关闭不全,可能与 Fibrillin 基因异常有关。Williams 综合征常合并主动脉瓣上狭窄、肺动脉瓣狭窄以及肺动脉狭窄,可能与 Elastin 基因突变有关。

然而,多数先天性心脏病的发生乃是由于环境因素与多基因决定的遗传易感性相互作用的结果,与心血管畸形相关性较强的环境因素主要包括:①病毒感染:如妊娠最初 3 个月内感染风疹、流感、腮腺炎等病毒等;②缺氧:高原地区动脉导管未闭和房间隔缺损的发病率较高,提示宫内缺氧可能是心血管畸形发生的危险因素;③理化物质:服用抗癌或抗癫痫药物、酗酒、吸毒、接触放射线等;④孕妇疾病:糖尿病、红斑狼疮等。

影响先天性心脏病发病的因素很多,通过抑制哪一种因素能更好地降低其发病率目前还没有确切的结论。但加强孕期保健,尤其是妊娠 3 个月内尽可能避免那些不利于胎儿发育的因素,对预防先天性心脏病的发生仍然十分必要。另外,对于这类多因素致病的疾病来说,早期诊断和早期治疗尤为重要,遗传咨询和产前筛查对于有效预防先天性心脏病的发生也具有重要意义。

(二)先天性心脏病的类型

先天性心脏病的种类很多,可根据心脏左、右两侧及大血管之间是否存在血液分流分为三大类。

1. 左向右分流型(潜在青紫型)　最为多见,主要表现为心脏间隔的缺损畸形和主动脉与肺动脉之间的异常交通,较常见的有室间隔缺损、房间隔缺损和动脉导管未闭等。由于心脏收缩时左半心的压力高于右半心,所以一般情况下左半心血液通过缺损流入右半心,而右半心的血液不会流入左半心,因而不会出现青紫症状。但是,当出现哭闹、活动或屏气时,右半心的压力可增高,当超过左半心的压力时,静脉血就会从右半心流入左半心,故而出现青紫。这种情况下出现的青紫是暂时性的,当患儿恢复安静时青紫症状可以消失。但如果没有得到及时治疗,右半心的压力和肺动脉压力会不断增高,当超过左半心的压力时,便会发生反向分流,导致持续青紫症状,这种情况称为"艾森曼格综合征"。

2. 右向左分流型(青紫型)　这一类型往往比较严重,主要表现为右半心狭窄性畸形和大血管连接异常,较常见的有法洛四联症、大动脉换位等。这一类病人右半心的压力往往高于左半心,因而静脉血可直接流入左半心,出现明显的青紫症状。

3. 无分流型(无青紫型)　主要表现为心脏血管内某一部位的狭窄性病变,如肺动脉瓣狭窄和主动脉瓣狭窄等。这一类病人因左半心和右半心之间不存在异常交通,故一般不会出现青紫症状。但若狭窄严重时,也可发生青紫。

第四节　儿童常见的先天性心脏病

一、房间隔缺损

房间隔缺损(atrial septal defect,ASD)是常见的先天性心脏病之一,占总数5%~10%。由于小儿时期症状多较轻,不少患者到成人时才被发现。房间隔缺损根据病理解剖可分为三种类型:原发孔型、继发孔型和静脉窦型,以继发孔型多见。

【病理生理】

房间隔缺损左向右分流量除了与缺损大小有关外,主要取决于左、右心室的相对顺应性和体、肺循环的相对阻力。小型房间隔缺损因左、右心房压差不大,故分流量小;大型房间隔缺损心房水平存在大量左向右分流,导致右心室容量负荷增加,肺循环血流量明显上升(图12-3);肺循环血流量增加可导致肺动脉压力增高。当右心压力增高超过肺血管容量限度时,右心房内的部分血液可逆流入左心房,形成右向左分流,临床上产生青紫现象。

图 12-3　房间隔缺损示意图
ASD(Secundum):继发孔型房间隔缺损,RV:右心室,LV:左心室,RA:右心房,LA:左心房,AO:主动脉,PA:肺动脉。箭头所指示位置为房间隔缺损

【临床表现】

1. 症状　缺损小、分流量小者,可长期没有症状,常在体格检查时才被发现。一般到了成年期后,大多在21~40岁之间开始出现症状。缺损大、分流量大者,症状出现较早,易患呼吸道感染;因体循环血量不足而影响生长发育,患儿体格瘦小、乏力、多汗、活动后气急,并因肺循环充血而易患支气管炎、肺炎。当哭吵、患肺炎或心力衰竭时,右心房压力可以超过左心房,出现暂时性右向左分流呈现青紫。在成人可继发肺动脉高压发生持续的发绀和右心衰竭。

2. 体征　小型房间隔缺损患儿生长发育多正常;大型缺损者生长发育可受影响,婴幼儿体重不增,年长儿身材瘦小。心前区较饱满,可有抬举性搏动,心浊音界扩大。随着年龄的增长,可使邻近的胸骨和左侧肋骨轮廓显示膨隆饱满,特别在左胸第2、3肋间因肺动脉扩张而更加明显。收缩期杂音在婴幼儿期可不明显。杂音的响度多为Ⅱ~Ⅲ级,在左侧第2、3肋间靠近胸骨边缘处最为响亮,不伴有震颤。收缩期杂音的产生是由于大量的血液经过肺动脉,引起肺动脉瓣口相对狭窄所引起。右心室大量血液进入肺动脉使肺动脉瓣关闭延迟,并且不受呼吸影响,因此肺动脉第二音呈固定分裂。分流量大者,大量血液从右心房经三尖瓣口进入右心室,可在三尖瓣听诊区闻及相对狭窄所产生的舒张期隆隆样杂音。肺动脉高压形成后,肺动脉瓣区收缩期杂音可减轻,但第二音更加响亮,而第二音分裂变窄或消失。晚期病例发生右心衰竭时,可有颈静脉怒张、肝大等体征。

【辅助检查】

1. 胸部X线检查　主要表现为:①右心房和右心室扩大;②肺动脉段突出:肺门阴影粗大,肺野充血(图12-4);在透视下有时可见"肺门舞蹈征";③主动脉结缩小。原发孔型房间隔缺损伴二尖瓣裂缺者常表现左心房、左心室扩大。

2. 心电图检查　可有电轴右偏、右心室肥大和(或)不完全性右束支传导阻滞,QRS波群为rsR′型,

P-R间期可延长。少数可有P波高尖。如有电轴左偏,提示原发孔型房间隔缺损。

3. 超声心动图检查 中、大型房间隔缺损的分流使右心房、右心室、右心室流出道内径增大,室间隔与左心室后壁呈同向运动(矛盾运动),系右心室容量负荷增加所致。二维超声心动图可探及房间隔回声失落,由此判断缺损部位及大小(图12-5);叠加彩色多普勒血流显像可观察经过缺损的分流情况。

图12-4 房间隔缺损X线胸片表现

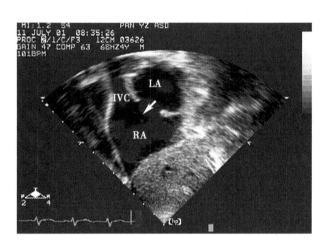

图12-5 房间隔缺损的超声心动图表现
IVC:下腔静脉,LA:左心房,
RA:右心房,箭头所处位置为房间隔缺损

4. 心导管检查 当临床资料不能解释病情时,或怀疑有肺动脉高压存在时,才可能需要做心导管检查加以明确。

【预后】

部分继发孔型房间隔缺损在婴儿期可自然闭合。幼年或少年期活动多正常,随年龄增长可发生肺动脉高压,青年期逐渐出现活动后气急,至中年时有呼吸困难、心力紊乱和心力衰竭。极少并发感染性心内膜炎。

【治疗原则】

单纯性房间隔缺损有明显症状或无症状但肺循环血流量为体循环血流量的1倍以上者,缺损直径≥5mm的继发孔型房间隔缺损者宜在2~6岁实施手术或介入治疗。婴幼儿症状明显并有心力衰竭者应早期手术治疗。

二、室间隔缺损

室间隔缺损(ventricular septal defect,VSD)是最常见的先天性心脏病,占总数的25%~50%。

【病理生理】

若存在室间隔缺损,左心房血液进入左心室后,一部分从正常途径,即左心室到主动脉至体循环,为有效循环;另一部分则自左心室经室间隔缺损分流入右心室到肺动脉至肺循环,为无效循环。左向右分流量的多少与缺损大小有关:小型缺损(<5mm)者左向右分流量小,所引起的血流动力学改变不明显。中等型缺损(5~10mm)者肺动脉压力可增高。大型缺损(>10mm)早期肺血管痉挛,肺动脉压升高;后期可发生梗阻性肺动脉高压,出现双向分流,甚至以右向左分流为主,临床出现发绀(图12-6)。

【临床表现】

1. 症状 小型缺损分流量较少,一般无明显症状;缺损较大、分流量较多者,可有生长发育迟缓、活动耐力差、气急,并反复出现呼吸道感染,婴幼儿还可出现充血性心力衰竭。如果病情发展出现肺动脉压力增高,虽分流量减小,但气急、心悸、活动受限则更为明显,并可出现发绀。一些大型缺损合并肺动脉高压的患儿往往在婴儿期即出现症状,如喂养困难,吸乳时气急、苍白、多汗,体重不增,反复呼吸道感染,出生后半年内常出现心力衰竭。

2. 体征 杂音通常于出生后 1 周内出现,少数于出生 2~3 周时才出现。通常在胸骨左缘第 3、4 肋间闻及全收缩期Ⅲ~Ⅳ级粗糙吹风样杂音,向心前区及周围广泛传导。分流量大者尚可在心尖部听到相对性二尖瓣狭窄所致的舒张期隆隆样杂音。出现肺动脉高压时,哭吵后口唇发绀,严重者安静时即有明显发绀,此时收缩期杂音减轻或者消失,而肺动脉瓣区可听到第二心音亢进、分裂。

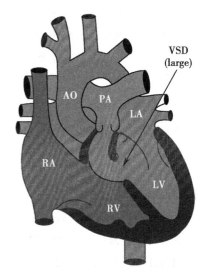

图 12-6　室间隔缺损示意图
VSD(large):大型室间隔缺损,RV:右心室,LV:左心室,RA:右心房,LA:左心房,AO:主动脉,PA:肺动脉。箭头所指示位置为室间隔缺损

【辅助检查】

1. 胸部 X 线检查 小型缺损者,心脏和大血管的形态基本正常。中、大型缺损者,左心室轻度到重度扩大,主动脉结较小,肺动脉段突出,肺充血明显,透视下可见肺门"舞蹈征";晚期左、右心室均扩大(图 12-7)。出现艾森曼格综合征时,肺动脉段显著扩张,肺门血管影增粗更加明显,但周围肺血管纹理反而减少。

2. 心电图检查 小型缺损者,心电图多正常。中、大型缺损者,有左心室肥大,之后随着肺血管阻力升高,右心室也肥大。艾森曼格综合征者,以右心室肥大和劳损为主。

3. 超声心动图检查 二维超声心动图显示室间隔回声中断,可确定室间隔缺损的部位、大小,判别其类型(图 12-8);叠加彩色多普勒血流显像可显示分流情况,利用连续波式多普勒技术可测定分流速度,还可估测肺动脉压力。

图 12-7　室间隔缺损 X 线胸片表现

图 12-8　室间隔缺损的超声心动图表现
RV:右心室,LV:左心室,LA:左心房,AO:主动脉;箭头所处位置为室间隔缺损

4. 心导管检查 诊断性心导管检查在多数情况下已经被超声心动图检查所取代。心导管检查可进一步证实诊断及进行血流动力学检查,评价肺动脉高压的程度、计算肺血管阻力及体肺分流量等。造影可显示心腔形态、大小及心室水平分流束的起源、部位,除外其他并发畸形等。

【预后】

部分膜周部或肌部室间隔缺损可能自行闭合,6岁以上闭合的机会减少。感染性心内膜炎、心力衰竭、主动脉瓣脱垂等是室间隔缺损较常见的并发症,需要及时处理。大型室间隔缺损者,早期即可因肺循环血量增加,肺充血加重,导致急性左心衰竭。部分患儿肺血管阻力严重升高,出现艾森曼格综合征而失去手术机会。

【治疗原则】

小型缺损而无症状或缺损有自然闭合倾向、症状逐渐减轻者,可暂不手术,进行随访观察。清除龋齿、扁桃体炎等可能诱发心内膜炎的因素。大型缺损伴反复肺部感染和心力衰竭者,在积极药物治疗后病情不易控制者,以及位于主动脉瓣下和肺动脉瓣下的室间隔缺损者,应尽早进行手术。手术方法包括外科手术和介入封堵术。

三、动脉导管未闭

动脉导管未闭(patent ductus arteriosus,PDA)是小儿先天性心脏病常见类型之一,早产儿发生动脉导管未闭者较多见,体重低于1200g者发病率可高达80%,高原地区发生率相对较平原地区高。

图 12-9 动脉导管未闭示意图
PDA:动脉导管未闭,RV:右心室,LV:左心室,RA:右心房,LA:左心房,AO:主动脉,PA:肺动脉。箭头所指示位置为动脉导管未闭

【病理生理】

动脉导管分流量的多少取决于导管的粗细、肺血管阻力的大小,以及主、肺动脉压力阶差。导管分流量大者,肺循环血量增加后将使肺血管阻力增大。当肺动脉压升高,其舒张压接近降主动脉舒张压时,则分流仅发生在收缩期。若肺动脉压升高超过主动脉压时,则产生逆向分流,临床上出现"差异性发绀":即下半身青紫,左上肢可轻度青紫,右上肢和头面部正常(图12-9)。

【临床表现】

1. 症状 导管细小者,临床可无症状。导管粗大者,症状往往在出生后2~3个月肺血管阻力下降后才出现,可产生左心衰竭。表现为发育落后、身材瘦小,易疲乏、心悸,易患上呼吸道感染、肺炎等。早产儿由于肺小动脉平滑肌较少,血管阻力较早下降,故于第一周即可有症状,往往出现气促、心动过速和呼吸困难等,于哺乳时更为明显。

2. 体征 分流量大者,左侧胸廓隆起,心尖搏动增强。胸骨左缘第2、3肋间可闻及响亮的连续性机器样杂音,杂音向左锁骨下、左颈部和背部传导。舒张期杂音的响度随着肺动脉压的升高而递减,严重肺动脉高压时仅闻及收缩期杂音,之后收缩期杂音亦逐渐减弱,甚至消失。此外,分流量大者,在心尖区尚可听到相对性二尖瓣狭窄产生的舒张期杂音。肺动脉高压者肺动脉瓣区第二心音亢进,但常被机器样杂音所掩盖。婴儿期因肺动脉压力较高,主、肺动脉压力差在舒张期不显著,往往仅有收缩期杂音;合并肺动脉高压和心力衰竭时,多仅有收缩期杂音。由于舒张压降低,脉压增宽,可出现周围血管体征,如水冲脉、指甲床毛细血管搏动等。

【辅助检查】

1. 胸部X线检查 导管细小者心影在正常范围。分流量大者,胸片显示心影轻至中度扩大,左心缘向

下、向左外侧延长,左心房可轻度增大。主动脉结可正常或突出(图12-10)。肺动脉段突出、肺门血管影增粗。肺动脉高压时,右心室也有扩大征象。

2. 心电图检查　分流量不大者电轴可以正常或左偏,分流量大者则左心室高电压或左心室肥大,偶有左心房肥大。明显肺动脉高压者则示左、右心室肥大,严重者仅有右心室肥大。

3. 超声心动图检查　二维超声心动图可以直接显示沟通主、肺动脉的未闭动脉导管,脉冲多普勒在动脉导管开口处可探及到典型的连续性湍流频谱。叠加彩色多普勒血流显像可见红色血流信号出自降主动脉,通过未闭动脉导管后沿肺动脉外侧壁向前延伸;当肺动脉高压超过主动脉压时,可见蓝色血流信号自肺动脉经未闭导管进入降主动脉(图12-11)。

图12-10　动脉导管未闭X线胸片表现

图12-11　动脉导管未闭的超声心动图表现
MPA:肺主动脉,AAO:升主动脉,DAO:降主动脉,
PDA:动脉导管未闭。箭头所指示位置为动脉导管未闭

4. 心导管检查　绝大多数动脉导管未闭经超声心动图检查后可明确诊断。但肺动脉高压、肺血管阻力增加或怀疑有其他合并畸形时,仍有必要进行心导管检查。

【预后】

动脉导管未闭若分流量大且未经治疗,可死于左心衰竭。能存活至成人者有可能发生充血性心力衰竭、肺动脉高压,严重者可有艾森曼格综合征。年长儿分流量不大,可无症状,但未治疗的患者亦有40%在45岁前死亡。心力衰竭和心内膜炎是较常见的并发症。

早产儿动脉导管未闭者,若同时伴有呼吸窘迫综合征、坏死性小肠结肠炎、颅内出血、肾功能不全等疾病,由于动脉导管的存在可导致左心衰竭,从而进一步加重病情。

【治疗原则】

为防止心内膜炎、有效控制和治疗心功能不全和肺动脉高压,动脉导管未闭一经诊断,需立即进行手术。婴幼儿如有心力衰竭或进行性心脏扩大,内科保守治疗无效,则应尽早进行手术。对于不合并需外科手术的心血管畸形且符合介入封堵治疗指征者,可选择介入封堵治疗。

早产儿动脉导管未闭:采用吲哚美辛(消炎痛)抑制环氧合酶阻止前列腺素合成,以抑制其扩张动脉导管的作用,促使导管收缩闭合。如果吲哚美辛治疗48~72小时心力衰竭不能控制者,则需行手术结扎。消炎痛的副作用有肾功能不全、低钠血症、血小板功能不全、胃肠道出血、左心室舒张功能受损以及肺水肿等。

四、肺动脉狭窄

肺动脉狭窄(pulmonary stenosis,PS)约占先天性心脏病的7%,指右心室漏斗部、肺动脉瓣或肺动脉总

干及其分支等处的狭窄,以肺动脉瓣狭窄最为常见,其次为漏斗部狭窄,肺动脉干及其分支狭窄则很少见。

图 12-12　肺动脉狭窄示意图
pulmonary stenosis(narrow valve):肺动脉狭窄(伴有肺动脉瓣狭窄),RV wall thickened(hypertrophy):右心室壁增厚(右心室肥厚),RV:右心室,LV:左心室,RA:右心房,LA:左心房,AO:主动脉,PA:肺动脉。箭头所指示位置为肺动脉狭窄伴肺动脉瓣狭窄

【病理生理】

肺动脉狭窄时,右心室排血受阻,因而右心室腔与肺动脉之间存在跨瓣压力阶差,其压力阶差随着肺动脉狭窄程度加重而增大(图 12-12)。

【临床表现】

1. 症状　轻度肺动脉狭窄临床上无症状,生长发育可正常。中度狭窄患者,随着年龄的增大症状逐渐显现,表现为活动耐力差、乏力、心悸、气急等。重度者可有头晕或昏厥发作,若合并大型房间隔缺损,可出现发绀和杵状指(趾)。重度或极重度肺动脉狭窄常在婴儿期即出现明显症状,如不及时治疗常可在幼儿期死亡。

2. 体征　心前区隆起,胸骨左缘下部搏动较强,且在胸骨左缘上部可触及收缩期震颤。特征性杂音是在胸骨左缘第 2 肋间听到Ⅲ～Ⅳ级响亮粗糙的喷射性收缩期杂音,向左颈部或左锁骨下等部位传导。极重度狭窄因通过瓣口的血流较少,杂音反而减轻。肺动脉瓣区第二心音常减弱、分裂。

【辅助检查】

1. 胸部 X 线检查　轻度肺动脉狭窄胸部 X 线检查可无异常表现;中、重度狭窄病例则显示心影轻度或中度扩大,以右心室和右心房肥大为主,心尖因右心室肥大呈球形向上抬起。肺门血管影减少,肺野血管细小,肺野清晰(图 12-13)。肺动脉瓣狭窄者可见狭窄后肺动脉扩张,扩大的肺动脉段呈圆隆状向外突出。

2. 心电图检查　轻度肺动脉狭窄病人心电图在正常范围;中度以上狭窄则出现电轴右偏、右心室肥大伴劳损,T 波倒置,ST 段压低;重度狭窄者可出现心房肥大的高尖 P 波。

3. 超声心动图检查　二维超声心动图结合连续波多普勒技术可以评估梗阻的部位及严重程度。右心房、右心室内径可增宽,右心室壁及室间隔增厚,肺动脉瓣增厚,瓣叶开放受限制,瓣叶呈圆顶形突起,瓣口狭小,狭窄后肺动脉扩张(图 12-14)。彩色多普勒血流显像显示色彩镶嵌的湍流讯号自肺动脉瓣口延续至肺动脉内。此外,可根据肺动脉血流速度估测跨瓣压差,根据三尖瓣反流压差估测右心室压力。

图 12-13　肺动脉瓣狭窄 X 线表现

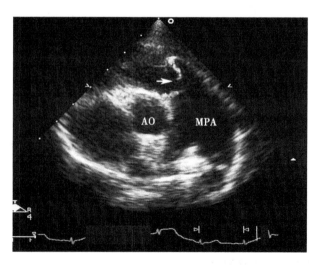

图 12-14　肺动脉瓣狭窄的超声心动图表现
MPA:主肺动脉,AO:主动脉;箭头所指示为狭窄的肺动脉瓣

4. 心导管检查 大多数患者经超声心动图检查可明确诊断，只有少数情况下需行右心导管检查和心血管造影。心导管检查根据右心室收缩压和跨肺动脉瓣压力阶差评估狭窄程度。右心导管从肺动脉拉出至右心室过程中，连续记录压力，可判断肺动脉狭窄部位。

【预后】

肺动脉瓣狭窄是一种进展性疾病。预后及进展速度与狭窄程度密切关联。轻度肺动脉瓣狭窄很少出现症状，病情进展慢，寿命可延续至青壮年；但需定期随访和预防心内膜炎发生。新生儿重度肺动脉瓣狭窄可表现为进行性加重的低氧血症、酸中毒和心力衰竭。

【治疗原则】

治疗的目的是解除狭窄，治疗方法包括介入治疗及外科手术治疗。目前经皮球囊扩张肺动脉瓣成形术已逐渐替代了外科手术治疗，中、重度狭窄者大多数首选经皮球囊扩张肺动脉瓣成形术，但当肺动脉瓣增厚、肺动脉瓣环发育不良或合并有其他畸形时，则宜采用外科手术治疗。

五、法洛四联症

法洛四联症（tetralogy of Fallot, TOF）是儿童最常见的青紫型先天性心脏病，约占总数的10%。法洛四联症由以下四种畸形组成：①肺动脉狭窄：以漏斗部狭窄多见，其次为漏斗部和瓣膜合并狭窄，狭窄程度一般随着年龄增长而加重；②室间隔缺损：属于对合不良型，膜周部缺损约占80%；③主动脉骑跨：主动脉骑跨于左、右心室之上，随着主动脉发育增大，骑跨现象可逐渐加重；④右心室肥厚：为肺动脉狭窄后右心室收缩期阻力负荷增大的结果。法洛四联症常合并其他心脏畸形，如房间隔缺损、卵圆孔未闭等。

【病理生理】

法洛四联症最基本的病理改变是肺动脉狭窄。血液从右心室进入肺循环受阻，引起右心室压力增高、右心室肥厚。主动脉除了接受左心室的血液外，还直接接受一部分来自右心室的静脉血，因而出现青紫（图12-15）。

因严重低氧血症，造成红细胞代偿性增多，血液黏滞度增加，可导致脑血栓形成、脑栓塞、脑脓肿，也可出现感染性心内膜炎。

【临床表现】

1. 症状 大多数患儿于1岁以内出现青紫，大多在3个月后逐渐加重，多见于毛细血管丰富的浅表部位，如唇、指（趾）甲床、球结膜部等。因血氧含量下降，活动耐力差，稍一活动，如哭闹、情绪激动、体力劳动、寒冷等，即可出现气急及青紫加重。肺动脉严重狭窄或闭锁者，早期即可发生低氧血症。运动后有蹲踞症状，下肢屈曲使静脉回心血流减少，减轻心脏负荷；同时下肢动脉受压，体循环阻力增加，使右向左分流减少，从而使缺氧症状暂时得以缓解。婴儿则喜欢卷曲体位。部分婴儿可发生缺氧发作，表现为突然青紫加

图12-15 法洛四联症示意图
tetralogy of Fallot：法洛四联症，RV：右心室，LV：左心室，RA：右心房，LA：左心房，AO：主动脉，PA：肺动脉

重、抽筋甚至晕厥等。缺氧发作的发生机制主要是由于漏斗部突然发生痉挛，引起一过性肺动脉梗阻。缺氧发作的频繁时期为生后6~18个月，之后发作减少，可能与侧支循环建立有关。此外，因红细胞增多，血黏稠度高，血流变慢，可引起脑血栓，若为细菌性血栓易形成脑脓肿。法洛四联症很少发生心力衰竭。

2. 体征 肺动脉狭窄严重者生长发育缓慢，身高体重低于同龄儿。典型患者全身皮肤及口腔黏膜青紫，眼结膜充血，牙釉质钙化不良。缺氧持续6个月以上，指（趾）端毛细血管扩张与增生，局部软组织增生、肥大，出现杵状指（趾）呈棒槌状，逐渐加重。多数患者无心前区隆起，胸骨左缘有抬举性搏动。肺动

脉瓣第二音往往延长、减弱,甚至听不清楚。如果肺动脉瓣听诊区第二心音增强或呈单音者,是因为主动脉增宽、主动脉瓣第二心音传导的缘故,在胸骨左缘第3肋间听诊最响。而右心室流出道梗阻引起的典型收缩期喷射性杂音,常在胸骨左缘第2~4肋间闻及。杂音响度与肺动脉狭窄的严重程度有关,杂音越长、越响,说明狭窄越轻,右心室到肺动脉的血流也越多,发绀越轻。若在前胸壁或背部听到传导广泛的连续性杂音时,说明有丰富的侧支循环形成。

【实验室检查】

法洛四联症往往有红细胞计数、血红蛋白和血细胞比容升高,并与青紫程度成比例。血细胞比容可增加(在60%~70%之间),血红蛋白可达170~230g/L。动脉血氧饱和度可下降为60%~80%。严重发绀者,血小板计数和全血纤维蛋白原明显减少,血块收缩能力差,凝血时间和凝血酶原时间延长,但大多不影响手术治疗。

【辅助检查】

1. 胸部X线检查 典型者心影大小一般正常,上纵隔影增宽,肺部血管影细小,右心室肥厚使心尖上翘、圆钝,肺动脉段内凹,因此心影轮廓呈"靴型"(图12-16)。若双侧肺血管影不对称,提示左、右肺动脉狭窄程度不一致。若两肺内有丰富的侧支循环血管所构成的网状结构,说明周围肺动脉发育差。

2. 心电图检查 表现为电轴右偏和右心室肥厚,且这种改变可以多年无进展,此点与单纯性肺动脉狭窄有所不同。右心房肥大少见于婴幼儿,但多见于较大儿童。

3. 超声心动图检查 二维超声心动图可准确诊断法洛四联症,显示右心室流出道狭窄部位和程度,肺动脉及其分支发育情况(图12-17)。彩色多普勒血流显像可见室间隔水平双向分流,右心室血流直接注入骑跨的主动脉。此外,还可以显示右心房和右心室增大,而左心室较小。

图 12-16 法洛四联症的X线表现

图 12-17 法洛四联症的超声心动图表现
RV:右心室,LV:左心室,AO:主动脉,IVS:室间隔

4. 心导管检查 虽然超声心动图可以明确诊断法洛四联症,但心导管检查结合心血管造影仍经常用于了解肺动脉分支狭窄的部位和严重程度、周围肺动脉的发育情况、冠状动脉畸形和肺部侧支循环等。这对于制订合理的手术计划、预测手术预后等都具有重要意义。

【预后】

法洛四联症未治疗者预后差,部分患儿于3岁以内死亡;合并肺动脉闭锁或无肺动脉瓣者有约半数死于1岁以内。

【治疗原则】

由于患者血黏度高,应注意防止脱水,及时抗感染治疗,预防感染性心内膜炎发生。有缺氧发作时,即

置小儿于胸膝位,并吸氧,严重者皮下或静脉注射吗啡或口服普萘洛尔可缓解或解除缺氧发作。严重法洛四联症患者,新生儿期就需要积极的内、外科治疗,包括纠正代谢性酸中毒,用前列腺素E保持动脉导管开放;随着体外循环的装置和灌注技术的完善,以及心肌保护方法和手术技巧的改进,目前多主张在婴儿时期施行一期心内修复手术。

第五节　病毒性心肌炎

心肌炎是由各种感染或其他原因引起的心肌间质炎症细胞浸润和邻近的心肌细胞坏死,导致心功能障碍和其他系统损害的疾病。病毒性心肌炎(viral myocarditis),其病理特征为心肌细胞的坏死或变性,有时病变也可累及心包或心内膜。儿童期的发病率尚不确切。

【病因及发病机制】

引起儿童心肌炎的常见病毒有柯萨奇病毒(B组和A组)、埃可病毒、腺病毒、流感和副流感病毒、麻疹病毒、单纯疱疹病毒等。值得注意的是,新生儿期柯萨奇病毒B组感染可导致群体流行,其死亡率可高达50%以上。

本病的发病机制尚不完全清楚,可能与病毒对被感染的心肌细胞的直接损害作用和病毒触发人体自身免疫反应而引起心肌损害有关。

【临床表现】

1. 症状　表现轻重不一,取决于年龄和感染的急性或慢性过程。部分患者起病隐匿,有乏力、活动受限、心悸、胸痛等症状,少数重症患者可发生心力衰竭并发严重心律失常、心源性休克,死亡率高。部分患者呈慢性进程,演变为扩张型心肌病。新生儿患病时病情进展快,常见高热、反应低下、呼吸困难和发绀,常有并发症。

2. 体征　心脏有轻度扩大,伴心动过速、心音低钝及奔马律,可出现心力衰竭及昏厥等。反复心力衰竭者,心脏明显扩大,肺部出现湿啰音及肝、脾肿大,呼吸急促和发绀,重症患者可突然发生心源性休克,脉搏细弱,血压下降。

【辅助检查】

1. 心电图　严重心律失常:包括各种期前收缩、室上性和室性心动过速、心房颤动和心室颤动、Ⅱ度或Ⅲ度房室传导阻滞等。心肌受累明显时可见T波降低、ST-T段改变。

2. 心肌损害的血生化指标

(1) 磷酸激酶(CPK):在早期多有增高,其中以来自心肌的同工酶(CK-MB)为主。血清乳酸脱氢酶(sLDH)同工酶增高在心肌炎早期诊断有提示意义。

(2) 心肌肌钙蛋白(cTnI或cTnT)的变化对心肌炎诊断的特异性更强,但敏感度不高。

3. 超声心动图检查　可显示心房、心室的扩大情况,以及心室收缩功能受损程度,探查有无心包积液以及瓣膜功能。

4. 病毒学诊断　疾病早期可从咽拭子、咽冲洗液、粪便、血液中分离出病毒,但需结合血清抗体测定才更有意义。利用聚合酶链反应或病毒核酸探针原位杂交,自血液或心肌组织中查到病毒核酸可作为某一型病毒存在的依据。

5. 心肌活体组织检查　是诊断的金标准,但由于取样部位的局限性,及患者的依从性不高,临床应用有限。

【诊断】

1. 临床诊断

(1) 心功能不全、心源性休克或心脑综合征。

（2）心脏扩大。X 线、超声心动图检查具有表现之一。

（3）心电图改变：以 R 波为主的 2 个或 2 个以上主要导联（Ⅰ、Ⅱ、aVF、V₅导联）的 ST-T 改变持续 4 天以上伴动态变化，并出现心律失常表现：窦房、房室传导阻滞，完全性右或左束支传导阻滞，成联律、多型、多源、成对或并行期前收缩，非房室结及房室折返引起的异位性心动过速，低电压（新生儿除外）及异常 Q 波。

（4）CK-MB 升高或心肌肌钙蛋白（cTnI 或 cTnT）阳性。

2. 病原学诊断

（1）确诊指标：自心内膜、心肌、心包（活体组织检查、病理）或心包穿刺液检查发现以下之一者可确诊：①分离到病毒；②用病毒核酸探针查到病毒核酸；③特异性病毒抗体阳性。

（2）参考依据：有以下之一者结合临床表现可考虑心肌炎由病毒引起：①自粪便、咽拭子或血液中分离到病毒；②病程早期血中特异性 IgM 抗体阳性；③用病毒核酸探针自患儿血中查到病毒核酸。

（3）确诊依据：具备两项临床诊断依据可临床诊断。发病同时或发病前 1~3 周有病毒感染的证据支持诊断：①同时具备病原学确诊依据之一者，可确诊为病毒性心肌炎；②具备病原学参考依据之一者，可临床诊断为病毒性心肌炎；③凡不具备确诊依据，应给予必要的治疗或随诊，根据病情变化，确诊或除外心肌炎。应除外风湿性心肌炎、中毒性心肌炎、先天性心脏病、由风湿性疾病以及代谢性疾病（如甲状腺功能亢进症）引起的心肌损害、原发性心肌病、原发性心内膜弹力纤维增生症等心肌疾病。另还应除外先天性房室传导阻滞、心脏自主神经功能异常、β 受体功能亢进及药物引起的心电图改变。

【治疗】

1. 休息　急性期需卧床休息，减轻心脏负荷。

2. 药物治疗

（1）抗病毒治疗：对于仍处于病毒血症阶段的早期患者，可选用抗病毒治疗，但疗效不确定。

（2）改善心肌营养：1,6 二磷酸果糖有益于改善心肌能量代谢，促进受损细胞的修复，同时可选用大剂量维生素 C、辅酶 Q₁₀。

（3）大剂量丙种球蛋白：通过免疫调节作用减轻心肌细胞损害。

（4）皮质激素：通常不使用。对重型患者合并心源性休克、致死性心律失常（Ⅲ度房室传导阻滞、室性心动过速）、心肌活体组织检查证实慢性自身免疫性心肌炎症反应者应足量、早期应用。

（5）心律失常治疗：见本书相关章节。

（6）其他治疗：可根据病情联合应用利尿剂、洋地黄和血管活性药物，应特别注意用洋地黄时饱和量应较常规剂量减少，并注意补充氯化钾，以避免洋地黄中毒。

第六节　心内膜弹力纤维增生症

心内膜弹力纤维增生症（endocardial fibroelastosis）的主要病理改变为心内膜下弹力纤维及胶原纤维增生，心脏扩大，心室壁和心内膜增厚，心室收缩和舒张功能下降。多数于 1 岁以内发病。病因尚未完全明确，部分病例可能由病毒性心肌炎发展而来。

【临床表现】

主要表现为充血性心力衰竭，按症状的轻重缓急可分为三型。

1. 暴发型　起病急骤，突然出现呼吸困难、口唇发绀、面色苍白、烦躁不安、心动过速、心音减低，可闻及奔马律，肺部常闻及干、湿性啰音，肝脏增大，少数出现心源性休克，甚至于数小时内猝死。此型多见于 6 个月内的婴儿。

2. 急性型　起病亦较快，但心力衰竭发展不如暴发型急剧。常并发支气管炎，肺部出现细湿啰音。部分患儿因心腔内附壁血栓的脱落而发生脑栓塞。此型发病年龄同暴发型。如不及时治疗,多数死于心力衰竭。

3. 慢性型　症状同急性型,但进展缓慢。患儿生长发育多较落后。经适当治疗可获得缓解,存活至成年期,但仍可因反复发生心力衰竭而死亡。

【诊断】

除发病年龄特点和临床表现以充血性心力衰竭为主以外,心电图有重要价值,多呈左心室肥大,少数表现为右心室肥大或左、右心室合并肥大,可同时出现 ST 段、T 波改变以及房室传导阻滞。X 线改变以左心室肥大为明显,左心缘搏动多减弱,肺纹理增多。超声心动图有决定性作用。左心房、左心室增大,左心室后壁和室间隔增厚,左心室心内膜增厚。必要时可行左心导管检查,左心室舒张压增高,其波形具有诊断意义。选择性造影则可见左心室增大、室壁增厚及排空延迟。

【治疗】

应用正性肌力药物,如洋地黄可用于控制心力衰竭,一般反应较好。使用时间最少要 2 年左右。在无禁忌证的情况下可同时选用血管紧张素转换酶抑制剂、β 受体阻滞剂。肾上腺皮质激素使用时间不宜过长。

合并肺部感染时,应给予抗生素等治疗。

本病如不治疗,大多于 2 岁前死亡。对洋地黄反应良好而又能长期坚持治疗者预后较好,且有痊愈的可能。

第七节　心内膜炎

心内膜炎(endocarditis)指由各种原因引起的心内膜炎症病变,常累及心脏瓣膜,也可累及室间隔缺损处、未闭动脉导管、动静脉瘘等处,按原因可分为感染性和非感染性两大类。非感染性心内膜炎包括:风湿性心内膜炎、类风湿性心内膜炎、系统性红斑狼疮性心内膜炎、新生儿急性症状性心内膜炎等。

感染性心内膜炎(infective endocarditis)80% 以上由链球菌和葡萄球菌所致。微生物除了最常见的细菌外,尚有真菌、衣原体、立克次体及病毒等。近年来由于致病微生物的变迁、心脏手术和心导管检查的广泛开展、长期静脉插管输液的增多等因素,本病的发病率并无显著下降。

【病因】

1. 心脏的原发病变　约 90% 的感染性心内膜炎患者均有原发心脏病变,如先天性心脏病以及风湿性瓣膜病等。心内补片、人造心脏瓣膜等是近年感染性心内膜炎常见的易患因素。

2. 病原体　几乎所有的细菌均可导致感染性心内膜炎,以链球菌、葡萄球菌多见。

3. 诱发因素　常见的诱发因素为纠治牙病和扁桃体摘除术;其他诱发因素还包括:心导管检查和介入性治疗、人工瓣膜置换、心内直视手术、长期使用抗生素、糖皮质激素和免疫抑制剂等。

【病理和病理生理】

正常人口腔和上呼吸道聚集的一些细菌,会在机体防御功能低下时侵入血流,特别是口腔感染、拔牙、扁桃体摘除术时。当心脏内膜,特别是心瓣膜存在病理改变或先天性缺损时,细菌易在表面黏着、繁殖,从而形成心内膜炎。另若双侧心室或大血管间存在较大的压力差和异常通道,血流通过异常通道冲击心内膜面,造成内膜损伤,易在此部位形成有菌赘生物,受累部位多在压力低的一侧。

赘生物可致瓣膜溃疡、穿孔,腱索缩短及断裂,致心肌脓肿、室间隔穿孔和动脉瘤,大的或多量的赘生物可堵塞瓣膜口或肺动脉。赘生物脱落可导致器官栓塞。微小栓子栓塞毛细血管,产生皮肤瘀点,即欧氏小结(Osler's node)。还可引起颅内出血,如脑出血、蛛网膜下腔出血。

【临床表现】

临床表现及其严重程度与相关的合并症及病原微生物有密切关系。①发热:是最常见的症状,体温多数超过38℃,热型可不规则或低热;少数病例体温可正常;②心功能不全及心脏杂音:部分病例呈现心功能不全或原有心功能不全加重;瓣膜损伤反流可出现相应的心脏杂音,或使原有的杂音性质、响度发生改变,但有时较难察觉;③血管征象:瘀斑(球结膜、口腔黏膜、躯干及四肢皮肤)及Janeway斑(手掌和足底红斑或无压痛的出血性瘀点)较少见;血管栓塞是重要合并症,可出现相关部位的缺血、出血症状;④免疫征象:指(趾)甲下出血(呈暗红、线状)、Osier结节[指(趾)掌面红色皮下结节]及Roth斑(眼底椭圆形出血斑,中央苍白)均不是特有的症状,临床较少见。免疫复合物性肾小球肾炎可见于部分病例,可表现为血尿、肾功能不全。

【实验室检查】

1. 血培养　血细菌培养阳性是确诊感染性心内膜炎的重要依据,凡原因未明的发热、体温持续在1周以上,且存在原发性心脏病者,均应反复多次进行血培养,以提高阳性率。若血培养阳性,尚应做药物敏感试验。最常见的病原菌为草绿色(α溶血性)链球菌与金黄色葡萄球菌,约占阳性血培养的80%以上。

2. 超声心动图　心内膜受损的超声心动图征象主要有赘生物、腱索断裂、瓣膜穿孔、心内修补材料部分裂开、心内脓肿及人工瓣膜瓣周脓肿等。在小儿病例中,超声心动图检查可见心内膜受损征象者约占85%。

3. CT　对怀疑有颅内病变者应及时进行CT检查,了解病变的部位和范围。

4. 其他　血常规可见进行性贫血,多为正细胞性贫血,白细胞数增高,中性粒细胞比例升高,红细胞沉降率加快,C-反应蛋白阳性,血清球蛋白常增多,免疫球蛋白升高,循环免疫复合物及类风湿因子阳性。尿常规有红细胞,发热期可出现蛋白尿。

【诊断】

1. 病理学指标　①赘生物(包括已形成栓塞的)或心脏感染组织经培养或镜检发现微生物;②赘生物或心脏感染组织经病理检查证实伴活动性心内膜炎。

2. 临床指标

(1)主要指标

1)血培养阳性:分别2次血培养有相同的感染性心内膜炎的常见微生物(草绿色链球菌、金黄色葡萄球菌、凝固酶阴性葡萄球菌、肠球菌等)。

2)心内膜受累证据(超声心动图征象):①附着于瓣膜、瓣膜装置、心脏或大血管内膜、人工材料上的赘生物;②腱索断裂、瓣膜穿孔、人工瓣膜或缺损补片有新的部分裂开;③心腔内脓肿。

(2)次要指标

1)易感染条件:基础心脏疾病、心脏手术、心导管术、经导管介入治疗、中心静脉内置管等。

2)较长时间的发热≥38℃,伴贫血。

3)原有的心脏杂音加重,出现新的心脏杂音,或心功能不全。

4)血管征象:重要动脉栓塞、感染性动脉瘤、瘀斑、脾肿大、颅内出血、结膜出血、Janeway斑。

5)免疫学征象:肾小球肾炎、Osier结节、Roth斑、类风湿因子阳性。

6)微生物学证据:血培养阳性,但未符合主要标准中的要求。

【治疗】

总的原则是积极抗感染、加强支持疗法,但在应用抗生素之前必须先做几次血培养和药物敏感试验,以期对选用抗生素及剂量提供指导。

1. 抗生素　应用原则是早期、联合、足量、足疗程、选择敏感的抗生素。在具体应用时,对不同的病原菌感染选用不同的抗生素。抗生素应连用 4~8 周,用至体温正常,栓塞现象消失,周围血血常规、红细胞沉降率恢复正常,血培养阴性。停药 8 周后需复查血培养。

2. 一般治疗　包括细心护理,保证患者充足的热量供应,可少量多次输新鲜血或血浆,也可输注丙种球蛋白。

3. 手术治疗　近年早期外科治疗感染性心内膜炎取得了良好效果。对心脏赘生物和污染的人造代用品清创、修复或置换损害的瓣膜,挽救了严重患者,提高了治愈率。手术指征为:①瓣膜功能不全引起的中重度心力衰竭;②抗生素使用 1 周以上仍高热,赘生物增大;③反复发生栓塞;④真菌感染;⑤瓣膜穿孔破损。

【预后和预防】

合理应用抗生素治疗以来,近年病死率已有明显下降。残留严重瓣膜损伤者,需进行瓣膜修复或置换术。有先天性或风湿性心脏病的患儿平时应预防感染,注意口腔卫生,防止齿龈炎、龋齿。若施行口腔手术、扁桃体摘除术、心导管检查和心脏手术时,可于术前 1~2 小时及术后 48 小时使用抗生素治疗。

第八节　心律失常

儿科的心律失常(cardiac arrhythmia)可以是先天性的,也可以是获得性的。心律失常的主要危险是由此产生的严重心动过缓或心动过速,可导致心搏出量的降低,并可能引起晕厥或猝死。但大多数心律失常并无生命危险,如单纯房性、室性期前收缩可存在于正常儿童中,准确判断心律失常是否对生命构成威胁非常重要。

一、期前收缩

期前收缩(premature beat)为小儿时期最常见的心律失常。异位起搏点可位于心房、房室交界或心室组织,分别引起房性、交界性及室性期前收缩,其中以室性期前收缩为多见。

【病因】

常见于无器质性心脏病的小儿。可由疲劳、精神紧张、自主神经功能不稳定等引起,但也可发生于心肌炎、先天性心脏病或风湿性心脏病的小儿。另外,药物(如拟交感胺类、洋地黄、奎尼丁)中毒及缺氧、酸碱失衡、电解质紊乱(低血钾)、心导管检查、心脏手术等均可引起期前收缩。健康学龄儿童中 1%~2% 有期前收缩。

【临床表现】

小儿症状较成人为轻,常缺乏主诉。个别可有心悸、胸闷。某些患儿于运动后心率增快时期前收缩减少,但也有反而增多者。为了明确诊断并了解期前收缩的性质,必须进行心电图检查。根据心电图有无 P′波的存在、P′波的形态、PR 间期的长短以及 QRS 波的形态来判断期前收缩属于何种类型。

【辅助检查】

1. 房性期前收缩的心电图特征　①P′波提前,可与前一心动的 T 波重叠;②P′R 间期在正常范围;③期前收缩后代偿间隙不完全;④如伴有变形的 QRS 波则为心室内差异传导所致。

2. 交界性期前收缩的心电图特征　①QRS 波提前,形态、时限与正常窦性基本相同;②期前收缩所产生的 QRS 波前或后有逆行 P′波,P′R<0.10 秒;有时 P′波可与 QRS 波重叠而辨认不清;③代偿间歇往往不完全。

3. 室性期前收缩(ventricular premature beat)的心电图特征　①QRS 波提前,其前无异位 P 波;②QRS 波宽大、畸形,T 波与主波方向相反;③期前收缩后多伴有完全代偿间歇。

【治疗】

必须针对基本病因治疗原发病。若期前收缩次数不多,无自觉症状,或期前收缩虽频发呈联律性,但形态一致,活动后减少或消失则不需用药治疗。对在器质性心脏病基础上出现的期前收缩或有自觉症状、心电图上呈多源性者,则应予以抗心律失常药物治疗。根据期前收缩的不同类型选用药物。可服用普罗帕酮或普萘洛尔等受体阻滞剂。房性期前收缩若用以上药物无效,且排除禁忌证后,可改用洋地黄类。室性期前收缩必要时可选用利多卡因、美西律等。

二、阵发性室上性心动过速

阵发性室上性心动过速(paroxysmal supraventricular tachycardia)是小儿最常见的异位快速心律失常,是指异位激动在希氏束以上的心动过速。若不及时治疗,易致心力衰竭。本病可发生于任何年龄,容易反复发作,但初次发病以婴儿时期多见。

【病因】

可发生于先天性心脏病、预激综合征、心肌炎、心内膜弹力纤维增生症等疾病的基础上,但多数患儿无器质性心脏疾患。感染为常见诱因,但也可因疲劳、精神紧张、过度换气、心脏手术时和手术后、心导管检查等诱发。

【临床表现】

小儿常突然烦躁不安、面色青灰、皮肤湿冷、呼吸增快、脉搏细弱,常伴有干咳,有时呕吐。年长儿还可自诉心悸、心前区不适、头晕等。发作时心率突然增快在160~300次/min之间。发作停止时心率突然减慢,恢复正常。此外,听诊时第一心音强度完全一致,发作时心率较固定而规则等为本病的特征。发作持续超过24小时者易引发心力衰竭。

【辅助检查】

1. X线检查 取决于原来有无心脏器质性病变和心力衰竭。透视下见心脏搏动减弱。

2. 心电图检查 P波形态异常,往往较正常时小,常与前一心动的T波重叠,以致无法辨认。QRS波形态同窦性。发作持续时间较久者,可有暂时性ST段及T波改变。部分患儿在发作间歇期可有预激综合征表现。有时需与窦性心动过速及室性心动过速相鉴别。

【治疗】

1. 兴奋迷走神经终止发作 对无器质性心脏病、无明显心力衰竭者可先用此方法刺激咽部,以压舌板或手指刺激患儿咽部使之产生恶心、呕吐,使患儿深吸气后屏气。如无效时可试用压迫颈动脉窦法、潜水反射法。

2. 以上方法无效或当即有效但很快复发时,可考虑应用下列药物治疗。

(1) 洋地黄类药物:适用于病情较重,有心力衰竭表现者。室性心动过速或洋地黄中毒引起的室上性心动过速禁用此药。低血钾、心肌炎、阵发性室上性心动过速伴房室传导阻滞或伴预激综合征者、肾功能减退者慎用。

(2) β受体阻滞剂:重度房室传导阻滞,伴有哮喘及心力衰竭者禁用。

(3) 选择性钙拮抗剂:抑制钙离子进入细胞内,疗效显著。不良反应为血压下降,并具有明显负性肌力作用,加重房室传导阻滞,1岁以内婴儿禁用。

(4) 钠通道阻滞剂:可有效终止室上性心动过速,具有良好的效果,而且副作用较少见。

3. 电复律 对个别药物疗效不佳者,尤其是血流动力学不稳定者,除洋地黄中毒外,可考虑用直流电同步电击转律。有条件者,可使用经食管心房调搏或经静脉右心房内调搏,终止室上性心动过速。

4. 射频消融术(radiofrequency ablation) 药物治疗无效,发作频繁,逆传型、房室折返型者可考虑使用此方法。

三、室性心动过速

室性心动过速(ventricular tachycardia)是指起源于希氏束分叉处以下的连续宽大畸形 QRS 波组成的心动过速。

【病因】

可由心脏手术、心导管检查、严重心肌炎、先天性心脏病、感染、缺氧、电解质紊乱等原因引起。但不少病例其病因不易确定。

【临床表现】

与阵发性室上性心动过速相似,但症状比较严重。可表现为烦躁不安、苍白、呼吸急促。年长儿可主诉心悸、心前区疼痛,严重病例可有晕厥、休克、充血性心力衰竭等。发作短暂者血流动力学改变较轻;发作持续 24 小时以上者则可发生显著的血流动力学改变。体格检查发现心率增快,常在 150 次/min 以上,节律整齐,心音可有强弱不等现象。

【辅助检查】

心电图特征:①心室率常在 150~250 次/min 之间,QRS 波宽大畸形,时限增宽;②T 波方向与 QRS 波主波方向相反,P 波与 QRS 波之间无固定关系;③QT 间期多正常,可伴有 QT 间期延长,多见于多形性室性心动过速;④心房率较心室率缓慢,有时可见到室性融合波或心室夺获。

心电图是诊断室性心动过速的重要手段,但有时与室上性心动过速伴心室内差异传导的鉴别比较困难,必须综合临床病史、体格检查、心电图特点、对治疗措施的反应等仔细加以区别。

【治疗】

室性心动过速是一种严重的快速心律失常,可发展为心室颤动,致心源性猝死。同时有心脏病存在者病死率可达 50% 以上,所以必须及时诊断,予以适当处理。药物可选用利多卡因 0.5~1.0mg/kg 静脉滴注或缓慢推注。必要时可每隔 10~30 分钟重复,总量不超过 5mg/kg。此药能控制心动过速,但作用时间很短,剂量过大能引起惊厥、传导阻滞等毒性反应。伴有血压下降或心力衰竭者首选同步直流电复律(1~2J/kg),转复后再用利多卡因维持。预防复发可用口服普罗帕酮、胺碘酮和索他洛尔等。

对多形性室性心动过速伴 QT 间期延长者,如为先天性因素,则首选 β 受体阻滞剂,禁忌应用 I a、I c 及Ⅲ类药物和异丙肾上腺素。后天性因素所致者,可选用异丙肾上腺素,必要时可试用利多卡因。

四、房室传导阻滞

房室传导阻滞(AV block)是指由于房室传导系统某部位的不应期异常延长,激动从心房向心室传播过程中传导延缓或部分甚至全部不能下传的现象,临床上将房室传导阻滞分为以下类型。

1. I 度房室传导阻滞　房室传导时间延长,心电图表现为 PR 间期超过正常范围,但每个心房激动都能下传到心室。

2. Ⅱ度房室传导阻滞　Ⅱ度房室传导阻滞时窦房结的冲动不能全部传达心室,因而造成不同程度的漏搏。通常又可分为两型:

(1) 莫氏 I 型:又称为文氏现象。特点是 PR 间期逐步延长,最终 P 波后不出现 QRS 波,在 PR 间期延长的同时,RR 间期往往逐步缩短,且脱漏的前后两个 R 波的距离小于最短的 RR 间期的 2 倍。

(2) 莫氏Ⅱ型:此型特点为 PR 间期固定不变,心房搏动部分不能下传到心室,发生间歇性心室脱漏,且常伴有 QRS 波增宽。

3. Ⅲ度房室传导阻滞　此时,房室传导阻滞有效不应期极度延长,使 P 波全部落在了有效不应期内,完全不能下传到心室,心房与心室各自独立活动,彼此无关。心室率较心房率慢(图 12-18)。

图 12-18　Ⅲ度房室传导阻滞

【病因】

Ⅰ度房室传导阻滞可见于正常健康儿童,也可由风湿性心肌炎、病毒性心肌炎、发热、肾炎、先天性心脏病引起。在应用洋地黄时也能延长 PR 间期。Ⅱ度房室传导阻滞产生的原因有风湿性心脏病、各种原因引起的心肌炎、严重缺氧、心脏手术后及先天性心脏病(尤其是大动脉换位)等。Ⅲ度房室传导阻滞,又称完全性房室传导阻滞,小儿较少见。病因可分为先天性与获得性两种。后者以心脏手术引起者最为常见,其次为病毒性心肌炎,新生儿低血钙与酸中毒也可引起暂时性Ⅲ度房室传导阻滞。

【临床表现】

Ⅰ度房室传导阻滞本身对血流动力学并无不良影响。临床听诊除第一心音较低钝外,并无其他特殊体征。诊断主要通过心电图检查。

Ⅱ度房室传导阻滞临床表现取决于基础心脏病变以及由传导阻滞引起的血流动力学改变。当心室率过缓时可引起胸闷、心悸,甚至产生眩晕和晕厥。听诊时除原有心脏疾患所产生的听诊改变外,尚可发现心律不齐、脱漏搏动。莫氏Ⅰ型比Ⅱ型常见,但Ⅱ型的预后则比较严重,容易发展为完全性房室传导阻滞,导致阿-斯综合征。

Ⅲ度房室传导阻滞临床上部分小儿并无主诉,重者因心排血量减少而自觉乏力、眩晕、活动时气短。最严重的表现为阿-斯综合征发作,知觉丧失,甚至死亡。某些小儿则表现为心力衰竭以及对应激状态的耐受能力降低。体格检查时脉率缓慢而规则,第一心音强弱不一,有时可闻及第三心音或第四心音。绝大多数患儿心底部可闻及Ⅰ~Ⅱ级喷射性杂音,为心脏每次搏出量增加引起的半月瓣相对狭窄所致。由于经过房室瓣的血量也增加,所以可闻及舒张中期杂音。X 线检查发现的不伴有其他心脏疾患的Ⅲ度房室传导阻滞中,约 60% 有心脏增大。

【治疗】

1. Ⅰ度房室传导阻滞应着重病因治疗,基本上不需特殊治疗,预后较好。

2. Ⅱ度房室传导阻滞的治疗应针对原发疾病。当心室率过缓、心脏搏出量减少时可用阿托品、异丙肾上腺素治疗。预后与心脏的基础病变有关。

3. Ⅲ度房室传导阻滞有心功能不全症状或阿-斯综合征表现者需积极治疗。纠正缺氧与酸中毒可改善心脏传导功能。由心肌炎或手术暂时性损伤引起者,肾上腺皮质激素可消除局部水肿。可口服阿托品、麻黄碱,或异丙肾上腺素舌下含服,重症者应用阿托品皮下或静脉注射,或异丙肾上腺素 1mg 溶于 5%~10% 葡萄糖溶液 250ml 中,持续静脉滴注,速度为 0.05~2μg/(kg·min),然后根据心率调整速度。

安装起搏器的指征为:反复发生阿-斯综合征,药物治疗无效或伴心力衰竭者。一般先安装临时起搏器,经临床治疗可望恢复正常,若观察 4 周左右仍未恢复,应考虑安置永久起搏器。

(桂永浩)

本章概述了胎儿循环的特点及出生后卵圆孔、动脉导管关闭的机制，出生后心脏大小、形态的变化特点，血压和心率的动态变化的规律。先天性心脏病的类型可分为左向右分流、右向左分流和无分流三类，胸部X线检查、心电图及超声心动图是其诊断的重要手段，对于某些患儿尚需心导管检查。常见的先天性心脏病左向右分流类型：房间隔缺损、室间隔缺损、动脉导管未闭。缺损的大小、缺损两侧压力的阶差是分流量的决定因素。法洛四联症的右向左分流量和发绀的程度取决于肺动脉狭窄的程度，其

并发症与缺氧引起的继发性红细胞增多症、血黏稠度增高有密切关系。儿童心肌炎的常见病毒有柯萨奇病毒、埃可病毒、腺病毒、流感和副流感病毒等，确诊需临床诊断和病原学诊断。心内膜弹力纤维增生症主要表现为充血性心力衰竭，洋地黄为其治疗首选药物。感染性心内膜炎主要由链球菌和葡萄球菌所致，临床表现及其严重程度与病原微生物有密切关系。小儿心律失常可为先天性的，也可是获得性的，准确判断心律失常是否对生命构成威胁非常重要。在治疗的同时，还应积极寻找病因。

1. 常见左向右分流的先天性心脏病临床表现的异同点是什么？

2. 为什么说肺动脉狭窄是决定法洛四联症临床症状的最重要的因素？

3. 胎儿循环向成人循环转变过程中卵圆孔、动脉导管关闭的主要原因是什么？

第十三章　　泌尿系统疾病

学习目标	
掌握	儿童急性肾炎典型病例及严重病例的临床表现、诊断和处理；肾病综合征的分类、临床表现、常见并发症和治疗；小儿泌尿道感染特点、诊断要点及治疗原则。
熟悉	小儿肾小球疾病分类；儿童血尿的诊断思路；泌尿道感染的预防和预后。
了解	儿童泌尿系统解剖生理特点；泌尿道感染和先天性尿路畸形的关系；泌尿道感染相关的影像学检查。

第一节　小儿泌尿系统解剖生理特点

【解剖特点】

1. 肾脏　肾脏(kidney)呈菜豆形,位于脊柱两侧,腹膜后方,右肾位置略低于左肾。新生儿肾脏重约 24g,长 6cm,表面凹凸不平呈分叶状,至成人时重约 150g,长 12cm。婴儿肾脏位置较低,其下极可低至髂嵴以下第 4 腰椎水平,2 岁以下肾脏容易在腹部扪及,以后肾脏位置逐渐升高达腰部。肾脏内缘中部称为肾门,是血管、神经和输尿管出入的门户。肾门以内是肾实质围成的腔隙,称为肾窦,肾窦包括肾盂、肾盏、肾动脉及肾静脉的主要分支及它们周围的疏松结缔组织和脂肪组织。肾脏实质是由皮质和髓质组成,皮质位于表层,占肾实质的外 1/3,内 2/3 为髓质。肾单位(nephron)是肾脏的基本结构和功能单位,每个肾脏有 100 多万个肾单位,由肾小体及其下属的近端肾小管、髓袢的降支和升支、远端肾小管组成。肾小体由特殊的动脉性毛细血管球(肾小球)和包在其外面的肾小囊构成,是产生原尿的部分。

2. 输尿管　婴幼儿输尿管较长而弯曲,管壁肌肉及弹力纤维发育不良,容易受压及扭曲而导致梗阻,造成尿潴留而诱发感染。

3. 膀胱　婴儿膀胱位置比年长儿及成人高,尿液充盈时可顶入腹腔内,触诊时容易扪及,随年龄增长逐渐下降至盆腔内,因此婴儿可经耻骨上膀胱穿刺而获尿液进行培养。膀胱受脊髓和大脑控制,在正确教养下可于 1 岁半左右养成控制排尿的习惯。

4. 尿道　新生女婴尿道仅长 1cm(性成熟期为 3~5cm),外口暴露且接近肛门,易受污染。男婴尿道较长,但常有包茎,积垢时也可引起上行性感染。

【生理特点】

肾脏的生理功能主要为排泄体内代谢产物如尿素、有机酸;调节水和电解质平衡;维持内环境稳定以及内分泌功能如分泌肾素、前列腺素、促红细胞生成素等。胚胎9~12周时肾脏开始形成尿液,为羊水的主要成分。但胎儿内环境的稳定靠胎盘维持,肾脏尚未发挥功能。肾脏的发育约在胎龄36周时完成,其时肾单位的数量已达成人量,待出生时已能完成肾脏的生理功能,但贮备能力差,在喂养不当、疾病或应激状态时易出现功能紊乱。生后一周肾小球滤过率为成人的1/4,3~6个月为成人1/2,至1岁时各项肾功能指标按体表面积计算已接近成人水平。

1. 肾小球的滤过作用 新生儿出生时肾小球滤过率甚低,平均约20ml/(min·1.73m²),早产儿则更低,因此过量的水分和溶质不能迅速有效地排出。1岁时接近成人水平。

2. 肾小管的重吸收及排泄功能 足月新生儿的氨基酸及葡萄糖的重吸收能力正常,能维持钠平衡,但调节幅度有限,同时由于肾小球滤过率较低,因此在钠负荷量过大时不能迅速排钠,而易致水肿。早产儿肾功能尚不成熟,葡萄糖肾阈较低,易出现糖尿。新生儿最初10天对钾的排泄能力较差,故有高钾血症倾向。

3. 尿的浓缩和稀释 新生儿及幼婴对尿的稀释能力接近成人,可将尿稀释至40mmol/L,但由于肾小球滤过率低,利尿速度慢,大量水负荷时易出现水肿。新生儿及婴幼儿由于髓袢短,加上尿素生成量少导致形成渗透压梯度有限,使浓缩功能欠佳,婴儿尿最高渗透压仅达700mmol/L[700mOsm/(kg·H₂O)],而成人可达1400mmol/L。因此,婴幼儿应急状态下保留水分能力较差,腹泻、呕吐等情况下易发生脱水,甚至诱发急性肾功能不全。

4. 酸碱平衡 新生儿及婴幼儿肾脏保留HCO₃能力较低,分泌H⁺及NH₃能力低,在正常情况下酸碱平衡的调节能力已达最高限度,不足以应付病理状况下的额外负担,较易出现酸中毒。

5. 肾脏的内分泌功能 肾脏不仅是一个排泄器官,而且是一个重要的内分泌器官,它可以通过自分泌、旁分泌及胞分泌的形式产生一系列内分泌活性物质,在调节血压、水电解质平衡及钙磷代谢等多方面起重要作用。新生儿肾脏已具内分泌功能,释出肾素较多,血浆肾素、血管紧张素、醛固酮均高于成人,生后2周内逐渐降低。由于胎儿血氧分压较低,故胚胎肾合成促红细胞生成素较多,生后随着血氧分压增高,促红细胞生成素合成减少。

6. 小儿排尿及尿液特点

(1)尿量:小儿尿量个体差异较大,不仅与肾血流量、肾小球滤过率、肾小管重吸收率相关,还受摄入液体量、活动量、环境温度等有关。新生儿尿量一般为1~3ml/(kg·h),婴儿尿量为400~500ml/d,幼儿为500~600ml/d,学龄前期为600~800ml/d,学龄期为800~1400ml/d。

(2)排尿控制:正常排尿机制在婴儿期由脊髓反射完成,以后建立脑干-大脑皮层控制机制,至3岁已能控制排尿。在1.5~3岁之间,小儿主要通过控制尿道外括约肌和会阴肌控制排尿,若三岁后仍保持这种排尿机制,不能控制膀胱逼尿肌收缩,则出现不稳定膀胱,表现为白天尿频、尿急、尿失禁,以及夜间遗尿。

第二节 儿童肾小球疾病的临床分类

中华医学会儿科分会肾脏病学组于2000年11月珠海会议对1981年修订的关于小儿肾小球疾病临床分类再次修订如下:

(一)原发性肾小球疾病(primary glomerular diseases)

1. 肾小球肾炎(glomerulonephritis)

(1)急性肾小球肾炎(acute glomerulonephritis,AGN):急性起病,多有前驱感染,以血尿为主,伴不同程度蛋白尿,可有水肿、高血压或肾功能不全,病程多在1年内。可分为:①急性链球菌感染后肾小球肾炎(acute poststreptococcal glomerulonephritis,APSGN):有链球菌感染的血清学证据,起病6~8周内有血补体低下;②非链球菌感染后肾小球肾炎(non-poststreptococcal glomerulonephritis)。

（2）急进性肾小球肾炎(rapidly progressive glomerulonephritis, RPGN)：起病急,有尿改变(血尿、蛋白尿、管型尿)、高血压、水肿,并常有持续性少尿或无尿,进行性肾功能减退。若缺乏积极有效的治疗措施,预后严重。

（3）迁延性肾小球肾炎(persistent glomerulonephritis)：有明确急性肾炎病史,血尿和(或)蛋白尿迁延达1年以上,或没有明确急性肾炎病史,但血尿和蛋白尿超过半年,不伴肾功能不全或高血压。

（4）慢性肾小球肾炎(chronic glomerulonephritis)：病程超过1年,或隐匿起病,有不同程度的肾功能不全或肾性高血压的肾小球肾炎。

2. 肾病综合征(nephrotic syndrome, NS) 诊断标准：①大量蛋白尿：1周内3次尿蛋白定性(+++)~(++++),或随机或晨尿尿蛋白/肌酐(mg/mg)≥2.0;24小时尿蛋白定量≥50mg/kg;②低蛋白血症：血浆白蛋白低于25g/L;③高脂血症：血浆胆固醇高于5.7mmol/L;④不同程度的水肿。以上4项中以①和②为诊断的必要条件。

（1）依临床表现分为两型：单纯型肾病(simple type NS)和肾炎型肾病(nephritic type NS)。

凡具有以下4项之一或多项者属于肾炎型肾病：①2周内分别3次以上离心尿检查RBC≥10个/HPF,并证实为肾小球源性血尿者;②反复或持续高血压,学龄儿童≥130/90mmHg,学龄前儿童≥120/80mmHg,并除外糖皮质激素等原因所致;③肾功能不全,并排除由于血容量不足等所致;④持续低补体血症。

（2）按糖皮质激素反应分为：①激素敏感型肾病(steroid-responsive NS)：以泼尼松足量[2mg/(kg·d)或60mg/(m²·d)]治疗≤4周尿蛋白转阴者;②激素耐药型肾病(steroid-resistant, NS)：以泼尼松足量治疗>4周尿蛋白仍阳性者;③激素依赖型肾病(steroid-dependent, ND)：对激素敏感,但连续两次减量或停药2周内复发;④肾病复发与频复发(relapse and frequently relapse)：复发(relapse)是指连续3天,晨尿蛋白由阴性转为(+++)或(++++),或24小时尿蛋白定量≥50mg/kg或尿蛋白/肌酐(mg/mg)≥2.0;频复发(frequently relapse, FR)是指肾病病程中半年内复发≥2次;或1年内复发≥3次。

3. 孤立性血尿或蛋白尿(isolated hematuria or proteinuria) 指仅有血尿或蛋白尿,而无其他临床症状、化验改变及肾功能改变者。

（1）孤立性血尿(isolated hematuria)：指肾小球源性血尿,分为持续性(persistent)和再发性(recurrent);

（2）孤立性蛋白尿(isolated proteinuria)：分为体位性(orthostatic)和非体位性。

（二）继发性肾小球疾病（secondary glomerular diseases）

1. 紫癜性肾炎(purpura nephritis)

2. 狼疮性肾炎(lupus nephritis)

3. 乙肝病毒相关性肾炎(HBV-associated glomerulonephritis)

4. 其他 毒物、药物中毒,或其他全身性疾患所致的肾炎及相关性肾炎。

（三）遗传性肾小球疾病（hereditary glomerular diseases）

1. 先天性肾病综合征(congenital nephrotic syndrome) 指生后3个月内发病,临床表现符合肾病综合征,可除外继发所致者(如TORCH或先天性梅毒等),分为：①遗传性：芬兰型,法国型(弥漫性系膜硬化,DMS);②原发性：指生后早期发生的原发性肾病综合征。

2. 遗传性进行性肾炎(Alport综合征)。

3. 家族性再发性血尿(familial recurrent hematuria)。

4. 其他 如甲-髌综合征。

附：血肌酐的正常参考值

作为反映肾小球滤过功能的常用指标,由于身高和肌肉发育等因素影响,不同年龄有不同的正常参考值(表13-1,表13-2)。

表 13-1　不同出生体重新生儿最初几周血清肌酐平均值

体重（g）	生后时间（d）			
	1~2	8~9	15~16	22~23
1001~1500	95	64	49	35
1501~2000	90	58	50	30
2001~2500	83	47	38	30
足月	66	40	30	27

表 13-2　儿童血清肌酐参考值

年龄（岁）	单位	
	μmol/L	mg/dl
<2	35~40	0.4~0.5
2~8	40~60	0.5~0.7
9~18	50~80	0.6~0.9

第三节　急性肾小球肾炎

案例 13-1

患儿女,10 岁,因"血尿、尿少 4 天"入院。体格检查:眼睑、下肢轻度水肿。血压:140/95mmHg。尿蛋白(+),RBC 40~50 个/HPF,WBC 10~20 个/HPF。

思考:

1. 最可能的疾病诊断是什么?

2. 临床诊断思路如何考虑? 需要完善哪些检查?

3. 如患儿入院后很快出现气急,不能平卧,要警惕什么情况发生? 如何处理?

急性肾小球肾炎(acute glomerulonephritis)简称急性肾炎,广义上系指一组病因不一,临床表现为急性起病,多有前驱感染,以血尿、水肿、尿少、高血压为特点的肾小球疾患。临床以急性链球菌感染后肾小球肾炎(acute poststreptococcal glomerulonephritis,APSGN)最为多见,即为狭义的急性肾炎。A 组 β 溶血性链球菌感染后引起免疫反应,免疫复合物沉积在肾小球,而致弥漫性肾小球毛细血管内渗出性、增生性炎症病变。据 1982 年全国 105 所医院儿科住院患者统计,APSGN 占同期住院泌尿系统疾病患者的 53%。每年 1、2 月和 9、10 月为发病高峰期,多见于学龄期儿童,男:女发病率为 2:1。根据近年国内外流行病学资料,该病发病率呈下降趋势。本节主要介绍 APSGN。

【病因】

引起急性肾小球肾炎的病原体有:A 组 β 溶血性链球菌;非链球菌(包括葡萄球菌、革兰氏阴性杆菌)、病毒(流感病毒、柯萨奇病毒 B4、EB 病毒、麻疹病毒、腮腺炎病毒)、肺炎支原体、白色念珠菌、原虫、螺旋体、寄生虫等。

A 组 β 溶血性链球菌中,由呼吸道感染所致肾炎的菌株以 12 型为主,少数为 1、3、4、6、25、49 型,约 5% 引起肾炎。皮肤感染引起肾炎则以 49 型为主,少数为 2、55、57 和 60 型,可达 25%。

【发病机制】

A 组 β 溶血性链球菌感染后导致肾炎的机制,系机体对链球菌的某些抗原成分(如胞壁的 M 蛋白或胞质中某些抗原成分)产生抗体,形成循环免疫复合物,并随血流抵达肾脏,沉积于肾小球基底膜,激活补体,造成肾小球局部免疫反应而致病。近年来还提出来一些其他机制，如链球菌中的某些阳离子抗原，先植入于肾小球基底膜，而通过原位抗原抗体反应而致病；致病菌株分泌神经氨酸酶改变了机体正常 IgG，从而使其具有抗原性，导致抗体产生，沉积在肾脏而发病。

【病理】

早期肾活检主要为弥漫性毛细血管内增生性肾小球肾炎。光镜下可见肾小球肿大，内皮细胞及系膜细胞增生（称为毛细血管内增生），中性多形核白细胞和单核细胞在肾小球内浸润，毛细血管腔狭窄乃至闭塞，但毛细血管壁通常无坏死。在少数肾小球，可见局限性毛细血管外增生（新月体），但较少有弥漫性新月体形成。肾小管间质一般病变轻微。电镜下除光镜所见增生渗出性病变外，在上皮侧见大块状电子致密沉积物呈驼峰状沉积，此为本病的特征改变。驼峰一般在病后 4~8 周消退。免疫荧光检查在毛细血管祥周围和系膜区可见 IgG 颗粒样沉积，常伴有 C3 和备解素沉积。

【临床表现】

1. 典型病例

（1）前驱表现：发病前 10 天左右常有上呼吸道感染、扁桃体炎等链球菌前驱感染史。以皮肤脓疱疮为前驱病史者，前驱期长 2~4 周。

（2）水肿：常为最先出现的症状。初期以眼睑及颜面部为主，逐渐下行至四肢，呈非凹陷性，合并腹水及胸腔积液极为少见。水肿主要是由于全身毛细血管壁通透性增强，肾小球滤过率减少，肾小管对钠的重吸收增强，水钠异常潴留等导致高血容量、细胞外液增加。

（3）尿量：尿量减少常与水肿平行，尿量越少水肿越严重。少尿标准：每日尿量学龄儿童<400ml，学龄前儿童<300ml，婴幼儿<200ml 或每日尿量少于 250ml/m²；无尿标准为：每日尿量<50ml/m²。

（4）血尿：初期可出现肉眼血尿，1~2 周后转为镜下血尿，轻症可无肉眼血尿。

（5）高血压：见于 70% 的病例，高血压的标准：学龄儿童 ≥130/90mmHg（17.3/12kPa），学龄前期儿童 ≥120/80mmHg（16/10.7kPa）；婴幼儿 ≥110/70mmHg（14.7/79.3kPa）。主要与水钠潴留、高血容量有关。

2. 严重病例　除上述表现外，出现下列之一的临床表现即为严重病例：

（1）急性肾功能不全：表现为严重少尿甚至无尿，血肌酐及尿素氮明显升高，血肌酐 ≥176mmol/L（2mg/dl），电解质紊乱和代谢性酸中毒。

（2）严重循环充血：水钠潴留可引起严重循环充血及心力衰竭，表现为明显水肿、少尿，甚至无尿、心慌气促、呼吸困难不能平卧、颈静脉怒张，两肺湿啰音、心音低钝、心率增快、奔马律和肝脏进行性增大。

（3）高血压脑病：血压急骤升高达 160/110mmHg（21.3/14.7kPa）以上，脑血管痉挛或脑血流灌注过多而表现为脑水肿，如头痛、呕吐、视力模糊，严重者神志不清、昏迷、惊厥等。眼底检查可见视网膜小动脉痉挛，有时还可见视神经盘水肿。

3. 非典型病例

（1）轻型肾炎：有前驱感染病史，临床症状很轻，尿检轻度异常或正常，一过性血清补体水平降低为诊断的重要依据。

（2）表现为肾病综合征的急性肾小球肾炎：蛋白尿明显时可出现低蛋白血症、高脂血症和凹陷性水肿。通过尿检及血清补体的动态观察可与肾炎性肾病综合征相鉴别。

【辅助检查】

1. 尿液分析　尿镜检红细胞增多，可有红细胞管型、颗粒管型及透明管型等，早期可见较多白细胞或上皮细胞。尿蛋白(+)~(++)，24 小时尿蛋白定量多<1g/m²。

2. 血液检查　可有轻度贫血，一般与血容量增加、血液稀释有关。血沉多增快，1~3 个月内可恢复正常。

3. 肾功能检查　一过性氮质血症，肾小管功能相对良好，轻度稀释性低钠血症。

4. 链球菌感染的指标　皮肤病灶或咽拭子细菌培养可发现 A 组 β 溶血性链球菌。抗 O(ASO)升高见于 80% 以上感为前驱症状和 50% 以皮肤脓疱疮为前驱症状者,感染后 2~3 周开始升高,3~5 周达高峰,半年内恢复正常。还可检测抗脱氧核糖核酸酶 B(anti-DNAase B)、抗透明质酸酶(anti-Hase)及抗双磷酸吡啶核苷酸酶(anti-ADPNase),anti-Hase 在皮肤感染时阳性率较高,anti-ADPNase 则在呼吸道感染时阳性率高,而 anti-ANDase B 则在二种感染时阳性率都>90%。

5. 免疫学检查　血清总补体(CH50)和补体3(C3)的下降是诊断急性肾小球肾炎的关键,多在 4~8 周内恢复正常。血清 γ 球蛋白和免疫球蛋白 IgG 水平可增高。

6. 其他　心电图(ECG)可表现为低电压、T 波低平等改变。X 线片可发现心影轻度增大,超声波检查可见双肾正常或弥漫性肿大、皮质回声增强。

【诊断和鉴别诊断】

链球菌感染后,经 1~3 周前驱期,出现水肿、高血压、血尿、血清补体的动态变化即可明确诊断。但确诊 APSGN 则需包括下述 3 点中的 2 点:①在咽部或皮肤病损处,检出致肾炎的 β 溶血性链球菌;②对链球菌成分的抗体有一项或多项呈阳性:ASO、anti-DNAase B 抗体、anti-Hase 抗体、anti-ADPNase 抗体等;③血清补体 C3 降低。

还需与以下疾病进行鉴别诊断:

1. 其他病原体感染后的肾小球肾炎　已知多种病原体感染也可引起增殖性肾炎,表现为水肿、高血压、血尿,称急性肾炎综合征。病原体有细菌(葡萄球菌、肺炎球菌等)、病毒(流感病毒、EB 病毒、水痘病毒、柯萨奇病毒、腮腺炎病毒、ECHO 病毒、巨细胞病毒及乙型肝炎病毒等)、肺炎支原体及原虫等。这些感染后肾炎患者往往血清补体 C3 下降不如 APSGN 显著。

2. 其他原发性肾小球肾炎

(1) 膜增生性肾炎:起病似急性肾炎,但常有显著蛋白尿、血清补体 C3 持续低下,病程呈慢性过程,必要时行肾活检鉴别。

(2) 急进性肾炎:起病与急性肾炎相同,常在 3 个月内病情持续进展恶化,血尿、高血压、急性肾衰竭伴少尿持续不缓解,病死率高。

(3) IgA 肾病:多于上呼吸道感染后 1~2 日内即以血尿起病,通常不伴水肿和高血压。一般无血清补体下降,有时有既往多次血尿发作史。鉴别困难时需行肾活检。

3. 继发性肾脏疾病　也可以急性肾炎综合征起病,如系统性红斑狼疮、过敏性紫癜、溶血尿毒综合征、坏死性小血管炎、Goodpasture 综合征。根据各病之其他表现可以鉴别。

4. 急性泌尿道感染或肾盂肾炎　在小儿也可表现有血尿,但多有发热、尿路刺激症状,尿中以白细胞为主,尿镜检红细胞多为正常、均一形态,尿细菌培养阳性可以鉴别。

5. 慢性肾炎急性发作　儿童病例较少,常有既往肾脏病史,发作常于感染后 1~2 日诱发,缺乏间歇期,且常有生长发育落后、较重贫血、持续高血压、肾功能不全,有时伴心脏、眼底变化、尿比重固定,超声检查有时见两肾体积偏小。

【治疗】

本病主要治疗原则为清除残余病原菌、对症处理及保护肾功能。

1. 一般治疗

(1) 休息:卧床休息直至水肿消退、血压正常及肉眼血尿消失。红细胞沉降率正常后可上学,但尿 Addis 计数恢复正常前应控制活动量。

(2) 饮食:急性期应限制水、盐及蛋白质摄入量。食盐摄入量控制在 1~2g/d 水平,伴肾功能不全时蛋白质摄入量以 0.5g/(kg·d)为宜。

2. 抗生素　目的为清除残余病原菌,应用青霉素(penicillin)20 万~30 万 U/(kg·d)或红霉素(eryth-

romycin)30mg/(kg·d)治疗2周。疑感染有其他病原菌时,选敏感抗生素治疗。

3. 对症治疗 给予对症处理如利尿、消肿、降压等。

(1) 利尿:轻度水肿者可选用氢氯噻嗪(hydrochlorothiazide,DHCT)2~3mg/(kg·d)口服,尿增多后加用螺内酯(spironolactone,antisterone)2mg/(kg·d)口服。口服利尿剂效果差或重度水肿患者可静脉滴注或肌注呋塞米(furosemide)每次1~2mg/kg。静脉注射过大剂量可有一过性耳聋。还可采用利尿合剂即多巴胺和酚妥拉明各0.3~0.5mg/kg、呋塞米2mg/kg,加入10%葡萄糖100~200ml中静脉滴注,利尿效果优于单用呋塞米。

(2) 降压:凡经休息、控制水盐、利尿而血压仍高者应给予降压药。钙通道阻滞剂:选用硝苯地平(nifedipine)0.25~0.5mg/(kg·次),一日3次或4次,口服或舌下含服。如血压仍不能控制可用尼卡地平(nicardipine),佩尔地平(perdipine)每次0.5~1mg/kg,一日2次;血管紧张素转换酶抑制剂:卡托普利(captopril)1~2mg/(kg·d),一日2~3次;α₁受体阻滞剂:哌唑嗪(prazosin)每次0.02~0.05mg/kg,一日3~4次,口服。

4. 重症病例治疗

(1) 急性肾功能不全:维持水、电解质及酸碱平衡,加强利尿,呋塞米可用至每次3~5mg/kg,具体措施详见急性肾衰竭章节。

(2) 严重循环充血:严格限制水、钠摄入量,快速利尿、降压。可用硝普钠1~2μg/(kg·min),小剂量毛花苷C每次0.01mg/kg,一般1~2次即可,不必维持用药。上述治疗无效时可用血液滤过、血液透析或腹膜透析治疗。

(3) 高血压脑病:首选硝普钠(sodium nitroprusside)静脉滴注,剂量为1~5μg/(kg·min),最大量<8μg/(kg·min),严格控制滴速并根据血压及时调整。主要副作用有恶心、呕吐、头痛、肌痉挛、血压过低等。需新鲜配制,配制>4小时后不宜使用,输液中应避光。也可用二氮嗪(diazoxide)每次3~5mg/kg或佩尔地平(perdipine)0.5~6μg/(kg·min)静脉注射。惊厥者可用地西泮(diazepam)每次0.3mg/kg静脉注射或苯巴比妥(phenobarbital)每次5~8mg/kg肌内注射治疗。

【病程和预后】

一般在病程2周时,随尿量增多,肉眼血尿消失、水肿消退、血压逐渐恢复;4~6周时尿常规接近正常,4~6个月时尿Addis计数恢复正常,少量镜下血尿可持续6个月至1年。痊愈率为90%~95%,少数重症患者可迁延1~3年甚至发展成慢性肾炎或慢性肾功能不全。

防治感染是预防急性肾炎的根本。减少呼吸道及皮肤感染,对急性扁桃体炎、猩红热及脓疱疮患儿应及早、彻底地给予抗生素治疗。此外,感染后1~3周内应随访尿常规,及时发现和治疗本病。

第四节 肾病综合征

案例13-2

患儿男,6岁,因"眼睑、下肢水肿,尿蛋白(+++)2周,血尿、尿少4天"入院。血清白蛋白23g/L,血胆固醇6.8mmol/L。体格检查:眼睑、下肢轻度水肿,血压120/60mmHg。肝肾功能正常。患儿对激素治疗敏感,2周后水肿消退,尿蛋白转阴。

思考:

1. 该患儿出现严重水肿的机制是什么?

2. 下一步激素如何继续使用?

3. 患儿在治疗中出现腓肠肌痉挛,可能原因是什么?如何减少并发症和药物治疗的副作用?

肾病综合征（nephrotic syndrome，NS）简称肾病，是由于肾小球滤过膜对血浆蛋白的通透性增高、大量血浆蛋白自尿中丢失而导致一系列病理生理改变的一种临床综合征，以大量蛋白尿、低白蛋白血症、高脂血症和水肿为其主要临床特点。本病在儿童较为常见，国外报道 16 岁以下年发生率约为 1/50 000。我国各地区协作调查统计，原发性肾病综合征约占儿科泌尿系统住院患儿的 21%（1982 年）和 31%（1992 年），是儿科最常见的肾脏病之一。

【病因和发病机制】

肾病综合征可分为原发性、继发性及先天性，原发性肾病综合征占 90% 以上，其次为各种继发性肾病综合征，继发于感染、药物、中毒或肿瘤、代谢病以及全身性疾病。先天性肾病综合征较少，以芬兰型先天性肾病综合征为代表，已发现为编码肾小球足突间裂孔隔膜上的蛋白 nephrin 的基因突变所致。以下重点介绍小儿原发性肾病综合征。

原发性肾病综合征的病因不清楚，其发病往往因呼吸道感染、过敏反应等而诱发。发病机制尚未完全明了，一般认为蛋白尿是由于肾小球毛细血管壁电荷屏障和（或）滤过屏障结构破坏所致。正常肾小球滤膜电荷屏障由基底膜上的固定阴离子位点（主要为硫酸肝素多糖）及内皮、上皮细胞表面的多阴离子（主要为盐酸蛋白）所组成。滤过屏障则由滤过膜内侧的内皮细胞窗孔、基底膜及上皮细胞裂孔隔膜组成。

微小病变型肾病综合征（minimal change nephropathy，MCD）可能与细胞免疫紊乱，特别是 T 细胞免疫功能紊乱有关，其依据在于：MCN 肾组织中无免疫球蛋白及补体沉积；外周血 T 细胞 CD_4/CD_8 比例失衡，淋巴细胞转化率低下；抑制 T 细胞的病毒感染（如麻疹）可诱导本病缓解；出现 T 细胞功能异常的疾病如霍奇金病可导致 MCN；抑制 T 细胞的糖皮质激素及免疫抑制剂可诱导本病缓解。尽管肾病状态下血生化及内分泌改变也有可能诱导免疫抑制状态的产生，但这些改变主要见于 MCN，而在非微小病变型肾病综合征中少见，说明这种免疫紊乱更可能是原因，而非肾病状态的结果。推测 MCN 细胞免疫紊乱，使淋巴细胞产生一种肾小球通透因子（glomerular permeability factor，GPF）直接引起蛋白尿。

近年来研究发现肾病的发病具有遗传学基础。国内报道糖皮质激素敏感患者 $HLA-A_1$、B_8、DR_3、DR_7、DRW_{52} 出现的频率明显增高，而儿童 HLA-DR7 抗原频率高达 38%，频繁复发肾病患儿则与 $HLA-DR_9$ 有关。另外肾病还有家族性表现，且易同胞患病。近 20 年来，对于肾小球足细胞及裂孔隔膜超微结构的认识跃升到分子水平，不断有新的足细胞固有分子被发现，如 nephrin、CD_2 相关蛋白、podocin、α-actinin-4、FAT_1 等，并逐渐认识到这些分子在肾病综合征的发病机制中起到关键作用。

非微小病变型肾病综合征的肾活检标本中免疫荧光检查可见 IgG 和 C3 沉积，提示为免疫复合物肾炎。通过免疫反应激活补体及凝血、纤溶系统等，损伤基底膜，导致滤过屏障的破坏，出现非选择性蛋白尿。还可通过非免疫机制，如血压增高、血糖增高或由于基底膜结构缺陷而破坏滤过屏障，出现蛋白尿。

【病理】

绝大多数原发性或继发性肾病综合征都是以肾小球病变为主，并可分别根据光镜下的肾小球病变而做病理分型，主要有 5 种病理类型：微小病变肾病（minimal change nephropathy，MCN）、系膜增生性肾炎（mesangial proliferative glomerulonephritis，MsPGN）、局灶节段性肾小球硬化（focal segmental glomerulosclerosis，FSGS）、膜性肾病（membraneous nephropathy，MN）和膜增生性肾炎（membrane proliferative glomerulonephritis，MPGN）。我国于 1996 年报道全国 20 家医院 699 例儿童肾病综合征肾活检中 MCN 占 18.7%，MsPGN 占 37.8%，FSGS 占 11.6%，MN 为 6.0%，MPGN 为 5.5%，余为轻微病变等其他类型。

微小病变肾病光镜下肾小球无明显病变，或仅有轻微病变。肾小球毛细血管基底膜正常。由于有大量蛋白尿，肾小管管腔可见蛋白管型，同时肾小管上皮细胞可有小滴状玻璃样变性及脂肪变性。免疫荧光观察绝大多数无任何免疫球蛋白或补体成分在肾小球内沉积。电镜观察见肾小球脏层上皮细胞肿胀，胞质内可见空泡及吸收性蛋白滴沉积，其足突广泛融合，无电子致密物沉积。

【病理生理】

1. 大量蛋白尿　是最根本的病理生理改变,也是导致本征其他三大特点的根本原因。由于肾小球滤过膜受免疫或其他损伤,电荷屏障或(和)分子筛的屏障作用减弱,血浆蛋白大量漏入尿中。近年还注意到其他蛋白成分的丢失及其造成的相应后果,如多种微量元素的载体蛋白,如转铁蛋白丢失致小细胞低色素性贫血,锌结合蛋白丢失致体内锌不足;多种激素的结合蛋白,如25-羟骨化醇结合蛋白由尿中丢失致钙代谢紊乱;甲状腺素结合蛋白丢失导致 T_3、T_4 下降;免疫球蛋白 IgG、IgA 及 B 因子、补体成分的丢失致抗感染力下降;抗凝血酶Ⅲ、X、XI因子及前列腺素结合蛋白丢失导致高凝及血栓形成。

2. 低白蛋白血症　低蛋白症是病理生理改变中的关键环节,对机体内环境(尤其是渗透压和血容量)的稳定及多种物质代谢产生多方面的影响。大量血浆白蛋白自尿中丢失是低白蛋白血症的主要原因,蛋白质分解的增加为次要原因。当血浆白蛋白低于 25g/L 时可出现水肿,在并发大量体液丢失时易诱发低血容量性休克。低白蛋白血症还导致脂类代谢的异常。

3. 高胆固醇血症　由于低蛋白血症致肝脏代偿性清蛋白合成增加,有些脂蛋白与清蛋白经共同合成途径故合成也增加,同时,脂蛋白、脂酶活力下降也是形成高脂血症的因素。一般血浆白蛋白<30g/L,即出现血胆固醇增高,如清蛋白进一步降低,则甘油三酯也增高。

4. 水肿　肾病综合征时水肿机制尚未完全阐明,可能与下列有关:血浆白蛋白下降,血浆胶体渗透压降低,血浆中水分由血管内转入组织间隙直接形成水肿;水分外渗致血容量下降,通过容量和压力感受器使体内神经、体液因子发生变化,引起水钠潴留而导致全身水肿;低血容量使交感神经兴奋性增高,近端小管重吸收钠增多,加重水钠潴留。因此,肾病综合征的水肿可能是上述诸多因素共同作用的结果。

【临床表现】

1. 单纯性肾病　多于 2~7 岁发病,男:女为 2:1,起病多隐匿,部分患儿起病前有上呼吸道感染、肠炎、皮肤感染或各种过敏等。主要表现为水肿,多见于颜面及下肢,呈凹陷性,严重者伴腹水、胸腔积液及阴囊水肿。水肿明显时伴有少尿,无明显血尿和高血压。

2. 肾炎性肾病　年长儿多见,水肿较轻,可出现血尿和高血压,或有肾功能不全。病程多迁延反复。

【辅助检查】

1. 尿检查　大量蛋白尿:尿蛋白定性(++)~(++++),随机或晨尿尿蛋白/肌酐(mg/mg)≥2.0 或24 小时尿蛋白定量≥50mg/kg。肾炎性肾病可见血尿(离心尿红细胞>10 个/HP)、尿 FDP 增高;尿蛋白电泳在单纯性肾病主要为白蛋白,肾炎性肾病时可出现大分子及小分子蛋白尿。

2. 血液检查　血浆白蛋白<30.0g/L,婴儿<25.0g/L;血胆固醇≥5.7mmol/L,婴儿则≥5.2mmol/L,甘油三酯>1.2mmol/L。电解质可正常,或有低钠血症、低钾血症、低钙血症。肾功能一般正常。红细胞沉降率明显增快,血清蛋白电泳显示白蛋白比例明显下降、α_2 球蛋白明显升高、γ 球蛋白减少。血清补体正常。

【并发症】

1. 感染　最常见,也是病情反复和(或)加重的诱因,影响激素的疗效。其原因有:体液免疫功能低下(免疫球蛋白自尿中丢失、合成减少、分解代谢增加),常伴有细胞免疫功能和补体系统功能不足;蛋白质营养不良、水肿致局部循环障碍;同时应用皮质激素、免疫抑制剂。细菌性感染中既往以肺炎链球菌为主,近年来革兰氏阴性菌所致感染亦见增加,常见呼吸道、泌尿道、皮肤感染及原发性腹膜炎等。病毒感染多发生在接受皮质激素和免疫抑制剂治疗的过程中,多并发水痘、麻疹、带状疱疹等,病情较一般患儿重。

2. 高凝状态及血栓栓塞合并症　肾病时体内凝血和纤溶系统可有如下变化:纤维蛋白原增高;血浆中第Ⅴ、Ⅶ凝血因子增加;抗凝血酶Ⅲ下降;血浆纤溶酶原活性下降;血小板数量可增加,黏附性和聚集力增高。高凝状态可发生血栓栓塞,其中以肾静脉血栓多见,急性者表现为骤然发作的肉眼血尿和腹痛,体检有脊肋角压痛和肾区肿块,双侧者有急性肾功能减退。慢性肾静脉血栓形成常仅为水肿加重、蛋白尿不缓解。X线检查患肾增大、输尿管切迹,肾静脉造影可确诊。其他部位的静脉或动脉也可发生栓塞:两侧肢体水肿程度明显不一致,不随体位改变而变化,多有下肢深静脉血栓形成;下肢疼痛伴足背动脉搏动消失,应考虑下肢动脉血栓形成;此外,若皮肤突发紫斑迅速扩大,或出现顽固性腹水,或突发不明原因的咯血及呼吸困难而缺乏肺部阳性体征,或突发偏瘫或神志异常等,均应考虑是否与栓塞有关。所有病理类型中以膜性肾病最易出现血栓栓塞。

3. 电解质紊乱 主要为低钠血症、低钾血症、低钙血症。长期禁盐,过多应用利尿剂以及呕吐、腹泻均可导致低钠血症及低钾血症,甚至低血容量性休克。蛋白尿时钙与蛋白结合而丢失,维生素D结合蛋白丢失,肠吸收钙减低,服用激素的影响以及骨骼对甲状旁腺激素调节作用的敏感性降低均可导致低钙血症,可出现低钙惊厥及骨质疏松。

4. 急性肾衰竭 病程中发生急性肾衰竭的原因为:低血容量、不恰当地大量利尿致肾血液灌注不足;严重的肾间质水肿、肾小管为蛋白管型堵塞以致肾小囊及近曲小管内静水压力增高而致肾小球滤过减少;药物引起的肾小管间质病变;并发双侧肾静脉血栓形成等。

5. 肾上腺危象 见于皮质激素突然撤减或感染应激时内源性皮质激素水平不足,表现为表情淡漠、呕吐、血压降低乃至休克。

6. 肾小管功能障碍 除了原有肾小球的基础病可引起肾小管功能损害外,主要由于大量尿蛋白的重吸收,导致肾小管功能损害,临床上表现为糖尿、氨基酸尿,以及从尿中丢失钾、磷,严重者可呈现为Fanconi综合征。

7. 生长障碍 可能与蛋白丢失、激素副作用有关。此外,胰岛素水平下降、甲状腺素减低等也可能是肾病患儿生长障碍的机制之一。

【诊断】

2000年11月中华医学会儿科分会肾脏学组珠海会议制定的肾病综合征诊断及临床分型标准如下:

1. 诊断标准 大量蛋白尿[尿蛋白(++)~(++++),1周内3次],24小时尿蛋白定量≥50mg/kg或随机或晨尿尿蛋白/肌酐(mg/mg)≥2.0;血浆白蛋白低于25g/L;血浆胆固醇高于5.7mmol/L;不同程度的水肿。以上4项中以大量蛋白尿和低白蛋白血症为必要条件。

2. 临床分型 临床表现分为单纯型和肾炎型NS,凡具有以下4项之一项或多项者属于肾炎型NS:2周内分别3次以上离心尿中RBC≥10个/HP;反复或持续高血压[学龄儿童≥130/90mmHg,学龄前儿童≥120/80mmHg(1mmHg=0.133kPa)],并排除使用糖皮质激素等原因所致;肾功能不全,并排除由于血容量不足等所致;持续低补体血症。

【治疗】

1. 一般治疗

(1) 休息与饮食:高度水肿时宜卧床休息,病情稳定后可正常活动,但避免剧烈运动。可给予食盐摄入1~2g/d,蛋白摄入量应适宜1~2g/(kg·d),合并肾功能不全时宜低蛋白饮食<0.5g/(kg·d),注意补充维生素D和钙、锌及水溶性维生素。

(2) 利尿:轻度水肿可口服氢氯噻嗪2mg/(kg·d),每日3次,和保钾利尿剂如螺内酯2mg/(kg·d)。重者可静脉注射呋塞米每次1~2mg/kg,应用呋塞米前可快速输注低分子右旋糖酐10ml/kg,较单用呋塞米利尿效果明显。严重水肿并有显著低蛋白血症者可使用白蛋白,协助提高血浆胶体渗透压达到利尿目的。

(3) 抗凝:肾病活动期多为高凝状态,可常规给予双嘧达莫5~8mg/(kg·d),每日3次;及肝素每次1mg/kg,每日1~2次。还可选用尿激酶3万~6万U/d,一日2次;或华法林,起始剂量为2.5mg/次,每日3次,以后维持在2.5~10mg/d,根据凝血酶原时间调整剂量。

2. 肾上腺皮质激素 为肾病综合征治疗的首选药物。

(1) 泼尼松(prednisone)口服治疗:应用广泛,适用于初治患者。疗程可分为:①短程:剂量为

2mg/(kg·d),口服4周或至蛋白转阴后2周,然后剂量减少1/2或减少1/3,改为隔日晨顿服,8周后骤停。1年内复发率为83%,现已少用;②中程疗法:剂量为2mg/(kg·d),口服4周,最长不超过6周,然后改为每次2mg/kg,隔日晨顿服,连用4周,此后逐步减量,直至停药,总疗程为6个月。1年内复发率为61%;③长程疗法:剂量为2mg/(kg·d),口服4周,最长8周,后改为每次2mg/kg,隔日晨顿服,然后逐步减量,直至停药,总疗程9~12个月。1年内复发率最低,约32%。

疗效判断:治疗4周后判断疗效,尿蛋白转阴为激素敏感。激素耐药、激素依赖及频复发为难治性肾病(激素耐药、激素依赖及频复发的概念见本章第二节)。

复发和糖皮质激素依赖性肾病的治疗:调整糖皮质激素的剂量和疗程,糖皮质激素治疗后或在减量过程中复发者,原则上再次恢复到初始疗效剂量或上一个疗效剂量,或改隔日疗法为每日疗法,或将激素减量的速度放慢,延长疗程。同时注意查找患儿有无感染或影响糖皮质激素疗效的其他因素存在。更换糖皮质激素制剂:对泼尼松疗效较差的病例,可换用其他糖皮质激素制剂,如甲泼尼龙(methylprednisolone)、阿赛松(triamcinolone,曲安西龙)、康宁克通A(kenacort A)等。激素耐药的患儿通常需要糖皮质激素联合免疫抑制剂治疗。

(2) 甲泼尼龙(methylprednisolone)冲击治疗:用于难治性肾病,剂量为20~30mg/(kg·d),总量<1.0g,加入10%葡萄糖溶液100~250ml中静脉滴注1~2小时,每日1次,3天为1个疗程。如需冲击2个疗程可于3天至1周后重复,或为隔日静脉滴注1次,连用3次。

长期使用糖皮质激素可产生许多不良反应:脂肪代谢紊乱,脂肪异常分布出现满月脸、水牛背、向心性肥胖;蛋白质分解代谢增加出现负氮平衡,肌肉萎缩无力、伤口愈合延迟;糖代谢紊乱引起血糖升高和糖尿病;水、电解质紊乱,出现水钠潴留、高血压;钙磷代谢异常导致高钙尿和骨质疏松;胃酸分泌旺盛易引起消化道溃疡;神经精神方面有欣快感、兴奋、失眠,甚至精神病、癫痫发作;还可发生白内障,眼压升高;无菌性股骨头坏死、生长停滞;高凝状态;易发生感染或诱发结核灶活动;应激状态时易出现肾上腺功能不全甚至肾上腺皮质危象,表现为恶心、呕吐、腹痛、休克。因此,长期应用糖皮质激素患儿,应定期监测血压、眼压、骨密度等指标。

3. 细胞毒药物 用于难治性肾病综合征。多与中小剂量的糖皮质激素合用,有协同作用。常用药物有:

(1) 环磷酰胺(CTX):剂量为2~3mg/(kg·d)口服,疗程2~3个月,累积量不超过250mg/kg。静脉冲击时,每次0.5~0.75g/m²,每月1次,连用6次,必要时可追加2~4次,累积量<150mg/kg。冲击时应充分水化,液体入量不小于2.5L/m²。副作用有胃肠反应、血白细胞减少、脱发、出血性膀胱炎及性腺损害(主要为男孩),青春期应慎用。

(2) 其他:苯丁酸氮芥0.2mg/(kg·d),总剂量<12~16mg,氮芥0.1mg/(kg·d),静脉注射,4天为1个疗程,1个月后可重复1个疗程;环孢素A(ciclosporin A,CsA)5mg/(kg·d)口服,缓解后减量,可用6个月,维持全血浓度在100~200ng/ml水平;6-硫鸟嘌呤(6-TG)1.5mg/(kg·d)口服,疗程1年;吗替麦考酚酯(霉酚酸酯)15~30mg/(kg·d),分次口服,疗程6个月以上。

4. 中药 可用中药抗凝、调节免疫并减少复发。常用雷公藤多苷片2mg/(kg·d),每日3次,逐步减量至1mg/(kg·d),疗程3~5个月;川芎嗪4mg/(kg·d);保肾康100~150mg/次,每日3次口服;也可用黄芪、生地、知母、白术等滋阴补气中药治疗。

【预后】

儿童肾病综合征的预后与原发病、病理类型、治疗反应密切相关。微小病变型虽多次复发但远期预后良好,非微小病变型预后较差。

第五节 泌尿道感染

案例 13-3

患儿男,6个月,发热4天,伴排尿时哭闹。体格检查:咽稍红,心肺(-)。血常规:白细胞$15.0×10^9/L$。肝、肾功能正常。既往发热2次,抗生素治疗后可好转。

思考:

1. 该男婴需立即行何检查?

2. 最可能的疾病诊断是什么?

3. 抗生素治疗的原则是什么?怎样考虑进一步检查?

泌尿道感染(urinary tract infection,UTI)简称尿感,是指病原微生物入侵泌尿系统并在尿液中繁殖,侵入泌尿道黏膜或组织引起炎症反应。尿感是儿科最常见的感染性疾病之一,据1986年全国21个省市224 291例健康小儿尿液筛查,尿感发病率为8.25%。无论成人或儿童,女性泌尿道感染的发病率普遍高于男性,但新生儿或婴幼儿早期,男性发病率却高于女性。根据感染部位分上尿路感染和下尿路感染,前者指肾盂肾炎,后者指膀胱炎和尿道炎。上尿路感染的危害较大,以婴幼儿发病率最高,反复感染可形成肾瘢痕,严重者可致继发性高血压和慢性肾功能衰竭。由于儿童时期感染局限在尿路某一部位者较少,且临床上又难以准确定位,故常不加区别统称为泌尿道感染。可根据有无临床症状,分为症状性泌尿道感染(symptomatic urinary tract infection)和无症状性菌尿(asymptomatic bacteriuria)。无症状性菌尿是儿童泌尿道感染的一个重要组成部分,见于各年龄、性别的儿童,但以学龄女孩最常见。

【病因】

为各种病原微生物,大肠埃希菌占75%~90%,其次为肺炎克雷伯杆菌、变形杆菌、产气杆菌和产碱杆菌。初次患泌尿道感染的新生儿、所有年龄的女孩和1岁以下的男孩,主要的致病菌仍是大肠埃希菌;而在1岁以上男孩主要致病菌是变形杆菌。革兰氏阳性球菌的比例近年有所升高,如肠链球菌和葡萄球菌。由器械操作诱发的尿感可为肠道细菌和铜绿假单胞菌。在泌尿道梗阻、结构异常、尿路结石、膀胱输尿管反流和神经源性膀胱的基础上并发尿感可为一种以上细菌的混合感染。腺病毒可引起出血性膀胱炎。真菌感染可能继发于糖尿病患儿留置导尿、免疫缺陷病,或类固醇激素、广谱抗生素或其他免疫抑制剂治疗过程中。

【发病机制】

以上行感染为最主要感染途径,其次为血行感染,少数为邻近器官感染的直接侵犯。正常时,泌尿道通过定期排尿将细菌冲洗出尿道和泌尿道黏膜产生的分泌型IgA、溶菌酶、有机酸等抗菌物质,可有效减少细菌的黏附,一般只有在诱因存在时才易发尿感。

1. 上行感染 正常小儿尿道有少许细菌存在,当机体抵抗力下降或尿道黏膜损伤时细菌可入侵或沿尿道上行引起膀胱、肾盂和肾间质的感染。女孩尿道短,上行感染机会比男孩多。此外,下列因素可促发上行感染形成:

(1)解剖生理特点:婴幼儿输尿管长而弯曲,管壁肌肉弹力纤维发育不良,蠕动力弱,易于扩张,尿流不畅。

(2)膀胱输尿管反流(vesico-ureteral reflux,VUR):正常输尿管进入膀胱壁呈钝角,有一定的斜度和长度,开口呈斜行裂隙状,起瓣膜作用。当输尿管进入膀胱的角度改变、在膀胱壁内行程太短、输尿管末端环形和纵行肌纤维数量和分布异常或输尿管膀胱开口的先天异常,以及脊髓脊膜膨出所致的神经源性膀胱均可引起膀胱输尿管反流。婴儿期在膀胱充盈期和排尿期产生的逼尿肌功能亢进,使膀胱内压增高,改变了膀胱壁和输尿管交界处的解剖关系也可引起 VUR,但为暂时性。

膀胱输尿管反流分 5 级:Ⅰ级:反流仅见于输尿管。Ⅱ级:反流至肾盂、肾盏。Ⅲ级:输尿管轻至中度扩张与扭曲,肾盏中度扩张,穹窿无或轻度变钝。Ⅳ级:输尿管中度扩张,穹窿角完全消失。Ⅴ级:输尿管显著扩张与扭曲,肾盂、肾盏显著扩张,多数肾盏不见乳头压迹。

尿液反流可造成上行性尿感反复发作,Ⅲ级以上的反流可因肾盏内压力过高引起肾内反流和肾间质损害。两者同时或单独存在可引起肾瘢痕,导致慢性肾衰竭。

(3) 其他先天畸形和尿路梗阻:常见有肾盂输尿管连接处狭窄、肾盂积水、先天性巨输尿管、后尿道瓣膜、多囊肾、结石、肿瘤等,使引流不畅而继发感染。

(4) 病原菌的致病力:以大肠埃希菌为例,其菌体抗原和荚膜抗原 K 是决定大肠埃希菌尿路致病性的必要条件。此外,大肠埃希菌菌体表面有许多 P 菌毛,表达的黏附素能特异地与泌尿道上皮细胞表面的特异受体结合,使菌体紧密黏附于泌尿道上皮以避免被尿液冲洗,故易在局部繁殖引起上行感染。

2. 血行感染　在败血症或其他病灶引起的菌血症时,细菌经血流进入肾皮质和肾盂引起尿感。血行感染在新生儿多见。

【临床表现】

因年龄和尿感部位不同而异,表现有肾盂肾炎、膀胱炎和无症状性菌尿三种形式。

1. 肾盂肾炎　婴幼儿占多数,以全身感染中毒症状为主要表现,常有 38.5℃ 以上的发热,高热时可有惊厥或寒战,表现为全身不适、精神萎靡、面色苍黄、呕吐、腹泻。新生儿常见败血症样表现,有体重下降、喂养困难、黄疸、激惹、发热或体温不升。年长儿诉胁肋部或腰部痛及肾区叩击痛。

2. 膀胱炎　年长女孩为多见,有尿频、尿急、排尿困难、排尿不尽、下腹不适、耻骨上区疼痛、尿失禁的症状,有时伴尿液恶臭、外阴部湿疹等。一般无发热。

3. 无症状性菌尿　小儿尿培养阳性而无任何感染的临床症状,但若不治疗可能发展为有症状的尿路感染。

【辅助检查】

1. 血液检查　急性肾盂肾炎常有血白细胞总数和中性粒细胞比例明显增高、红细胞沉降率增快、C-反应蛋白>20mg/L。膀胱炎上述实验指标多正常。

2. 尿常规检查　清洁中段尿离心镜检可见 WBC≥5 个/HP 提示尿路感染,若见 WBC 管型,提示肾盂肾炎。肾乳头炎或膀胱炎可有明显血尿或终末血尿。严重者,可有短暂明显的蛋白尿。

3. 试纸条亚硝酸盐试纸条试验(Griess 试验)和尿白细胞酯酶检测　试纸条亚硝酸盐对诊断 UTI 的特异性高而敏感性低,大肠埃希菌、副大肠埃希菌和克雷伯杆菌呈阳性,产气、变形、铜绿假单胞菌和葡萄球菌为弱阳性,粪链球菌、结核菌阴性。如采用晨尿,可提高其阳性率。白细胞酯酶是人体白细胞内含有的一种特异性酶类,临床常用这种酶类来检测标本中有无白细胞存在。两者联合检测可增加特异度和敏感度。

4. 细菌学检查　尿培养是确定诊断的重要证据。严格操作常规以免尿液污染,同时菌落计数,若菌落计数≥10^5/ml 有诊断意义,10^4~10^5/ml 为可疑。但已有膀胱炎尿路刺激症状的患儿,尿白细胞明显增多,尿培养菌落计数为 10^3~10^4/ml 亦应考虑尿感的诊断。对婴幼儿和新生儿以及怀疑尿感而留尿困难的小儿,可做耻骨上膀胱穿刺尿液培养,阳性即有诊断意义。用集尿袋留取尿液的培养结果,仅有排除意义。留做细菌培养的尿液若不能及时送验时,应暂放在 4℃ 冰箱内。大量利尿或已应用抗菌药物治疗则影响结果。有发热的尿感患儿应同时做血培养。尿培养如阳性应做药物敏感试验,指导抗生素的选择。

5. 尿直接涂片找细菌　用 1 滴均匀、新鲜尿液置玻片上烘干,用亚甲蓝或革兰氏染色,在高倍镜或油镜下每视野若见到细菌≥1个,表示尿内菌落计数≥10^5/ml。根据尿沉渣涂片革兰氏染色及细菌形态尚可作为选用药物治疗的参考。

6. 其他实验室指标　对病情迁延,特别疑有尿路畸形或肾瘢痕形成者要注意肾小球及肾小管功能测定。

7. 影像学检查　B超检查可探查泌尿系的结构和膀胱排泄功能有无异常,有无结石、梗阻、残余尿等感染诱因。伴有发热症状的 UTI 均建议 B 超检查。

静脉肾盂造影可显示泌尿系统有无先天畸形、肾盂积水及其程度。排泄性膀胱造影(MCU)对早期发现膀胱输尿管反流及后尿道瓣膜等意义重大。

放射性核素^{99m}锝二巯基丁二酸(^{99m}Tc-Dimercaptosuccine acid,DMSA)肾静态显像可作为上尿路感染诊断的可靠指标,对发现肾盂肾炎的敏感性和特异性均在90%以上。急性肾盂肾炎时,由于肾实质的炎性细胞浸润、肾间质水肿、肾小管细胞坏死,形成病变部位放射性核素分布的稀疏区,炎症消散后此种稀疏区可消失。当慢性肾盂肾炎肾瘢痕形成时,病变部位的 DMSA 摄入更少,且肾外形可因瘢痕收缩而缩小或见楔形缺损区。

【诊断和鉴别诊断】

患者多有感染或尿路刺激的临床症状,结合尿常规、尿培养菌落计数可以作出诊断。符合以下 1、2 者可确诊。

1. 清洁中段尿,离心镜检可见白细胞≥5 个/HP,或有尿感症状。

2. 中段尿培养菌落计数≥10^5/ml。

3. 如无第 1 条,应重复尿培养,若同一细菌仍≥10^5/ml,可确诊为无症状性菌尿。

完整的泌尿道感染的诊断除了评定泌尿系被细菌感染外,还应包括以下内容:①本次感染系初染、复发或再感染;②确定致病菌的类型并做药物敏感试验;③有无尿路畸形如膀胱输尿管反流、尿路梗阻等,如有膀胱输尿管反流,还要进一步了解反流的严重程度和有无肾瘢痕形成;④感染的定位诊断,即上尿路感染或下尿路感染。

鉴别诊断中,须注意以下方面:急性肾小球肾炎病程中可有暂时性尿白细胞增多,但有血尿、水肿和高血压;急性间质性肾炎和狼疮性肾炎亦有白细胞尿,可结合临床和相关检查作鉴别诊断;对一般抗菌治疗无效且尿细菌培养多次阴性者,尚应结合胸片、OT 试验、尿沉渣找抗酸杆菌和静脉肾盂造影等排除泌尿系结核;蛲虫病、包茎、会阴炎症亦可出现尿频、尿急症状,但尿白细胞正常或轻微增多,尿培养结果不符合尿感,加强局部处理可缓解症状。

【治疗】

目的在于积极控制感染、防止复发、保护肾功能。

1. 一般治疗　急性期卧床休息,多饮水,进食易消化、含足够热卡和蛋白质的食物。女孩应注意外阴部的清洁卫生。

2. 抗感染治疗

(1) 选用抗生素的原则:①感染部位:对肾盂肾炎应选择血浓度高的药物,对膀胱炎应选择尿浓度高的药物;②感染途径:对上行性感染,首选磺胺类药物治疗;如发热等全身症状明显或属血源性感染,多选用青霉素类、氨基糖苷类或头孢菌素类单独或联合治疗;③根据尿培养及药物敏感试验结果,同时结合临床疗效选用抗生素;④药物在肾组织、尿液、血液中都应有较高的浓度;⑤选用的药物抗菌能力强,抗菌谱广,最好能用强效杀菌剂,且不易使细菌产生耐药菌株;⑥对肾功能损害小的药物。

常用药物:①氨苄西林:剂量为 50~100mg/(kg・d),为常用广谱抗生素,由于耐药菌株增加,可选用阿莫西林/克拉维酸钾、复方氨苄西林等新型制剂;②头孢菌素类:选择第二、三代头孢菌素,效果较好,肾毒性小,第一代对肠杆菌科细菌基本无效,肾毒性大;③氨基糖苷类:由于可引起耳、肾毒性,静脉滴注要慎用,时间不可长,如阿米卡星5~8mg/(kg·d);④喹诺酮类:抗菌作用较强,但7岁以下小儿慎用;⑤复方磺胺甲噁唑剂量为50mg/(kg·d)、呋喃妥因为8~10mg/(kg·d),适用于下尿路感染和预防性用药。对真菌感染可用抗真菌药。

（2）疗程:婴幼儿如伴有呕吐、精神萎靡者,建议静脉用药,常规疗程为2周。对治疗恢复不顺利者应根据尿培养及药敏试验结果及时更换抗生素,疗程4~6周。年长儿且明确为下尿路感染者,疗程5~7天。初次尿感痊愈后于第1、2、3、6、12个月应随访中段尿培养,至少1年。

（3）无症状菌尿的治疗:单纯无症状菌尿一般无须治疗。但若合并尿路梗阻、膀胱输尿管反流或存在其他尿路畸形,或既往感染使肾脏留有陈旧性瘢痕者,则应积极选用前述抗菌药物治疗。疗程7~14天,继之给予小剂量抗菌药物预防,直至尿路畸形被矫治为止。

（4）复发和再感染的治疗:多数经治疗于数日内症状消失,50%的患儿可复发,多在1个月内出现。常见原因有:药物选择不当;耐药菌株;L-型细菌;尿路畸形等。再感染多发生在初次治疗后停药1个月以上,再感染多为不同菌株或同一菌株不同血清型所引起,常合并有尿路梗阻和膀胱输尿管反流等尿路畸形。对复发和再感染治疗的关键在于去除诱因。治疗可延长至6周或更长,并选用复方新诺明、呋喃妥因等以1/5~1/4量维持1年或更长。

3. 尿路畸形的治疗　肾盂输尿管连接处狭窄或后尿道瓣膜、膀胱输尿管反流V级应给予手术治疗。

【预后】

复发和再感染的患儿随着尿路畸形的矫正,大多数尿路感染急性发作的次数可明显降低,肾瘢痕形成的风险减少。少数起病早但发现晚,就诊时已有广泛肾瘢痕形成的慢性尿路感染儿童,会发展成高血压、进行性肾损害,直到慢性肾衰竭。

第六节　肾小管酸中毒

案例 13-4

患儿女,4岁,因"厌食、恶心,生长落后"入院。查体有佝偻病表现,实验室检查:低血钾、低血钠和代谢性酸中毒。出生史无特殊,一直坚持补充维生素D和钙剂。

思考:

1. 这个病例的特点是什么?

2. 临床的诊断思路是什么? 如何诊断和治疗?

3. 您以往的临床经验是如何帮助诊断这个病例的?

肾小管酸中毒(renal tubular acidosis,RTA)是由于近端肾小管对HCO_3^-重吸收障碍和(或)远端肾小管排泌氢离子障碍所致的一组临床综合征。其主要表现为:①慢性高氯性酸中毒;②电解质紊乱;③肾性骨病;④尿路症状等。特发性者为先天缺陷,多有家族史,早期无肾小球功能障碍。继发性者可见于许多肾脏和全身疾病。

RTA一般分为4个临床类型:①远端肾小管酸中毒(RTA-I);②近端肾小管酸中毒(RTA-Ⅱ);③混合型或Ⅲ型肾小管酸中毒(RTA-Ⅲ);④高钾型肾小管酸中毒(RTA-Ⅳ)。

一、远端肾小管酸中毒（Ⅰ型）

远端肾小管酸中毒(distal renal tubular acidosis,dRTA)是由于远端肾小管排泌H^+障碍,尿NH_4^+及可滴定酸排出减少所致。

【病因】

Ⅰ型肾小管酸中毒有原发性和继发性,原发者见于先天性肾小管功能缺陷,多为常染色体显性遗传,也有隐性遗传和特发病例。继发者可见于很多疾病,如肾盂肾炎、特发性高 γ-球蛋白血症、舍格伦综合征、原发性胆汁性肝硬化、系统性红斑狼疮、纤维素性肺泡炎、甲状旁腺功能亢进、甲状腺功能亢进、维生素 D 中毒、特发性高钙尿症、肝豆状核变性、药物性或中毒性肾病、肾髓质囊性病、珠蛋白生成障碍性贫血、碳酸酐酶缺乏症等。

【发病机制】

由于原发性或继发性原因导致远端肾小管排泌 H^+ 和维持小管腔液-管周间 H^+ 梯度功能障碍,使尿液酸化功能障碍,尿 pH>6,净酸排泄减少。正常情况下远曲小管 HCO_3^- 重吸收很少,排泌的 H^+ 主要与管腔液中 Na_2HPO_4 交换 Na^+,形成 NaH_2PO_4,与 NH_3 结合形成 NH_4^+。$H_2PO_4^-$ 与 NH_4^+ 不能弥散至细胞内,因此产生较陡峭的小管腔液-管周间 H^+ 梯度。Ⅰ型 RTA 患者不能形成或维持这个梯度,故使 H^+ 蓄积,而体内 HCO_3^- 储备下降,血液中 Cl^- 代偿性增高,发生高氯性酸中毒。由于泌 H^+ 障碍,Na^+-H^+ 交换减少,必然导致 Na^+-K^+ 交换增加,大量 K^+、Na^+ 被排出体外,造成低钾、低钠血症,患者由于长期处于酸中毒状态,致使骨质脱钙、骨骼软化而变形,骨质游离出的钙可导致肾钙化或尿路结石。

【临床表现】

1. 原发性病例 可在出生后即有临床表现。

2. 慢性代谢性酸中毒 患儿表现为厌食、恶心、呕吐、腹泻、便秘、生长发育迟缓。尿 pH>5.5。

3. 电解质紊乱 主要为高氯血症和低钾血症,患者出现全身肌无力和周期性瘫痪。

4. 骨病 常表现为软骨病或佝偻病,出牙延迟或牙齿早脱,维生素 D 治疗效果差。患者常有骨痛和骨折,小儿可有骨骼畸形和侏儒等。

5. 尿路症状 由于肾结石和肾钙化,患儿可有血尿、尿痛等表现,易导致继发感染与梗阻性肾病。肾脏浓缩功能受损时,患者还常有多饮、多尿、烦渴等症状。

【实验室检查】

1. 血液生化检查 ①血浆 pH 值、HCO_3^- 或 CO_2 结合力降低;②血氯升高,血钾、血钠降低,血钙和血磷偏低,阴离子间隙正常;③血 ALP 升高。

2. 尿液检查 ①尿比重低;②尿 pH 值>5.5;③尿钠、钾、钙、磷增加;④尿氨显著减少。

3. HCO_3^- 排泄分数(FE HCO_3^-) 正常值<5%。方法:从每日口服碳酸氢钠 2~10mmol/kg 起,逐日增加剂量至酸中毒纠正,然后测定血和尿中 HCO_3^- 和肌酐(Cr),按下列公式计算:

$$FE\ HCO_3^- = (尿[HCO_3^-]/血[HCO_3^-]) \div (尿\ Cr/血\ Cr) \times 100$$

4. NH_4Cl 负荷试验 口服 NH_4Cl 0.1g/kg,1 小时内服完,3~8 小时内收集血和尿液,测量血 HCO_3^- 和尿 pH 值。当血 HCO_3^- 降至 20mmol/L 以下时,尿 pH>5.5,具有诊断价值;尿 pH<5.5,则可排除本病。NH_4Cl 负荷试验对有明显酸中毒者不宜应用。

5. 肾功能检查 早期为肾小管功能降低。待肾结石、肾钙化导致梗阻性肾病时,可出现肾小球滤过率下降,血肌酐和 BUN 升高。

6. X 线检查 骨骼显示骨密度普遍降低和佝偻病表现,可见陈旧性骨折。腹部平片可见泌尿系结石影和肾钙化。

【诊断与鉴别诊断】

根据以上典型临床表现,排除其他原因所致的代谢性酸中毒,尿 pH>5.5 者,即可诊断 dRTA,确定诊断应具有:①即使在严重酸中毒时,尿 pH 也不会低于 5.5;②有显著的钙、磷代谢紊乱及骨骼改变;③尿铵显著降低;④FE HCO_3^-<5%;⑤氯化铵负荷试验阳性。

应与各种继发性 dRTA 相鉴别。

【治疗】

1. 纠正酸中毒　儿童有 6%~15% 的碳酸氢盐从肾脏丢失(在成人<5%),故可给予 2.5~7mmol/(kg·d) 的碱性药物。常用口服碳酸氢钠或用复方枸橼酸溶液(Shohl 液,含枸橼酸 140g,枸橼酸钠 98g,加水 1000ml),每毫升 Shohl 液相当于 1mmol 的碳酸氢钠盐。开始剂量 2~4mmol/(kg·d),最大可用至 5~14mmol/(kg·d),直至酸中毒纠正。

2. 纠正电解质紊乱　低钾血症可服 10% 枸橼酸钾 0.5~1mmol/(kg·d),每日 3 次。不宜用氯化钾,以免加重高氯血症。

3. 肾性骨病的治疗　可用维生素 D、钙剂。维生素 D 剂量 5000~10 000U/d。但应注意:①从小剂量开始,缓慢增量;②监测血药浓度及血钙、尿钙浓度及时调整剂量,防止高钙血症的发生。

4. 利尿剂　噻嗪类利尿剂可减少尿钙排泄,促进钙回吸收,防止钙在肾内沉积。如氢氯噻嗪 1~3mg/(kg·d),分 3 次口服。

5. 补充营养,保证入量,控制感染及原发疾病的治疗均为非常重要的措施。

【预后】

如早期发现,长期治疗,防止肾钙化及骨骼畸形的发生,预后良好,甚至可达正常的生长发育水平。有些患儿可自行缓解,但也有部分患儿可发展为慢性肾衰竭而死亡。

二、近端肾小管酸中毒（Ⅱ型）

近端肾小管酸中毒(proximal renal tubular acidosis,pRTA)是由于近端肾小管重吸收 HCO_3^- 功能障碍所致。

【病因】

Ⅱ型 RTA 病因亦可分为原发性和继发性。①原发性多为常染色体显性遗传,亦可与隐性遗传和 X 连锁遗传有关,多见于男性,部分为散发性病例;②继发性者可继发于重金属盐中毒、过期四环素中毒、甲状旁腺功能亢进、高球蛋白血症、半乳糖血症、胱氨酸尿症、肝豆状核变性、干燥综合征、肾髓质囊性病变、多发性骨髓瘤等。

【发病机制】

HCO_3^- 回吸收障碍的机制尚未明确,可能与下列因素有关:①近端肾小管管腔中碳酸酐酶功能障碍,影响 HCO_3^- 分解成 CO_2 和 H_2O,从而使近端肾小管分泌的 H^+ 与腔液中 HCO_3^- 结合减少;②氢离子分泌泵障碍;③近端肾小管 H^+ 排泌的调节异常;④H^+-K^+-ATP 酶缺陷。

患儿肾小管 HCO_3^- 阈值一般为 15~18mmol/L(正常 21~25mmol/L),显著低于正常阈值,故即使血液 HCO_3^- 浓度低于 21mmol/L,亦有大量的 HCO_3^- 由尿中丢失,此时患儿产生酸中毒而其尿液呈碱性。由于其远端肾小管泌 H^+ 功能正常,故当患儿 HCO_3^- 下降至 15~18mmol/L,尿 HCO_3^- 丢失减少,尿液酸化正常,故尿 pH 可低于 5.5。补碱后尿中排出大量碳酸氢盐。远端肾小管 K^+-Na^+ 交换增多,可导致低钾血症。

【临床表现】

本型多见于男性。症状与Ⅰ型肾小管酸中毒相似,但较轻,其特点为:①生长发育落后,但大多数无严重的骨骼畸形,肾结石、肾钙化少见;②明显的低钾表现;③高氯性代谢性酸中毒;④可同时有其他近端肾小管功能障碍的表现,患儿常有多尿、脱水、烦渴症状;⑤少数病例只有尿的改变,而无代谢性酸中毒,即呈不完全型,但可进一步发展为完全型。

【实验室检查】

1. 血液生化检查　①血 pH 值、HCO_3^- 或 CO_2 结合力降低;②血氯显著升高,血钾显著降低,阴离子间隙可正常。

2. 尿液检查 ①尿比重和渗透压降低;②当明显酸中毒、血 HCO_3^-<16mmol/L 时,尿 pH<5.5。

3. HCO_3^-排泄分数(FE HCO_3^-)>15%。

4. 氯化铵负荷试验 尿 pH 值<5.5。

【诊断与鉴别诊断】

在临床上具有多饮、多尿、恶心、呕吐和生长迟缓,血液检查具有持续性低钾高氯性代谢性酸中毒特征者应考虑 pRTA,确定诊断应具有:①当血 HCO_3^-<16mmol/L 时,尿 pH<5.5;②FE HCO_3^->15%;③尿钙不高,临床无明显骨骼畸形、肾结石和肾钙化;④氯化铵试验阴性。

当患儿伴有其他近端肾小管功能障碍时须注意与下列疾病相鉴别:①原发性 Fanconi 综合征;②胱氨酸尿;③肝豆状核变性;④毒物或药物中毒等引起的继发性 RTA。

【治疗】

1. 纠正酸中毒 因儿童肾 HCO_3^-阈值比成人低,故患儿尿中 HCO_3^-丢失更多,治疗所需碱较 RTA-Ⅰ 为大,其剂量 10~15mmol/(kg·d),给予碳酸氢钠或复方枸橼酸溶液口服。

2. 纠正低钾血症。

3. 重症者可给予低钠饮食并加用氢氯噻嗪,可减少尿 HCO_3^-排出,促进 HCO_3^-重吸收。

【预后】

本型预后较好,多数患儿能随年龄增长而自行缓解。

第七节 小儿血尿的鉴别诊断

血尿(hematuria)是儿科泌尿系统疾病最常见的症状,正常人尿中红细胞仅为 0~2 个/高倍镜视野(HPF),血尿是指尿液中红细胞数超过正常,可分为肉眼及镜下血尿。首先要鉴别是为真性血尿还是假性血尿,常见假性血尿(false hematuria)可见于:①非泌尿道出血:阴道或下消化道出血混入,尤其青春期女孩应排除月经污染;②红色尿:机体某些代谢产物如卟啉可使尿呈红色,酚红、刚果红、氨基比林、柔红霉素等也可使尿呈红色;新生儿期由于尿中排出较多尿酸盐也可使尿布红染;红色尿还见于血红蛋白尿及肌红蛋白尿;某些食物、蔬菜中的色素也使尿呈红色。鉴别点在于尿镜检时有无红细胞。

血尿的检查方法及标准为:取 6ml 清洁新鲜中段尿(以晨尿为好),以 1500 转/分的速度离心 5 分钟,取沉渣镜检,正常人红细胞仅为 0~2 个/高倍视野(HPF),当红细胞>3 个/HPF 则考虑有病理意义。出血量超过 1ml/L 尿液时,则可见肉眼血尿。大量出血呈烟灰水样,酸性尿时色较暗红,肉眼血尿放置过久也呈暗红色。

病毒感染、剧烈运动后偶有一过性血尿,排除方法为 3 次以上尿镜检。

【病因】

血尿病因复杂,泌尿系统各部位的炎症、畸形、结石、外伤及肿瘤等均可引起血尿,还可见于全身血液系统疾病时因凝血机制障碍而致血尿。但最多见的是肾小球性血尿。近年来根据尿红细胞形态改变等改变,常将血尿分为肾小球性血尿及非肾小球性血尿,有利于临床诊断。

1. 肾小球性血尿 指血尿来源于肾小球。

(1) 原发性肾小球疾病:如急性、慢性肾小球肾炎,肾病综合征(肾病),急进性肾炎,IgA 肾病,Alport 综合征,薄基膜性肾病等。

(2) 继发性肾小球疾病:如系统性红斑狼疮肾炎(LN),紫癜性肾炎,乙型肝炎病毒相关性肾炎,溶血尿毒综合征(hemolytic uremic syndrome,HUS),肺出血肾炎综合征等。

(3) 遗传性肾脏疾病:如 Alport 综合征,薄基膜性肾病等。

2. 非肾小球性血尿　血尿来源于肾小球以下泌尿系统,如肾盏、肾盂、输尿管、膀胱或尿道。

（1）泌尿道急性及慢性感染。

（2）肾盂、膀胱、输尿管结石。

（3）特发性高钙尿症。

（4）左肾静脉压迫综合征(left renal vein entrapment syndrome)或称胡桃夹现象(nut cracker phenomenon)。

（5）先天性肾及血管畸形:如多囊肾、膀胱憩室,动静脉瘘,血管瘤等。

（6）肿瘤、外伤及异物。

（7）药物所致肾及膀胱损伤:如环磷酰胺、磺胺类、氨基糖苷类抗生素如庆大霉素等。

（8）结核、原虫及螺旋体等感染。

（9）全身疾病引起的出血:如血小板减少性紫癜、新生儿自然出血、血友病等。

【实验室检查】

1. 尿常规检查　常用多联试纸法作为过筛及普查,敏感性为90%,但假阳性较高,需进一步做尿沉渣镜检以明确。当离心尿红细胞>3个/HPF且分别检测3次以上则有病理意义,血尿如伴蛋白尿及红细胞管型则多为肾小球病变。

2. 尿红细胞形态(red blood cell morphology)　采用相差显微镜及扫描电镜观察尿红细胞形态变化。肾实质病变时红细胞通过基底膜时受挤压,并受肾小管渗透压作用而变形,故认为当尿中红细胞形态以变形红细胞为主时属肾小球性血尿,其变形程度和肾病变严重性相一致。而红细胞形态基本正常、均一则为非肾小球性血尿,多由尿路血管破裂出血造成。当红细胞形态严重变形呈芽胞、环状、穿孔等改变,称为严重变形红细胞,严重变形红细胞数目>30%以上考虑为肾性血尿;如以均一型红细胞为主,或变形红细胞数目<10%应考虑为非肾性血尿。临床诊断符合率各家报道均在95%左右,但需注意尿中红细胞<8000个/ml及低比重时不可靠,需重新测定。

血细胞自动分析仪测定尿红细胞形态容积分布曲线,对判断血尿来源有一定意义,当尿红细胞平均容积(MCV)<72fmol,且呈小细胞分布,则说明为肾小球血尿。本法不受尿比重、pH值及主观影响,有一定临床应用价值。

3. 血常规及相应的血液系统检查　贫血程度、生血状况(网织红细胞计数)、血小板计数、出凝血时间、凝血酶原时间、纤维蛋白原水平、血浆抗凝血酶-Ⅲ(AT-Ⅲ)等对于以血尿表现的各类原发及继发性肾炎、肾功能衰竭、合并血栓,或全身血液病所致血尿的诊断及鉴别诊断有意义。

4. 其他肾性血尿相关化验　血尿伴蛋白尿要进一步测定24小时尿蛋白定量,当尿蛋白>1g/24h多明确有肾实质病变;ASO、血补体C3及乙型肝炎相关抗原测定可鉴别肾炎性质;BUN、Cr、Ccr、胱抑素C(cystatin C,Cys-C)等指标可判断肾功能受损程度。

5. 尿钙测定　当随意尿Ca(mg/dl)/Cr(mg/dl)>0.21时,则进一步测定24小时尿钙定量,当尿Ca>4mg/(kg·d)则应疑为高钙尿症,应查2~3次才能确定。

6. 尿细菌检查　尿沉渣涂片找细菌、尿细菌计数及尿培养以确定泌尿系感染引起血尿的病因,反复发作者要除外膀胱输尿管反流。

7. 特殊检查　疑为结石引起应做腹部平片;B型超声可观察肾脏大小、结构、有无左肾静脉受压、肾静脉扩张、结石、畸形及肿物,对血尿诊断及鉴别诊断极为重要;静脉肾盂造影及膀胱逆行造影根据需要选用;数字减影血管造影可明确有无动静脉瘘、血管病变及血栓等;肾CT检查可除外占位性病变,小儿应用较少。

8. 肾活检　可明确肾小球血尿的病因,对指导治疗及判断预后有一定帮助,以下指征可考虑做肾活检:血尿伴尿蛋白定量>1~2g/24h,或伴高血压及氮质血症者;伴持续补体C3下降者;有肾炎家族史者;凡尿中的红细胞数量超过正常而无明确的临床症状、实验室改变及肾功能异常者,称为单纯性血尿,如持续半年以上,也应考虑肾活检。

【诊断与鉴别诊断】

1. 判断血尿来源

(1) 肉眼观察:尿液带有血块多来自下尿路;带有血块或混合黏膜样物质多来自膀胱;滴血多来自尿道。尿三杯试验:用三只白色透明容器收集患儿排尿过程中的初、中、终段的尿液(初及中段尿液不得少于20ml)。仅有初段血尿表示病变在尿道;终末滴血提示病变在膀胱颈部和三角区、后尿道及前列腺等处;全程血尿则提示病变在肾、输尿管或膀胱。

(2) 肾小球性血尿特点:肾小球性血尿为全程血尿,无血块;可有肾区钝痛;常合并蛋白尿及管型,特别是有红细胞管型更说明血尿来自肾实质;尿沉渣红细胞形态及容积分布曲线检查符合肾小球血尿。

2. 病史及体格检查

(1) 血尿有关病史:既往有无肉眼血尿发作史和常规尿检查史;家族中有无肾脏病史及患尿毒症者,有无耳聋患者;发病有无前驱感染及诱因;有无发热、皮疹、关节肿痛,便血或咯血史;有无服用抗生素、磺胺类药物、环磷酰胺等药物史。新生儿期血尿可见于新生儿出血、严重缺氧、窒息、肾静脉血栓及急性肾乳头坏死等;婴幼儿期血尿最常见于泌尿系感染及先天性肾路畸形,其次为肾胚胎瘤、肾母细胞瘤、HUS、重症遗传性肾炎,部分良性家族性血尿也在 3 岁前起病;儿童期血尿最常见于急性肾炎综合征及各类原发性或继发性肾小球肾炎,其次为泌尿系感染、家族性良性血尿、遗传性进行性肾炎、高钙尿症及左肾静脉扩张等。

(2) 体格检查:对血尿的初诊患儿要做全面的体格检查。包括生长发育状况;有无水肿、高血压、贫血貌;皮肤有无出血点、瘀斑、皮疹;腹部有无包块;肾区有无叩击痛;有无耳聋,特别是神经性耳聋,眼疾等。并检查外生殖器,特别是男孩有无包茎、包皮粘连。

3. 结合病史、临床表现及体格检查综合分析

(1) 血尿和感染有关:急性肾炎综合征常有较明显的前驱感染病史;病毒感染如腮腺炎病毒或 EB 病毒感染可出现一过性血尿;细菌性心内膜炎可伴肾梗死而出现血尿;流行性出血热有出血、发热和肾衰竭;HUS 常有肠道感染史;肾结核不仅有血尿,更多伴脓尿。最常见的泌尿系感染可由细菌、病毒、衣原体等引起,表现血尿伴尿路刺激症状,但小婴儿可仅表现为发热、拒食、哭闹及体重不增等。

(2) 血尿伴蛋白尿、水肿和高血压:最常见为急性肾炎综合征,当血清补体 C3 下降且在 8 周内恢复正常,则可确诊为急性链球菌感染后肾小球肾炎;当血尿伴有进行性少尿、肾功能急骤恶化者考虑急进性肾炎可能性大;儿童期发作性肉眼血尿且和上呼吸道关系密切,则应考虑 IgA 肾病;持续低补体血症伴血尿及中度以上蛋白尿,多见于膜增生性肾炎;生长发育障碍、中度以上贫血、持续高血压及肾功能不全首先想到慢性肾炎;血尿伴大量蛋白尿则为肾炎性肾病,病理可见多种形态改变,特别应注意微小病变也有 13% 可出现镜下血尿。

(3) 系统性疾病及遗传性疾病所致的肾损害:典型的紫癜性肾炎及狼疮性肾炎(LN)不难诊断,但应注意不典型病例及急、重型病例。有的 LN 病例持续 3 年血尿伴轻至中度蛋白尿,反复查抗核抗体阴性,最终靠肾活检典型免疫荧光表现才确诊,更有学龄前 4~5 岁儿童以全身皮疹、贫血、镜下血尿起病的 LN 者;血尿伴不明原因的发热、消瘦、贫血及咯血史应疑为肺出血肾炎综合征;发热伴面、颈、上胸部潮红,热退后出现低血压、休克、少尿,继而出现血尿应考虑流行性出血热;HUS 除血尿、少尿外还有皮肤黏膜出血及黄疸;家族性良性血尿常有明确家族史;当同时伴耳聋、眼疾,肾功能进行性恶化者,尤其是男孩,最多见为 Alport 综合征。

4. 特殊类型血尿 包括特发性高钙尿及"胡桃夹"现象。需通过尿红细胞形态、尿 Ca/Cr 比值、24 小时尿钙定量及腹部 B 超鉴别。

儿童血尿诊断程序见图 13-1。

图 13-1　血尿诊断流程

【治疗和预后】

主要是病因治疗,血尿较重时适当注意休息。对病因不明的血尿患儿应长期随访。

第八节　小儿遗尿症

小儿遗尿症(enuresis)是指≥5 岁小儿,睡眠状态下不自主排尿≥2 次/周,持续 6 个月以上。遗尿症可分为原发性和继发性,单纯性和复杂性。原发性是指尿床从婴儿期延续而来,从未有过 6 个月以上不尿床;继发性是指有过 6 个月以上的不尿床期后又出现尿床。单纯性是指仅有夜间尿床,白天无症状,不伴泌尿系统和神经系统解剖或功能异常;复杂性是指除夜间尿床外,白天伴有下泌尿系症状,常为继发于泌尿系统或神经系统疾病。儿童最常见的仍为原发性单纯性遗尿症,发病率男多于女。遗尿症可严重损害儿童的自尊,导致严重的心理与可能的精神异常。因此,小儿遗尿症的积极诊断与治疗具有重要的意义。

【病因与发病机制】

遗尿症的病因至今仍不十分明确,近年的研究认为是多病因所致。

1. 遗传因素　大部分遗尿症患儿有家族史。据研究,父母双亲有遗尿史者,子代发生率为 77%。丹麦研究报道,NE 基因定位于 13 号染色体。

2. 睡眠觉醒障碍　大部分患儿夜间睡眠过深,难以唤醒。这种觉醒反应是随年龄的增长而逐渐完善的,遗尿症是这种发育过程的延迟或障碍所致。临床观察发现,这部分孩子体格发育较正常儿童延迟。据研究,当夜间膀胱充盈时,脑电图改变由深睡眠转入浅睡眠状态,位于脑桥的 LC 神经元被认为是觉醒中心之一,由此推测,LC 神经元的功能障碍或膀胱到 LC 神经元的传导通路障碍导致了遗尿症。

3. 精氨酸抗利尿激素(arginine vasopressin,AVP)异常　近年来研究报道,约 70% 患者存在夜间 AVP 分泌不足现象。正常人夜间 AVP 分泌增多,在凌晨 1~2 点达到峰值,使夜间尿量控制在一定范围内。而遗尿症患者,夜间 AVP 分泌不足,导致夜间尿量增多,尿渗透压降低,不能适应膀胱容量而导致遗尿。

4. 膀胱功能障碍　主要指功能性膀胱容量(FBC)减少、逼尿肌不稳定和尿道梗阻致逼尿肌过度收缩。FBC是指白天膀胱充盈至最大耐受程度时的膀胱充盈量。相当一部分患儿FBC较正常儿童减少。逼尿肌不稳定是指在膀胱充盈过程中发生无抑制性收缩,逼尿肌不稳定本身可导致FBC减少。

5. 不良的排尿、排便习惯　有些儿童习惯过多抑制排尿和排便,如两腿交叉扭曲或坐在脚后跟,每天排尿仅2~3次和严重便秘,明显增加遗尿和尿道感染机会。

【临床表现】

患儿经常遗尿,每夜发生1~2次,有时候一夜发生多次,患儿遗尿后并不觉醒,遗尿的时间大多在上半夜,当处在第3、4深睡眠阶段(非眼快动睡眠期),小儿醒时不觉得有排尿梦境;少数可在后半夜第1、2浅睡眠阶段(眼快动睡眠期)发生遗尿,小儿醒时有排尿的梦境记忆。遗尿可持续数月,也有消失后再出现。临床尿检一般无异常。小儿常有心理负担而不愿意与同龄人交往,在睡前则提心吊胆担忧遗尿。一些家长对患儿缺乏耐心,对患儿施加压力,加重患儿精神负担,可产生恶性循环,形成顽固性遗尿。

【诊断与鉴别诊断】

≥5岁儿童,睡眠状态下不自主排尿≥2次/周,持续时间超过6个月以上可以诊断遗尿症。但是对遗尿症患儿,首先应确定为功能性的还是器质性的。通过详细询问病史、体格检查、尿液分析和影像学检查等明确是否存在器质性疾病,其中膀胱B超检查非常重要。需重点注意以下疾病:

(1) 泌尿系疾病:如包茎、包皮过长、泌尿道感染等,除病史及体格检查外,应行尿常规或尿培养,必要时行静脉肾盂造影。

(2) 神经系统疾病:如隐性脊柱裂、脊髓损伤、癫痫、大脑发育不全等,这些疾病各有其特点及神经症状和体征,一般诊断不困难。隐性脊柱裂行X线片检查可确定。

(3) 其他:如糖尿病、尿崩症,由于多尿而遗尿;蛲虫病局部刺激等均应注意鉴别。

【治疗】

遗尿症对患儿及家长的生活质量和心理影响不容忽视,给患儿带来很大精神负担。因此,必须重视儿童遗尿问题,正确对待并积极治疗小儿遗尿症。

1. 调整饮食习惯,加强膀胱功能训练　患儿晚饭尽量少吃流质饮食或饮水,餐后或睡前3小时避免喝水,晚餐至睡觉至少间隔2~3小时。睡前忌过度兴奋或剧烈活动并养成睡前排尿的习惯。鼓励患儿白天特别是上午多饮水,并且尽可能地延迟排尿,以使尿量增多,膀胱容量逐渐增大,提高膀胱括约肌功能。

2. 唤醒治疗　使用尿湿报警器,将湿度感应器放在患儿床单或内裤上,一排尿则报警唤醒患儿,或用闹钟定时唤醒患儿排尿。通过以上方法训练患儿对膀胱膨胀的敏感性并及时苏醒。此法安全、有效、无副作用,但短期内不能见效,须长期坚持使用,治愈率达70%,复发率低。

3. 药物治疗　精氨酸加压素(1-diamino-8-d-arginine-vasopressin,DDAVP),AVP分泌不足是临床应用DDAVP的理论依据。DDAVP除了有抗利尿作用外,还有改善睡眠障碍,促进觉醒的作用。用法:0.1~0.2mg,每日睡前半小时口服1次,3个月1个疗程,有效率70%~90%,但停药后复发率较高,用药时须限水以防水中毒等副作用。近年研究发现小剂量长疗程(6~12个月)远期疗效较好。

自主神经类药物及中枢兴奋药物,一般以1个月为1个疗程,然后逐渐减量至停药。①自主神经类药物中抗胆碱能药物可增加功能性膀胱容量,有抗痉挛作用,可解除膀胱逼尿肌无抑制收缩,对有尿动力学紊乱患儿有效,常用药物有盐酸丙咪嗪,类似药物有去甲替林、阿米替林、地昔帕明等;②中枢兴奋药物常用甲氯芬酯(遗尿丁),主要作用于中枢外周神经系统,对中枢神经的作用包括抗抑制活动,使易于"唤醒"睡眠中的小儿。近年的研究认为其有促进脑代谢,改善记忆的作用。可治愈约50%的遗尿症,15%~20%患儿有改善,但停药后60%可复发。用法:口服0.1g,每天2~3次。

4. 中医药治疗 中医认为遗尿属肾虚,多以温补固肾为主;对脾肺气虚者益气固涩,肝经湿热者泻肝清热。另外,针灸和按摩也有一定疗效。

(周国平)

学习小结

急性肾小球肾炎为急性起病,多有前期感染,血尿、水肿、尿少、高血压,严重并发症包括急性肾功能不全、严重循环充血及高血压脑病,实验室检查除尿液改变外,还有 ASO 升高,补体 C3 下降,治疗包括休息、限盐,积极清除感染灶,对症利尿降压处理,防治严重并发症的发生,其预后一般比较好。肾病综合征以大量蛋白尿、低白蛋白血症、高脂血症和水肿为其主要临床特点,该病患儿由于免疫力低下及使用糖皮质激素常并发感染,其他并发症还包括高凝状态和血栓形成、电解质紊乱、急性肾衰竭、肾小管功能障碍、肾上腺皮质功能危象等,其治疗以中长程糖皮质激素为主,调整需要规范进行,并要注意长期使用激素的不良反应,当激素依赖或激素耐药需要联合免疫抑制剂治疗。 泌尿道感染以革兰氏阴性杆菌感染多见,分上尿路感染和下尿路感染,其中上尿路感染危害较大,以婴幼儿发病率最高,常由膀胱输尿管反流引起,反复感染可形成肾瘢痕,可致继发性高血压和慢性肾功能衰竭,对泌尿道感染患儿常需行影像学检查以评估泌尿系形态学改变,选择敏感抗生素,并需要规范的抗感染治疗。

复习参考题

1. 急性肾小球肾炎和肾病综合征各自临床特点和并发症是什么? 这两种疾病均可见水肿,其水肿机制和表现有何区别吗?

2. 肾病综合征的治疗要点有哪些? 糖皮质激素的常见副作用有哪些? 如何根据对糖皮质激素治疗反应对肾病综合征进行分类?

3. 泌尿系感染常见病原菌是什么? 如何对泌尿系感染进行全面的诊断和评估?

第十四章　血液系统疾病

学习目标	
熟悉	小儿常见贫血的常见原因、类型、诊断、鉴别诊断，以及治疗基本原则。
掌握	胚胎期造血和生后造血的特点。
了解	小儿免疫性血小板减少症、血友病和儿童白血病等疾病的诊断要点和一般处理原则。

第一节　小儿造血和血液特点

一、造血特点

小儿造血分为胚胎期造血和出生后造血两个阶段。

（一）胚胎期造血

开始于中胚层卵黄囊的血岛，然后在肝脏、脾脏等髓外造血器官，最后转移至骨髓造血。因而形成三个不同的造血期。

1. 中胚叶造血期　腹侧中胚层可能是造血干细胞的最早起源。约于胚胎第3周，在卵黄囊壁上形成许多血岛。血岛中间的细胞首先分化成原始血细胞，原始血细胞再分化为初级原始红细胞，其胞质中的血红蛋白主要为血红蛋白Gower 1和血红蛋白Gower 2。自胚胎第6周后，血岛开始退化，初级原始红细胞逐渐减少，至12~15周时消失。

2. 肝脾造血期　肝脏造血约自胚胎第6周开始，并逐渐成为胎儿中期的主要造血部位，4~5个月时达高峰，6个月后逐渐减退，于出生时停止。胎肝造血主要是产生有核红细胞，自胚胎12周后，不再合成血红蛋白Gower 1和Gower 2等，而以合成胎儿血红蛋白F（$\alpha_2\gamma_2$）为主，并出现少量的成人血红蛋白A_1（$\alpha_2\beta_2$）和HbA_2（$\alpha_2\delta_2$）。也产生少量粒细胞和巨核细胞。

脾脏自胚胎第8周开始参与造血，主要生成红细胞、粒细胞、淋巴细胞和单核细胞。胎儿5个月之后，脾脏生成红细胞和粒细胞的功能逐渐减退至消失，而生成淋巴细胞的功能可维持终生。胚胎第6~7周逐渐出现胸腺，并开始生成淋巴细胞，维持至出生。自胚胎第11周淋巴结开始生成淋巴细胞，并成为终生造淋巴细胞、浆细胞的器官。

3. 骨髓造血期　胚胎第6周开始出现骨髓，至胎儿4个月开始造血活动，并逐渐成为胎儿中后期的主要造血器官。

（二）生后造血

1. 骨髓造血　生后骨髓是主要的造血场所。婴幼儿期所有骨髓均为红髓,随着年龄的增长,部分红髓逐渐为黄髓所代替。5~7岁开始,长骨干中出现脂肪组织(黄髓),随着年龄增长,黄髓逐渐增多,红髓相应减少,至18岁时红髓仅分布于椎骨、胸骨、肋骨、颅骨、锁骨、肩胛骨、骨盆等扁平骨及长骨近端。但黄髓仍有潜在的造血功能,当机体处于疾病状态需要增加造血时,它可转变为红髓而恢复造血功能。

2. 骨髓外造血　生理状态下,出生2个月以后骨髓外造血停止,骨髓均为红髓,参与造血。当婴幼儿遇到各种感染、溶血、贫血、骨髓受异常细胞侵犯、骨髓纤维化等情况需要增加造血时,肝、脾和淋巴结可随时适应需要,恢复到胎儿时的造血状态,此时肝、脾和淋巴结肿大,周围血血常规出现有核红细胞和幼稚粒细胞,称为"骨髓外造血"。

二、血象特点

不同年龄小儿的血象有所不同。

1. 红细胞数及血红蛋白量　胎儿期处于相对缺氧状态,促红细胞生成素合成增加,故红细胞数和血红蛋白量较高,出生时红细胞数$(5.0~7.0)\times10^{12}/L$,血红蛋白量150~220g/L。出生后6~12小时因进食较少和不显性失水,其红细胞数和血红蛋白量往往比出生时更高,此后逐渐下降。足月健康新生儿生后1~2周红细胞数和血红蛋白逐渐下降,直至8~10周红细胞数降至$3.0\times10^{12}/L$左右、血红蛋白降至100g/L左右后停止,这种下降是生理性的,故称为"生理性贫血"。出生后随着自主呼吸的建立,血氧含量增加,导致促红细胞生成素合成减少,骨髓造血功能暂时性降低,网织红细胞减少;胎儿红细胞较大,寿命较短而且破坏较多(生理性溶血);婴儿生长发育迅速,循环血量迅速增加等因素,导致生理性贫血出现。早产儿生理性贫血出现早且重,在生后3~6周Hb可下降至70~90g/L。生理性贫血一般无临床症状,其经过呈自限性。3个月后,红细胞数和血红蛋白量又缓慢增加,约于12岁时达成人水平。此外,出生时外周血液中可见到少量有核红细胞,生后1周内消失。

网织红细胞数在出生3天内为0.04~0.06,于生后4~7天迅速下降至0.005~0.015,以后随生理性贫血恢复,于4~6周回升至0.02~0.08,5个月以后约与成人相同。

2. 白细胞数与分类　出生时白细胞数为$(15~20)\times10^9/L$,生后6~12小时可达$(21~28)\times10^9/L$,然后逐渐下降,1周时平均为$12\times10^9/L$。婴儿期白细胞维持在$10\times10^9/L$左右,易因哭闹、进食、肌肉紧张、疼痛、缺氧等影响而发生波动,8岁后接近成人水平。

白细胞分类的变化具有特征性:出生时中性粒细胞较高,占0.60~0.65,淋巴细胞占0.30~0.35。生后4~6天两者比例相等,曲线第一次交叉。随后淋巴细胞比例上升,占0.60~0.65,中性粒细胞占0.30~0.35,整个婴儿期均是淋巴细胞占优势。至4~6岁时两者比例又相等,形成第二次交叉。以后中性粒细胞继续增多,淋巴细胞减少,逐渐达成人值,粒细胞占0.65。此外,初生儿外周血中也可出现少量幼稚中性粒细胞,但在数天内即消失。

3. 血小板数　血小板数与成人相似,为$(150~250)\times10^9/L$。

4. 血红蛋白种类　血红蛋白除量的变化外,还有质的改变。从胚胎至成人有6种不同的血红蛋白分子。胚胎4~8周血红蛋白为Gower1$(\zeta_2\xi_2)$、Gower2$(\alpha_2\xi_2)$和Portland$(\zeta_2\gamma_2)$,在胚胎12周时消失,并为HbF所代替。胎儿6个月时HbF占0.90,而HbA$(\alpha_2\beta_2)$仅占0.05~0.10;以后HbA合成逐渐增加,至出生时HbF占0.70,HbA约占0.30,HbA$_2$$(\alpha_2\delta_2)$<0.01。出生后HbF迅速为HbA所代替,1岁时HbF不超过0.05,至2岁时不超过0.02;成人的HbA约占0.95,HbA$_2$占0.02~0.03,HbF不超过0.02。

5. 血容量　小儿血容量相对较成人多,新生儿血容量约占体重的10%,平均300ml;儿童占体重的8%~10%;成人占体重的6%~8%。

（王天有）

第二节 小儿贫血概述

贫血是指外周血中单位容积内的红细胞数(RBC)或血红蛋白量(Hb)低于正常。正常时,婴儿和儿童的 RBC 和 Hb 随年龄不同而有差异。世界卫生组织推荐:Hb 的低限值在 6 个月至 6 岁者为110g/L,6~14 岁为120g/L;海拔每升高 1000 米,Hb 上升 4%;低于此值者为贫血。6 个月以下的婴儿由于生理性贫血等因素,Hb 值变化较大,目前尚无统一标准。我国小儿血液会议暂定:Hb 在新生儿期<145g/L,1~4 个月时<90g/L,4~6 个月时<100g/L 者为贫血。

【贫血的分类】

1. 贫血程度分类　根据外周血 Hb 含量或 RBC 数量,贫血分为轻、中、重和极重度四度:①轻度:Hb 正常下限~90g/L;②中度:Hb 90~60g/L;③重度:Hb 60~30g/L;④极重度:Hb<30g/L。新生儿 Hb 144~120g/L 者为轻度,120~90g/L 者为中度,90~60g/L 者为重度,<60g/L 者为极重度。

2. 贫血病因分类　根据病因,贫血可分为失血性、溶血性和红细胞生成不足性。

(1) 失血性贫血:急性失血如创伤性大出血、出血性疾病等;慢性失血如溃疡病、钩虫病、鲜牛奶过敏、肠息肉等。

(2) 溶血性贫血:包括红细胞内在缺陷和红细胞外在因素破坏。

1) 红细胞内在缺陷:①红细胞膜结构缺陷:如遗传性球形红细胞增多症、遗传性椭圆细胞增多症;②红细胞内酶缺乏:如丙酮酸激酶(PK)缺乏症、葡萄糖-6-磷酸脱氢酶(G-6-PD)缺乏症、嘧啶 5′核苷酸酶(P5′N)缺乏症;③血红蛋白合成与结构异常:如珠蛋白生成障碍性贫血(地中海贫血)、血红蛋白病(S、E、C、D)等。

2) 红细胞外在因素:①免疫因素:体内存在破坏红细胞的抗体,如新生儿溶血症、自身免疫性溶血性贫血、药物所致的免疫性溶血性贫血等;②感染因素:如细菌的溶血素或疟原虫对红细胞的破坏;③物理化学因素:如烧伤、苯、铅、砷、蛇毒等可直接破坏红细胞;④其他:如脾功能亢进、弥散性血管内凝血等。

(3) 红细胞生成不足性贫血:包括:①生理性贫血;②造血物质缺乏:如营养性缺铁性贫血(铁缺乏)、营养性巨幼细胞性贫血(维生素 B_{12}、叶酸缺乏)等;③骨髓造血功能低下:如再生障碍性贫血,单纯红细胞再生障碍性贫血;感染性及炎症性贫血如慢性感染、儿童类风湿病、系统性红斑狼疮等;铅中毒;慢性肾功能衰竭、甲状腺功能低下等;骨髓浸润或被其他细胞占据(如白血病、淋巴瘤、转移瘤、脂质代谢病、骨硬化症等)。

3. 形态分类　根据平均红细胞容积(MCV)、平均红细胞血红蛋白含量(MCH)和平均红细胞血红蛋白浓度(MCHC),将贫血分为四类(表 14-1)。

表 14-1　贫血的细胞形态分类

正常值	MCV (fl) (80~94)	MCH (pg) (28~32)	MCHC (%) (32~38)	常见疾病
大细胞性	>94	>32	32~38	巨幼红细胞性贫血
正细胞性	80~94	28~32	32~38	再生障碍性贫血、单纯红细胞障碍性贫血
单纯小细胞性	<80	<28	32~38	慢性感染
小细胞低色素性	<80	<28	<32	缺铁性贫血、地中海贫血

【临床表现】

其临床表现与贫血病因、程度轻重、发生急慢等因素有关。急性贫血如急性失血或溶血,虽贫血程度轻,亦可引起严重症状甚至休克;慢性贫血,若机体各器官的代偿功能较好,可无症状或症状较轻,当代偿不全时才逐渐出现症状。

1. 一般表现　皮肤、黏膜苍白为突出表现。贫血时皮肤(面、耳轮、手掌等)、黏膜(睑结膜、口腔黏膜)及甲床呈苍白色;重度贫血时皮肤往往呈蜡黄色,易误诊为轻度黄疸;相反,伴有黄疸、青紫或其他皮肤色素改变时可掩盖贫血的表现。此外,病程较长的患儿还可伴有乏力、易疲倦、毛发干枯、营养低下、体格发育迟缓等。

2. 造血器官反应　婴幼儿期的骨髓几乎全是红髓,贫血发生后,骨髓不能进一步代偿,故常出现骨髓外造血,表现为肝脾和淋巴结肿大,外周血中可出现有核红细胞、幼稚粒细胞。

3. 各系统症状

(1) 循环和呼吸系统:贫血时,由于组织缺氧,可出现一系列代偿性功能改变,如呼吸加速、心率加快、动脉压增高,有时可见毛细血管搏动。重度贫血失代偿时,则出现心脏扩大,心前区收缩期杂音,甚至发生充血性心力衰竭。

(2) 消化系统:胃肠蠕动及消化酶分泌功能均受影响,出现食欲减退、恶心、腹胀或便秘等。

(3) 神经系统:表现为精神不振,注意力不集中,情绪萎靡或易激动等。年长儿可有头痛、昏眩、眼前发黑或耳鸣等。

【诊断要点】

贫血是一个综合征,必须查清贫血的病因,才能进行合理和有效的治疗。因此,详细询问病史、全面的体格检查和必要的实验室检查是作出贫血病因诊断的重要依据。

1. 病史

(1) 发病年龄:不同年龄期发生贫血的原因不同:出生即有严重贫血者要考虑产前、产时或产后失血(胎儿-母体输血、胎儿-胎儿输血、脐带出血等);生后 48 小时内出现贫血、黄疸者,以新生儿溶血症可能性大;婴儿期发病者多考虑营养缺乏性贫血、遗传性溶血性贫血;儿童期发病者多考虑慢性出血性贫血、再生障碍性贫血、其他造血系统疾病、全身性疾病引起的贫血。

(2) 病程经过和伴随症状:起病急、病程短者,提示急性溶血或急性失血;起病缓慢者,提示营养性贫血、慢性失血、慢性溶血等。如伴有黄疸和血红蛋白尿提示溶血;伴有呕血、便血、血尿等提示出血性疾病;伴有神经和精神症状如嗜睡、震颤等提示维生素 B_{12} 缺乏;伴有骨痛提示骨髓浸润性病变;肿瘤性疾病多伴有发热、肝脾及淋巴结肿大。

(3) 喂养史:1 岁内单纯乳类喂养而少加辅食者,幼儿及年长儿饮食质量差、偏食或搭配不合理者,可能为营养性贫血。

(4) 过去史:询问有无寄生虫病特别是钩虫病史;询问其他系统疾病,如消化系统疾病、慢性肾病、严重结核、慢性炎症性疾病等可引起贫血的各种疾病。此外,还要询问有无服用对造血系统有不良影响的药物,如氯霉素、磺胺等;有无服用可能引起溶血的食物,如蚕豆等。

(5) 家族史:与遗传有关的贫血,如遗传性球形红细胞增多症、G-6-PD 缺乏、珠蛋白生成障碍性贫血等,家族(或近亲)中可有同样患者。

2. 体格检查

(1) 生长发育:慢性贫血往往有生长发育障碍。某些遗传性溶血性贫血,特别是重型 β 珠蛋白生成障碍性贫血,还表现有特殊面貌,如颅、额突出、眼距宽、鼻梁低、下颌骨较大等;先天性骨髓衰竭性疾病引起贫血,可表现肢体、骨骼畸形、身材矮小等。

(2) 营养状况:营养不良常伴有慢性贫血。

(3) 皮肤、黏膜:皮肤和黏膜苍白的程度一般与贫血程度呈正比。小儿因自主神经功能不稳定,故面颊的潮红与苍白有时不一定能正确反映有无贫血,观察甲床、结膜及唇黏膜的颜色比较可靠。长期慢性贫血者皮肤呈苍黄,甚至呈古铜色;反复输血者皮肤常有色素沉着。如贫血伴有皮肤、黏膜出血点或瘀斑,要注意排除出血性疾病和白血病。伴有黄疸时提示溶血性贫血。

（4）指甲和毛发：缺铁性贫血的患儿指甲菲薄、脆弱，严重者扁平甚至呈匙状甲。巨幼红细胞性贫血患儿头发细黄、干稀、无光泽，有时呈绒毛状。

（5）肝、脾和淋巴结肿大：肝脾轻度肿大多提示髓外造血，这是婴幼儿贫血常见的体征。如肝脾明显肿大且以脾大为主者，多提示遗传性溶血性贫血。贫血伴有明显肝脾、淋巴结肿大者，应考虑造血系统恶性疾病。

除上述病史与体检资料外，还应注意贫血对各系统的影响，如心脏扩大和心尖部收缩期杂音等，以及各系统可能的其他损害与贫血的因果关系。

【实验室检查】

血液检查是贫血的诊断和鉴别诊断不可缺少的措施，临床上应由简而繁进行。一般根据病史、体征和初步的实验室检查资料，通过综合分析，对大多数贫血可做出初步诊断或确定诊断；对暂时不能明确诊断者，亦可根据初步线索选择进一步必要的检查。

1. 红细胞形态　这是简单而又重要的检查方法。仔细观察血涂片中细胞大小、形态及染色情况，对贫血的病因诊断有帮助。红细胞较小、染色浅、中央淡染色区扩大，多提示缺铁性贫血；红细胞呈球形、染色深提示遗传性球形红细胞增多症；红细胞大小不等、染色浅并有异形、靶形和碎片者，多提示珠蛋白生成障碍性贫血；红细胞形态正常则见于急性溶血或骨髓造血功能障碍。

2. 网织红细胞计数　反映骨髓造血功能。增高提示骨髓造血功能活跃，可见于急、慢性溶血或失血性贫血；降低提示造血功能低下，可见于再生障碍性贫血、营养性贫血等。

3. 白细胞和血小板计数　可协助诊断或初步排除造血系统其他疾病（如白血病）以及感染性疾病所致的贫血。

4. 骨髓检查　骨髓涂片检查可直接了解骨髓造血细胞生成的质和量的变化，对某些贫血的诊断具有决定性意义（如白血病、再生障碍性贫血、营养性巨幼细胞性贫血）。骨髓活检对白血病、转移瘤等骨髓病变具有诊断价值。

5. 血红蛋白分析检查　如血红蛋白碱变性试验、血红蛋白电泳、包涵体生成试验等，对珠蛋白生成障碍性贫血和异常血红蛋白病有诊断意义。

6. 红细胞渗透脆性试验　增高见于遗传性球形红细胞增多症；减低则见于珠蛋白生成障碍性贫血。

7. 特殊检查　红细胞酶活力测定可明确先天性红细胞酶缺陷所致的溶血性贫血；抗人球蛋白试验可协助诊断自身免疫性溶血；血清铁、铁蛋白、红细胞游离原卟啉等检查可以分析体内铁代谢情况，可协助诊断缺铁性贫血；核素^{51}铬可以测定红细胞寿命；基因分析方法对遗传性溶血性贫血不但有诊断意义，还有产前诊断价值。

【治疗原则】

1. 去除病因　这是治疗贫血的关键，有些贫血在病因去除后，很快可以治愈。对一些贫血原因暂时未明的，应积极寻找病因，予以去除。

2. 一般治疗　加强护理，预防感染，改善饮食质量和搭配等。

3. 药物治疗　针对贫血的病因，选择有效药物给予治疗，如铁剂治疗缺铁性贫血，维生素 B_{12}、叶酸治疗营养性巨幼细胞性贫血，肾上腺皮质激素治疗自身免疫性溶血性贫血和先天性纯红细胞再生障碍性贫血，免疫抑制剂（抗胸腺细胞球蛋白、环孢素）治疗再生障碍性贫血等。

4. 输红细胞　当贫血引起心功能不全时，输红细胞是抢救措施。长期慢性贫血者，若代偿功能良好，可不必输红细胞。必需输红细胞时应注意输注的量和速度，贫血愈严重，一次输红细胞量愈少且速度宜慢。一般选用浓缩红细胞，每次 5~10ml/kg，速度不宜快，以免引起心力衰竭和肺水肿。对于贫血合并肺炎的患儿，每次输红细胞量应减少，速度更应减慢。

5. 造血干细胞移植　这是目前根治严重遗传性溶血性贫血、重型再生障碍性贫血的有效方法,但受HLA 相配的造血干细胞来源的限制。

6. 并发症治疗　婴幼儿贫血易合并急/慢性感染、营养不良、消化功能紊乱等,应予积极治疗。同时还应注意贫血与合并症相互影响的特点。

(王天有)

第三节　营养性贫血

一、营养性缺铁性贫血

案例 14-1

4 月龄女婴,主因"发现贫血 3 天"就诊。患儿 3 天前因流涕于当地医院查血常规提示贫血:Hb 90g/L,MCV 70fl, MCH 26pg, MCHC 28%。患儿无呕血、便血,无鼻出血、咯血,无尿色改变。患儿为孕 34 周早产,出生体重 2.1kg,生后纯母乳喂养至今。查体:体重 5.6kg,精神反应好,面色苍白,睑结膜、口唇苍白,浅表淋巴结未及肿大,肝肋下 2.5cm,脾肋下 0.5cm,神经系统查体未见异常。

思考:

1. 本例的诊断与鉴别诊断?

2. 要明确诊断,应进行哪些辅助检查?

营养性缺铁性贫血(iron deficiency anemia, IDA)是由于体内铁缺乏导致血红蛋白合成减少,临床上以小细胞低色素性贫血、血清铁蛋白减少和铁剂治疗有效为特点的贫血症。缺铁性贫血是小儿最常见的一种贫血,主要发生在 6 个月至 2 岁的婴幼儿,其次是青春期女童,严重危害小儿健康,是我国重点防治的小儿常见病之一。

【铁的代谢】

1. 人体内铁元素的含量及其分布　正常成人男性体内总铁量约为 50mg/kg,女性约为 35mg/kg,正常新生儿约为 75mg/kg,早产儿及低出生体重儿体内的铁量与其体重成正比。总铁量中约 67% 用于合成血红蛋白和肌红蛋白,32% 以铁蛋白及含铁血黄素形式贮存于骨髓、肝和脾内,微量存在于含铁酶内和以运转铁形式存在于血浆中。

2. 铁的来源

(1) 外源性铁:主要来自食物,占人体铁摄入总量的 1/3。动物性食物含铁高且为血红素铁,吸收率高;母乳与牛乳含铁量均低,但母乳的铁吸收率比牛乳高 2~3 倍;植物性食物中的铁是非血红素铁,吸收率低。

(2) 内源性铁:体内红细胞衰老或破坏所释放的血红蛋白铁,占人体铁摄入总量的 2/3,几乎全部被再利用。

3. 铁的吸收　食物中的铁主要以 Fe^{2+} 形式在十二指肠和空肠上段被吸收。食物中的铁一般是 Fe^{3+},肠腔内各种因素如维生素 C、稀盐酸、果糖、氨基酸等还原物质能使 Fe^{3+} 变成 Fe^{2+},有利于铁的吸收;磷酸、草酸等可与铁形成不溶性铁酸盐,难于吸收;植物纤维、茶、咖啡、蛋、牛奶、抗酸药物等可抑制铁的吸收。

4. 铁的转运与利用　被吸收的 Fe^{2+} 进入血流后又氧化成 Fe^{3+},并与转铁蛋白结合,后者称为血清铁(serum iron, SI)。SI 被转运至骨髓幼红细胞胞质后,进一步进入线粒体,并与原卟啉Ⅸ结合,形成血红素,血红素再与珠蛋白结合成血红蛋白。转铁蛋白-铁复合物通过与位于幼红细胞膜上的转铁蛋白受体(TfR)作用后,把铁转运入幼红细胞胞质。而转铁蛋白又返回血浆中重新执行运铁功能,如此循环不断。正常情况下,血浆中的转铁蛋白仅 1/3 与铁结合,其余 2/3 仍具有与铁结合的能力,在体外加入一定量的铁可使其成饱和状态,所加的铁量即为未饱和铁结合力。血清铁与未饱和铁结合力之和称为血清总铁结合力(total iron binding capacity,TIBC)。血清铁在总铁结合力中所占的百分比称为转铁蛋白饱和度(transferrin saturation,TS)。此外,铁还参与肌红蛋白和某些酶(如细胞色素 C、单胺氧化酶、核糖核苷酸还原酶、琥珀酸脱氢酶等)的合成。

5. 铁的储存 在体内未被利用的铁以铁蛋白及含铁血黄素的形式贮存。当机体需铁增加时,铁蛋白很易被利用,含铁血黄素铁不易被利用。通过还原酶的作用,使铁蛋白中的 Fe^{2+} 释放,然后由氧化酶氧化成 Fe^{3+},与转铁蛋白结合后被转运到需铁的组织。

6. 铁的排泄 正常情况下每日仅有极少量的铁排出体外。小儿每日排出量约为 $15\mu g/kg$,约 2/3 随脱落的肠黏膜细胞、红细胞、胆汁由肠道排出,其他经肾脏和汗腺排出,表皮细胞脱落也失去极微量的铁。

7. 铁的需要量 小儿由于生长发育的需要,每日需摄入的铁量相对较成人多。成熟儿自生后 4 个月至 3 岁每天约需铁 $1mg/kg$;早产儿需铁较多,约 $2mg/kg$;各年龄小儿每天摄入总量不宜超过 $15mg$。

【胎儿和儿童期铁代谢特点】

1. 胎儿期铁代谢特点 胎儿通过胎盘从母体获得铁,以孕后期 3 个月获铁量最多,平均每日约 $4mg$。故足月儿从母体所获得的铁足够其生后 4~5 个月内之需;而未成熟儿从母体所获得铁较少,容易发生缺铁。孕母严重缺铁,由于母体 TfR 的代偿性增加和胎盘摄铁能力的下降,可影响胎儿获取铁量。

2. 婴幼儿期铁代谢的特点 足月新生儿体内总铁约 $75mg/kg$,其中 25% 为贮存铁。生后由于"生理性溶血"释放的铁较多,随后是"生理性贫血"期造血相对较低下,加之从母体获取的铁一般能满足 4 个月之需,故婴儿早期不易发生缺铁。但早产儿从母体获取铁少,且生长发育更迅速,可较早发生缺铁。约 4 个月龄以后,从母体获取的铁逐渐耗尽,加上此期生长发育迅速,造血活跃,因此对膳食铁的需要增加,而婴儿主食人乳和牛乳的铁含量均低,不能满足机体之需,贮存铁耗竭后即发生缺铁,故 6 个月至 2 岁的小儿缺铁性贫血发生率高。

3. 儿童期和青春期铁代谢特点 儿童期一般较少缺铁,此期缺铁的主要原因是偏食使摄取的铁不足,或是食物搭配不合理使铁的吸收受抑制;肠道慢性失血也是此期缺铁的原因。青春期由于生长发育迅速而对铁的需要量增加,初潮以后少女如月经过多造成铁的丢失也是此期缺铁的原因。

【病因】

1. 先天储铁不足 新生儿体内铁的含量主要取决于血容量和血红蛋白的浓度,血容量与体重呈正比。胎儿从母体获得的铁以妊娠最后 3 个月最多,故早产、双胎或多胎、胎儿失血、异常的胎-母输血、孕母严重缺铁等均可使胎儿储铁减少。

2. 铁摄入量不足 这是缺铁性贫血的主要原因。母体供给的铁一般仅能满足生后 4 个月之需,人乳、牛乳、谷物中含铁量均低,如不及时添加含铁较多的辅食,容易发生缺铁性贫血。年长儿偏食、厌食、饮食结构不合理致铁摄入量不足,都可导致贫血。

3. 生长发育因素 足月儿从母体获得的储存铁和生后红细胞破坏所释放的铁可满足生后体重增长 1 倍所需。婴儿期生长发育较快,5 个月和 1 岁时体重分别为出生时的 2 倍和 3 倍;随着体重增加,血容量也增加较快,1 岁时血循环中的血红蛋白增加 2 倍;未成熟儿的体重及血红蛋白增加倍数更高;如不及时添加含铁丰富的食物,则易致缺铁。

4. 铁的吸收障碍 食物搭配不合理(鞣酸、茶叶、咖啡等)可影响铁的吸收。慢性腹泻、呕吐、肠炎、脂肪痢等,可影响营养素的吸收。

5. 铁的丢失过多 正常婴儿每天排泄铁量相对比成人多。每 $1ml$ 血约含铁 $0.5mg$,长期慢性失血可致缺铁,如肠息肉、梅克尔憩室、膈疝、钩虫病、少女月经过多等等可致慢性失血。用不经加热处理的鲜牛奶喂养的婴儿可因对牛奶过敏而致肠出血(每天失血约0.7ml)。

【发病机制】

1. 缺铁对血液系统的影响　铁是合成血红蛋白的原料,缺铁时血红素生成不足,进而血红蛋白合成也减少,导致新生的红细胞内血红蛋白含量不足,细胞质减少,细胞变小;而缺铁对细胞的分裂、增殖影响较小,故红细胞数量减少程度不如血红蛋白减少明显,从而形成小细胞低色素性贫血。缺铁通常经过以下三个阶段才发生贫血:①铁减少期(iron depletion,ID):此阶段体内储存铁已减少,但供红细胞合成血红蛋白的铁尚未减少;②红细胞生成缺铁期(iron deficient erythropoiesis,IDE):此期储存铁进一步耗竭,红细胞生成所需的铁亦不足,但循环中血红蛋白的量尚未减少;③缺铁性贫血期(iron deficiency anemia,IDA):此期出现小细胞低色素性贫血和一些非造血系统的症状。

2. 缺铁对其他系统的影响　缺铁可影响肌红蛋白的合成,并可使多种含铁酶(如细胞色素 C、单胺氧化酶、核糖核酸还原酶、琥珀酸脱氢酶等)的活性减低。由于这些含铁酶与生物氧化、组织呼吸、神经介质分解与合成有关,故铁缺乏时造成细胞功能紊乱,尤其是单胺氧化酶的活性降低,造成重要的神经介质如 5-羟色胺、去甲肾上腺素、肾上腺素及多巴胺发生明显变化,不能正常发挥功能,因而产生一些非造血系统的表现,如体力减弱、易疲劳、表情淡漠、注意力难于集中、记忆力减退和智力降低等。缺铁还可引起组织器官的异常,如口腔黏膜异常角化、舌炎、胃酸分泌减少、脂肪吸收不良和反甲等。此外,缺铁时 T 淋巴细胞功能减弱,粒细胞杀菌能力降低,髓过氧化酶活性降低,吞噬功能出现缺陷,易患感染性疾病。

【临床表现】

贫血大多起病缓慢,开始多不为家长所注意,发现时多数患儿已经为中度贫血。症状的轻重取决于贫血程度、发生发展的速度。

1. 一般表现　皮肤黏膜逐渐苍白,以唇、口腔黏膜及甲床较明显。年幼儿表现不爱活动、喜抱、烦躁不安或精神不振、食欲减退等。年长儿可自诉头晕、乏力、易疲倦、心悸、活动后气短、眼花、眼前发黑、耳鸣等。

2. 髓外造血表现　由于髓外造血,肝、脾可轻度肿大。年龄愈小、病程愈久、贫血愈重,肝脾肿大愈明显,但肿大很少超过中度,淋巴结肿大较轻。

3. 非造血系统症状　由于铁缺乏导致体内含铁酶活性降低,影响细胞代谢,使机体免疫功能、行为、发育、胃肠道、皮肤黏膜发生一系列非血液系统表现。

(1) 消化系统症状:食欲减退、呕吐、腹泻、口腔炎、舌炎或舌乳头萎缩,重者可出现萎缩性胃炎或吸收不良综合征。少数病程长的儿童可出现异食癖(如嗜食泥土、墙皮、煤渣等)。

(2) 神经系统症状:婴幼儿可表现精神不振、淡漠、烦躁不安、易激惹、吞咽困难,甚至呼吸暂停。学龄儿童在课堂上常表现行为异常,如注意力不集中、理解力降低、记忆力减退、多动、乱闹、不停的小动作等,智力多数低于同龄儿。

(3) 心血管系统症状:明显贫血时心率增快,严重者心脏扩大甚至发生心力衰竭。

(4) 其他:因细胞免疫功能降低,患儿易反复发生感染,并常因并发感染而贫血加重。皮肤表现干燥,毛发无光泽、易脱落,指(趾)甲扁平、薄、脆,甚至反甲。

【实验室检查】

1. 外周血血常规　红细胞、血红蛋白均降低,血红蛋白降低比红细胞数减少明显,呈小细胞低色素性贫血。平均红细胞容积(MCV)<80fl,平均红细胞血红蛋白量(MCH)<26pg,平均红细胞血红蛋白浓度(MCHC)<31%。外周血涂片可见红细胞大小不等,以小细胞为多,中央淡染区扩大,重症病例的红细胞呈环形。网织红细胞数正常或轻度减少。白细胞一般无改变,因钩虫病导致缺铁性贫血患儿,可同时出现嗜酸性粒细胞增高。血小板正常或升高,部分缺铁性贫血患儿因血小板升高而就诊。

2. 骨髓象 呈增生活跃,红细胞增生旺盛,以中、晚幼红细胞增生为主。各期红细胞均较小,细胞质少,染色偏蓝,显示细胞质成熟程度落后于胞核。粒细胞和巨核细胞系一般无明显异常。

3. 有关铁代谢的检查

(1) 血清铁蛋白(serum ferritin,SF):可较敏感地反映体内贮存铁情况,缺铁发生时,先消耗储存铁,因此在 IDA 早期(铁缺少期),即出现铁蛋白的减低。其放射免疫法测定的正常值:<3 个月婴儿为 194~238μg/L,3 个月后为 18~91μg/L,低于 12μg/L,提示缺铁。但铁蛋白受其他因素影响,在感染、肿瘤、肝脏、心脏等疾病时,铁蛋白可明显升高。故当缺铁合并这些疾病时其 SF 值可不降低,此时测定红细胞内碱性铁蛋白有助诊断。

(2) 红细胞游离原卟啉(free erythrocyte protoporphyrin,FEP):红细胞内缺铁时 FEP 不能完全与铁结合成血红素,血红素减少又反馈性地使 FEP 合成增多,未被利用的 FEP 在红细胞内堆积,导致 FEP 值增高,当 FEP>0.9μmol/L(500μg/dl)即提示细胞内缺铁。如 SF 值降低、FEP 升高而未出现贫血,这是缺铁 IDE 期的典型表现。FEP 增高还见于铅中毒、慢性炎症和先天性原卟啉增多症。

(3) 血清铁(SI)、总铁结合力(TIBC)和转铁蛋白饱和度(TS):这三项检查可反映血浆中铁含量,通常在 IDA 期才出现异常:即 SI 和 TS 降低,TIBC 升高。SI 正常值为 12.8~31.3μmol/L(75~175μg/dl),<9.0~10.7μmol/L(50~60μg/dl)有意义,其生理变异大,在感染、恶性肿瘤、类风湿关节炎等疾病时也可降低。TIBC>62.7μmol/L(350μg/dl)有意义,其生理变异较小,在病毒性肝炎时可增高。TS<15%有诊断意义。

4. 骨髓可染色铁 骨髓可染色铁反映单核-吞噬细胞系统中的储存铁,是诊断缺铁的金指标。缺铁时,骨髓可染色铁显著减少甚至消失。骨髓涂片用亚铁氰化钾染色后,在骨髓小粒中看不到蓝色的亚铁氰化铁颗粒,提示骨髓细胞外铁明显减少[0~(±),正常值(+)~(+++)];幼红细胞内铁小粒反映细胞内铁,缺铁时减少、淡染或消失。缺铁性贫血时,细胞外铁先消失,重症时细胞内铁消失;经铁剂治疗后,细胞内铁先恢复,外铁需较长时间出现。

5. 其他检查 如怀疑有慢性肠道失血,可行大便潜血检查,进一步可行消化道钡餐、腹部超声、消化道核素扫描等检查,以了解有无消化道畸形、失血。胸部影像学检查,以了解有无肺部出血,用以鉴别肺含铁血黄素沉着症。心脏彩超检查,了解心脏扩大、心功能情况。

【诊断】

2008 年中华医学会儿科学分会重新制定了儿童缺铁性贫血诊断标准:

1. 血红蛋白降低,符合 WHO 儿童贫血诊断标准,即 6 个月~6 岁<110g/L;6~14 岁<120g/L。由于海拔高度对血红蛋白的影响,海拔每升高 1000 米,血红蛋白上升约 4%。

2. 外周血红细胞呈小细胞低色素性改变。

3. 具有明确缺铁原因,如铁供给不足、吸收障碍、需求增多或慢性失血等;

4. 铁剂治疗有效 铁剂治疗 4 周后血红蛋白应上升 20g/L 以上。

5. 铁代谢指标符合 IDA 诊断标准 下述 4 项中至少满足 2 项:①血清铁蛋白减低<15μg/L;②血清铁减低<10.7μmol/L(60μg/dl);③总铁结合力升高>62.7μmol/L(350μg/dl);④转铁蛋白饱和度减低<15%。

6. 骨髓穿刺涂片和铁染色 骨髓可染色铁显著减少甚至消失,骨髓细胞外铁明显减少、铁粒幼细胞比例<15%仍被认为是诊断缺铁性贫血的"金标准"。但由于为侵入性检查,一般情况下不需要进行,对于诊断有困难,或诊断后铁剂治疗效果不理想的患儿,可以考虑进行,以明确或排除诊断。

7. 排除其他小细胞低色素性贫血。凡符合上述诊断标准中的第 1 和第 2 项,即存在小细胞低色素性贫血,结合病史和相关检查排除其他小细胞低色素性贫血,可拟诊为缺铁性贫血。如铁代谢指标同时符合缺铁性贫血诊断标准,则可确诊为缺铁性贫血。基层单位如无相关实验室检查条件可直接开始诊断性治疗,铁剂治疗有效可诊断为缺铁性贫血。

【鉴别诊断】

1. 地中海贫血　多有家族史,地区性比较明显,呈小细胞低色素性轻度到中重度贫血。血片中可见多数靶形红细胞。血红蛋白电泳可见 HbF 或 HbA$_2$ 增加。血清铁、转铁蛋白饱和度、骨髓可染色铁增多。

2. 肺含铁血黄素沉着症　起病突然,表现为发热、咳嗽、咯血、不同程度小细胞低色素性贫血。痰和胃液中可找到含铁血黄素细胞,X 线胸片肺野中可见网点状阴影。

3. 铁粒幼细胞性贫血　亦表现为小细胞低色素性贫血,血清铁、铁蛋白增高,总铁结合力降低,骨髓中铁粒幼细胞明显增多,可见到多数环状铁粒幼细胞。铁剂治疗无效。

【治疗】

主要原则为去除病因和补充铁剂。

1. 一般治疗　加强护理,保证充足睡眠;避免感染,如伴有感染者应积极控制感染;重度贫血者注意保护心脏功能。根据患儿消化能力,适当增加含铁质丰富的食物,注意饮食的合理搭配,以增加铁的吸收。

2. 去除病因　对饮食不当者应纠正不合理的饮食习惯和食物组成,有偏食习惯者应予纠正。如有慢性失血性疾病,如钩虫病、肠道畸形等,应予及时治疗。

3. 铁剂治疗

(1) 口服铁剂:铁剂是治疗缺铁性贫血的特效药,若无特殊原因,应采用口服法给药;二价铁盐容易吸收,故临床均选用二价铁盐制剂。常用的口服铁剂有硫酸亚铁(含元素铁 20%)、富马酸亚铁(含元素铁 33%)、葡萄糖酸亚铁(含元素铁 12%)、琥珀酸亚铁(含元素铁 35%)等。服药最好在两餐之间,既减少对胃黏膜的刺激,又利于吸收。目前第三代铁剂已广泛应用于儿童缺铁性贫血的临床治疗,如蛋白琥珀酸铁、多糖铁复合物(力蜚能)、右旋糖酐铁等,其含铁量高,胃肠道反应轻,剂型方便,口感更容易被儿童接受。口服补铁剂量为元素铁每日 4~6mg/kg,分 3 次口服。同时服用维生素 C,可增加铁的吸收。牛奶、茶、咖啡及抗酸药等与铁剂同服均可影响铁的吸收。口服补给铁剂 12~24 小时后,细胞内含铁酶开始恢复,患儿精神症状减轻、食欲增加。网织红细胞于补铁 2~3 天后开始上升,5~7 日达高峰,2~3 周后降至正常。血红蛋白于补铁治疗 1~2 周后逐渐上升,直至用药第 4 周上升均较快,治疗 4 周后血红蛋白应上升 20g/L 以上。铁剂治疗一般应用至血红蛋白达到正常后 6~8 周,以补充储存铁。循证医学资料表明,间断补充元素铁每次 1~2mg/kg,每周 1~2 次或每日 1 次亦可达到补铁的效果,疗程 2~3 个月。补铁后如未出现预期的治疗效果,应考虑如下可能:诊断是否正确;患儿是否按医嘱服药;是否同时存在影响铁吸收或导致铁继续丢失的原因未去除等。

(2) 注射铁剂:注射铁剂较容易发生不良反应,甚至可发生过敏性反应致死,故应慎用。对于确实不能耐受口服铁剂、腹泻严重而贫血又较重的患儿,方考虑铁剂注射。常用注射铁剂有:山梨醇枸橼酸铁复合物、右旋糖酐铁复合物、葡萄糖氧化铁。注射铁剂的治疗效应并不比口服快,同时不良反应多且严重,故必须严格掌握适应证。

4. 输注红细胞　缺铁性贫血由于发病缓慢,机体代偿能力强,一般不必输红细胞。输注红细胞的适应证是:①贫血严重,尤其是发生心力衰竭者;②合并严重感染者;③急需外科手术者。输血必须采取少量多次的方法,贫血愈严重,每次输注量应愈少。Hb 在 30g/L 以下者,应采用等量换血方法;Hb 在 30~60g/L 者,每次可输注浓缩红细胞 4~6ml/kg;Hb 在 60g/L 以上者,不必输红细胞。

【预防】

做好卫生宣教工作,使全社会尤其是家长认识到缺铁对小儿的危害性及做好预防工作的重要性,使之成为儿童保健工作中的重要内容。主要预防措施包括:①提倡母乳喂养,因母乳中铁的吸收利用率较高;②做好喂养指导,无论是母乳或人工喂养的婴儿,均应及时添加含铁丰富且铁吸收率高的辅助食品,如精肉、血、内脏、鱼等,并注意膳食合理搭配。不建议单纯牛乳喂养;③婴幼儿食品(谷类制品、牛奶制品等)应加入适量铁剂加以强化;④对早产儿,尤其是非常低体重的早产儿宜自 2 个月左右给予铁剂预防;⑤应注重青春期心理健康和引导,加强营养,合理搭配饮食,加强含铁丰富饮食摄入。重视青春期女童月经失血量过多问题,必要时给予干预。

(王天有)

二、营养性巨幼细胞性贫血

案例 14-2

1 岁患儿,生后羊乳喂养,未添加辅食。1 个月前开始大便呈水样,每天 3~6 次,曾予"抗生素"治疗未愈。查体:体重 9kg,表情呆滞,面色苍黄,毛发纤细稀疏、黄色,肝肋下 3.5cm,脾肋下 1cm。外周血 RBC 3.6×10^{12}/L,Hb 103g/L,MCV 95fl,MCH 30pg,MCHC 35%,可见巨幼变有核红细胞,分叶核的中性粒细胞占 15%。

思考:

1. 本例需完善何种检查以明确诊断?

2. "巨幼细胞性贫血"常见病因及处理原则是什么?

营养性巨幼细胞性贫血(nutritional megaloblastic anemia)是由于维生素 B_{12} 或(和)叶酸缺乏导致 DNA 合成障碍,细胞分裂与成熟减缓所致的一种大细胞性贫血。主要临床特点为贫血、神经精神症状、红细胞减少较血红蛋白减少更明显、红细胞胞体变大、骨髓中出现巨幼红细胞、维生素 B_{12} 或(和)叶酸治疗有效的一类贫血。

【维生素 B_{12} 与叶酸代谢】

1. 维生素 B_{12} 的代谢　维生素 B_{12} 又称钴铵素(coba-lamin),来源主要是动物食品,如肉类、肝、肾含量较多。母乳中维生素 B_{12} 的量与母亲血浆中的含量是一致的,若母亲缺乏维生素 B_{12},则其乳汁中的含量极低。钴胺素在胃酸作用下释放出来,并立即与 R 蛋白及胃壁细胞分泌的内因子结合,通过十二指肠上皮细胞,R 蛋白被胰腺分泌的蛋白酶水解,维生素 B_{12}-内因子复合物在回肠远端与肠黏膜细胞微绒毛的特殊受体结合而吸收。当给予大剂量维生素 B_{12} 时,口腔和小肠黏膜也可通过梯度弥散机制吸收一部分。吸收后的维生素 B_{12},在血液中主要与转钴蛋白(transcobalamin,TC)结合,供血细胞利用。

维生素 B_{12} 由肝脏经胆汁排入肠中,每天约 1μg,其中 2/3 与内因子结合经回肠再吸收。每天随粪便、尿液排出的量仅占体内总贮存量的 0.1%。

2. 叶酸的代谢　叶酸广泛存在于绿叶蔬菜、瓜果、豆类、谷物和肝、肾、蛋、奶制品中,人乳及牛乳含量不高,羊乳更少。

食物中的叶酸绝大部分以叶酸多谷氨酸形式存在,人体摄入后,需经小肠黏膜的叶酸轭合酶(folate conjugase)分解为单谷氨酸叶酸后方能吸收。

血浆中的叶酸与血清蛋白结合时,无生物学活性;必须在二氢叶酸还原酶作用下还原为四氢叶酸,再转运入组织细胞内,才发挥生物功能。

【病因】

1. 摄入量不足　食物中缺少新鲜蔬菜、水果,过度蒸煮蔬菜,经过 3~4 个月即可出现叶酸缺乏。饮食中缺乏肉类/动物肝肾、长期素食、母亲素食单纯母乳喂养婴儿可出现维生素 B_{12} 缺乏。羊乳含叶酸量很低,单纯以羊奶喂养者,可致叶酸缺乏。

2. 需要量增加　婴儿生长发育较快,对叶酸、维生素 B_{12} 的需要量也增加,严重感染、恶性肿瘤、甲状腺功能亢进、溶血性贫血时,可导致叶酸或维生素 B_{12} 需要量增加。

3. 吸收或代谢障碍　食物中维生素 B_{12} 必须与胃底部壁细胞分泌的糖蛋白结合成复合物才能在末端

回肠黏膜吸收,进入血液循环后再与 TC 结合,运送到肝脏。各种胃肠疾病、慢性腹泻、小肠切除、局限性肠炎、内因子生成不全或缺乏、内因子抗体产生可导致叶酸或维生素 B_{12} 吸收障碍。

【发病机制】

叶酸受叶酸还原酶的还原作用和维生素 B_{12} 的催化作用后变成四氢叶酸,后者是 DNA 合成过程中必需的辅酶。当维生素 B_{12} 或叶酸缺乏后,使四氢叶酸减少,导致 DNA 合成障碍,致核分裂时间延长,但 RNA 的合成相对较多,胞核发育停滞,而胞质继续发育成熟,造成胞核、胞质发育不平衡,细胞巨幼样变。由于红细胞生成速度变慢,这种有缺陷的幼稚细胞寿命缩短,巨幼红细胞在骨髓内即早期死亡,进入血液循环的红细胞寿命也较短,从而出现贫血。

DNA 合成障碍也致粒细胞核成熟障碍,出现巨大幼稚粒细胞和中性粒细胞分叶过多现象。而且,亦可使巨核细胞的核发育障碍而致巨大血小板。粒细胞、巨核细胞 DNA 合成障碍及无效造血,可形成全血细胞减少。维生素 B_{12} 能促使脂肪代谢产生的甲基丙二酸转变成琥珀酸而参与三羧酸循环,此作用与神经髓鞘中脂蛋白形成有关,因而能保持中枢和外周髓鞘神经纤维的功能完整性;当维生素 B_{12} 缺乏时,可导致中枢和外周神经髓鞘受损,因而出现神经精神症状。叶酸缺乏主要引起情感改变,偶见深感觉障碍,其机制尚未明了。

维生素 B_{12} 缺乏还可使中性粒细胞和巨噬细胞吞噬细菌后的杀灭细菌作用减弱,使组织、血浆及尿液中甲基丙二酸堆积,后者是结核分枝杆菌细胞壁成分的原料,有利于结核分枝杆菌生长,故维生素 B_{12} 缺乏者易伴结核病。

【临床表现】

以 6 个月至 2 岁婴幼儿多见,起病缓慢。

1. 一般表现　全身症状与贫血的程度不一定呈正比。多呈虚胖或颜面轻度水肿,常为非可凹性,毛发纤细稀疏、黄色,严重者皮肤有出血点或瘀斑。

2. 贫血表现　皮肤常呈现蜡黄色,睑结膜、口唇、指甲等处苍白,偶有轻度黄疸,疲乏无力,常伴有轻度肝、脾肿大。贫血严重者心前区收缩期杂音,心脏扩大,易并发心功能不全。

3. 精神神经症状　可出现烦躁不安、易怒、善忘、精神不振等贫血所致精神系统症状。维生素 B_{12} 缺乏者可伴有明显神经系统症状,与贫血的程度不完全平行,表现为表情呆滞、目光发直、对周围反应迟钝,嗜睡、不认亲人、少哭不笑,智力、动作发育落后甚至退步。重症病例可出现不规则性震颤,手足无意识运动,甚至抽搐、感觉异常、共济失调、踝阵挛和巴宾斯基征阳性等。叶酸缺乏不发生神经系统症状,但可导致神经精神异常。

4. 消化系统症状　厌食、恶心、呕吐、腹胀、腹泻、便秘;舌乳头萎缩,"镜面舌",舌系带处发生溃疡;晚期病例可见吸吮、吞咽困难,常伴哭声嘶哑、咽喉部有痰声。

【实验室检查】

1. 外周血象　呈大细胞性贫血,$MCV>94fl$,$MCH>32pg$,红细胞比血红蛋白降低更明显。血涂片可见红细胞大小不等,以大细胞为多,中央淡染区消失,易见嗜多色性和嗜碱点彩红细胞,可见巨幼变的有核红细胞。白细胞偏低,粒细胞体增大,核分叶过多,常见分叶>5 个。白细胞的改变出现在红细胞改变前,故对早期诊断有重要意义。网织红细胞、血小板计数常减少。

2. 骨髓象　增生明显活跃,以红细胞系增生为主,粒、红系统均出现巨幼变,表现为胞体变大、核染色质粗而松、副染色质明显,细胞核浆发育不平衡,胞核发育落后于胞质。中性粒细胞的细胞质空泡形成,核分叶过多。巨核细胞的核有过度分叶现象,出现巨大血小板。

3. 血清维生素 B_{12} 和叶酸测定　血清维生素 B_{12} 正常值为 $200\sim800ng/L$,$<100ng/L$ 为缺乏。血清叶酸水平正常值为 $5\sim6\mu g/L$,$<3\mu g/L$ 为缺乏。

【诊断】

根据年龄、病史和临床表现、血象和骨髓象可诊断为巨幼细胞性贫血。在此基础上,如神经精神症状明显,则考虑为维生素 B_{12} 缺乏所致。有条件时测定血清维生素 B_{12} 或叶酸水平可进一步确诊。

【鉴别诊断】

1. 红血病或红白血病　患者骨髓中也可出现很多巨幼红细胞,但常常伴有多少不一的原幼粒细胞,血清叶酸或维生素 B_{12} 均不减少,叶酸或维生素 B_{12} 治疗无效。

2. 恶性贫血　由于内因子缺乏所致维生素 B_{12} 吸收障碍,可分先天性恶性贫血、少年型恶性贫血和少年型恶性贫血合并内分泌疾病三种类型。在我国皆少见。

3. 骨髓增生异常综合征　骨髓除有巨幼样改变之外,巨核系、粒系还表现病态造血,骨髓染色体异常,叶酸或维生素 B_{12} 治疗无效。

4. 脑发育不全　维生素 B_{12} 缺乏的患者,如伴有神经精神症状者需鉴别。但本病多于出生后即出现发育迟缓,除神经系统症状外,尚有智力低下,无贫血表现,用维生素 B_{12} 治疗后神经症状无改善。

【治疗】

1. 一般治疗　注意营养,及时添加辅食;加强护理,防止感染。

2. 去除病因　对引起维生素 B_{12} 和叶酸缺乏的原因应予去除。

3. 维生素 B_{12} 和叶酸治疗　缺乏维生素 B_{12} 者,予维生素 B_{12} 500~1000μg 一次肌内注射;或每次肌内注射 100μg,每周 2~3 次,连用 2~4 周,直至临床症状好转、血象恢复正常为止。单纯维生素 B_{12} 缺乏者不宜加用叶酸,以免加重神经精神症状。神经系统症状者明显者需大剂量、长时间应用维生素 B_{12},给予每日 1mg,连续肌内注射 2 周以上。由于维生素 B_{12} 吸收缺陷所致的患者,每月肌内注射 1mg,长期应用。维生素 B_{12} 治疗后 6~7 小时骨髓内巨幼红细胞可转为正常幼红细胞;一般精神症状 2~4 天后好转;网织红细胞 2~4 天开始增加,6~7 天达高峰,2 周后降至正常;神经精神症状恢复较慢。

缺乏叶酸者,口服叶酸每次 5mg,每日 3 次,连续数周至临床症状好转、血象恢复正常为止。同时服用维生素 C 有助于叶酸吸收。如叶酸缺乏伴维生素 B_{12} 缺乏者,须同时应用维生素 B_{12},以免加重神经精神症状。服叶酸 1~2 天后食欲好转,骨髓中巨幼红细胞转为正常;2~4 天网织红细胞增加,4~7 天达高峰;2~6 周红细胞和血红蛋白恢复正常。因使用抗叶酸代谢药物而致病者,可用亚叶酸钙(leucovorin calcium)治疗。先天性叶酸吸收障碍者,口服叶酸剂量应增至每日 15~50mg 才有效。

治疗初期,由于新生大量红细胞,使细胞外钾转移至细胞内,可引起低血钾,甚至发生低血钾性婴儿猝死,应预防性补钾。

【预防】

改善哺乳母亲的营养,婴儿应及时添加辅食,注意饮食均衡,及时治疗肠道疾病,注意合理应用抗叶酸代谢药物。

(王天有)

第四节　溶血性贫血

一、遗传性球形红细胞增多症

案例 14-3

患儿男,7 岁,主因"面色苍黄 4 年"就诊。患儿面色苍黄于感染或劳累后加重,感染控制后好转。否认肝炎传染病接触史;饮食史无特殊,无偏食;无明确的服用药物或进食蚕豆诱因。查体:营养发育略差,精神反应较好,面色苍黄,口唇、睑结膜苍白,巩膜黄染,肝肋下未触及,脾肋下 3.5cm,质地偏硬,表面光滑。

血常规:血红蛋白 80g/L,网织红细胞 9%,MCHC 43%;ALT 30U/L,AST 67U/L,TBIL 63.18μmol/L,DBIL 10.5μmol/L;骨髓常规:增生明显活跃,红系增生极度活跃,粒红比例减低,晚幼红细胞易见,巨核细胞不少;腹部 B 超:肝脏不大,脾肋下 4cm,胆囊内可见泥沙样结石。

思考:

1. 本例诊断、鉴别诊断是什么?

2. 要明确诊断,需要完善什么检查?

遗传性球形红细胞增多症(hereditary spherocytosis, HS)是红细胞膜先天性缺陷的溶血性贫血,以不同程度贫血、反复出现黄疸、脾大、球形红细胞增多及红细胞渗透脆性增加为特征。

【病因和发病机制】

本病大多数为常染色体显性遗传,半数以上有阳性家族史,两性均可患病,但 1/4 病例缺乏明显家族史,可能与基因突变有关。极少数病人呈常染色体隐性遗传,临床表现重。

正常红细胞膜由双层脂质和膜蛋白组成,本病由于调控红细胞膜蛋白的基因突变造成膜骨架蛋白(膜收缩蛋白,锚蛋白)单独或联合缺陷。缺陷造成红细胞的病理生理改变:①红细胞膜双层脂质不稳定,以出芽形式形成囊泡而丢失,使红细胞表面积减少,表面积与体积比值下降,红细胞变成球形;②红细胞膜阳离子通透性增加,钠和水进入胞内而钾透出胞外,为了维持红细胞内外钠离子平衡,钠泵作用加强致 ATP 缺乏,钙-ATP 酶受抑,致细胞内钙离子浓度升高并沉积在红细胞膜上;③红细胞膜蛋白磷酸化功能下降,过氧化酶增加,与膜结合的血红蛋白增加,导致红细胞变形性下降。球形红细胞的细胞膜变形性能和柔韧性能减弱,少量水分进入胞内即易胀破而溶血,红细胞通过脾时易被破坏而溶解,发生血管外溶血。

【临床表现】

贫血、黄疸、脾大是本病三大特征,而且在慢性溶血性贫血的过程中易出现急性溶血发作。发病年龄越小,症状越重。新生儿期起病者出现急性溶血性贫血和高胆红素血症;婴儿和儿童患者贫血的程度差异较大,大多为轻至中度贫血。黄疸可见于大部分患者,多为轻度,呈间歇性。几乎所有患者有脾大,且随年龄增长而逐渐显著,溶血危象时肿大明显。随着年龄增大,超过一半的患者并发胆石症,为胆红素性胆囊结石。少数患儿可并发下肢复发性溃疡。

在慢性病程中,常因感染、劳累或情绪紧张等因素诱发"溶血危象",贫血和黄疸突然加重,伴有发热、寒战、呕吐,脾大显著并有疼痛。也可出现"再生障碍危象",表现为以红系造血受抑为主的骨髓造血功能暂时性抑制,出现严重贫血,可有不同程度的白细胞和血小板减少。后者与微小病毒(parvovirus)感染有关,呈自限性过程,持续数天或 1~2 周缓解。

【实验室检查】

1. 外周血象 贫血多为轻至中度,发生危象时可呈重度;网织红细胞升高;MCV 和 MCH 多正常,MCHC 增高;白细胞及血小板多正常。外周血涂片可见胞体小、染色深、中心浅染区消失的球形红细胞增多,是本病的特征,占红细胞数的 0.2~0.4。仅少数患者球形红细胞数量少或红细胞形态改变不明显。发生再生障碍危象时,贫血加重,甚至全血细胞减少,网织红细胞也减少。

2. 红细胞渗透脆性试验 是确诊本症的主要方法。大多数病例红细胞渗透脆性增加,0.5%~0.75% 盐水开始溶血,0.40%完全溶血。24 小时孵育脆性试验则 100% 病例阳性。再生障碍危象和合并铁缺乏时,红细胞渗透脆性可相应降低。

3. 骨髓象 红细胞系统增生极度活跃,以中晚幼红细胞居多。在再生障碍危象时,红细胞系统增生低下,有核红细胞减少。

4. 酸化甘油溶解试验(AGLT50) 酸化甘油溶解试验缩短。正常人红细胞 AGLT50 约为 1800 秒,HS 患者可在 150 秒内。

5. 其他　溶血的证据如血清间接胆红素、乳酸脱氢酶增高,尿中尿胆原增加。红细胞自身溶血试验阳性,加入葡萄糖或 ATP 可以纠正。采用十二磺酸钠聚丙烯酰胺凝胶电泳或放射免疫法测定膜蛋白含量有助于判断膜蛋白的缺陷。分子生物学方法可确定基因突变位点。

【诊断和鉴别诊断】

根据贫血、黄疸、脾大等临床表现,末梢血球形红细胞增多,红细胞渗透脆性增加即可作出诊断,阳性家族史更有助于确诊。对于球形红细胞数量不多者,可作孵育后红细胞渗透脆性试验和自身溶血试验,如为阳性有诊断意义。

铁缺乏时红细胞渗透脆性可降低,当本病合并缺铁时,红细胞渗透脆性可能正常。轻型 HS 溶血发作时可误认为黄疸型肝炎,应注意鉴别。

可见球形红细胞是本病的特点,但数量不等的小球形红细胞亦可见于其他疾病,如自身免疫性溶血性贫血、G-6-PD 缺乏症及红细胞受机械、生物、化学损伤等。自身免疫性溶血患者既有溶血的表现,球形红细胞亦明显增多,易与本病混淆,Coombs 试验阳性、肾上腺皮质激素治疗有效等可资鉴别。HS 与 Coombs 试验阴性的温抗体型自身免疫性溶血性贫血的鉴别较困难,家族史、反复 Coombs 试验及对肾上腺皮质激素治疗反应有助于两者的鉴别,必要时需要做红细胞膜蛋白分析、基因检测进行鉴别。

【治疗】

1. 一般治疗　注意防治感染,避免劳累和情绪紧张。反复溶血或贫血严重时,适当补充叶酸,以防叶酸缺乏而加重贫血。

2. 防治高胆红素血症　见于新生儿发病者(参见第六章第七节)。

3. 输注红细胞　贫血轻者无须输红细胞,重度贫血或发生溶血危象时应输红细胞。发生再生障碍危象时除输红细胞外,必要时予血小板输注。

4. 脾切除　是本病主要治疗方法。脾切除对常染色体显性遗传病例有显著疗效,术后黄疸消失、贫血纠正,不再发生溶血危象和再生障碍危象,红细胞寿命延长,但不能根除先天缺陷,故球形细胞依然存在。手术应于 5 岁以后进行,因过早切脾可降低机体免疫功能,易发生严重感染,特别是肺炎球菌性败血症,尤其是婴幼儿患者。脾切除指征为:①Hb≤80g/L,网织红细胞≥10%的重型病例;②如 Hb 为 80～110g/L,网织红细胞为 8%～10%,具有以下情况者考虑切脾:贫血影响生活质量或体能活动;贫血影响重要器官的功能;髓外造血明显。切脾时注意有无副脾,如有应同时切除,以免术后复发。胆石症应于切脾手术前明确诊断或手术时探察,与脾一并切除。为防止术后感染,应在术前 1～2 周注射多价肺炎球菌疫苗,术后应用长效青霉素预防治疗 1 年。脾切除术后血小板数于短期内升高,如 PLT>800×10⁹/L,应予抗血小板凝集药物,如双嘧达莫等。

二、红细胞葡萄糖-6-磷酸脱氢酶缺乏症

案例 14-4

患儿男,2 岁,主因"面色苍黄、酱油色尿 2 天"入院。本次发病前无明确感染前驱史,无服药史,但在发病前 2 天,曾进食蚕豆。患儿父母祖籍均为广西。查体:神清,精神反应弱,面色苍黄,口唇苍白,结膜苍白,巩膜黄染,肝脾肋下未及。血常规:WBC 14.23×10⁹/L,RBC 3.27×10¹²/L,HGB 61g/L,Ret 13.3%;ALT 16U/L,AST 57U/L,LDH 427U/L,TBIL 75.18μmol/L,DBIL 10.5μmol/L;尿常规:潜血(++),红细胞 1～2 个/HP,尿胆原(+),尿胆红素(-);血 G-6-PD 活性减低,血浆游离血红蛋白升高,直接 Coombs 试验阴性。

思考:

1. 试述本例诊断及诊断依据、鉴别诊断。

2. 试述溶血性贫血的特点。

红细胞葡萄糖-6-磷酸脱氢酶(G-6-PD)缺乏症是一种不完全显性红细胞酶缺陷病。本病分布遍及世界各地,估计全世界有 2 亿以上的人患有 G-6-PD 缺陷。在我国分布规律呈"南高北低"的态势,长江流域及其以南各省,以云南、海南、广东、广西、福建、四川、江西、贵州等省(自治区)的发病率较高,北方地区较为少见。

【病因】

本病呈性联不完全显性遗传,G-6-PD 基因定位于 X 染色体长臂 2 区 8 带(Xq28),全长约 18.5kb,含 13 个外显子,编码 515 个氨基酸。男性半合子和女性纯合子均表现为 G-6-PD 显著缺乏;女性杂合子发病与否,取决于其 G-6-PD 缺乏的细胞数量在细胞群中所占的比例,在临床上有不同的表现度,故称为不完全显性。

迄今,G-6-PD 基因的突变已达 122 种以上;中国人(含海外华裔)的 G-6-PD 基因突变型即有 17 种,其中最常见的是 nt1376G→T(占 57.6%)、nt1388G→A(占 14.9%),其他突变有 nt95A→G、nt493A→G、nt1024G→T 等。同一地区的不同民族其基因突变型相似,而分布在不同地区的同一民族其基因突变型则差异很大。

【发病机制】

目前认为服用氧化性药物(如伯氨喹)诱发溶血的机制为:G-6-PD 在磷酸戊糖旁路中是 6-磷酸葡萄糖(G-6-P)转变为 6-磷酸葡萄糖酸(G-6-PG)反应中必需的酶。当 G-6-PD 缺乏时,使还原型三磷酸吡啶核苷(NADPH)减少,不能维持生理浓度的还原型谷胱甘肽(GSH),从而使红细胞膜蛋白和酶蛋白中的巯基遭受氧化,破坏了红细胞膜的完整性。NADPH 减少后,使高铁血红蛋白(MHb)不能转变为氧合血红蛋白,MHb 增加致红细胞内不可溶性变性珠蛋白小体(Heinz body)形成明显增加,红细胞膜变硬,通过脾脏时被破坏,导致溶血。新生的红细胞 G-6-PD 活性较高,对氧化剂药物有较强的"抵抗性",当衰老红细胞酶活性过低而被破坏后,新生红细胞即代偿性增加,故不再发生溶血,呈"自限性"。蚕豆诱发溶血的机制未明,蚕豆浸液中含有多巴、多巴胺、蚕豆嘧啶类、异脲咪等类似氧化剂物质,可能与蚕豆病的发病有关,但很多 G-6-PD 缺乏者在进食蚕豆后并不一定发病,故认为还有其他因素参与,尚有待进一步研究。

【临床表现】

根据诱发溶血的不同原因,可分为以下 5 种临床类型:

1. 药物诱导溶血性贫血　G-6-PD 缺乏者服用氧化性药物后,可引起急性溶血。现已将与 G-6-PD 缺乏者引起溶血的有关药物分为三类:①肯定引起所有 G-6-PD 缺乏者溶血的药物,应禁忌使用,如伯氨喹、磺胺吡啶、对氨苯磺酰胺、呋喃西林、甲苯胺蓝、萘等;②对非先天性非球形细胞性溶血性贫血患者,常规治疗量不引起溶血,只有在超剂量使用,或合并感染,或同时服用其他氧化性药物会引起溶血,如奎宁、氯喹、乙胺嘧啶、对乙酰氨基酚、阿司匹林、异烟肼、苯海拉明、秋水仙碱等;③来自个例报道可引起 G-6-PD 缺乏者溶血药物,如柳氮磺嘧啶、吲哚美辛、四环素等,常于服药后 1~3 天出现急性血管内溶血。有头晕、厌食、恶心、呕吐、疲乏等症状,继而出现黄疸、血红蛋白尿,溶血严重者可出现少尿、无尿、酸中毒和急性肾衰竭。

2. 蚕豆病　常见于<10 岁小儿,男孩多见,常在蚕豆成熟季节流行,进食蚕豆或蚕豆制品(如粉丝、豆腐、酱油)均可致病,母亲食蚕豆后哺乳可使婴儿发病。通常于进食蚕豆或其制品后 24~48 小时内发病,轻者仅有轻度溶血,重者可在短期内出现溶血危象,极重型者病情发展迅速,严重贫血、黄疸、明显血红蛋白尿、神志不清,抽搐甚至出现休克、急性肾功能衰竭等。溶血可持续数天,临床症状逐渐改善而自愈。

3. 新生儿黄疸　在 G-6-PD 缺乏症高发地区由 G-6-PD 缺乏引起的新生儿黄疸并不少见。感染、病理产、缺氧、给新生儿哺乳的母亲服用氧化剂药物、新生儿穿戴有樟脑丸气味的衣服等均可诱发溶血,但也有不少病例无诱因可查。黄疸大多于出生 2~4 天后达高峰,半数患儿可有肝脾大,贫血大多数为轻度或中度,重者可致胆红素脑病。

4. 感染诱发的溶血　细菌、病毒感染,如急性传染性肝炎、肺炎、肠炎、败血症、伤寒、菌痢、传染性单核细胞增多症、水痘及接种牛痘等均可诱发 G-6-PD 缺乏者发生溶血,一般于感染后几天之内突然发生溶血,程度大多较轻,黄疸多不显著。

5. 先天性非球形细胞性溶血性贫血(CNSHA) 是一组红细胞酶缺陷所致的慢性溶血性贫血,其中 1/3 病例由 G-6-PD 缺乏所致。临床表现不同程度的慢性血管外溶血,表现为贫血、黄疸、脾大,感染和(或)药物可加重溶血。约有半数病例在新生儿期以高胆红素血症起病。

【实验室检查】

1. 红细胞 G-6-PD 缺乏的筛选试验 常用 3 种方法:

(1) 高铁血红蛋白还原试验:正常还原率>0.75,中间型为 0.74~0.31,显著缺乏者<0.30。此试验可出现假阳性或假阴性,故应配合其他有关实验室检查。

(2) 荧光斑点试验:正常 10 分钟内出现荧光,中间型者 10~30 分钟出现荧光,严重缺乏者 30 分钟仍不出现荧光。本试验敏感性和特异性均较高。

(3) 硝基四氮唑蓝(NBT)纸片法:正常滤纸片呈紫蓝色,中间型呈淡蓝色,显著缺乏者呈红色。

2. 红细胞 G-6-PD 活性测定 这是特异性的直接诊断方法,正常值随测定方法而不同:

(1) 世界卫生组织(WHO)推荐的 Zinkham 法为(12.1±2.09)U/gHb。

(2) 国际血液学标准化委员会(SICSH)推荐的 Clock 与 Mclean 法为(8.34±1.59)U/gHb。

(3) NBT 定量法为 13.1~30.0BNT 单位。

(4) 近年开展 G-6-PD/6-PGD 比值测定:可进一步提高杂合子检出率,正常值为成人 1.0~1.67,脐带血 1.1~2.3,低于此值为 G-6-PD 缺乏。

3. 变性珠蛋白小体生成试验 在溶血时阳性细胞>0.05,溶血停止时呈阴性。不稳定血红蛋白病患者此试验亦可为阳性。

【诊断】

阳性家族史或过去病史均有助于临床诊断。病史中有急性血管内溶血特征,并有食蚕豆、感染、服药物史,或新生儿黄疸,或自幼即出现原因未明的慢性溶血者,均应考虑本病。结合实验室检查即可确诊。

需要与其他类型先天性红细胞内酶缺乏症、自身免疫性溶血性贫血、阵发性睡眠性血红蛋白尿症等溶血性疾病相鉴别。

【治疗】

本病无特殊治疗,无溶血无需治疗。

1. 一般治疗 发生溶血时应去除诱因,停用可疑药物,停食蚕豆,治疗感染等。

2. 新生儿高胆红素血症 可用蓝光治疗,个别严重者应考虑换血疗法,以防止胆红素脑病的发生。

3. 轻症患者急性溶血期予一般支持疗法、补液即可奏效,去除诱因后溶血大多于 1 周内自行停止。溶血及贫血较重者注意水、电解质平衡,纠正酸中毒,碱化尿液等预防肾功能衰竭。对严重贫血,或有心脑功能损害症状者,应及时输注 G-6-PD 正常浓缩红细胞,并监护至 Hb 尿消失。如出现肾功能衰竭,应及时采取有效措施。

【预防】

在 G-6-PD 缺陷高发地区,应进行群体 G-6-PD 缺乏症的普查。已知为 G-6-PD 缺乏者应避免进食蚕豆及其制品,忌服有氧化作用的药物,并加强对各种感染的预防。

三、地中海贫血

案例 14-5

1 岁患儿,广西人,自 8 个月起面色苍白。在当地医院输浓缩红细胞 1 次,输血后精神转活跃;1 个月后患儿面色渐苍白,尿色稍黄。给予补铁治疗1个月,贫血未改善。查体:贫血貌,巩膜无黄染,心肺无异常,腹稍膨隆,肝肋下 2cm,脾肋下 1cm。血常规:RBC $3.26×10^{12}$/L, Hb 66g/L, MCV 78fl, MCH 25pg, MCHC 30%。HbA_2 0.03, HbF 0.34。

思考:

1. 本例诊断是什么? 诊断依据有哪些?

2. 如何开展预防工作?

地中海贫血又称海洋性贫血(thalassemia)、珠蛋白生成障碍性贫血,是遗传性溶血性贫血的一组疾病。其共同特点是珠蛋白基因的缺陷使一种或几种珠蛋白肽链合成减少或完全不能合成,导致血红蛋白的组成成分异常,引起慢性溶血性贫血。本组疾病均属常染色体不完全显性遗传,临床症状轻重不一。

本病以地中海沿岸国家和东南亚各国多见,我国长江以南各省均有报道,以广东、广西、海南、四川、重庆等省、自治区发病率较高,在北方较为少见。患者以汉族为多。

【病因和发病机制】

正常人血红蛋白(Hb)中的珠蛋白含四种肽链,即 α、β、γ 和 δ。根据珠蛋白肽链组合的不同形成三种血红蛋白,即 $HbA(\alpha_2\beta_2)$, $HbA_2(\alpha_2\delta_2)$、$HbF(\alpha_2\gamma_2)$。当遗传缺陷时,珠蛋白基因缺失或点突变后,珠蛋白肽链合成障碍,从而出现慢性溶血性贫血。根据肽链合成障碍的不同,分别称为 α、β、δβ 和 δ 等地中海贫血。其中以 α 和 β 地中海贫血较常见。

1. β 地中海贫血 人类 β 珠蛋白基因簇位于第 11 号染色体短臂 1 区 2 带(11p1.2)。β 地中海贫血的病因主要是由于该基因的点突变,少数为基因缺失。基因缺失和有些点突变可致 β 链的生成完全受抑制,称为 $β^0$ 地中海贫血;有些点突变或缺失使 β 链的生成部分受抑制,则称为 $β^+$ 地中海贫血。染色体上的 2 个等位基因突变点相同者称为纯合子;同源染色体上只有 1 个突变点者称为杂合子;等位基因的突变点不同者称为双重杂合子。我国 β 地中海贫血发生率 0.67%,以广东、广西、云南、贵州、四川等为高。

根据 β 基因缺陷所产生的杂合子和纯合子的不同,将 β 地中海贫血分为重型、轻型、中间型三种类型。重型 β 地中海贫血是纯合子或双重杂合子状态。因 β 链生成完全或几乎完全受到抑制,以致含有 β 链的 HbA 合成减少或消失,而多余的 α 链则与 γ 链结合而成为 $HbF(\alpha_2\gamma_2)$,使 HbF 明显增加。由于 HbF 较 HbA 的氧亲和力高,在组织中不易释出氧,致患者组织缺氧。缺氧引起红细胞生成素的大量分泌,刺激骨髓造血功能,红骨髓极度扩张,因而引起一系列骨骼改变。过剩的 α 链沉积于幼红细胞和红细胞中,形成 α 链包涵体附着于红细胞膜上而使其变僵硬,在骨髓内大多被破坏而导致"无效造血"。部分含有包涵体的红细胞虽能成熟并被释放到外周血,但当它们通过微循环时就容易被破坏,这种包涵体还影响红细胞膜的通透性,从而导致红细胞的寿命缩短。所以,患儿在临床上呈慢性溶血性贫血。贫血使肠道对铁的吸收增加,加上铁利用障碍和在治疗过程中的反复输血,使组织中沉积大量的铁,导致含铁血黄素沉着症,产生继发性血色病。轻型地中海贫血是杂合子状态,β 链的合成仅轻度减少,故其病理生理改变极轻微。中间型 β 地中海贫血是双重杂合子和某些地中海贫血变异型的纯合子或双重杂合子状态,其病理生理改变介于重型和轻型之间。

2. α 地中海贫血 人类 α 珠蛋白基因簇位于第 16 号染色体短臂末端(16p13.3)。每条染色体各有 2 个 α 珠蛋白基因,一对染色体共有 4 个 α 珠蛋白基因。大多数 α 地中海贫血是由于 α 珠蛋白基因的缺失所致,少数由基因点突变造成。若仅是一条染色体上的一个 α 基因缺失或缺陷,则 α 链的合成部分受抑制,称为 $α^+$ 地中海贫血;若每一条染色体上的 2 个 α 基因均缺失或缺陷,则无 α 链合成,称为 $α^0$ 地中海贫血。

重型 α 地中海贫血是 $α^0$ 地中海贫血的纯合子状态,其 4 个 α 珠蛋白基因均缺失或缺陷,以致完全无 α 链生成,因而含有 α 链的 HbA、HbA_2 和 HbF 的合成均减少。患者在胎儿期即发生大量 γ 链合成 γ_4

(Hb Bart),Hb Bart 对氧的亲和力极高,造成组织缺氧而引起胎儿水肿综合征。中间型 α 地中海贫血是 α^0 和 α$^+$ 地中海贫血的双重杂合子状态,是由 3 个 α 珠蛋白基因缺失或缺陷所造成,患者仅能合成少量 α 链,其多余的 β 链即合成 HbH(β$_4$)。HbH 对氧亲和力较高,又是一种不稳定血红蛋白,容易在红细胞内变性沉淀而形成包涵体,造成红细胞膜僵硬而使红细胞寿命缩短。

轻型 α 地中海贫血是 α$^+$ 地中海贫血纯合子或 α^0 地中海贫血杂合子状态,它仅有 2 个 α 珠蛋白基因缺失或缺陷,故有相当数量的 α 链合成,病理生理改变轻微。静止型 α 地中海贫血是 α$^+$ 地中海贫血杂合子状态,它仅有一个 α 基因缺失或缺陷,α 链的合成略为减少,病理生理改变非常轻微。

【临床表现和实验室检查】

1. β 地中海贫血　根据病情轻重的不同,分为以下 3 型。

(1) 重型:又称 Cooley 贫血。患儿出生时无症状,至 3~12 个月开始发病,呈慢性进行性贫血,面色苍白,肝脾大,发育不良,常有轻度黄疸,症状随年龄增长而日益明显。食欲缺乏,生长发育停滞,肝脾日渐肿大,以脾大明显,可达盆腔。由于骨髓代偿性增生导致骨骼变大、髓腔增宽,先发生于掌骨,以后为长骨和肋骨,1 岁后颅骨改变明显,表现为头颅变大、额部隆起、颧高、鼻梁塌陷、两眼距增宽,形成地中海贫血特殊面容。患儿常并发支气管炎或肺炎。当并发含铁血黄素沉着症时,因过多的铁沉着于心肌和其他脏器如肝、胰腺、垂体等而引起该脏器损害的相应症状,其中最严重的是心力衰竭,它是贫血和铁沉着造成心肌损害的结果,是导致患儿死亡的重要原因之一。本病如不治疗,多于 5 岁前死亡。

实验室检查:外周血象呈小细胞低色素性贫血。外周血涂片红细胞大小不等,中央浅染区扩大,出现异形、靶形、碎片红细胞和有核红细胞、点彩红细胞、嗜多染性红细胞、豪-周氏小体等,有核红细胞、网织红细胞增高。白细胞及血小板数增加,并发脾功能亢进者减少。骨髓象呈红细胞系统增生明显活跃,以中、晚幼红细胞占多数,成熟红细胞改变与外周血相同。红细胞渗透脆性明显减低。HbF 含量明显增高,大多 >0.40,这是诊断重型 β 地中海贫血的重要依据。颅骨 X 线片可见颅骨内外板变薄,板障增宽,在骨皮质间出现垂直短发样骨刺。肽链分析可明确诊断,基因分析可检测到突变位点。

(2) 轻型:患者无症状或轻度贫血,脾不大或轻度大。病程经过良好,能存活至老年。本病易被忽略,多在重型患者家族调查时被发现。

实验室检查:成熟红细胞有轻度形态改变,红细胞渗透脆性正常或减低,血红蛋白电泳显示 HbA$_2$ 含量增高(0.035~0.060),这是本型的特点。HbF 含量正常。

(3) 中间型:多于幼童期出现症状,其临床表现介于轻型和重型之间,中度贫血,脾脏轻或中度大,黄疸可有可无,骨骼改变较轻。输血量小或不必输血仍可维持生命。

实验室检查:外周血涂片红细胞形态和骨髓象的改变如重型,红细胞渗透脆性减低,HbF 含量为 0.40~0.80,HbA$_2$ 含量正常或增高。

2. α 地中海贫血

(1) 静止型:患者无临床及血液异常表现,红细胞形态正常,常因家系调查或婚前、产前及新生儿脐血筛查时发现。出生时脐带血中 Hb Bart 含量为 0.01~0.02,但 3 个月后即消失。

(2) 轻型:本型患者无贫血或轻度贫血,感染或妊娠时贫血加重,轻度肝、脾肿大或无肿大。轻度小细胞低色素性贫血,红细胞形态大小不等、中央浅染、异形、偶见靶形等,红细胞渗透脆性降低,变性珠蛋白小体阳性,HbA$_2$ 和 HbF 含量正常或稍低。患儿脐血 Hb Bart 含量为 0.034~0.140,于生后 6 个月时完全消失。

(3) 中间型:又称血红蛋白 H 病,根据发病年龄、病情轻重,临床表现有所不同。轻型病例常见,儿童或青少年期发病,轻度贫血,轻度肝、脾肿大,合并呼吸道感染或服用氧化性药物、抗疟药物等可诱发急性溶血而加重贫血,甚至发生溶血危象。重型病例患儿出生时无明显症状,婴儿期以后逐渐出现贫血、脾肿大明显,需依靠输血维持生命。

实验室检查:贫血程度轻重不一,外周血涂片呈明显红细胞大小不等、浅染、异形、靶形和碎片。红细胞渗透脆性减低,HbH 包涵体和 Heinz 小体生成试验均阳性,异丙醇试验强阳性。血红蛋白电泳可见 HbH,含量 1.5%~44.3%。可做基因诊断明确基因型。

(4) 重型:又称 Hb Bart 胎儿水肿综合征,是重型 α 地中海贫血,控制 α 链合成的 4 个基因均缺失,故无 α 链合成。胎儿常于妊娠期 30~40 周时流产、死胎或娩出后短期内死亡,胎儿呈重度贫血、黄疸、水肿、肝脾大、腹水、胸腔积液。胎盘巨大且质脆。

实验室检查:中重度贫血,有核红细胞和网织红细胞明显增高,外周血涂片红细胞明显大小不等、异形、靶形,伴特征性低色素性巨红细胞。血红蛋白中几乎全是 Hb Bart 或同时有少量 HbH,无 HbA、HbA₂和 HbF。肽链分析证实本患儿无 α 链,基因诊断证实无 α 链基因。

【诊断与鉴别诊断】

根据临床特点和实验室检查,结合阳性家族史,一般可作出诊断。有条件时,可作基因诊断。本病须与下列疾病鉴别:

1. 缺铁性贫血 轻型地中海贫血的临床表现和红细胞的形态改变与缺铁性贫血有相似之处,故易被误诊。但缺铁性贫血常有缺铁诱因,血清铁蛋白含量减低,骨髓外铁粒幼红细胞减少,红细胞游离原卟啉升高,铁剂治疗有效等可资鉴别。对可疑病例可借助于血红蛋白碱变性试验和血红蛋白电泳以助鉴别。

2. 遗传性球形细胞增多症 见本节遗传性球形细胞增多症。

3. 传染性肝炎或肝硬化 因 HbH 病贫血较轻,还伴有肝脾大、黄疸,少数病例还可有肝功能损害,故易被误诊为黄疸型肝炎或肝硬化。但通过病史询问、家族调查以及红细胞形态观察、血红蛋白电泳检查即可鉴别。

【治疗】

轻型地中海贫血无须特殊治疗,中间型和重型地中海贫血应采取下列一种或数种方法给予治疗。

1. 一般治疗 注意休息和营养,积极预防感染。适当补充叶酸和维生素 E。

2. 输血和去铁治疗 此法在目前仍是重要治疗方法之一。

(1) 红细胞输注:少量输注法仅适用于中间型 α 和 β 地中海贫血,不主张用于重型 β 地中海贫血。对于重型 β 地中海贫血应从早期开始给予中、高量输血,以使患儿生长发育接近正常和防止骨骼病变。其方法是:先反复输注浓缩红细胞,使患儿血红蛋白含量达 120~150g/L,然后每隔 2~4 周输注浓缩红细胞 10~15ml/kg,使血红蛋白含量维持在 90~105g/L。但本法容易导致含铁血黄素沉着症,故应同时给予铁螯合剂治疗。

(2) 铁螯合剂:通常在规则输注红细胞 1 年或 10~20 单位后进行铁负荷评估,如铁超负荷 (SF>1000μg/L),则开始应用铁螯合剂去铁治疗。目前常用的铁螯合剂包括:去铁胺(deferoxamine)、去铁酮(deferiprone)、去铁斯诺(deferasirox)。去铁胺每日 25~50mg/kg,每晚 1 次连续皮下注射 12 小时,或加入等渗葡萄糖液中静脉滴注 8~12 小时,每周 5~7 天,长期应用。去铁胺长期使用偶可致白内障和长骨发育障碍,剂量过大可引起视力和听觉减退。去铁斯诺为一种新型的三价铁螯合剂,口服吸收率高,在欧美国家已推荐为一线铁螯合剂,适用于 2 岁以上铁过载患儿。去铁酮是一种二齿状突起的口服铁螯合剂,对去除心脏铁沉积尤为有效,适用于 6 岁以上患者。进行铁螯合剂治疗患儿,需要定期复查铁蛋白,当铁蛋白 <500ng/ml,可暂停去铁治疗。

3. 脾切除 脾切除对血红蛋白 H 病和中间型 β 地中海贫血的疗效较好,对重型 β 地中海贫血效果差。脾切除可致免疫功能减弱,应在 5~6 岁以后施行,并严格掌握适应证。

4. 造血干细胞移植 异基因造血干细胞移植是目前能根治重型 β 地中海贫血的方法。如有 HLA 相配的造血干细胞同胞供者,应作为治疗重型 β 地中海贫血的首选方法。

5. 基因活化治疗 应用化学药物可增加 γ 基因表达或减少 α 基因表达,以改善 β 地中海贫血的症状,已用于临床的药物有羟基脲、5-氮杂胞苷(5-AZC)、阿糖胞苷、白消安、异烟肼等,目前正在探索之中。

【预防】

开展人群普查和遗传咨询、做好婚前指导以避免地中海贫血基因携带者之间联姻,对预防本病有重要意义。采用基因分析法进行产前诊断,可在妊娠早期对重型 β 和 α 地中海贫血胎儿作出诊断并及时中止妊娠,以避免胎儿水肿综合征的发生和重型 β 地中海贫血患者出生,是目前预防本病行之有效的方法。

(王天有)

第五节 再生障碍性贫血

案例 14-6

患儿,4 岁,男,近 1 个月偶有磕碰后下肢皮肤出现多个小出血点、小瘀斑,3 小时前出现鼻出血按压止血无效。患儿 1 小时前出现面色苍白、呼吸急促,急诊入院。体格检查:中度贫血貌,心率 130 次/分,呼吸急促,肝、脾和淋巴结不大。血常规:Hb 75g/L,WBC 3.4×10^9/L,PLT 45×10^9/L,外周血涂片示有核细胞比例明显降低。

思考:

1. 本例的诊断和诊断依据是什么?

2. 主要治疗方法有哪些?

再生障碍性贫血(aplastic anemia,AA)简称再障,是以骨髓有核细胞增生减低和外周全血细胞减少为特征的骨髓衰竭(bone marrow failure,BMF)性疾病。主要的临床表现为贫血、出血和反复感染,全血细胞同时减少,无肝脾和淋巴结肿大。

【病因与发病机制】

再生障碍性贫血是一组异质性疾病,目前发病机制并未完全明确,主要由于骨髓造血功能发生障碍导致的以贫血、出血及反复感染为主要临床表现的一组疾病。再障可能发生的机制主要包括:①造血干/祖细胞内在缺陷;②异常免疫反应损伤造血干/祖细胞;③造血微环境支持功能缺陷;④遗传倾向。大量的研究表明,再障患儿 T 细胞免疫功能下降,表现为 CD_{34} 细胞明显较正常人减少,减少程度与病情轻重程度相关;骨髓造血功能衰竭与活化的细胞毒性 T 淋巴细胞有关。另外,某些药物如氯霉素通过损害造血干细胞/祖细胞或诱发异常免疫反应以及累及造血微环境中的基质细胞增加再障发生的概率。

【临床表现】

再生障碍性贫血主要的临床表现为贫血、出血及感染,与其他血液系统疾病如白血病等较相似。起病多为慢性病程。症状的轻重视贫血的程度及病情发展速度有关。感染多表现为黏膜感染,抗生素治疗效果欠佳。脾及淋巴结一般不肿大。一般分为先天性与获得性两大类。

1. **先天性障碍性贫血** 主要包括:①范可尼贫血(Fanconi's anemia,FA):是一种常染色体隐性遗传病,家族中有同样患者,多表现为染色体断裂、部分相互易位、多着丝粒变化等。本病的特点除全血细胞减少外,尚伴有多发先天畸形和肿瘤发生的高危险性。发病多在 6~8 岁之间,男多于女,出血多为首发症状。本病多为多发性畸形,如小头畸形、小眼球、斜视;约 3/4 患儿多半有骨骼畸形,以桡骨和拇指缺如或畸形最为多见,其次为第一掌骨发育不全、尺骨畸形、并指畸形等。本病也常有体格矮小、皮肤片状棕色素沉着和奶油咖啡斑(café-au-lait spots)、耳廓畸形或耳聋,部分患儿智力低下。外周血体现大细胞色素性贫血,伴有有核细胞和血小板减少,因病程缓慢与后天性再生障碍性贫血相似。另外,需要与伴有畸形的先天性纯红细胞再生障碍性贫血及伴有骨缺损的血小板减少症鉴别。有 5%~10% 的患者发展为急性白血病。治疗主要以皮质激素与睾丸联合应用。②先天性角化病(DC)：为X性连锁遗传性疾病，主要为男性发病。本病表现除全血细胞减少外，头面部及肩部皮肤可见网状色素增加，营养不良性指(趾)甲及黏膜白斑。本病尚可有性、智力及体格发育迟缓、流泪、毛细血管扩张性红斑、齿质发育不良等。③Shwachman-Diamond综合征(SDS)：多在婴幼儿期发病。除全血细胞减少外，可有脂肪泻和发育营养不良等。④无巨核细胞性血小板减少症(CAMT)：婴儿期仅以血小板减少，继而出现全血细胞减少。

2. 获得性再生障碍性贫血　继发性再生障碍性贫血分为特发性与继发性再生障碍性贫血。继发性再生障碍性贫血最常见的原因包括药物(如环磷酰胺、阿糖胞苷等化疗药物)、放射损伤(X射线、电离辐射)、病毒感染(如肝炎病毒)，此外EB病毒、微小病毒B_{19}、巨细胞病毒感染也可能与再障的发生有关。特发性再障为不明原因引起，占继发性再障的50%左右。

【实验室检查】

1. 全血细胞检查　提示全血细胞减少，或两系以上降低(如两系减低需包括血小板减少)。红细胞及血红蛋白成比例减少。诊断时多已出现血小板减少。外周血涂片提示正细胞色素性贫血。血象诊断标准至少符合：①血红蛋白(Hb)<100g/L；②血小板(PLT)<$100×10^9$/L；③中性粒细胞绝对值(ANC)<$1.5×10^9$/L中的两项。网织红细胞比例<1%，淋巴细胞比例增高。

2. 凝血功能检查　多提示出血时间延长，血块收缩不良。

3. 骨髓穿刺涂片　轻症患儿骨髓增生正常或轻度减低，重症患儿则可表现为骨髓增生明显减低，呈现荒芜化，骨髓小粒造血细胞减少。晚幼红细胞比例相对升高，巨核细胞明显减少，红系、粒系明显减少。淋巴细胞百分比增高、浆细胞及组织嗜酸细胞等非造血细胞增多。急性再障正常造血部位明显减少，慢性再障正常造血部位减少常可见局部代偿造血。

4. 血清铁系列　血清铁升高，运铁蛋白饱和度增高，口服铁吸收减低，与贫血的程度不成比例。

5. 免疫功能检查　急性再障SK-SD及OT试验反应均显著降低，T细胞绝对值明显减低，早期及成熟B细胞明显减低，对PHA转化反应减低，常提示全能造血干细胞受累；慢性再障SK-SD及OT试验轻度减低，B细胞受累，损害主要髓系粒细胞阶段。

6. 其他实验室检查　酸溶血试验、外周血淋巴细胞亚群、细胞遗传学检查、肝功能检查、病毒学检查、抗核抗体和抗双链DNA抗体、Coombs试验、胸部X线片及腹部B超检查等。

【诊断和分型】

根据临床表现、血象及骨髓象典型病例不难诊断。诊断思路为首选确定是否为AA，然后明确为先天性或是获得性AA，再后根据起病病程及程度诊断。AA按起病情况分为急性再障(病程在6个月以内)以及慢性再障(病程>6个月)。按病情轻重程度分为非重型再生障碍性贫血(BSAA)、重型障碍性贫血(SAA)及极重型再生障碍性贫血(VSAA)。

1. SAA诊断标准　①骨髓增生低下低于正常的25%，或在25%~50%，但其中残余造血细胞<30%；②血象符合以下中间的两项，ANC<$0.5×10^9$/L、PLT<$20×10^9$/L、网织红细胞绝对值<$20×10^9$/L。

2. VSAA　除符合SAA标准外，需ANC<$0.2×10^9$/L。

3. NSAA　未达到SAA及VSAA标准的AA患儿。

【鉴别诊断】

主要与其他全血细胞减少的疾病相鉴别，如IBMF、骨髓增生异常综合征、低增生白血病、阵发性睡眠性血红蛋白尿症、先天性骨髓衰竭性疾病等。

【治疗】

治疗原则为去除病因，如服药史、化学及物理因素等。非重型再障的治疗主要包括支持治疗及特异性治疗。支持治疗主要包括成分血输注[Hb<$60×10^9$/L和(或)PLT<$10×10^9$/L]、抗感染治疗及预防出血等保护性治疗。特异性治疗主要为药物治疗：环孢素、雄激素司坦唑醇(康力龙)、十一酸睾酮和达那唑等。而

重型及极重型再障除上述治疗外可行造血干细胞移植治疗及免疫抑制治疗。免疫抑制治疗药物包括：免疫球蛋白、糖皮质激素、环孢素、环磷酰胺、抗 CD_{52} 单抗等。

（黄东生）

第六节　出血性疾病

一、免疫性血小板减少症

案例 14-7

　　患儿，2 岁，男，3 天前皮肤出现多个小出血点、小瘀斑。体格检查：心肺正常，肝、脾和淋巴结不大。血常规：Hb 112g/L，WBC $9.4×10^9$/L，PLT $32×10^9$/L，细胞形态正常。追问病史，2 周前有上呼吸道感染病史。

　　思考：

　　1. 本例的诊断和诊断依据是什么？

　　2. 主要的治疗原则包括哪些？

　　免疫性血小板减少症（immune thrombocytopenic，ITP），既往又称特发性血小板减少性紫癜（idiopathic thrombocytopenic），是小儿最常见的骨髓相对正常的、皮肤黏膜出血为主要表现的血小板减少性（PLT<100× 10^9/L）出血性疾病。本病 3~6 岁为高发年龄；幼儿以男孩为主，学龄期发病男女无差别；年长儿以女童为主。冬春季节高发。ITP 分为原发性和继发性 ITP 两类。

　　【病因与发病机制】

　　免疫性血小板减少症的发生可以是原发性或继发其他疾病。原发性 ITP 是指暂未找到特殊致病原因的单纯性血小板减少；继发性 ITP 是指除了原发性 ITP 以外的所有形式的免疫介导的血小板减少症。免疫活性细胞接触抗原性物质时从无应答状态改变为异常应答的免疫状态是主要的发病机制。在发病机制中，呈递细胞、体液细胞和细胞免疫均参与了 ITP 的发生，但异常 T 细胞扩增可能是自身免疫反应的本质。

　　在儿童 ITP 患儿中，70%~80%在发病前 2~3 周左右有明确的病毒感染史或疫苗接种史。病毒感染、免疫接种诱发了一过性免疫异常反应（transit abnormal immune reaction）。目前认为病毒感染不是导致血小板减少的直接原因，而是由于病毒感染后使机体产生相应的抗体，这类抗体可与血小板膜发生交叉反应，使血小板受到损伤而被单核-巨噬细胞系统所清除；此外，在病毒感染后，体内形成的抗原-抗体复合物（膜糖蛋白复合物 GPⅢb/Ⅲa 和 GPⅠb/Ⅸ）可附着于血小板表面，使血小板易被单核-巨噬细胞系统吞噬和破坏，使血小板的寿命缩短，导致血小板减少。由于血小板和巨核细胞有共同抗原性，抗血小板抗体同样作用于骨髓中巨核细胞，导致骨髓中巨核细胞成熟障碍，血小板生成和释放均受到影响，使血小板进一步减少。患儿血清中血小板相关抗体（PAIgG）含量多增高。另一方面，辅助性 T 细胞（Th）和细胞毒 T 细胞（CTL）的活化及相关细胞因子紊乱是导致本病慢性化过程的重要原因。继发性 ITP 常见于下列病症：感染（CMV、Hp、HCV、HIV 等）、疫苗接种（麻疹、腮腺炎和风疹的混合疫苗等）、药物、SLE、免疫缺陷病等。

　　【临床表现】

　　儿童 ITP 的临床表现比较平静，多以皮肤及黏膜出现出血点、瘀斑或瘀点为主要临床表现，严重出血较少发生，可见内脏出血（消化道、鼻腔等），以颅内出血等严重出血表现的少见。

　　新诊断的 ITP 患儿于发病前 1~3 周常有急性病毒感染史，如上呼吸道感染、流行性腮腺炎、水痘、风疹、麻疹、传染性单核细胞增多症等，亦偶见于免疫接种后。大多数患儿发疹前无任何症状，部分可有发热。以自发性皮肤和黏膜出血为突出表现,多为针尖大小的皮内或皮下出血点,或为瘀斑和紫癜,少见皮肤出血斑和血肿。分布不均匀,通常以四肢为多,在易于碰撞的部位更多见。常伴有鼻出血或齿龈出血,胃肠道大出血少见,偶见肉眼血尿。青春期女性患者可有月经过多。少数患者可有结膜下和视网膜出血。颅内出血一旦发生,则预后不良。出血严重者可致贫血,肝脾偶见轻度肿大,淋巴结不肿大。输注血小板治疗无效,对糖皮质激素及免疫球蛋白治疗反应良好。

【实验室检查】

1. 外周血象　血小板计数<100×10⁹/L至少两次以上,血小板<30×10⁹/L时可见自发性出血,<10×10⁹/L时出血严重。红细胞数和血红蛋白多正常,合并铁缺乏症或失血较多时可致贫血。白细胞数正常。慢性型者可见血小板大小不等,染色较浅。网织红细胞在大出血后可增多。其他检查:出血时间延长,凝血时间正常,血块收缩不良,血清凝血酶原消耗不良。

2. 骨髓象　是必要检查。典型改变常提示骨髓增生活跃,巨核细胞增多及成熟障碍。应在免疫抑制剂应用前检查。新诊断的ITP和持续性ITP骨髓巨核细胞数增多或正常。慢性者巨核细胞显著增多,幼稚巨核细胞增多,核分叶减少,核-浆发育不平衡,产生血小板的巨核细胞明显减少,其胞质中有空泡形成、颗粒减少和胞质量少等现象。伴失血性贫血和铁缺乏症时,红细胞系统增生旺盛。

3. 血小板相关抗体(platelet associated immunity,PAIg)测定　PAIgG是以人类组织相容性抗原(HLA)Ⅰ类为主要抗原靶位的抗体。主要是PAIgG增高,但PAIgG增高并非ITP的特异性改变,并不能区分真正的抗血小板抗体与血小板表面非特异性吸附的IgG抗体,因此目前已经不作为辅助诊断指标。但测定结合在血小板表面的糖蛋白、血小板内的抗GPⅡb/Ⅲa自身抗体和GPⅠb/Ⅸ自身抗体等可提高临床诊断的敏感性和特异性。

4. 其他　束臂试验阳性,慢性ITP患者的血小板黏附和聚集功能可以异常。放射性核素测定血小板寿命缩短。

【诊断和分型】

ITP主要临床特点是:皮肤、黏膜自发性出血和束臂试验阳性,血小板减少、出血时间延长和血块收缩不良。根据至少2次血小板计数减少、血细胞形态正常、肝脾一般不增大,结合病史、症状、体征,诊断并不困难。

目前根据临床病程的长短将本症分为3型:①新诊断的ITP:确诊后<3个月;②持续性ITP:确诊后3~12个月;③慢性ITP:确诊后>12个月以上。以上分型不适用于继发性ITP。

此外根据临床病情界定,重型ITP:病人发病时需要紧急处理的出血症状或病程中新的出血症状必须应用提升血小板的药物治疗,包括增加原有药物的剂量。难治性ITP:脾脏切除术后仍为重型ITP的患儿。

【鉴别诊断】

本症须与其他导致血小板减少的原因,如假性血小板减少症、生成不良性血小板减少、先天性血小板减少以及继发性免疫性血小板减少症。其中假性血小板减少症是指由于检验技术或其他原因造成的血小板减少与实际不符,需要进行末梢血涂片手工分类;先天性血小板减少是由于血小板异常造成血小板减少,如 Wiscott-Aldrich 综合征、巨大血小板病等。而生成不良性血小板减少及继发性免疫性血小板减少多由以下疾病造成,应鉴别:

1. 急性白血病　外周血白细胞不增高的急性白血病易与ITP相混淆,通过血涂片和骨髓检查见到白血病细胞。

2. 再生障碍性贫血　患者表现为发热、贫血和出血,肝、脾和淋巴结不肿大,与ITP合并贫血者相似。但再障时贫血较重,外周血白细胞数和中性粒细胞数减少,骨髓造血功能减低,巨核细胞减少有助于诊断。

3. 过敏性紫癜　出血性斑丘疹多见于下肢和臀部,对称分布,成批出现,血小板数正常,一般易于鉴别。

4. 继发性血小板减少症　严重细菌感染和病毒血症均可引起血小板减少,化学药物、脾功能亢进、部分自身免疫性疾病(如系统性红斑狼疮等)、恶性肿瘤侵犯骨髓和某些溶血性贫血等均可导致血小板减少,临床均须加以鉴别。

另外,由于疾病等非免疫因素造成的血小板消耗性减少以及血小板分布异常(如脾功能亢进等)也应与儿童 ITP 鉴别。

【治疗】

治疗目的是控制出血、减少血小板破坏、使血小板数量满足机体止血需要,而不一定是血小板达到正常数量,即维持 ITP 患儿安全、不发生大出血是治疗的主要目的。在临床上,PLT 计数安全值分别为:①口腔科检查:血小板 $\geq 20 \times 10^9/L$;②拔牙或补牙:血小板 $\geq 30 \times 10^9/L$;③小手术:血小板 $\geq 50 \times 10^9/L$;④大手术:血小板 $\geq 80 \times 10^9/L$。

1. 一般治疗　对于新诊断 ITP 病例,患儿无出血或轻微出血(皮肤出血点或瘀斑)可不考虑血小板计数,处理措施为严密观察。对于血小板计数稳定在 $30 \times 10^9/L$ 以上的持续性和慢性病例,要充分考虑激素和免疫抑制剂等治疗给患儿带来的风险。在急性出血期间以住院治疗为宜,尽量减少活动,避免外伤,明显出血时应卧床休息。应积极预防及控制感染,避免服用影响血小板功能的药物(如阿司匹林等)。

2. 糖皮质激素　其主要药理作用是:降低毛细血管通透性;抑制血小板抗体产生;抑制单核巨噬细胞系统破坏有抗体吸附的血小板。常用泼尼松,剂量为每日 $1.5 \sim 2mg/kg$,分 3 次口服,或者每日 $4mg/kg$,连用 4 天。出血严重者可用冲击疗法:地塞米松每日 $0.5 \sim 2mg/kg$,或甲泼尼龙每日 $20 \sim 30mg/kg$,静脉滴注,连用 3 天,症状缓解后改口服泼尼松。用药至血小板计数回升至接近正常水平即可逐渐减量,疗程一般不超过 4 周。停药后如有复发,可再用泼尼松治疗。

3. 大剂量静脉丙种球蛋白　其主要作用是:①封闭巨噬细胞受体,抑制巨噬细胞对血小板的结合与吞噬,从而干扰单核-吞噬细胞系统吞噬血小板的作用;②在血小板上形成保护膜抑制血浆中的 IgG 或免疫复合物与血小板结合,从而使血小板免受吞噬细胞破坏;③抑制自身免疫反应,使抗血小板抗体减少。单独应用大剂量静脉丙种球蛋白的升血小板效果与糖皮质激素相似,常用剂量为每日 $0.4 \sim 0.5g/kg$,连续 5 天静脉滴注;或每次 $1g/kg$ 静脉滴注,必要时次日可再用 1 次;以后每 $3 \sim 4$ 周 1 次。副作用少,偶有过敏反应。

4. 血小板输注　通常不主张预防性输注血小板,只有在发生颅内出血或急性内脏大出血危及生命时才输注血小板,并需同时予以大剂量肾上腺皮质激素,以减少输入血小板被破坏。

5. 抗-D 免疫球蛋白(anti-D immunoglobulin)　又称抗 Rh 球蛋白,其升高血小板作用较糖皮质激素和大剂量丙种球蛋白慢,但持续时间长。常用剂量为每日 $25 \sim 50 \mu g/kg$,静脉注射,连用 5 天为 1 个疗程。在 Rh^+ 的非脾切除患儿,单剂量抗 D-免疫球蛋白可作为一线治疗。主要副作用是轻度溶血性输血反应和 Coombs 试验阳性。

6. 脾切除　现多主张采用腹腔镜脾切除术。脾切除有效率约为 70%,适用于病程超过 1 年,血小板持续 $<50 \times 10^9/L$(尤其是 $<20 \times 10^9/L$),有较严重的出血症状且内科治疗效果不好者,手术宜在 6 岁以后进行。有研究认为,术前 PAIgG 明显增高者,脾切除的疗效亦较差。

7. 利妥昔单抗(rituximab)目前主要用于治疗慢性 ITP 和难治性 ITP。剂量为 $375mg/m^2$,静脉滴注,每周 1 次,共 4 次。一般在首次注射 $4 \sim 8$ 周内起效。

8. TPO 和 TPO 受体激动剂　目前主要用于治疗难治性 ITP。重组 TPO,每日 $1 \mu g/kg$,连用 14 天,不良反应轻微。血小板生成素拟肽(romiplostim),首次应用从 $1 \mu g/kg$ 每周 1 次皮下注射开始,根据血小板计数每周增加 $1 \mu g/kg$,最大剂量 $10 \mu g/kg$。若持续 2 周 PLT $\geq 200 \times 10^9/L$,开始每周减量 $1 \mu g/kg$。PLT $\geq 400 \times 10^9/L$ 时停药。若最大剂量应用 4 周,血小板计数未见上升,视为无效,停药。

9. 免疫抑制剂　主要用于治疗慢性 ITP。环孢素 $3 \sim 5mg/(kg \cdot d)$,分 $2 \sim 3$ 次口服,开始治疗剂量可稍大,应根据血药浓度调整剂量,疗程 $3 \sim 4$ 个月,主要副作用是肝肾功能损害。其他如长春新碱每次

$0.75 \sim 1\text{mg/m}^2$,加 0.9% 氯化钠溶液静脉注射,每周 1 次,可连续用 4~6 次;环磷酰胺每次 300~400mg/m²,加 5% 葡萄糖溶液静脉滴注,每 1~2 周 1 次,可连续用 3~4 次。亦可用硫唑嘌呤 1.5~2.5mg/(kg·d),口服 8~12 周,观察疗效。对儿童慢性 ITP 应用细胞毒药物治疗一定要慎重,对其利弊要做综合评价。

10. 其他　达那唑(danazol)是一种合成的雄性激素,对部分病例有效,剂量为每日 10~15mg/kg,分次口服,连用 2~4 个月。干扰素-α2b 对部分顽固病例有效,剂量为每次 5 万~10 万 U/kg,皮下或肌内注射,每周 3 次,连用 3 个月。

【预后】

80%~90% 的患儿于发病后 1~6 个月内痊愈,10%~20% 的患儿呈慢性病程。病死率为 0.5%~1%,主要致死原因为颅内出血。

二、血友病

案例 14-8

患儿男,2 岁,臀部肌内注射后出现肿胀 2 天。近半年来,偶见小儿皮下瘀斑,数天后可自行消失。家族史无特殊。体检:右侧臀部明显肿胀,有触痛。血常规:RBC 3.6×10^{12}/L、Hb 107g/L、WBC 9.5×10^9/L、PLT 165×10^9/L。

思考:

1. 该患儿诊断可能是什么? 根据是什么?

2. 为进一步明确诊断,还需做哪些实验室检查?

血友病(hemophilia)是一组 X 染色体连锁的先天性隐性遗传性凝血功能障碍的出血性疾病,包括:①血友病 A,又称遗传性抗血友病球蛋白(FⅧ)缺乏症,发病率为 1/5000;②血友病 B,又称遗传性因子Ⅸ(FⅨ)缺乏症,发病率为 1/25 000。既往称血友病 C,因其为常染色体隐性遗传,男女发病率没有明显差异,现统称凝血因子Ⅺ缺乏症(FⅪ deficiency)。本节主要介绍血友病 A 及血友病 B。

【发病机制】

血友病 A 和 B 为 X 染色体连锁隐性遗传,血友病 A 为凝血因子Ⅷ缺乏,血友病 B 为凝血因子Ⅸ缺乏。由女性传递、男性发病。其发病率为 5~10/10 万,以血友病 A 较为常见(占 80%~85%),血友病 B 次之。FⅧ和 FⅨ因子都是产生凝血酶所必需的关键因子。凝血酶是血小板聚集、纤维蛋白形成、血痂收缩以及 FⅩⅢ 激活的关键因素,由于血友病患者缺乏 FⅧ或 FⅨ,影响了凝血酶的形成,血痂形成延迟,微小的损伤可发生出血不止。FⅧ因子位于 X 染色体长臂末端(Xq28)上,最常见的 FⅧ基因缺陷是内含子 22 倒位,其余为基因缺失、基因重排、点突变等。血友病 B 的 FⅨ基因位于 X 染色体长臂末端(Xq27),常见基因缺陷包括点突变、框架移位、缺失和插入等。

血友病 A/B 遗传方式一般有以下四种可能:①正常男子与血友病 A 或 B 携带者结婚,他们所生的儿子中发生血友病 A 或 B 的可能性为 50%,所生的女儿成为血友病 A 或 B 携带者的可能性也有 50%;②血友病 A 或 B 男患者与正常女子结婚,他们所生的儿子中无血友病 A 或 B 患者,但所生的女儿 100% 为血友病 A 或 B 携带者;③血友病 A 或 B 男患者与携带血友病 A 或 B 的女子结婚,他们所生的子女中可能有 25% 的血友病 A 或 B 男患者、25% 血友病 A 或 B 女患者、25% 携带血友病 A 或 B 的女儿及 25% 正常儿子,但这种概率只有 1/100 万;④血友病 A 或 B 男患者与血友病 A 或 B 女患者结婚,他们所生的子女均为血友病 A 或 B 患者,该概率更少。

【临床表现】

出血症状的轻重及发病的早晚与凝血因子活性水平相关。血友病 A 和 B 大多在 2 岁内发病,亦可在新生儿期即发病。主要表现为关节、肌肉和深部组织出血,也可在胃肠道、泌尿道、中枢神经系统出血等。如反复出血治疗不及时可导致关节畸形和假肿瘤等,严重者可以危及生命。出血程度与凝血因子水平及活性有关。

1. 皮肤、黏膜出血　由于皮下组织、口腔、齿龈黏膜易于受伤,为出血好发部位。幼儿亦常见于头部碰撞后出血不止和血肿。

2. 关节出血　是本病典型的症状之一,约见于 2/3 以上的患者,常发生在创伤、行走和运动后,其中以膝关节最为常见,其他常受累的关节依次为:肘、踝、肩、髋和腕等。主要见于中、重型患者,轻型患者少见。关节出血可以分为 3 期:①急性期:关节腔内及周围组织出血,引起局部红肿、热痛和功能障碍;由于肌肉痉挛,关节多处于屈曲位置;②关节炎期:因反复出血,血液不能完全被吸收,刺激关节组织,形成慢性炎症,滑膜增厚;③后期:关节纤维化、僵硬、畸形、肌肉萎缩、骨质破坏,导致功能丧失。膝关节反复出血,常引起膝屈曲、外翻、腓骨半脱位,形成特征性的血友病步态。

3. 肌肉出血和血肿　重型血友病 A 常发生肌肉出血和血肿,多发生在创伤或活动过久后,多见于用力的肌群。深部肌肉出血时可形成血肿,导致局部肿痛和活动受限,可引起局部缺血性损伤和纤维变性。在前臂可引起手挛缩,小腿可引起跟腱缩短,腰肌痉挛可引起下腹部疼痛。

4. 创伤或手术后出血　不同程度的创伤、小手术,如拔牙、扁桃体摘除、脓肿切开、肌内注射或针灸等,均可以引起严重的出血。

5. 其他部位的出血　如鼻出血、咯血、呕血、黑便、血便和血尿等;也可发生颅内出血,是最常见的致死原因之一。

血友病 B 的出血症状与血友病 A 相似,患者多为轻型,出血症状较轻。

【实验室检查】

1. 血友病 A 和 B　实验室检查的共同特点是:①凝血时间延长(轻型者正常);②凝血酶原消耗不良;③活化部分凝血活酶时间(APTT)延长;④凝血活酶生成试验异常。出血时间、凝血酶原时间(PT)和血小板正常。APTT 延长不能鉴别血友病的类型,需进一步做凝血活酶生成试验和纠正试验,Biggs 凝血活酶生成试验(TGT)敏感并可鉴别血友病 A、血友病 B 或 FXI 缺乏。

2. 测定凝血因子　FⅧ或 FⅨ促凝活性(FⅧ:C 或 FⅨ:C)减少或极少,有助于判断血友病的类型、病情的轻重以及指导治疗。正常新鲜血浆所含因子Ⅷ:C 或因子Ⅸ:C 平均活性均为 1U/ml(以 100%表示)。

3. 基因诊断　可用基因探针、DNA 印迹技术、限制性片段长度多态性开展血友病携带者及产前诊断。

4. 抑制物(inhibitor)　是指血友病患者针对自身缺乏但对输入的凝血因子产生的特异性抗体试验:①凝血因子 FⅧ/Ⅸ抑制物筛查:采用 APTT 纠正试验,即正常血浆和患儿血浆按 1:1 混合,分别于即刻和 37℃孵育 2 小时后测定 APTT,不能纠正应考虑可能存在抑制物;②抑制物滴度测定(以 FⅧ为例):以不同稀释度的患儿血浆和正常血浆等量混合,孵育 2 小时,测定残余 FⅧ活性。能使正常血浆 FⅧ活性减少 50%时,测定为 FⅧ抑制物的含量为 1 个 Bethesda 单位(BU),此时患儿血浆稀释度的倒数即为抑制物滴度,以 BU/ml 血浆表示。>5BU/ml 为高滴度抑制物;≤5BU/ml 为低滴度抑制物。

【诊断和鉴别诊断】

根据病史、出血症状和家族史,即可考虑为血友病,进一步确诊须作有关实验室检查。根据因Ⅷ:C 或因子Ⅸ:C 活性水平的高低,将血友病 A 或血友病 B 分为:重型(<1%)、中型(1%~5%)、轻型(5%~25%)及亚临床型(25%~45%)4 种临床类型(表 14-2)。

血友病须与血管性血友病(vWD)鉴别,后者为常染色体显性遗传,临床表现为出血时间延长、阿司匹林耐量试验阳性、血小板黏附率降低、血小板对瑞斯托霉素无凝集反应、血浆Ⅷ:C/Ⅸ:C 减少或正常、血浆 vWF 减少或缺乏。另外,获得性血友病(自身免疫性疾病)、遗传性 FⅨ缺乏症(常染色体隐性遗传病)以及其他凝血因缺乏症也应予以鉴别。

表 14-2　血友病 A/B 临床分型

因子活性水平	临床分型	出血症状
5%~40%	轻型	大的手术或外伤可致严重出血，罕见自发性出血
1%~50%	中间型	小手术/外伤后可有严重出血，偶有自发性出血
<1%	重型	肌肉或关节自发性出血

【治疗】

1. 减少外伤出血机会　血友病患儿需要避免不必要的外伤及出血风险,如颈部取静脉血、锐利家具划伤、口腔的正确护理以及有创性操作、手术等。

2. 替代治疗　是目前唯一有效治疗血友病 A 或 B 患儿出血的方法(表 14-3)。

(1) 因子Ⅷ浓缩剂:用于血友病 A 患儿,每输入 1U/kg 可提高血浆 FⅧ水平约 2%。可根据临床需要输入 FⅧ:轻度出血 10~20U/kg,一般手术或中度出血 20~30U/kg,大手术或严重出血 40~60U/kg。首次剂量要足,以后每 12 小时 1 次,剂量为首次剂量的一半。目前临床上已广泛应用基因重组人因子Ⅷ和因子Ⅸ制剂,进一步提高了血友病患者治疗的安全性。

(2) 因子Ⅸ浓缩剂:用于血友病 B 患儿,可按 1U/kg 输入,每 24 小时 1 次。

(3) 冷沉淀物:含 FⅧ和纤维蛋白原和一定量的 vWF,适用于血友病 A 和血管性血友病(vWD)患儿。每 200ml 含 FⅧ 80~100U。输入 1U/kg 可提高血中 FⅧ水平约 2%,每 12 小时输注一次。

(4) 凝血酶原复合物:含有因子Ⅱ、Ⅶ、Ⅸ、Ⅹ,可用于血友病 B 的治疗。

(5) 新鲜冰冻血浆:含有 FⅧ和 FⅨ,适用于血友病 A 或 B。通常每次 10ml/kg,血友病 A 每 12 小时 1 次,血友病 B 每 24 小时 1 次。

(6) 预防性替代治疗:根据中型血友病患儿很少发生自发性出血的事实,定期输注 FⅧ,维持血浆浓度 >1%,从而阻止反复出血导致相关并发症,是重型患儿长期预防出血相关并发症及保持正常活动的主要手段。预防性治疗剂量策略多采用渐增性、阶梯式方式:50μg/kg,每周 1 次;40μg/kg,每周 2 次;或 30μg/kg,每周 3 次。

表 14-3　血友病替代治疗方案

出血类型	血友病 A		血友病 B	
	预期水平（U/dl）	疗程（天）	预期水平（U/dl）	疗程（天）
关节	40~60	1~2 天若反应不充分可延长	40~60	1~2 天若反应不充分可延长
表层肌肉/无神经血管损害（除髂腰肌）	40~60	1~2 天若反应不充分可延长	40~60	1~2 天若反应不充分可延长
髂腰肌和深肌层,有神经血管损伤或大量出血				
起始	80~100	1~2	60~80	1~2
维持	50	3~5,作为物理治疗期间的预防可以延长	30~60	3~5,作为物理治疗期间的预防可以延长
中枢神经系统/头部				
起始	80~100	1~7	60~80	1~7
维持	50	8~14	30	8~14
咽部和颈部				
起始	80~100	1~7	60~80	1~7
维持	50	8~14	30	8~14
胃肠				
起始	80~100	1~7	60~80	1~7
维持	50		30	

出血类型	血友病 A		血友病 B	
	预期水平（U/dl）	疗程（天）	预期水平（U/dl）	疗程（天）
脊柱	50	3~5	40	3~5
深部裂伤	50	5~7	40	5~7
手术（大）				
术前	80~100		60~80	
术后	60~80	1~3	40~60	1~3
	40~60	4~6	30~50	4~6
	30~50	7~14	20~40	7~14
手术（小）				
术前	50~80		50~80	
术后	30~80	1~5，取决于手术类型	30~80	1~5，取决于手术类型

3. 药物治疗

（1）1-脱氢-8-精氨酸加压素（DDVAP）：可提高血浆内因子Ⅷ活性和抗利尿作用，常用于治疗轻型血友病 A 患者，可减轻其出血症状，剂量为 0.2~0.3μg/kg，溶于 20ml 生理盐水中缓慢静脉注射，此药能激活纤溶系统，故需与 6-氨基己酸或氨甲环酸联用。如用滴鼻剂（100μg/ml），0.25ml/次，作用相同。

（2）抗纤溶药物：常用 6-氨基己酸（EACA）、氨甲环酸等，有血尿时禁用。

（3）糖皮质激素：一般用于血友病急性出血期，可减少出血。

（4）达那唑和复方炔诺酮：有减少血友病 A 患儿出血的作用。

4. 局部止血 对表面创伤、鼻或口腔出血可局部压迫止血，或用纤维蛋白泡沫、明胶海绵沾组织凝血活酶或凝血酶敷于伤口处。早期关节出血者，宜卧床休息，并用夹板固定肢体，放于功能位，亦可局部冷敷，并用弹力绷带缠扎。关节出血停止、肿痛消失时，可作适当体疗，以防止关节畸形。严重关节畸形用手术矫形治疗。

5. 基因治疗 基因治疗正在进行动物实验和临床前期验证。随着研究的不断深入，基因治疗可能成为治愈血友病的有效手段。

【预防】

运用现代诊断技术对家族中的孕妇进行基因分析和产前诊断，如确定胎儿为血友病，可及时终止妊娠。应避免使用阿司匹林和非甾体类抗炎药（NSAIDs）。血友病的综合治疗需要临床多科协作和配合。患儿及其家属应接受本病相关知识的培训，要熟知当关节出血时的处理方法：休息（rest）、冰敷（ice）、压迫（compression）、抬高（elevation）（RICE 方案）；立即输注凝血因子替代治疗；对于重症患儿，亦可采取预防性替代治疗以预防血肿形成和关节畸形。

附：凝血因子ⅪＩ缺乏症

凝血因子Ⅺ缺乏症（factor Ⅺ deficiency），既往称血友病 C，为常染色体隐性遗传，男女发病率没有明显差异。因其遗传方式不同于因子Ⅷ或因子Ⅸ，临床表现也有其特点，故现统称本症。本病发病率低，约为 1/10 万，文献报道德系犹太人中较多见。本症与血友病 A、B 不同的是，出血症状较轻，关节、肌肉出血罕见，常见瘀斑、鼻出血、月经量过多，自发性出血少见，一般表现为术后或创伤后出血。值得注意的是，FⅪ活性减低与出血严重程度并不完全相关。临床症状极轻而 APTT 延长较明显是本病的特点之一。延长的 APTT 可以用吸附的血浆部分纠正。确诊因子Ⅺ缺乏症需要检测 FⅪ 的活性（FⅪ:C）和抗原（FⅪ:Ag）水平。一般轻微出血不需要治疗。外伤后严重出血，手术后出血均需替代治疗。目前尚无认证的因子Ⅺ浓缩剂，必须用新鲜冰冻血浆（fresh frozen plsma，FFP）。输 10~15ml/kg 血浆可使因子Ⅺ血浆水平达 20%~30%。

第七节 白血病

患儿男,3 岁,发热伴面色苍白近 1 个月。近 1 个月,患儿简单发热,精神差,食欲减退,出汗多。自诉"腿痛",活动明显减少。体检:重度贫血貌,心率 136 次/分,心尖部收缩期杂音 3/6 级,肝肋下 2cm,脾肋下 3cm。血常规:RBC $1.6×10^{12}$/L、Hb 53g/L,WBC $13.9×10^9$/L,PLT $12×10^9$/L;DBC:中性粒细胞 34%、淋巴细胞 45%、分类不明细胞 21%。

思考:

1. 患儿首先要考虑的诊断是什么? 其诊断根据是什么?

2. 骨髓细胞学检查对该患儿明确诊断有什么价值?

3. 该患儿发热的原因有哪些?

白血病(leukemia)是造血组织中某一血细胞系统过度增生,浸润到各组织和器官,从而引起一系列临床表现的恶性血液病。据统计,15 岁以下儿童白血病发病率约 4/10 万,是儿童时期最常见的恶性肿瘤(约占 1/3)。其中,急性淋巴细胞白血病(ALL)约占 65%,急性髓细胞白血病(AML)约占 25%,慢性粒细胞白血病占(CML)2%~3%,幼年型慢性粒细胞白血病(JCML)占 1%~2%,余为分类不明儿童白血病。

【病因和发病机制】

病因尚未明了,可能与下列因素有关。①病毒因素:多年研究已证明属于 RNA 病毒的逆转录病毒,又称人类 T 淋巴细胞白血病病毒(HTLV)可引起人类 T 淋巴细胞白血病;②化学因素:一些化学物质有致白血病的作用,如儿童或成人因肿瘤化疗,易发生第二肿瘤(白血病);苯及其衍生物易引起成人 AML;③放射因素:妊娠期子宫和儿童暴露于 X 线片,儿童发生白血病的概率明显增加;在曾接受胸腺放疗治疗胸腺肥大的小儿中,白血病发生率较正常小儿高出 10 倍;④遗传因素:有染色体畸变的人群白血病发病率高于正常人,同卵双生一个患白血病,另一个发生白血病的风险>70%;如果 1 岁前发生白血病,这个概率会更高;Li-Fraumeni 综合征:由于抑癌基因 p53 的缺失,引起家族性易发生白血病等多种癌症;其他如 Down 综合征、Klinefelter 综合征、先天性免疫缺陷病等均易继发白血病;⑤不良生活方式:某些成人癌症可能与生活方式相关,如过度肥胖、吸烟、酗酒等,但儿童肿瘤与之关系不像成人那么密切。有研究报道:妊娠期过度饮酒,此后小儿发生白血病的概率增多。

正常细胞的增殖、分化和凋亡完全受基因的控制。某些基因促进细胞增殖和分化,称之为癌基因;某些基因下调细胞增殖和分化并促使适时细胞凋亡,称之为抑癌基因。一旦细胞 DNA 受到某种因素的影响发生损伤,癌基因启动和(或)抑癌基因关闭,即可导致造血细胞的"恶变"发生白血病。造血细胞恶变通常发生在骨髓多能干细胞水平,但也有时发生在定向干细胞水平。由于细胞增殖和分化完全失去控制,白血病细胞的异常增殖、克隆扩张和凋亡减少,导致正常血液成分被白血病细胞所取代并可转移到造血系统以外的组织和器官。

【分类和分型】

根据白血病细胞的分化程度,自然病程的长短,可将白血病分为急性和慢性两大类。急性白血病主要是未成熟、分化差的细胞(常为原始型);慢性白血病则是较成熟的细胞。急性白血病占 90%~95%,慢性白血病仅占 3%~5%。急性型又分为急性淋巴细胞型白血病(ALL)和急性髓细胞型白血病(AML)。慢性型分为慢性髓细胞型白血病(CML)和慢性淋巴细胞型白血病(CLL)。小儿时期的白血病以急性淋巴细胞白血病为主,约占 75%,急性非淋巴细胞白血病占 20%~25%。

目前常采用形态学(M)、免疫学(I)、细胞遗传学(C)和分子生物学(M),即 MICM 分型来指导治疗和提示预后。①形态学(morphology)分型:根据白血病细胞形态学的不同,分为若干亚型(表 14-4)。②免疫学(immunology)分型:应用单克隆抗体检测淋巴细胞表面抗原标记,一般可将急性淋巴细胞白血病分为 T、B 细胞两大系列。T 细胞系列(T-ALL)占小儿 ALL 的 10%~15%,B 系淋巴细胞白血病(B-ALL)占小儿 ALL 的 80%~90%。伴有髓系标志的 ALL(My+-ALL)为具有淋巴系的形态学特征,以淋巴系特异抗原为主,但伴有个别、次要的髓系特异性抗原标志,如急性髓细胞 M_1~M_5 型可有 CD_{33}、CD_{13}、CD_{14}、CD_{15}、MPO(抗髓过氧化物酶)等髓系标志中的 1 项或多项阳性,也可有 CD_{34} 阳性。其中 CD_{14} 多见于单核细胞系,M_6 可见血型糖蛋白 A 阳性,M_7 可见血小板膜抗原 Ⅱb/Ⅲa(GP Ⅱb/Ⅲa)阳性(或)CD_{41}、CD_{68} 阳性。③细胞遗传学(cytogenetics)分型:主要有染色体数目的异常、染色体核型的异常。如 ALL 可见染色体数目异常,如 ≤45 条的低二倍体,或 ≥47 条的高二倍体;染色体核型异常,如 12 号和 21 号染色体易位,即 t(12;21);9 号和 22 号染色体易位,即 t(9;22)或 t(4;11)。AML 的染色体数目异常以亚二倍体为主,超二倍体较少。④分子生物学(molecular)改变:主要有免疫球蛋白(Ig)重链(IgH)基因重排和 T 淋巴细胞受体基因(TCR)片段重排和 ALL 表达相关的融合基因。必须强调的是,形态学分型是白血病诊断的基础,应结合免疫学、细胞遗传学和分子生物学检测提供的信息综合评估,旨在反映白血病生物学的本质,对指导临床治疗和预后判断具有重要的价值。

表 14-4 急性白血病形态学(FAB)分型

FAB 分类	细胞特征
急性淋巴细胞型白血病	
L1	以小细胞为主,有较一致的圆形细胞核,胞质少,胞质空泡不明显
L2	以大细胞为主,大小不一,核型不规则;胞质量中等,胞质空泡不定
L3	以大细胞为主,大小一致,核染色质较细致;核形规则,胞质量中等,胞质空泡明显
急性髓细胞型白血病	
M0	未分化的原始粒细胞,≥90%,胞质无 Auer 小体
M1	未分化型原粒细胞 ≥90%,早幼粒细胞很少,中幼粒以下细胞极少见,可见 Auer 小体
M2	原粒和早幼粒细胞>50%,可见 Auer 小体;有较多的核、浆发育不平衡的中幼粒细胞
M3	早幼粒细胞占 30% 以上,胞质多少不一,胞质中的颗粒形态分为粗颗粒型(M3a)和细颗粒型(M3b)
M4	原始粒-单核细胞(混合型),骨髓中异常嗜酸性粒细胞增多
M5	以原始、幼稚单核细胞为主,可分为:未分化型:原始单核细胞为主,>80%;部分分化型,原始单核细胞<80%
M6	骨髓中有核红细胞>50%,以原始及早幼红细胞为主,且常有巨幼样变
M7	原始巨核细胞>30%;外周血有原始巨核细胞

【临床表现】

各型急性白血病的临床表现基本相同,大多较急,少数缓慢。

1. 发热 多数患儿起病时有发热,热型不定,可低热、不规则发热、持续高热或弛张热,一般不伴寒战。发热原因之一是白血病性发热,多为低热且抗生素治疗无效;另一原因为感染,多为高热。

2. 贫血 出现较早,并随病情发展而加重,表现为苍白、虚弱无力、活动后气促等。贫血是由于造血干细胞受到抑制所致。

3. 出血 以皮肤和黏膜出血多见,多表现为紫癜、瘀斑、鼻出血及牙龈出血,部分表现为消化道出血和血尿,偶有颅内出血,为引起死亡的重要原因之一。出血的主要原因为骨髓被白血病细胞浸润,巨核细胞受抑制,血小板的生成减少和功能不足;白血病细胞浸润肝脏,纤维蛋白原、凝血酶原和因子 V 等生成不足;感染和白血病细胞浸润,使毛细血管受损、血管通透性增加;并发弥散性血管内凝血。

4. 白血病细胞浸润引起的症状和体征 ①肝、脾、淋巴结肿大:白血病细胞浸润多发生于肝、脾而造成其肿大,在急性淋巴细胞白血病尤其显著;全身浅表淋巴结轻度肿大,因纵隔淋巴结肿大引起压迫症状而发生呛咳、呼吸困难和静脉回流受阻。②骨和关节浸润:患儿骨、关节疼痛较为常见,部分呈游走性关节痛,骨和关节痛多见于急性淋巴细胞白血病。③中枢神经系统浸润:白血病细胞侵犯脑实质和(或)脑膜时即引起中枢神经系统白血病(CNSL),ALL 尤其多见。浸润可发生于病程中任何时候,但多见于化疗后缓解期。它是导致急性白血病复发的主要原因,表现为:出现头痛、呕吐、嗜睡、视盘水肿等,可出现脑膜刺激征;浸润脑神经核或神经根时,可引起脑神经麻痹;脊髓浸润可引起横贯性损害而致截瘫。此外,也可有惊厥、昏迷。脑脊液检查可以确诊:脑脊液色清或微浊,压力增高;细胞数$>10\times10^{6}/L$,蛋白$>0.45g/L$;将脑脊液离心沉淀作涂片检查可发现白血病细胞。④睾丸浸润:表现为局部肿大、触痛,阴囊皮肤可呈红黑色,因而常成为导致白血病复发的另一重要原因。⑤绿色瘤:是急性粒细胞白血病的一种特殊类型,白血病细胞浸润眶骨、颅骨等,在局部呈块状隆起而形成绿色瘤。

【诊断】

全血细胞计数和血液涂片是白血病首先检查的项目。通过该项检查可以做出白血病的初步判断,必须通过骨髓检查(涂片和活检)方能做出形态学的诊断。骨髓中原始细胞的比例常在 30%~95% 之间。通过组织化学、细胞遗传学、免疫表型和分子生物学方法等检查,进一步确定白血病的亚型。同时,由于白血病细胞基因的异质性,其临床表现和对治疗的反应差异很大。

ALL 临床分型:国内外一般按照临床特点将儿童 ALL 分为 3 型。我国依据影响预后相关的危险因素,按国家原卫生部(2010)临床路径方案,把儿童 ALL 分为标危(SR)、中危(IR)和高危(HR)三种类型。

1. SR-All ①年龄≥1 岁且<10 岁;②诊断时外周血白细胞计数$<50\times10^{9}/L$;③非 T-ALL,即 B 系 ALL(除成熟 B);④无 t(9;22) 或 BCR/ABL 融合基因;⑤无 t(4;11) 或 MLL/AF4 融合基因;⑥无 t(1;19) 或 E2A-PBX1 融合基因;⑦第 8 天外周血白血病细胞$<1\times10^{9}/L$(泼尼松反应良好)。符合以上全部条件,如有条件进行 MRD 检测,第 33 天 MRD$<10^{-4}$。

2. IR-ALL ①无 t(9;22) 或 BCR/ABL 融合基因阳性;②第 8 天外周血白血病细胞$<1\times10^{9}/L$(泼尼松反应良好);③标危诱导缓解治疗第 15 天骨髓呈 M_3;或中危诱导缓解治疗第 15 天骨髓呈 M_1/M_2。符合以上全部,如有条件进行 MRD 检测,第 33 天 MRD$<10^{-2}$。同时至少符合以下其中之一:①诊断时外周血白细胞计数$>50\times10^{9}/L$;②年龄≥10 岁;③T-ALL;④t(1;19) 或 E2A-PBX1 融合基因阳性;⑤年龄<1 岁且无 MLL 基因重排。

3. HR-ALL 符合以下条件一项以上:①染色体核型为 t(9;22) 或 BCR/ABL 融合基因阳性;②染色体核型为 t(4;11) 或 MLL/AF4 融合基因阳性;③第 8 天外周血白血病细胞$\geq1\times10^{9}/L$(泼尼松反应不良);④中危诱导缓解治疗第 15 天骨髓呈 M_3;⑤第 33 天骨髓形态学未缓解(>5%),呈 M_2/M_3;⑥第 33 天微量残留病(MRD)$\geq10^{-2}$;或第 12 周 MRD$\geq10^{-3}$。

【鉴别诊断】

本病发病早期症状不典型,特别是白细胞数正常或减少者,其血涂片不易找到幼稚白细胞时,可使诊断发生困难。须与以下疾病鉴别。

1. 再生障碍性贫血 本病血象呈全血细胞减少;肝、脾、淋巴结不肿大;骨髓有核细胞增生低下,无幼稚白细胞增生。

2. 传染性单核细胞增多症 本病肝、脾、淋巴结常肿大;白细胞数增高并出现异型淋巴细胞,易与急性淋巴细胞白血病混淆。但本病病程经过一般良好,血象多于 1 个月左右恢复正常;血清嗜异性凝集反应阳性;骨髓无白血病改变。

3. 类白血病反应　为造血系统对感染、中毒和溶血等刺激因素的一种异常反应,以外周血出现幼稚白细胞或白细胞数增高为特征。当原发疾病被控制后,血象即恢复正常。此外,根据血小板数多正常、白细胞中有中毒性改变,如中毒颗粒和空泡形成及中性粒细胞碱性磷酸酶积分显著增高等,可与白血病区别。

4. 风湿性关节炎　有发热、关节疼痛症状者易与风湿性关节炎混淆,须注意鉴别。

【治疗】

(一)支持疗法

包括:①加强护理和营养,做好保护性隔离;②积极防治继发感染;③成分输血,必要时予输注红细胞或血小板;④注意防治高尿酸血症,化疗早期给予充分水分和碱化尿液,别嘌醇每日 10~20mg/kg,分次口服;⑤集落刺激因子的应用,中性粒细胞<1.0×10^9/L 时予 G-CSF 或 GM-CSF。

(二)化学药物治疗(简称化疗)

目的是杀灭白血病细胞,解除白血病细胞浸润引起的症状,使病情缓解并巩固治疗效果,减少耐药而治愈。化疗的原则和方法:采用联合、适量、间歇、交替、分层和长期治疗的方针。程序:依次进行诱导缓解、巩固、髓外白血病预防、强化及加强治疗。

1. 高危急淋(HR-ALL)治疗

(1) 诱导缓解:方案举例如下。

方案 1:VDLP 4 周:VCR(长春新碱)每次 1.5mg/m^2(每次最大量<2mg),Ⅳ,每周 1 次共 4 周;Pred(泼尼松)每日 60mg/m^2,口服,第 1~28 天(d1~28),亦可用 Dex(地塞米松)每日 6mg/m^{2}代替 Pred;DNR(柔红霉素)每日 30mg/m^2,用 5%葡萄糖液 100ml 稀释,快速静脉点滴,3 天(d8~10);L-Asp(门冬酰胺酶)每次 5000~10 000U/m^2,Ⅳ或 IM,于第 8~22 天内隔日 1 次,共用 8 次。

方案 2:CODP 4 周:VCR、Pred、DNR 用法同上。CTX(环磷酰胺)800~1000mg/m^2,稀释于 5%葡萄糖液 100ml 中,快速静脉点滴,d8。

诊断时外周血白细胞>100×10^9/L 者先用 VP 方案 1 周左右。低增生性白血病或伴明显感染者,亦可先用 VP 方案 1 周左右,待好转后再开始正式诱导方案。

(2) 巩固治疗:CAT 方案:CTX 800~1000mg/m^2,快速静滴,d1;Ara-C(阿糖胞苷)每日 1g/m^2,分 2 次静脉点滴,d2~4;6TG(6-硫鸟嘌呤)或 6MP(6-巯嘌呤)每日 50mg/m^2,PO,d1~7。

(3) 髓外白血病预防

1) 三联鞘内注射:于诱导治疗期间每周鞘内注射 1 次,共 4 次;早期强化治疗末用 1 次。鞘内注射的药物及剂量见表 14-5。

表 14-5　不同年龄三联鞘内注射药物剂量(mg/次)

年龄(月)	MTX	Ara-C	Dex
~12	6	12	2
~23	7.5	18	2
~35	10	25	5
≥36	12.5	30	5

2) HDMTX-CF(大剂量甲氨蝶呤-四氢叶酸)疗法:于巩固治疗休息 1~3 周后,血、尿常规及肝、肾功能正常者开始化疗,每 10 天为一疗程,共三个疗程。每疗程 MTX 2.0~5.0g/m^2,1/6 量(每次<500mg)作为突击量在 30~60 分钟内快速静脉滴入,余量于 24 小时内均匀滴入。于突击量 MTX 滴入后,行三联鞘内注射 1 次,滴注 MTX 开始后第 36 小时用 CF 解救,剂量 15mg/m^2,每 6 小时 1 次,首剂静脉注射以后口服或肌内注射,共 6~8 次。治疗前后 3 天口服碳酸氢钠 1g/次,每日 3 次,必要时治疗当天给 5%碳酸氢钠 3~5ml/kg 静脉滴注,使尿 pH>7。用 HDMTX 当天及后 3 天需水化治疗(每日 2000~3000ml/m^2)。HDMTX 治疗同时

每天用 6-MP 50mg/m²,共 7 天。

3）颅脑放射线治疗（简称放疗）：用于 3 岁以上患儿,凡诊断时外周血 WBC>100×10⁹/L,或有 t(9;22) 或 t(4;11)核型异常者,或有 CNSL 者,于完全缓解后 6 个月开始,总剂量 12~18Gy,分 10~15 次于 2~3 周内完成,同时每周鞘内注射 1 次。放疗第 3 周用 VDex 方案。VCR 同上,Dex 每天 8mg/m²×7 天。

（4）早期强化治疗 4 周

强化方案 1：VDLDex：VCR、DNR 剂量同上,d1、d8；L-Asp 剂量同上 d2、d4、d6、d8 共 4 次；Dex 每天 8mg/m²,口服,d1~14,第 3 周减停。休息 1~2 周后接 VP16+Ara-C 方案,VP16 160mg/m²,静脉滴注,然后 Ara-C 300mg/m²静脉滴注,每 3 天 1 次,共 3 次。

强化方案 2：COADex：CTX 800mg/m²,快速静脉滴注,d1；Ara-C 每日 100 mg/m²,分 2 次肌内注射,d1~7；VCR 同上 d1；Dex 每日 10mg/m²,d1~7。待血象恢复后再用 VP16+Ara-C 3 次。

（5）维持及加强治疗

1）维持用药：6TG（或 6MP）每日 75mg/m²,夜睡前顿服×21 天,MTX 每次 20~30mg/m²,肌内注射或口服,每周 1 次,连用 3 周接 VDex 1 周,如此反复维持,遇强化治疗暂停。

2）加强治疗：自维持治疗起,每年第 3、第 9 个月 COADex 各 1 个疗程（CTX 改为 600mg/m²）。

3）加强强化治疗：维持治疗期间每年第 6 个月用 VDLDex 或 COADex（用法同早期强化）；每年第 12 个月用 VM26 或 VP16+Ara-C 1 个疗程（同早期强化方案）。注意 DNR 积累量不超过 300mg/m²。

4）维持治疗期间三联鞘内注射,每 3 个月 1 次。

5）总疗程：自维持治疗起,女孩持续 3 年,男孩持续 3 年半可停药观察。

2. 标危急性淋巴细胞白血病（SR-ALL）化疗

（1）诱导缓解方案同高危急性淋巴细胞白血病,但 DNR 减为 2 次。

（2）巩固治疗方案同高危急性淋巴细胞白血病,CTX 800mg/m²,Ara-C 每日 100mg/m²,6MP 每日 75mg/m²。

（3）髓外白血病预防：三联鞘内注射及 HDMTX-CF 疗法同高危急性淋巴细胞白血病；对标危急性淋巴细胞白血病可不用颅脑放疗,而采用定期重复 HDMTX-CF 疗法。如有必要,也可酌情行颅脑放疗,总剂量 18Gy。

（4）早期强化治疗同高危急性淋巴细胞白血病。

（5）维持治疗：6TG、MTX 用法同高危急性淋巴细胞白血病,每 3 周接 VDex 1 周。强化治疗每年 1 次,第 1、3 年用 VDLDex 1 次,第 2 年用 VP16+Ara-C 方案。HDMTX-CF 疗法同 HR-ALL,但少 2 次。

总疗程自维持治疗起女孩 2.5 年,男孩 3 年,然后停药观察。

3. 急性非淋巴细胞白血病（ANLL）的治疗

（1）诱导缓解

方案 1：DA：DNR 每日 30~40mg/m²,静脉滴注,d1~3；Ara-C 每日 150~200mg/m²,分 2 次静脉滴注或 IM,d1~7。

方案 2：DAE：DNR 20mg/m²,静脉滴注,d1~4 及 d15~18；Ara-C 每日 150mg/m²分 2 次静脉滴注或 IM,d1~4 及 d15~18；VP16 每日 100~150mg/m²,静脉滴注,d1~4 及 d15~18。

方案 3：NAE：NVT（米托蒽醌,MVT）10mg/m²,加入 5%葡萄糖或生理盐水 100ml 中持续静脉滴注 1 小时,d1~3,Ara-C 和 VP16 同上。

（2）巩固治疗：常先采用原有效的诱导方案 1~2 个疗程,然后采用以下方法：①选用 DA、DAE、COAP、CAM 中 3 个有效方案作序贯治疗,第 1 年每月 1 个疗程,第 2 年每 6~8 周 1 个疗程,第 3 年每 8~12 周 1 个疗程,维持 3 年左右终止治疗；②HDAra-C+DNR（或）VP16 方案：Ara-C 每次 2g/m²,每 12 小时 1 次静脉点滴,d4~6；DNA 每日 30mg/m²,每日静脉点滴一次,d1~2；当 DNA 累积量达 300mg/m²时,改为 VP16 每日

$100mg/m^2$,静滴,d1、d3。疗程间歇 3~5 周,共用 4~6 个疗程终止治疗。

（3）中枢神经白血病（CNSL）预防:三联药物;鞘内注射方法同急性淋巴细胞白血病,诱导缓解期每 2 周 1 次,完全缓解后每 3~6 个月 1 次。

（4）M_3 型化疗方案诱导缓解可用 RA（全反式维 A 酸）每日 30~60mg/m²,分次口服,直至完全缓解,然后应用 RA 与 COAP 或 DA、HA 方案交替治疗。也可应用急非淋方案。至持续完全缓解（CCR）2~2.5 年停药。预防 CNSL 与其他 ANLL 相同。

（三）中枢神经系统白血病（CNSL）的治疗

初诊时已发生 CNSL 者,照常进行诱导治疗,同时予三联鞘内注射化疗（剂量见表 14-5）,第 1 周 3 次,第 2 和第 3 周各 2 次,第 4 周 1 次,共 8 次。按上述化疗程序在完成早期强化后,做颅脑放射治疗,适应证和剂量见上述。颅脑放疗后不再用 HDMTX 治疗,三联鞘内注射每 8 周 1 次,直到治疗终止。在维持巩固期发生 CNSL 者,也可按上述方法进行三联鞘内注射,但在完成第 5 次后,必须做全身强化疗,常用早期强化方案,然后完成余下 3 次鞘内注射。紧接全身强化疗之后应作颅脑放疗;此后每 8 周三联化疗一次,直到治疗终止。

（四）睾丸白血病（TL）的治疗

初诊时已发生 TL 者,先诱导治疗到完全缓解,双侧 TL 者作放射治疗,总剂量 24~30Gy,分 6~8 天完成;单侧者可行切除,亦可做睾丸放射治疗;与此同时继续进行巩固、髓外白血病防治和早期强化治疗。在维持治疗阶段发生 TL 者,按上法予以治疗,紧接着用 VDLDex 和 VP16+Ara-C 方案各一疗程。

（五）造血干细胞移植（hematopoietic stem cell transplantation）

部分高危患者可在完全缓解后,并巩固 1~2 个疗程后进行。

【预后及转归】

5 年无病生存率 ALL 为 70%~85%,ANLL 为 40%~60%。

（黄东生）

第八节　组织细胞病

一、朗格汉斯细胞组织细胞增生症

案例 14-10

患儿女,4 岁,发现右眼上睑肿胀 2 个月,加重伴眼睑下垂 1 个月。当地医院行眼眶 CT 及眼眶 MRI 提示眼睑肿物,眶骨及颅骨多处损害。无发热,无外伤史。

思考:

1. 患儿首先要考虑的诊断是什么?

2. 为明确诊断需进行哪些检查?

朗格汉斯细胞组织细胞增生症（Langerhans cell histiocytosis,LCH）,以前称组织细胞增生症 X（histiocytosis X）,是一组由树突状细胞（抗原呈递细胞）异常增生、临床表现多样、多发于儿童的疾病,男多于女。根据临床主要表现将本症分为三型,即勒-雪病（Letterer-Siwe disease,LS）、韩-薛-柯病（Hand-Schuller-Christian disease,HSC）和骨嗜酸性粒细胞肉芽肿（eosinophilic granuloma of bone,EGB）,但各型之间临床表现又可以相互重叠,出现中间型。其组织学特点是朗格汉斯细胞的增生、浸润,并伴有嗜酸性粒细胞、单核-

巨噬细胞和淋巴细胞等不同程度的增生。

【病因与发病机制】

病因不明。目前多认为它们是一组与免疫功能异常有关的反应性增殖性疾病。国际组织细胞协会协作组（WGHS）将朗格汉斯细胞组织细胞增生症归为组织细胞增生症Ⅰ类，以便与单核-巨噬相关性细胞疾病（Ⅱ类，如噬血细胞综合征）及恶性组织细胞病和急性单核细胞白血病（Ⅲ类）相区别。

【病理】

病变可只限于单个器官或孤立病灶，也可同时侵犯多个器官，其中以肺、肝、淋巴结、骨髓、皮肤、垂体等处病变最为显著。尸检材料观察同一患者的不同器官或同一器官的不同部位，其组织学改变不同。显微镜下除组织细胞外，还可见到嗜酸性粒细胞、巨噬细胞、淋巴细胞、多核巨细胞和充脂性组织细胞（即泡沫细胞）等，但不见分化极差的恶性组织细胞。病变久者可见大量充脂性组织细胞和嗜酸性粒细胞，形成肉芽肿。各种病理改变中，朗格汉斯细胞（LC）增生最具特征性。LC表达CD1a，直径$12\sim13\mu m$，胞核不规则，有核裂或分叶，核仁明显，细胞质不规则，电镜下细胞质内含分散的呈网球拍状或棒状的细胞器，称为Birbeck颗粒。

【临床表现】

由于受累器官、部位及年龄不同而有较大差异。一般年龄越小，病情越重，随年龄增长而病变越局限，症状也越轻。现根据有关资料分如下3型，但各型之间临床表现又可以相互重叠，出现中间型。

1. 勒-雪病

（1）发病年龄：多在1岁以内发病，起病急，病情重，病变广泛，可侵犯全身多个系统器官。

（2）发热：热型不规则，高热与中毒症状不一致。

（3）皮疹：出现较早，多分布于躯干、头皮发际部，四肢较少；为红色或棕黄色斑丘疹，继而呈出血性，亦可呈湿疹样、脂溢性皮疹，以后结痂，脱痂后留有白斑或色素沉着。各期皮疹可同时存在，常成批发生。

（4）肝、脾和淋巴结肿大：肝、脾中重度肿大，脾肿大较为明显，肝功能异常和黄疸，多有淋巴结肿大。

（5）呼吸道症状：常有咳嗽、气促、青紫，但肺部体征不明显。可合并肺大疱或自发性气胸等。可有喘憋症状，甚至导致呼吸衰竭而死亡。

（6）其他：有贫血、中耳炎、腹泻和营养不良等。

2. 韩-薛-柯病

（1）发病年龄：多见于2~4岁，5岁以后发病减少。起病缓慢，骨和软组织器官均可损害。

（2）骨质缺损：最早并最常见的是颅骨缺损。病变开始为头皮组织表面隆起，硬而有轻度压痛，病变蚀穿颅骨外板后肿物变软，触之有波动感，骨质缺损边缘锐利、分界清楚；此后肿物逐渐被吸收、形成局部凹陷。除颅骨外，可见下颌骨破坏、牙齿松动、脱落、齿槽脓肿等；骨盆、脊柱、肋骨、肩胛骨和乳突等亦常受累。

（3）突眼：因眶骨破坏而表现为眼球凸出和眼睑下垂，多为单侧。

（4）尿崩：为垂体和下丘脑组织受浸润所致，个别患儿可见蝶鞍破坏。

（5）其他：有孤立、稀疏的黄色丘疹，呈黄色瘤状；久病者可导致发育迟缓。

3. 骨嗜酸性粒细胞肉芽肿

（1）发病年龄：各年龄组均可发病，尤多见于4~7岁。

（2）骨髓破坏：本型的主要表现为单发病灶，常无软组织和器官损害。病变局部肿胀而微痛，无红热，有时可见病理性骨折。任何骨均可受累，但以扁平骨较多见，颅骨最常见，其他有下颌骨、四肢骨、骨盆骨和脊椎骨等。椎骨受累可出现脊髓压迫症状。

（3）其他：多发病灶者可伴有发热、厌食、体重减轻等；有肺嗜酸性粒细胞肉芽肿。

由于LCH可同时侵犯多个器官，各器官受累的标准如下：

1. "危险器官"受累的标准

（1）造血功能受累（伴或不伴骨髓侵犯）：符合以下1~2项：①贫血：血红蛋白<100g/L，婴儿<90g/L（排除铁缺乏等其他原因）；②白细胞减少：白细胞计数<4×10⁹/L；③血小板减少：血小板<100×10⁹/L。骨髓侵犯：骨髓涂片上证实有CD1a阳性细胞。

（2）脾受累：脾在锁骨中线肋缘下>2cm。

（3）肝受累：符合以下≥1项：①肝在锁骨中线肋缘下>3cm；②肝功能不良：血浆蛋白<55g/L，白蛋白<25g/L，不是由于其他原因所致；③LCH的组织病理学诊断。

（4）肺受累：符合以下≥1项：①肺高分辨率CT（HR-CT）的典型表现（如果条件许可，应用低剂量多探测器HR-CT）；②LCH的组织病理学/细胞学诊断。

2. 特殊部位受累　颈椎破坏导致脊髓压迫或病变波及脊髓。

3. 可危及中枢神经系统的损害　长期的颅骨受累（不包括穹窿受累）可累及垂体或下丘脑，导致发育迟缓或尿崩症。

根据上述器官受累的标准，以脏器与系统受累为主，进一步对病情进行临床分类，以便指导治疗。

（1）单系统LCH（single system LCH，SS-LCH）：有1个脏器/系统受累（单病灶或多病灶）：①单病灶或多病灶（>1个）骨受累；②皮肤受累；③淋巴结受累（不是其他LCH损害的引流淋巴结）；④肺受累；⑤下丘脑、垂体/中枢神经系统受累；⑥其他（甲状腺、胸腺等受累）。

（2）多系统LCH：有≥2个脏器/系统受累，伴或不伴"危险器官"受累。

（3）下列定位及病变程度分类是全身治疗的指征：包括：①SS-LCH伴有可危及中枢神经系统的损害；②SS-LCH伴有多病灶骨髓损害；③SS-LCH伴有特别部位损害；④MS-LCH伴或不伴危险器官损害。

【辅助检查】

1. 血液学检查　MS-LCH患者可有不同程度的贫血；白细胞数正常、减少或增多；血小板数正常或减少。也可无明显变化。

2. 影像学检查　对诊断有帮助，不少病例甚至由影像学检查最先发现。

（1）X线：骨髓系统受累的LCH病变部位呈虫蚀样改变，甚至为巨大缺损，为溶骨性凿穿样损害，形状不规则，呈圆形或椭圆形。脊柱改变多表现为椎体破坏，偶见椎旁脓肿。下颌骨浸润时牙槽硬板及支持骨破坏，出现漂浮齿征象。

（2）CT：肺部是最易受损的器官之一。典型表现为肺野透亮度减低，呈毛玻璃状，两肺弥漫网状或网点状阴影，或在网点状基础上有局限或弥漫的阴影颗粒。病变表现从弥漫性纤维化以及弥散性结节浸润病变到弥散性囊性变，严重者可见弥散性小囊肿、肺气肿、气胸、纵隔气肿或皮下气肿等，婴幼儿常见胸腺肿大。

（3）MRI：对累及中枢神经软组织损害的诊断更为准确。

（4）超声检查：对肝脾受累及包块性质的检查有重要意义，可在彩超引导下行病灶穿刺活检术。

3. 全身骨显像　全身骨显像一次检查即可观察到患儿的全身骨骼，对于完整显示病变骨骼具有优势。全身骨显像通常表现为局灶性异常放射性浓集或类圆形放射性稀疏、缺损伴周边环形放射性浓集。

4. 骨髓细胞学检查　对于有血常规改变者或怀疑有骨髓受累患儿可行骨髓穿刺检查，了解有无LC及免疫组织化学有无CD1a阳性细胞。对分型及预后有重要意义。

5. 病理检查　皮疹压片和病灶活体组织的病理检查发现LC是诊断的重要依据。皮疹压片法操作简便，患者痛苦小，阳性率高。可做皮疹、淋巴结、齿龈或肿物的活体组织检查或病灶局部穿刺物或刮出物的病理检查。病理切片发现病变区可见典型LC存在，及嗜酸性粒细胞及巨噬细胞、淋巴细胞等浸润。免疫组织化学可见CD31/S-100、CD1a、langerin（CD207）阳性表达。有条件者应取新鲜病理组织做电镜检查，观察病变部位有无典型LC存在，胞质中是否有Birbeck颗粒存在。

6. 其他　对有眼、耳、口腔受累者可行眼压、耳镜、牙片等专科检查。α-D 甘露糖酶试验阳性、花生凝集素结合试验阳性。

【诊断】

凡原因不明的发热、皮疹、贫血、耳溢脓、反复肺部感染,肝、脾、淋巴结肿大,眼球凸出、尿崩、颅骨缺损、头皮肿物等均应考虑本病。诊断需要结合病史体征、影像学检查和病理三方面。

2009 年国际组织细胞协会制订的病理诊断标准如下:

1. 初诊　压片、皮肤活体组织检查、淋巴结、肿物穿刺或手术标本病理检查光镜发现典型 LC 浸润。

2. 诊断　初诊的基础上以下 4 项中 ≥2 项指标阳性:①ATP 酶阳性;②CD31/S-100 阳性表达;③α-D 甘露糖酶试验阳性;④花生凝集素结合试验阳性。

3. 确诊　在光镜检查的初诊基础上,以下 3 项中 ≥1 项指标阳性:①langerin 阳性;②CD1a 抗原阳性;③电镜检查发现病变细胞内含 Birbeck 颗粒。

【治疗】

1. 单系统 LCH　病变(通常是骨髓、淋巴结、皮肤)的临床病程一般是良性的,自发缓解率较高,因此应进行最低限度的治疗。手术刮除,甚至更少,低剂量的局部放疗(4~6Gy)就能达到治疗目的。不宜手术刮除的局部病灶,可病灶内局部注射糖皮质激素,甲泼尼龙每 75~750mg。单纯骨损害者可试用吲哚美辛。

2. 多系统 LCH　应进行系统性的联合化疗,以减少疾病的复发率以及改善长期预后。MSLCH 化学治疗:①长春碱(VBL)+泼尼松 6 周诱导方案:VBL 每次 6mg/m²,每周第 1 天静脉推注 1 次;泼尼松,每日 40mg/m²,分次口服,连用 4 周,第 5 周、第 6 周逐渐减量。②对于原有症状及体征持续存在或有新病灶出现者,可应用 6 周 VBL+泼尼松。第 2 疗程方案:VBL 应用同前,每周在静脉推注 VBL 当天开始口服 3 天泼尼松,剂量同上。③维持治疗:在上述治疗 6~12 周后症状、体征消失的患者进入维持治疗,总疗程 12 个月。每 3 周应用 1 次 VBL,方法同上;应用 VBL 的每周中,口服 5 天泼尼松,剂量同上;维持治疗期间每天口服 6-巯基嘌呤(6-MP),每日 50mg/m²。

SS-LCH 伴有可危及 CNS 的损害或多病灶骨髓损害或特别部位损害:应用上述 VBL+泼尼松 6 周初治方案,接或不接第 2 疗程,然后应用上述维持治疗,但不用 6-MP。总疗程 12 个月。

3. 对于难治性(正规治疗无效)或复发的伴有"危险器官"受累的 MS-LCH、伴有造血功能低下的 MS-LCH,可在原方案基础上加用阿糖胞苷、依托泊苷、甲氨蝶呤、2-氯脱氧腺苷(2-CdA)等化疗药物。

4. 其他　在化疗的同时,可加用胸腺素,每次 1~2mg,肌内注射,隔日 1 次。亦可试用 α-干扰素和环孢素,对于同时减少化疗的毒副反应,改善免疫功能有一定作用。存在感染者可给予积极抗感染治疗。尿崩症可应用鞣酸加压素或去氨加压素治疗。生长发育障碍者可使用生长激素。

二、噬血细胞综合征

案例 14-11

患儿男,9 岁,发热 2 周,伴全身瘀点、瘀斑就诊。查体:精神反应弱,贫血貌,全身散在瘀点、瘀斑,颈部淋巴结明显肿大,部分融合;肝肋下 2cm,剑突下 3cm,脾肋下 3cm,质硬。入院后血常规提示三系减低:WBC 2.0×10⁹/L,ANC<0.5×10⁹/L,Hb 78g/L,PLT 60×10⁹/L;生化常规提示:ALT 148U/L,甘油三酯血症(3.5mmol/L);凝血提示:纤维蛋白原血 0.8g/L。

思考:

1. 患儿首先需要考虑的诊断是什么?

2. 为明确诊断需进行哪些检查?

噬血细胞综合征(hemophagocylic syndrome,HPS)又称噬血细胞性淋巴组织细胞增生症(hemophagocytic lymphohistiocylosis,HLH),是一组由多种病因诱发细胞因子"瀑布"释放,组织病理学检查可见组织细胞增生伴吞噬各种造血细胞为特征的临床综合征。其临床特点是持续高热,伴肝脾、淋巴结肿大,肝功能严重受损,血二系或全血细胞减少,凝血功能异常等,可伴中枢神经系统受累。

【病因及分类】

HLH 按病因可分为原发性和继发性两大类。原发性又包括家族性和原发性免疫缺陷病相关性 HLH;继发性与继发感染、恶性肿瘤、结缔组织疾病、组织损伤、造血干细胞移植等有关。①家族性噬血细胞综合征(FHLH)分为 5 型,即 FHLH1、FHLH2、FHLH3、FHLH4 及 FHLH5,由穿孔素基因(PRF1)、UNC13D、STX11、STXBP2 等基因缺陷所致;②免疫缺陷相关性噬血细胞综合征,如 Chediak Higashi 综合征,Griscelli 综合征,X-性连锁淋巴细胞增生综合征。继发噬血细胞综合征包括:①感染相关性噬血细胞综合征,大多由病毒感染所致,最常见的是 EB 病毒,也可由细菌、真菌、支原体、原虫、结核分枝杆菌感染所致;②自身免疫性疾病相关性噬血细胞综合征,如幼年型类风湿关节炎、系统性红斑狼疮等疾病;③恶性肿瘤相关性噬血细胞综合征,如淋巴瘤、白血病等。

【发病机制】

在 HLH 相关性基因缺陷的基础上,由感染、肿瘤及坏死组织细胞等抗原刺激所诱发,导致机体大量细胞因子的释放,进而激活单核/巨噬细胞,后者吞噬血液循环中的粒细胞、红细胞或(和)血小板,并损伤多个重要脏器如肝、脑等。HLH 免疫功能紊乱主要表现为细胞毒性 T 淋巴细胞和单核/巨噬细胞增殖活化,而自然杀伤细胞功能减低或缺乏。CD_8^+T 淋巴细胞广泛活化,并产生大量的炎性细胞因子,如肿瘤坏死因子-α、白介素(interleukin)-1、IL-6、IL-10 和干扰素(IFN -γ)等大量释放,刺激巨噬细胞增殖、活化;巨噬细胞又释放大量的促炎性细胞因子,促使炎性细胞因子呈"瀑布式"暴发或称"细胞因子"风暴,大量的炎性细胞因子可造成各种组织或(和)器官的损伤,产生临床症状。

【病理】

单核-吞噬细胞系统可发现来源于骨髓单核/巨噬细胞的噬血细胞,该噬血细胞能吞噬形态、结构完整的白细胞、(有核)红细胞或血小板。受累器官常为脾、肝、淋巴结、骨髓、中枢神经系统,也可见于甲状腺、胸腺、肺、心脏、小肠、肾脏和膜腺等器官。病理切片示受累器官组织可见大量单核/巨噬细胞浸润,噬血细胞易见。

【临床表现】

发病年龄与病因相关,一般好发于婴幼儿,1 岁以内占 70%。2 岁前发病者多为原发性 HLH,而 8 岁后发病者多为继发性 HLH。但目前认为,发病年龄已不能作为区别原发性 HLH 与继发性 HLH 的依据。

1. 发热 早期多表现为持续发热,超过 7 天,最高体温大于 38.5℃。

2. 肝、脾和淋巴结肿大 肝、脾和淋巴结呈进行性肿大;脾大明显并出现肝功能异常和黄疸。

3. 出血 由于血小板减少、纤维蛋白原降低和肝功能损害,本征常有出血症状,表现为皮肤出血点、瘀斑、紫癜、鼻出血、消化道出血及其他内脏出血。

4. 肺部感染 肺部淋巴细胞及巨噬细胞浸润所致,呈间质性肺炎表现。

5. 中枢神经系统病变 中枢神经系统的病变多在病程晚期出现,少数病例亦可早期发生。表现为神经兴奋性增高、前囟饱满、颈强直、肌张力增高或降低、抽搐等,亦可有脑神经麻痹、共济失调、偏瘫或全瘫、失明、意识障碍、颅内压增高等。

【辅助检查】

1. 血常规 早期即可全血细胞或二系血细胞减少。

2. 骨髓检查 骨髓早期可呈增生活跃或增生低下;光学显微镜下找到噬血细胞(吞噬红细胞、粒细胞)是其特点,但在疾病早期噬血细胞现象可不明显,常表现为反应性增生骨髓象,疾病晚期骨髓增生程度低下。

3. 血液生化　甘油三酯升高,低密度脂蛋白升高而高密度脂蛋白降低;肝功能异常,谷丙转氨酶和胆红素升高,白蛋白降低;血清铁蛋白明显或极度升高,低钾血症。乳酸脱氢酶(LDH)可明显增高。

4. 凝血功能　纤维蛋白原(FIB)降低(<1.5g/L),活化部分凝血酶时间(APTT)及凝血酶原时间(PT)延长。

5. 免疫学检查　T淋巴细胞功能缺陷,NK细胞活性降低或缺如;可溶性CD25升高;细胞因子谱包括IFN-γ、IL-10明显升高,而且IL-6轻度升高具有极高的特异性和敏感性(>90%)。

6. 脑脊液　重症者脑脊液压力升高,细胞数轻度增加,以淋巴细胞为主,蛋白升高。但也有神经系统症状明显而脑脊液正常者。

7. 影像学检查　X线胸片可显示有间质性肺浸润,可出现胸腔积液;头颅CT或MRI检查可发现异常,其改变表现为陈旧性或活动性感染灶、脱髓鞘、出血、萎缩、水肿、钙化。

【诊断】

2004年国际组织细胞协会提出该病的诊断指南,详见表14-6。有阳性家族史、父母近亲婚配等有利于家族性HLH的诊断。

表14-6　噬血细胞综合征的诊断标准(HLH-2004)

满足以下两条任一条的可诊断为噬血细胞综合征
A1. 发现噬血细胞综合征相关的分子遗传学异常者
B2. 满足下列诊断标准8条中的5条者
（1）发热
（2）脾大
（3）血细胞减少（两系或三系）：Hb<90g/L（新生儿<100g/L），ANC<1.0×10⁹/L，PLT<100×10⁹/L
1. 高甘油三酯血症（或）低纤维蛋白原血症：甘油三酯（空腹）≥3.0mmol/L，纤维蛋白原≤1.5g/L
2. 骨髓检查/活检,或脾、淋巴结、皮肤穿刺/活检发现噬血细胞,无恶性病证据
3. NK细胞活性降低或完全缺少
4. 血清铁蛋白增高（≥500μg/L）
5. 可溶性CD25（IL-2受体）增高（≥2400U/ml）

【鉴别诊断】

1. 原发性和继发性HLH的鉴别　原发性和继发性HLH在发病机制、治疗及预后方面具明显的差别。原发性HLH具有家族遗传倾向和基因缺陷,一般发病年龄较小,病情较重,易于反复,造血干细胞移植(HSCT)为目前唯一的根治性手段。继发性HLH一般无家族史或基因缺陷,但多有明确的诱因或基础疾病,病情相对较轻,一般不需要HSCT治疗。因此,即使符合HLH临床诊断标准,也需尽量及时检查是否存在HLH相关基因的突变,以便明确HLH的类型以指导临床合理治疗。对于继发HLH,应积极寻找病因(常见的如感染、肿瘤及风湿免疫性疾病),并治疗原发病。对病因不明者,通过系统随访观察可能发现原发病。一般可根据特殊临床表现、免疫学和分子遗传学分析对两者加以鉴别。NK细胞活性检测及sCD25测定对于HLH具有较高的敏感性和特异性。血清铁蛋白>10 000μg/L对于HLH的诊断有较高的特异性。而IFN-γ、IL-10明显增高,IL-6正常或轻度增高的细胞因子谱对于噬血细胞综合征有很高的特异性(99.5%)和敏感性(91.8%),对于HLH与病毒感染、细菌感染的鉴别及肿瘤、自身免疫性疾病合并HLH的判断均具有重要的价值。另外,需要强调的是,即使未检测出HLH相关基因突变或明确诱发因素,并不能完全排除原发性HLH的可能。

2. HLH与其他疾病的鉴别　目前HLH,尤其是继发性HLH的诊断主要基于非特异性的临床表现和实验室检查,因此需对下述临床表现与HLH相似的疾病进行鉴别。

（1）重症感染:重症感染、全身炎症反应综合征(systematic inflammatory reaction syndrome,IRS)、多器官功能衰竭综合征(multiple organ dysfunction syndrome,MODS)等。同时,HLH治疗过程中可能再次发热,应

注意鉴别是 HLH 复发抑或是继发感染。

（2）血液病：朗格汉斯细胞组织细胞增生症（LCH）、骨髓增生异常综合征（MDS）、自身免疫性溶血性贫血等可有血象改变、肝脾肿大、肝功能异常等类似 HLH，也需加以鉴别。

【治疗】

大多数病例病情进展迅速，死亡率高。诊断后应立即开始治疗；有些未达到诊断标准的病例，可在密切观察病情的同时给予诊断性治疗。

（一）化学疗法

药物主要包括地塞米松（DEX）、环孢素（CsA）、足叶乙甙（VP16）等。化学治疗分诱导缓解阶段（1~8 周）和维持治疗阶段（9~40 周），疗程共 40 周。

复发难治病例的治疗：可以采用抗人 CD52（阿伦单抗）抗体和抗人胸腺球蛋白（ATG）进行治疗，取得较好的疗效，为造血干细胞移植提供了机会。对于 EB 病毒仅感染 B 细胞的病例，可应用利妥昔（CD20）单抗治疗，以杀死被 EBV 感染的 B 细胞，有利于机体清除 EB 病毒。

（二）支持疗法

1. 积极防治感染，包括抗细菌、病毒、真菌等。急性期静脉注射丙种球蛋白加强抗病毒作用，提高患儿抗感染能力，其次也可以发挥免疫抑制作用，间接抑制炎性细胞因子的释放，从而减轻细胞因子对各脏器的损伤作用。

2. 输血支持治疗，输注血浆、血小板、浓缩红细胞等对症支持治疗，补充凝血因子，防治弥散性血管内凝血。

3. 营养支持，补充能量，纠正酸碱失衡及电解质紊乱。

（三）造血干细胞移植（HSCT）

HSCT 是治疗原发性 HLH 的重要手段，能够彻底纠正因 NK 和（或）CTL 细胞脱颗粒作用相关基因缺陷所导致的免疫清除功能缺陷，其适应证为：

1. 家族性 HLH 于诱导缓解后尽早进行。

2. HLH 诱导缓解治疗 8 周后仍未达到缓解或缓解后又复发者，需要继续进行免疫抑制及巩固治疗，尽可能使之达到完全缓解后尽早进行 HSCT。

3. HLH 停药后复发者，应重新进行诱导缓解及巩固治疗直至 HSCT。

【预后】

家族性 HLH 患儿的自然病情进展非常迅速，存活期一般<2 个月，需行 HSCT 才有治愈的希望。继发性 HLH 的预后取决于治疗原发病的疗效。

（黄东生）

学习小结

小儿造血分为胚胎期造血和生后造血两个阶段，不同年龄小儿的血象有所不同。贫血是儿童时期最常见的疾病症状之一，但其不是一种独立的疾病，可根据程度、病因及形态进行分类，在贫血的诊疗过程中明确病因是关键，这就需要收集病史、喂养史和家族史等，进行贫血相关的实验室检查，从而指导诊断和治疗。营养性贫血包括缺铁性贫血及营养性巨幼细胞性贫血，在治疗中除补充铁剂、叶酸及维生素

B_{12}外，还应去除病因。溶血性贫血包括遗传性球形红细胞增多症、G-6-PD 及地中海贫血，均需特殊的实验室检测手段以资确诊。出血性疾病包括免疫性血小板减少症及血友病，前者治疗目的是控制出血、减少血小板破坏，使血小板数量满足机体止血需要，而后者除减少外伤出血机会外，替代治疗是目前唯一有效治疗血友病 A 或 B 患儿出血的方法。此外，本章还结合有关方面的最新进展，介绍了再

生障碍性贫血、白血病及朗格汉斯细胞组织细胞增生症及噬血细胞综合征的病因、临床表现、实验室检查、诊断及治疗等，供同学们在学习过程中参考及应用。

复习参考题

1. 试述儿童贫血的病因分类方法。
2. 试述缺铁性贫血的诊断及治疗原则。
3. 试述 AA 主要的实验室检查有哪些？
4. ITP 的分型及诊断要点有哪些？
5. 试述儿童 ALL 临床分型包括哪些？
6. 试述噬血细胞综合征的确诊依据。

第十五章　神经肌肉系统疾病

第一节　小儿神经系统解剖生理特点

一、小儿神经系统的解剖特点

（一）小儿中枢神经系统解剖特点

1. 神经系统分为中枢神经系统和周围神经系统两大部分，中枢神经系统包括脑和脊髓，脑位于颅腔，脊髓位于椎管。脑包括大脑、间脑、中脑、脑桥、延髓（后三者统称为脑干）及小脑。出生时新生儿的皮质下系统，如丘脑、苍白球在功能上是比较成熟的，一些运动功能的发育与之有关。延髓有呼吸、循环、吮吸、吞咽等维持生命的重要中枢，在出生时已基本发育成熟。

2. 小儿脑实质生长很快，新生儿脑的平均重量约为370g，相当于体重的1/9～1/8，到6个月时即达700g左右，1岁时达900g左右。刚出生的新生儿已基本具备了与成人相似的脑沟和脑回，但比成人浅，灰质层也较成人薄。随着年龄的增长脑沟和脑回逐渐加深和加厚。新生儿初期皮层细胞的增生、长大和分化达最高潮，以后逐渐减弱。3岁时，皮层细胞已大致分化完成，8岁时与成人无大区别。小儿出生后，皮层细胞的数目不再增加，以后的变化主要是细胞功能的日渐成熟与复杂化。脊髓在初生时已具备功能，脊髓的成长和运动功能发育是平行的，其重量初生时为2～6g，到成人期可增至4～5倍。

（二）小儿周围神经系统解剖特点

1. 周围神经系统包括由脑发出的12对脑神经和由脊髓发出的31对脊神经，其中分布于内脏器官的神经称为自主神经。神经细胞和胶质细胞是神经系统的基本组织。神经细胞又是由神经细胞体、树突和轴突组成。通常是一个神经元的轴突与另一个神经元的树突或胞体相接触，这种接触点称为突触。

这种连接方法能使神经冲动不断传递。神经细胞体和树突在脑内和脊髓内聚集形成皮质、灰质和核,在脑和脊髓外形成神经节;而轴突在脑内和脊髓内聚集形成髓质、白质、束和索,在周围则形成神经。

2. 神经纤维到2岁时不但有水平方向的,而且有斜线和切线方向的,因此,神经细胞之间的联系也渐渐复杂。神经纤维外层髓鞘的形成表明了传导通路和神经纤维形态学的成熟程度。其形成早晚在中枢神经系统各部位亦有所不同,如生后2~3个月时感觉神经系统形成,生后5个月至4岁时运动神经系统及锥体束形成。在婴幼儿时期,由于神经髓鞘形成不全,当外界刺激作用于神经而传入大脑时,因无髓鞘的隔离,兴奋也可传于邻近的纤维,在大脑皮质内就不能形成一个明确的兴奋灶。同时,刺激传导在无髓鞘的神经也比较慢,这说明为什么小儿对外来刺激的反应较慢而且易于泛化。

二、小儿神经系统的生理特点

小儿大脑皮质功能的发育较其形态学的发育为慢。皮层的复杂功能是靠机体与外界经常的相互作用、相互影响而获得的。新生儿出生即带有某些先天性反射活动,如吮吸反射、防御性反射等。以后,随着大脑及各感觉器官的发育,在这些先天性反射的基础上,就产生了各式各样的后天性反射,即条件反射。由于条件反射的形成,使得小儿能更快、更好地熟悉并适应环境。2个月的婴儿即已开始形成视觉、触觉、听觉、味觉、嗅觉等条件反射,但不巩固。3~4个月的时候,婴儿不但能形成兴奋性条件反射,而且已可形成抑制性条件反射,这意味着小儿大脑皮质鉴别功能的开始。随着年龄的增长,2岁以后的小儿不但可以用第一信号系统形成条件反射,而且也可以利用第二信号系统形成条件反射。小儿的神经活动过程是很不稳定的,兴奋与抑制在皮层很易扩散,神经活动的强度和集中都较弱,所以婴儿的运动常常是不规律的和全身性的。

新生儿及婴幼儿皮层下中枢的兴奋性较高,又因皮层发育尚未成熟,对皮层下中枢不能给以控制,所以它的兴奋或抑制过程很易扩散,这就可以解释为什么当婴儿遇到强烈的刺激时容易发生惊厥。

新生儿大脑皮质的兴奋性低,神经活动过程弱,外界刺激对他来说都是过强的,因此非常易于疲劳,致使皮层兴奋性更易低下而进入睡眠状态,所以在新生儿期,除了吃奶以外,几乎所有的时间都在睡眠。以后随着大脑皮质的发育及白天外界刺激多,小儿生活中也就逐渐分出了白天和夜晚。

第二节　细菌性脑膜炎

案例 15-1

3岁男孩,近3天来神情淡漠、呕吐、头痛,体温38~39℃。今晨突然意识丧失,抽搐,经十几分钟后停止,进入昏睡状态。患儿出生史正常,既往身体健康,接种所有国家规定的疫苗。最近无传染病接触史和外伤史。

思考:

1. 该病例的临床特点是什么?

2. 临床诊断思路是什么? 需要完善什么辅助检查?

3. 如何治疗?

细菌性脑膜炎(bacterial meningitis)是由各种细菌引起的中枢神经系统感染性疾病,是以发热、头痛、呕吐、惊厥、意识障碍和脑膜刺激征为主要临床表现,伴有脑脊液的化脓性改变。重症病例死亡率高,后遗症严重。早期诊断和治疗是降低本病死亡率和后遗症发生率的关键。

【病因】

小儿的免疫和血脑屏障功能发育尚不完善是化脓性脑膜炎易发生在婴幼儿的一个主要原因。引起化脓性脑膜炎的病原体种类及基本条件和发病年龄的关系可参考表15-1、表15-2。

表15-1 不同年龄化脓性脑膜炎的常见致病菌

年龄	致病菌
新生儿~3个月	葡萄球菌和大肠埃希菌为主（我国） B组链球菌、李斯特菌多见（欧美）
3个月~5岁	流感嗜血杆菌、肺炎链球菌、脑膜炎双球菌
>5岁	肺炎链球菌、脑膜炎双球菌

表15-2 引起化脓性脑膜炎的常见病原菌和疾病基础

疾病基础	病原菌
脑膜、腹膜分流	肺炎链球菌、流感嗜血杆菌、脑膜炎双球菌（血源性）、葡萄球菌，类白喉菌
脑脊液漏	肺炎链球菌、流感嗜血杆菌
耳漏	肺炎链球菌
皮肤窦道，脊膜膨出	葡萄球菌、革兰氏阴性肠杆菌、肠道细菌（与缺陷部位有关）
末端补体缺陷	脑膜炎双球菌
体液免疫缺陷（包括HIV）	肺炎链球菌、脑膜炎双球菌、流感嗜血杆菌
b型无脾（包括功能性）	肺炎链球菌、脑膜炎双球菌、沙门菌属
肾移植，T细胞缺陷	李斯特菌
穿透性创伤	据创伤的部位和性质不同而异
外科手术	皮肤病原菌、医源性病原菌

【发病机制和病理生理】

多数细菌性脑膜炎是由局部感染病灶的病原菌直接进入血液循环，引起血行播散侵犯至脑膜所致。细菌荚膜是某些细菌重要的黏附因子，且具有干扰吞噬细胞吞噬的作用。但是，小儿的免疫功能发育不完善，机体缺少抗荚膜抗体，使细菌通过发育不完善的血脑屏障进入侧脑室脉络丛及脑膜，进而播散至脑脊液及蛛网膜下腔并迅速繁殖，引起脑膜和脑组织的炎症性病变。

细菌性脑膜炎病理学变化广泛，患儿软脑膜和蛛网膜普遍受累，脑组织表面及脑底、脑沟、脑裂、基底池和脊髓表面均有不同程度的脓性渗出物，造成广泛的炎性粘连及脓液积聚。多数情况下由于大脑底部炎症后的广泛粘连及因炎症而影响蛛网膜颗粒绒毛对脑脊液的再吸收进而出现交通性脑积水。脓液可以阻塞脑室系统内的脑脊液循环，或者炎症后反应性胶质细胞增生使大脑导水管阻塞，也是发生脑积水的原因之一。有时脓液可包围神经及神经根，引起脑膜刺激征及肢体的瘫痪。炎症引起的脑水肿间接地压迫血管，出现相应部位的脑梗死。血管壁受到炎症细胞的浸润而致血管内皮细胞损伤，血管狭窄，发生继发性缺血及梗死。缺氧、脑内循环的障碍、中毒、发热等均可影响脑细胞功能导致出现惊厥、意识障碍等神经系统症状。穿过硬脑膜下腔的血管有炎症时可使血管内的血浆渗出造成硬脑膜下积液。

【临床表现】

1. 典型的临床表现

（1）全身中毒症状：由细菌毒素刺激所致。起病急，高热、精神萎靡、随着烦躁或萎靡的发展而突然面色青灰及苍白,具有早期诊断意义。

（2）头痛:急性颅内压增高的患儿,由于脑室系统产生急性梗阻,所以头痛极为剧烈,并伴有喷射性呕吐。

（3）呕吐:此症状不如头痛常见,但可能成为唯一的主诉。

（4）视盘水肿:是颅内压增高最客观的重要体征,具有诊断价值。在婴幼儿或小儿颅内压增高时,因为容易引起颅腔的扩大,或有囟门的调节,常无视乳头水肿出现,而以囟门膨隆、头皮静脉怒张、容易激惹及呕吐等为主要症状。

（5）意识障碍:是脑炎最重要的症状之一。随着病情进展,可以出现情感障碍,如兴奋、躁动不安、容易激惹和失眠。再进一步发展时,先出现嗜睡,然后逐渐表现各种不同程度的意识障碍。

（6）惊厥:除上述症状之外有时尚有频繁的惊厥发作,这种发作主要是由于脑组织缺氧或水肿,使大脑皮质的运动中枢受到刺激所引起。

（7）肌张力变化:由于脑干网状结构受刺激,则肌张力显著增高。但脑疝时如累及小脑(如枕骨大孔疝),则肌张力反而降低,深浅反射也可消失。

（8）脑膜刺激征:包括颈强直,特点是颈部僵直,被动运动时有抵抗,前屈、向后过伸、旋转均有阻力,疼痛和痉挛,伸肌表现最明显。检查时操作要轻柔,否则较小儿童因不合作可呈假阳性。颈强直在细菌进入脑脊液后 1 天左右才出现。脑膜刺激征还包括凯尔尼格征(Kernig sign)阳性、布鲁津斯基征(Brudzinski sign)阳性。

2. 不同年龄的临床表现 一般来说年龄愈小,全身中毒症状愈重,脑膜刺激征及其他神经系统症状愈不典型(表 15-3)。

表 15-3 婴儿脑膜炎的症状和体征

症状	体征
发热/低体温/正常	呼吸急促或窒息样呼吸
食欲减退	前囟门凸起
易激惹或嗜睡	黏膜瘀点,小疱样,斑点样
癫痫样发作	黄疸
呕吐或腹泻	
皮疹	
睡眠模式改变	

3. 常见致病菌所致几种脑膜炎

（1）脑膜炎双球菌脑膜炎:又称流行性脑脊髓膜炎,一般在冬春季节流行。脑膜炎双球菌的 A 群易于流行,B 和 C 群为散发或者小的流行。因预防接种的实施,目前发病率已明显下降。脑膜炎双球菌脑膜炎分为脑膜炎型和暴发型 2 种类型。脑膜炎型也称普通型,患儿临床表现和化脓性脑膜炎相似,75%左右的患儿出现皮肤的瘀点和瘀斑。暴发型是最为凶险的一种类型,如不及时抢救,多在 24 小时内死亡。暴发型包括休克型、脑膜脑炎型和混合型。休克型除休克的表现外,患儿皮肤出现大量的瘀点、瘀斑,并迅速融合成片,并发弥散性血管内凝血。脑膜脑炎型患儿除脑膜炎型的临床表现外,迅速出现频繁惊厥和昏迷,可发生脑水肿和脑疝;混合型具有休克型和脑膜脑炎型两种表现,也是病情最严重、死亡率最高的一种。

（2）其他常见致病菌所致脑炎:见表 15-4。

表 15-4　几种常见细菌所致化脓性脑膜炎的临床特点

病原菌	肺炎球菌	流感杆菌	葡萄球菌	大肠埃希菌
发病数	多	较多	较少	较少
好发年龄	婴儿较多	3个月至3岁	各年龄，以新生儿及年长儿较多	3个月以内婴儿，尤以新生儿较多
发病季节	不定，冬春较多	不定，夏季极少	不定	不定
侵入途径	常继发于肺炎、中耳炎、乳突炎、颅脑外伤后	上呼吸道	脐、皮肤及各种化脓性病灶	脐部、消化道、中耳、尿布疹、脊柱裂等
临床特点	不典型，脑膜刺激征少，偶见稀疏小瘀点，易复发，易并发硬膜下积液或脑积水	有明显前驱期（上呼吸道感染），常有轻度贫血，有时见瘀点，可并发硬膜下积液	多伴脓毒败血症表现，多见皮疹，呈猩红热样或荨麻疹样，有时呈瘀点	不典型、极易并发脑室膜炎，预后差
脑脊液特点	脓性、黏稠不易流出，或混浊不清，细胞数仅数百，但涂片可见大量 G^+ 菌，弹头形双球菌	涂片有多形态 G^- 杆菌	较稠，涂片易找到成堆的 G^+ 球菌	可找到 G^- 杆菌

【并发症】

1. 硬脑膜下积液　硬膜下积液可与化脓性脑膜炎同时发生,或在化脓性脑膜炎出现症状数小时或数日之后发生,多见于起病 7~10 天。只有 10%~15% 的硬膜下积液有临床症状。化脓性脑膜炎患儿经过合理治疗效果不佳,或者病情及脑脊液改变逐渐好转过程中忽又出现发热、烦躁、意识障碍、头痛、喷射性呕吐及惊厥等症状,体征出现前囟膨隆、颅骨缝裂开、头围增大,叩诊有破壶音等颅内压增高表现,应立即怀疑出现硬膜下积液。因此,临床上遇此类情况应及时进行颅骨透照检查、影像学检查(CT 或者MRI 扫描),明确诊断后可进行硬膜下穿刺放液。正常情况下硬膜下积液<2ml,蛋白质定量<0.4g/L。并发硬膜下积液时,液体量增多,颜色深黄,少数可呈脓性。硬膜下积液在 1 岁以内的患儿及流感嗜血杆菌脑膜炎较多见。

2. 脑室膜炎　亦是比较常见的并发症,是造成预后不良和严重后遗症的原因之一。年龄愈小、延误诊治时间愈久的患儿发生率愈高。病原学方面以革兰氏阴性杆菌所致者多见。脑室膜炎的感染途径系有三种,血行播散、脉络膜裂隙直接蔓延或经脑脊液逆行扩散。早期诊断是取得良好疗效的关键。脑室膜炎的诊断标准:①脑室液细菌培养或涂片获得阳性结果,与腰椎穿刺液一致;②脑室液白细胞数>50×10⁶/L,糖<1.6mmol/L,或蛋白质>0.4g/L;③腰椎穿刺脑脊液已接近正常,但脑室液仍然有炎性改变(如细胞数增高、蛋白升高、糖量降低),即可确诊。

脑室穿刺适应证:①病情危重、惊厥频繁、呼吸衰竭;②脑超声波检查有明显脑室扩大;③常规治疗方法疗效欠佳;④脑脊液培养出少见细菌,特别是革兰氏阴性杆菌;⑤有中枢神经系统先天畸形或化脓性脑膜炎复发者。

3. 脑性低钠综合征　细菌性脑膜炎患儿除因呕吐、不进饮食等原因可引起水、电解质紊乱外,还可见脑性低钠血症,出现昏睡、惊厥、昏迷、水肿、全身软弱无力、四肢肌张力低下、尿少等症状。这是由于抗利尿激素的分泌使体内水潴留,加剧脑水肿,必要时测定血浆钠。低钠血症所引起的某些临床表现常与化脓性脑膜炎本身的表现相混淆,一经纠正即可消失。

4. 脑积水　炎症渗出物影响脑脊液循环可导致交通性或梗阻性脑积水。婴儿出现头围逐渐增大,前囟饱满,颅缝分离等颅内容积增大体征。

5. 脑脓肿　治疗过程中出现局限性神经系统体征及颅内压增高的症状,如头痛、呕吐日益加重,有时伴局部抽搐。脑脓肿多见于金黄色葡萄球菌脑膜炎。

6. 其他　可出现耳聋、失明、癫痫及智力障碍等。

【辅助检查】

1. 脑脊液检查　细菌性脑膜炎的确诊主要通过脑脊液的检查。

(1) 脑脊液常规及生化检查:脑脊液正常值见表15-5,典型化脓性脑膜炎患儿的脑脊液压力增高,外观混浊;白细胞总数显著增加,多在$1000×10^6/L$以上,以中性粒细胞为主;糖含量降低,常低于1.11mmol/L;蛋白质含量增加,多在1g/L以上,见表15-5及表15-6。

表 15-5　新生儿及儿童正常脑脊液

项目		脑脊液(CSF)正常值
外观		清亮
压力	新生儿	293~780Pa
	儿童	690~1960Pa
细胞数	新生儿	0~20 ×10^6/L
	儿童	0~10 ×10^6/L
蛋白定性		阴性
蛋白定量	新生儿	200~1200mg/L
	儿童	<400mg/L
糖	新生儿	3.9~4.9mmol/L
	儿童	2.25~2.75mmol/L
氯化物	新生儿	111~123mmol/L
	儿童	118~128mmol/L

表 15-6　不同病原脑膜炎的脑脊液特点

病种	压力	外观	细胞数	蛋白	糖	氯化物	其他
化脓性脑膜炎	升高	混浊、脓样	数百至数千,多形核占优势	升高	减少	减少	涂片和细菌培养 LDH 活性增高 LDH4、LDH5 增加
结核性脑膜炎	升高	毛玻璃状	(50~500)×10^6/L 多单核细胞	明显升高	减少	减少	抗酸染色,动物接种
病毒性脑膜炎	正常或升高	清亮	0 至数百 多为单核细胞	正常 轻度升高	正常	正常	病毒分离,LDH1 升高
隐球菌性脑膜炎	升高	常清亮或混浊	(10~150)×10^6/L 早期多核细胞为主 晚期单核细胞为主	增加	明显减少	减少	真菌培养,墨汁染色

(2) 脑脊液的病原学检查:确定病原菌且能指导临床用药。①细菌涂片及培养:涂片找病原菌是早期、快速、简便、实用的方法。待脓液自然沉淀后取沉淀物涂成薄片,进行革兰氏及亚甲蓝两种染色寻找细菌;细菌培养应争取在抗生素治疗开始之前,并进行药物敏感试验以指导临床用药;②特异性抗原测:其原理是利用当地常见的化脓性脑膜炎细菌株提纯抗(多糖抗原)制备抗体,利用已知的抗体(诊断血清)测定标本中的细菌抗原供快速诊断。

2. 头颅 CT 以及 MRI 扫描　出现局灶性神经系统异常体征或疑有并发症时应进行 CT 或 MRI 检查,以便及时诊断和处理。

【诊断和鉴别诊断】

对于发热并伴有神经系统异常症状和体征的患儿,应该及早进行脑脊液检查以明确诊断。典型的化脓性脑膜炎诊断不难,但治疗不彻底的化脓性脑膜炎需和病毒性脑膜炎及结核性脑膜炎鉴别。

1. 病毒性脑膜炎　见本章第三节。

2. 结核性脑膜炎　除婴儿可急性起病外,一般起病较缓,多有结核接触史和其他部位结核灶。脑脊液外观呈毛玻璃样,细胞数多在 $500×10^6/L$ 以内,以淋巴细胞为主,糖和氯化物降低,蛋白增高,有时脑脊液静置后在上层有一薄膜,作涂片或细菌培养可找到结核分枝杆菌。结核菌素试验强阳性(体弱者可以阴性)。

3. 其他　此外,尚需与热性惊厥、中毒性脑病、硬膜下血肿、真菌性脑膜炎、代谢紊乱等疾病鉴别。

【治疗】

1. 控制感染　抗生素应早期、足量、静脉给予,选择透入脑脊液浓度较高的抗生素,以杀菌剂为优选。有炎症时原先不易透入脑脊液的药物如青霉素也可达到有效的药物浓度。一天药量宜分次静脉滴入,不宜 24 小时持续给药。病原菌明确时应参照细菌药物敏感试验选用抗生素:如流感嗜血杆菌脑膜炎,选用氨苄西林、氯霉素、头孢曲松等,疗程不少于 2~3 周;肺炎链球菌脑膜炎,选用青霉素、头孢曲松等,疗程不少于 2~3 周;脑膜炎双球菌脑膜炎,首选青霉素,疗程 7~10 天,对青霉素耐药者可改用第二、三代头孢菌素;新生儿脑膜炎,大肠埃希菌所致者可用氨苄西林、氯霉素、头孢噻肟、头孢曲松及氨基糖苷类抗生素等;金黄色葡萄球菌引起者可用新型青霉素、头孢噻肟等;铜绿假单胞菌引起者可用头孢他啶、头孢噻肟等;B 组链球菌脑膜炎可用氨苄西林或青霉素等。新生儿脑膜炎疗程一般不少于 3~4 周。病原菌未明时:青霉素每日 40 万~80 万 U/kg 加氨苄西林每日 200~400mg/kg,分次静脉滴注;青霉素加氯霉素每日 80~100mg/kg;头孢曲松每日 50~100mg/kg 或头孢噻肟每日 100~200mg/kg。

2. 其他对症及支持疗法　①颅内压力增高时给予脱水剂如 20% 甘露醇,目前认为小剂量多次应用,每次 0.25~0.5g/kg;②硬膜下积液较多时应反复穿刺放液,必要时可行外科处理;脑室管膜炎可作侧脑室控制性引流,减轻脑室内压,并注入抗生素;③肾上腺皮质激素的应用有抗炎、降低颅内压、减轻脑膜粘连等作用,急性期可给予地塞米松每日 0.2~0.5mg/kg,一般疗程 3~5 天;④注意观察生命体征、意识及瞳孔的变化,保证营养和能量的供应,维持水、电解质平衡;⑤处理高热、惊厥、感染性休克等。

【预后】

一般而言,年龄越小,感染的细菌量多毒力强,起病后未得到及时合理治疗的,有局灶性体征的患儿预后差、死亡率高、后遗症重。常见的后遗症为智能迟缓、癫痫、脑积水、失明、失听、肢体瘫痪、脑神经麻痹、行为及性格障碍等。

第三节　中枢神经系统病毒感染

案例 15-2

12 岁男孩,近 5 天来睡眠增多,呕吐,头痛,体温 39℃ 左右。今天突然抽搐,经 30 多分钟后停止,进入昏睡状态。患儿出生史正常,既往身体健康,接种所有国家规定的疫苗。最近无传染病接触史和外伤史。

思考:

1. 该病例的临床特点是什么?

2. 临床诊断思路是什么?需要完善什么辅助检查?

3. 如何治疗?

【概述】

1. 中枢神经系统病毒感染　是指病毒侵犯中枢神经系统实质、被膜及血管等引起的急性或慢性炎症性(或非炎症性)疾病。

根据感染的部位可分为:①主要侵犯脑和(或)脊髓实质所致的脑炎、脊髓炎或脑脊髓炎;②主要侵犯脑和(或)脊髓软膜所致的脑膜炎、脊膜炎或脑脊膜炎;③脑实质与脑膜均受累所致的脑膜脑炎。根据发病情况及病程可分为急性、亚急性和慢性感染。根据特异性致病因子不同,可被诊断为单纯疱疹病毒性脑炎、流行性乙型脑炎等。

传统概念上病毒性脑膜炎(viral meningitis)是一组由各种病毒感染引起的软脑膜(软膜和蛛网膜)弥漫性炎症的临床综合征。临床主要表现为发热、头痛和脑膜刺激征。病毒性脑膜炎是临床最常见的无菌性脑膜炎(aseptic meningitis)。因多数病例的病因诊断尚存在一定困难,所以临床常统称为急性无菌性脑膜炎或脑炎。

2. 中枢神经系统病毒感染的特点

(1) 引起中枢神经系统感染的病毒在多方面有两重性:①病毒存在的两重性:一是细胞外形式:存在于细胞外环境时,则不显复制活性,但保持感染活性,是以病毒体或病毒颗粒形式存在;二是细胞内形式:进入细胞内则解体释放出核酸分子(DNA 或 RNA),借细胞内环境的条件以独特的生命活动体系进行复制,是为核酸分子形式;②病毒的致病性和非致病性:在分子水平、细胞水平和机体水平可能有不同的含义,在细胞水平有细胞病变作用,但在机体水平可能并不显示临床症状,此可称为亚临床感染或不显感染;③病毒感染的急性和慢性:病毒感染所致的临床症状有急、慢之分,有的病毒一般只表现急性感染而很少表现慢性感染;有的则既有急性过程,也有慢性过程。

(2) 病毒是否导致机体发病一方面取决于病毒的毒力,病毒数量和合适的侵入门户;另一方面取决于机体的免疫力。因此,病毒与机体免疫相互作用决定了病毒感染机体的病理生理改变,主要有五种:①亚临床感染或隐性感染:感染后不出现临床症状,许多病毒性疾病流行时为此型感染,机体可以因此而获得特异性免疫。②急性感染:见于临床上的绝大多数病毒感染,如麻疹、乙型脑炎、流感、脊髓灰质炎、水痘等;病毒侵入机体后,在一种组织或多种组织中增殖,并在局部扩散或者经血流扩散到全身;病毒繁殖到一定水平,产生局部或广泛的组织损伤,引起临床症状。③潜伏感染:某些 DNA 病毒(病毒的核酸为 DNA)的全部或部分 DNA 以及逆转录病毒合成的 cDNA 插入宿主细胞基因中,形成前病毒,导致细胞遗传性状的改变,称为整合感染。整合的宿主细胞不复制期间为潜伏感染,此期无症状,查不到完整病毒;当机体免疫功能低下时病毒基因活化并复制完整病毒,发生一次或多次复发感染,甚至诱发恶性肿瘤。④慢性感染:感染性病毒处于持续的增殖状态,机体长期排毒,病程长,症状长期迁延,往往可检测出不正常的或不完全的免疫应答。⑤慢发性感染:潜伏期很长,通常为数月或数年,而后出现慢性进行性病变,直至病死,比如艾滋病。

【病因和发病机制】

1. 病因　引起中枢神经系统病毒性疾病的病毒种类繁多,如疱疹病毒(DNA 病毒,包括单纯疱疹病毒、带状疱疹病毒、EB 病毒和巨细胞病毒)、肠源性病毒(小型 RNA 病毒,包括脊髓灰质炎病毒、Coxackie 病毒、ECHO 病毒)、虫媒病毒(RNA 病毒,包括乙型脑炎病毒、森林脑炎病毒)、狂犬病毒以及人类免疫缺陷病毒(HIV)等(表 15-7)。

表 15-7　导致儿童脑炎和脑膜炎的病毒

类型	常见病毒	类型	常见病毒
散发性	单纯疱疹病毒 1 型和 2 型		巨细胞病毒
	脊髓灰质炎病毒		水痘带状疱疹病毒
	非脊髓灰质炎病毒的肠道病毒		肠道病毒 71 型
	流行性腮腺炎		淋巴细胞性脉络丛脑膜炎病毒
	腺病毒	流行性	日本脑炎病毒
	狂犬病病毒		东部和西部马脑炎病毒
	人类免疫缺陷病毒		蜱传播的脑炎病毒
	E-B 病毒		

2. 发病机制　中枢神经系统病毒感染途径有：①血行感染；②直接感染；③神经干逆行感染。多数病毒入侵人体后在淋巴系统繁殖，通过血循环感染各器官，在脏器中繁殖后的大量病毒可进一步通过血液循环到达中枢系统并进入脑内繁殖，破坏神经组织。某些病毒可侵入神经系统或者通过神经干逆行造成感染。

【临床表现】

各种病毒引起的急性中枢神经系统感染的临床表现差异较大，取决于病毒类型、致病强度、神经系统受累的部位和患儿的免疫功能等。因此，即使是同一病毒引起的感染，临床表现也可不一。大多起病较急，病前多有上呼吸道或消化道的症状，主要表现为发热及头痛、呕吐等颅高压症状；可出现意识障碍，表现为对外界反应淡漠、迟钝或烦躁、嗜睡，重者出现昏迷；常有惊厥，可为局限性、全身性或为持续状态。根据受损的部位可以出现肢体的瘫痪，有的患儿可表现为锥体外系的运动障碍如舞蹈样动作、肌强直；有的患儿还可出现精神障碍如记忆力减退、定向障碍、情绪改变、易怒，有时出现猜疑。持续严重的颅高压可导致脑疝形成。病程一般 2 周左右，多数病例可以完全恢复，仅少数留有癫痫、肢体瘫痪等不同程度的后遗症。

几种常见的病毒性脑炎的表现如下：

1. 急性单纯疱疹病毒性脑炎（herpes simplex viral encephalitis）　大多数病例由 I 型单纯疱疹病毒（HSV- I）所致。临床以急性起病、高热、头痛、呕吐为首发症状，有肌阵挛及癫痫发作，大多伴有意识障碍，重者迅速进入深昏迷。有的首发症状为精神错乱，甚至有错觉、幻觉、妄想及怪异行为，亦可出现谵妄。有的可见偏瘫、失语、双眼同向偏斜、不自主运动。部分患者出现口唇疱疹。神经系统体检可出现脑膜刺激征及病理征阳性。脑电图可见弥漫性高波幅慢波，颞区更明显，并可有周期性高波幅尖波。颅脑 CT 可发现脑内低密度病灶，常见于一侧或双侧颞叶（图 15-1）。病毒学检查：双份脑脊液单纯疱疹病毒抗体滴定度增高达 4 倍以上；单份脑脊液上述抗体滴度>1∶80；单份血清/脑脊液抗体滴度之比 ≤40；血清中和抗体或补体结合抗体滴度渐增加到 4 倍以上可明确。

2. 流行性乙型脑炎（epidemic encephalitis B）　又称日本脑炎（Japanese encephalitis），简称乙脑。本病是由乙型脑炎病毒感染引起的中枢神经系统急性传染病，传染源是被感染的

图 15-1　单纯疱疹病毒脑炎 CT 表现

人或动物,通过蚊子叮咬而传播。本病有严格的流行季节,主要集中在 7、8、9 月份,流行区内 80% 以上患者为 10~15 岁以下的儿童。

本病潜伏期为 1~2 周。典型症状为初起发热,急剧升高达 39~40℃,伴头痛、恶心、呕吐、全身乏力、嗜睡,也可有寒战。数天后出现持续高热、不同程度的意识障碍如嗜睡、昏迷等,而且日益加重,也有谵妄和精神症状,可有局部肢体或全身性癫痫发作。体温升高持续 7~10 日后,若治疗得当,病情逐渐转入恢复期,否则在病程极期,可因心力衰竭、呼吸衰竭、脑疝而死亡。乙脑的特异性 IgM 抗体测定于病后第 4 天即可查出,早期诊断率达 80% 以上。预防接种乙型脑炎疫苗是十分重要的防疫措施。

【辅助检查】

1. 脑脊液　多数患儿脑脊液压力增高,外观清亮,白细胞总数多在 300×10⁶/L 以内,以淋巴细胞为主,蛋白轻度升高,糖含量正常,涂片无细菌发现(见表 15-6)。

2. 病原学检查　可于发病早期采集标本(脑脊液、粪便、血液、尿液、呼吸道黏膜分泌物,必要时行脑组织活检等)分离病毒,怀疑某种病毒时应选取相应的标本送检以提高阳性率。血清学试验一般采用双份血清法,分别于发病早期及恢复期取血或脑脊液送检,抗体滴度如有 4 倍以上升高则可确诊。

3. 脑电图　无特异性,多表现为弥漫性高幅慢波,或以某部位为主;有惊厥发作者可见棘波或者尖波发放。脑电图的改变与病情一致,结合临床对诊断及预后的评估有一定的价值。

4. 影像学检查　早期除脑水肿外,多无明显改变;后期可明确病变部位、病损程度和范围,以及有无并发症等。

【诊断和鉴别诊断】

细致询问病史,如病前有无接触或同时发生的腮腺炎、麻疹、水痘或传染性单核细胞增多症等,有无接触动物或昆虫叮咬史等。诊断主要根据临床表现、脑脊液和病原学检查。

鉴别诊断时需注意除外以下脑膜炎:①化脓性脑膜炎:详见本章第二节;②结核性脑膜炎:该病往往亚急性起病,有结核接触史及其他部位的结核病灶,临床有结核感染中毒症状,结合脑脊液特点、结核菌素试验等进行鉴别,可参考第九章第四节。

【治疗】

1. 一般治疗　对重症患儿应密切观察病情变化,加强护理,防治感染,注意营养和能量供应,维持水、电解质平衡。

2. 抗病毒药物　一般可给予利巴韦林、干扰素等。对疱疹病毒脑炎可用阿昔洛韦每次 10~15mg/kg,每 8 小时静脉滴注 1 次,疗程 1~2 周。对巨细胞病毒脑炎可用更昔洛韦每次 5~15mg/kg,每日 2 次,疗程 10~15 天。阿糖腺苷为每日 5~20mg/kg 静脉滴注,持续 12 小时(浓度不超过 7mg/L),连续 7~10 天。利巴韦林每日 10mg/kg,肌内注射或静脉滴注,疗程 7~10 天。

3. 降低颅压减轻脑水肿　20% 甘露醇每次 0.25~0.5g/kg 静脉滴注,亦可用氢化可的松每天 5~10mg/kg 或地塞米松每天 0.25~0.5mg/kg 静脉滴注。

4. 对症治疗　用物理降温或中、西药物退热。苯巴比妥或地西泮可预防或控制抽搐。病后遗留的后遗症可采用针灸、推拿、药物及训练等方法治疗。

第四节　吉兰-巴雷综合征

案例 15-3

患儿男,4 岁,进行性双下无力 3 天,病程中无感觉异常,无大小便失禁,无发热,无头痛,无呕吐。起病前 4 周,有上呼吸道感染病史。既往史正常。神经系统检查:神志清,呼吸平稳,脑神经检查正常,颈软,克氏征、布氏征阴性,双侧病理征阴性。双上肢肌力肌张力正常,下肢近端肌力4级,远端肌力3级,双侧膝反射未引出,无明显感觉障碍。

思考:

1. 这个病例的临床特点是什么?

2. 临床诊断思路是什么? 需要完善什么辅助检查?

3. 如何治疗?

吉兰-巴雷综合征(Guillain-Barré syndrome,GBS)又称急性感染性多发性神经根神经炎,是一种周围神经系统疾病。小儿麻痹在我国被消灭以后,它已成为引起儿童弛缓性麻痹的主要疾病之一。主要以肢体对称性、弛缓性麻痹为主,可侵犯脑神经、脊神经,临床以运动神经受累为主,重症患儿累及呼吸肌。本病为急性发病,有自限性,预后良好。本病病因尚未阐明,疑与病毒或其他感染有关,被认为是一种器官特异性的自身免疫性疾病。

【临床表现】

1. 肌无力表现 以进行性肌肉无力为突出症状。多数患儿首发症状是双下肢无力,然后呈上行性麻痹进展;少数患儿呈下行性麻痹。患儿肢体可以从不完全麻痹逐渐发展为完全性麻痹,表现为不能坐、翻身、颈部无力、手足下垂。麻痹呈对称性(双侧肌力差异不超过一级),肢体麻痹一般远端重于近端。

2. 脑神经麻痹 病情严重者常有脑神经麻痹,常见IX、X、XII对脑神经受累,患儿表现语音小,吞咽困难或进食时呛咳,颜面无表情。少数重症病例累及所有脑神经,表现为面具脸。也可见单一脑神经麻痹。少数重症患儿,全部运动脑神经均可受累。

3. 呼吸肌麻痹 病情严重患者可出现呼吸肌麻痹,引起呼吸困难和周围性呼吸衰竭。

4. 自主神经功能障碍 常有出汗过多或过少、肢体发凉、阵发性脸红、心率增快;严重病例可有心律不齐、期前收缩,血压升高及不稳,可突然降低或上升,有时上升与下降交替出现;病情好转时,心血管障碍亦减轻。患儿还可出现膀胱和肠道功能障碍,表现为一过性尿潴留或失禁,常有便秘或腹泻。

【分型】

根据临床表现起病特点及神经电生理学特征,GBS常见分型包括:

1. 急性炎性脱髓鞘性多发性神经根神经病(又被称为GBS的经典型) 急性起病,在起病4周内达到高峰,免疫损伤的主要靶位是周围神经原纤维的髓鞘,导致多灶和节段性脱髓鞘,轴索相对完整。

2. 急性运动轴索型神经病 起病迅速,免疫损伤靶位是脊髓前根和周围运动神经原纤维的轴索导致的轴索变性。髓鞘相对完整无损,感觉神经无受累。

3. 急性运动感觉轴索型神经病 较少见,免疫损伤靶位也在轴索,但同时累及脊髓背根与前根,以及运动和感觉运动原纤维。

4. Miller-Fisher综合征 临床表现为眼部肌肉麻痹和共济失调,无肢体瘫痪。受累神经同时存在髓鞘脱失和轴索传导阻滞。

5. GBS的复发型 吉兰-巴雷综合征患者治愈后间隔一段时间复发者。

6. 亚急性炎性脱髓鞘性多发性神经根神经病(SIDP) 临床表现同急性GBS,但是起病及病程介于急性和慢性之间。

7. 慢性炎性脱髓鞘多神经病(CIDP) 慢性起病,进行性肌无力持续2个月以上。

还有一些GBS少见的变异型,如急性全自主神经病、假性肌营养不良、吉兰-巴雷综合征的脑神经型、肌纤维颤动型。

【辅助检查】

1. 脑脊液　压力大都正常。多数患儿的脑脊液显示蛋白细胞分离现象,即蛋白虽增高而细胞数正常,为本病特征之一。脑脊液蛋白和细胞分离在起病后2~3周达高峰,4周后蛋白含量逐渐下降。另外,脑脊液中可发现寡克隆区带,根据IgG指数和IgG鞘内合成率均可发现有鞘内合成的免疫球蛋白。

2. 肌电图　在GBS的诊断中很有价值,发病早期可仅有F波或H反射延迟或消失,F波改变常代表神经近端或神经根损害,对GBS诊断有重要意义。电生理检查NCV减慢,近端潜伏期延长,波幅正常或轻度异常,提示脱髓鞘改变,NCV减慢出现于疾病早期。

【诊断和鉴别诊断】

根据急性或者亚急性起病,临床表现为对称性的弛缓性麻痹,多数为上行性,少数可以表现为下行性,严重病例可伴有呼吸肌受累,结合脑脊液的细胞蛋白分离和(或)神经传导功能异常不难做出诊断。

本病需与以下疾病进行鉴别:

1. 脊髓灰质炎(poliomyelitis)　又名小儿麻痹症,是一种小儿急性传染病,是由于病毒侵犯脊髓前角运动神经元,造成弛缓性肌肉麻痹。病情轻重不一,其中主要鉴别的是瘫痪型,它被分为:①脊髓型(常见):表现为弛缓性瘫痪、不对称、腱反射消失、肌张力减退,下肢肌大肌群较上肢肌小肌群更易受累,但也可仅出现单一肌群受累或四肢均有瘫痪,如累及颈背肌、膈肌、肋间肌时,则出现竖头及坐起困难、呼吸运动障碍、矛盾呼吸等表现;②延髓型(球型):是脑神经的运动神经核和延髓的呼吸、循环中枢被侵犯所致;③脑型:表现为高热、烦躁不安、惊厥或嗜睡、昏迷,有上运动神经元痉挛性瘫痪表现;④混合型:以上几型同时存在的表现。

脊髓灰质炎患儿的脑脊液检查可表现为白细胞增多,蛋白正常,电生理检查周围神经传导功能正常。急性期粪便可分离特异性病毒。

脊髓灰质炎恢复期的时候,瘫痪从肢体远端开始恢复,持续数周至数月,一般病例8个月内可完全恢复,严重者需6~18个月或更长时间。少数患儿会出现后遗症期,严重者受累肌肉出现萎缩,神经功能不能恢复,造成受累肢体畸形。

2. 急性脊髓炎(acute myelitis)　是脊髓的一种非特异性炎性病变,多发生在感染之后,炎症常累及几个脊髓节段的灰白质及其周围的脊膜,以胸髓最易受侵而产生横贯性脊髓损害症状。临床特点为:

(1) 运动障碍:瘫痪肢体肌张力降低、深浅反射和跖反射消失,对任何刺激无反应,此现象称为脊髓休克。休克期一般持续3~4周,也有数天或2个月。经积极治疗脊髓自主功能逐渐恢复,瘫痪肢体肌张力由屈肌至伸肌渐渐增高,出现腱反射亢进,病理征阳性,弛缓性瘫痪转为痉挛性瘫痪。

(2) 感觉障碍:受损平面以下呈传导束型感觉障碍,有的患者在感觉减退或消失区的上缘有一感觉过敏区;有的有束带样疼痛感。

(3) 膀胱、直肠和自主神经功能障碍:病变早期大、小便潴留,在脊髓休克期,膀胱对尿液充盈无感觉。因逼尿肌松弛,尿液充盈到300~400ml时即自动排尿。脊髓休克期的肛门括约肌也松弛,大便失禁。病变水平以下出汗减少或无汗,皮肤营养障碍,表现为皮肤水肿、干燥、脱屑、足底皲裂、趾甲松脆等。因为病变的性质,脊髓炎常见的并发症是褥疮、泌尿系感染以及长期卧床易产生坠积性肺炎。

脑脊液检查:压力正常,外观无色透明,细胞数及蛋白轻度增高,糖及氯化物正常。个别患儿在急性期可出现椎管内梗阻现象。急性期周围神经传导功能正常。

上述三种疾病的鉴别点见表15-8。

表 15-8　神经根炎、急性脊髓炎与小儿麻痹的鉴别点

鉴别点	GBS	脊髓灰质炎	急性横断性脊髓炎
起病时发热	无	有，持续数日，热退出现瘫痪	有，发病前 1~2 周出现发热
病变分布	对称性，远端重于近端	非对称性，多为单侧，节段性分布	横贯性损害
瘫痪类型	弛缓性	弛缓性	休克期为弛缓性 后为痉挛性
脑神经受累	可有	无	无上升性脊髓炎可有吞咽及构音问题
感觉障碍	多为主观性，疼痛、麻木等	无	存在感觉障碍平面
排便障碍	无或者一过性	无	早期出现
脑脊液	蛋白细胞分离 细胞数正常，蛋白增高	细胞蛋白分离 细胞数增高，蛋白正常	细胞数和蛋白正常或者轻度增高
后遗症	少	有，轻	多，重

【治疗】

GBS 的治疗包括支持疗法、药物治疗、对症治疗，以及康复治疗等。

1. 支持治疗　本病除四肢瘫痪外，重症病人可有呼吸肌麻痹，因此在疾病进展期严密观察呼吸肌的功能状况。如有呼吸浅快、胸式呼吸减弱等表现，应及时给予辅助呼吸，如气管插管机械通气或者气管切开，注意气管切开后的护理。

2. 药物治疗　抑制异常免疫反应，消除致病因子的神经损伤，促进神经再生。

（1）免疫球蛋白（IVIG）：作用机制可能是大量抗体竞争性的阻止抗原与淋巴细胞表面抗原受体结合；增强自然杀伤细胞的非特异性效应和增强 T 细胞的免疫调节有关。用于急性期病人，可缩短疗程。剂量：按 400mg/（kg·d）计算，静脉滴注，连用 5 天。使用安全，不良反应少见。IVIG 使用禁忌证：IVIG 过敏或先天性 IgA 缺乏者。

（2）血浆交换（plasma exchange，PE）：推荐有条件者尽早应用，可清除血浆中的致病因子，如特异的周围神经髓鞘抗体和其他免疫复合物等。宜在发病后 2~3 周内进行，用于重症或者呼吸肌麻痹病人，能改善症状、缩短疗程及减少合并症。每次血浆交换量为 30~50ml/kg，在 1~2 周内进行 3~5 次。副作用为血流动力学改变可能造成血压变化、心律失常，使用中心导管引发气胸和出血以及可能合并败血症。禁忌证：严重感染、心律失常、心功能不全、凝血系统疾病等。

一般不推荐血浆交换和 IVIG 联合应用。少数患者在 1 个疗程的血浆交换或 IVIG 治疗后，病情仍然无好转或仍在进展，或恢复过程中再次加重者，可以延长治疗时间或增加 1 个疗程。

（3）糖皮质激素：其机制可能为直接消除神经组织或者细胞的水肿或者通过免疫调节发挥作用。静脉使用甲泼尼龙，20mg/（kg·d），连续使用 5 天，以后改为口服泼尼松，1mg/（kg·d），根据病情递减。但是，近年来多项临床试验结果均显示不管单独应用糖皮质激素治疗或者联合 IVIG 治疗均无有效证据。因此，不推荐应用糖皮质激素治疗 GBS。

3. 对症治疗

（1）心电监护：有明显的自主神经功能障碍者，应给予心电监护；如果出现体位性低血压、高血压、心动过速、心动过缓、严重心脏传导阻滞、窦性停搏时，须及时采取相应措施处理。

（2）营养支持：延髓支配肌肉麻痹者有吞咽困难和饮水呛咳，需给予鼻饲营养，以保证每日足够热量、维生素，防止电解质紊乱。合并有消化道出血或胃肠麻痹者，则给予静脉营养支持。

（3）其他对症处理：患者如出现尿潴留，则留置尿管以帮助排尿；对有神经性疼痛的患者，适当应用药

物缓解疼痛;如出现肺部感染、泌尿系感染、褥疮、下肢深静脉血栓形成,注意给予相应的积极处理,以防止病情加重。因语言交流困难和肢体肌无力严重而出现抑郁时,应给予心理治疗,必要时给予抗抑郁药物治疗。

(4) 神经营养:始终应用 B 族维生素治疗,包括维生素 B_1、维生素 B_{12}、维生素 B_6 等。

4. 康复治疗　病情稳定后,早期进行正规的神经功能康复锻炼,以预防失用性肌萎缩和关节挛缩。

【预后】

GBS 病死率约 3%,主要死于呼吸衰竭、感染、低血压、严重心律失常等并发症。多数患者神经功能在数周至数月内基本恢复,少数遗留持久的神经功能障碍。

第五节　小儿惊厥

案例 15-4

患儿男,6 个月。今晨突然意识丧失,双眼上翻、四肢抖动,经 5 分钟后停止,进入昏睡状态。患儿出生史正常,既往身体健康。接种所有国家规定的疫苗。最近无传染病接触史和外伤史。

思考:

1. 这个病例的临床特点是什么?

2. 临床诊断思路是什么? 需要完善什么辅助检查?

3. 如何治疗?

惊厥(convulsion)是小儿常见的急症,是由于多种原因引起大脑皮质神经元的过度同步放电导致暂时性脑神经功能紊乱。临床表现为全身或者局部骨骼肌的不自主收缩,常伴有意识丧失。儿童惊厥的发病率是成人的 10~15 倍;5%~6% 的小儿都曾发生过一次或多次惊厥。这是因为小儿大脑皮质的神经髓鞘未完全形成,保护作用差,受刺激后兴奋冲动易于泛化。惊厥频繁发作可使患儿遗留严重的后遗症,影响小儿智力发育和健康,持续状态可危及生命。

【病因】

1. 非感染性疾病　颅内疾病可见癫痫,颅内占位性病变如脑肿瘤、脑变形性病,颅脑外伤、脑出血、颅脑畸形等。颅外疾病多见代谢性疾病:低血钙、低血镁、低血糖、低血钠、高血钠、维生素 B_6 缺乏或依赖症、各种中毒(药物、农药、有毒植物、一氧化碳等)。颅外疾病还包括急性心源性脑缺血综合征、缺氧、栓塞、肾源性高血压、尿毒症等。

2. 感染性疾病　颅内感染包括病毒性脑炎、乙型脑炎、化脓性脑膜炎、结核性脑膜炎、脑脓肿、新型隐球菌脑膜炎、弓形虫病、脑型疟疾、脑寄生虫病感染等。颅外感染包括高热惊厥,中毒型痢疾、重症肺炎、败血症等导致的中毒性脑病。

【发病机制】

惊厥的病理生理基础是大脑皮质神经元的异常放电,凡能引起脑细胞功能紊乱的疾病均可引起惊厥。引起惊厥的病因、病理不同,而其电生理是相同的。钾离子和神经胶质细胞对产生惊厥放电有显著的影响。病灶处神经细胞减少,神经胶质细胞增生,树突分支减少和变形,导致去神经型过敏,产生重复放电,使细胞外离子浓度的改变,从而使神经细胞的兴奋性发生改变。惊厥的发生是与脑内兴奋与抑制过程失去平衡有关。

【临床表现】

惊厥本身是一种临床综合征,具体表现根据病灶所牵涉的神经元的部位、范围及其功能而定。惊厥发作前少数可有先兆，如极度烦躁、精神紧张、神情惊恐。患儿可表现为突然意识丧失或跌倒，两眼上翻或凝视、斜视，头向后仰或转向一侧，牙关紧闭，面部、四肢呈强直性或阵挛性抽搐，可伴有发绀、口吐白沫、大小便失禁，经数秒、数分钟或十几分钟后惊厥停止，进入昏睡状态。在发作时或发作后检查患儿，可见瞳孔散大、对光反应迟钝。发作停止后不久意识恢复。如果惊厥持续超过30分钟，或频繁惊厥中间无清醒期持续超过30分钟者为惊厥持续状态。需要注意的是新生儿惊厥很不典型，可以是局部的、半身性惊厥或肌阵挛发作，也可以表现为轻微发作形式，如口角抽动、双眼凝视斜视、眨眼、吸吮、吞咽动作等。上述的不典型症状早产儿比足月儿更多见。

下面介绍儿童常见的惊厥发作：

1. 热性惊厥　热性惊厥是指身体某处有严重感染病变如上呼吸道感染、急性扁桃体炎、肺炎及传染病早期等急性感染性疾病引起发热所伴发的惊厥。其发生率很高，据调查5%~8%的小儿曾发生过热性惊厥，占儿童期惊厥原因的30%。多见于6个月到5岁的儿童，急骤高热的初期（39~40℃）发生惊厥。临床表现以全身阵挛性发作最常见，每次发作持续数秒至数分钟，一般不超过5~10分钟，惊厥停止后神志即恢复正常。除有各系统的急性感染的症状与体征外，无昏迷，间歇期无神经系统阳性体征。多数患儿发作后1~2周做脑电图检查为正常；可追问到既往热性惊厥史和家族遗传史；预后多良好，少数可转变为癫痫（1%~3%）。热性惊厥可分为简单型（良性）与复杂型（非良性）两类。

（1）简单型热性惊厥：首次发作年龄多在6个月至5岁之间，5岁后发作次数渐减少，小于6个月、大于5岁者罕见，多由上呼吸道感染引起，先发热后惊厥。惊厥在发热24小时之内发作者占80%，发作为全身性，持续数秒至数分钟，不超过10分钟，有自限性，发作后无神经系统异常。2周后进行脑电图检查无异常。

（2）复杂型热性惊厥：发病年龄可在6个月以内或5岁以上，发热在38℃以下即可引起惊厥，发作呈不对称性或局限性，次数频繁（指发热24小时内超过1次或每年发作超过5次），持续时间超过10分钟，可有异常的神经系统体征。热退2周查脑电图异常。

2. 中枢神经系统感染　可由细菌、病毒、真菌等侵入中枢神经系统，引起脑膜和脑实质的损害及脑水肿，导致惊厥发作。根据发病季节、病史、临床特点及脑脊液的检查即可诊断，如流行性脑脊髓膜炎多见于冬春季；流行性乙型脑炎则多见于夏秋季；而病毒性（散发性）脑炎及结核性脑膜炎常年散发。患儿都有发病急、高热及中枢神经系统症状明显。病毒性脑膜脑炎及结核性脑膜炎患儿，各有其病毒感染及结核病史。颅内感染的患儿有发热、头痛、呕吐、嗜睡、惊厥及昏迷，常有脑膜刺激征和锥体束病理征出现。脑脊液检查均有不同的阳性发现。

3. 中毒性脑病　是儿童时期比较常见的一种中枢神经系统病变，可出现类似脑炎的表现，但非病原体直接侵入脑组织所引起，可能与感染中毒及过敏有关。其主要临床表现是在原发病的过程中，突然出现中枢神经系统症状。原发病常为败血症、中毒性菌痢等。病理改变：脑实质有充血、水肿、广泛的小出血点，少数病例有脑小血管损害，无明显炎症表现。临床上常在原发病加剧的基础上，出现急性脑损害，主要表现如高热、头痛、呕吐、烦躁不安、意识障碍、惊厥、昏迷等。神经系统无定位症状。脑脊液检查除压力稍高，有时蛋白稍增高外，无其他异常。轻者脑症状于24小时内消失，无后遗症；严重者抽搐频繁，昏迷可持续数日甚或数月，发生去脑强直、角弓反张，甚至危及生命。幸存者常遗留智力减退、肢体瘫痪等后遗症。

4. 手足搐搦症　此症为血清游离钙浓度降低，使肌肉、神经兴奋性增加所致。多见于1岁以内的幼儿，特别是人工喂养儿与佝偻病患儿，冬末春初多发。婴幼儿多表现为全身性惊厥，好似癫痫发作。严重患儿可表现为全身呈痉挛状态，有的患儿可发生喉及支气管痉挛，引起呼吸暂停。

5. 低血糖症　是指由于某些原因，血中葡萄糖含量降低所致。患儿在病前多有吐泻、饥饿、感染等前驱症状，一般易在清晨早餐前发病，其表现为恶心、呕吐、面色苍白、口渴、多汗、疲乏、头晕、心慌、嗜睡甚至惊厥。新生儿低血糖常无症状，即使有症状也是非特异性，如精神淡漠、呼吸暂停、体温不升或惊厥等；较大儿童有饥饿感和上腹部不适。空腹血糖测定:全血血糖<2.2mmol/L(40mg/dl)诊断为低血糖。但惊厥可使血糖上升,所以血糖测定正常,也不能排除低血糖诊断,严重低血糖可造成永久性脑损害。

6. 癫痫　癫痫是惊厥综合征中最常见的一组疾病,它与惊厥并非同一种综合征。癫痫有许多发作类型,如部分性发作、强直性发作、强直阵挛发作、肌阵挛性发作、失神小发作、失张力性发作等。只有强直性发作、强直-阵挛发作(过去称为癫痫大发作)时的临床表现与惊厥相同,发作时突然活动停止,意识丧失,四肢伸肌或屈肌强直,后转为四肢对称性、节律性、阵挛性抽动,常常出现口唇青紫、口吐白沫,严重者大小便常失禁。发作停止后意识模糊,多数入睡,醒后对发作毫无记忆。癫痫具有反复发作,突发突止的特征。同步脑电图检查可协助诊断。

7. 中毒　小儿中毒多系好奇、无知,或家长、监护人看管疏忽而造成孩子误服药物、毒物及误食毒果等所致。常见原因如下:药品或毒物保管不严,误服中毒;进食有毒动、植物,如河豚、白果、毒蕈及喷洒了农药的瓜果、蔬菜,采食野果如蓖麻子、曼陀罗等;食物处理不当而产生毒性,如喝变质奶类、进食变质肉类等;服用有机磷(敌敌畏、敌百虫)、有机氯等或寒冷季节用煤取暖,不注意通风,造成 CO 中毒。上述中毒均可引起惊厥,必须提高警惕,及时诊治。

【诊断步骤】

惊厥发作是儿科医师在门诊常见的神经系统症状之一。诊断的目的是了解发病的表现及病因,以免导致严重的脑损害。惊厥诊断的关键在于寻找病因。问诊是重要的,它不仅是为了弄清引起惊厥发作的原发疾病,而且也为正确掌握病情提供有价值的资料。因此在进行急救的同时,应详细采集病史,观察临床表现并进行细致的体格检查。根据线索再选做必要的辅助检查,多可做出病因诊断。

1. 年龄　惊厥首次发作的年龄与病因之间具有一定的特征性。由于不同年龄发生惊厥原因不同,故寻找病因时要考虑到年龄。新生儿期:产伤、窒息、颅内出血、败血症、脑膜炎、脑发育缺陷、代谢异常、巨细胞病毒感染及弓形虫病等多见。婴幼儿期:热性惊厥、中毒性脑病、中枢神经系统感染、手足搐搦症、药物中毒、低血糖症、癫痫、脑发育缺陷、脑损伤后遗症等。年长儿:中毒性脑病、颅内感染、癫痫、中毒多见。

2. 季节　某些传染病的发生具有明显的季节性。冬末春初时易发生维生素 D 缺乏性手足搐搦症及 CO 中毒;冬春季应注意流行性脑脊髓膜炎;夏秋季应多考虑乙型脑炎、中毒性痢疾等。

3. 病史　有无发热是非常重要的线索。有热惊厥多为感染所致,应详细询问有无热性惊厥史、传染病接触史等。无热惊厥大多为非感染性,应详细询问出生史、喂养史、智力与体格发育情况、既往类似发作史、误服有毒物质史及脑外伤史。

4. 伴随症状　常见有头痛、呕吐、咳嗽、胸痛、腹泻、大小便情况、意识障碍等。

5. 体格检查　惊厥发作时,应进行紧急止惊,同时注意观察抽搐情况及重点查体,待惊厥停止后进行全面体检。注意观察神志、瞳孔大小、面色、呼吸、脉搏、体温、肌张力等变化及有无皮疹和瘀点。重点检查神经系统,注意有无定位体征、脑膜刺激征和病理反射。还应当注意心音、心律、杂音及肺部啰音、肝脾大小、血压高低。婴幼儿应检查前囟门、颅骨缝,必要时做眼底检查。

6. 辅助检查　根据病史、体检及其他线索,选择性地进行实验室及其他辅助检查。

(1) 血、尿、粪便三大常规:周围血象中白细胞总数显著增多,中性粒细胞百分数增高常提示细菌性感染;原始幼稚细胞增多,注意脑膜白血病的可能;疑为肠炎、菌痢时,送粪便镜检和培养(必要时冷生理盐水灌肠留取粪便标本);疑泌尿道疾病者,送尿常规和尿培养;疑先天性代谢病时,可行血氨、血乳酸及血气等检查。

(2) 血液生化检查:疑有低血糖、低钙血症、低镁血症或其他电解质紊乱时,需选作血糖、血钙、血镁、血钠、尿素氮及肌酐、凝血酶原时间等测定。

(3) 脑脊液检查:疑颅内感染者可作脑脊液常规、生化检查,必要时作涂片染色和培养。

(4) 硬脑膜下穿刺:对硬脑膜下出血、积液或积脓可立即确定诊断,并应作涂片、培养,以明确病原体。

（5）脑电图：可用于癫痫和颅内病灶的诊断。

（6）脑 B 超：操作方便，用于脑积水、脑室内出血，可床边动态观察。

（7）脑 CT 和 MRI：对颅内占位性病变、颅脑畸形、脑内出血、脑室扩大等均有较高诊断价值。

（8）眼底检查：看是否有出血、水肿、视网膜脉络膜炎等。

【鉴别诊断】

小儿惊厥主要进行病因诊断的鉴别，另外还需与小儿癔症性抽搐、屏气发作、晕厥、情感性交叉擦腿动作疾病鉴别。

1. 晕厥　亦称昏厥，是一种急起而短暂的意识丧失，一般历时数秒至数分钟，发作时全身肌张力降低，不能维持站立姿势而昏倒，主要由于大脑一时性供血不足所致，多见于年长女孩。由于一过性脑血流量减少引起，发作时烦躁不安、出汗、眼发黑、面色苍白、意识短暂丧失，极少有肌肉抽动，持续数分钟很快恢复。多发生于站立时、体位性低血压、劳累、剧痛等情况。脑电图正常。

2. 屏气发作　由情绪反应引起，多于生后 6~12 个月起病，常因要求得不到满足突然大哭、屏气，严重者意识丧失和抽搐。4 岁以后停止发作。脑电图正常。

3. 小儿癔症性抽搐　见于年长儿，发病前常有精神波动等诱因。癔症性惊厥发作为常见的一种形式，发作时常突然倒地，双目紧闭，呼之不应，四肢阵阵不规则抖动，有时肢体僵直，屏气或过度换气，甚至出现角弓反张状态。发作持续时间 10~20 分钟，有的 1~2 小时，一日发作数次不等，发作时无摔伤、无大小便失禁、不咬破舌头，瞳孔无变化，光反射存在。检查时无病理反射等阳性体征，脑电图检查正常。暗示治疗有效。

4. 习惯性擦腿动作　多见于婴幼儿，患儿出现发作性两腿交叉，摩擦自己的外生殖器，伴有面颊潮红、出汗、眼凝视。一般发生在睡前或刚醒后，持续数分钟，转移患儿的注意力有助于中止或减少发作。脑电图无特异性改变。

5. 抽动-秽语综合征　又称多发性抽动症，是一种以运动、言语和局部肌肉抽动为特点的综合征或行为障碍。临床表现为肌肉抽动，呈复发性、不自主、重复、快速、无目的动作，可分为简单运动性抽动和复杂运动性抽动。常从面部开始，由 1~2 种动作渐增多或变化，可涉及四肢及躯干多组肌肉，如眨眼、耸肩、摇头等，也可出现眼球转动、拍手、跳、敲打及模仿行为等。眼部症状被认为是抽动-秽语综合征常见的首发症状。患者可短时自控，在紧张、兴奋、挫折时加重，分散注意力或睡眠后消失或减轻。秽语是指各种形式的发声。多数病例可缓解，少数可持续至成年。有些患儿可伴有注意力障碍、多动行为、学习困难、睡眠障碍、纪律问题、品德问题、焦虑、抑郁性格等行为异常。近年来已注意到许多患儿有躯体局部不适感，如压迫感、热感等。患儿常主诉为了减轻身体局部出现的不适感而出现抽动。神经系统检查无阳性体征所见。应除外舞蹈症、肌阵挛发作及其他有肯定病理变化的神经系统疾病。

6. 睡眠障碍　包括发作性睡病、睡眠性肌阵挛、夜惊、梦游等。常在夜间固定时间发作，故需进行鉴别。睡眠 EEG 对本病诊断有较大帮助。

【治疗】

小儿惊厥是小儿神经系统的急症，遵循先止痉后寻因的原则。

1. 急救措施

（1）一般处理

1）保持呼吸道通畅、防止窒息：抽搐时，应平卧，头转向一侧，及时清除口、鼻、咽喉内的分泌物或呕吐物，以防吸入气管而发生窒息。一旦发生窒息，除清除分泌物或呕吐物外，要立即行人工呼吸、口对口呼吸，必要时做气管切开。

2）防止意外损伤：为防止舌咬伤，可用纱布裹好的压舌板置上下磨牙间。若牙关紧闭，不要强行撬开。为防止掉床跌伤，需有人守护或加用护栏。

3）防止缺氧性脑损伤:立即给予氧气吸入,必要时可用 ATP、辅酶 A 等脑细胞营养药物,或可醒后喂糖水,以防低血糖损伤脑细胞。

（2）控制惊厥:止痉药物包括如下:

1）地西泮:常为首选药物,按每次 0.2~0.3mg/kg 静脉缓慢注射(原药不稀释,速度为 1mg/min),作用快,1~3 分钟可生效,有时用药后数秒止痉。但作用时间短,必要时 20 分钟后重复用 1 次,一日可重复 3~4 次。注意一次最大量儿童不超过 10mg,婴儿不超过 3mg。有抑制呼吸、心跳和降低血压之弊,曾用过巴比妥药物者,尤须注意。

2）氯硝西泮:抗惊厥效果较地西泮强 5~10 倍,可维持数小时,剂量为 0.02~0.1mg/kg;副作用为嗜睡,肌弛缓,呼吸抑制。

3）10%水合氯醛:本药作用较快,持续时间较短。每次 0.4~0.6ml/kg,加入 1~2 倍生理盐水灌肠或鼻饲,止痉快,尤其用于静脉通道未开放之前,必要时 30 分钟后重复 1 次。

4）苯巴比妥钠:按每次 5~10mg/kg,肌内注射。为控制惊厥的基本药物,但效果较慢,注入后 20~60 分钟才能在脑内达到药物浓度的高峰,故不能使惊厥立即发作停止。但维持时间长,在用地西泮等控制发作后,可用作维持治疗,巩固疗效。

5）苯妥英钠:每次 15~20mg/kg(≤0.2g/次),按 25mg/min 的速度静脉注射,监测心率、血压、心律。本药无抑制呼吸现象,但止痉作用缓慢,且有潜在的心律不齐危险。

6）丙戊酸钠(德巴金):负荷量给药法,每半小时 10~20mg/kg,静脉注射。维持量每小时 1mg/kg,维持时间依据惊厥情况而定。

7）异戊巴比妥钠:属快速作用巴比妥类药物,在其他药物无效时可试用。由于本药有抑制呼吸作用,故小婴儿及呼吸衰竭者要慎用。剂量每次 5mg/kg,肌内注射或静脉注射。静脉注射时用 10%葡萄糖液稀释成 1%溶液,以 1ml/min 速度静脉推注,惊厥停止即中止注射。

8）硫喷妥钠:遇有顽固抽搐不止者,可用硫喷妥钠每次 10~20mg/kg,配成 2.5%溶液,深部肌内注射或静脉缓注。但注意勿搬动头部,以免引起喉痉挛。

使用镇静药物时,勿在短期内频繁轮用多种药物,或连续多次用同一止痉药物,以免发生中毒。

2. 对症处理

（1）降颅压:持续抽搐、视盘水肿、瞳孔两侧不等者,提示脑水肿。给予 20%甘露醇每次 1~2g/kg 快速静脉滴注,每 6~8 小时 1 次。必要时可同时选用呋塞米,增强脱水效果;也可用地塞米松每次 0.2~0.4mg/kg,静脉注射,每 6 小时 1 次。

（2）维持水和电解质平衡:惊厥患儿无严重液体丢失时,液体总量按 80ml/(kg·d)或 1000~1200ml/(kg·m²)、钠按 1~2mmol/kg、钾按 1.5mmol/kg 进行补充,使患儿保持轻度脱水及血钠正常偏低状态,以利于控制脑水肿。

（3）降温:高热者应用物理及药物等积极降温。

3. 病因治疗

（1）癫痫:抗癫痫治疗原则为按不同发作类型选药。初治患儿由单药开始,逐渐增加至有效范围,需长期规律用药。除药物中毒及药物过敏时,更换药物需逐渐过渡。停药过程要缓慢,要注意个体差异,有条件时应做药物血浓度检测或药物代谢动力学检查。多药合治时要观察药物相互作用及动态观察药物不良反应。一般癫痫诊断确立,发作 2 次以上,即开始抗癫痫治疗。发作完全控制后 3~4 年开始减药,1 年左右减停。常用抗癫痫药物的维持剂量:苯巴比妥 2~5mg/(kg·d)、苯妥英钠 3~8mg/(kg·d)、卡马西平 8~20mg/(kg·d)、丙戊酸钠 15~40mg/(kg·d)、硝西泮 0.3~0.5mg/(kg·d)、氯硝西泮 0.03~0.25mg/(kg·d)。常用抗癫痫药物有效血浓度:按规律用药 5 个半衰期后,测谷值血药浓度:苯巴比妥 10~30μg/ml、苯妥英钠 10~20μg/ml、卡马西平 4~8μg/ml、丙戊酸钠 50~100μg/ml。

（2）感染性疾病:宜选用有效抗感染药物。

（3）低钙、低镁和低血糖血症:低钙血症可给 5% 葡萄糖酸钙 10~20ml 静脉缓推;或用 10% 氯化钙每次 5~10ml 口服,连用 7 天,第 3 天可用维生素 D。低镁血症可给 25% 硫酸镁每次 0.2~0.4ml/kg 肌内注射,4 次以上或 5 天为 1 个疗程。低血糖给予 50% 葡萄糖液每次 2ml/kg 静脉注射,并以 10% 葡萄糖液静脉滴注维持,直至症状完全缓解。

（4）维生素 B_6 缺乏症:给予维生素 B_6 50~100mg 静脉注射或口服,惊厥可于数分钟后停止。

（5）颅内占位性病变:如脑脓肿和脑肿瘤应进行手术治疗,尽可能切除病灶。

第六节　儿童癫痫及常见的癫痫综合征

案例 15-5

5 岁男孩,在幼儿园玩时突然意识丧失,头向后仰,牙关紧闭,四肢抖动,大约 5 分钟后停止,10 分钟清醒,一般状态可。患儿出生时有轻度窒息。1 岁及 2 岁时曾出现过类似的症状,约有 5 次。最近无传染病接触史和外伤史。无阳性癫痫家族史。查体各系统无阳性体征发现。

思考:

1. 该病例的临床特点是什么?

2. 临床诊断思路是什么? 需要完善什么辅助检查?

3. 如何治疗?

癫痫(epilepsy)是小儿神经系统常见的症状,是中枢神经系统发作性的功能障碍,表现为大脑皮质神经元反复异常的阵发性超同步化放电导致的各种临床症状,多数癫痫发作表现为自限性。反复癫痫发作可影响小儿精神及智能的发育,应积极防治。

【病因】

临床上大体将癫痫的病因分为原发性癫痫和继发性癫痫,构成癫痫发作的因素主要包括遗传倾向、获得性脑内致痫性病理改变、诱发因素及年龄因素。

1. 遗传因素　癫痫发作具有遗传易感性。大量研究表明,癫痫和遗传因素有关,其中一些癫痫综合征的基因已经定位,而在某些情况下,如结节性硬化、神经纤维瘤病等,癫痫是这些遗传性疾病造成脑损伤引起的症状。

2. 获得性因素　由获得性因素引起的脑结构异常,如变性及脱髓鞘性疾病、脑缺氧、感染、外伤(包括产伤)后、先天性代谢障碍、中枢神经系统感染、肿瘤、寄生虫等,这类癫痫多成为症状性癫痫。

3. 诱发因素及年龄因素　部分癫痫发作确有诱发因素存在,分为非感觉性诱因(如发热、过度换气、饥饿、过饱等)和感觉性刺激(如光、音乐、巨响、味觉刺激、触觉刺激等)。而不同年龄阶段主要病因有所不同,年龄或脑的成熟程度可影响发作的倾向及类型。

【临床分类】

进一步明确癫痫发作类型分类有助于治疗及判定预后,但分类在不断的完善。现介绍 1983 年全国小儿神经病学专题讨论会议建议的分类。

1. 部分性(限局性、局灶性)发作

（1）简单部分性发作:①限局性运动性发作:包括限局性躯体性运动性发作、杰克森(Jackson)发作、转侧性发作等;②限局性感觉性发作:包括躯体感觉性发作和特殊感觉性(如视、听、嗅、味、眩晕等)发作;③限局性自主神经性发作;④限局性精神症状性发作:包括失语、记忆障碍、认知障碍、错觉、幻觉及其他高级脑功能紊乱。

（2）复杂部分性发作：部分性发作时伴有意识障碍（程度不等）和（或）伴有自动症。

（3）部分性发作泛化为全身性发作。

2. 全身性（广泛性、弥漫性）发作

（1）失神发作。

（2）肌阵挛性发作。

（3）阵挛性发作。

（4）强直性发作。

（5）强直-阵挛性发作（即大发作）。

（6）失张力性发作。

3. 其他　包括分类不明的各种发作。

【临床表现】

1. 部分性发作　临床和 EEG 改变提示异常电活动起源于一侧大脑半球的局部区域，发作时仅为局部，多数时间短暂，亦可发展为全身性。

（1）简单部分性发作

1）限局性运动性发作：①限局性躯体运动性发作：表现为身体某一部分限局性抖动，但意识不丧失；②杰克森发作：按照皮质运动区对肌肉支配的顺序，抽搐有规律地扩展，如从一侧口角开始，依次波及手、臂、下肢；发作时意识清楚；较重的病例常在发作后某一肢体出现暂时性的瘫痪，可在 24 小时之内恢复正常，临床称为 Todd 麻痹；③转侧性发作：发作开始时表现为头和眼的转动，躯体亦随之而转动。

2）限局性感觉性发作：临床上罕见。表现为躯体的特殊感觉性发作，如有闪光、视物变形、有特殊的臭味、香味等。局部有麻木感、触电感或针刺感，多数在口角、舌部、手指、足趾，可以按大脑皮质感觉区的分布形式扩散。

3）限局性自主神经性发作：以自主神经功能障碍的症状为主，而躯体及四肢无抽动。诊断此型癫痫发作要慎重，必须排除内、外科疾患，并应有脑电图改变的诊断依据，及抗癫痫药物治疗能使发作减少或消失的临床资料（现在此型在临床上不轻易诊断）。

4）限局性精神症状性发作：包括失语、记忆及认知障碍、错觉、幻觉及其他脑功能的紊乱。

（2）复杂部分性发作：又称精神运动性发作，多数由颞叶的异常放电引起，所以又称颞叶癫痫；也可由额、顶、枕叶的皮质病变引起。发作时出现下列症状：①精神症状，如不认父母、暴怒、打人、骂人、撕衣、毁物、沉默、狂躁等；②运动性症状主要为自动症，即出现无目的动作或无意义、不恰当的语言和行为，如白天开灯、无目的乱跑、咀嚼、吸吮、抹嘴等，有时失语；③感觉性症状，如自己感觉肢体麻木、感觉过敏或有幻听、幻视、眩晕等；④自主神经症状，如流涎、面色苍白或潮红、大量出汗等。这型癫痫发作时有不同程度的意识障碍，发作后对发作时的情况完全不知，发作后感到疲乏、嗜睡。一般每天发作 1 次到数次，亦可数日或数周发作 1 次。

2. 全身性发作

（1）失神发作：发作时间极为短暂，仅 5～10 秒钟，伴有意识障碍，如原先正在活动的患儿突然停止、面色苍白、两眼凝视或上翻、握在手中之物坠落，或原先正在说话突然中止、无全身性抽搐。一天可发作数次，发作后意识恢复并继续原先的活动。患儿不能记忆发作时的情景。3 岁以下少见。

（2）肌阵挛性发作：为某个肌肉或肌群单侧或双侧突然不自主的单次或反复收缩，不伴意识障碍。见于进行性或退行性的脑病，往往伴有智能迟缓或其他神经系统的异常。发作多发生在刚醒或即将入睡时，光刺激及叩击面部常可诱发。

（3）阵挛性发作：发作时意识丧失，同一组肌群有规律的长时间的肌阵挛，肢体及躯干呈有节律的抽动。

（4）强直性发作：是肌肉的持续性收缩，肢体固定在某种姿势5~20秒钟，伴有意识障碍。

（5）强直-阵挛性发作：又称大发作，主要发生在原发性癫痫或由部分性发作演变而来。发作时突然活动停止，意识丧失。开始时为四肢伸肌或屈肌强直，经数秒钟后转为四肢对称性、节律性、阵挛性抽动，有时喉肌痉挛可发出声，口唇青紫，口吐白沫，大小便常失禁。发作停止后意识模糊，多数入睡，醒后对发作毫无记忆。发作时脑电图呈双侧对称性棘波、高幅尖波，发作间歇期约20%患儿有棘波。

（6）失张力性发作：突然发生的肌张力丧失，不能维持正常姿势，有短暂的意识丧失，有时未等摔倒地面时意识已经恢复，随即站立恢复原来的姿势。

迄今为止，多数癫痫还是以癫痫综合征的形式被认识，其具有多样性的致病因素，表现为一组相似的临床-EEG特征，预后和病因有很大关系，现列举临床上常见的一些癫痫综合征：①婴儿痉挛：又称为West综合征，90%的婴儿痉挛在1岁以内发病，起病高峰年龄为4~6个月，主要的临床表现：痉挛样发作、脑电图的高峰节律紊乱，常伴有智力发育迟滞，ILAE已将其单独列为一种癫痫发作类型；②大田原综合征（早期婴儿型癫痫性脑病伴暴发-抑制）：起病年龄多在3个月之内，临床表现为痉挛样发作，脑电图表现为暴发-抑制，严重的精神运动发育落后或者停滞；③Lennox-Gastaut综合征：多种形式的癫痫发作，包括短时间的强直发作、失张力发作和不典型失神发作，脑电图表现为慢的棘慢波、常伴有智力低下；④具有中央-颞区棘波的小儿良性癫痫：发作多与睡眠有关，脑电图在中央区或中央颞区监测到棘波或棘慢波发放，预后良好；⑤儿童失神癫痫：临床表现为失神发作以及脑电图上监测到有阵发性、弥漫性同步的3次/s棘慢波，发作间歇期有棘慢波或多棘慢波。过度换气后可诱发棘慢波发放。

此外，还有其他一些癫痫综合征：良性婴儿惊厥（家族性和非家族性）；婴儿良性肌阵挛性癫痫；青少年肌阵挛癫痫；肌阵挛失神癫痫；获得性癫痫性失语等。

【辅助检查】

根据病史、体检及其他线索，选择性地进行实验室及其他辅助检查。

1. 血、尿、粪便三大常规及血液生化检查　主要是为了进行鉴别诊断。疑有低血糖、低钙血症、低镁血症或其他电解质紊乱时，需选做血糖、血钙、血镁、血钠、尿素氮及肌酐、凝血酶原时间等测定。

2. 脑电图　可用于癫痫和颅内病灶的诊断。脑电图（EEG）不能诊断或除外癫痫，但对于确定癫痫发作起源和发作类型有帮助。假性痫样发作和其他心理学因素引起的发作、心律不齐、晕厥发作等可做便携式装置EEG监测或录像EEG监测。

3. 脑CT和磁共振成像（MRI）　对寻找癫痫发作的原因有帮助。对颅内占位性病变、颅脑畸形、脑室出血、扩张等均有较高诊断价值。

【诊断】

癫痫发作是儿科医师在门诊常见的神经系统症状之一。诊断的目的是了解发病的表现及病因，以免导致严重的脑损害。癫痫诊断应包括：是不是癫痫、是哪一型的癫痫及综合征、引起癫痫的病因、行为残障功能评估等四个方面的内容。诊断依据包括全面详尽的临床资料和有关的实验室检查。

1. 确定是否为癫痫发作

（1）依据病史资料，故应详细采集病史。

（2）结合脑电图检查协助诊断。在癫痫非发作期检查脑电图阳性率可达50%以上。若重复检查，并适当选用过度换气、闪光刺激、睡眠及药物等诱发试验，其异常率可增加到75%。长时间脑电图监测和视频脑电图检查进一步提高其阳性率。

（3）可参考鉴别诊断排除其他发作性疾病。

2. 确定是哪一型的癫痫发作类型　主要依据详细的病史资料、脑电图常规检查、长时间监测和录像结果进行判断。脑电图的特征表现也有助于明确癫痫发作类型，如失神发作为双侧对称、同步3Hz的棘慢波放电,肌阵挛性癫痫为多棘波慢波发放,部分性发作为局限性棘波、尖波、棘慢波,婴儿痉挛为高度失律脑电图。

3. 查明癫痫的病因　在癫痫诊断确定之后,应设法查明病因。在病史中应询问有无家族史、胎儿期、围生期的情况,有无产伤、头颅外伤、脑炎、脑膜炎、脑寄生虫等病史。查体中注意有无皮下结节、皮肤改变、全身性疾病及神经系统局限体征。然后,针对所怀疑的病因选择有关实验室检查,如血糖、血钙、血脂、脑脊液、脑电图、经颅多普勒超声波、脑血管造影、放射性核素脑扫描、CT、MRI 等检查,以进一步查明病因。

4. 行为残障等功能评估　通过各种精神及行为相关量表对患儿进行综合评估,为提供心理和行为康复训练提供依据。

【鉴别诊断】

1. 屏气发作　由情绪反应引起,多于生后 6~12 个月起病。患儿表现大哭一声后,屏住呼吸,然后失去知觉。发作期间患儿颜面青紫或苍白,四肢可有数次规律性抽搐,但意识丧失迅速恢复。严重者意识丧失和抽搐。

2. 晕厥　亦称昏厥,是一种急起而短暂的意识丧失,一般历时数秒至数分钟,发作时全身肌张力降低,不能维持站立姿势而昏倒,主要由于大脑一时性供血不足所致。发作前常有明确的诱因,如多由站立过久、直立性低血压、劳累、剧痛等引起。发作期间 EEG 正常,常有相同的晕厥阳性家族史。

3. 睡眠障碍　包括发作性睡病、睡眠性肌阵挛、夜惊、梦游等。常在夜间固定时间发作,故需进行鉴别。睡眠 EEG 对本病诊断有较大帮助。

4. 假性惊厥　见于年长儿,发病前常有精神波动等诱因。癔症性惊厥发作为常见的一种形式,发作时常突然倒地、双目紧闭、呼之不应、四肢阵阵不规则之抖动,有时肢体僵直、屏气或过度换气,甚至出现角弓反张状态。暗示治疗有效。

5. 习惯性擦腿动作　多见于婴幼儿,患儿出现发作性两腿交叉,摩擦自己的外生殖器,伴有面颊潮红、出汗、眼凝视。脑电图无特异性改变。

【癫痫持续状态】

癫痫持续状态不是癫痫的发作类型,而是各型癫痫发作的持续状态。16%~24% 的癫痫发生癫痫持续状态,如全身发作型的强直-痉挛发作等和部分发作型的局限性运动发作、复杂部分发作等,其中以强直-阵挛发作持续状态,即大发作持续状态最常见(也有学者称为惊厥持续状态)。癫痫持续状态是指一次发作持续 30 分钟以上,或间断发作但间歇期意识不恢复,反复发作持续 30 分钟以上。这种持续状态最严重,可导致大脑细胞永久性损害,甚至危及生命,因此必须立即抢救,尽快地终止发作。它的治疗原则是去除病因,控制发作及减轻脑部进一步的损害。治疗应包括:急救措施和对症处理(参见"小儿惊厥"一节)。

【治疗】

癫痫主要的治疗目的是:控制发作、消除病因、维持精神神经功能,是一种综合治疗,包括抗癫痫药物治疗和非药物治疗。非药物治疗主要包括病因治疗、免疫治疗、心理治疗、饮食治疗及外科治疗等,对患儿心理、情绪和社会适应能力等应全面关心,提高患儿的生活治疗。

1. 抗癫痫药物治疗原则　①按不同发作类型选药;②初治患者由单药开始,逐渐增加至有效范围;③提倡单药治疗;④剂量个体化,根据病情调整治疗方案;⑤简化服药次数;⑥需长期规律用药,定期随访;⑦除非出现药物中毒及药物过敏时,更换药物需逐渐过渡;⑧疗程要长,停药过程要缓慢,要注意个体差异,有条件时应做药物血浓度检测或药物代谢动力学检查;⑨多药合治时要观察药物相互作用及动态观察药物不良反应;⑩复发重治。一般癫痫诊断确立,发作 2 次以上,即宜开始抗癫痫治疗。发作完全控制后 3~4 年开始减药,1 年左右减至停药。

2. 药物治疗　根据癫痫的发作类型选用药物(表 15-9)。抗癫痫药物开始时应用范围内的最低剂量,无效时逐渐增加药量至达到完全控制发作。药物剂量见表 15-10。

表 15-9　癫痫不同发作类型药物选择

发作类型及综合征	药物
部分性发作	卡马西平、苯巴比妥、丙戊酸钠、苯妥英钠
部分性发作继发全身性发作	卡马西平、丙戊酸钠、苯巴比妥、苯妥英钠、氯硝西泮
失神发作	丙戊酸钠、氯硝西泮、乙琥胺
强直-阵挛性发作	卡马西平、丙戊酸钠、苯巴比妥、苯妥英钠
强直性发作	卡马西平、丙戊酸钠、苯巴比妥、苯妥英钠
肌阵挛发作、失张力发作	丙戊酸钠、氯硝西泮、乙琥胺、ACTH
婴儿痉挛	ACTH、硝西泮、氯硝西泮、丙戊酸钠
Lennox-Gaustaut 综合征	丙戊酸钠、氯硝西泮、ACTH
癫痫持续状态	地西泮、氯硝西泮、劳拉西泮

表 15-10　常用抗癫痫药物的选用剂量及有关药理参数药物维持剂量

常用药物	剂量 mg/（kg·d）	达稳态浓度的时间 （d）	有效血药浓度	血浆半衰期（h）	每日服药次数
苯巴比妥	2~6	14~20	15~40μg/ml	50~70	1~2
卡马西平	15~30	初次用药 7~14 变量之后 4~5	单一用药 6~12μg/ml 合并用药 4~10μg/ml	初次 15~30 长期 7~15	1~3
丙戊酸钠	15~60	2~4	50~100μg/ml	8~15	1~3
氯硝西泮	初始 0.01~0.03 维持 0.05~2	7~14	20~90μg/ml	20~40	2~3
硝西泮	1	7~14	80~100μg/ml	20~30	1~2
托吡酯	初始 0.5~1 维持 4~8	4~8	—	30~35	2
奥卡西平	初始 8~10 维持 30	2~3	—	1~2.5	2
拉莫三嗪	初始 2 维持 5~15		2~20mg/L	24~35	2

【预后】

小儿癫痫的预后取决于多种因素,如病因、发作类型、发作严重程度、年龄、脑电图改变、治疗早晚和是否规范等。若诊断正确,治疗得当,多数预后良好。少数经过正规抗癫痫药物治疗难以控制发作的患儿,如有外科治疗的适应证,应尽早手术治疗,以避免反复发作加重脑损伤。

第七节　脑性瘫痪

案例 15-6

患儿男,16 个月,不会坐、站,扶起时双腿僵直,双足尖着地,有时双腿交叉。母 35 岁怀孕,因母前置胎盘,患儿 7 个月早产,出生体重 1890g,曾住保温箱 23 天。接种所有国家规定的疫苗。最近无传染病接触史和外伤史。查体:神志清,抱入病房,呼吸及发育营养正常,全身皮肤无黄染及皮疹,心肺腹无异常,四肢肌张力高,肌力检查不配合,双侧腹壁反射和双上肢腱反射正常,双下肢腱反射活跃,双侧巴氏征(−)、颈抵抗(−)、克氏征(−)布氏征(−)。

思考：

1. 这个病例的临床特点是什么？

2. 临床诊断思路是什么？需要完善什么辅助检查？

3. 如何治疗？

脑性瘫痪(cerebral palsies)是一个综合性名称，是指出生前到生后1个月内出现的非进行性脑损伤综合征。临床表现以中枢性运动障碍及姿势异常为特点，可伴有智力障碍、惊厥发作等其他神经系统症状，是小儿常见致残疾病之一。

【病因】

引起脑性瘫痪的因素很多，一般可分为：

1. **家族因素** 家属或直系亲属有先天遗传病，如精神障碍、智力障碍、家族性先天畸形等。

2. **产前因素** 高龄妊娠、习惯性流产、多胎、未成熟儿、巨大儿、妊娠早期TORCH感染、吸烟、饮酒、贫血、长期服药。

3. **产时因素** 产程长、早破水、前置胎盘、胎盘早剥、胎盘功能不良、脐带异常、脐带绕颈、妊娠中毒症、糖尿病、双胎、多胎、高位中位产钳、胎头吸引器助产术分娩等造成颅脑外伤，或通过产道难产发生脑组织出血或继发的新生儿缺氧缺血性脑病。

4. **产后因素** 低体重儿、早产儿、未成熟小样儿、过期产儿、新生儿痉挛、黄疸、呼吸暂停、畸形、产伤、出血、贫血、新生儿颅内病变、低血糖、中枢神经异常、酸中毒等。

【临床表现】

脑瘫患儿的神经系统是非进行性损害，症状开始于婴幼儿时期，主要表现为中枢性瘫痪，如双瘫、偏瘫、四肢瘫等，常伴有各种异常动作。个别患儿有运动失调。脑瘫的患儿可出现智能迟缓，癫痫，视觉、听觉功能障碍等。

脑瘫一般有两种分类方法：

1. **根据运动障碍的不同分类**

(1) 痉挛型：占脑瘫患儿中的大多数。主要病变在锥体束。表现为肌张力增高、肌腱反射亢进、锥体束征阳性、两侧上肢内收、肘关节、手腕部及指间关节屈曲，特别是两侧下肢伸直，扶立时足尖着地，大腿内收肌紧张，两下肢呈"剪刀"样姿势。有些患儿2~3岁以前表现肌张力低下。其特征性体征是患儿被悬空竖起时，两髋关节屈曲。随着年龄的增长，肌张力逐渐增高，肌腱反射亢进，锥体束征阳性。肌张力低下持续时间愈久，说明病情愈严重。

(2) 运动障碍型：又称锥体外系型，主要病变在锥体外系。表现为不自主、自己不能控制的动作，如手足徐动、舞蹈样动作、震颤及强直。睡眠时不自主动作消失，肌张力正常，腱反射正常，锥体束征阴性。

(3) 共济失调型：此型少见。病变在小脑，但大脑也常有畸形。一般在1岁以后逐渐出现意向震颤、步态不稳等小脑受损的症状。

(4) 混合型：任何两型或两型以上症状的混合出现。

2. **根据运动障碍受损的范围分类**

(1) 偏瘫：同一侧的上下肢瘫痪，但上肢瘫痪较下肢严重。

(2) 四肢瘫痪：两下肢瘫痪比两上肢严重。当两上肢瘫痪比两下肢严重时称为双侧偏瘫。

(3) 截瘫：仅两下肢瘫痪。

(4) 单瘫：仅一个肢体瘫痪。

【辅助检查】

头颅CT、头颅MRI(较CT更为敏感确切)可以了解脑的形态结构，对灰质异位症、胼胝体萎缩、脑白质病变、脑干损害显示更好。脑电图可以辅助诊断癫痫,必要时做发育商、智商、儿童行为、精神、人格量表、脑干听觉诱发电位、体感诱发电位、眼底及视力检查等,帮助诊断和鉴别诊断。

【诊断】

典型的脑瘫病例诊断不难,但不典型的患儿易被延误,所以早期发现脑瘫病例,及早采取干预措施是非常重要的。诊断标准:以 1988 年全国小儿脑瘫座谈会制定的标准,脑性瘫痪是出生前至出生后 28 天内发育时期非进行性脑损伤所致的综合征,主要表现为中枢性运动障碍及姿势异常,并符合以下 3 条,即可诊断。

1. 婴儿期出现的中枢性瘫痪。

2. 可伴有智力低下、惊厥、行为异常、感觉障碍及其他异常。

3. 除外进行性疾病所致的中枢性瘫痪及正常小儿一过性运动发育落后。

【治疗】

其目的是尽量恢复其运动功能并防止继发的功能障碍。护理工作很重要,既要对行动不便的患者管理其饮食、生活,防止营养不良、消化不良和预防褥疮,还要重视儿童心理,鼓励其疗养的积极性,防止其发生孤独和自卑心理。可根据患儿的行动、能力和智力水平,建立一定的生活制度和教育方法,鼓励患者尽可能多做某些动作及语言训练。在家庭中,要嘱咐全家人不予歧视,给予较多的照顾,但也要注意避免因偏爱而发生任性的习惯。物理锻炼和理疗是进行适当肌肉训练和肢体锻炼,为治疗中的一个重要部分。按摩疗法以及电疗、光疗和针刺疗法对瘫痪肌肉的功能恢复都有帮助。3 个月左右为 1 个疗程,可重复数疗程。药物疗法可分别采用神经代谢活化剂、扩血管药、钙离子拮抗剂治疗。宜给予减低肌张力的药物,如苯海索或甲丙氨酯。谷氨酸、氨酪酸等能刺激组织代谢,长期服用后可促进运动及智力功能,对患儿有帮助。对肢体变形有多种手术方法,如急性矫正手术、选择性脊神经后根切除术等,但术后仍需进行功能训练及康复治疗。

【预防】

对脑性瘫痪的病因还不十分确切了解之前还需从各方面着手开展预防工作。消除影响孕妇妊娠期健康的因素,如营养摄入不足、感染、药物滥用、先兆流产等;对高危孕妇及高危新生儿采取相应措施;预防早产、颅内出血、宫内及生后窒息。

第八节 儿童时期常见的肌肉疾病

一、重症肌无力

案例 15-7

患儿女,5 岁,近 1 个月来发现双侧眼睑下垂,伴有眼球活动不灵活,午后较晨起明显,不伴有吞咽困难,无构音障,夜间无呼困难,持物及行走均无异常。出生史正常,既往身体健康。查体:双侧眼睑下垂明显,4~8 点方向。眼球运动受限,余脑神经检查(-),心肺腹无异常,四肢肌张力正常,双上肢肌力 V 级,双下肢级,双侧腹壁反射正常,双上肢腱反射及双下肢腱反射正常,双巴氏征(-),颈抵抗(-),克氏征(-),布氏征(-)。

思考:

1. 该病例的临床特点是什么?

2. 临床诊断思路是什么?

3. 需要完善什么辅助检查?

重症肌无力(myasthenia gravis,MG)是一种主要累及神经-肌肉接头突触后膜上乙酰胆碱受体(acetylcholine receptor,AChR)的自身免疫性疾病。临床特点为部分或全身骨骼肌无力和易疲劳,活动后症状加重,经休息和胆碱酯酶抑制剂治疗后症状减轻。

【病因及发病机制】

重症肌无力被认为是自身免疫性疾病,发病机制与自身抗体介导的AChR的损害有关。AChR抗体是主要的致病因子。在细胞免疫和补体参与下AChR抗体作用于突触后膜,AChR被大量破坏导致神经-肌肉接头处的信息传递功能障碍在临床上发生肌无力现象。最近在AChR抗体阴性的患者中发现肌肉特异性激酶抗体(MuSK)及兰尼碱受体抗体(RyR)可导致突触后膜AChR稳定性下降。另外,许多重症肌无力患者和HLA型有关,提示遗传因素在发病中也具有一定的作用。

【临床表现及分型】

儿童重症肌无力的起病多在2岁以后,平均年龄是2~3岁。女性多于男性。典型的表现为骨骼肌的病理性易疲劳现象或者持续性的肌无力在活动后加重,上述现象在夜间睡眠后或者长时间休息后消失或者好转。查体可发现不同部位的肌肉力量的下降,对不同肌肉进行肌疲劳试验可以发现明显的肌疲劳现象,在晚期可出现肌肉萎缩。根据不同的临床特征分为下列类型:

Ⅰ型:眼型(ocular MG) 仅上睑提肌和眼外肌受累,无其他肌群受累的临床和电生理所见,占20%~30%。该型是儿童重症肌无力患者最常见的类型,儿童患者达90%左右。典型的表现是一侧或者双侧眼睑下垂,有时伴有眼球活动受限及复视。预后良好。

ⅡA型:轻度全身型(mild generalized MG) 缓慢进展的全身型重症肌无力,以四肢肌肉轻度无力为主要表现,对胆碱酯酶抑制剂治疗反应好,无呼吸肌麻痹,约占30%。

ⅡB型:中度全身型(moderate generalized MG) 开始进行性发展,常从眼部症状扩展到全身肌肉,突出的特点是构音障碍、吞咽困难和咀嚼困难,呼吸肌一般不受累,患者生后受到限制。胆碱酯酶抑制剂治疗反应欠佳,约占25%。

Ⅲ型:急性暴发型(acute fulminate MG) 急性起病,半年内迅速出现球部肌肉、全身骨骼肌和呼吸肌的无力,呼吸困难,胆碱酯酶抑制剂治疗反应差,常合并胸腺瘤,死亡率高,约占15%。

Ⅳ型:晚期重症型(late severe MG) 临床症状与Ⅲ型相似,但病程较长,多在2年以上,由Ⅰ型或Ⅱ型逐渐进展形成,约占10%。

重症肌无力可合并其他疾病,儿童患者合并者较少。70%的重症肌无力患者存在胸腺异常,10%~40%合并胸腺瘤。10%~15%的患者合并甲状腺疾病。有时重症肌无力的患者可合并红斑狼疮、多发性肌炎和皮肌炎等。

母亲患重症肌无力所生的新生儿可有新生儿一过性重症肌无力,是由于母亲的AChR-Ab经胎盘传至胎儿所致。患儿生后数小时到3天内出现全身肌张力低下,哭声弱,吸吮及吞咽苦难,肌腱反射减弱或者消失。轻症者可自行缓解,2~4周内恢复,重症者如不经治疗,可在数日内死于呼吸衰竭。患儿血中AChR-Ab增高明显。

未患重症肌无力的母亲娩出重症肌无力新生儿则属于先天性重症肌无力,血中无AChR-Ab,常有阳性家族史。

【辅助检查】

1. 药物试验 可选用甲硫酸新斯的明,每次0.04mg/kg,肌内注射。新生儿0.1~0.15mg,儿童常用量0.25~0.50mg,最大量≤1.00mg,观察30分钟,肌力改善为阳性。也可用依酚氯铵(腾喜龙)(tensilon)0.2mg/kg肌内注射,1分钟内肌力改善,作用持续不到5分钟;因该药物作用时间短,小儿哭闹不易观察,故不适用于婴幼儿,在药物试验过程中出现严重的副交感刺激症状(肠绞痛、流涎、心率过缓等)时,可用硫酸阿托品0.01mg/kg,肌内注射。

2. 抗体检测 AChR 抗体滴度的检测对重症肌无力的诊断具有特征性意义。80%~90%的全身型和60%的眼肌型 MG 可以检测到血清 AChR 抗体。抗体滴度的高低与临床症状的严重程度并不完全一致。

3. 电生理检查 重复神经电刺激(repeating nerve stimulation,RNS)为常用的具有确诊价值的检查方法。MG 患者表现为典型的突触后膜 RNS 改变:复合肌肉动作电位(compound muscle action potential,CMAP)波幅正常,活动后无增高或轻度增高,低频刺激(3Hz、5Hz)CMAP 波幅递减 15%以上(通常以第4 或 5 波与第 1 波比较),部分患者高频刺激(20Hz 以上)时可出现递减 30%以上(通常以最后 1 个波与第1 波比较)。最常选择刺激的神经是腋神经、副神经、面神经和尺神经。全身型 MG 患者 RNS 的阳性率50%~70%,且波幅下降的程度与病情轻重相关。单纯眼肌型患者的阳性率较低。RNS 应在停用新斯的明17 小时后进行,否则可出现假阴性。

4. 其他 甲状腺功能检查确定是否合并甲状腺功能亢进;怀疑合并其他自身免疫性疾病时应进行相关的免疫学检查;呼吸困难的患者进行肺功能和血气分析检查;胸部增强 CT 检查明确有无胸腺病变。

【诊断】

具有典型的临床特征即受累骨骼肌的易疲劳性和无力,经休息或用胆碱酯酶抑制剂后症状减轻或消失。且具下列条件之一者方可确诊:①甲基硫酸新斯的明药物试验阳性。②重复神经电刺激(RNS)阳性:刺激频率为 1、2、3、10 和 20Hz,持续时间为 3 秒。结果判断以第 5 波与第 1 波相比,波幅衰减如大于或等于10%定为阳性。③血 AChR-Ab 检测阳性。

【鉴别诊断】

MG 需与其他各种原因导致的眼外肌麻痹、吞咽和构音障碍、颈肌无力以及急性或亚急性四肢弛缓性瘫痪进行鉴别。

1. 眼肌型 需与动眼神经麻痹、先天性眼睑下垂、线粒体肌病的慢性进行性眼外肌麻痹型、眼咽型肌营养不良、霍纳氏综合征、下颌瞬目综合征等进行鉴别。

2. 全身型 需与吉兰-巴雷综合征、多发性肌炎或皮肌炎、Lambert-Eaton 肌无力综合征(LEMS)、周期性瘫痪、进行性脊肌萎缩症、线粒体肌病、脂质沉积性肌病以及甲状腺功能亢进性肌病进行鉴别。

【肌无力危象和胆碱能危象】

1. 肌无力危象 大多是由于疾病本身的发展所致。也可因感染、过度疲劳、精神刺激、手术、外伤或应用了对神经肌肉传导有阻滞作用的药物,而未能适当增加胆碱酯酶抑制剂的剂量而诱发。临床表现为患者的肌无力症状突然加重,咽喉肌和膈肌和肋间肌极度无力,不能吞咽和咳痰,呼吸困难,最终出现急性呼吸功能不全。常伴烦躁不安,大汗淋漓。

2. 胆碱能危象 临床罕见,除有明显的肌无力症状外,还有胆碱酯酶抑制剂过量应用史。发生危象之前常先表现出明显的胆碱酯酶抑制剂的副作用,如恶心、呕吐、腹痛、腹泻、多汗、流泪、皮肤湿冷、口腔分泌物增多、瞳孔缩小、肌束震颤等症状。如症状不典型,可借助肌内注射腾喜龙 1mg 作为鉴别诊断,如果用药后症状有所好转,则考虑肌无力危象,可继续使用胆碱酯酶抑制剂;如果用药后症状加重,考虑胆碱能危象,停用胆碱酯酶抑制剂。

【治疗】

1. 胆碱酯酶抑制剂 胆碱酯酶抑制剂可以通过抑制胆碱酯酶的活性来增加突触间隙乙酰胆碱的含量,适用于除胆碱能危象以外的所有重症肌无力患者。它只是暂时改善症状,维持基本生命活动,不能改变 MG 病理性的免疫过程,且长期使用具有耐药性,故仅作为 MG 的辅助性治疗。常用的有溴吡斯的明,每片 60mg,婴儿 15mg/d,小于 6 岁为 30mg/d,6~14 岁为 60~90mg/d,每 4~6 小时服用一次。每日最大剂量儿童不超过 7mg/kg。

2. 糖皮质激素 是现今国际公认有效的常规疗法。可作为眼肌型(Ⅰ型),轻度全身型(ⅡA)的首选治疗。MGⅡB 型、Ⅲ型和Ⅳ型患者在选用血浆交换或大剂量免疫球蛋白等临时措施的同时,也要加用激素。此外,还用于胸腺切除手术前的诱导缓解治疗。激素疗法要掌握足量、足够疗程、缓慢减量和适当维持剂量的治疗原则。

(1) 泼尼松长期维持疗法:总疗程 1 年,足量期泼尼松片剂(每片 5mg)1~2mg/(kg·d),服用 1 个月后渐减量,至疗程第 5 个月减至 0.5mg/(kg·d),维持 1 个月。继续减量,全疗程第 10 个月减至 0.25mg/(kg·d),维持到第 12 个月。以后根据病情继续减量直至停药。泼尼松的有效率在 80.2%。

(2) 大剂量甲泼尼龙冲击疗法:甲泼尼龙针剂 20mg/(kg·d)静脉滴注 3 天;再以泼尼松维持治疗。其优点是起效时间和达最佳疗效时间比泼尼松长期维持疗法短。治疗初期少数患儿可能出现一过性肌无力加重,故开始治疗宜住院 1~2 周更为安全。应定期随访,观察疗效,调整剂量,注意不良反应,如高血压、低血钾和骨质疏松、股骨头坏死等并发症。

3. 血浆置换 可清除血浆中的 AChR 抗体、补体及免疫复合物等,显效率几乎是 100%,但疗效持续短,价格昂贵。适用于非常严重的全身型和暴发型重症肌无力患者或者危象的抢救,不适于常规治疗。

4. 大剂量静脉注射丙种球蛋白 用于难治性 MG 或者 MG 危象,0.4g/(kg·d)静脉滴注,连续 5 天为一疗程。

5. 胸腺摘除术 目前对小儿 MG 手术适应证仍存在争议,对成人的全身型 MG,胸腺摘除术是常规治疗方法,术后继续服用泼尼松 1 年。

【禁忌药物】

1. 肌肉松弛剂如筒箭毒类为绝对禁忌。

2. 吗啡、乙醚、巴比妥类、安定剂(氯丙嗪)对神经-肌肉传递有阻滞作用的药物及其他麻醉止痛剂应慎用。

3. 抗心律不齐药如奎宁、奎尼丁、普鲁卡因胺、普萘洛尔、利多卡因等应禁用。

4. 大剂量苯妥英钠应禁用。

5. 氨基糖苷类、四环素类、黏菌素、多黏菌素、紫霉素、巴龙霉素和林可霉素禁用。

【预后】

MG 患者预后较好,小部分患者经治疗后可完全缓解,大部分患者可药物维持改善症状,绝大多数疗效良好的患者能进行正常的学习、工作和生活。一旦发生危象,死亡率较高。

二、进行性肌营养不良

案例 15-8

---

10 岁男孩,2 岁会走,但一直不会跑跳。6 岁开始行走左右摇摆似鸭步,伴小腿肚肥大变硬。从去年开始上楼困难、易跌倒。出生史正常,既往身体健康。查体:脑神经检查(-),心肺腹无异常,四肢肌张力稍低,肌力检查示双手握力 IV⁺ 级,双上肢肌力 V 级,双下肢 IV 级,双侧腹壁反射正常,双上肢腱反射及双下肢腱反射减弱,感觉正常,双腓肠肌肥大,Gowers 征(+),双巴氏征(-),颈抵抗(-),克氏征(-),布氏征(-)。

思考:

1. 该病例的临床特点是什么?

2. 临床诊断思路是什么?

3. 需要完善什么辅助检查?

进行性肌营养不良(progressive muscular dystrophy)是一组以进行性加重的肌萎缩和肌无力为主要临床特点的先天性遗传性肌病。

【临床表现】

因遗传方式不同和致病基因不同,可分为不同的类型。

1. 性连锁隐性遗传性肌营养不良　本病又称抗肌萎缩蛋白病,是由于抗肌萎缩蛋白(dystrophin)基因缺陷引起的一组遗传疾病。该病的主要表型为杜氏(Duchenne,DMD)型和贝氏型(Becker,BMD)肌营养不良。

(1)杜氏型(Duchenne 型):也称婴儿型抗肌萎缩蛋白病,是一类儿童最常见的遗传性神经肌肉病。本病为进行性肌营养不良中最严重、最常见的慢性进行性加重的遗传性家族性原发性骨骼肌变性疾病。本病为 X 连锁隐性遗传病,女性携带突变基因,男性患病。发病率为 1/5000~1/3500 活产男婴,偶见女孩发病。是由 X 染色体短臂 2 区 1 带位点基因突变,即编码抗肌萎缩蛋白的基因发生突变所致。患儿的骨骼肌的肌纤维数目减少,出现肌纤维变性、坏死和再生,结缔组织增生,晚期肌肉间质可被脂肪和结缔组织充填。

1 岁前无明显症状,可表现为运动发育落后,走路年龄推迟。在 3 岁左右即可出现临床症状,表现运动发育落后、不会跑跳、上楼困难。5~8 岁后症状明显,腓肠肌肥大变硬,下肢近端无力最早出现,鸭形步态,即行走时左右摇摆似鸭步,多伴有腰部前凸,行走无力易跌倒。由仰卧站立时,由于骨盆肌无力,患儿必先转为俯卧位,用手支撑躯干俯跪,以双手支撑足背、膝部等处站立,呈典型 Gowers 征阳性(图 15-2)。上肢症状出现较晚,穿衣抬臂困难,有翼状肩胛征。症状缓慢加重可影响全身骨骼肌,至呼吸肌、面肌、咽喉肌。可在 15 岁左右卧床不起,肌肉萎缩常并发关节畸形。往往死于心力衰竭和呼吸道并发症,仅 25% 左右存活至 20 岁以后。

图 15-2　Gowers 征阳性

(2)贝氏型(Becker 型):又称晚发型抗肌萎缩蛋白病。临床症状与 Duchenne 型相似,但发病年龄较晚,病程长,发展慢。它是因为有些基因缺陷尚能保留翻译读码框,则抗肌萎缩蛋白能合成并保留部分功能,但其分子量异常且数量减少。多数患者在 4~19 岁发病,肌无力开始出现在盆带和下肢肌,5~10 年后发展到肩带肌和上肢肌,在疾病晚期躯干肌、胸锁乳突肌和肢体远端肌肉也受累。可见腓肠肌或三角肌的肌肉肥大,腱反射降低或消失。关节挛缩出现在疾病晚期并导致患者残疾,常合并有弓形足、心脏和智能的异常,个别患者出现隐睾、生殖器发育不良和睾丸挛缩。在发病后 25~30 年行走能力逐渐丧失,40~50 岁死亡。

2. 常染色体隐性遗传性肌营养不良

(1)先天性肌营养不良:先天性肌营养不良亦为一组不同类型的疾病,婴儿期或幼儿早期发病,根据致病基因和蛋白功能大致可分为三大类:①基底膜或细胞外基质蛋白异常:包括 Merosin 缺失型,呈现松软儿综合征的临床表现,合并关节挛缩畸形。疾病进展缓慢,一般没有明显的中枢神经系统改变,多数患者智力正常,仅磁共振显示大脑白质广泛异常;Ullrich 型,早期出现肌无力、肌张力低下,伴有近端关节挛缩,远端关节过伸展,可出现四肢关节伸面特征性皮肤损害和毛囊角化过度。②细胞外基质膜受体蛋白缺陷:包括福山型(Fukuyama congenital muscular dystrophy),以具有肌肉症状、脑结构异常为特点。生后表现为软婴儿,肌无力四肢近端重于远端,半数患者有肌肉假肥大。30%的患者有骨关节挛缩畸形,腱反射降低或消失,运动发育迟缓。所有患者有智能发育迟缓,50%患者出现癫痫。头颅 CT/MRI 显示中枢神经系统结构化异常及脑白质髓鞘发育不良等,多数患者 4 岁后不能行走,在 12~15 岁前死亡;眼-肌-脑病,以骨骼肌、眼睛和脑受累为主;Walker-Warbarg 综合征,出现严重的肌张力低下、肌无力和实力异常;先天性肌营养不良伴继发性 lamininα_2 缺失型。③脊柱强直伴肌营养不良 1 型,典型表现为肌力、肌张力低下,颈肌无力,早期脊柱侧弯。

（2）肢带型肌营养不良 2 型:常散发,从婴幼儿到 50 岁均有发病,男女均可患病。起病于儿童或青年,病变主要累及肢体近端,首发症状常为骨盆带及肩胛带肌肉萎缩、腰椎前凸、上楼困难、步态呈鸭步、下肢近端无力、上楼及从坐位站起困难;膝腱反射比踝反射早消失;抬臂困难,出现翼状肩胛;头面颈部肌肉一般不受累,有时可伴腓肠肌假性肥大。病情进展缓慢,平均于发病后 20 年左右丧失行动能力。肌电图和肌活检均显示肌源性损害,肌营养不良改变;血清肌酶常显著增高,但通常低于 Duchenne 型的水平;心电图正常。

3. 常染色体显性遗传性肌营养不良

（1）面肩肱型肌营养不良:开始表现为闭眼困难和不能吹口哨,而后出现肌病面容、翼状肩胛,随病情发展可以累及躯干肌、骨盆带肌。肌萎缩一般非常明显,假肥大比较少见。

（2）眼咽型肌营养不良:表现为眼外肌和咽肌无力,出现眼睑下垂、吞咽困难、发音障碍和腓肠肌痉挛,面肌和肩肱肌在疾病晚期也可受累及。

（3）肢带型肌营养不良 1 型:较 2 型少见,临床以四肢近端、腰带肌无力、肌萎缩进行性加重为主要临床表现的一组疾病。

【辅助检查】

血清肌酸激酶是诊断本病的重要依据,肌酶升高也出现在亚临床阶段或基因携带者。肌电图呈肌病样改变。心电图检查可有心肌病变表现。基因检查可以确诊肌营养不良,并用于产前诊断和基因携带者的鉴别。肌肉活检出现肌营养不良的病理表现,即肌纤维大小不一,肌纤维变性、坏死和再生,结缔组织增生,婴儿发病的肌营养不良常以肌纤维坏死为主,而发病晚的肌营养不良一般肌纤维肥大明显。肌肉免疫组织化学染色发现不同膜蛋白缺乏具有明确分型确诊价值。

【治疗】

目前尚无特效疗法,需要结合多学科综合治疗,给予呼吸系统、循环系统、消化系统、社会-心理及肌肉-骨骼系统的支持。患儿尚能走动时,应尽量设法使其进行适当的肌肉活动,并防止肌肉挛缩,保持独立生活能力。如果已不能起立行走而只能取坐位时,需用轮椅或脊柱支架,以推迟发生脊柱后侧弯畸形。口服维生素 E,配用针灸、按摩等,对部分患儿可暂时减轻症状。部分类型肌营养不良长期口服糖皮质激素可以延长独立行走能力,预防脊柱侧弯。对于 DMD 患儿根本的治疗方法为替代或纠正无功能的 dystrophin 蛋白,目前正在研究中的治疗方法包括:通过腺相关病毒载体等进行基因修复、代替的基因治疗;干细胞等移植的细胞治疗;新药物的研发如氨基糖苷类抗生素使无义突变的基因继续表达;外显子跳跃通过反义寡核苷酸诱导特定的外显子切除,形成外显子跳读恢复阅读框。多数动物实验已获初步成功,并已在 DMD 患儿初步试用。遗传咨询与预防是十分重要的一项工作,目前应当重点通过产前筛查阻断疾病遗传,及时产前基因诊断防止致死性肌病患儿。

三、多发性肌炎和皮肌炎

多发性肌炎（polymyositis,PM）和皮肌炎（dermatomyositis,DM）是一组表现为对称性近端性肌无力和疼痛的散发性骨骼肌炎性疾病。发病和细胞免疫或体液免疫异常有关,病毒感染、遗传和环境因素为发病相关因素。其中儿童皮肌炎最为常见,以 5~14 岁为发病高峰。多发性肌炎多在 20 岁后发病。

【病因及发病机制】

发病机制可能和自身免疫异常相关。多发性肌炎和皮肌炎的发病机制略有不同。多发性肌炎以细胞免疫为主，T细胞毒性淋巴细胞直接导致肌纤维的破坏，与细胞因子和炎性细胞的浸润也密切相关；而皮肌炎以体液免疫为主，遗传因素在发病中也具有一定的作用。肌炎病理改变的核心是炎性细胞浸润和肌纤维坏死。浸润的炎性细胞在多发性肌炎主要为T淋巴细胞，出现在肌内衣或肌纤维中心；在皮肌炎以B淋巴细胞为主，多位于血管周围或肌外衣。此外，可见肌纤维再生、萎缩和肥大。束周肌纤维萎缩多出现在皮肌炎，伴随毛细血管密度明显下降。电镜检查在皮肌炎可见血管内皮细胞内管网包涵体，其成分不明确。

【临床表现】

1. 肌肉表现　主要表现为在几周和几个月内迅速发展的双侧对称性肢体肌无力，在疾病晚期出现呼吸肌受累及表现。2/3的患者出现肌肉钝痛或一过性肌痛，50%患儿出现肌萎缩，局限性肌肉变硬在多发性肌炎和皮肌炎不少见，一般无肌肉肥大。

2. 皮肤表现　常出现特征性皮疹，多有日光照射加重，伴有不同程度瘙痒。包括：①水肿性紫色红斑，多在一侧或双侧眼睑，伴有眼睑或面部水肿；②Gottron征，位于关节伸面的鳞屑性红斑皮疹，皮肤萎缩，色素减退；③甲根皱襞僵直毛细血管扩张和甲周红斑；④暴露部位皮疹，面、颈、前胸、肩背鳞屑性红斑；⑤皮肤异色病，可能是紫色红斑区皮肤慢性活动性的结果，色素沉着、脱色，血管扩张、萎缩。部分小儿皮肌炎皮疹可先于肌无力出现。

3. 其他病变　可出现一过性疼痛性关节肿胀、一过性红斑、结膜炎、发热和体重下降，有时出现胃肠道症状和食管运动下降以及吞咽困难，偶尔合并重症肌无力、自身免疫性甲状腺炎和溶血性贫血。心电图和超声心动图显示72%的多发性肌炎和皮肌炎患者存在心脏异常。5%~9%的患者可以发现间质性肺病。在儿童性皮肌炎可以合并血管病，个别患者出现肾小球肾炎或蛋白尿。有15%~20%的患者与恶性肿瘤并存，70%以上是肿瘤发生在前，且大多数在1年内先后出现。

【辅助检查】

血常规可有轻度贫血，白细胞总数正常或略高，红细胞沉降率加快或正常。生化检查可有肌酸磷酸激酶、转氨酶、乳酸脱氢酶、醛缩酶等在病情活动期多升高。免疫学检查以JO-1抗体、PM-1抗体对本病具有特异性。心电图、肌电图、X线钡餐有异常改变。

【治疗】

1. 肾上腺皮质激素　为本病的首选药物。其中泼尼松（强的松）儿童为2mg/(kg·d)，1次或分次服用。在4~6周或更长时间后测得肌酸激酶有下降；对于严重病人，可用静脉冲击疗法，即泼尼松龙20mg/(kg·d)，连续3天；然后应用上述口服方法。

2. 免疫抑制剂　可以较快改善临床症状；减少激素用量，减少并发症。有甲氨蝶呤、环磷酰胺、环孢素等。

3. 其他治疗　①免疫球蛋白400mg/(kg·d)，连续3天，2~3周后可重复1次，重症病人应用该大剂量冲击治疗有一定疗效；②血浆置换，用于进行性、活动性病变的病人；③氯喹或羟氯喹可用于治疗皮肤损害。

（王　艺）

学习小结

小儿化脓性脑膜炎及病毒性脑膜脑炎是最为常见的小儿中枢神经系统感染，在临床症状和体征方面即具有共性，如头痛和呕吐等颅高压症状，惊厥意识障碍等脑实质受累的表现，脑膜刺激征及病理征阳性等。 但是，由于病原的不同也存在着各自的特点，如脑脊液表现的不同、感染诱因的不同、预后不同、治疗方案不同等。 小儿惊厥是儿童神经系统最常见的急症，癫痫是儿童最为常见的慢性发作性疾病之一，两者既有联系又有区别。 小儿惊厥和癫痫的病因复杂，病因诊断对治疗具有重要的意义，小儿惊厥的治疗原则为先止惊后寻因，抗癫痫药物是治疗癫痫最重要的手段，必须遵循药物的选药和治疗原则。

重症肌无力在儿童中较为常见，尤其是眼肌型。 正确的临床分型、早期诊断及规范的治疗对减少复发和改善预后具有重要的作用。 虽然进行性肌营养不良目前没有根治的医疗手段，但是早期诊断及合理干预，尤其是合理的康复对延缓疾病的进展和提高患者的生活质量非常重要，为患者等待新药问世提供了时间上的可能。

复习参考题

1. 请阐述不同病原中枢感染脑脊液的特点。

2. 小儿化脓性脑膜炎的临床表现、常见并发症及治疗原则？

3. 请阐述小儿惊厥的诊断及鉴别诊断要点。

4. 请阐述抗癫痫药物的治疗原则。

5. 简述脑性瘫痪的临床分型及诊断。

6. 请阐述重症肌无力的临床分型。

7. 如何鉴别重症肌无力危象？

第十六章　　内分泌系统疾病

第一节　概述

　　内分泌系统的主要功能是促进和协调人体的代谢,维持内环境恒定和内外环境的平衡。人体的代谢、内环境的恒定和内外环境保持平衡很大程度上有赖于具正常功能的内分泌系统的调节,同时,内分泌系统还与免疫和神经系统三者共同构成一个总的调控网络,来协调人体内外环境的平衡。除代谢调节外,内分泌系统对促进生长发育、性成熟和维持生殖功能等重要生命过程起重要保证作用。各种内分泌细胞所分泌的不同激素和细胞因子是内分泌系统得以实施以上功能的物质基础。

　　（一）内分泌激素

　　是由一系列高度分化的内分泌细胞所合成和分泌的化学信使,进入血液后,在一定生理浓度下作用于靶细胞引起生物学效应,并对机体生理代谢活动起调节作用。具有内分泌功能的细胞种类众多。经典的内分泌腺体是由多数内分泌细胞聚集形成,如垂体、甲状腺、甲状旁腺、胰岛、肾上腺和性腺等,共同组成传统的内分泌系统。而非经典内分泌器官(如心血管、肝、胃肠道、皮肤、免疫等组织器官)亦具有内分泌功能。如产生促胸腺生成素、促胃液素、促胰液素、促红细胞生成素、肾素-血管紧张素等激素的分泌细胞分散于相应的器官;也有些内分泌细胞广泛分布于全身组织中,分泌前列腺素以及胰岛素样生长因子、表皮生长因子、神经生长因子、血小板源性生长因子等各种生长因子,对激素的分泌和旁分泌的调节都有一定的作用。还有一些具有内分泌功能的神经细胞集中于下丘脑的视上核、室旁核、腹正中核及附近区域,其分泌的肽类激素亦称神经激素,可直接作用于相应的靶器官或靶细胞,也可通过垂体分泌间接调控机体的生理代谢过程。

　　内分泌激素按其化学本质分为两类:蛋白质(肽)类与非蛋白质类。蛋白质类包括了蛋白、肽和多肽类激素,如胰岛素、促胃液素、甲状旁腺素和降钙素等;而非蛋白质类则包括类固醇激素(如孕酮、雌二醇、皮质类固醇、维生素 D 等)、氨基酸衍生物(如色氨酸衍生物包括 5-羟色胺、褪黑素等,酪氨酸衍生物包括多巴胺、肾上腺素、甲状腺素等)和脂肪酸衍生物(如前列腺素、血栓素等)。内分泌激素按其作用的受体又可分为膜受体激素和核受体激素。前者是亲水性的,又称亲水性激素;后者为脂溶性的,又称脂溶性激素。

现知广义的激素既能以传统的内分泌方式起作用,也能直接弥散到邻近的细胞,以旁分泌的方式,或者对分泌细胞自身发生效应的自分泌方式发挥作用。神经递质在神经末梢释放,细胞还能以神经分泌和神经内分泌等方式发挥作用。在正常生理状态时,各种激素凭借下丘脑-垂体-靶腺轴的各种反馈机制及其细胞间相互的调节作用而处于动态平衡状态,促进细胞的增殖、分化和凋亡,促进器官的成熟和胚胎发育。

(二)内分泌疾病的病因

从胚胎形成直至青春发育期,整个机体处于不断生长、发育和成熟的阶段,内分泌系统本身也在不断的发育和成熟中,而内分泌系统的功能与胎儿器官的形成、分化与成熟以及青少年的生长发育、生理功能、免疫机制等密切相关。在此过程中,激素的产生、分泌、受体的结构和功能异常均可造成内分泌疾病。主要病因有遗传与环境两大因素。

1. 遗传因素　在儿科领域,一些内分泌疾病由遗传病因所致,主要是一些单基因遗传病。包括一些肽类激素基因突变(生长激素、TSHp 亚基、LHp 亚基、甲状旁腺激素等)引起的激素功能降低,激素膜受体基因突变引起的功能丧失或者功能获得,合成肾上腺糖皮质激素及盐皮质激素需要一系列的酶系的基因突变导致的类固醇激素合成障碍等。

2. 环境因素　许多环境因素可引起内分泌疾病。如生态环境中碘缺乏导致地方性甲状腺肿及甲状腺功能减低症,经济发达地区高热量饮食导致肥胖症等。

此外,还有一些是遗传因素和环境因素共同作用下引起的内分泌疾病,如糖尿病等。由环境因素所致的内分泌疾病也常有遗传学背景,但非单基因缺陷,而是多基因(包括多态性)异常所致。

(三)内分泌疾病的诊断与治疗

近年来,激素测定技术快速发展,放射免疫分析法(RIA)、放射受体分析法(RRA)、酶联免疫吸附法(ELISA)、荧光免疫法(FIA)和免疫化学发光法(ICL)等各种精确测定方法的广泛应用,以及一系列具有临床诊断价值的动态试验(兴奋或抑制)方法的建立和完善,极大地提高了内分泌疾病的诊断水平。内分泌腺的影像学检查,如 B 超、CT、SPECT、PET 和 MRI 等大大提高了内分泌疾病定位诊断的水平。分子生物学技术在临床研究中的应用,促进了新的疾病的发现。通过基因克隆和测序的手段来诊断单基因遗传病已不困难。

儿童内分泌疾病一旦确诊,多数需要终生替代治疗,治疗剂量需个体化,并根据病情以及生长发育情况及时调整。在治疗的过程中需要密切随访,以保证患儿有正常的生长发育。自 1922 年以来先后分离、提纯了胰岛素等为数众多的多肽激素、类固醇激素,并陆续应用于临床,取得了较好的疗效。随着生物技术的不断改进,现已生产出多种高纯度激素、细胞因子、生长因子等制剂,如吸收特别迅速的赖脯胰岛素(lispro)和吸收特别缓慢的甘精胰岛素(glargine),以及重组人生长激素(rhGH)、促性腺激素释放激素类似物的缓释剂(GnRHa)、生长激素抑制激素(SS)等,并已广泛应用于临床。

(四)儿童内分泌疾病的特点

其种类与成人不同,部分内分泌疾病的临床特征、发病机制、治疗手段也与成人有较大区别,而且儿童内分泌疾病在不同的年龄阶段各有特点。儿童常见的内分泌疾病主要有生长迟缓、性分化异常、性早熟、甲状腺疾病、糖尿病、肾上腺疾病、尿崩症等。若患儿在出生后即存在生化代谢紊乱和激素功能障碍,则会严重影响其智能和体格发育,若未能早期诊治,易造成残疾甚至夭折。如先天性甲状腺功能减低症、先天性肾上腺皮质增生症(失盐型)等。一些与成人"共享"的内分泌病如库欣综合征、甲状腺功能亢进、糖尿病等,也因小儿是生长中的个体而在临床特征及诊治方面均有别于成人。因此,在对儿科内分泌疾病的诊断和治疗中需充分认识这些特征。

第二节　尿崩症

案例 16-1

女孩,8 岁,发热咳嗽 1 周,诊断为支气管炎。发热时遵医嘱多喝水,热退后仍喜饮,每日饮水约 4L(热水瓶 1 瓶多),伴多尿。无头痛、视力改变,能坚持正常学习。体检:面色及精神良好,身高 126cm,体重 23kg,皮肤不干燥,心肺无异常,肝脾未触及,神经系统检查无病理征引出。小便常规:尿比重 1.002,尿糖及尿蛋白正常,肾功能正常。

思考:

1. 据病史该小儿的多饮多尿初步考虑什么诊断?

2. 诊断依据是什么?

尿崩症(diabetes insipidus,DI)是一种以患儿完全或部分丧失尿浓缩功能的临床综合征,以烦渴、多饮、多尿和排出低比重尿为主要临床特征,包括中枢性尿崩症(central diabetes insipidus,CDI)、肾性尿崩症(nephrogenic diabetes insipidus,NDI)和精神性烦渴症(psychogenic polydipsia,PP)三种类型。临床以中枢性尿崩症多见,中枢性尿崩症是由于垂体抗利尿激素(antidiuretic hormone,ADH)即精氨酸加压素(arginine vasopressin,AVP)分泌不足或缺乏所引起。

【发病机制】

ADH 是由下丘脑视上核与室旁核内神经元细胞合成的 9 肽,因第 8 位氨基酸残基为精氨酸,故又命名为精氨酸加压素(AVP)。AVP 通过肾小管膜和集合管的 AVP 2 型受体对肾脏发挥作用,其主要生理功能是增加肾远曲小管和集合管上皮细胞对水的通透性,促进水的重吸收,使尿量减少,保留水分,使血浆渗透压相对稳定而维持于正常范围。AVP 的分泌主要受细胞外液的渗透压和血容量变化影响,位于下丘脑视上核和渴觉中枢附近的渗透压感受器同时控制着 AVP 的分泌和饮水行为。人体通过 AVP 的分泌保持血浆渗透压在 280~290mmol/L。尿崩症者,由于 AVP 的分泌不足或肾小管对 AVP 不反应,水分不能再吸收,因而大量排尿,口渴,兴奋口渴中枢,大量饮水,使血浆渗透压基本上能保持在正常渗透压的高限,多数尿崩症病人血浆渗透压略高于正常人。对于口渴中枢不成熟的早产儿、新生儿、婴幼儿虽大量排尿,但不能多饮,则出现持续性高钠血症,造成高渗脱水。

【病因】

1. 中枢性尿崩症(CDI)　中枢性尿崩症由 AVP 缺乏引起,下丘脑及垂体任何部位的病变均可引起尿崩。当合成 AVP 神经元部分受损或仍有 10%~20% 分泌功能时,患儿可表现为部分性尿崩症。主要病因有三种:

(1) 特发性:即未发现原因的 AVP 缺乏。最多见,以往报道占 50%,某些病例可能与中枢神经元的退行性变有关。大多为散发,发病较晚,无家族史,无 AVP-NPII 基因突变。

(2) 继发性:下丘脑,垂体柄或神经垂体的器质性病损均可引起中枢性尿崩症。①颅内肿瘤:至少占 30%,如颅咽管瘤、垂体瘤、松果体瘤、神经胶质细胞瘤及黄色瘤等;②外伤:如颅脑外伤(特别是颅底骨折)、手术损伤(尤其下丘脑或垂体部位手术)、产伤等,新生儿期的低氧血症、缺氧缺血性脑病亦可在儿童期发生 CDI;③颅内感染:如脑炎、脑膜炎或寄生虫感染;④其他:全身性疾病(白血病、结核病、朗格汉斯细胞组织细胞增生症等）、先天性脑畸形、药物等。

（3）遗传性:遗传性(家族性)尿崩症较少见,仅占1%左右。主要为垂体加压素基因(AVP-NPII)突变,为常染色体显性遗传或隐性遗传。如同时伴有糖尿病、视神经萎缩和耳聋者,即为Wolfram综合征。

2. 肾性尿崩症　由于中枢分泌的AVP无生物活性或AVP受体异常,AVP不能与肾小管受体结合,或肾小管本身缺陷等所致远端肾小管对AVP的敏感性低下或抵抗而产生尿崩症。常见病因有:

（1）原发性(家族遗传性):X-性连锁遗传的为编码AVP的2型受体基因突变,占90%,常染色体隐性遗传为编码水孔蛋白2(AQP2)基因突变,占10%。

（2）继发性:包括肾小管-肾间质性病变(肾盂肾炎、肾小管酸中毒、肾小管坏死、肾脏移植,多囊肾、肾淀粉样变、氮质血症);电解质紊乱(低钾性肾病、高钙尿症),以及药物损害(锂、两性霉素、长春新碱和利福平)。

3. 精神性烦渴症

（1）心因性。

（2）渴觉异常:各种引起渴觉中枢损伤的病变,有药物、感染或浸润性病变。

【临床表现】

1. 发病年龄　本病任何年龄均可发病,特发性和遗传性尿崩症病例多起自儿童或青少年,其中少数遗传病例于婴儿早期发病。男:女约为2:1。

2. 症状　主要表现为烦渴,多饮,多尿,排较固定的低比重尿。婴幼儿常最先表现为多尿,每日尿量超过3000ml/m²,夜尿多,尿色淡白如水,供水不足时尿量仍不减少。不能耐受长时间的不饮水,夜间也需要多次饮水。喜饮水多于进食物,导致患儿进食减少而消瘦。由于饮水不足可出现便秘、低热、呕吐、脱水甚至休克,影响生长发育及智力。儿童主要以多尿、遗尿为早发症状。

3. 体征　多数患儿无脱水表现。婴幼儿若补水不足则会出现烦躁,头痛、肌痛、心率加快、发热、皮肤干燥、皮肤弹性降低、体重下降等高渗性脱水表现。如未及时处理可出现神经系统症状,甚至惊厥、昏迷。儿童由于烦渴、多饮、多尿,使儿童进食减少,可影响学习和睡眠,出现少汗、皮肤口唇干燥、精神不振、体重不增、生长发育迟缓等症状。如充分饮水,一般情况正常,可无明显脱水体征。

4. 其他　继发性尿崩症可有原发病的表现,如肿瘤引起的颅内高压、肿瘤压迫症状、相关受累的激素分泌异常等。

5. 需注意有两种情况有多尿但无多饮。其一为继发性中枢性尿崩症,当原发病损同时损害了渴觉中枢,使多尿所致水分丢失不能及时主动摄入;其二为遗传性肾性尿崩症,因生后早期即发病,多尿未能被及时发现而脱水,但患儿又不会表示口渴,而似无多饮。两种情况都可致高渗性脱水并继发脑损害,年龄越小继发脑损害越重。

【辅助检查】

测24小时尿量确定为多尿(每日尿量>3000ml/m²)后按步骤做以下检查:

1. 尿液检查　尿色清淡无气味、尿比重低,一般为1.001~1.005,不超过1.012,尿渗透压低于200mmol/L,而尿蛋白、尿糖及其他均为阴性。

2. 血生化检查　血电解质正常,血肌酐、尿素氮正常,血渗透压正常或偏高。无条件查血浆渗透压者可用公式推算:血渗透压=2×(血钠+血钾)+血糖+血尿素氮,计算单位均为mmol/L。血浆渗透压/尿液渗透压>1;血糖正常;如有肾脏受累,可有不同程度的肾功能异常。

3. 尿崩症特殊检查

（1）禁水试验:本试验原理是通过限制饮水使细胞外液渗透压升高,使AVP分泌而使尿浓缩,故经禁水可了解内源性AVP的分泌状况和尿浓缩能力,主要用于鉴别尿崩症和精神性烦渴。

1）方法:夜间禁饮(6~8小时)后,于早晨8时开始,试验前先排尿,测体重、血压、尿量、尿比重及尿渗透压,测血钠和血浆渗透压。于 1 小时内给饮水 20ml/kg,随后禁饮(可不禁食,但只能吃干点)6~8 小时。每 1 小时收集一次尿,测尿量、尿比重、尿渗透压及体重,直至相邻两次尿渗透压之差连续两次<30mmol/L,或体重下降达 5%,或尿渗透压≥800mmol/L,即再次采血,测血浆渗透压和血钠浓度。本试验过程中必须严加观察,如果病人排尿甚多,虽然禁饮还不到 6 小时,但出现发热、血钠>150mmol/L、体重下降超过 5%、血压明显下降其中任意一种情况,立即停止试验并予以饮水。

2) 判断:正常儿童禁饮后不出现脱水症状,每小时尿量逐渐减少,尿比重逐渐上升,尿渗透压可>800mmol/L,而血钠、血渗透压均正常。尿崩症患儿每小时排尿虽有减少,但比重无上升,持续排低渗尿,尿渗透压变化不大,而血渗透压上升超过 295mmol/L,血钠上升高于 145mmol/L,体重下降 3%~5%。

(2) 禁水-加压素试验:用于中枢性尿崩症与肾性尿崩症的鉴别。对禁水后仍排低渗尿者做此试验。

1) 方法:禁水试验结束后,皮下注射垂体后叶素 5U(或精氨酸加压素 0.1U/kg),测定注射前及注射后每小时尿渗透压或尿比重,连续 2~4 次。

2) 判断:尿渗透压较注射前升高>50%,尿比重明显上升,达 1.015 以上,甚至 1.020,为完全性中枢性尿崩症;如升高 9%~50%,为部分性中枢性尿崩症;如尿渗透压上升<9%,尿比重不升,为肾性尿崩症。

(3) 血浆 AVP 测定:本指标不作为常规和必须具备的诊断依据。但血浆 AVP 结合禁水试验有助于部分性中枢性尿崩症和肾性尿崩症的鉴别诊断。中枢性尿崩症血浆 AVP 浓度低于正常;肾性尿崩症血浆 AVP 基础状态可测出,禁饮后 AVP 明显升高但尿液不能浓缩而持续排出低渗尿。

4. 影像学检查　对疑为继发性中枢性尿崩症时必须做头颅下丘脑垂体的 CT 或 MRI 检查。颅内肿瘤在发生尿崩症状时可尚无颅压升高或中枢神经系统有关症状,甚至开始时因瘤体小使影像学检查阴性,应注意跟踪随访。原发性中枢尿崩症,病程长者神经垂体的信号也会消失。对疑有肾器质性病变时应做超声或 CT、MRI,以发现病变。

【诊断与鉴别诊断】

尿崩症的诊断可依据临床烦渴、多饮、多尿以及血和尿渗透压测定、禁水和加压素试验及血浆 AVP 定量来判定。

1. 中枢性尿崩症　据临床和实验室检查确诊为中枢性尿崩症者,无论是完全性或部分性 AVP 缺乏,均需做头颅下丘脑垂体 CT 或 MRI 努力寻找可能的原发病灶。无中枢器质性病变依据可循时考虑为特发性或先天性遗传性病变。

2. 原发性肾性尿崩症　禁水-加压素试验显示禁水和垂体后叶素均不能使尿浓缩时考虑为原发性肾性尿崩症。原发性肾性尿崩症以 AVP 的 2 型受体(AVPR2)突变为主。新生儿期有反复脱水、发热,因脱水继发高钠血症可致脑细胞脱水和脱髓鞘性损伤。如不能早期诊断可引起智能发育迟缓和(或)发生癫痫;如早期获得确诊,补足水分则可有正常智力和寿命。AQP2 受体基因突变少见,常染色体显性遗传,症状相对轻。

本病尚需与其他原因引起的多饮、多尿相鉴别:

1. 高渗性利尿　因肾小球滤过液中含过多溶质所致,如糖尿病、肾小管酸中毒、高钙尿症等。根据尿比重、尿渗透压、尿 pH、尿糖、尿蛋白水平及其他临床表现即可鉴别。

2. 低钾血症　见于原发性醛固酮增多症、Barter 综合征甚或慢性营养不良(低钾合并肾小管空泡变性和肾间质病变)。

3. 高钙血症　见于维生素 D 中毒、甲状旁腺功能亢进症。

4. 精神性烦渴　多见于婴幼儿,由于被动喂水(如发热)和摄入液体食物过多引起多尿,或因肾小管浓缩功能尚未健全,需较多的水分来排泄体内的代谢产物。多为渐进起病,多饮、多尿症状逐渐加重,每次的排尿量不多,尤其夜间入睡后饮水较少,排尿量也明显减少。患儿血钠、血渗透压往往在正常低限,其AVP 分泌能力正常,禁水试验后排尿量减少,尿比重、尿渗透压上升。

5. 继发性肾性尿崩症　如慢性肾炎、慢性肾盂肾炎等病导致慢性肾功能不全均可发生多尿,根据病史、尿常规、肾功能异常及超声检查等进行鉴别。

【治疗】

主要指对中枢性尿崩症和原发性肾性尿崩症的治疗,包括病因治疗、AVP 替代治疗以及水、电解质紊乱的处理。

1. 病因治疗　对有原发病灶的患儿必须针对病因治疗,如因颅内肿瘤所致 CDI,应根据肿瘤的性质、部位决定手术或放疗。特发性中枢性尿崩症者应观察有无其他垂体激素缺乏。继发性的则分别对病因处理。对渴感正常的患儿应充分饮水,但如有脱水、高钠血症发生时应按高渗性脱水处理,以免造成脑水肿。对精神性烦渴者积极寻找多饮多尿的精神因素,对症指导。

2. AVP 替代治疗　主要用于中枢性尿崩症,用外源 AVP 补充替代以改善尿浓缩,其制剂有两类:

(1) 鞣酸加压素混悬液:即长效抗利尿素,为动物神经垂体的抽提物,浓度为每 1ml 含 5U,制品应在 4℃条件保存,用前置于室温内复温或稍加热至 20℃左右,并充分摇匀后再行深部肌内注射,开始剂量为 0.1~0.2ml,逐渐增至有效剂量后维持 3~7 天,一般用量 0.25~0.5ml。一般须待患儿多尿症状复现时才行第 2 次给药。开始阶段因患儿多饮已呈惯性,故当见尿量减少时应限制饮水量以防水中毒。此外,过量会致高血压和水中毒,需监测。

(2) 去氨加压素(1-脱氧-8-D-精氨酸加压素,DDAVP):是人工合成的 AVP 类似物,作用时间 8~24 小时,缩血管作用弱。该药不良反应少见,是目前治疗中枢性尿崩症的首选药物。不良反应有头痛、恶心、上腹痛等,减量后消失。本品有三种制剂,一种为口服片剂醋酸去氨加压素(商品名弥凝,每片 0.1mg),用量依年龄和病情而异,从小剂量 0.05mg/次起始,逐渐加量,直至疗效满意后改为维持量;每天 1~2 次,以保证睡眠和学习,药物作用维持时间长短与剂量成正比。另一种为其鼻喷雾剂(10μg/喷),每次 10~20μg,每天 1~2 次,还有其滴鼻剂(0.1mg/ml),用量 0.05~0.15ml/d,每日 1~2 次鼻腔滴入,用前需清洁鼻腔。

3. 其他非激素药物治疗　可选用以下药物,包括:①噻嗪类利尿剂:用于无 DDAVP 供应的地方。噻嗪类药物可使中枢性或原发性(家族性)肾性尿崩症的尿量减少 1/3,该药不涉及 AVP 分泌及作用机制,而是经其利钠作用使机体相对缺钠,致髓袢升支及集合管代偿性水、钠回吸收增加而使尿量减少。一般用氢氯噻嗪(双氢克尿噻),用量为每日 3~4mg/kg,分 2~3 次口服,服药期间需相对低钠饮食及补充钾盐。②吲哚美辛:又称为消炎痛,属于非类固醇类的抗感染药,它通过抑制肾脏前列腺素的合成,减少遗传性和获得肾性尿崩症患儿的多尿。因为高盐饮食会影响肾脏对水的吸收,因此治疗期间推荐低盐饮食(300~500mg/d)。吲哚美辛的剂量为 2mg/(kg·d),分 3 次服用。

【预后】

精神性烦渴症,好转后无后遗症。中枢性尿崩症由于加压素的治疗,患儿能与正常人一样生活,一般能正常生长发育;本病一般要坚持长期服药,甚至终生服药。肾性尿崩症患儿过了婴儿期,如其发热及高钠血症的症状消失,即不危及生命,预后尚好。

第三节　先天性甲状腺功能减低症

案例 16-2

女孩,6 岁,系 G_1P_1,出生体重 3kg,生后一直生长缓慢,进食少,便秘,多睡。6 个月抬头,2 岁扶站,4 岁扶行,5 岁能独立行走,至今不会讲话。自幼多病,经常患支气管炎和肺炎。体检:身高 80cm,体重 11.5kg,头围 48cm,皮肤粗而干,表情迟钝,耳位正常,唇厚,伸舌,鼻梁低塌,心率 68 次/min,心前区 Ⅱ 级收缩期杂音,腹部膨隆,可见肠型,肝脾未触及,肠鸣音稀少,手指粗短,无爪状挛缩,未引出病理反射。血常规示中度贫血。胸正位 X 线片示全心稍大,呈心肌肥厚型改变。骨龄 3 岁。

思考:

1. 该患儿生长迟缓可能由哪些原因引起?

2. 从已有资料考虑什么初步诊断?

先天性甲状腺功能减低症(congenital hypothyroidism,CH)是由于各种先天因素使甲状腺激素产生不足或其受体缺陷导致患儿生长障碍,智能落后的临床综合征。是儿科最常见的内分泌疾病之一,旧称呆小病或克汀病,现已不再沿用。

【分类】

1. 根据病因不同分类

(1) 散发性甲状腺功能减低症:系先天性甲状腺发育不良、异位或甲状腺激素合成途径中酶缺陷所造成,国内发生率约为 1/3000,男女比例 1∶2。

(2) 地方性甲状腺功能减低症:多见于甲状腺肿流行的山区,是由于该地区水、土和食物中碘缺乏所致,随着我国碘化食盐的广泛应用,其发病率明显下降。

2. 根据病变涉及位置分类

(1) 原发性甲状腺功能减低症:是由于甲状腺本身疾病所致。

(2) 继发性甲状腺功能减低症:其病变位于垂体或下丘脑,又称为中枢性甲状腺功能减低症,多数与其他下丘脑-垂体轴功能缺陷同时存在,较少见。

(3) 外周性甲状腺功能减低症:因甲状腺激素受体功能缺陷所致,较罕见。

3. 根据疾病转归分类

(1) 持续性甲状腺功能减低症:指由于甲状腺激素持续缺乏,患儿需终生替代治疗。

(2) 暂时性甲状腺功能减低症:指由于母亲或新生儿等各种原因,致使出生时甲状腺激素分泌暂时性缺乏,甲状腺功能可恢复正常。

【发病机制及病理生理】

1. 甲状腺的发育　甲状腺发生于胚胎第 3 周,妊娠第 5 周甲状舌导管萎缩,甲状腺从咽部向下移行,第 7 周移至颈前位置,妊娠第 10 周起胎儿甲状腺始摄取碘及碘化络氨酸,第 12 周能合成 T_3、T_4,但浓度较低,此时完全依赖于胎盘转运及母亲的甲状腺状态。第 20 周,胎儿血液中 T_3、T_4、FT_3、FT_4 水平低,TSH 测不出;至孕中期,胎儿下丘脑-垂体-甲状腺轴开始起作用,TSH、T_4、TBG 渐升高,分娩时甲状腺功能成熟。新生儿 TSH 正常值逐日变化,生后 30~90 分钟,由于冷环境刺激,血中的 TSH 突然升高,于 3~4 天后降至正常,在 TSH 影响下,T_3、T_4 在生后 24~48 小时内亦升高。了解以上这些激素浓度的生理性变化,才能正确地评估新生儿期的甲状腺功能。

2. 甲状腺激素的合成与释放　甲状腺的主要功能是合成甲状腺素(thyroxine,T_4)和三碘甲腺原氨酸(triiodothyronine,T_3)。血液循环中的无机碘被摄取到甲状腺滤泡上皮细胞内,经过甲状腺过氧化物酶的作用氧化为活性碘,再与酪氨酸结合成单碘酪氨酸(MIT)和双碘酪氨酸(DIT),两者再分别偶联缩合成 T_3 和 T_4。这些合成步骤均在甲状腺滤泡上皮细胞合成的甲状腺球蛋白(TG)分子上进行。甲状腺滤泡上皮细胞再通过摄粒作用将 TG 形成的胶质小滴摄入胞内,由溶酶体吞噬后将 TG 水解,释放出 T_3 和 T_4(图 16-1)。

T_3、T_4 释放入血液循环后,约 70% 与甲状腺素结合蛋白(TBG)相结合,少量与甲状腺素结合前白蛋白(TBPA)和白蛋白结合,仅 0.03% 的 T_4 和 0.3% 的 T_3 为游离状态。正常情况下,T_4 的分泌率较 T_3 高 8~10 倍;T_3 的代谢活性为 T_4 的 3~4 倍;机体所需的 T_3 约 80% 在周围组织由 T_4 转化而成,TSH 亦促进这一过程。

图16-1 甲状腺激素的合成与释放

3. 甲状腺激素合成和释放的调节　甲状腺素的合成和释放受下丘脑分泌的促甲状腺激素释放激素（TRH）和垂体分泌的促甲状腺激素（TSH）的控制，下丘脑产生 TRH，刺激腺垂体，产生 TSH，TSH 再刺激甲状腺分泌 T_3、T_4。而血清 T_4 则可通过负反馈作用降低垂体对 TRH 的反应性、减少 TSH 的分泌。

4. 甲状腺激素的主要作用

（1）产热：甲状腺素能加速体内细胞氧化反应的速度，从而释放热量。甲状腺功能减低症患者体温低、怕冷。

（2）促进生长发育及组织分化：甲状腺激素通过对蛋白质的合成作用能促进生长，促进钙磷在骨质中的合成代谢和骨、软骨的生长。与生长激素一起在促进生长方面具有协同作用。甲状腺功能减低症患者生长缓慢，骨龄发育落后。

（3）对代谢的影响：促进蛋白质合成，增加酶的活力；促进糖的吸收、糖原分解和组织对糖的利用；促进脂肪分解和利用；促进水盐代谢，甲状腺激素具有利尿作用，甲状腺功能减低症时细胞间液增多，并聚积大量白蛋白与黏蛋白，称为黏液性水肿。促进维生素代谢：使维生素 B_1、B_2、B_3、C 的需要量增加，同时促进胡萝卜素转变成维生素 A 及维生素 A 生成视黄醇。

（4）对中枢神经系统影响：甲状腺素对神经系统的发育及功能调节十分重要。胎儿脑细胞数目在妊娠末3个月增长最快，出生后第一年仍快速增长。在脑细胞增殖、分化期，甲状腺激素必不可少，尤其是妊娠后半期与生后第一年期间更为重要。甲状腺功能减低症发生越早，脑损害越重，且常不可逆转。

（5）对消化系统影响：分泌不足时，常有食欲缺乏、腹胀、便秘等。甲状腺素分泌过多时，食欲亢进，肠蠕动增加，大便次数多，但性质正常。

（6）对血液循环系统影响：甲状腺素能增强 β-肾上腺素能受体对儿茶酚胺的敏感性，故甲状腺功能减低症患者心率慢，心音低钝，心脏增大。而甲状腺功能亢进症患者出现心跳加速、心排血量增加等。

甲状腺发育及甲状腺激素合成、释放、转运与调节过程中任一环节的障碍都可引起甲状腺素不足及其生物效应低下，临床上发生甲状腺功能减低。

【病因】

1. 散发性先天性甲状腺功能减低症

（1）甲状腺发育异常：包括甲状腺缺如或发育不全或异位，是造成先天性甲状腺功能减低症最主要的原因，占 80%～90%。多见于女孩，女：男为 2：1。其中 1/3 病例为甲状腺完全缺如，其余为发育不全或甲状腺在迁移过程中不能到达甲状舌骨前，而停留在舌下至正常甲状腺部位之间的任何部位形成异位甲状腺，部分或完全丧失其功能。造成甲状腺发育异常的原因尚未阐明，可能与遗传素质与免疫介导机制有关。

（2）甲状腺激素合成障碍：是导致先天性甲状腺功能低下的第 2 位常见原因，占 10%～15%。多见于甲状腺激素合成和分泌过程中酶（过氧化物酶、耦联酶、脱碘酶及甲状腺球蛋白合成酶等）的缺陷，造成甲状腺素不足。多为常染色体隐性遗传病。以上病变除甲状腺功能减低外，多有甲状腺肿大为其特征。

（3）TSH、TRH 缺乏：亦称中枢性甲状腺功能减低症或继发性甲状腺功能减低症，是因垂体分泌 TSH 障碍而引起的，常见于特发性垂体功能低下或下丘脑、垂体发育缺陷。其中 TRH 分泌缺陷（垂体柄中断综合征、下丘脑病变）较多见。TSH 单一缺乏者甚为少见，常与 GH、催乳素（PRL）、黄体生成素（LH）等其他垂体激素缺乏并存，是由于位于 3p11 的 Pit-1 基因突变所引起，临床上称为多垂体激素缺乏综合征（MPHD）。

（4）甲状腺或靶器官反应低下：①甲状腺细胞膜上 TSH 受体的"失功能"变异，TSH 因而不能激活受体，T_3、T_4 低下，但 TSH 升高；②外周组织的 β-甲状腺素受体变异，虽呈甲状腺功能减低表现，但 T_3、T_4 和 TSH 均增高。均为罕见病。

（5）母亲及新生儿因素：母亲服用抗甲状腺药物或母亲患自身免疫性甲状腺疾病，存在抗 TSH 受体抗体（TRB-Ab），均可通过胎盘或哺乳而影响胎儿，造成甲状腺功能减低，亦称暂时性甲状腺功能减低症，通常在 3 个月后好转。暂时性甲状腺功能减低症还见于部分早产儿（其下丘脑发育不成熟或脑损伤）。

2. 地方性先天性甲状腺功能减低症　多因孕妇饮食缺碘，致使胎儿在胚胎期即因碘缺乏而导致甲状腺功能低下。

【临床表现】

甲状腺功能减低症的症状出现的早晚及轻重程度与残留甲状腺组织的多少及甲状腺功能低下的程度有关。先天性无甲状腺或酶缺陷患儿在婴儿早期即可出现症状，甲状腺发育不良者常在生后 3～6 个月时出现症状，亦偶有数年之后才出现症状。患儿的主要临床特征包括智能落后、生长发育迟缓和生理功能低下。

1. 新生儿期　多数新生儿甲状腺功能减低症状和体征轻微，甚至缺如，缺乏特异性，但仔细询问病史及体检可发现可疑线索，如母孕期胎动少，患儿常为过期产，出生体重常大于第 90 百分位，身长和头围可正常，前、后囟大；生后常有腹胀，胎便排出延迟，便秘，脐疝，易被误诊为先天性巨结肠；生理性黄疸期延长；因低代谢，患儿对外界反应低下，嗜睡，少哭，哭声低下，体温低（常<35℃），末梢循环差，皮肤出现斑纹或有硬肿现象等；心音低钝，心率缓慢，呼吸表浅、困难甚至呼吸暂停。以上症状和体征均无特异性，易被误诊为其他疾病。开展新生儿筛查以来，暂时性甲状腺功能减低症有所增加，此类患儿虽 TSH 升高，但无甲状腺发育不良或甲状腺素合成障碍。有些新生儿仅 TSH 升高，但 T_4 正常，临床上无甲状腺功能减低症表现，被称为暂时性高 TSH 血症。

2. 婴幼儿和儿童期　常在出生后数月或 1 岁后因发育落后就诊，此时甲状腺素缺乏严重，症状典型。临床症状严重程度与甲状腺激素缺乏程度和持续时间密切相关。

（1）特殊面容：头大，颈短，皮肤粗糙、面色苍黄，毛发稀疏、无光泽，面部黏液水肿，眼睑水肿，眼距宽，鼻梁低平，唇厚，舌大而宽厚、常伸出口外，表情淡漠（图 16-2）。

（2）生长发育迟缓：生长迟缓严重者 1 岁内已明显，表现为身材矮小，且呈不匀称性，表现躯体长，四肢短小，上部量/下部量>1.5，站立时腰椎前挺，腹部隆起，常有脐疝；骨龄发育落后（图 16-3）。

（3）神经系统功能障碍：运动及智能发育均落后。智能低下，记忆力、注意力均下降，神经反射及感觉迟钝，嗜睡；运动发育障碍，如翻身、坐、立、走的时间都延迟，肌张力低下。常有听力下降。

（4）生理功能低下：精神差，安静少动，对周围事物反应少，体温低而怕冷，声音低哑；心血管功能低下，如心率缓慢、心音低钝；X 线片可示心影增大，可伴心包积液、胸腔积液；心电图呈低电压，PR 间期延长，传导阻滞等；消化系统功能低下，如食欲缺乏、腹胀、便秘，大便干燥。多有轻到中度贫血，抗贫血药无效，甲状腺素治疗有效。

图 16-2 甲状腺功能减低症患儿特殊面容

图 16-3 甲状腺功能减低症患儿与正常儿童

3. 迟发型

(1) 轻中度甲状腺功能低下:在婴幼儿期除体格生长稍落后外可无明显异常表现,常见于异位甲状腺和甲状腺合成酶(不完全性)缺陷,后者常有甲状腺肿大,是代偿表现。本型智力多在正常范围(可以偏低),就诊原因多为学龄前期因身高渐进性落后同龄儿,体检见假性肥胖(隐性黏液性水肿),多有心率缓慢及腹胀,常伴有贫血。

(2) 下丘脑-垂体性甲状腺功能减低症:甲状腺本身发育正常,甲状腺功能低下缘于 TSH 或 TRH 分泌不足。常为腺垂体功能低下的一部分,患儿常保留部分甲状腺激素分泌功能,因此临床症状较轻,面容体态异常不明显,常伴有腺垂体其他激素分泌不足症状,如低血糖(ACTH 缺乏)、小阴茎(GH 缺乏),甚至可伴尿崩症。

4. 地方性甲状腺功能减低症 发生于缺碘区,因在胎儿期碘缺乏而不能合成足量甲状腺激素,影响中枢神经系统发育。临床表现为两种不同的类型,但可相互交叉重叠。

(1) "神经性"综合征:主要表现为共济失调、痉挛性瘫痪、聋哑、智能低下,但身材正常,甲状腺功能正常或轻度减低。

(2) "黏液水肿性"综合征:临床上有显著的生长发育和性发育落后、智力低下、黏液性水肿等。血清 T_4 降低、TSH 增高。约 25% 患儿有甲状腺肿大。

【辅助检查】

1. 新生儿筛查 因本病发生率高和早期诊断而获治疗可保证患儿具正常智力和体格发育,故新生儿筛查对本病意义重大。我国 1995 年 6 月颁布的《母婴保健法》将先天性甲状腺功能减低症列入法定筛查内容。国内目前筛查方法为足月新生儿出生 72 小时后,7 天之内,并充分哺乳,足跟采血,滴于专用滤纸片上测定干血滤纸片 TSH 值,如 TSH>20mU/L,进一步采静脉血测 TSH、FT_4 确诊。该法方便、经济和有效,能使患儿早期确诊。我国自 1981 年开始进行新生儿先天性甲状腺功能减低症的筛查,目前全国筛查覆盖率已经超过 60%。

新生儿筛查只能检出原发性甲状腺功能减低症和高 TSH 血症,无法检出中枢性甲状腺功能减低症、TSH 延迟升高的患儿。且由于技术及个体差异,约 5% 的先天性甲状腺功能减低症患儿无法通过新生儿筛查系统检出。因此,对甲状腺功能减低症筛查阴性病例,如有可疑症状,应采血再次检查甲状腺功能。危重新生儿、双胎或接受过输血治疗的新生儿可能出现筛查假阴性结果,必要时应再次采血复查。低或极低出生体重儿由于下丘脑-垂体-甲状腺轴反馈建立延迟,可能出现 TSH 延迟升高,为防止新生儿筛查假阴性,可在生后 2~4 周或体重超过 2500g 时重新采血复查测定 TSH、FT$_4$。

2. 甲状腺功能测定　包括血清 TSH、FT$_4$、T$_4$、FT$_3$、T$_3$,是甲状腺功能减低症的特异性确诊指标。其中血清 TSH 和 FT$_4$ 最具诊断价值,FT$_4$ 浓度不受甲状腺结合球蛋白(TBG)水平影响。若血 TSH 增高、FT$_4$ 降低,可诊断为先天性甲状腺功能减低症。若血 TSH 增高、FT$_4$ 正常,可诊断为高 TSH 血症。若 TSH 正常或降低,FT$_4$ 降低,诊断为中枢性甲状腺功能减低症。甲状腺功能减低症时血清 T$_3$ 降低或在正常下限(T$_4$ 向 T$_3$ 转化增加,以维持生物活性高的 T$_3$ 水平)。因小儿时期 T$_3$、T$_4$ 高于成人,判断时应注意年龄特征。

3. 甲状腺 B 超检查　可检测甲状腺是否缺失、大小形状及位置。对异位甲状腺判断不如放射性核素显像敏感,甲状腺肿大常提示甲状腺激素合成障碍或缺碘。

4. 核素扫描(SPECT)检查　碘 123(^{123}I)或锝 99m(^{99m}Tc)由于放射性低常用于儿童甲状腺核素扫描。甲状腺放射性核素扫描可判断甲状腺的位置、大小、发育情况及摄取功能。尤其先天性甲状腺功能减低症治疗 2 年后,可对甲状腺位置、功能做充分评估。TSH 高时核素摄取增加,而甲状腺素替代治疗后 48 小时内核素摄取不再增加,故核素扫描检查必须在治疗前进行,但注意不要因为做此检查而推迟开始治疗时间。甲状腺核素摄取缺乏结合 B 超可以明确甲状腺是否缺如。若核素扫描提示甲状腺增大需除外甲状腺激素合成障碍,结合进一步的过氯酸盐排泄试验明确甲状腺碘的氧化和有机化缺陷。

5. 骨龄测定　摄正位 X 线片判断(>6 个月,左手正位;<6 个月,右膝正位),甲状腺功能减低症时骨龄延迟,成骨中心小而边缘不规则。正常新生儿期腕部尚未出现骨化中心,而股骨远端或胫骨近端骨化中心已呈现。本病患儿可无骨化中心,但并非特异性诊断指标。

6. 甲状腺球蛋白(TG)测定　TG 可反映甲状腺组织存在和活性,甲状腺发育不良患儿 TG 水平明显低于正常对照。甲状腺摄碘缺乏而 TG 升高者提示甲状腺存在,需考虑 TSH 受体突变、碘转运障碍或存在母源性 TRB-Ab,而非甲状腺发育不良。

7. 抗甲状腺抗体测定　自身免疫性甲状腺疾病的母亲产生的 TRB-Ab 可通过胎盘影响胎儿甲状腺发育和功能。5% 孕龄女性患有自身免疫性甲状腺疾病,可伴有甲状腺球蛋白抗体或过氧化物酶抗体,但TRB-Ab 阳性者少见。

8. TRH 刺激试验　用于鉴别下丘脑或垂体性甲状腺功能减低症。若血清 T$_4$、TSH 均低,则疑有 TSH 或TRH 分泌不足,以 7μg/kg 的 TRH 静脉注射,在注射 20~30 分钟内正常者出现 TSH 上升峰,90 分钟后回至基础值。若未出现高峰,考虑垂体病变;TSH 峰值过高或出现时间延长,提示下丘脑病变。随着超敏感的第三代增强化学发光法 TSH 检测技术的应用,一般不需再进行 TRH 刺激试验。

9. 其他检查　延迟诊断和治疗的患儿还需检查血常规、肝功能、心肌酶谱、血脂及心电图等;继发性甲状腺功能减低症应做下丘脑-垂体磁共振(MRI)及其他垂体激素检查。对有家族史或其他检查物提示为某种缺陷的甲状腺功能减低症时可进行基因检测。

【诊断与鉴别诊断】

在新生儿期不易确诊,故对新生儿进行群体筛查是诊断本病的重要手段。对典型患儿根据临床表现及甲状腺功能检查不难确诊,并可进行病因诊断。

1. 甲状腺发育异常　表现为 FT$_4$ 或 T$_4$ 下降,TSH 升高;TG 低。甲状腺 B 超及核素扫描发现甲状腺形态异常。

2. 甲状腺激素合成障碍　表现为 FT$_4$、T$_4$、T$_3$ 低,TSH 高,TG 低。甲状腺影像学检查一般正常,部分病例有甲状腺肿大。

3. 下丘脑-垂体性甲状腺功能减低症　表现为 T$_4$、FT$_4$、T$_3$ 低,TSH 低或正常,TG 正常。常伴其他下丘脑垂体功能障碍表现:代谢异常、生长迟滞、性功能发育障碍等。头颅 MRI 检查及 TRH 刺激试验有助于诊断。

4. 甲状腺结合球蛋白(TBG)缺乏 表现为 T_4 低、FT_4 稍低、T_3 及 TSH 正常、TBG 低,TG 正常;为 X 连锁隐性遗传,无甲状腺肿大。

5. 碘缺乏 表现为 T_4 低、TSH 高,多发生于缺碘区,母亲有明显甲状腺肿,其新生儿常伴甲状腺肿大。

对不典型或轻症患儿需与以下疾病鉴别:

1. 21-三体综合征 本病也有智能和运动发育迟缓,但其皮肤细腻并有其特殊面容和掌纹,无黏液性水肿,常伴有其他先天畸形。染色体核型分析可鉴别。

2. 先天性巨结肠 本病生后早期即有腹胀、便秘,也可有脐疝,但其面容、精神反应、哭声正常,无代谢低下表现。血 T_3、T_4、TSH 正常。钡灌肠可见结肠痉挛段与扩张段。

3. 先天性软骨发育不良 本病也有身材矮小,但其主要表现四肢短,尤其上臂和股部,直立位时手指尖摸不到股骨大粗隆,额前突,鼻凹,常呈鸡胸和肋骨外翻,指短分开,腹膨隆,臀后翘;且患儿智力正常;X 线检查有全部长骨变短,增粗,密度增高,干骺端向两侧膨出可资鉴别。

4. 黏多糖病 I 型 本病亦有丑陋面容、矮小及智能发育落后,但其有肝脾肿大;X 线检查可见特征性肋骨飘带状、椎体前部呈楔状,长骨骨骺增宽,掌骨和指骨较短;尿中可检出异常的黏多糖代谢产物。

5. 垂体性侏儒 多有难产史,智力正常,面容幼稚,无黏液水肿面容,全身比例匀称,皮肤细,男孩外生殖器发育小。血生长激素减低,全垂体性侏儒可有 T_4 减低。TSH 减低或正常。

【治疗】

1. 治疗原则

(1) 因甲状腺素在生后早期对神经系统发育的重要性,早期诊断及治疗至关重要,延误治疗可致脑发育呈不可逆性损害。

(2) 一旦确诊,任何类型的先天性甲状腺功能减低症均需立即给以甲状腺素替代治疗,持续性甲状腺功能减低症者需终身治疗。

(3) 对于新生儿筛查初次结果显示干血滤纸片 TSH 值超过 40mU/L,同时 B 超显示甲状腺缺如或发育不良者,或伴有先天性甲状腺功能减低症临床症状与体征者,可不必等静脉血检查结果立即开始左甲状腺素钠治疗。不满足上述条件的筛查阳性新生儿应等待静脉血检查结果后,再决定是否给予治疗。

(4) 如为新生儿疾病筛查诊断的先天性甲状腺功能减低症,治疗剂量应该一次足量给予,使血 T_4 维持在正常高值水平。而对于大年龄的下丘脑-垂体性甲状腺功能减低症,甲状腺素治疗需从小剂量开始,同时给予生理需要量皮质激素治疗,防止突发性肾上腺皮质功能衰竭。对于 TSH 大于 10mU/L,而 FT_4 正常的高 TSH 血症,复查后 TSH 仍然增高者应予治疗,L-T_4 起始治量可采用维持剂量,4 周后根据 TSH 水平调整。对疑为暂时性甲状腺功能减低症者,可在治疗 2 年后减药或停药 1 个月复查甲状腺功能,若功能正常,则可停药定期观察。

(5) 治疗期间饮食中应富含蛋白质、维生素及矿物质。对小婴儿,L-T_4 片剂应压碎后在勺内加入少许水或奶服用,不宜置于奶瓶内喂药,应避免与豆奶、铁剂、钙剂、考来烯胺、纤维素和硫糖铝等可能减少甲状腺素吸收的食物或药物同时服用。

2. 甲状腺激素替代治疗 左甲状腺素钠(L-thyroxine,L-T_4)是治疗先天性甲状腺功能减低症的最有效药物。L-T_4 为人工合成的 T_4,100μg/片或 50μg/片,纯度高,半衰期为 1 周,因 T_4 浓度每日仅有小量变动,血清浓度较稳定,每日服一次即可。目前我国推荐新生儿起始剂量为每日 $10\sim15$μg/kg,治疗目标是 2 周内使 FT_4 达到正常,1 个月内使 TSH 正常。对于严重先天性心脏病患儿,初始剂量应减少。治疗后 2 周抽血复查,根据血 FT_4、TSH 浓度调整治疗剂量。在随后的随访中甲状腺素维持剂量需个体化,血 FT_4 应维持在平均值或正常上限,TSH 维持正常范围内,据 FT_4、TSH 水平调整剂量。不同年龄替代治疗参考剂量见表 16-1。

表 16-1   甲状腺激素（L-T₄）替代治疗剂量表

年龄	μg/d	μg/（kg·d）
新生儿	37.5~50	10~15
3~12 个月	37.5~75	5~10
1~5 岁	75~100	5~6
6~12 岁	100~150	4~5
12 岁~成人	100~200	2~3

3. 随访   在治疗开始后应每 2 周随访一次,血清 FT_4 和 TSH 正常后可减为每 3 个月一次,3 岁以后可减为每 6 个月一次。随访内容包括:

（1）监测血清 FT_4 及 TSH:每次调整剂量后 4 周测定 FT_4 及 TSH。

（2）监测临床表现:甲状腺素剂量合适时大便次数及性状正常,食欲好转,腹胀消失,心率维持在正常范围,智能及体格发育改善;剂量不足时,患儿身高及骨骼发育落后;剂量过大则引起烦躁、多汗、消瘦、腹痛和腹泻等症状。

（3）监测合并症:有无合并肺动脉狭窄,房间隔缺损,室间隔缺损等心血管系统畸形。

（4）定期听力评估。

（5）定期监测体格及智力发育,每年复查 1 次骨龄。

【预后】

新生儿筛查阳性者确诊后应立即开始正规治疗,预后良好。如果出生后 3 个月内开始治疗,预后尚可,智能绝大多数可达到正常;如果未能及早诊断而在 6 个月后才开始治疗,虽然给予甲状腺素可以改善生长状况,但是智能仍会受到严重损害。

第四节   生长激素缺乏症

案例 16-3

男孩,13 岁,足月顺产,出生体重 3kg,身长 49cm。6 岁前生长近似正常,6 岁左右家长觉其比同龄儿矮半个头,其后随年龄增大与正常差距日增。至今无重大疾病,智力正常,自幼食欲缺乏。体检:面容幼稚,脸圆胖,皮肤细腻,身高 126cm,体重 20kg,体态匀称,脉搏 72 次/分,肝、脾未及,阴茎短小 2.5cm×1.2cm,睾丸下降,容积 1.0ml。血常规示轻度贫血。骨龄 7 岁。

思考:

1. 请问如何评价该儿童的生长发育?

2. 初步考虑什么诊断?

生长激素缺乏症(growth hormone deficiency,GHD)又称垂体性侏儒症,是由于腺垂体合成和分泌生长激素(growth hormone,GH)部分或完全缺乏,或由于结构异常、受体缺陷等所致的生长发育障碍性疾病。其身高处在同年龄、同性别正常健康儿童生长曲线第三百分位数以下或低于平均数减两个标准差,符合矮身材(short stature)标准。发生率为 1/5000~1/4000。大多为散发性,少部分为家族性遗传。

【发病机制及病理生理】

生长激素(GH)是由腺垂体嗜酸性粒细胞合成和分泌,含 191 个氨基酸,分子量 22kD,属非糖基化蛋白质激素,GH 的半衰期为 15~30 分钟。人类 GH 基因定位于第 17 号染色体长臂 q22~24 区带。GH 的自然分泌呈脉冲式,每2~3小时出现一个峰值,夜间入睡后分泌量增高,且与睡眠深度有关,在Ⅲ或Ⅳ期睡眠相时达高峰;白天空腹时和运动后偶见高峰。初生婴儿血清 GH 水平较高,分泌节律尚未成熟,因此睡-醒周期中 GH 水平少有波动。生后2~3周血清 GH 浓度开始下降,分泌节律在生后2个月开始出现。儿童期每日 GH 分泌量超过成人,在青春发育期更明显。在血液循环中,大约50%的 GH 与生长激素结合蛋白(GHBP)结合,以 GH-GHBP 复合物的形式存在。

GH 的基本功能是促进生长,同时也是体内多种物质代谢的重要调节因子。其主要生物效应为:①促生长效应:促进人体各种组织细胞增大和增殖,使骨骼、肌肉和各系统器官生长发育,骨骼的增长即导致身体长高;②促代谢效应:GH 促生长作用的基础是促进合成代谢,可促进蛋白质的合成和氨基酸的转运和摄取;促进肝糖原分解,减少对葡萄糖的利用,降低细胞对胰岛素的敏感性,使血糖升高;促进脂肪组织分解和游离脂肪酸的氧化生酮过程;促进骨骺软骨细胞增殖并合成含有胶原和硫酸黏多糖的基质。

GH 促生长作用的实现有赖于下丘脑-GH-IGF 轴(促生长素轴)的完整性。该轴包括了 GH"上游"的下丘脑分泌的 GH 释放激素(GHRH)及生长抑素(SS)控制其分泌,以及 GH"下游"的 GH 受体、GH 结合蛋白、生长介素(胰岛素样生长因子,insulin-like growth factor,IGF)以及 IGF 的结合蛋白和受体。IGF-1 是介导 GH 促生长作用的主要生长因子。GH 促使肝细胞合成和分泌 IGF-1 进入血液循环,同时,GH 的靶细胞也能合成 IGF-1,称之为自分泌,如软骨生长板细胞产生的 IGF-1 对骨生长起重要作用。促生长素轴的任一环节有缺陷都可引起生长迟缓。然而,生长激素缺乏症主要是指因生长激素分泌不足所致,它可以缘于垂体本身 GH 合成不足,也可以是因神经递质-神经激素功能途径缺陷使 GHRH 分泌缺陷影响GH 释放。

【病因】

1. 特发性(原发性)

(1) 下丘脑-垂体功能障碍:现有的资料表明,大多数特发性生长激素缺乏症的原因病变在下丘脑,其生长激素释放激素(GHRH)的释放明显减少;此外,垂体的发育异常,如不发育、发育不良或空蝶鞍,其中有些伴有视中隔发育不全(septo-optic dysplasia),唇裂、腭裂等畸形,均可引起生长激素合成和分泌障碍,其具体原因尚不十分清楚,由于下丘脑功能缺陷所造成的 GHD 远较垂体功能不足导致者为多。其中因神经递质-神经激素功能途径的缺陷,导致 GH-RH 分泌不足而致的身材矮小者称为生长激素神经分泌功能障碍,这类患儿的 GH 分泌功能在药物刺激试验中可能表现正常。

(2) 遗传性生长激素缺乏(HGHD):约占 GHD 的 5%。GH1 基因缺陷引起单纯性生长激素缺乏症(IGHD),而垂体 Pit-1 转录因子缺陷导致多种垂体激素缺乏症(MPHD),临床上表现为多种垂体激素缺乏。IGHD 按遗传方式分为Ⅰ(AR)、Ⅱ(AD)、Ⅲ(X 连锁)3 型。此外,还有少数矮身材儿童是由于 GH 分子结构异常、GH 受体缺陷(Laron 综合征)或 IGF 受体缺陷(非洲 Pyg-my 人)所致,临床症状与 GHD 相似,但呈现 GH 抵抗或 IGF-1 抵抗,血清 GH 水平不降低或反而增高,是较罕见的遗传性疾病。

2. 器质性(获得性) 后天疾病致下丘脑-腺垂体器质性损害致 GH 分泌不足,常见有肿瘤(颅咽管瘤、错构瘤、垂体腺瘤、神经纤维瘤)、炎症(中枢感染后)、外伤(包括围生期损伤,如臀位、难产和生后其他原因所致的头颅外伤)、放射及浸润性病变(如朗格汉斯细胞组织细胞增多症)。其中产伤是国内生长激素缺乏症最主要的病因。

3. 暂时性 体质性青春期生长延迟、社会心理性(受虐待、忽视等)生长抑制、原发性甲状腺功能减低症等均可造成暂时性 GH 分泌功能低下,在外界不良因素消除或原发病治疗后即可恢复正常。

【临床表现】

原发性生长激素缺乏症多见于男孩,男:女为3:1。患儿出生时身长和体重均正常,但多有难产史、窒息史、胎位不正等,1 岁以后出现生长速度减慢,身高落后比体重低下更为显著,身高低于同年龄、同性别正常健康儿童生长曲线第 3 百分位数以下（或低于平均数-2SD），身高年增长速率<5cm，成年后身高一般不超过 130cm。肢体匀称、面容幼稚（娃娃脸）和腹脂堆积为本症典型表现。智能发育正常。患儿智力正常，骨龄延迟（骨龄落后生活年龄 2 岁以上）。青春发育大多延迟（与骨龄成熟程度有关）。

一部分生长激素缺乏患儿同时伴有一种或多种其他垂体激素缺乏，这类患儿除生长迟缓外，尚有其他伴随症状：伴有促肾上腺皮质激素（ACTH）缺乏者容易发生低血糖；伴促甲状腺激素（TSH）缺乏者可有食欲缺乏、活动较少等轻度甲状腺功能不足的症状；伴有促性腺激素缺乏者性腺发育不全，出现小阴茎，至青春期仍无性器官和第二性征发育等。

继发性生长激素缺乏症可发生于任何年龄，其中由围生期异常情况导致者，常伴有尿崩症。颅内肿瘤则多有头痛、呕吐、视野缺损等颅内压增高以及视神经受压迫的症状和体征。

【辅助检查】

1. GH 释放激发试验　生长激素缺乏症的诊断依靠 GH 水平的测定。生理状态下，GH 呈脉冲式分泌，这种分泌与垂体、下丘脑、神经递质以及大脑结构和功能的完整性有关，有明显个体差异，并受睡眠、运动、摄食和应激的影响，故单次测定血 GH 水平不能真正地反映机体的 GH 分泌情况。因此，对疑诊患儿必须进行 GH 激发试验，以判断其垂体分泌 GH 的功能。

（1）生理性激发：①运动可激发 GH 分泌，空腹作剧烈运动后 15~20 分钟抽血；②睡眠后在 EEG 监测下于睡眠Ⅲ~Ⅳ期时或入睡后 1 小时抽血。两者均只有筛查意义，不能作为确诊手段。

（2）药物激发：为确诊实验，还可以区别病变部位是在下丘脑还是在垂体。常用药物激发剂有胰岛素、精氨酸、左旋多巴、可乐定，具体方法见表 16-2。

表 16-2　生长激素释放常用药物激发试验

药物	方法	采血时间
胰岛素	胰岛素 0.05U/kg，生理盐水稀释后静脉注射	注射前、后 15、30、45、60min
可乐定	4μg/kg 或 0.15g/1.73m²，一次口服	注射前、后 30、60、90、120min
左旋多巴	10mg/kg 或 0.5g/1.73m²，一次口服	注射前、后 30、60、90、120min
精氨酸	0.5g/kg，用注射用水配成 5%~10% 溶液，30 分钟静脉滴注完	注射前、后 30、60、90、120min

由于各种药物激发 GH 反应途径不同，各种试验的敏感性、特异性亦有差异，故通常采用至少 2 种作用途径不同的药物进行激发试验才能作为判断的结果。一般多选择胰岛素加可乐定或左旋多巴试验。对于年龄较小的儿童，尤空腹时有低血糖症状者应用胰岛素时应注意监护，因其可能引起低血糖、惊厥等严重反应。为排除外源因素的影响，刺激试验前应禁食、卧床休息，于试验前 30 分钟放好留置针头，在上午 8~10 时进行试验。一般认为 GH 的峰值在试验过程中<10μg/L 即为分泌功能不正常。GH 峰值<5μg/L，为 GH 完全缺乏；GH 峰值 5~10μg/L，为 GH 部分缺乏。

2. 血 IGF-1、IGFBP3 测定　该检查与 GH 激发试验结合有助诊断。血清 IGF-1 浓度与 GH 峰值呈正相关。IGF-1 主要以蛋白结合的形式（IGFBPs）存在于血循环中，其中以 IGFBP3 为主（95% 以上）。IGFBP3 有运送和调节 IGF-1 的功能，其合成也受 GH-IGF 轴的调控，因此 IGF-1 和 IGFBP3 都是检测 GH-IGF 轴功能的指标。两者在血循环中的水平比较稳定，无昼夜变化，其值随年龄增长而升高。目前 IGF-1、IGFBP3 一般可作为 5 岁到青春发育期前儿童生长激素缺乏症筛查检测指标。

另外，IGF-1 测定还可监测 GH 治疗后的反应，并具有一定的鉴别诊断意义。如矮小儿童 GH 激发试验中 GH 峰值正常，而 IGF-1 低下，但在注射外源性 GH 后，IGF-1 升高，生长速率加快，表明该儿童的生长激素分子有变异；如 IGF-1 不升高，生长不加速，则表明生长激素分子无变异，可能系生长激素受体缺陷。

3. 其他辅助检查

（1）X 线检查：常用左手腕、掌、指骨正位 X 线片评定骨龄。生长激素缺乏症患儿骨龄落后于实际年龄 2 岁或 2 岁以上。

（2）CT 或 MRI 检查：已确诊为生长激素缺乏症的患儿，根据需要选择头颅 CT 或 MRI 检查，以了解下丘脑-垂体有无器质性病变，尤其对检测肿瘤有重要意义。该项检查不是确诊 GHD 的特异性检查，而是确诊 GHD 后的病因学检查，更不应该作为矮小的初筛检查。

（3）常规进行血、尿检查和肝、肾功能检测。

4. 其他内分泌检查　生长激素缺乏症诊断一旦确立，应检查下丘脑-垂体轴的其他功能。根据临床表现可选择测定 TSH、T$_4$、ACTH、皮质醇、促黄体生成素（LH）、促卵泡生成素（FSH）以判断有无甲状腺、性腺激素等缺乏。

5. 染色体检查　对矮身材患儿具有体态发育异常者应进行核型分析，尤其是女性矮小伴青春期发育延迟者，应常规行染色体分析，排除常见的染色体疾病如 Turner 综合征等。

【诊断与鉴别诊断】

1. 诊断　按临床特征、身高低于同龄同性别正常参照值的-2SD 可初步拟诊。同时应详细了解母孕期、围生期病史、喂养史及疾病情况、父母身高及父母青春发育年龄，尤其应分析其历年的生长资料判断生长速度、身高和体重的关系、开始偏离正常生长轨道的年龄以及生长的趋势（是否呈衰减性）。体征注意有无 GHD 面容、身材匀称性以及小阴茎等以与其他生长异常鉴别。药物激发的 GH 峰值是重要的特异性诊断依据，结合血 IGF-1 水平可确诊。确诊 GHD 后按需作头颅 CT 或 MRI 等进行相关病因学检查。

GHD 的诊断依据包括：①匀称性身材矮小，身高落后于同年龄、同性别正常儿童生长曲线第 3 百分位数以下者（或低于平均数减两个标准差）；②生长缓慢，年生长速率<7cm/年（3 岁以下）；<5cm/年（3 岁~青春期前）；<6cm/年（青春期）；③骨龄落后于实际年龄 2 年以上；④两种药物激发试验结果均示 GH 峰值低下；⑤智能正常，与年龄相称；⑥排除其他影响生长的疾病；⑦血清胰岛素样生长因子 1（IGF-1）水平低于正常。

2. 鉴别诊断　引起生长落后的原因很多，需与 GHD 鉴别的主要有：

（1）家族性矮身材：父母身高均矮，小儿身高常在第 3 百分位数左右，但其年生长速率>5cm/年，骨龄和年龄相称，智能和性发育正常。

（2）体质性青春期延迟：多见于男孩。青春期开始发育的时间比正常儿童迟 3~5 年，青春期前生长缓慢，骨龄也相应落后，但身高与骨龄一致，青春期发育后其最终身高正常。父母一方往往有青春期发育迟病史。

（3）特发性矮身材（idiopathic short stature, ISS）：病因不明，出生时身长和体重正常；生长速率稍慢或正常，一般每年生长速率<5cm；两项 GH 激发试验的 GH 峰值≥10μg/L，IGF-1 的浓度正常；骨龄正常或延迟。无明显的慢性器质性疾病，无心理和严重的情感障碍。

（4）先天性卵巢发育不全综合征（Turner 综合征）：女孩身材矮小时应考虑此病。本病的临床特点为：身材矮小；第二性征不发育；具有特殊的躯体特征，如颈短、颈蹼、肘外翻、后发际低、乳距宽、色素痣多等。典型的 Turner 综合征与生长激素缺乏症不难区别，但嵌合型或等臂染色体所致者因症状不典型，应进行染色体核型分析以鉴别。

（5）先天性甲状腺功能减低症：该症除有生长发育落后、基础代谢率低、骨龄明显落后外，还有智能低下，故不难与 GHD 区别。但有些晚发性病例症状不明显，需借助血 T$_4$ 降低、TSH 升高鉴别。

（6）先天性骨骼发育障碍：先天性软骨发育不良、黏多糖病、成骨不全等有独特的体态和面容可资鉴别。骨 X 线有特异性改变是重要诊断依据。

（7）其他内分泌代谢病引起的生长落后：先天性肾上腺皮质增生症、性早熟、皮质醇增多症、糖原贮积症等各有其特殊的临床表现，易于鉴别。

（8）营养不良：以往有营养不良史引起相应阶段的生长阻滞，目前营养恢复，生长速度正常，但身高未能追赶至正常者；此种情况往往需靠以往身高、体重资料判断。此外，有潜在慢性病，如心、肝、肾疾病也影响生长。

（9）宫内生长迟缓：出生时体重和（或）身长落后于正常第 3 百分位或-2SD 以下，生后早期可有一度追赶，大部分小儿其成年可达正常群体身高范围；但有部分患儿（10%~15%）持续生长迟缓，无论有无 GH 缺乏，均有生长激素抵抗。

【治疗】

1. GH 替代治疗　基因重组人生长激素（recombinant hGH,rhGH）是 GHD 的主要替代治疗药物，国内可用的 rhGH 有粉剂及水剂两种（长效 rhGH 制剂已完成临床试验）。剂量每次 0.075~0.15U/kg，采用每周 6~7 天给药方式，睡前 30 分钟皮下注射。常用注射部位为大腿中部 1/2 的外、前侧面、上臂、腹壁、脐周等。rhGH 治疗 GHD 疗程宜长，可持续至身高满意或骨骺融合。年龄越小，GH 缺乏越严重者，疗效越好。营养状况、父母身高也对疗效起正性影响。治疗后第 1 年生长最快（追赶性生长），1 年可长 8~12cm，第 2 年有下降，第 3 年后会降至相应年龄的正常生长速度。

应用 rhGH 治疗的副作用较少，主要有：①甲状腺功能减低：多在开始注射 2~3 个月后发生，可按需给予 L-甲状腺素片纠正；②糖代谢改变：长期、较大剂量使用生长激素可发生胰岛素抵抗，空腹血糖和胰岛素水平上升，停药数月后即可恢复；③特发性良性颅高压：较少见，停药及对症处理后可缓解，缓解后再给 GH 一般不再发生；④注射局部红肿、皮疹：少见，通常在数日内消失，可继续使用；⑤股骨头滑脱和坏死：少见，可暂时停药并补充维生素 D 和钙片治疗；⑥诱发肿瘤危险：目前临床资料未显示 rhGH 治疗可增加肿瘤发生或复发的危险性，但对恶性肿瘤及严重糖尿病患者建议不用 rhGH。

2. 促生长激素释放激素（GHRH）　目前已知很多 GH 缺乏属下丘脑性，故应用 GHRH 可奏效，对 GHND 有较好疗效，但对垂体性 GH 缺乏者无效。一般每天用量 8~30μg/kg，每天分早晚 1 次皮下注射或 24 小时皮下微泵连续注射。但不推荐常规使用。

3. 其他腺垂体激素的替代治疗　伴其他腺垂体激素缺乏时应给以相应的替代，如 TSH 缺乏有血清 T₄ 低下时补充甲状腺素；ACTH 缺乏有低皮质醇血症时补充皮质醇，但剂量宜以不发生低血糖为度，否则会抑制生长。同时伴有性腺轴功能障碍的患儿在骨龄达 12 岁时可开始用性激素治疗，男性可注射长效庚酸睾酮 25mg，每月一次，每 3 个月增加 25mg，直至每月 100mg；女性可用炔雌醇 1~2μg/d，或妊马雌酮自每日 0.3mg 起，酌情逐渐增加，同时需监测骨龄。

4. 一般治疗　注意补充蛋白质、钙、微量元素等，以供骨生长所需；保证日常营养和充足的睡眠。

【随访】

所有确诊患儿都应进行长期随访。使用生长激素治疗者应监测：①甲状腺功能，每 3 个月 1 次；②监测身高、体重、生长速度，每 3 个月 1 次；③血糖和胰岛素水平，每 3 个月 1 次；④骨龄，每 6~12 个月复查 1 次，以评价疗效；⑤血清 IGF-1 和 IGFBP3 水平，每 3~6 个月 1 次，目前认为在 GH 治疗过程中维持适当的 IGF-1 和 IGFBP3 水平，是保证疗效和安全性评估指标；⑥肝肾功能、肾上腺皮质功能及糖化血红蛋白，每 6~12 个月 1 次；⑦垂体 MRI，GHD 首诊后未即刻用药或停药后再次用药的患儿，若间隔 1 年以上，需复查头颅 MRI。

第五节 儿童糖尿病

案例 16-4

女孩,10 岁,以"腹痛 2 天,呕吐 1 天"为主诉来诊。其 3 周前无明显诱因进行性乏力,夜尿多,严重时有遗尿。1 周来有轻咳嗽,近 2 天加重,以往体健。查体:体温 38℃,心率 128 次/min,呼吸 30 次/分,血压 80/40mmHg,体重 30kg。嗜睡、但能对答,皮肤干燥,弹性欠佳,口唇干红,扁桃体 Ⅱ 度肿大、充血,心音有力,两肺无干湿啰音,腹稍胀,全腹不固定轻压痛,以右下显著,肠鸣音正常,无脑膜刺激征及神经系统病理征。实验室检查:血常规示白细胞总数升高,伴核左移;尿常规:尿糖(+++),酮体(++);血 Na^+ 140mmol/L、K^+ 3.8mmol/L、葡萄糖 17mmol/L、HCO_3^- 13mmol/L、尿素氮 10mmol/L、肌酐 63μmol/L。

思考:

1. 该患儿应考虑什么疾病?

2. 是否存在中枢感染?

糖尿病(diabetes mellitus,DM)是由于内源性胰岛素绝对或相对缺乏所造成的一种以高血糖为生化特征的全身慢性代谢性疾病,可引起糖、脂肪、蛋白质、水及电解质的代谢紊乱,严重时导致酸碱平衡失常而威胁生命。儿童时期糖尿病主要是指 15 岁以前发生的糖尿病。

【分类】

糖尿病分为原发性和继发性两类。

1. 原发性糖尿病　按病因又可分为:

(1) 1 型糖尿病:因胰岛 β 细胞破坏,胰岛素分泌绝对不足所造成,必须使用胰岛素治疗,又称胰岛素依赖型糖尿病。

(2) 2 型糖尿病:由于胰岛 β 细胞分泌胰岛素不足或靶细胞对胰岛素不敏感(胰岛素抵抗)所致,多见于肥胖患者,又称非胰岛素依赖型糖尿病,近年来发病有增高趋势。

(3) 青年成熟期发病型(maturity-onset diabetes of youth,MODY):是一种罕见的遗传性 β 细胞功能缺陷症,属常染色体显性遗传。

2. 继发性糖尿病　大多由一些遗传综合征(如 21-三体综合征、Turner 综合征和 Klinefelter 综合征等)、胰腺外分泌病伴 β 细胞损伤(如胰腺炎后、外伤或胰切除)和内分泌疾病(如 Cushing 综合征、甲状腺功能亢进症等)所引起。

儿童糖尿病中 90%为 1 型糖尿病,2 型糖尿病较少,但随儿童肥胖症的增多 2 型糖尿病有增加趋势。儿童 1 型糖尿病发生率有地理分布差异,世界上发生率最高的是地理位置最北的芬兰,最低的是日本。我国年发病率为 1.04/10 万。近年流行病学研究表明,发病率逐年增高是世界的总趋势。本节主要叙述 1 型糖尿病。

【病因及发病机制】

研究表明,1 型糖尿病的发生与遗传易感性、胰岛自身免疫及环境因素密切相关,但确切的病因仍不清楚,尚无一种完善的理论可以解释所有的病因和发病机制。

1. 遗传易感性　遗传因素在 1 型糖尿病的发病过程中起着重要的作用。目前已知该病为多基因遗传病,有多个基因与糖尿病的遗传易感性有关。目前研究最多的是 1 型糖尿病与人类白细胞抗原(HLA)的 D 区 Ⅱ 类抗原基因,后者位于第 6 号染色体短臂。人群调查发现 1 型糖尿病的发病与 HLA Ⅱ 类抗原 DR3、DR4 有关,单卵双胎先后发生糖尿病的一致性为 35%~50%,如同时有 HLA-DR3/DR4 者发生糖尿病一致性为 70%。

2. 自身免疫因素　约 90% 的 1 型糖尿病患者在初次诊断时血中出现胰岛细胞自身抗体(ICA)、胰岛 β 细胞膜抗体(ICSA)、胰岛素自身抗体(IAA)、谷氨酸脱羧酶自身抗体(GADA)以及蛋白酪氨酸磷酸酶自身抗体(IA2A)等多种抗体,并已证实这些抗体在补体和 T 淋巴细胞的协同作用下具有对胰岛细胞的毒性作用。新近证实细胞免疫异常对 1 型糖尿病的发病起亦作重要作用,树突状细胞源性细胞因子白细胞介素-12 会促进初始型 CD_4^+T 细胞(TH0)向 I 型辅助性 T(TH1)细胞转化,使其过度活化而产生 TH1 细胞类细胞因子,引起大量炎症介质的释放,进而损伤胰岛 β 细胞。此外,有的患者还可伴有其他免疫性疾病,如甲状腺功能亢进症、桥本甲状腺炎等。

3. 环境因素　环境因素与 1 型糖尿病的关系最为复杂,难以肯定。如:①柯萨奇病毒、巨细胞病毒、EB 病毒、流行性腮腺炎病毒及风疹病毒等感染在动物致糖尿病的研究均可引起糖尿病;②牛乳蛋白包括 BSA、ct-酪蛋白、P-酪蛋白、乳球蛋白等,可作为 1 型糖尿病体液和细胞免疫的靶抗原,其中酪蛋白为牛乳中的主要抗原片段,可致机体产生相应交叉抗体;③牛胰岛素:牛乳中含有牛胰岛素,可引起机体免疫反应。

【病理生理】

人体中有 6 种涉及能量代谢的激素:胰岛素、胰高血糖素、肾上腺素、去甲肾上腺素、皮质醇和生长激素。胰岛素是体内唯一的一种降糖激素,能多途径增加血糖去路,减少血糖来源,是促进能量储存的激素,其余 5 种激素均为胰岛素拮抗激素,它们促进血糖升高,促进脂肪和蛋白质分解,在饥饿状态下皆促进能量释放,因而称为胰岛素拮抗激素。正常情况下,胰岛素可促进细胞内葡萄糖的转运,促进糖的利用和蛋白质的合成,促进脂肪合成,抑制肝糖原和脂肪的分解。1 型糖尿病患儿胰岛 β 细胞破坏,胰岛素分泌不足或完全缺乏,是造成代谢失衡的主要原因。

糖尿病患儿由于胰岛素分泌不足或缺如,使葡萄糖的利用减少,而增高的胰高血糖素、生长激素和皮质醇等却又促进肝糖原分解和葡萄糖异生,脂肪和蛋白质分解加速,造成血糖增高和细胞外液渗透压增高、细胞内液向细胞外转移。当血糖浓度超过肾阈值时,即产生糖尿。自尿液排出的葡萄糖量可达 200~300g/d,导致渗透性利尿,临床出现多尿症状,每日丢失大量的水分和电解质,因而造成严重的电解质失衡和慢性脱水。由于机体的代偿作用,患儿渴感增加、饮水增多;又因为组织不能利用葡萄糖、能量不足而产生饥饿感,引起多食。胰岛素不足和胰岛素拮抗激素的增高也促进了脂肪分解,血中脂肪酸增高,肌肉和胰岛素依赖性组织即利用这类游离脂肪酸供能以弥补细胞内葡萄糖不足,而过多的游离脂肪酸在进入肝脏后则在高血糖素等生酮激素作用下加速氧化,导致乙酰乙酸、β 羟丁酸等酮体累积在各种体液中,形成酮症酸中毒。血渗透压升高、水和电解质紊乱以及酮症酸中毒等代谢失常的发生,最终都造成中枢神经系统的损伤,甚至导致意识障碍或昏迷。酮症酸中毒时氧利用减低,大脑功能受损。酸中毒时 CO_2 严重潴留,为了排除较多的 CO_2,呼吸中枢兴奋而出现不规则的呼吸深快,呼气中的丙酮产生特异的气味(腐烂水果味)。

【临床表现】

1 型糖尿病患者出现症状时,其 β 细胞至少已有 90% 被毁损。1 型糖尿病极少在 1 岁前发病,发病率随年龄增长而增多,4~6 岁开始增多,10~14 岁是高峰年龄。1 型糖尿病患者起病较急骤,多有感染或饮食不当等诱因。其典型症状为多饮、多尿、多食和体重下降,即"三多一少"。约有 40% 的患儿以酮症酸中毒为首发症状。

1. 婴幼儿期　多饮多尿不易被发觉,很快即可发生脱水和酮症酸中毒。表现为食欲减退、恶心、呕吐、腹痛、关节肌肉疼痛、呼吸深快、呼气中带有酮味,神志萎靡、嗜睡、反应迟钝,严重者可出现昏迷。

2. 儿童期　因为夜尿增多可发生遗尿。年长儿还可出现消瘦、精神不振、倦怠乏力等体质显著下降症状。体检时除消瘦外,一般无阳性体征发现。约 40% 患儿在就诊时处于酮症酸中毒状态,这类患儿常因急性感染、过食、诊断延误或突然中断胰岛素治疗等因素诱发。

3. 特殊表现　不明原因的急进性消瘦、疲乏,急性腹痛发作(严重者会误为急腹症)伴或不伴呕吐,继之则出现不同程度的酮症酸中毒。

【并发症】

1. 急性期并发症

(1) 糖尿病酮症酸中毒(diabetic ketoacidosis,DKA):儿童时期糖尿病约有 1/3 发生酮症酸中毒,这类患儿常因急性感染、过食、诊断延误、突然中断胰岛素治疗等因素诱发。多表现为起病急,进食减少,恶心,呕吐,腹痛,关节或肌肉疼痛,皮肤黏膜干燥,呼吸深长,呼气中带有酮味,脉搏细速,血压下降,体温不升,甚至嗜睡、淡漠、昏迷。常被误诊为肺炎、败血症、急腹症或脑膜炎等。通常血糖甚高,血生化示不同程度酸中毒,血、尿酮体增高。

(2) 低血糖:由于胰岛素用量过多或用药后未按时进食而引起。表现心悸、出汗、饥饿感、头晕或震颤等,严重者可致昏迷、惊厥,若不及时抢救可致死亡。反复低血糖发作可引起脑功能障碍。

(3) 感染:与免疫功能障碍有关。各种感染、咳嗽或结核病等常与糖尿病共存,严重感染可发生中毒性休克。

(4) 糖尿病高渗性非酮症性昏迷:在儿童中较少见。表现为糖尿病昏迷伴高血糖,但无酸中毒,血、尿酮体无明显增高,血浆渗透压>310mmol/L。

2. 慢性并发症　若血糖长期控制不良,其并发症为不可逆性。

(1) 生长障碍:表现为生长落后、矮小,智能发育迟缓、性发育延迟。

(2) 糖尿病视网膜病:是糖尿病微血管病变最常见的并发症,90%患者最终将出现此并发症,造成视力障碍,白内障,甚至失明。

(3) 糖尿病肾病:其患病率随病程而增加,患儿有明显的肾病,表现为水肿、蛋白尿及高血压等,但少见终末期肾病。肾衰竭亦是引起儿童期糖尿病死亡的原因之一。

(4) 其他:如高血压和血脂异常,自身免疫性甲状腺疾病、糖尿病周围神经病变等。

【临床分期】

1. 急性代谢紊乱期　从出现症状到临床确诊,时间多在 1 个月以内。约 20%患儿表现为糖尿病酮症酸中毒;20%~40%为糖尿病酮症,无酸中毒;其余仅为高血糖、糖尿和酮尿。

2. 暂时缓解期　残存的 β 细胞可因患者接受胰岛素治疗(1~6 个月时)得到休整而能再分泌胰岛素,约75%的患儿经胰岛素治疗后,临床症状消失、血糖下降、尿糖减少或转阴,即进入缓解期。此时胰岛 β 细胞恢复分泌少量胰岛素,对外源性胰岛素需要量减至 0.5U/(kg·d)以下,少数患儿甚至可以完全不用胰岛素。这种暂时缓解期一般持续数周,最长可达半年以上。此期应定期监测血糖、尿糖水平。

3. 强化期　经过缓解期后,患儿出现血糖增高和尿糖不易控制的现象,胰岛素用量逐渐或突然增多,称为强化期。在青春发育期,由于性激素增多等变化,增强了对胰岛素的拮抗,因此该期病情不甚稳定,胰岛素用量较大。

4. 永久糖尿病期　青春期后,病情逐渐稳定,胰岛素用量比较恒定,称为永久糖尿病。

【辅助检查】

1. 血糖　空腹血浆血糖>7.0mmol/L,随机血浆血糖≥11.1mmol/L。

2. 尿液检查　包括:①尿糖:尿糖定性一般阳性,在用胰岛素治疗过程中还应监测四段尿及四次尿,以判断饮食及胰岛素用量是否恰当;②尿酮体:糖尿病伴有酮症酸中毒时呈阳性;③尿蛋白:监测尿微量白蛋白,可及时了解肾脏的病变情况。

3. 血脂及电解质　血清胆固醇、甘油三酯和游离脂肪酸可增高,适当的治疗可使之降低,故定期检测血脂水平,有助于判断病情控制情况。测血 Na^+、K^+、Cl^-、CO_2CP、血浆渗透压了解有无电解质紊乱。

4. 血气分析　酮症酸中毒在 1 型糖尿病患儿中发生率极高,当血气分析显示血 pH<7.30,HCO_3^-<

15mmol/L 时,即有代谢性酸中毒存在。

5. 糖化血红蛋白(HbA1c) 血红蛋白在红细胞内与血中葡萄糖或磷酸化葡萄糖呈非酶化结合,形成糖化血红蛋白,其量与血糖浓度呈正相关。反映过去 3 个月的血糖平均水平。正常人<6%,未治疗患者常大于正常的 2 倍以上。若糖尿病患者血糖控制水平平均<8.3mmol/L 时,HbA1c 常<7%,为最理想的控制水平。若 HbA1c>9%,发生糖尿病微血管并发症的危险性明显增加。因此,HbA1c 可作为患儿在以往 2~3 个月期间血糖是否得到满意控制的指标。

6. 血胰岛素及 C 肽水平 可用于 1 型、2 型糖尿病的鉴别诊断。1 型糖尿病早期可见轻度下降,随病程延长而渐明显。C 肽在血中半衰期较长,测定值较稳定,在酮症酸中毒纠正后检测餐前及餐后 2 小时的 C 肽值以了解患儿残余 β 细胞功能,对指导胰岛素治疗有帮助。

7. 葡萄糖耐量试验(OGTT) 1 型糖尿病一般不需做 OGTT,仅用于无明显症状、尿糖偶尔阳性而血糖正常或稍增高的患儿。通常采用口服葡萄糖法。试验方法:试验当日自 0 时起禁食;清晨口服葡萄糖(1.75g/kg),最大量不超过 75g,每克加水 2.5ml,于 3~5 分钟内服完;口服前及口服后 60 分钟,120 分钟和 180 分钟,分别测血糖。如 120 分钟血糖≥7.8mmol/L,但<11.1mmol/L 为糖耐量受损;≥11.1mmol/L 则确诊糖尿病。试验前应避免剧烈运动、精神紧张,停服氢氯噻嗪、水杨酸类等影响糖代谢的药物。

8. 抗体测定 主要用于 1 型糖尿病诊断和鉴别诊断。检测血清 GADA、IAA、IA2A 和 ICA 抗体,1 型糖尿病患者常为阳性。

【诊断与鉴别诊断】

典型病例诊断并不困难,对仅有口渴、消瘦或遗尿症状患儿,或不明原因的脱水、酸中毒患儿,尤其有糖尿病家族史者,都应考虑本病的可能,避免误诊。

符合下列任一标准即可诊断为糖尿病:①有典型糖尿病的症状且随机血糖≥11.1mmol/L,随机血糖的定义是在 1 天中的任何时候,无须考虑进餐时间;②空腹血糖(FPG)≥7.0mmol/L,空腹血糖指至少 8 小时未摄入有热卡的食物时测定的血糖;③OGTT 试验 2 小时血糖≥11.1mmol/L。儿童 1 型糖尿病一旦出现临床症状、尿糖阳性、空腹血糖达 7.0mmol/L 以上和随机血糖在 11.1mmol/L 以上,不需做糖耐量试验就能确诊。

本病应与下列情况相鉴别:

1. 假性高血糖 短期大量食入或者输入葡萄糖液,可使尿糖暂时阳性,血糖升高。另外,在应激状态时血糖也可一过性升高,需注意鉴别。

2. 非糖尿病性葡萄糖尿 有些先天性代谢病如 Fanconi 综合征、肾小管酸中毒、胱氨酸尿症或重金属中毒等患儿都可发生糖尿,主要依靠空腹血糖或葡萄糖耐量试验鉴别。

3. 婴儿暂时性糖尿 病因不明,可能与患儿胰岛 β 细胞功能发育不够成熟有关。多在出生后 6 周内发病,表现为发热、呕吐、体重不增、脱水等症状。血糖增高,尿糖及酮体阳性,经补液等一般处理或给予小量胰岛素(1U/kg)即可恢复。对这类患儿应进行葡萄糖耐量试验和长期随访,以与 1 型糖尿病鉴别。

4. 其他发生酸中毒、昏迷的疾病 如尿毒症、感染中毒性休克、低血糖症、急腹症、颅内感染、重症肺炎等。

【治疗】

糖尿病是终身的内分泌代谢性疾病。其治疗是综合性的,包括胰岛素替代治疗、酮症酸中毒的诊治、饮食管理、运动以及对患儿和家长的有关糖尿病知识教育。治疗目标为控制血糖接近正常水平,消除临床症状,预防酮症酸中毒、避免发生低血糖,预防远期并发症,有正常的生长发育和能有正常学校生活及参与社会活动。

1. 胰岛素替代治疗 胰岛素是 1 型糖尿病治疗能否成功的关键,但胰岛素治疗需个体化。

(1) 胰岛素制剂:临床常用的胰岛素按照其作用时间分为速效、短效、中效、长效剂型(表 16-3)。

表 16-3 胰岛素不同种类及其作用特点

胰岛素种类	作用起效时间（h）	作用最强时间（h）	维持时间（h）
速效胰岛素类似物	0.15~0.35	1~3	3~5
门冬胰岛素			
赖脯胰岛素			
谷赖胰岛素			
短效胰岛素（RI）	0.5	1.5~3.5	7~8
中效胰岛素锌混悬液			
中性鱼精蛋白锌胰岛素（NPH）	2~4	4~12	12~24
胰岛素锌混悬液	3~4	6~15	18~24
基础长效胰岛素类似物			
甘精胰岛素	2~4	无	24
地特胰岛素	2~3	无	24
长效胰岛素			
特慢胰岛素	4~8	12~24	20~30

（2）治疗方案

1）每日 2 次方案(传统治疗)：速效胰岛素类似物或短效胰岛素与中效胰岛素混合,在早晚餐前使用。

2）每日 3 次/多次方案：早餐前速效胰岛素类似物或短效胰岛素与中效胰岛素混合,于下午加餐前或晚餐前使用速效或短效胰岛素,睡前使用中效胰岛素进行治疗。

3）基础-餐时方案：每日胰岛素总量的 30%~50% 由基础胰岛素提供,余量分次餐前给予速效或短效胰岛素。即每次主餐前 20~30 分钟注射短效胰岛素(或者主餐前即刻注射速效胰岛素),睡前注射中效或长效胰岛素。

后 2 种方案又称为强化治疗,目前 1 型糖尿病患儿主张采用强化治疗(首选基础-餐时方案)。强化治疗可通过胰岛素泵实施。

（3）胰岛素剂量：初始胰岛素剂量为 0.5~1U/(kg·d)。部分缓解期儿童每日胰岛素总剂量<0.5U/(kg·d)。青春期前儿童(部分缓解期外)通常需要 0.7~1.0U/(kg·d),青春期儿童常>1U/(kg·d),甚至达 2U/(kg·d)。

（4）胰岛素剂量的分配：对使用每日 2 次方案的儿童,早餐前通常给予胰岛素总量的 2/3,晚餐前给予总量的 1/3。总量中大约 1/3 为短效胰岛素,2/3 为中效胰岛素,其后的比例根据血糖监测结果调节。采用基础-餐时方案时,如睡前基础胰岛素为中效胰岛素,当餐前使用速效胰岛素类似物,则所用基础胰岛素剂量约占总需要量的 50%；若餐前使用短效胰岛素,则基础胰岛素为 30%,因为短效胰岛素具有一定的拖尾效应。胰岛素总量减掉基础剂量后,余量分 3~4 次餐前注射。当由其他基础胰岛素换为长效胰岛素类似物治疗后,基础胰岛素的总用量可能需要减少,以避免低血糖的发生。此后用药剂量再根据血糖监测情况进行个体化调整。

（5）胰岛素剂量的调整：血糖是调节胰岛素用量的根据,每天应常规四次测量血糖(三餐前及临睡前),每周测一次凌晨 2~4 时血糖,如应用速效胰岛素应监测餐后 2 小时血糖。根据用药当日血糖结果,调整次日的胰岛素用量,每次增加或减少胰岛素的剂量不宜过大,以 1~2U 为宜。在非危重状态下每 2~3 天调整一次,直至尿糖不超过++；血、尿糖稳定后,在相当时期中可不用再调整。

（6）胰岛素注射的实施：注射部位应选择腹部、大腿前/大腿侧部、臀部外上象限（较小儿童可选）,按顺序轮番注射,注射方法采用皮下深部组织注射。1 个月内不要在同一部位注射 2 次,两针间距 2.0cm

左右,以防日久局部皮肤组织萎缩,影响疗效。

(7) 胰岛素注射装置:包括注射器、注射笔、高压喷射注射器和胰岛素泵等。

1) 胰岛素注射笔:是普通注射器的改良,注射更加方便、灵活,便于外出使用。特殊的注射笔针头长度仅有5~6mm,直径小,不适反应少,对多次注射或固定比例的预混胰岛素注射的儿童患儿有益。从普通注射器改用胰岛素注射笔时,应减少胰岛素用量的15%~20%,并仔细监测血糖和尿糖,适时进行调整。

2) 胰岛素泵(持续皮下胰岛素输注,CSⅡ):是目前模拟生理性胰岛素分泌方式的最好选择。它按照预设的胰岛素输注程序进行工作(包括基础胰岛素用量,餐前泵入量等)。与NPH作为基础胰岛素的每日多次胰岛素皮下注射治疗对比,CSⅡ的低血糖发生率较低,血糖控制水平较高。胰岛素泵不仅可以作为儿童青少年1型糖尿病的强化治疗手段,还可应用于糖尿病酮症、酮症酸中毒和糖尿病代谢紊乱期的治疗。

(8) 胰岛素长期治疗过程中的注意事项

1) 胰岛素过量:胰岛素过量可致Somogyi现象。由于胰岛素过量,在午夜至凌晨时发生低血糖,在反调节激素作用下使血糖升高,清晨出现高血糖,即出现低血糖-高血糖反应。如未及时诊断,因日间血糖增高而盲目增加胰岛素用量,可造成恶性循环。故对于尿量增加,同时有低血糖出现或一日内血糖波动较大,胰岛素用量大于每日1.5U/kg者,应怀疑Somogyi现象,可测午夜后1~3时血糖,以及时诊断。

2) 胰岛素不足:胰岛素不足可致黎明现象。因晚间胰岛素不足,在清晨5~9时呈现血糖和尿糖增高,可加大晚间注射剂量或将NPH注射时间稍往后移,克服黎明现象还可以改用基础-餐时胰岛素类似物或者泵治疗,也可将睡前胰岛素改为作用更长的胰岛素并检测夜间有无低血糖发生。

3) 胰岛素耐药:患儿在无酮症酸中毒情况下,每日胰岛素用量>2U/kg仍不能使高血糖得到控制时,在排除Somogyi现象后称为胰岛素耐药。可换用更纯的基因重组胰岛素。

4) 低血糖:低血糖是1型糖尿病常见急性并发症,严重而未得到及时处理的低血糖可致抽搐昏迷,年幼儿可致永久性中枢神经损害。为预防低血糖,学龄儿空腹血糖控制不低于3.9mmol/L,临床常用血糖<3.6mmol/L作为低血糖处理的临界值。一旦发生低血糖(≤3.3mmol/L)并伴症状时给10g糖类口服,能在15分钟内缓解症状(相当4粒小硬糖,120ml果汁、糖水或牛奶)。如低血糖伴严重神经系统症状(昏迷、抽搐)常需静脉输注葡萄糖或高血糖素。

(9) 治疗和控制目标:见表16-4。

表16-4 1型糖尿病儿童血糖和HbA1c的目标

年龄（岁）	餐前血糖（mmol/L）	夜间/睡前血糖（mmol/L）	HbA1c（%）
学龄前（0~6）	5.6~10	6.1~11.1	<8.5但>7.5
学龄儿童（6~12）	5~10	5.6~10	<8
青少年（13~19）	5~7.2	5~8.3	<7.5

2. 糖尿病酮症酸中毒的诊治 酮症酸中毒迄今仍然是儿童糖尿病急症死亡的主要原因。临床表现为呼吸深快、脱水、低血压和呼出酮气味、呕吐、昏睡、腹痛,严重者则有意识改变。诊断依据:高血糖(血糖>11.1mmol/L);酸中毒(pH<7.3或HCO_3^-<15mmol/L);重度糖尿和酮尿;脱水>5%和(或)呕吐、昏睡、腹痛。对糖尿病酮症酸中毒必须针对高血糖、脱水、酸中毒、电解质紊乱和可能并存的感染等情况制订综合治疗方案。DKA评估及处理流程见图16-4。

(1) 液体治疗:DKA诊断一经确定,应立即建立静脉通道,以期迅速恢复循环血量,保证重要心、脑、肾等重要器官的灌注,并纠正脱水、酸中毒及电解质紊乱。补液治疗应该在胰岛素治疗之前给予,目前推荐采用48小时均衡补液法。此种方法一般不需要额外考虑继续丢失,液体复苏所补入的液体量一般不需要从总量中扣除。

紧急评估

临床病史	临床体征	生化等各种检查
多尿，多饮，消瘦 腹痛，乏力，呕吐 意识障碍	脱水征阳性 深入呼吸(Kuaamaul) 呼气酮味 昏睡/嗜睡/伴或不伴呕吐	尿酮体阳性 血糖升高 血气，尿素，电 解质等指标符合

确诊酮症酸中毒

休克（外周脉搏减弱） 意识障碍／昏迷	脱水>体重的5% 非休克者 酸中毒（过度通气）表现 呕吐	轻度脱水 可耐受口服液体

复苏

A 气道插管/鼻胃管
B 吸氧
C 循环：生理盐水
10~20ml/kg，0.5~1h以内
输入，可重复直至循环重
建。但总量一般不超过
30ml/kg

严密观察　调整治疗
计算液体需要量
输液时间持续48h以上
首步输注生理盐水
ECC监测　T波异常
液体加入氯化钾浓度：
40mmol/L

治疗
皮下注射胰岛素
口服补液

无改善

胰岛素0.1U/(kg·h)持续输入

严密观察　调整治疗

检查微量血糖1次/h
检查每小时出入量
至少每小时评价1次精神状态
开始静脉治疗后每2小时检查电解质、血糖

酸中毒无改善	血糖17mmol/L以下 或 血糖下降速度>5mmol/h	精神状态更差 警示信号：头痛，心率减慢，激 惹，意识状态恶化，尿便失禁， 特殊神经体征出现

重新评价
静脉液体计算
胰岛素输注系统和剂量
是否需要再复苏治疗
是否存在败血症？

静脉治疗

改为0.45%盐水+5%葡萄糖
调节钠的输入以提高血清钠水平

除外低血糖
考虑脑水肿？

改善
临床表现好转，耐受口服液体

转换为皮下注射胰岛素

胰岛素皮下注射一定时间后，
停止静脉胰岛素输注

治疗

静脉给予甘露醇0.5~1g/kg，
降低静脉补液速度1/3
病情稳定后方可考虑头颅影
像学检查

图16-4　儿童 DKA 评估及处理流程

1）补液:48 小时补液总量 = 累积损失量 + 生理维持量×2 天,累积丢失按脱水程度(轻~重度)估计,即按体重的 5%～10%(50～100ml/kg)计算,生理维持量 = 体重×每千克体重毫升数(<10kg,80ml/kg;10～20kg,70ml/kg;～30kg,60ml/kg;～50kg,50ml/kg;>50kg,35ml/kg),或按 1200～1500ml/(m² · d)计算。

对于中、重度脱水的患儿,尤其休克者,先进行快速补液,即首批输注 0.9% 生理盐水 10～20ml/kg,于 1 小时内快速输入,第 2～3 小时按 10ml/kg 以 0.45% 氯化钠溶液输入,有尿后尽早将氯化钾溶液加入上述液体中,并逐渐减慢输液速度,进入序贯补液阶段(48 小时均衡补入累积丢失量及维持液体),当血糖<17.0mmol/L,或血糖下降每小时>5.0mmol/L 时可改为 0.45% 氯化钠溶液 + 5% 葡萄糖输注。输液过程中监测生命体征,精确记录出入量,每小时评价 1 次精神状态,每 2 小时检查血电解质、血糖。

对于外周循环稳定的患儿,可以直接进行 48 小时均衡补液(第 1 小时一般输入生理盐水,其后为半张含钾盐水,总液体张力为 1/2～2/3 张)而不需要快速补液。

2）补钾:患儿在输液开始前由于酸中毒、分解代谢和脱水的共同作用血清钾较高,但总的体钾储备可能被耗竭。随着液体的输入,酸中毒的纠正,特别是应用胰岛素后,血钾迅速降低。因此,在患儿开始排尿后应立即在输入液体中加入氯化钾溶液,第一个 24 小时内可按 3～6mmol/kg 给予,浓度为 40mmol/L,并应监测心电图或血钾浓度。能进食后,改为口服氯化钾 1～3g/d,持续 5～7 天。

3）纠正酸中毒:酮症酸中毒时的酸中毒主要是由于酮体和乳酸的堆积,补充水分和胰岛素可以纠正酸中毒。为了避免发生脑细胞酸中毒和高钠血症,对酮症酸中毒不宜常规使用碳酸氢钠溶液,只有当动脉血气 pH<6.9,休克持续不好转,心脏收缩力下降时可以考虑使用。通常用 5% NaHCO₃ 1～2ml/kg,以注射用水稀释成等张液(1.4%)才能使用,输注速度应>1 小时,避免酸中毒纠正过快引起脑水肿。

（2）胰岛素治疗:糖尿病酮症酸中毒时多采用小剂量胰岛素静脉滴注治疗。需在补液治疗开始 1～2 小时,休克基本纠正后才可应用。胰岛素(RI)以 0.9% 生理盐水稀释,按 0.1U/(kg · h)自另一静脉通道利用输液泵匀速输注,每小时监测血糖 1 次,根据血糖下降情况,逐渐减慢输注速度,因血糖下降过快可致脑水肿,故血糖以每小时下降 2～5mmol/L 为宜,胰岛素输注速度一般不低于 0.5U/(kg · h)。小剂量胰岛素输注应持续至酮症酸中毒纠正(连续 2 次尿酮阴性,pH>7.3、血糖<12mmol/L),必要时可输注含糖的 1/3～1/2 张液体,维持血糖水平 8～12mmol/L。只有当临床状况稳定后,患儿能口服液体,才逐渐减少静脉输液,能进食或血糖<11mmol/L 时停用静脉输注胰岛素,改为皮下注射胰岛素,每次 0.25～0.5U/kg,每 4～6 小时 1 次,直至血糖稳定为止,在停止滴注胰岛素前半小时,需皮下注射胰岛素 0.25U/kg,以防止血糖过快回升。

（3）控制感染:酮症酸中毒常并发感染,急救同时需采用有效抗生素治疗。

（4）脑水肿的治疗:脑水肿是 DKA 最为常见的严重并发症。DKA 并发脑水肿少数可发生在治疗之前,最常发生在开始治疗的 4～12 小时之内。临床表现包括呕吐、头痛、嗜睡、意识改变,血压升高和心率减慢,大小便失禁,脑神经麻痹,中枢性呼吸异常等。一旦发生脑水肿,首先减慢输液速度,采用边脱水边补液、快脱慢补的输液原则,补液速度降低 1/3 或减半。同时抬高患者头部、立即给予 20% 甘露醇 2.5～5ml/kg,每 2～4 小时 1 次,甘露醇无效且伴低钠血症者可给予 3% 氯化钠 3～5ml/kg。对呼吸衰竭者给予呼吸支持。

3. 饮食管理　糖尿病的饮食管理是进行计划饮食而不是限制饮食,其目的是维持正常血糖和保持理想体重。

（1）每日总热卡需要量:食物的热量要适合患儿的年龄、生长发育和日常活动的需要,每日所需热量(卡)为 1000 + 年龄×(70～100),对年幼儿宜稍偏高,此外,还要考虑体重、食欲及运动量。全日热卡分配为早餐 1/5,中餐和晚餐分别为 2/5,每餐中留出少量(5%)做餐间点心。

（2）食物的成分和比例:饮食中能源的分配为:碳水化合物 50%～55%,糖类以含纤维素高的,如糙米或玉米等粗粮为主,要限制食用蔗糖、精制糖、碳酸饮料,防止糖类吸收过快引起血糖的大幅波动。蛋白质

15%~20%,蛋白质成分在 3 岁以下儿童应稍多,其中一半以上应为动物蛋白。脂肪 30%~35%,应以含多价不饱和脂肪酸的植物油为主。蔬菜选用含糖较少者。每日进食应定时,饮食量在一段时间内应固定不变。研究发现适当补充维生素 D 以减少糖尿病视网膜病变及 DKA 的发生。

4. 运动　应鼓励 1 型糖尿病患者,参加适当的运动以降低远期大血管病的发生率。运动前后应准备碳水化合物食品以避免低血糖,如运动前血糖<7mmol/L 应适当进食碳水化合物食品;如改变日常运动模式,可能需要相应改变所需胰岛素剂量或进食量。

5. 糖尿病教育　糖尿病教育的主要对象是患儿、家长和主要护理人,必要时应包括老师。糖尿病教育的目的是让患者和家庭充分认识糖尿病的性质,学会自我管理,以最大程度减少急、慢性并发症。

教育的内容分两大部分,第一部分是生存教育,初发入院时即要进行,认识本疾病是终生的,胰岛素对 1 型糖尿病患者生存的重要性(不可能用口服降糖药替代)。教会胰岛素注射,血糖、尿糖的测定,低血糖表现及处理方法;认识饮食治疗的重要性和如何制订食谱;学会足、皮肤、口腔的保健和护理。第二部分则需教会患儿处理生活事件,尤其对学龄儿更需教会对运动、外出旅游和赴宴等的处理,遇到并发感染的处理,何时需去医院等;而对年龄已大、病程较长者可组织关于糖尿病知识进展的深一层的教育。

6. 随访及远期并发症筛查　远期并发症主要与血糖控制状态有关,是高浓度的葡萄糖毒性所致。初发患儿出院后定期复查是预防远期并发症的重要举措,出院患儿要求其记糖尿病"日记",包括胰岛素剂量、血糖、尿糖、有无低血糖发作、生活中特殊事件如并发感染、运动、赴宴等。随访及并发症筛查包括:

(1) HbA1c:HbA1c 是对血糖宏观控制状态最好的反映,是预示小血管合并症的危险性的最好指标。HbA1c 能反映检验日前 6~12 周的血糖,对幼儿每年宜测 4~6 次,年长儿 3~4 次,至少一年 1 次,如持续超过 7.5% 或超过正常参照值上限 120%,小血管合并症的危险性增加。

(2) 身高、体重、血压和血脂、甲状腺功能检测:每年应测 1 次。

(3) 视网膜病变:年龄≥10 岁,病程 3~5 年的糖尿病患儿,应进行首次眼科检查,之后应每年随访检查 1 次。

(4) 肾病筛查:对于年龄在 10 岁以上、病程大于 5 年的患儿应每年筛查微量白蛋白尿,计算尿微量白蛋白与肌酐的比值,异常者 1 个月后复查,如仍异常应检测尿微量白蛋白排泄率以早期诊断糖尿病肾病。

第六节　先天性肾上腺皮质增生症

案例 16-5

患儿,女,10 天,因"吃奶差 2 天,呕吐 1 天"入院,患儿系足月顺产,出生体重 3.1kg,无窒息产伤史,母亲孕期无糖尿病、高血压及其他病史。查体:体温 37℃、心率 132 次/min、呼吸 40 次/min、体重 2.96kg。神清,皮肤较干燥,前囟稍凹陷,心肺查体无异常,腹软、不胀,肝脾未打及,肠鸣音正常,外阴色素沉着,阴蒂肥大。电解质:血 Na^+125mmol/L、K^+5.8mmol/L。新生儿筛查:17-羟孕酮 40nmol/L。

思考:

1. 该患儿考虑诊断为什么?

2. 还需进一步完善哪些检查?

先天性肾上腺皮质增生症(congenital adrenal hyperplasia,CAH)是一组由于肾上腺皮质激素合成过程中酶的缺陷所引起的疾病,属常染色体隐性遗传病。新生儿中的发病率为 1/20 000~1/16 000。

【病因和病理生理】

肾上腺皮质由球状带、束状带、网状带组成。球状带位于最外层，占皮质的 5%~10%，是盐皮质激素——醛固酮的唯一来源；束状带位于中间层，是最大的皮质带，约占 75%，是皮质醇和少量盐皮质激素（去氧皮质酮、脱氧皮质醇、皮质酮）的合成场所；网状带位于最内层，主要合成肾上腺雄激素和少量雌激素。正常肾上腺以胆固醇为原料合成糖皮质激素、盐皮质激素、性激素（雄、雌激素和孕激素）三类主要激素，都是胆固醇的衍生物。其过程极为复杂，每一步骤都必须经过一系列酶催化，有些酶是合成这三类激素或其中两类激素的过程中所共同需要的。表 16-5 概括了类固醇激素合成所需的酶，均位于线粒体，其中除 3β-羟类固醇脱氢酶（3β-HSD）外，均为细胞色素 P$_{450}$ 蛋白超家族成员。肾上腺合成皮质醇是在垂体分泌的 ACTH 控制下进行的。先天性肾上腺皮质增生症时，由于上述激素合成过程中有不同部位的酶缺陷致使糖皮质激素、盐皮质激素合成不足，而在缺陷部位以前的各种中间产物在体内堆积，使肾上腺产生的雄激素明显增多。由于血皮质醇水平降低，负反馈作用消除，以致腺垂体分泌 ACTH 增多，刺激肾上腺皮质增生，并使雄激素和一些中间代谢产物增多，由于醛固酮合成和分泌在常见类型的 CAH 中亦大多同时受到影响，故常导致血浆肾素（PRA）活性增高，从而产生各种临床症状。主要的酶缺陷有：21-羟化酶，11β-羟化酶、17-羟化酶、3β-羟类固醇脱氢酶、18-羟化酶等，其中以 21-羟化酶缺乏最常见。

【临床表现】

本症以女孩多见，男女之比约为 1:2。临床表现取决于酶缺陷的部位及缺陷的严重程度。常见的有以下几种类型（表 16-5）。

表 16-5 各种类型 CAH 临床特征

酶缺乏	盐代谢	临床类型
21-羟化酶（失盐型）	失盐	男性假性性早熟，女性假两性畸形
（单纯男性化型）	正常	同上
11β-羟化酶	高血压	同上
17-羟化酶	高血压	男性假两性畸形，女性性幼稚
3β-羟类固醇脱氢酶	失盐	男、女性假两性畸形
类脂性肾上腺皮质增生	失盐	男性假两性畸形，女性性幼稚
18-羟化酶	失盐	男、女性发育正常

1. 21-羟化酶缺乏症（21-hydroxylase deficiency，21-OHD） 是先天性肾上腺皮质增生症中最常见的一种，占典型病例的 90%~95%，21-羟化酶基因定位于第 6 号染色体短臂（6p21.3），与 HLA 基因族紧密连锁，由 A 基因（CYP2IA）和 B 基因（CYP21B）两个基因座构成。CYP2IB 又称 CYP21，是 21-羟化酶的编码基因；CYP21A 又称 CYP2lp，是无功能的假基因。CYP21 基因突变，包括点突变、缺失和基因转换等，致使 21-羟化酶部分或完全缺乏。由于皮质醇合成分泌不足，雄激素合成过多，致使临床出现轻重不等的症状。可表现为单纯男性化型、失盐型、非典型型三种类型。

（1）单纯男性化型（simple virilizing，SV）：系 21-羟化酶不完全缺乏所致，酶缺乏呈中等程度，11-脱氧皮质醇和皮质醇、11-脱氧皮质酮等不能正常合成，其前体物质 17-羟孕酮、孕酮、脱氢异雄酮增多，但仍可合成少量皮质醇和醛固酮，故临床无失盐症状，主要表现为雄激素增高的症状和体征。女孩表现为假两性畸形。由于类固醇激素合成缺陷在胎儿期即存在，因此女孩在出生时即呈现程度不同的男性化体征，如：阴蒂肥大，类似男性的尿道下裂；大阴唇似男孩的阴囊，但无睾丸；或有不同程度的阴唇融合。虽然外生殖器有两性畸形，但内生殖器仍为女性型，有卵巢、输卵管、子宫。患儿 2~3 岁后可出现阴毛、腋毛。于青春期，女性性征缺乏，无乳房发育和月经来潮。

男孩表现为假性性早熟。出生时可无症状,生后 6 个月以后出现性早熟征象,一般 1~2 岁后外生殖器明显增大,阴囊增大,但睾丸大小与年龄相称。可早期出现阴毛、腋毛、胡须、痤疮、喉结,声音低沉和肌肉发达。

无论男孩还是女孩均出现体格发育过快,骨龄超出年龄,因骨骺融合早,其最终身材矮小。由于 ACTH 增高,可有皮肤黏膜色素沉着,以皮肤皱褶处明显。

(2) 失盐型(salt wasting,SW):是 21-羟化酶完全缺乏所致。皮质醇的前体物质如孕酮、17-羟孕酮等分泌增多,而皮质醇、醛固酮合成减少,使远端肾小管排钠过多,排钾过少。因此,患儿除具有上述男性化表现外,生后不久即可有拒食、呕吐、腹泻、体重不增或下降、脱水、低血钠、高血钾、代谢性酸中毒等。若治疗不及时,可因循环衰竭而死亡。女性患儿出生时已有两性畸形,易于诊断,男性患儿诊断较为困难,常误诊为幽门狭窄而手术或误诊为婴儿腹泻而耽误治疗。

(3) 非典型型(non classic,NC):亦称迟发型、隐匿型或轻型,是由于 21-羟化酶轻微缺乏所致。本症的临床表现各异,发病年龄不一。在儿童期或青春期才出现男性化表现。男孩为阴毛早现、性早熟、生长加速、骨龄提前;女性患儿可出现初潮延迟、原发性闭经、多毛症及不育症等。

2. 11β-羟化酶缺陷症(11β-hydroxylase deficiency,11β-OHD) 占本病的 5%~8%,此酶缺乏时,雄激素和 11-脱氧皮质酮均增多。临床表现出与 21-羟化酶缺乏相似的男性化症状,但程度较轻;可有高血压和钠潴留。多数患儿血压中等程度增高,其特点是给予糖皮质激素后血压可下降,而停药后血压又回升。

3. 3β-羟类固醇脱氢酶缺乏症(3β-hydroxysteroid dehydrogenase deficiency,3β-HSD) 本型较罕见。该酶缺乏时,醛固酮、皮质醇、睾酮的合成均受阻,男孩出现假两性畸形,如阴茎发育差、尿道下裂。女孩出生时出现轻度男性化现象。由于醛固酮分泌低下,在新生儿期即发生失盐、脱水症状,病情较重。

4. 17-羟化酶缺乏症(17a-hydroxylase deficiency,17-OHD) 本型亦罕见,由于皮质醇和性激素合成受阻,而 II-脱氧皮质酮和皮质酮分泌增加,临床出现低钾性碱中毒和高血压,由于性激素缺乏,女孩可有幼稚型性征、原发性闭经等;男孩则表现为男性假两性畸形,外生殖器女性化,有乳房发育,但患儿有睾丸。

【实验室检查】

1. 生化检测

(1) 尿液 17-羟类固醇(17-OHCS)、17-酮类固醇(17-KS)和孕三醇测定,其中 17-KS 是反映肾上腺皮质分泌雄激素的重要指标,对本病的诊断价值优于 17-OHCS。肾上腺皮质增生症患者 17-KS 明显升高。

(2) 血液 17-羟孕酮(17-OHP)、肾素血管紧张素原(PRA)、醛固酮(Aldo)、脱氢异雄酮(DHEA)、脱氧皮质酮(DOC)及睾酮(T)等的测定,17-OHP 基础值升高是 21-羟化酶缺乏的特异性指标,它还可用于监测药物剂量和疗效。

(3) 电解质、血测定:失盐型可有低钠、高钾血症。

(4) 血皮质醇、ACTH 测定,典型失盐型 CAH 患儿皮质醇水平低于正常,单纯男性化型可在正常范围或稍低于正常。血 ACTH 不同程度升高,部分患儿尤其是非典型者可正常。

2. 其他检查

(1) 染色体检查:外生殖器严重畸形时,可进行染色体检查,以鉴定性别。

(2) X 线检查:左手腕掌指骨正位 X 线片,判断骨龄,患者骨龄常超过年龄。

(3) CT 或 MRI 检查:可发现双侧肾上腺增大。

(4) 基因诊断:采用直接聚合酶链反应、寡核苷酸杂交、限制性内切酶片段长度多态性和基因序列分析,可发现相关基因突变或缺失。

【诊断与鉴别诊断】

1. 生后诊断 与鉴别不同型有不同的特点。凡出生时外生殖器畸形、阴蒂肥大、阴茎粗大、幼年身高明显高于同龄儿,而成年后低于正常人,青春期女性第二性征无发育,闭经、嗓音粗、有喉结、体毛重、阴毛呈男性分布、肌肉相对发达,皮肤、外生殖器色素沉着,应首先考虑 CAH。进一步检查骨龄,作染色体核型分析。21-羟化酶缺乏最多见,血压高则需要考虑 11-羟化酶缺乏。肾上腺 B 超、CT 检查阴性者不能排除本病。新生儿期失盐型患儿还应注意与幽门狭窄、食管闭锁等相鉴别。儿童期患儿应注意依据临床表现及实验室检查与性早熟、两性畸形、多囊卵巢综合征、肾上腺皮质肿瘤、性腺肿瘤等鉴别。

2. 新生儿筛查　生后 2~4 天足跟采血滴于特制纸片上,经 ELISA、荧光免疫等方法测定 17-OHP 浓度,可以筛查 OHD(主要针对经典型 21-OHD 的筛查)。阳性为随机检测血清 17-OHP 水平常超过 30nmol/L,正常新生儿低于 3nmol/L。筛查可减少诊断延误,特别是对于出生时无明显体征的男性患儿,早期诊断能显著降低肾上腺危象的发生率及病死率。但是,也需要特别注意鉴别有无过度治疗。

3. 产前诊断　①21-OHD:曾生育过本病患儿的孕妇应作产前诊断,孕 9~11 周取绒毛膜活检进行相关 DNA 分析,孕 16~20 周取羊水检测孕三醇、17-OHP 等项目;②11β-OHD:与 21-OHD 相似,主要测羊水中的 11-脱氧皮质醇和母尿中 17-OHCS。

【治疗】

治疗原则:①一经诊断应立即给予治疗;②首选氢化可的松或醋酸可的松,有失盐和电解质紊乱者需补充盐皮质激素;③药物剂量因人而异;④应激情况应加大肾上腺皮质激素药物剂量;⑤女性患者及失盐型男女患者应终生治疗,单纯男性化型的男性患者在进入青春期和成年期后可酌情停药。

1. 糖皮质激素　采用氢化可的松或醋酸可的松治疗,按每日 10~20mg/m² 计算,总量一般分 2~3 次,每 8~12 小时服用 1 次。新生儿开始治疗剂量宜大些,足以抑制 ACTH 分泌和纠正水、电解质紊乱。糖皮质激素剂量仍应根据生长速率、骨成熟度、17-OHP、睾酮,ACTH 等指标综合分析调整。

2. 盐皮质激素　21-羟化酶缺乏症患儿无论是否失盐,其血浆肾素活性都很活跃,应用氟氢可的松可协同糖皮质激素作用,使 ACTH 分泌进一步减少。一般口服氟氢可的松的剂量为 0.05~0.1mg/d,失盐难纠正者可加大氟氢可的松至 0.2mg/d,每日饮食中加入 1~2g 盐。

3. 急性肾上腺皮质功能衰竭处理

(1) 纠正脱水:轻、中度脱水,在最初 2 小时内静脉滴注 5%~10% 葡萄糖生理盐水 20~40ml/kg。

(2) 纠正低血钠:补钠量(mmol/L)按(135-测得值)×0.6×体重计算,初 8~12 小时给予总量的一半,余半量放入维持量中补给;氟氢可的松 0.05~0.1mg/d 口服。

(3) 纠正严重高血钾:按葡萄糖 0.5g/kg 加胰岛素 0.3U/kg 静脉滴注。

(4) 补充氢化可的松 100~200mg/(m²·d)或醋酸可的松 125~250mg/(m²·d),分三次口服,一周后减量,3~4 周后减至维持量。

4. 外科治疗　在药物控制前提下可行外阴矫治术。

5. 女性患者需终生糖皮质激素替代治疗。单纯男性化型的男性患者至成人期,已达到最终身高,可中断治疗。但遇到应激时应根据轻重程度适当补充一些糖皮质激素。失盐型者,无论男女均应终生治疗。对于伴有真性性早熟者,同时给 LHRH-α 治疗。

(李　利)

学习小结

先天性甲状腺功能减低症是小儿常见的内分泌疾病,由于各种先天因素使甲状腺激素产生不足或其受体缺陷导致的临床综合征,目前已广泛开展新生儿筛查是早期诊断先天性甲低的主要手段,确诊后立即开始服用 L-甲状腺素片治疗。生长激素缺乏症是由于腺垂体合成和分泌生长激素(GH)部分或完全缺乏,导致生长障碍,生长激素释放激发试验为确诊实验,基因重组人生长激素(rhGH)替代治疗。儿童糖尿病 90% 为 1 型糖尿病,胰岛素治疗是主要方案,当发生糖尿病酮症酸中毒时,首先纠正脱水、酸中毒及电解质紊乱。 儿童尿崩症以中枢性尿崩症最常见，禁水和禁水-加压素试验是诊断的特殊检查，确诊后还需完善头颅下丘脑垂体CT或MRI寻找病因。 CAH是一组由于肾上腺皮质激素合成过程中酶的缺陷所引起的疾病，以21-羟化酶缺乏（21-OHD）最常见。 临床表现取决于酶缺陷的不同，新生儿筛查可早期诊断21-OHD。 治疗包括长期补充糖皮质激素及盐皮质激素及急性肾上腺皮质功能衰竭处理（纠正水、电解质紊乱）。

复习参考题

1. 应如何对"多饮多尿"为主诉的患儿进行实验室检查？

2. 怀疑先天性甲状腺功能减低症的患儿应完善哪些检查进行病因诊断？

3. 先天性甲状腺功能减低症的治疗原则和方法？

4. 临床如何对矮小儿童进行病因诊断及鉴别诊断？

5. 儿童1型糖尿病诊断标准？

6. 胰岛素长期治疗期间应注意哪些问题？

第十七章　小儿急救

17章

学习目标

掌握	小儿心跳呼吸骤停的诊断及其复苏技术；掌握弥散性血管内凝血的实验室诊断。
熟悉	小儿急性呼吸衰竭分类、病因、发病机制、临床表现及诊断；急性肾衰竭与急性肾损伤的诊断和治疗；小儿颅内高压的诊断和治疗；毒物清除的相应方法。
了解	心肺复苏的常用药物、使用方法、剂量选择；呼吸衰竭机械通气指征；脓毒症的诊断及治疗。

第一节　儿科重症医学概述

儿科重症医学（pediatric critical care medicine）是研究从出生后满 4 周到青春期儿童各年龄段危重病症即器官功能障碍的基础、预防和临床的医学理论和实践方法，以进行及时有效救治的医学学科。重症医学理论和重症监护病房的临床实践涉及生理、病理、药理、诊断和治疗技术等多个学科、专业领域。发达国家从 20 世纪六七十年代开始，我国从 20 世纪 80 年代起陆续建立儿童危重监护病房（pediatric intensive care unit, PICU）和新生儿监护病房（neonatal intensive care unit, NICU）。PICU 的设置目标是对儿科危重病提供最佳的监护和治疗。在 PICU 中患者常需要接受各种急救处理及复杂的诊断、治疗或各项专业化的监护。由于 PICU 技术的广泛开展，使我国危重患儿抢救成功率日益提高，该学科的人员队伍已逐渐壮大，相关的临床与基础研究也比较深入，小儿重症医学科已成为儿科专业的重要学科之一。

一、小儿重症病区设置及管理

（一）小儿重症病区的特点

1. PICU 应具备较强的人员配置　医疗工作由各级训练有素的专职医护人员承担，他们技术熟练、职责分明，有独立抢救应急能力，责任心强。PICU 医护人员应特别强调团队精神，相互配合协作，不断提高团队工作水平和效率。此外，还需有各类儿科其他专科专家如麻醉科、小儿外科、放射科、心血管专家及呼吸治疗师等参与工作。

2. PICU 应具有精良的医疗设备　除了训练有素的医护人员对病人直接观察监护外，尚配有各种先进监护装置，用系列设备或仪器对患儿生命体征和内环境、血氧、二氧化碳等进行持续或系统的监护，并集中了各种精密设备以便采取及时相应的治疗措施,对病人全身各脏器功能进行特别的维护,尽快使病人转危为安或防止突然死亡。

PICU 精密仪器集中,能最有效地利用人力、物力,以便于保养、维修、延长机器使用期限。有 PICU 的三级医院常有较强的生物医学工程(biomedical engineering,BME)人员配备,使各种仪器得到及时、有效的维修和预防保养(preventive maintenance)。

3. PICU 应具有对重危儿的转运能力　人口稠密地区应建立区域性 PICU 并承担重危儿的转运、接纳重危儿;对所属地区一、二级医院进行业务指导,并负责协调所属地区儿科会诊工作,与地区协作网建立密切联系进行小儿急救的理论与实践的培训。

(二)PICU 的人员配备和职责分工

PICU 中均为重危病儿,病情变化快,需进行持续观察,加上较多仪器设备,治疗复杂,所需人力、物力远较一般病房为多。PICU 医生固定编制人数与床位数之比一般为 0.8∶1 以上,护士固定编制人数与床位数之比一般为 2∶1 以上,而在国外发达国家,该比例可能更高。在恢复期病人的中间监护(intermediate care)每位护士可护理恢复期病儿 4~5 人。经过专业培训的 PICU 医生能独立处理各种重危情况。在 PICU 工作的医生比较强调实际操作能力的培养,如熟练掌握心肺复苏技术,掌握气管插管指征及技术,熟练应用人工呼吸机,各类氧疗,能作胸腔闭锁引流、经皮放置周围动、静脉插管、经外周静脉的中心静脉插管(PICC),能进行脑室、膀胱穿刺及电除颤术等。PICU 医生能使用各种监护仪,能正确分析血气、电解质、酸碱失衡性质及阅读分析心电图及 X 线片等。此外,由于工作性质的原因,常有夜班、外出转运病人等任务,对工作人员的身体素质要求也相对较高。PICU 医生每年至少参加 1 次省级或省级以上的继续教育培训。

(三)PICU 病人的转入或转出标准

1. PICU 转入标准

(1)患儿需要进行创伤性的监测:如动脉压和中心静脉压监测,肺动脉压监测,心排血量和血管外肺水监测、颅内压监测等;

(2)患儿有下列征象:心肺复苏后;呼吸功能障碍或衰竭;心血管系统功能障碍,如休克、低血压、高血压危象;急性神经系统病变,如昏迷、癫痫持续状态、颅内压增高等;急性肾衰竭需透析、连续性肾脏替代治疗(continuous renal replace therapy,CRRT)或连续静脉血滤(continuous venovenous hemofiltration,CVVH)治疗;肝衰竭,凝血功能严重异常,大量消化道出血;多器官衰竭;各种中毒等。

(3)外科术后。

2. PICU 转出标准

(1)血流动力学参数稳定。

(2)呼吸状况稳定,不需要高浓度吸氧,拔出气管插管后血气正常,气道通畅。

(3)无心律失常,不需要血流动力学监测,不需要或仅需要小剂量血管活性药物静脉维持。

(4)不需要颅内压监测设备。

(5)神经、精神状况稳定,无频繁抽搐。

(6)脱离生命危险,留在 PICU 已无任何益处。

二、PICU 的常见危重症

小儿危重症的疾病谱随着环境、医疗和生活条件的改变而发生变化,常见收住 PICU 的危重病如下:

1. 中枢神经系统疾病　如各种原因引起的昏迷、惊厥、运动障碍,包括癫痫持续状态、各种代谢紊乱、中枢神经系统感染、出血、创伤等。

2. 呼吸系统疾病 急性呼吸衰竭,包括重症肺炎、急性呼吸窘迫综合征(ARDS)、气管、支气管异物,哮喘持续状态、气胸、上呼吸道梗阻、延髓性麻痹和假性延髓性麻痹等。

3. 各种类型休克和多脏器功能不全综合征。

4. 大出血,如胃肠道出血、颅内出血、肺出血等。

5. 严重的肾脏疾病,如急性肾衰竭需透析或接受 CVVH 治疗。

6. 各种中毒包括毒物,如有机磷、鼠药、药物、食物、一氧化碳中毒等。

7. 心血管系统疾病,如各种原因的心跳呼吸骤停、严重的心律失常、心功能不全、高血压脑病等。

8. 各种严重的代谢紊乱,如糖尿病酮症酸中毒、甲状腺功能危象等。

9. 创伤意外,包括溺水、交通事故、烧伤、电击伤等。

三、PICU 常用的监护仪器及诊疗技术

近年来随着电子技术的发展,PICU 的监护设备种类及功能有了较大的发展,使危重儿的监护更精确可靠,治疗更为有效和合理。PICU 中常用的监护设备及抢救治疗设备如下。

1. 生命体征监护

(1)心肺监护仪:是 PICU 最基本的监护设备,可监护及显示心率、心电波形。根据心电波形尚可粗略观察心律失常类型;同时可监测及显示呼吸次数(需用胸前导联)。目前功能齐全的心肺监护仪常采用多个插件,可监测体温、心率、呼吸、血压、血氧饱和度、胃黏膜 pH(gastric intramucosal pH,pHi)、呼出气二氧化碳、潮气量、每分通气量、气道阻力、肺顺应性、脉波指示连续心排血量测定(PiCCO)等。

(2)呼吸监护仪:呼吸监护仪一般监护呼吸频率、节律、呼吸幅度、呼吸暂停等。

呼吸运动监护仪:监护呼吸频率及呼吸暂停用,其原理为通过阻抗法监测呼吸运动,与心电监护电极相连,从呼吸时胸腔阻抗的周期性变化测定呼吸间隔并计算出呼吸频率,在显示屏分别显示呼吸幅度、节律,并以数字显示瞬间内每分钟呼吸次数。

(3)血压监测:可采用无创或有创方法进行。目前多采用无创的电子血压计,如 Dianamap™ 血压监护仪。它同时监测脉率及血压(包括收缩压、舒张压、平均动脉压)。电子血压计配有特制大小不等袖带,以适合足月儿、早产儿及不同年龄的儿童。

创伤性直接测压法:该测压方法是将测压管直接置于被测量的系统内,如动脉、中心静脉等。通过该方法测定的压力较为可靠,适用于四肢明显水肿、休克等不能进行无创血压测定的患儿。通过波形的显示可较直观、实时地反映压力的变化趋势,是危重儿抢救的重要监测手段之一。为保证血压及中心静脉压测定读数的准确性,应注意是将压力传感器置于心脏水平位,传感器与测压装置的穹窿顶盖间无空气泡,导管通路必须通畅无空气泡及血凝块。

(4)体温监测:可测定皮肤、腋下、直肠及鼓膜温度。鼓膜温度可采用红外线方法进行测定,它能较准确反映中心体温,是寒冷损伤时体温评估及缺氧缺血性脑损伤进行亚低温头部选择性降温治疗时的无创伤性监测手段之一。

2. 氧合或通气状态的评估

(1)氧浓度分析仪:可测定吸入氧浓度,读数范围为 21%~100%。测量时将探头置于头罩、呼吸机管道内以了解空-氧混合后实际吸入的氧浓度,指导治疗。

(2)经皮氧分压(TcPO$_2$)测定仪和经皮二氧化碳分压(TcPCO$_2$)测定仪 经皮血氧监护仪传感器由银制阳极、铂制阴极(Clark 电极)以及热敏电阻和加热器组成。传感器上需盖有电解质液和透过膜,加热皮肤表面(常为 43~44℃),使传感器下毛细血管内血液动脉化,血中氧自皮肤透过后经膜在传感器发生反应产生电流,经处理后显示氧分压读数。应用时传感器应放置在患儿体表既避开大血管又有良好毛细血管网的部位,如上胸部、腹部。不要贴于活动肢体,以免影响测定结果。该法为无创伤性,能持续监测血氧分

压及指导氧疗。

经皮二氧化碳分压监护仪由 pH 敏感的玻璃电极及银/氧化银电极组成。利用加热皮肤表面传感器（常为 43~44℃），使二氧化碳自皮肤透过后经膜在传感器发生反应，经处理后显示二氧化碳分压读数，进行连续监测。

经皮氧及二氧化碳分压监护仪的特点是能直接、实时反映血氧或二氧化碳分压水平，减少动脉血气分析的采血次数，指导氧疗；其缺点是检测探头每 3~4 小时需更换位置一次，以免皮肤烫伤；使用前及每次更换探头时，必须进行氧及二氧化碳分压校正。目前已有将经皮氧分压（$TcPO_2$）和经皮二氧化碳分压（$TcPCO_2$）测定制成同一探头，同时相应校正的自动化程度也有提高，便于使用。

（3）脉率及血氧饱和度仪：该仪器能同时测定脉率及血氧饱和度，为无创伤性的、能精确反映体内氧合状态的监护仪。常用传感器有指套式，夹子式及扁平式等种类，可置于危重患儿拇指、大踇趾等位置。机器显示脉冲光柱或搏动波形，显示血氧饱和度（SaO_2）值，同时显示脉率数。使用时必须将传感器上光源极与感光极相对，切勿压绕过紧。

3. 中心静脉压监测　中心静脉压（CVP）与右心室前负荷、静脉血容量及右心室功能等有关。将导管插入至上、下腔静脉后，与传感器相连，再按有创动脉测压步骤操作，即能显示中心静脉压。中心静脉压检测用于休克病人，以便根据 CVP 进行早期目标治疗（early goal directed therapy，EGDT）指导补液。

4. 脉波指示连续心排血量测定（PiCCO）　PiCCO 血流动力学测定是进行较精确的循环治疗的依据。PiCCO 可以测量中心静脉压、动脉压、利用热稀释法可以测量心排血量（CO）、体循环阻力、肺血管通透性指数、血管外肺水、胸内血容积、不间断容量反应等血流动力学监测，并能从中心静脉置管内抽取静脉血进行氧代谢的监测和计算。它是目前为儿童和小婴儿提供较多生理参数的安全有效的循环监测方法之一，指导休克、循环衰竭和 ARDS 等危重病人的补液和循环治疗。

5. 胃黏膜 pH（gastric intramucosal pH，pHi）　由于缺血缺氧可以导致局部组织的乳酸堆积和酸中毒，因此测量胃黏膜组织内的酸度便有可能成为反映其灌注和氧代谢的替代指标。胃黏膜 pH 值是近年来发展起来的反映胃黏膜缺血、缺氧敏感的指标，并能间接反映机体组织氧合状况，可作为组织氧供与氧耗的敏感监测指标。

6. 创伤性或无创性颅内压监测　目的是了解在颅内出血、脑水肿、脑积水机械通气时颅内压的急性变化及其对治疗的反应，以便临床对其急剧变化作出处理。新生儿及小婴儿在前囟门未闭时可将传感器置于前囟作无创伤性颅内压力监测。测定时婴儿取平卧位，头应保持与床呈水平位，略加固定，剃去前囟部位头发，将传感器贴于前囟即能测得颅压读数。

7. 监护仪的中央工作站　将多个床边监护仪连接于中央监护台，在护士站集中反映各监护床单位的信息，包括心率、呼吸、血压、氧饱和度、体温等，这在成人的 ICU 已有普遍的应用，近年来在大部分国内 PICU 也采用了该技术。

8. 体液及生化监护　如血细胞比容、血糖、血清电解质、血胆红素、渗透压及血气分析等可在 PICU 中完成。

9. 监护室常用诊断设备

（1）床边 X 线摄片机：为呼吸治疗时不可缺少的设备，对了解心、肺及腹部病情，确定气管插管和其他置管的位置，了解相关并发症，评估疗效等都有很好的作用。

（2）透光灯：常由光源及光导纤维组成，属于冷光源。主要用于诊断的照明，如在气胸时通过胸部透照可发现光的散射，作出床边的无创性诊断；也可用于桡动脉穿刺的照射，以寻找桡动脉，引导穿刺。

（3）电子磅秤：用于体重的精确测定，也用于尿布的称重以估计尿量。

（4）床边超声诊断仪：PICU病儿常因病情危重或人工呼吸机应用，需床边进行超声检查，以明确先天性畸形、颅内出血、胸腹脏器变化等形态学改变；通过多普勒方法还可了解血流动力学改变,脏器血流及肺动脉压力等以指导治疗。由于较小婴儿的体表较薄，采用超声仪的探头频率宜高,如5M~7MHz,以提高影像的分辨率。

（5）肺力学监护：常用于呼吸机治疗时的监测。以双相流速压力传感器连接于呼吸机管道近病人端进行持续监测气体流速、气道压力,通过电子计算机显示出肺顺应性、潮气量、气道阻力、每分通气量、无效腔气量,并能描绘出压力-容量曲线。通过肺力学监测能更准确指导呼吸机参数的调节,减少肺部并发症的发生。

（6）呼吸末二氧化碳监测仪：常结合人工呼吸应用,以无创、连续监测患儿的通气状态。

（7）纤维支气管镜：近年来应用于儿科呼吸系统疾病临床诊断和治疗的一项技术,是PICU抢救危重患儿的一种重要手段。在儿科各种危重症病人呼吸机依赖和撤机困难、难治性重症肺炎、并发肺不张等的诊断和治疗,可发挥重要的作用。

10. 生命支持的相关技术

（1）机械通气：是PICU中最常用的生命支持手段。包括：①常频机械通气：以人工的方法提供肺的通气,满足其氧合和排出二氧化碳的要求。一般提供的呼吸频率与生理呼吸频率相同或相近。②高频通气：包括高频振荡（high-frequency oscillation, HFO）、高频喷射（high-frequency jet ventilation, HFJV）和高频气流阻断（high-frequency flow interrupter, HFFI）,其特点是提供的频率很高,呼吸的潮气量小于生理无效腔。③部分液体通气（partial liquid ventilation, PLV）：即利用氟碳有高度的气体溶解性的特点,将肺功能残气量部分充满氟碳化合物后进行机械通气,以改善氧合。④无创正压机械通气（NIPPV）：与气管插管机械通气（有创通气）相似,NIPPV同样能通过改善通气及气体交换、降低呼吸功的消耗,对轻~中度呼吸衰竭患者可提供有效的呼吸支持,因而NIPPV的适用范围包括从急性呼吸衰竭~慢性呼吸衰竭的多种疾病。常用的模式有鼻（面）罩无创正压通气（non-invasive positive pressure ventilation, NIPPV）、无创双水平正压通气（non-invasive bi-level positive pressure ventilation, BiPAP）和无创持续气道正压通气（continuous positive airway pressure, CPAP）等。

（2）体外膜肺氧合（extracorporeal membrane oxygenation, ECMO）：ECMO是将血液从体内引到体外,经膜肺氧合再用泵将血液灌入体内,可进行长时间心肺支持。该技术可分为静脉动脉模式（V-A ECMO）、静脉静脉模式（V-V ECMO）及动脉静脉模式（A-V ECMO）。V-A ECMO对心肺均有支持作用；V-V ECMO仅对肺有支持作用；A-V ECMO多用于透析或血滤,不用于心肺支持。

目前,国内儿科领域ECMO技术已开始稳步发展,随着我国儿科重症医学不断进步和发展,ECMO技术将在儿科领域逐步开展,为我国儿童心肺功能衰竭患者开辟一条新的救治道路。

（3）一氧化氮气体（NO）的吸入：NO吸入（inhaled nitric oxide, iNO）为选择性肺血管扩张剂,它主要通过激活鸟苷酸环化酶,使cGMP增加,导致肺血管平滑肌舒张。而进入血循环的NO能迅速地被血红蛋白结合灭活而不对体循环产生作用,故吸入NO是唯一的选择性肺血管扩张剂,常用于低氧性呼吸衰竭和肺动脉高压的治疗。近年来应用内皮素受体拮抗剂、5型磷酸二酯酶抑制剂或雾化吸入伊洛前列素等治疗肺动脉高压,也具有较好的选择性和有效性,肺动脉高压的治疗取得明显进展。

（4）血液净化技术：血液净化是把患者的血液引出体外并通过一种净化装置,去除血液中某些致病物质,从而净化血液达到治疗目的。儿科血液净化技术起步较晚,目前分为血液透析、腹膜透析、血液滤过、血液灌流、免疫吸附、血浆置换等方法。该技术应用已超出肾脏替代治疗领域,其治疗范畴已扩大至包括全身炎症反应综合征、多器官衰竭、中毒等在内的整个危重症急救领域。

（5）心脏起搏：心脏起搏可分为临时性和永久性两种,危重病人的抢救以临时心脏起搏为主,包括经静脉心内膜起搏、心外膜起搏、经食管心脏起搏和经胸壁心外起搏等多种类型,临床应用最多、疗效较好的是经静脉临时人工心脏起搏。

（6）心律转复与除颤：应用电击造成瞬间心脏停搏，排除异常节律点所发出冲动的干扰，使窦房结重新成为心脏起搏点，从而恢复正常窦性心律。在室性心动过速、室上性心动过速等情况下，采用同步电击转复心律，若病人存在心室纤颤须紧急处理时，则采用非同步电击除颤。

（杜立中）

第二节　小儿心肺复苏

案例 17-1

患儿男，9岁，体育课上突然倒地。

思考：

1. 对该患儿的现场急救程序是什么？

2. 心外按压的频率应该是多少？

3. 心外按压深度应该是多少？

心跳呼吸骤停是指患儿突然呼吸及循环功能停止。心肺复苏（cardiopulmonary resuscitation, CPR）是包括采用一组简单的技术，使生命得以维持的方法。

【心肺复苏技术的三个方面】

1. 基本生命支持（basic life support）　儿童基本生命支持包括一系列支持或恢复呼吸或心跳呼吸停止儿童的有效通气或循环功能的技能。任何一个受过训练的医务人员或非医务人员都可以进行基本生命支持，它对伤病儿童的最终恢复是非常重要的。当心跳呼吸停止或怀疑停止时，同样需要迅速将患儿送到能给予进一步生命支持的医疗机构。

2. 高级生命支持（advanced life support）　为心肺复苏的第二阶段，有经验的医护人员参与此时的抢救工作，并且常有明确的分工，协调处理呼吸、胸外心脏按压、辅助药物应用、输液、监护及必要的记录。小儿心跳呼吸骤停后对人工通气或用氧有反应，或需要高级生命支持的时间<5分钟，在复苏成功后神经系统正常的可能性较大。

3. 稳定及复苏后的监护　指为使复苏后的病人稳定而进行的进一步处理及监护。

【小儿心跳呼吸骤停病因】

引起小儿心肺骤停的原因甚多，如婴儿猝死综合征、喉痉挛、喉梗阻、气管异物、胃食管反流、严重肺炎及呼吸衰竭、药物、严重心律失常、中毒、代谢性疾病、心肌炎、心肌病、心力衰竭、心血管介入治疗操作过程、各种意外损伤等。心肺复苏的措施一旦启动，就应该开始考虑心肺骤停的原因。心肺骤停难以预料，但触发的高危因素应引起足够的重视，以便在心肺骤停发生前进行必要的干预以避免其发生。最危险因素包括：

1. 心血管系统的状态不稳定，如大量失血、难治性心力衰竭、低血压和反复发作的心律失常。

2. 急速进展的肺部疾病，如严重的哮喘、喉炎、重症肺炎等。

3. 外科手术后的早期，如应用全身麻醉及大量镇静剂足以使患儿对各种刺激的反应能力改变。

4. 安有人工气道的患儿气管插管发生堵塞或脱开。

5. 神经系统疾病有急剧恶化时，如昏迷病人常无足够的呼吸驱动以保证正常的通气。

应注意，临床的一些操作对于有高危因素的患儿能加重或触发心跳呼吸骤停，包括：①气道的吸引：能引起低氧、肺泡萎陷及反射性心动过缓;②不适当的胸部物理治疗(如拍背、翻身、吸痰等)可使更多的分泌物溢出,阻塞气道,也可使患儿产生疲劳;③任何形式的呼吸支持(如人工呼吸机的应用)的撤离,使病人必须从以前的人工呼吸转变为自主呼吸做功,如降低吸入氧浓度、撤离 CPAP 或机械通气、拔除气管插管等;④镇静剂的应用,如麻醉剂、镇静药和止咳药的应用所致的呼吸抑制;⑤各种操作,如腰椎穿刺时使呼吸屏住,可出现心搏骤停;⑥迷走神经的兴奋性增加,一些临床操作可引起迷走神经的兴奋性增加,如鼻胃管的放置、气管插管操作等。

此外,高危婴儿喂养时由于吞咽-呼吸的不协调也可引起心跳呼吸骤停。应特别注意循环的失代偿表现,包括外周循环不良、心动过缓、呼吸形式的改变或呼吸暂停、发绀、对刺激的反应性下降等。有上述表现时应尽可能停止相关的操作,并给予生命支持。

【诊断】

临床表现为突然昏迷,部分有一过性抽搐,呼吸停止,面色灰暗或发绀,瞳孔散大和对光反射消失。大动脉(颈、股动脉)搏动消失,听诊心音消失。如做心电图检查可见等电位线、心脏电-机械分离或心室颤动等。

心跳呼吸骤停的诊断并不困难。一般在患儿突然昏迷及大血管搏动消失即可诊断,而不必反复触摸脉搏或听心音,以免延误抢救时机。

【处置流程】

对于心跳呼吸骤停,现场抢救(first aid)十分必要,应争分夺秒地进行,以保持呼吸道通畅、建立呼吸及建立人工循环的顺序进行,以保证心、脑等重要脏器的血液灌流及氧供应。心肺复苏的程序常推荐用 C-A-B-D-E 方法,即:循环(circulation,C),气道(airway,A),呼吸(breathing,B),药物(drugs,D),电击除颤复律(electricity,E)。

(一)评估

首先评估救治环境是否安全。再通过拍肩膀(对大于 1 岁的儿童)或拍足底(对小于 1 岁的婴儿),同时大声呼喊患儿来评估孩子的意识。如果失去意识,则进入下一步。

(二)呼救

根据不同的场景启动急救反应系统(EMSS),并做出努力设法找到并携带自动体外除颤仪(AED)。

(三)循环支持(circulation,C)

先检查脉搏。对大于 1 岁的儿童,选择检查颈动脉或股动脉;对小于 1 岁的婴儿,选择检查肱动脉。检查脉搏同时应检查呼吸。直接观察胸腹有无起伏就可以完成对呼吸的观测。检查脉搏与呼吸的时间应在 5~10 秒内。超过 10 秒仍不能确定是否有脉搏,按没有脉搏处理。如无呼吸无脉搏则立即开始心肺复苏。如有脉搏而无呼吸,则只支持呼吸,予以人工呼吸。

胸外心脏按压方法:对小于 1 岁婴儿单人复苏时,用一手托住患儿背部,将另一手两手指置于乳头线中点略下方处进行按压(图 17-1);婴儿双人复苏时用两手掌及四手指托住两侧背部,双手大拇指按压(图 17-2)。对于大于 1 岁的儿童,可用单掌或双掌按压,手掌根部置于两乳头连线中点(图 17-3)。对于年长已有第二性征出现的患儿,胸部按压方法与成人相同,应将患儿置于硬板上,将一手掌根部交叉放在另一手背上,垂直按压两乳头连线中点。每次按压与放松比例为 1:1,按压深度约为胸部厚度的 1/3(婴儿约 4 厘米,儿童约 5 厘米),频率在婴儿和儿童均为每分钟 100~120 次。胸外心脏按压与呼吸的配合在婴儿或儿童均为 15:2(有两人操作时)或 30:2(单人复苏时)。

(四)保持呼吸道通畅(airway,A)

小儿低氧血症和呼吸停止可引起或造成病情急剧恶化和心跳呼吸停止。因此,建立和维持气道的开放和保持足够的通气是基本生命支持很重要的内容。首先应打开气道。将患儿头向后仰,抬高下颌,一只手置于患儿的前额,将头向背部倾斜并处于正中位,颈部稍微伸展,即嗅气位(sniffing position)。用另一只手的几个手指放在下颌骨的颏下,提起下颌骨向外上方,注意不要让嘴闭上或推颌下的软组织,以免阻塞气道。当颈椎损伤完全不能运动时,通过提下颌来开通气道(图17-4)。也可放置口咽导管,使口咽部处于开放状态。

图17-1 双指按压法(用于婴儿单人复苏时)

图17-2 双手拇指按压法(用于婴儿双人复苏时)

图17-3 对于大于1岁的儿童进行心脏按压

图17-4 通过提下颌来开通气道

(五)建立呼吸(breathing,B)

应采用人工辅助通气,以维持气体交换,常用的方法有:

1. 口对口人工呼吸 此法适合于现场急救。如患者是1岁以下婴儿,可将嘴覆盖婴儿的鼻和嘴;如果是较大的婴儿或儿童,用口对口封住,拇指和示指紧捏住患儿的鼻子,保持其头后倾;将气吹入,同时可见患儿的胸廓抬起。停止吹气后,放开鼻孔,使患儿自然呼气,排出肺内气体。呼吸与心外按压比例如前文所述。

2. 复苏囊的应用 在多数儿科急诊中,婴幼儿可用气囊面罩进行有效的通气。常用的气囊通气装置为自膨胀气囊,递送的氧浓度为30%~40%。气囊尾部可配贮氧装置,保证输送高浓度的氧气。带有贮氧装置的气囊可以提供60%~95%浓度氧气。气囊常配有压力限制活瓣装置,压力水平在35~40cmH$_2$O。将连接于复苏皮囊的面罩覆盖于患儿的口鼻。正确的面罩大小应该能保证将空气密闭在面部,从鼻梁到下颏间隙盖住口鼻,但露出眼睛。用一只手将面罩固定在口鼻并将头或下颌向上翘起。在面罩吸氧时,一定程度的头部伸展能保证气道通畅。婴儿和幼儿要最好保持在中间的吸气位置,而不要过度伸展头部,以免产生气道压迫梗阻。在上述操作时应观察患儿的胸廓起伏以了解辅助通气的效果。

3. 气管内插管人工呼吸法 当需要持久通气时,或面罩吸氧不能提供足够通气时,就需要用气管内插管代替面罩吸氧。插管(不带气囊)内径的大小可用公式进行估算:内径(mm)=(16+患儿年龄)/4。插管后可继续进行皮囊加压通气,或连接人工呼吸机进行机械通气。

(六)进一步处理

如胸外心脏按压仍无效,可使用药物。在心搏骤停时,最好静脉内给药,但由于很难建立静脉通路,也可即时使用骨髓腔输注给药。药物从骨髓腔注入能很好地被吸收,骨髓腔内注射与静脉内注射效果相同。常用药物有:

1. 肾上腺素 儿科病人最常见的心律失常是心跳停止和心动过缓,肾上腺素有正性肌力和正性频率作用。首次剂量:0.01mg/kg(1∶10 000 溶液 0.1ml/kg),静脉或骨髓腔内给予。上述给药可间隔3~5分钟重复 1 次。

2. 碳酸氢钠 儿科病人中,心搏骤停的主要病因是呼吸衰竭,快速有效的通气对于控制心跳呼吸骤停引起的酸中毒和低氧血症很有必要。但目前临床证据表明在心脏骤停常规应用碳酸氢钠并不一定能改善预后。碳酸氢钠应用可促进 CO_2 生成,而 CO_2 比 HCO_3^- 更易通过细胞膜,可以引起短暂的细胞内酸中毒,从而导致心肌功能不全。鉴于这些潜在的不利因素,对于轻、中度酸中毒,特别是有通气不足存在时,不宜使用碳酸氢钠。而改善通气和扩容改善循环一般可以解决酸中毒问题。碳酸氢钠在较长时间的心脏骤停患儿可考虑使用,其剂量为 1mEq/kg,可经静脉或骨髓腔给予。当自主循环建立及抗休克液体输入后,碳酸氢钠的用量可依血气分析的结果而定。

3. 阿托品 对低灌注和低血压性心动过缓、预防气管插管引起的迷走神经性心动过缓、房室传导阻滞所引起的少见的症状性心动过缓以及抗胆碱酯酶类药中毒等可试用阿托品。剂量:0.01~0.02mg/kg,静脉、气管内或骨髓腔给药,间隔 5 分钟可重复使用。最大剂量儿童不能超过 1mg,青少年不超过 2mg。目前的临床证据也不推荐在心肺复苏时常规给予阿托品。

4. 葡萄糖 在婴幼儿心脏复苏时,应快速进行床边的血糖检测,有低血糖时应立即给葡萄糖;当无血糖监测条件而患儿有低血糖症状或临床怀疑有低血糖时,也可给予葡萄糖。剂量:0.5~1.0g/kg,以 25% 葡萄糖液静脉注射。

5. 钙剂 仅在疑有低钙血症时才可给钙剂,在治疗高钾血症、高镁血症、钙通道阻滞剂过量时,也可考虑使用。对心跳已停搏者不适用。剂量:葡萄糖酸钙 100~200mg/kg(10% 葡萄糖酸钙 1~2ml/kg)或氯化钙 10~30mg/kg(10% 氯化钙 0.1~0.3ml/kg)。

6. 胺碘酮和利多卡因 当存在心室颤动时可用胺碘酮 5mg/kg,或利多卡因 1mg/kg。

(七)电击除颤复律

尽管患儿可能无基础心脏疾病,在复苏过程中可出现心律失常。当出现心室颤动、无脉性室性心动过速时,可用电击除颤复律。

(八)其他治疗

对复苏后患儿出现的低血压、心律失常、颅内高压等应分别给予预防及处理。

(杜立中)

第三节 急性呼吸衰竭

案例 17-2

患儿女,1 岁,以"发热 2 天,咳喘伴呼吸困难 1 天"为主诉来诊。平素易感冒,3 个月前确诊支气管哮喘,但未按医嘱规范吸入治疗。2 天前受凉后发热,T 39℃,1 天后出现剧烈咳嗽,喘憋明显,喉部可闻及"咝唑"声,伴呼气性呼吸困难。体格检查:神志淡漠,呼吸无力,一般状况差,呼吸缓慢,张口呼吸,节律不整,面色灰暗,鼻翼扇动,口周明显发绀,肺部听诊双肺呼吸音减弱,可闻及喘鸣音及水泡音,心率160次/min,律齐,心音低钝,无杂音,腹部查体肝右肋下2.0cm,肢端稍凉。胸部X线检查示双肺气肿,右下野见散在斑片状影。血气分析示 PaO_2 40mmHg,$PaCO_2$ 60mmHg。

思考:

1. 小儿急性呼吸衰竭的分类与病因、发病机制、临床表现及诊断、一般内科治疗分别是什么?

2. 小儿ARF的气管插管指征? 机械通气指征?

3. 上述病例如何诊断? 如何治疗? 是否需要气管插管及机械通气治疗?

急性呼吸衰竭(acute respiratory failure,ARF)为小儿常见急症之一。系指由于呼吸中枢和(或)呼吸系统的原发或继发病变所导致的通气或换气功能障碍,以严重缺氧和(或)二氧化碳潴留为主要特征。按病变部位分为中枢性和周围性呼吸衰竭;按血气分析结果分为Ⅰ型(单纯低氧血症)和Ⅱ型(低氧血症伴高碳酸血症)呼吸衰竭;按病程经过分为急性和慢性呼吸衰竭。ARF起病急骤,患儿可在短期内出现发绀、呼吸困难、呼吸不规则、节律不整,甚至呼吸骤停等症状。本病需及时行人工或机械通气治疗,否则具有极高的死亡率。

【病因】

临床上导致ARF的原因很多,分为中枢性和周围性。中枢性呼吸衰竭主要见于各种原因所致的呼吸中枢病变,如颅内感染、颅内出血、脑损伤(包括直接或间接性损伤)、脑水肿、药物中毒、颅内肿瘤、颅高压等。周围性呼吸衰竭可见于上呼吸道疾病(异物、炎症等所致喉梗阻或喉水肿)、下呼吸道疾病(支气管哮喘、支气管异物、肺内感染、肺不张、肺水肿、肺损伤、肺出血、呼吸窘迫综合征等)、神经性疾病(急性感染性多发性神经根炎、重症肌无力、先天性肌肉疾病等)、心血管疾病(先天性心脏病等)及胸廓、胸腔疾病(呼吸肌麻痹、张力性气胸、血胸、胸膜炎)等。

【发病机制】

呼吸衰竭的基本病理生理改变为缺氧与二氧化碳潴留,导致缺氧与二氧化碳潴留的主要机制是通气及换气功能障碍。通气功能障碍即肺泡与外界气体交换障碍,是引起小儿呼吸衰竭的主要原因。通气功能障碍主要见于各原因所致的气道阻塞、呼吸中枢受抑、胸廓和肺扩张受限及肺实质性疾患,上述病变可最终导致每分钟肺泡通气量不足,引起肺泡氧分压下降,二氧化碳分压增加。换气功能障碍是指肺泡内气体与流经肺泡内的血液内气体交换发生障碍,是导致氧分压降低的主要原因。换气功能障碍的发生与各原因所致的肺通气与血流比例失调、弥散障碍(弥散面积减少、呼吸膜增厚)、肺内动静脉分流等因素有关。通气和换气功能障碍可同时存在,导致不同程度的低氧血症、二氧化碳潴留和酸中毒等发生,从而可引起多种脏器功能损害,且可形成病理生理的恶性循环和炎性介质、细胞因子的网络反应,最终导致多脏器功能衰竭。

【临床表现】

小儿急性呼吸衰竭的临床表现除原发病症状外,主要为呼吸系统症状及缺氧、二氧化碳潴留所致的全身脏器功能障碍症状。

1. 呼吸系统症状 呼吸困难为最主要表现。中枢性呼吸困难表现为呼吸不规则、节律不整、深浅不匀、叹气样呼吸、双吸气及下颌式呼吸等。周围性呼吸困难因疾病性质可表现为吸气性(上呼吸道阻塞)、呼气性(下呼吸道阻塞)和混合性(肺实质病变)。胸廓病变(如呼吸肌麻痹等)表现为呼吸无力、呼吸幅度表浅,而呼吸节律正常。

2. 低氧血症和高碳酸血症症状 发绀是缺氧的重要症状,当 $PaO_2<40mmHg$、$SaO_2<80\%$时可出现发绀(以唇、口周、甲床等处明显)。由于发绀需在还原血红蛋白>50g/L时出现,因此在严重贫血时,缺氧可无明显发绀。缺氧对神经系统的影响表现为烦躁或神志淡漠、昏睡,重者昏迷、抽搐;对循环系统的影响表现为心率增快或减慢、心音低钝及心律不齐等,严重者也可引起肺动脉痉挛(肺高压)、心搏量减少、血压下降甚至休克;对消化系统的影响表现为消化道紊乱,可有呕吐、出血、肠麻痹以及肝功能异常;对泌尿系统的影响表现为少尿或无尿,尿中可出现蛋白、红细胞、白细胞及管型,严重者可导致肾衰竭。高碳酸血症主要表现为神经精神异常,如神志淡漠、嗜睡,重者可出现惊厥、昏迷、视盘水肿,也可引起毛细血管扩张症状,出现皮肤潮红、唇红、眼结膜充血及水肿、四肢温湿等。

【诊断】

小婴儿急性呼吸衰竭的临床特点是起病急,变化快,通气和换气功能障碍可同时存在,易出现多系统受累的并发症。

主要诊断依据:①可引起小儿急性呼吸衰竭的原发病;②呼吸困难、低氧血症和(或)高碳酸血症的临床表现;③血气分析。血气分析是确定诊断的可靠指标,在静息状态、呼吸室内空气情况下,$PaO_2<50mmHg$(6.67kPa)和(或)$PaCO_2>50mmHg$(6.67kPa)即可诊断呼吸衰竭。潜在性呼吸功能不全和呼吸功能不全是呼吸衰竭的早期阶段。潜在性呼吸功能不全:是指在安静状态下无呼吸困难,血气分析结果基本正常,但在负荷增加时出现异常。呼吸功能不全:血氧分压在80mmHg(10.6kPa)以下为轻度低氧血症,由于缺氧而过度通气,$PaCO_2$可偏低,但当病情进展时,代偿能力逐渐下降,通气量减低,致低氧血症加重及二氧化碳潴留,为呼吸衰竭的开始。按血气分析结果,将急性呼吸衰竭分为以下两型:Ⅰ型,即低氧血症型呼吸衰竭,$PaO_2<50mmHg$(6.67kPa),$PaCO_2$正常或降低,多见于呼吸衰竭的早期和轻症;Ⅱ型,即低氧血症伴高碳酸血症型呼吸衰竭,$PaO_2<50mmHg$(6.67kPa),$PaCO_2>50mmHg$(6.67kPa),多见于呼吸衰竭的晚期和重症。小婴儿急性呼吸衰竭的临床特点是起病急,变化快,通气和换气功能障碍可同时存在,并发症多。

【治疗】

小儿ARF的治疗原则是保持气道通畅、改善通气功能、纠正缺氧及二氧化碳潴留,积极控制原发病,纠正酸碱及电解质紊乱,维持重要器官功能,控制感染,把握辅助呼吸治疗指征。

1. 保持气道通畅、改善通气功能 对纠正缺氧及二氧化碳潴留至关重要,可采取以下治疗措施:

(1) 通畅气道:气道内痰液阻塞是小儿(特别是婴幼儿)造成或加重呼吸衰竭的重要原因,尤其是在下述情况下:如伴有昏迷、咳嗽反射减弱、呼吸肌麻痹、肺内感染严重等,应积极清理呼吸道,口、鼻、咽部分泌物或痰液应随时吸出;痰液黏稠可予以盐酸氨溴索(沐舒坦)等雾化吸入或静脉注射治疗;对下呼吸道黏稠分泌物引起的阻塞,要进行气管插管或纤维支气管镜下进行吸痰。

(2) 吸氧:旨在提高PaO_2和SaO_2,以缓解缺氧。根据病情及治疗条件可选择经鼻持续气道正压给氧、面罩、氧气头罩等。吸入氧浓度一般为30%~50%,在抢救时可用100%纯氧,但使用时间不宜超过6小时。根据氧流量可粗略计算吸氧浓度:吸入氧浓度(%)= 21+4×氧流量(L/min),有条件最好用测氧仪监测吸入氧浓度。定期复查动脉血气,病情好转可逐渐降低吸入氧浓度,以能维持PaO_2在60~80mmHg(8.0~10.7kPa)的最低吸入氧浓度为宜,以防长期吸入高浓度氧造成氧中毒。氧气应加温、湿化,否则易损伤气道纤毛上皮细胞和使痰液黏稠。

(3) 解除气道痉挛和水肿:对有喘憋或有明显支气管痉挛者,可予以速效的支气管扩张剂及吸入性糖皮质激素联合雾化吸入治疗(详见支气管哮喘急性发作的处理)。雾化时要予以供氧,否则会加重低氧血症。

(4) 呼吸兴奋剂:兴奋呼吸中枢或刺激颈动脉窦和主动脉体的化学感受器,反射性地兴奋呼吸中枢。前者可用氢溴酸东莨菪碱、尼可刹米,后者可用洛贝林。但应注意,呼吸兴奋剂对因气道阻塞、呼吸肌麻痹、严重肺内病变等引起的ARF无效,故应慎用。有适应证者,也应在改善气道阻塞后方可使用,否则会加重病情。

2. 积极控制原发病 控制原发病对缓解 ARF 或减慢其进展十分重要。针对病因中引起 ARF 的原发病,采取有效措施,积极治疗。

3. 纠正酸碱及电解质紊乱 呼吸性酸中毒,以改善通气为主;合并代谢性酸中毒时,可在改善通气及氧疗的基础上,根据血气结果适当应用碱性药物。病程中常并发低钠血症、低钾血症、低氯性代谢性碱中毒等,应及时补充纠正。对有胃肠衰竭不能经消化道进食者,需予以静脉营养支持。

4. 维持重要器官功能 伴心功能不全者,需限制液体摄入量并给予利尿剂(如呋塞米)以减轻心脏前负荷及肺水肿;给予强心剂(首选毛花苷 C)增强心肌收缩力;给予多巴胺及多巴酚丁胺等血管活性药物以改善微循环,减轻心脏后负荷。对中枢性 ARF 有颅内压增高表现者,应积极使用脱水剂(如甘露醇、呋塞米)降低颅内压,防治脑水肿,并给予保护脑细胞药物。在应用脱水剂时注意"边脱边补",以防体液失衡;出现抽搐应及时镇静,因频繁惊厥可加重脑缺氧及脑水肿。

5. 防治感染 肺及中枢神经系统的感染为引起小儿呼吸衰竭的常见原因。此外,肺部感染或败血症也是小儿 ARF 的常见并发症,尤其有以下原因时:如免疫功能低下、导管留置(气管插管、导尿管、动静脉插管等)、雾化吸入、交叉感染或处置污染等。取下呼吸道分泌物、导管周围渗出物、胸腔穿刺(或引流)液、脑脊液、血液等标本做病原菌培养或免疫学特异性抗原和抗体检测等,可明确病原菌,根据病原菌培养及其药物敏感试验的结果选用最敏感性药物为最佳治疗;如病原菌不明,可根据年龄、病情、临床特征等选择经验性药物或先给广谱抗生素治疗。

6. 把握辅助呼吸治疗指征

(1) 气管插管及气管切开指征:上述一般内科治疗难以维持呼吸通畅,或缺氧及二氧化碳潴留难以纠正时,应考虑气管插管或气管切开以建立人工气道通气。对上气道梗阻较重,呼吸肌麻痹,吞咽麻痹,下呼吸道分泌物过多难以咳出,根据病因需机械通气等患儿,要及早行气管插管或气管切开。经口气管插管操作迅速、适合任何年龄、副损伤少,但导管固定性差、易滑脱,不适合需长时间留置插管的患儿。经鼻气管插管操作相对复杂,要求患儿年龄至少 1 岁以上,对鼻黏膜有一定损伤,但导管固定性好、不易滑脱、口腔分泌物少、易于护理、可经口进食,适合需较长时间保留导管的患儿。气管切开可引起一些并发症,可在不具备气管插管条件下选择。气管插管或气管切开术后,可通过连接人工呼吸气囊(人工手动抱球呼吸)或呼吸机进行辅助呼吸。

(2) 机械通气:是用呼吸机替代手动抱球法进行辅助呼吸,即使用呼吸机产生间歇正压,将气体送入肺内的机械呼吸,呼气是靠胸廓和肺脏的自然回缩完成的。临床使用的呼吸机有定压、定容、定时三种类型,可根据年龄、原发病、病情等选择。呼吸机应用指征为:①呼吸频率骤减或出现节律不整、双吸气、下颌式呼吸;②呼吸微弱,呼吸音明显减弱甚至消失;③呼吸暂停;④应用常规高浓度给氧,发绀仍难以缓解;⑤病情急剧恶化,经保守治疗无法改善;⑥血气分析:$PaCO_2 > 60mmHg$(8.0kPa),吸入 60% 氧时,$PaO_2 < 60mmHg$(8.0kPa)。

7. 其他有前景的治疗

(1) 肺表面活性物质(PS)治疗:PS 主要成分是饱和卵磷脂,有降低肺泡气液面表面张力之作用,此外也有防止肺水肿、保持气道通畅、防御感染等作用。目前临床上主要用于新生儿呼吸窘迫综合征(RDS),并取得了良好的效果。在新生儿 RDS 早期气管内滴入 PS 已成为西方先进国家治疗常规。给药后由于肺泡扩张,可改善换气功能,改善氧合,从而可降低呼吸机通气压力及吸入氧浓度,缩短上呼吸机时间,减少并发症。PS 在其他疾病所致呼吸衰竭患儿的应用效果不如新生儿 RDS。

(2) 吸入一氧化氮(NO):现认为由血管内皮细胞产生的内源性舒张因子主要就是一氧化氮,NO 对维持血管张力有重要作用,吸入 NO 可直接松弛肺血管平滑肌,从而降低肺动脉压力,此外吸入 NO 还可改善肺通气/血流比例,提高血氧。吸入 NO 的适应证主要是各种原因所致的肺动脉高压(尤其是对现有降低肺动脉高压药物无效时)及肺损伤时的低氧血症。吸入 NO 需要有专门的配气及监测装置,技术复杂;吸入

NO 的浓度必须严格控制,否则会造成肺损伤。

（3）膜肺：即体外循环模式氧合器（ECMO），是真正能取代肺呼吸功能的呼吸机。适用于其他治疗无效,不用 ECMO 很可能死亡,但肺病变又未到不可逆程度的呼吸衰竭患儿。ECMO 是治疗呼吸衰竭的最后手段,但技术复杂,费用昂贵,并发症较多。

（尚云晓）

第四节　心力衰竭

充血性心力衰竭（congestive heart failure）是指心脏收缩和（或）舒张功能下降,即心排血量绝对或相对不足,不能满足全身组织代谢需要的病理状态。心力衰竭是儿童时期的危重症之一。

【病因】

小儿时期心力衰竭以 1 岁以内发病率最高,其中尤以先天性心脏病引起者最多见。心力衰竭也可继发于病毒性心肌炎、川崎病、心肌病、心内膜弹力纤维增生症、风湿性心脏病等。另外,贫血、营养不良、电解质紊乱、严重感染、心律失常和心脏负荷过重等都是儿童心力衰竭发生的诱因。

【病理生理】

心脏出现心肌肥厚、心脏扩大和心率增快等代偿性改变。由于心肌纤维伸长和增厚,使收缩力增强,排血量增多。若病因持续存在,则代偿性改变继续发展,心肌能量消耗增多,冠状动脉血供相对不足,心肌收缩速度减慢和收缩力减弱。心率增快超过一定限度时,舒张期缩短,心排血量反而减少。心脏收缩和（或）舒张功能通过代偿仍不能满足身体代谢需要时,即出现心力衰竭。

【临床表现】

年长儿心力衰竭的症状与成人相似,主要表现为乏力、活动后气急、食欲减低、腹痛和咳嗽。安静时心率增快,呼吸浅表、增速,颈静脉怒张,肝增大、有压痛,肝颈静脉回流征阳性。病情较重者尚有端坐呼吸、肺底部可闻及湿啰音,并出现水肿,尿量明显减少。心脏听诊除原有疾病产生的心脏杂音和异常心音外,常可听到心尖区第一心音减低和奔马律。

婴幼儿心力衰竭的临床表现有一定特点。常见症状为呼吸快速、表浅、频率可达 50～100 次/min,喂养困难,体重增长缓慢,烦躁多汗,哭声低弱,肺部可闻及干啰音或哮鸣音。严重时鼻唇三角区呈现青紫。

【诊断】

1. 临床诊断依据　①安静时心率增快,婴儿>180 次/min,幼儿>160 次/min,不能用发热或缺氧解释;②呼吸困难,青紫突然加重,安静时呼吸达 60 次/min 以上;③肝大,达肋下 3cm 以上,或在密切观察下短时间内较前增大,而不能以横膈下移等原因解释;④心音明显低钝,或出现奔马律;⑤突然烦躁不安,面色苍白或发灰,而不能用原有疾病解释;⑥尿少、下肢水肿,且已经除外营养不良、肾炎等原因。

2. 其他检查　上述前 4 项为临床诊断的主要依据。尚可结合其他几项以及下列 1～2 项检查进行综合分析。

（1）胸部 X 线检查：心影多呈普遍性扩大,搏动减弱,肺纹理增多,肺门或肺门附近阴影增加,肺部淤血。

（2）心电图检查：不能表明有无心力衰竭,但有助于病因诊断及指导洋地黄的应用。

（3）超声心动图检查：可见心室和心房腔扩大,心室收缩时间延长,射血分数降低。对诊断和引起心力衰竭的病因判断有帮助。

【治疗】

儿童心力衰竭应重视病因治疗。心力衰竭的内科治疗有下列几方面：

1. 一般治疗　充分的休息和睡眠可减轻心脏负担,平卧或取半卧位,尽力避免患儿烦躁、哭闹,必要时可适当应用镇静剂,但需警惕呼吸抑制。供氧往往是需要的。心力衰竭时,患者易发生酸中毒、低血糖和低血钙,新生儿时期更是如此。因此,一旦发生以上情况,应予及时纠正。应给予容易消化及富有营养的食品,一般饮食中钠盐应减少,很少需要严格的极度低钠饮食。

2. 洋地黄类药物　迄今为止洋地黄仍是儿科临床上广泛使用的强心药物之一。洋地黄对左心瓣膜反流、心内膜弹力纤维增生症、扩张型心肌病和某些先天性心脏病等所致的充血性心力衰竭均有效。尤其是对合并心率增快、心房扑动、心房颤动者更有效。对心肌炎引起者疗效较差。

小儿时期常用的洋地黄制剂为毛花苷C和地高辛(digoxin),毛花苷C一般静脉应用,其作用时间较快,排泄亦较迅速。地高辛通常口服应用。早产儿对洋地黄比足月儿敏感,后者又比婴儿敏感。婴儿的有效浓度为2~4ng/ml,大年龄儿童为1~2ng/ml。由于洋地黄的剂量和疗效的关系受到多种因素的影响,所以洋地黄的剂量要个体化。常用剂量和用法见表17-1。

表17-1　洋地黄类药物的临床应用

洋地黄制剂	给药法	洋地黄化总量（mg/kg）	每日平均维持量	效力开始时间	效力最大时间	中毒作用消失时间	效力完全消失时间
地高辛	口服	<2岁0.05~0.06; >2岁0.03~0.05（总量不超过1.5mg）	1/5洋地黄化量,分2次	2小时	4~8小时	1~2天	4~7天
	静脉	口服量的1/3~1/2		10分钟	1~2小时		
毛花苷C（西地兰）	静脉	<2岁0.03~0.04; >2岁0.02~0.03		15~30分钟	1~2小时	1天	2~4天

(1) 洋地黄化:如病情较重或不能口服者,可选用毛花苷C或地高辛静脉注射,首次给洋地黄化总量的1/2,余量分2次,每隔4~6小时给予,多数患儿可于8~12小时内达到洋地黄化;能口服的患者开始给予口服地高辛,首次给洋地黄化总量的1/3或1/2,余量分2次,每隔6~8小时给予。

(2) 维持量:洋地黄化后12小时可开始给予维持量。维持量的疗程视病情而定:急性肾炎合并心力衰竭者往往不需用维持量或仅需短期应用;短期难以去除病因者,如心内膜弹力纤维增生症或风湿性心瓣膜病等,则应注意随患儿体重增长及时调整剂量,以维持小儿血清地高辛的有效浓度。

(3) 使用洋地黄的注意事项:用药前应了解患儿在2~3周内的洋地黄使用情况,以防药物过量引起中毒。各种病因引起的心肌炎患儿对洋地黄耐受性差,一般按常规剂量减去1/3,且饱和时间不宜过快。未成熟儿和<2周的新生儿因肝肾功能尚不完善,易引起中毒,洋地黄化剂量应偏小,可按婴儿剂量减少1/3~1/2。钙剂对洋地黄有协同作用,故用洋地黄类药物时应避免用钙剂。此外,低血钾可促使洋地黄中毒,应予注意。

(4) 洋地黄毒性反应:心力衰竭越重、心功能越差者,其治疗量和中毒量越接近,故易发生中毒。肝肾功能障碍、电解质紊乱、低钾、高钙、心肌炎和大剂量利尿之后的患儿均易发生洋地黄中毒。小儿洋地黄中毒最常见的表现为心律失常,如房室传导阻滞、室性期前收缩和阵发性心动过速等;其次为恶心、呕吐等胃肠道症状;神经系统症状如嗜睡、头晕、色视等较少见。

洋地黄中毒时应立即停用洋地黄和利尿剂,同时补充钾盐。小剂量钾盐能控制洋地黄引起的室性期前收缩和阵发性心动过速。轻者每日用氯化钾0.075~0.1g/kg,分次口服;严重者每小时0.03~0.04g/kg

静脉滴注,总量不超过 0.15g/kg,滴注时用葡萄糖溶液稀释成 0.3% 浓度。肾功能不全和合并房室传导阻滞时忌静脉给钾。钾盐治疗无效或并发其他心律失常时的治疗参见本章第八节。

3. 利尿剂　钠水潴留为心力衰竭的一个重要病理生理改变。当使用洋地黄类药物而心力衰竭仍未完全控制,或伴有显著水肿者,宜加用利尿剂。对急性心力衰竭或肺水肿者可选用快速强效利尿剂,如呋塞米,其作用快而强,可排出较多的 Na^+,而 K^+ 的损失相对较少。慢性心力衰竭一般联合使用噻嗪类与保钾利尿剂,并采用间歇疗法维持治疗,防止电解质紊乱。

4. 血管扩张剂　近年来应用血管扩张剂治疗顽固性心力衰竭取得一定疗效。小动脉的扩张使心脏后负荷降低,从而可能增加心排血量,同时静脉的扩张使前负荷降低,心室充盈压下降,肺充血的症状亦可能得到缓解,对左心室舒张压增高的患者更为适用。

(1) 血管紧张素转换酶抑制剂:能有效缓解心力衰竭的临床症状,改善左心室的收缩功能,防止心肌重构,逆转心室肥厚,降低心力衰竭患者的死亡率。

(2) 硝普钠:硝普钠能释放 NO,使 cGMP 升高而松弛血管平滑肌,扩张小动脉、静脉的血管平滑肌,作用强、起效快、持续时间短。硝普钠对急性心力衰竭(尤其是急性左心衰竭、肺水肿)伴周围血管阻力明显增加者效果显著。应用时需密切监测血压。

(3) 酚妥拉明:α 受体阻滞剂,以扩张小动脉为主,兼有扩张静脉的作用。

5. 其他药物治疗　心力衰竭伴有血压下降时可应用多巴胺,有助于增加心排血量并提高血压。

(桂永浩)

第五节　急性肾衰竭

案例 17-3

患儿男,11 岁,因"少尿 4 天,无尿 1 天"入院。查体:神志清楚,全身水肿,血压增高。实验室检查:血钾、尿素氮和肌酐均升高。既往健康。

思考:

1. 此病例要考虑的诊断是什么? 可能的病因有哪些? 如何进一步鉴别? 如何紧急处理?

2. 按照以往的临床经验,应如何处理这类病例?

急性肾衰竭(acute renal failure,ARF)是指肾内外各种原因引起的肾功能在数小时或数天内急剧下降,甚至丧失,伴有明显的代谢紊乱和氮质血症,多有少尿或无尿的一组临床综合征。本病可导致代谢产物堆积,血尿素氮(blood urea nitrogen,BUN)和血清肌酐(serum creatinine,Scr)迅速升高,并引起水、电解质紊乱及急性尿毒症症状。给予早期诊断、找出病因和及时治疗,肾功能多可完全恢复,但少部分患儿病情严重、危及生命,或迁延不愈,发展为慢性肾衰竭。

【病因】

急性肾衰竭常见的病因可分为肾前性、肾实质性和肾后性三类。

1. **肾前性肾衰竭**　系指任何原因引起有效循环血容量降低,致使肾血流量不足、肾小球滤过率显著降低的急性肾衰竭。

常见的原因包括:呕吐、腹泻和胃肠减压等导致的胃肠道液体的大量丢失,大面积烧伤、手术或创伤出血等引起的绝对血容量不足;休克、低蛋白血症、严重心律失常、心包填塞和心力衰竭等引起的相对血容量不足。

2. 肾实质性肾衰竭　亦称为肾性肾衰竭,系指各种肾实质病变所导致的肾衰竭,或由于肾前性肾衰竭未能及时去除病因,病情进一步发展所致的那些肾衰竭。常见的原因包括:急性肾小管坏死、急性肾小球肾炎、急性间质性肾炎、肾血管病变(血管炎、血管栓塞和弥散性血管内凝血)以及慢性肾脏疾患在某些诱因刺激后出现肾功能急剧衰退。

3. 肾后性肾衰竭　各种原因所致的泌尿道梗阻引起的急性肾衰竭,这些原因包括:输尿管肾盂连接处狭窄、肾结石、肿瘤压迫、血块堵塞等。

【临床表现】

根据尿量减少与否,急性肾衰竭可分为少尿型和非少尿型。急性肾衰竭伴少尿或无尿表现者称为少尿型。非少尿型系指血尿素氮、血肌酐迅速升高,肌酐清除率迅速降低,但不伴有少尿表现,每日平均尿量>1000ml,多见于氨基糖苷类抗生素及造影剂造成的肾损害,临床表现较少尿型急性肾衰竭症状轻、并发症少、病死率低。

临床常见少尿型急性肾衰竭,临床过程分为三期:

1. 少尿期　少尿期一般持续1~2周,长者可达4~6周,持续时间越长,肾损害越重。持续少尿大于15天,或无尿大于10天者,预后不良。少尿期的系统症状有:

(1) 水钠潴留:患儿可表现为全身水肿、高血压、肺水肿、脑水肿和心力衰竭,有时因水潴留可出现稀释性低钠血症。

(2) 电解质紊乱:常见高钾、低钠、低钙、高镁、高磷和低氯血症。

(3) 代谢性酸中毒:表现为恶心、呕吐、疲乏、嗜睡、呼吸深快、食欲缺乏,甚至昏迷,血 pH 值降低。

(4) 尿毒症:因肾排泄障碍使各种毒性物质在体内积聚所致。可出现全身各系统中毒症状。其严重程度与血中尿素氮及肌酐增高的浓度相一致。

1) 消化系统:表现为食欲缺乏、恶心、呕吐和腹泻等,严重者出现消化道出血或黄疸,而消化道出血可加重氮质血症。

2) 心血管系统:主要因水钠潴留所致,表现为高血压和心力衰竭,还可发生心律失常、心包炎等。

3) 神经系统症状:可有嗜睡、神志混乱、焦虑不安、抽搐、昏迷和自主神经功能紊乱如多汗或皮肤干燥,还可表现为意识、行为、记忆、感觉、情感等多种功能障碍。

4) 血液系统:急性肾衰竭常伴有正细胞正色素性贫血,贫血随肾功能恶化而加重,系由于红细胞生成减少、血管外溶血、血液稀释和消化道出血等原因所致。出血倾向(牙龈出血、鼻出血、皮肤瘀点及消化道出血)多因血小板减少、血小板功能异常和 DIC 引起。急性肾衰竭早期白细胞总数常增高,中性粒细胞比例也增高。

(5) 感染:感染是急性肾衰竭最为常见的并发症,以呼吸道和尿路感染多见,致病菌以金黄色葡萄球菌和革兰氏阴性杆菌最多见。

2. 利尿期　当急性肾衰竭患儿尿量逐渐增多,全身水肿减轻,24 小时尿量达 250ml/m^2 以上时,为利尿期。一般持续1~2周(长者可达 1 个月),此期由于大量排尿,可出现脱水、低钠和低钾血症。早期氮质血症持续甚至加重,后期肾功能逐渐恢复。

3. 恢复期　利尿期后,肾功能改善,尿量恢复正常,血尿素氮和肌酐逐渐恢复正常,而肾浓缩功能需要数月才能恢复正常,少数患者遗留不可逆性的肾功能损害。此期患儿可表现为虚弱无力、消瘦、营养不良、贫血和免疫功能低下。

药物所致的急性肾小管坏死多为非少尿型急性肾衰竭。

【辅助检查】

1. 尿液常规检查　肾实质性急性肾衰竭,尿沉渣可见粗颗粒管型或红细胞管型;肾前性肾衰竭尿沉渣偶见透明管型、细颗粒管型。尿比重、尿渗透压在肾实质性急性肾衰竭较低。

2. 血生化检查　应注意监测电解质浓度变化及血肌酐和尿素氮。

3. 肾影像学检查　多采用腹部平片、超声波、CT、磁共振等检查,有助于了解肾脏的大小、形态,血管及输尿管、膀胱有无梗阻,也可了解肾血流量、肾小球和肾小管的功能,使用造影剂可能加重肾损害,须慎用。

4. 肾活检　是对原因不明的急性肾衰竭的可靠的诊断手段,可帮助诊断和评估预后。

【诊断】

1. 新生儿以外的小儿急性肾衰竭诊断标准

(1) 尿量显著减少:每日尿量<250ml/m²,或无尿,每日尿量<50ml/m²。

(2) 氮质血症:血尿素氮≥15mmol/L,血清肌酐≥176μmol/L;或血尿素氮每日增长≥3.57mmol/L,血清肌酐每日增长≥44μmol/L;内生肌酐清除率(creatinine clearance rate,Ccr)每分钟≤30ml/1.73m²。

(3) 伴有酸中毒及水、电解质紊乱。

三条都符合为少尿型急性衰竭,无第一条则为非少尿型急性肾衰竭。

2. 新生儿急性肾衰竭诊断标准

(1) 生后48小时无排尿或生后少尿[<1ml/(kg·h)],或无尿[<0.5ml/(kg·h)]。

(2) 氮质血症:血尿素氮≥7.5mmol/L,血清肌酐≥88μmol/L,或每日血尿素氮增加3.57mmol/L,血清肌酐每日增加≥44μmol/L。

(3) 伴有酸中毒、水和电解质紊乱、心力衰竭、惊厥、拒奶和吐奶等表现。

三条都符合为少尿型急性肾衰竭,无第一条则为非少尿型急性肾衰竭。

【鉴别诊断】

1. 排除肾后性　急性梗阻常伴有腹痛,下尿道梗阻膀胱多胀满。影像学检查B超可发现肾脏体积增大,可有肿瘤、结石、畸形等改变,并可见梗阻水平以上的肾盂、输尿管或膀胱扩张。

2. 肾前性与肾性肾衰竭鉴别要点　肾前性肾衰竭有引起脱水、血容量不足的病史,如呕吐、腹泻、尿量减少等,体格检查时常有脱水征及血压偏低,尿常规检查多无明显异常。鉴别困难时可进行:①补液试验:0.9%氯化钠15ml/kg,30分钟滴完,2小时尿量达6~10ml/kg为补液有效,为肾前性少尿,如尿量未达上述标准,则可能为肾实质性肾衰竭;②利尿试验:如补液后无反应,在纠正或排除血容量不足、循环充血或心力衰竭后,可使用20%甘露醇0.2g/kg,无反应者用呋塞米1~2mg/kg,若2小时尿量达6~10ml/kg为有效,为肾前性肾衰竭。以肾小球病变为主的急性肾衰竭,肾小管受损较轻,可排出高渗、低钠尿;肾小管、间质病变明显的肾实质疾病,肾小管功能受损较重,可排出低渗、高钠尿。

【治疗】

治疗原则是去除病因,积极治疗原发病,减轻症状,改善肾功能,防止并发症的发生。

1. 少尿期的治疗

(1) 去除原发病因:如感染引起的休克,需积极控制感染;由药物引起者立即停药;中毒引起者及时应用解毒药物;失水、失血引起者及时补充等渗盐水、红细胞以增加血容量。其次避免应用肾毒性药物如氨基糖苷类抗生素、环孢素、造影剂等。

(2) 严格控制体液出入平衡,每天入液量=前1天尿量+异常损失量+8~16ml/kg(不显性失水-内生水)。不显性失水量:每日300~500ml/m²,若体温每升高1℃每日增加75ml/m²。或婴儿每日20ml/kg,幼儿每日15ml/kg,儿童每日10ml/kg,这部分液体用葡萄糖液补充。内生水量:每日100ml/m²,热卡保证时可不计。促进利尿,容量过度负荷时,呋塞米每次1~2mg/kg,效果不佳可增加剂量,但最大不超过10mg/kg。可间隔6~8小时一次。

(3) 饮食疗法:原则上进食含有适当热量、低蛋白(0.5~1.0g/kg,含有必需氨基酸的优质蛋白)的食物,避免高钾食物(如巧克力、橘子、豆类),也可用必需氨基酸形式补充,如复合氨基酸9R静脉滴注。为保证热卡摄入,葡萄糖液浓度可提高到15%~20%,或用乳化脂肪液静脉滴注。如需较长期静脉补给,则以高能营养液为宜。此外,尚可短期应用蛋白合成激素,如丙酸睾酮、苯丙酸诺龙,以促进蛋白合成代谢并增进食欲。

（4）电解质紊乱的纠治

1）高血钾:为降低血钾,可应用碱性溶液如5%碳酸氢钠每次2~3ml/kg,稀释至1.4%,在10~30分钟内静脉滴注;或用钙剂拮抗,10%葡萄糖酸钙每次0.5~1ml/kg,加等量葡萄糖液静脉滴注或>10分钟缓慢静脉推注。50%葡萄糖溶液1~2ml/kg(葡萄糖0.5~1g/kg),每3~4g葡萄糖加1U胰岛素静脉滴入,可促使钾进入细胞内,使血清钾降低。沙丁胺醇(salbutamol)5μg/kg,经15分钟静脉应用,或以2.5~5mg雾化吸入,可刺激β_1受体,使钾转移到细胞内,常能有效地降低血钾,并能持续2~4小时。

2）低血钠:在少尿期以稀释性低钠较多见,一般不必补钠,因为补钠可使水肿加重,只需严格限制水分入量就可以纠正。但当血钠<120mmol/L,又伴有低钠血症的症状时可用下列公式补钠:[130-血钠(mmol/L)]×1.2×体重(kg)＝3%氯化钠溶液毫升数,在仔细观察下先给1/2量,以后根据具体情况补充。

3）酸中毒:多数是由于酸性代谢产物积聚、钠的丢失所引起,轻型不必纠正,可给足够热卡,以控制组织分解代谢。重症可按如下公式补给:(-BE-3)×0.5×体重(kg)＝所需5%碳酸氢钠毫升数。应用碳酸氢钠的过程中注意防止循环负荷过大、高钠血症及细胞外液转移引起的心律失常。

4）低血钙、高血磷和高血镁:低血钙一般给10%葡萄糖酸钙1ml/kg,<10ml,加等量10%葡萄糖液静脉内缓慢注入,必要时可重复。高血磷可用碳酸钙以结合胃肠道内的磷。高血镁一般不作特殊处理,因去钾可伴降镁。

（5）改善肾血流灌注:使用小剂量多巴胺[1~3μg/(kg·min)]加呋塞米2~5mg/kg持续静脉滴注,每6~8小时1次,有心血管病变者需慎用,防止引起心律失常、心肌缺血。呋塞米持续静脉滴注利尿效果优于大剂量一次静脉注射,早期(24小时内)使用可使部分急性肾小管坏死由少尿型急性肾衰竭转变为非少尿型急性肾衰竭,但对此治疗也有争议。

（6）透析治疗:凡上述保守治疗无效者,均应尽早进行透析。透析的指征:①严重水潴留,有肺水肿、脑水肿的倾向;②血钾≥6.5mmol/L,或心电图有高血钾表现;③严重酸中毒,血浆HCO_3^-<12mmol/L,或动脉血pH<7.2;④严重氮质血症,血尿素氮>28.6mmol/L,或血肌酐>707.2μmol/L,特别是高分解代谢的患儿;⑤需除去可透析的有害物质,如引起中毒的药物、毒素和毒物。

目前透析指征有放宽的趋势。透析的方法包括腹膜透析、血液透析和连续动静脉血液滤过三种技术,儿童,尤其是婴幼儿以腹膜透析为常用。

急性肾衰竭何时行血液净化治疗不能拘泥于血尿素氮和肌酐的值,而应更注重临床病情及其他器官的损害情况。如发生明显少尿或无尿、高血钾、重度酸中毒,特别当有水负荷或肺水肿等情况时即应透析。

2. 利尿期的治疗　利尿期早期,肾小管功能和肾小球滤过率尚未恢复,血肌酐、尿素氮、血钾和酸中毒仍继续升高,伴随着多尿,还可出现低钾和低钠血症等电解质紊乱,故应注意监测尿量、电解质和血压的变化,及时纠正水、电解质紊乱,当血浆肌酐接近正常水平时,应增加饮食中蛋白质摄入量。

3. 恢复期的治疗　此期肾功能日趋恢复正常,但可遗留营养不良、贫血和免疫力低下,少数患者遗留不可逆性肾功能损害,应注意休息和加强营养,防治感染。

【预后】

急性肾衰竭的预后依据病因而定,最高的死亡率见于多系统衰竭时的急性肾损伤,其他肾脏本身的疾病导致的急性肾衰竭死亡率较低。由肾毒性物质导致的,和低氧缺血导致的急性肾衰竭儿童的肾功能,一般均能恢复。

附：急性肾损伤

由于损伤较衰竭能更好地反映病理生理学本质，损伤不一定达到衰竭的程度，故当今国内外用急性肾损伤代替急性肾衰竭的概念，显得更为合理和全面。急性肾损伤（acute kidney injury，AKI），是一组临床综合征，是指 7 天内发生的肾功能下降，可伴或不伴有少尿或无尿。

1. 急性肾损伤的诊断　改善全球肾脏病预后组织（Kidney Disease：Improving Global Outcomes，KDIGO），是一个非营利性国际组织，成立于 2003 年，由美国的国家肾脏基金会管理，该组织 2012 年发布了急性肾损伤的临床实践指南，他们所提出的急性肾损伤的定义是，符合下列条件之一为急性肾损伤：48 小时内，血清肌酐升高幅度≥0.3mg/dl（≥26.5μmol/L）；或已知或推测，过去的 7 天内，血清肌酐升高幅度是基线的≥1.5 倍；或尿量持续 6 小时<0.5ml/（kg·h）。

2. 急性肾损伤的分期　改善全球肾脏病预后组织，将急性肾损伤分为 5 个期，简称 RIFLE。

（1）风险期（risk of renal dysfunction，R）：血清肌酐是基线值的 1.5 倍，或肾小球滤过率下降>25%。

（2）损伤期（injury to the kidney，I）：血清肌酐是基线值的 2 倍，或肾小球滤过率下降>50%。

（3）衰竭期（failure of kidney function，F）：血清肌酐是基线值的 3 倍，或血清肌酐>4mg/dl（>354μmol/L）伴急性升高>0.5mg/dl（>44μmol/L），或肾小球滤过率下降>75%。

（4）功能丧失期（loss of kidney function，L）：持续急性肾衰竭=完全丧失肾功能>4 周。

（5）终末期肾脏病期（end stage renal disease，E）：终末期肾脏病>3 个月。

2004 年，来自美国肾脏病协会、国际肾脏病协会和美国的国家肾脏基金会的 3 个肾脏病协会，以及急性透析质量倡议组和欧洲重症医学协会的专家，在意大利的 Vicenza 召集会议，一致同意建立急性肾损伤协作组（Acute Kidney Injury Network，AKIN）。2005 年的阿姆斯特丹会议上该协作组将急性肾损伤分 3 个阶段，表 17-2 是 AKIN 的急性肾损伤按阶段的分类标准。

表 17-2　急性肾损伤网络组织（AKIN）的急性肾损伤按阶段的分类标准

阶段	血清肌酐	尿量
1	基线的 1.5~1.9 倍	6~12 小时内<0.5ml/（kg·h）
	或增加≥0.3mg/dl（≥26.5μmol/L）	
2	基线的 2.0~2.9 倍	≥12 小时<0.5ml/（kg·h）
3	基线的 3.0 倍	≥24 小时<0.3ml/（kg·h）或无尿≥12h
	或增加≥4.0mg/dl（≥353.6μmol/L）	
	或开始肾替代疗法	
	或在<18 岁的病人，估算的肾小球滤过<35ml/（min·1.73m²）	

（周国平）

第六节　弥散性血管内凝血

案例 17-4

患儿，男，3 岁，发热 10 天，体温波动于 39~40℃，咳嗽、气促 5 天，1 天前皮肤可见多个出血点，伴精神萎靡，尿少，排"酱油样尿"1 次，量约 100ml。查体：体温 39.3℃，血压 80/50mmHg，四肢冰冷，表情淡漠，面色苍白，呼吸 56 次/min，心率 160 次/min，双肺呼吸音粗糙，可闻及中小水泡音，腹软，肝肋下 3cm。血 WBC

$21\times10^9/L$，RBC $4.4\times10^{12}/L$，Hb 94g/L，PLT $70\times10^9/L$。

思考：

1. 试述患儿的诊断和鉴别诊断。

2. 还需做哪些实验室检查？

3. 该病的治疗原则是什么？

弥散性血管内凝血（disseminated intravascular coagulation，DIC）是一种获得性凝血障碍综合征，表现为凝血因子消耗、纤维蛋白溶解系统激活、微血栓形成及出血倾向。其主要特征是某些病因激活血液凝固系统，使毛细血管和（或）小动、静脉内形成广泛的微血栓；同时，消耗了大量凝血因子和血小板，并激活纤维蛋白溶解系统，引起继发性纤维蛋白溶解亢进。临床表现为广泛性出血、循环障碍、栓塞和溶血的综合征。

【病因和发病机制】

许多疾病或理化因素都可诱发DIC，与儿内科相关的病因主要有：①各种感染；②组织损伤；③血小板及白细胞大量破坏；④促凝物质进入血液；⑤单核-吞噬细胞系统损伤。

生理情况下，微循环中凝血和抗凝血处于动态平衡。在致病因素作用下，上述平衡被打破，激活内、外凝血系统，并导致纤维蛋白溶解亢进，即为DIC。

1. 凝血系统被激活 DIC时，激活两个不同途径凝血系统：①激活内源凝血系统：内毒素及其他致病因子引起血管内皮损伤、胶原组织暴露，激活因子Ⅻ或直接激活因子Ⅺ，进而激活因子Ⅸ和因子Ⅹ，诱发凝血酶原转变成凝血酶；②激活外源凝血系统：组织损伤和细胞破坏等因素促使组织释放出大量组织因子（凝血因子Ⅲ）进入血循环，活化因子Ⅶ并与之结合成复合物，进而激活活化因子Ⅹ，诱发凝血酶原转变成凝血酶。

此外，红细胞和血小板损伤可直接释放促凝物质，促使凝血酶的生成。大量病理性凝血酶使血液呈高凝聚状态，导致微循环内广泛血栓形成。

单核-巨噬细胞功能损伤不能及时清除血循环内的凝血酶等凝血物质；代谢性酸中毒可使血管内皮损伤并抑制肝素的抗凝作用；循环障碍时血液瘀滞和浓缩形成高凝状态并使血小板易于破裂。这些因素均可诱发或加重DIC。

在凝血系统被激活的同时，体内生理抗凝血因子被消耗且功能受抑制，如抗凝血酶Ⅲ、蛋白C和蛋白S水平下降，组织因子通路抑制物缺乏，进一步加剧血栓形成。

体内广泛性凝血过程消耗了血小板和大量凝血因子，使血液由高凝状态转变为消耗性低凝状态而导致出血。

2. 纤维蛋白溶解系统被激活 DIC时产生的病理性凝血酶、激活的因子Ⅻ以及肝、脾等脏器受损伤后释放纤溶酶原激活物等因素促使纤溶酶原转变为纤溶酶，加剧纤溶并产生纤维蛋白降解产物（FDP）。缺氧、酸中毒、创伤等激活纤溶时，还可使多种凝血因子灭活，FDP本身具有抗凝作用，进一步损害凝血功能，由此进一步加重出血。

以上基本病理过程依次称为高凝状态、消耗性低凝状态和继发性纤溶亢进。但各阶段多互相交错，难以截然分开。

活化的因子Ⅻ可激活缓激肽原，使之转变成缓激肽，导致小血管扩张和通透性增加，加之小血管栓塞后微循环受阻、回心血量及心排血量减少而导致血压下降，进而发生休克。

由于血管内凝血所形成纤维蛋白条状物与网眼使红细胞通过时受到机械损伤，同时红细胞因缺血、缺氧、毒素以及表面有纤维蛋白附着而脆性增加，导致红细胞变形、破裂而出现溶血。

【临床表现】

1. 出血　最常见,常为首发症状。特点为自发性、多部位出血。皮肤出血表现为出血点、瘀点或片状瘀斑,多见于躯干或四肢,鼻黏膜、牙龈、胃肠出血亦较常见;穿刺部位或伤口渗血不止,且渗出血液往往不凝固为临床常见的基本特征;严重者泌尿道出血或颅内出血。出血量多者可致贫血或休克,甚至死亡。

2. 休克或微循环衰竭　早期即出现肾、肺、大脑等器官功能不全。年长儿表现为一时性或持久性血压下降;婴幼儿常表现为面色青灰或苍白、黏膜青紫、肢端冰冷和青紫、精神萎靡和尿少等。休克使血流进一步缓慢,缺氧和酸中毒加重,从而加重 DIC。故 DIC 与休克互为因果,呈恶性循环,甚至产生不可逆休克。

3. 微循环症状　是指微血管异常出现的临床症状,可发生在浅层的皮肤、消化道黏膜的微血管,但较少出现局部组织坏死及溃疡。组织和脏器的微血栓使血流阻滞,导致受累器官缺血、缺氧、代谢紊乱和功能障碍,甚至坏死。临床表现随受累器官及其受累程度的不同而异。

4. 溶血　较少发生,贫血程度与出血量不成比例。急性溶血表现为发热、黄疸、苍白、乏力、腰背酸痛、血红蛋白尿等,且可与 DIC 互为因果。

【分期】

1. 高凝期　由于凝血系统被激活,所以多数患者血中凝血酶含量增多,导致微血栓的形成,此时的表现以血液高凝状态为主。

2. 消耗性低凝期　由于凝血系统被激活和微血栓的形成,凝血因子、血小板因消耗而减少,此时常伴有继发纤溶。所以有出血的表现。

3. 继发性纤溶亢进期　在凝血酶及Ⅻa 的作用下,纤溶酶原活化素被激活,从而使大量纤溶酶原变成纤溶酶;此时又有 FDP 的形成,它们均有很强的纤溶和(或)抗凝作用,所以此期出血十分明显。

【实验室检查】

为确诊 DIC 的依据。

1. 反映消耗性凝血障碍的检查

(1) 血小板计数减少:常降至 $100×10^9/L$ 以下,如呈进行性下降则更有诊断意义。

(2) 出血时间和凝血时间延长:但在高凝状态时,凝血时间可缩短。

(3) 凝血酶原时间(PT)延长:超过正常对照 3 秒以上(出生 4 天内的新生儿 PT 超过 20 秒才有意义)。

(4) 纤维蛋白原减少:低于 1.6g/L 有意义,个别高凝期病例反可升高超过 4.0g/L。

(5) 活化部分凝血活酶时间(APTT)延长:APTT 比正常对照延长 10 秒以上。

(6) 抗凝血酶Ⅲ(AT-Ⅲ)测定:正常值为 80%~100%(活性)。DIC 早期血浆即 AT-Ⅲ明显减少。

(7) 因子Ⅷ测定:因子Ⅷ中的Ⅷ:C 部分减少。

(8) 蛋白 C 测定:蛋白 C 浓度下降。正常值 0.8~1.2U/ml。

2. 反映纤维蛋白形成及纤维蛋白溶解亢进的检查

(1) 血浆鱼精蛋白副凝(3P)试验:此试验在 DIC 早期多阳性,但晚期以纤溶亢进为主时常为阴性。新生儿 3P 试验应在出生 2 天后才有诊断价值。有些疾病如恶性肿瘤、肝肾疾病及手术创伤后,也可出现 3P 阳性。

(2) 优球蛋白溶解时间:优球蛋白溶解时间缩短,表示纤溶亢进。正常值>120 分钟,纤溶亢进时,常<70 分钟。

(3) FDP 含量测定:正常人血清 FDP<10mg/L,超过 20mg/L 提示纤溶亢进。但肺栓塞或动、静脉栓塞患者也可升高。

(4) 凝血酶时间(TT)测定:是反映凝血第3阶段的试验,正常值为20秒±1.6秒,比正常对照延长3秒以上有诊断意义。

(5) D-二聚体测定:此试验有特异性,DIC患者常升高。

此外,外周血涂片中红细胞呈盔状、皱缩、新月形及碎片等有意义。

【诊断】

必须依据临床特点和实验室检查结果进行综合性分析,才能明确诊断。

1. 临床特点　患者有诱发DIC的原发病存在,并在此基础上有出血倾向、器官功能障碍、休克和溶血等临床征象,或对抗凝治疗有效,即应高度警惕DIC的可能性。

2. 实验室检查　是诊断的重要依据。尽管实验方法很多,目前仍以:①血小板计数;②PT或APTT;③AT-Ⅲ;④纤维蛋白原含量;⑤3P试验、FDP或D-二聚体测定等5项作为常用检查项目,如这些项目中有3项阳性,结合临床特点可作出诊断。

【治疗】

早期诊断、及时治疗是提高DIC抢救成功率的关键。

1. 治疗原发病　积极治疗原发病、去除诱发因素是终止DIC病理过程的重要措施。在某些情况下,凡是病因能迅速去除或控制的DIC患者,凝血功能紊乱往往能自行纠正。

2. 抗凝治疗　抗凝的疗效与DIC基础病、抗凝治疗时机、剂量及方法有关。

(1) 抗血小板凝集药物:此类药物能阻抑血小板黏附和凝集,减轻微血栓形成,从而抑制DIC的发展。常用药物有:①阿司匹林:剂量为每日10mg/kg,分2~3次口服,一直用至血小板数恢复正常后数日才停药;②双嘧达莫:剂量为每日10mg/kg,加入葡萄糖中静脉滴注或分次口服。

(2) 肝素的应用:DIC是否应用肝素尚有争论。

1) 应用肝素指征:①高凝状态者;②有明显栓塞症状者;③消耗性凝血者,表现为凝血因子、血小板、纤维蛋白原进行性下降,出血逐渐加重,血压下降或休克;④使用凝血因子(如全血、血浆等)前或合用纤溶抑制药物前。

2) 禁忌证:①颅内或脊髓内出血、肺结核空洞出血、溃疡出血;②伴有血管损伤或新鲜创面的患儿;③DIC晚期以继发性纤溶为主者;④原有重度出血症如血友病等;⑤对合并有严重肝病患者,尚有争议,较多医师认为弊多利少。

3) 剂量、用法、剂型和常用方法:①一般剂量:每次60~125U/kg(1mg=125U)加入等渗氯化钠或10%葡萄糖液50~100ml中静脉滴注,约1小时滴完,每4~6小时1次;②小剂量:每次0.25~0.5mg/kg,每12小时皮下注射1次;微剂量:每小时以15U/kg速度持续静脉滴注。在应用肝素期间必须密切观察病情并监测凝血时间,要求凝血时间控制在20~30分钟。如肝素过量,应停用,必要时静脉缓慢注射鱼精蛋白中和之,其用量与最后1次肝素用量相等(1mg鱼精蛋白可中和125U肝素)。剂型上,既往多使用"普通肝素",但易伴出血倾向;近年来推荐使用"低分子肝素"(相对分子量小于10 000),安全性较前者优。

4) 停药指征:①诱发DIC的原发病已控制或缓解;②用药后病情好转,出血停止,血压稳定;③PT和纤维蛋白原恢复正常或接近正常(前者一般于24小时内恢复,后者于1~3天恢复),即可逐渐减量至停药。用药时间一般3~7天。血小板回升常较缓慢,不宜作为停药的指征。

5) 肝素无效的原因:①原发病未消除;②脏器栓塞严重,致不可逆;③纤溶亢进期;④血浆AT-Ⅲ过低;⑤血小板大量破坏,释放大量血小板第4因子(PF4);⑥酸中毒未纠正。

(3) 抗凝血因子的应用:已有使用抗凝血酶-Ⅲ和蛋白C浓缩剂治疗DIC的报道,首次剂量90~120U/kg,以后每天90~120U,连用4天,取得较好的临床效果。

3. 改善微循环　低分子右旋糖酐不但能扩充血容量,疏通微循环,还可降低血液黏稠度、减低血小板黏附和抑制红细胞凝集等,防止或减少血栓形成。首次剂量为10ml/kg静脉滴注,以后每次5ml/kg,每6小时1次,全日量不超过30ml/kg。

4. 血管活性药物　血管扩张可解除血管痉挛,改善微循环。常用山莨菪碱(654-2)、异丙肾上腺素和多巴胺等。

5. 补充疗法　目前认为在活动性DIC未控制之前,仅补充下列成分是安全的,如洗涤红细胞、浓缩血小板、AT-Ⅲ浓缩物和不含凝血因子的扩容剂(如血浆蛋白、清蛋白和羟基淀粉等)。如果DIC过程停止(指征是AT-Ⅲ水平正常)或肝素化后仍持续出血,此时补充凝血因子是必要且安全的,可予输注新鲜或冷冻血浆、凝血酶原复合物、纤维蛋白原等。

6. 抗纤溶药物　在DIC时,特别是在早期高凝状态,应禁用抗纤溶药物;若病情发展并出现为以纤溶为主时,最好在肝素化的基础上慎用纤溶抑制剂。一般选用6-氨基己酸(EACA),每次剂量为0.08~0.12g/kg,缓慢静脉注射或稀释后静脉滴注。

7. 皮质激素的应用　DIC时是否应该使用糖皮质激素也有争论。一般认为如果因治疗原发病需要时,可在肝素化的基础上慎用。

(黄东生)

第七节　小儿颅内高压

颅内压增高(increased intracranial pressure,ICP)是由多种原因造成颅内容物的总容积增加,或由先天性畸形造成颅腔容积狭小,颅内压力增高并超出其代偿范围而出现的一种神经系统综合征。颅内压增高可发生在任何年龄阶段,临床症状取决于导致颅内压增高的疾病的性质和颅内压增高进展的速度。颅内压增高的早期认识、诊断和治疗对预后非常重要,如颅内高压持续进展形成脑疝,则死亡率高。

【概述】

颅内压是指颅腔内容物对颅腔壁产生的压力,颅内容物由脑组织、脑脊液及血液组成。由于颅腔总容积相对固定,颅内压保持相对稳定。正常新生儿的颅内压约为82mmH$_2$O,颅内压随年龄的增加而增高,1~7岁儿童的颅内压为82~176mmH$_2$O,青春期增至136~204mmH$_2$O,正常成人平卧位颅内压为70~200mmH$_2$O。当上述任何一种成分的体积增加,如脑组织肿胀颅内占位性病变或脑脊液分泌过多、吸收障碍、循环受阻或脑血流灌注过多等都将导致颅内压增高,凡压力超过200mmH$_2$O者称颅内压增高。

【病理生理】

1. 颅内压的生理调节与代偿　当小儿颅缝闭合后,颅内容积趋于固定,颅内压的生理调节和代偿机制有限。脑组织几乎无调节能力,脑血液主要依靠颅内的静脉血被排挤到颅外血液循环,但调节能力极为有限。脑脊液的调节能力相对强,主要通过改变蛛网膜颗粒的吸收能力及改变脉络丛的分泌能力,来参与颅内压的调节和代偿。当颅内压低于70mmH$_2$O时,脑脊液的分泌增加,而吸收减少,使颅内脑脊液量增多,相反,当颅内压高于70mmH$_2$O时,脑脊液的分泌较前减少而吸收增多,以维持正常颅内压不变。

2. 颅内压容积-压力关系　颅内容积增加所导致的颅内压增高幅度由颅内容积-压力关系决定。这种关系也可以用颅内的可塑性(plasticity)与顺应性(compliance)来表示。随着颅内压的增高,脑组织的顺应性下降。Langfitt等(1965年)经动物实验表明,颅内容物体积与颅内压力的数量增加并不呈直线关系,而是呈曲线(指数)关系(图17-5)。曲线的前半部分平坦,后半部分迅速上升。在曲线的水平段,由于脑组织的顺应性,一定程度的容积改变仅引起颅内压的轻微改变。超过一定的阈值,轻微脑容积的增加即可导致颅内压的显著增加。婴幼儿容积-压力曲线较年长儿陡峭,因此相同数量的容积增加在婴幼儿会导致更显著的颅内压增高。儿童颅缝开裂后,上述容积-压力曲线关系发生改变,脑组织可以适应颅腔容积的增大,颅内压增高可不明显。

图 17-5　容积-压力曲线

3. 影响颅内压增高的因素

(1) 年龄:婴幼儿及小儿的颅缝未闭合或尚未牢固融合,颅内压增高可使颅缝裂开而相应地增加颅腔容积,从而缓和或延长了病情的进展。

(2) 病变的扩张速度:当颅内占位性病变时,随着病变的缓慢增长,可以长期不出现颅内压增高症状,一旦颅内压代偿功能失调,则病情将迅速发展,往往在短期内即出现颅内高压危象或脑疝。

(3) 病变部位:在颅脑中线或颅后窝的占位性病变,由于病变容易阻塞脑脊液循环通路而发生梗阻性脑积水,故颅内压增高症状可早期出现而且严重。颅内大静脉窦附近的占位性病变,由于早期即可压迫静脉窦,引起颅内静脉血液的回流或脑脊液的吸收障碍,使颅内压增高症状亦可早期出现。

(4) 伴发脑水肿的程度:脑寄生虫病、脑脓肿、脑结核瘤、脑肉芽肿等由于炎症性反应均可伴有较明显的脑水肿,故早期即可出现颅内压增高症状。

(5) 全身系统性疾病:尿毒症、肝昏迷、毒血症、肺部感染、酸碱平衡失调等都可引起继发性脑水肿而致颅内压增高。高热往往会加重颅内压增高的程度。

【病因】

引起颅内压增高的原因可分为三大类。

1. 颅腔内容物的体积增大　如脑组织体积增大(脑水肿)、脑脊液增多(脑积水)、颅内静脉回流受阻或过度灌注,脑血流量增加,使颅内血容量增多。

2. 颅内占位性病变使颅内空间相对变小　如颅内血肿、脑肿瘤、脑脓肿等。

3. 先天性畸形使颅腔的容积变小　如颅底凹陷症等。

【临床表现】

临床表现根据起病的急缓和年龄阶段的不同而不同。头痛、呕吐及视神经盘水肿是颅内压增高的三大主要症状。

1. 头痛　是颅内压增高最常见的症状,颅内压愈高,头痛愈明显,多为弥漫性钝痛。疼痛好发于晨起时,常呈持续性或阵发性加重。任何引起颅内压增高的因素如咳嗽、排便等均可使疼痛加剧。呕吐或过度换气可使头痛减轻。急性颅内压增高头痛剧烈,坐立不安,往往伴有喷射性呕吐。

2. 呕吐　一般与饮食无关,呕吐前有或无恶心,常呈喷射性,且多伴有剧烈头痛、头昏,头痛剧烈时呕吐症状也较重。10 岁以内的儿童由于颅缝可能开裂可暂时缓解症状。婴儿前囟未闭,颅缝分离头痛、呕吐症状往往不明显。

3. 视力障碍　表现为一过性黑矇,逐渐发展为视力减退甚至失明。眼底检查可见视盘水肿,静脉扩张、出血。压迫时可表现复视,急性颅内高压可无视乳头水肿表现。

4. 意识障碍　烦躁、淡漠、迟钝、嗜睡,甚至昏迷。

5. 癫痫或肢体强直性发作。

6. 生命体征变化　血压升高,脉搏慢而洪大,呼吸慢而深即库欣(Cushing)三主征。严重颅内压升高者脉搏可在每分钟 50 次以下,呼吸每分钟 10 次左右,收缩压可达 24kPa(180mmHg)以上,此为脑疝的先兆征象。

7. 脑疝　颅内压升高到一定程度,部分脑组织发生移位,挤入硬脑膜的裂隙或枕骨大孔发生脑疝。常见脑疝有两种。

(1) 小脑幕切迹疝(颞叶沟回疝):颞叶钩回疝入小脑幕切迹。同侧动眼神经麻痹,表现为眼睑下垂,瞳孔扩大,对光反射迟钝或消失,不同程度的意识障碍,生命体征变化,对侧肢体瘫痪和出现病理反射。

(2) 枕骨大孔疝(小脑扁桃体疝):小脑扁桃体向下移位至枕骨大孔内。表现为突然意识障碍,颈肌强直,角弓反张姿势。双侧瞳孔散大,对光反射迟钝或消失,呼吸深慢或突然停止。

【辅助检查】

1. 影像学检查　电子计算机 X 线断层扫描(CT)及磁共振成像(MRI)可以发现颅内占位性病变,明确诊断,且这两项检查既安全简便又准确可靠。对于那些具有颅内压增高的客观体征或神经系统检查有阳性发现或临床上高度怀疑颅内压增高的患者,应早期行 CT 或 MRI 检查。对怀疑血管性疾病的,可行数字减影血管造影(DSA)检查。

2. 腰椎穿刺　腰穿测压可以明确颅内压增高程度。但对于颅内压增高明显患者,由于腰椎穿刺有促使脑疝发生的危险,应禁止或慎重做腰穿。必要情况下,应在给予脱水剂降颅压后用细针穿刺,放脑脊液时以针芯半堵,使脑脊液缓慢流出。腰穿后还应加强脱水和严密观察。

【辅助检查】

1. 颅透光检查　对于颅骨较薄及囟门未闭的婴幼儿,可及时发现有无硬膜下积液及脑积水。

2. 头颅 B 超　对于囟门未闭的婴幼儿可用此方法检查。

3. 硬膜下或侧脑室穿刺　对硬膜下积液或者脑室管膜炎的患者,可进行相应的穿刺,并对穿刺液进行常规、生化及病原学检查。

【诊断】　完整的诊断应该包括三个步骤:

1. 是否存在颅内压增高　根据典型的头痛呕吐及视乳头水肿等症状和体征,颅内压增高诊断不难。但在急性颅内压增高或慢性颅内压增高的早期,多无视神经盘水肿,在没有禁忌证的情况下可进行腰椎穿刺测压明确 ICP 的情况。

2. 颅内压增高的程度　如有 ICP 颅内监测条件,则明确颅内压增高程度比较方便。临床上颅内压增高导致的疾病程度更多地取决于颅内压增高的速度,若出现以下情况时要及时处理:①频繁而剧烈的头痛伴反复喷射性呕吐;视盘水肿进行性加重。②出现 Cushing 三联症,即血压升高,脉搏慢而洪大,呼吸慢而深。③意识障碍进行性加重。④出现任何类型脑疝的症状和体征。

3. 颅内压增高的病因　病因诊断是治疗的关键。颅内压增高的病因多样,包括颅内容物增多性疾病,如脑积水、脑脓肿、肿瘤、寄生虫、出血、中枢神经系统感染及缺氧缺血性脑病等;颅腔狭小性疾病,如小头畸形、狭颅症等。对无上述原因可寻的,需考虑良性颅内压增高。根据临床起病的急缓,病情进展的快慢,再辅以各种辅助检查,如影像学检查、脑脊液检查等明确病因。

【治疗】

小儿颅内高压是神经系统的急症,在未明确病因之前应采取降颅压治疗,待明确病因后再进行对因治疗。

1. 一般治疗 头部抬高 20°~30° 以促进头部静脉回流,避免颈部衣带过紧。避免患儿哭吵,剧烈咳嗽、痰堵等引起一过性颅高压的诱因,给予镇静、止痛、吸痰等对症治疗。处理高热、水及电解质紊乱、控制液体入量,防止快速输液。严密监护生命体征,注意观察意识及瞳孔等变化。

2. 脱水治疗 常用的脱水剂有:

(1) 高渗性脱水剂:①20%甘露醇溶液:2.5~5ml/kg,静脉推注,每4~6小时1次。甘露醇在血脑屏障良好时效果佳;②甘油果糖:2.5~5ml/kg,静脉推注,每4~6小时一次,可同甘露醇交替使用;③高渗盐水:常用3%及7.5%的盐水。用于低钠血症和水中毒,作用短暂且易水钠潴留;④50%的高糖,可加重脑水肿和酸中毒,不主张使用。

(2) 利尿剂:呋塞米 0.5~1mg/(kg·次),每日 2~3 次,应以小剂量开始,并注意补钾。

(3) 25%白蛋白注射液:0.5~1g/(kg·次),静脉注射,每日 1~2 次,借提高血液胶体渗透压减轻脑水肿。

(4) 醋氮酰胺(乙酰唑胺):20~40mg/(kg·d),每日 2~3 次,通过减少脑脊液的生成及利尿减轻脑水肿。

(5) 激素治疗:常用地塞米松 0.5~1mg/(kg·次),每日 1~2 次静脉滴注。感染病源不明或者不易控制时慎用。

3. 氧气治疗 采用过度通气和高压氧吸入提高血液中氧的含量,降低二氧化碳分压,使细胞外液的 pH 值增加,脑血管收缩、脑血容量减少,加快颅内静脉回流,降低颅内压。

4. 人工冬眠降温治疗 适用于严重脑挫裂伤、脑干及(或)丘脑下部损伤伴发高热和去脑强直的病人。目的在于控制高热以降低脑代谢率和脑耗氧量,增强脑组织对缺氧的耐受性,减少脑血容量和颅内静脉压,改善细胞膜的通透性,防止脑水肿的发展。常用药物有:氯丙嗪、异丙嗪及哌替啶加物理降温,近来多利用全身降温毯进行人工降温治疗。

5. 外科手术 包括各种穿刺减压术、脑积水脑室-腹腔分流术及颅骨开瓣减压手术。内科保守治疗失败时,外科治疗是有效的治疗手段。

(王 艺)

第八节 脓毒症

案例 17-5

8 岁男孩,3 天前开始发热伴咳嗽和胸痛,体温 38.5℃ 左右,今体温升高达 39.5℃,伴头痛、腹胀、恶心未吐,精神萎靡,嗜睡,食欲差。查体:T 39.5℃,P 110 次/min,R 30 次/min。嗜睡状,面色略显灰白;咽部充血;右肺下部闻及中小水泡音;心音略低钝;肝肋下 2.5cm,脾肋下 1.0cm。

思考:

1. 应该注意检查和监测哪些体征?

2. 进一步做哪些实验室检查?

3. 如何考虑该患儿的临床诊断?

4. 如何进行处理?

【概述】

脓毒症(sepsis)是指由感染(可疑或证实)引起的全身炎症反应综合征(SIRS),是严重创伤、烧伤、休克、感染、缺血、外科大手术后的常见并发症,是诱发多器官功能障碍综合征(multiple organ dysfunction syndrome,MODS)的重要病因之一,其发病机制极其复杂,临床救治十分困难,已成为世界范围内重症监护病房(ICU)病人的第一死因。

严重脓毒症(severe sepsis)是指脓毒症导致的器官功能障碍或组织低灌注;脓毒性休克(septic shock)是指脓毒症诱导的组织低灌注和心血管功能障碍。脓毒性休克主要为分布异常性休克,在儿童常同时伴低血容量性休克。儿童脓毒性休克早期可以表现为血压正常,休克晚期呈难治性低血压。脓毒症、严重脓毒症及脓毒性休克是机体在感染后出现的一系列病理生理改变及临床病情严重程度变化的动态过程,其实质是全身炎症反应不断加剧、持续恶化的结果。

【病因和诱因】

脓毒症的基本病因是感染,而其诱因往往是综合性的和多因素的。

1. 感染　能引起人类感染的一切微生物都可以成为脓毒症的感染病原,包括革兰氏阴性菌、革兰氏阳性菌、厌氧菌和真菌等,但是脓毒症并不一定伴有病原血症,统计资料表明,脓毒症患者血培养阳性率不足50%,同时血培养阳性者并不一定有全身性炎症表现。在院内感染引起的脓毒症中,以凝血酶阴性葡萄球菌和金黄色葡萄球菌最为常见,其次为肠球菌、白假丝酵母菌和肠杆菌。

2. 其他诱因　包括创伤、中毒、烧伤、大手术、组织坏死、再灌注损伤、营养不良、多量输液输血、缺血缺氧、肠道细菌移位、复苏延迟、基础脏器功能不良(如肾衰竭)、糖尿病、应用糖皮质激素等。

【发病机制】

侵入人体的病原微生物能否引起脓毒症,不仅与微生物的毒力与数量有关,更重要的是取决于机体对病原反应的程度与范围。肠道因素在脓毒症的发生和发展中起很重要的作用。许多研究表明,严重损伤后应激反应导致肠黏膜屏障破坏,肠道菌群生态失调及机体免疫力下降,从而导致肠道菌群移位和(或)内毒素血症,进而触发机体过度炎症反应与器官损害。脓血症发病过程可分为3个阶段:①诱导阶段;②细胞因子合成和分泌阶段;③连锁反应阶段。其机制错综复杂,涉及感染、炎症、免疫、凝血及组织损伤等多方面,并与机体多系统、器官的病理生理改变密切相关。

脓毒症实质为机体对外来微生物的一种失控的、持久性炎症反应,由多种炎症介质引起,尤其是肿瘤坏死因子-α,白介素-1和白介素-6等。TNF-α等炎症因子能进一步触发机体对入侵病原体的阻抑反应,激活补体系统、血管舒缓素NO、凝血系统、激肽系统等,造成广泛内皮细胞损伤、血管张力下降、微循环功能障碍、凝血及纤溶过程紊乱等,引发宿主血压下降、组织灌流不足、休克和多器官功能障碍。

凝血功能紊乱在脓毒症发生发展中扮演重要角色。凝血因子和炎症介质相互促进和影响,共同参与脓毒症的病理生理过程。感染可损伤内皮细胞、激活外源性凝血途径,抑制生理性抗凝系统(如蛋白C系统)和纤溶系统活性;而多种凝血因子反过来促进炎症反应如蛋白水解活化酶受体(PARs)家族成员Xa可诱导内皮细胞产生IL-6和IL-8,纤维蛋白原和纤维蛋白促进TNF-α、IL-β和巨噬细胞趋化蛋白-1生成,凝血酶诱导单核细胞、表皮细胞和成纤维细胞表达单核细胞趋化蛋白-1和IL-6等。

研究发现,免疫抑制也是脓毒症的重要特征。在脓毒症初始阶段,大量分泌性炎性介质为其主要特征;随着脓毒症进展,机体可能经历免疫抑制阶段,表现为淋巴细胞增殖能力下降,呈现以Th2为优势的免疫反应,大量淋巴细胞凋亡和非特异性免疫功能障碍等,导致机体对病原微生物的易感性明显增加。故有学者提出,在采用大量抗炎措施控制失控性炎症反应的同时,还应采用免疫调理策略纠正免疫功能障碍,并兼顾其他重要环节如凝血紊乱的治疗。

【临床表现】

脓毒症主要表现为：①骤起寒战，继以高热达 40~41℃ 或低体温，通常病情严重，进展迅速；②头痛、头晕、恶心、呕吐、腹胀，面色苍白或潮红、出冷汗；神志淡漠或烦躁、谵妄和昏迷；③心率加快、脉搏细速，呼吸急促或发绀；④肝脾可肿大，严重者出现黄疸或皮肤瘀斑等。若病情发展未能控制，可出现脓毒性休克与急剧发展为多器官功能障碍乃至衰竭。

实验室检查：①白细胞计数明显增高，常可达(20~30)×10⁹/L 以上，或降低，伴核左移或幼稚细胞增多和毒性颗粒；②其他感染指标升高，如 CRP、前降钙素（PCT）、内毒素、细胞因子等；③可有不同程度酸中毒，氮质血症，溶血，尿中出现蛋白、血细胞、酮体等，代谢失衡和肝、肾功能受损征象；④寒战发热时抽血培养，较易发现病原菌。

【诊断标准】

见表 17-3。

表 17-3　与脓毒症、严重脓毒症诊断相关的指标

感染（可疑或已证实）伴以下情况考虑脓毒症或严重脓毒症

一般指标

　体温变化：发热（肛温>38.5℃）或低体温（肛温<35℃）

　心动过速：超过正常年龄相关值的 2 个标准差，低体温者可以无心动过速

　伴以下至少一个脏器功能异常：意识改变、低氧血症、血清乳酸增高或洪脉

炎性指标

　白细胞增多（>12×10⁹/L），白细胞减少（<4×10⁹/L），白细胞计数正常，未成熟白细胞>10%

　血浆 C-反应蛋白水平超过正常值的 2 个标准差

　血浆前降钙素水平超过正常值的 2 个标准差

血流动力学指标

　低血压：低于正常年龄相关值的 2 个标准差

器官功能障碍指标

　低氧血症：PaO_2/FiO_2<300mmHg

　急性少尿：足量液体复苏后仍尿量<0.5ml/（kg·h），持续至少 2h

　血肌酐>44.2μmol/L（0.5mg/dl）

　凝血功能异常：INR>1.5 或 APTT>60s

　肠梗阻：肠鸣音消失

　血小板减少：血小板<100×10⁹/L

　高胆红素血症：血浆总胆红素>70μmol/L（4mg/dl）

组织低灌注表现

　高乳酸血症（乳酸>1mmol/L）

　CRT 延长（≥3s）或花斑

脓毒症诊断：发热（肛温>38.5℃）或低体温（肛温<35℃）、心动过速（低体温者可以无心动过速），伴以下至少一个脏器功能异常：意识改变、低氧血症、血清乳酸增高或洪脉

严重脓毒症诊断：脓毒症诱导的组织低灌注或器官功能障碍

1. 脓毒症　是指由感染(可疑或证实)引起的全身炎症反应综合征。

2. 严重脓毒血症(severe sepsis)　是指脓毒症导致的器官功能障碍或组织低灌注。

3. 脓毒性休克(septic shock)　是指脓毒症诱导的组织低灌注和心血管功能障碍。表现为:

(1) 低血压:血压<该年龄组第5百分位,或收缩压<该年龄组正常值2个标准差以下。

(2) 需用血管活性药物始能维持血压在正常范围[多巴胺>5μg/(kg·min)]或任何剂量的多巴酚丁胺、去甲肾上腺素、肾上腺素。

(3) 具备下列组织低灌注表现中3条:

1) 心率、脉搏变化:外周动脉搏动细弱,心率、脉搏增快。

2) 皮肤改变:面色苍白或苍灰,湿冷,大理石样花纹。如暖休克可表现为四肢温暖、皮肤干燥。

3) 毛细血管再充盈时间(CRT)延长(>3秒)(需除外环境温度影响),暖休克时CRT可以正常。

4) 意识改变:早期烦躁不安或萎靡,表情淡漠。晚期意识模糊,甚至昏迷、惊厥。

5) 液体复苏后尿量仍<0.5ml/(kg·h),持续至少2小时。

6) 乳酸性酸中毒(除外其他缺血缺氧及代谢因素等),动脉血乳酸>2mmol/L。

在抗生素使用之前,需至少留取2份血培养:经皮肤穿刺和于血管置管处(置管超过48小时)获取血样本;同时留取可能为感染源的其他样本包括尿液、脑脊液、伤口或呼吸道分泌物等。应尽快进行影像学检查以确认感染病灶。若考虑侵袭性真菌病时建议早期进行真菌荚膜抗原检查(G试验和GM试验)与甘露聚糖抗体检测及其真菌培养。

【主要治疗措施】

1. 抗病原微生物治疗　1小时内应静脉使用有效抗微生物制剂。需依据流行病学和地方病原流行特点选择覆盖所有疑似病原微生物的经验性药物治疗。尽可能在应用抗生素前获取血培养(外周、中央或深静脉置管处各1份)或其他感染源培养(如尿、脑脊液、呼吸道分泌物、伤口、其他体液等),但也不能因获取感染源培养困难而延误抗生素治疗。降钙素原(PCT)、C-反应蛋白(CRP)动态检测有助于指导抗生素治疗。积极寻找感染源,可选择合适的影像学检查。尽快确定和去除感染灶,如采取清创术、引流、冲洗、修补、去除感染装置等措施。

2. 早期复苏(initial resuscitation)　脓毒性休克的早期识别、及时诊断、及早治疗是改善预后、降低病死率的关键。一旦诊断脓毒性休克,在第1个6小时内达到:CRT≤2秒,血压正常(同等年龄),脉搏正常且外周和中央搏动无差异,肢端温暖,尿量1ml/(kg·h),意识状态正常。如果有条件进一步监测如下指标并达到:中心静脉压(CVP)8~12mmHg(1mmHg=0.133kPa),中央静脉混合血氧饱和度(ScvO_2)≥70%,心脏指数(CI)3.3~6.0L/(min·m^2),初始液体复苏时血乳酸增高者复查血乳酸至正常水平,血糖和离子钙浓度维持正常。

复苏液体首选等渗晶体液(常用0.9%氯化钠)20ml/kg(如体重超重患儿,按理想体重计算),5~10分钟静脉输注。然后,评估体循环灌注改善情况(意识、心率、脉搏、CRT、尿量、血压等)。若循环灌注改善不明显,则再予第2、3次液体,可按10~20ml/kg,并适当减慢输注速度,1小时内液体总量可达40~60ml/kg。如仍无效或存在毛细血管渗漏或低蛋白血症可给予等量5%白蛋白。第1小时液体复苏不用含糖液,若有低血糖可用葡萄糖0.5~1g/kg纠正。

3. 血管活性药物　经液体复苏后仍然存在低血压和低灌注,需考虑应用血管活性药物提高和维持组织灌注压,改善氧输送。

(1) 多巴胺:用于血容量足够和心脏节律稳定的组织低灌注和低血压患儿。多巴胺对心血管作用与剂量相关,中剂量[5~9μg/(kg·min)]增加心肌收缩力,用于心排血量降低者。大剂量[10~20μg/(kg·min)]使血管收缩血压增加,用于休克失代偿期。

(2) 多巴酚丁胺:正性肌力作用,用于心排血量降低者。剂量5~20μg/(kg·min)。多巴酚丁胺无效者,可用肾上腺素。

（3）肾上腺素:小剂量[0.05~0.30μg/(kg·min)]正性肌力作用。较大输注剂量[0.3~2.0μg/(kg·min)]用于多巴胺抵抗型休克。

（4）去甲肾上腺素:暖休克时首选去甲肾上腺素,输注剂量0.05~1.0μg/(kg·min),当需要增加剂量以维持血压时,建议加用肾上腺素或肾上腺素替换去甲肾上腺素。

（5）米力农:属磷酸二酯酶抑制剂,具有增加心肌收缩力和扩血管作用,用于低排高阻型休克。可先予以负荷量25~50μg/kg(静脉注射,>10分钟),然后维持量0.25~1.0μg/(kg·min)静脉输注。

（6）硝普钠:当血流动力学监测提示心排血量降低、外周血管阻力增加、血压尚正常时可给予正性肌力药物加用扩血管药物,以降低心室后负荷,有利于心室射血和心排血量增加。一般使用短效制剂,如硝普钠0.5~8.0μg/(kg·min),应从小剂量开始,避光使用。

4. 肾上腺皮质激素　对液体复苏无效、儿茶酚胺(肾上腺素或去甲肾上腺素)抵抗型休克,或有暴发性紫癜、因慢性病接受肾上腺皮质激素治疗、垂体或肾上腺功能异常的脓毒性休克患儿应及时应用肾上腺皮质激素替代治疗,可用氢化可的松,应急剂量50mg/(m²·d),维持剂量3~5mg/(kg·d),最大剂量可至50mg/(kg·d)静脉输注(短期应用)。也可应用甲泼尼龙1~2mg/(kg·d),分2~3次给予。一旦升压药停止应用,应逐渐撤离肾上腺皮质激素。对无休克的脓毒症患儿或经足够液体复苏和升压药治疗后血流动力学稳定的脓毒性休克患儿,无需肾上腺皮质激素治疗。

5. 呼吸支持　确保气道畅通,给予高流量鼻导管供氧或面罩氧疗。如鼻导管或面罩氧疗无效,则予以无创正压通气或尽早气管插管机械通气。在插管前,如血流动力学不稳定应先行适当的液体复苏或血管活性药物输注,以避免插管过程中加重休克。如果患儿对液体复苏和外周正性肌力药物输注无反应,应尽早行机械通气治疗。

6. 控制高血糖　脓毒性休克可诱发应激性高血糖,如连续2次血糖超过10mmol/L(180mg/dl),可予以胰岛素静脉输注,剂量0.05~0.10U/(kg·h),血糖控制目标值≤10mmol/L。胰岛素治疗过程中需严密监测血糖以防止低血糖的发生,根据血糖水平和下降速率随时调整胰岛素剂量。开始每1~2小时监测血糖1次,达到稳定后4小时监测1次。小婴儿由于糖原储备及肌肉糖异生相对不足,易发生低血糖,严重低血糖者可给予25%葡萄糖2~4ml/kg静脉输注,并注意血糖检测。

7. 预防应激性溃疡　对于有出血风险患者建议使用质子泵抑制剂预防应激性溃疡导致的上消化道出血。

8. 连续血液净化　脓毒性休克常因组织低灌注导致AKI或急性肾衰竭。在下列情况行连续血液净化治疗(CBP):①AKI Ⅱ期;②脓毒症至少合并一个器官功能不全时;③休克纠正后存在液体负荷过多经利尿剂治疗无效,可予以CBP,防止总液量负荷超过体重的10%。

9. 抗凝治疗　脓毒性休克患儿因内皮细胞损伤常诱发凝血功能异常,尤其易导致深静脉栓塞。儿童深静脉血栓的形成往往与深静脉置管有关,肝素涂层的导管可降低导管相关性深静脉血栓的发生风险。对高危患儿(如青春期前)可应用普通肝素或低分子肝素预防深静脉血栓的发生。如出现血栓紫癜性疾病(包括弥散性血管内凝血、继发性血栓性血管病、血栓性血小板减少性紫癜)时,给予新鲜冷冻血浆治疗。

10. 体外膜肺氧合　对于难治性休克或伴有ARDS的严重脓毒症患儿,如医疗机构有条件并患儿状况允许可行体外膜肺氧合治疗。

11. 其他　①丙种球蛋白:对严重脓毒症患儿可静脉输注丙种球蛋白;②营养支持:能耐受肠道喂养的严重脓毒症患儿及早予以肠内营养支持,如不耐受可予以肠外营养。

（杜立中）

第九节　急性中毒

案例 17-6

患儿 5 岁,误服性质不明液体,1 小时后出现烦躁不安,呕吐少量胃内液体。起病后即送入医院急诊室。在不明服入液体性质前,医生给以急诊处理。

思考:

1. 对该患儿的病史采集和体格检查应注意哪些问题?

2. 在急诊室对该患儿可采用哪些干预措施?

某些物质接触人体或进入体内后,与体液和组织相互作用,破坏机体正常的生理功能,引起暂时或永久性的病理状态或死亡,这一过程称为中毒。小儿急性中毒(acute poisoning)多发生在婴幼儿至学龄前期,是儿科急诊的常见疾病之一。婴幼儿时期常为误服药物中毒,而学龄前期主要为有毒物质中毒。小儿的中毒与周围环境密切相关,常为急性中毒。小儿接触的各个方面,如食物、环境中的有毒动植物,工农业的化学药品,医疗药物,生活中使用的消毒防腐剂、杀虫剂和去污剂等,都可能发生中毒或意外事故。造成小儿中毒的原因主要是由于年幼无知,缺乏生活经验,不能辨别有毒或无毒。婴儿时期往往拿到东西就放入口中,使接触毒物的机会增多。因此,小儿中毒的诊断和急救工作显得十分重要。

【中毒的途径】

1. 经消化道吸收中毒　为最常见的中毒形式,可高达 90% 以上。毒物进入消化道后可经口腔黏膜、胃、小肠、结肠和直肠吸收,但小肠是主要吸收部位。常见的原因有食物中毒、药物误服、灭鼠药或杀虫剂中毒、有毒动植物中毒、灌肠时药物剂量过量等。

2. 皮肤接触中毒　小儿皮肤较薄,脂溶性毒物易于吸收;毒物也可经毛孔到达毛囊,通过皮脂腺、汗腺吸收。常见有穿着有农药污染的衣服、蜂刺、虫咬、动物咬伤等。

3. 呼吸道吸入中毒　多见于气态或挥发性毒物的吸入。由于肺泡表面积大,毛细血管丰富,进入的毒物易迅速吸收,这是气体中毒的特点。常见有一氧化碳中毒、有机磷吸入中毒等。

4. 注入吸收中毒　多为误注药物。如毒物或过量药物直接注入静脉,则被机体吸收的速度最快。

5. 经创口、创面吸收　如大面积创伤而用药不当,可经创面或创口吸收中毒。

【中毒机制】

因毒物种类难以统计,很难了解所有毒物的中毒机制,常见的中毒机制包括:

1. 干扰酶系统　毒物通过抑制酶系统,通过竞争性抑制、与辅酶或辅基反应或相竞争,夺取酶功能所必需的金属激活剂等。许多毒物或代谢产物是通过抑制酶的活性而产生毒性作用。如有机磷农药抑制胆碱酯酶、氰化物抑制细胞色素氧化酶等。

2. 抑制血红蛋白的携氧功能　如一氧化碳中毒使氧合血红蛋白形成碳氧血红蛋白、亚硝酸盐中毒形成高铁血红蛋白,使携氧功能丧失,从而抑制细胞呼吸和 ATP 的产生,造成机体的严重缺氧。

3. 直接化学性损伤　如强酸、强碱化学物质误服。

4. 作用于核酸　如烷化剂氮芥和环磷酰胺,使 DNA 烷化,形成交叉联结,影响其功能。

5. 变态反应　由抗原抗体作用在体内激发各种异常的免疫反应。

6. 麻醉作用　部分强亲脂性毒物如苯、汽油、煤油等有机溶剂及吸入性麻醉药可通过血脑屏障蓄积于脑细胞膜而抑制脑细胞的功能。

7. 干扰细胞膜或细胞器的生理功能　某些毒物及代谢产物可破坏细胞膜、细胞器的组织结构,干扰细胞膜的离子运动、膜的兴奋性及干扰细胞的能量代谢等而产生毒性作用。如河豚毒素、酚类、卤碳水化合物和一些重金属等。

8. 其他。

【毒物在人体内的分布与排泄】

1. 毒物的分布　主要在体液和组织中,影响分布的因素有毒物与血浆蛋白的结合力、毒物与组织的亲和力等。

2. 毒物的排泄　可经肾、胆道或肠道排泄;部分毒物在肠内可被再吸收形成肠肝循环,导致从体内延缓排泄。其他排泄途径有经汗腺、唾液腺、乳汁排至体外;有害气体则经肺排出。

【中毒的诊断】

1. 病史　由于小儿,尤其是婴幼儿的特点,家属陈述病史非常重要。在急性中毒的诊断中,家长如能告知中毒经过,则诊断极易。否则,由于中毒种类极多,加上小儿不会陈述病情,诊断有时极为困难。应详细询问:发病经过,病前饮食内容,生活情况,活动范围,家长职业,环境中有无有毒物品,特别是杀虫、毒鼠药,家中有无常备药物,经常接触哪些人,同伴小儿是否同时患病等。毒物的摄入时间常常被忽视或难以确定,除对乙酰氨基酚、肠衣药物或缓释药物外,一般药物如在摄入后4小时仍无明显反应,则中毒将不太可能发生。

临床症状与体征常无特异性,小儿急性中毒首发症状多为腹痛、腹泻、呕吐、惊厥或昏迷,严重者可出现多脏器功能衰竭。

2. 体格检查　要注意有重要诊断意义的中毒特征,如呼气、呕吐物与某种物质相关的特殊气味;口唇甲床是否发绀或樱红;出汗情况;皮肤色泽;呼吸状态、瞳孔、心律失常等。同时还需检查衣服、皮肤及口袋中是否留有毒物,以提供诊断线索。

3. 毒源调查及检查　现场检查需注意病儿周围是否留有剩余毒物,如有否敞开的药瓶或散落的药片、可疑的食物等,尽可能保留病人饮食、用具,以备鉴定。仔细查找吐出物、胃液或粪便中有无毒物残渣;若症状符合某种中毒,而问不出中毒史时,可试用该种中毒的特效解毒药作为诊断性治疗。有条件时应采集病人呕吐物、血、尿、便或可疑的含毒物品进行毒物鉴定,这是诊断中毒的最可靠方法。

【中毒的处理】

处理原则为发生急性中毒时,应立即治疗,否则会失去抢救机会。在毒物性质未明时,按一般的中毒治疗原则抢救患儿。在一般情况下,以排除毒物为首要措施,尽快减少毒物对机体的损害;维持呼吸、循环等生命器官的功能;采取各种措施减少毒物的吸收,促进毒物的排泄。

1. 现场急救使患儿稳定　使患儿呼吸道保持通畅,呼吸有效及循环良好是非常重要的。急救的方式与其他危重儿相似。应监测患儿的血氧饱和度、心率和心电图;建立静脉输液通路;对呼吸抑制或气道阻塞患儿应给予气管插管人工呼吸机应用;如明确是阿片类药物中毒所致的呼吸抑制,则可先用阿片类受体拮抗剂治疗,使呼吸恢复。

2. 消除污染　排除尚未吸收的毒物。大多数毒物经消化道或呼吸道很快被吸收,许多毒物可经皮肤吸收。一般来说,液体性药(毒)物在误服后30分钟内被基本吸收,而固体药(毒)物在误服后1~2小时内被基本吸收,故迅速采取措施减少毒物吸收可使中毒程度显著减轻。

(1) 催吐:催吐效果受到广泛质疑,且对不配合患儿或意识障碍患儿有误吸和胃-食管出血风险,目前已不再是治疗的首选方法。

(2) 洗胃:按照国外多个指南,建议洗胃不应作为常规治疗手段,因为随着服毒后时间的推移,除毒率下降,且没有证据说明洗胃可改善临床预后。部分专家认为当服毒可能达到危及生命用量,且尚在服毒后1小时内可考虑洗胃。国内的传统尚保留洗胃的治疗地位。

（3）活性炭：除禁忌证和不被活性炭吸附的毒物外，均应给予活性炭。禁忌证为：肠梗阻、消化道穿孔和抑制肠蠕动药毒物。使用方法：每次 1~2g，加入温水中口服或经鼻胃管灌入。必要时可重复给药。

（4）导泻：可在活性炭应用后进行，使活性炭-毒物复合物排出速度加快。常用的泻药有硫酸镁，每次0.25g/kg，配成25%的溶液，可口服或由胃管灌入。在较小的儿童，应注意脱水和电解质紊乱。部分专家提出导泻缺乏证据支持其有效性，不应作为常规治疗。

（5）全肠灌洗（whole bowel irrigation）：中毒时间稍久，毒物主要存留在小肠或大肠，而又需尽快清除时，需作全肠灌洗；对于一些缓慢吸收的毒物如铁中毒等较为有效。常用大量液体作高位连续灌洗（小儿用1500~3000ml），直至洗出液变清为止。洗肠液常用 1%温盐水或清水，也可加入活性炭，应注意水、电解质平衡。

（6）皮肤黏膜的毒物清除：接触中毒时应脱去衣服，用大量清水冲洗毒物接触部位，或用中和法即用弱酸、弱碱中和强碱、强酸；如用清水冲洗酸、碱等毒物应至少 10 分钟以上。

（7）对于吸入中毒，应将患儿移离现场，放置在通风良好、空气新鲜的环境，清理呼吸道分泌物，给氧气吸入。

3. 清除毒物

（1）利尿：大多数毒物进入机体后经由肾脏排泄，因此加强利尿是加速毒物排出的重要措施。静脉输注 5%~10%葡萄糖溶液可以冲淡体内毒物浓度，增加尿量，促使排泄。病人较轻或没有静脉点滴条件时，可让其大量饮水。但如病人有脱水，应先纠正脱水。可应用利尿药，常用呋塞米 1~2mg/kg 静脉注射；20%甘露醇 0.5~1g/kg，或 25%山梨醇 1~2g/kg 静脉滴注。大量利尿时应注意适当补充钾盐。保证尿量每小时在 6~9ml/kg。在利尿期间应监测尿排出量、液体入量、血清血电解质等。当病儿苏醒、严重中毒症状减轻或药物浓度低于中毒水平时，则可停止利尿。

（2）碱化或酸化尿液：毒物肾脏的清除率与尿量并不成比例，单独利尿并不意味排泄增加。碱化尿液后可使弱酸如水杨酸和苯巴比妥清除率增加；降低尿 pH 值使弱碱类排出增加的方法在临床上较少应用。常采用碳酸氢钠溶液 1~2mmol/kg（1~2mEq/kg）静脉滴注 1~2 小时，在此期间检查尿 pH，滴注速度以维持尿 pH 7.5~8 为标准。乙酰唑胺同时有利尿和使尿碱化作用。维生素 C 1~2g 加于 500ml 溶液中静脉滴入亦可获得酸性尿。

（3）血液净化方法：①透析疗法：很多种危重的急性中毒病人，可采用透析疗法增加毒物排出。透析疗法有多种，常用腹膜透析和血液透析。腹膜透析较简便易行；血液透析（人工肾）是很好的透析方法，能代替部分肾脏功能，将血液中的有毒物质和身体的代谢废物排除。目前尚开展血液持续净化——持续肾脏替代治疗（CRRT），既可替代肾脏功能保持内环境稳定，又能清除中小分子量的毒物。②血液灌流法（hemoperfusion）：是借助于体外循环使血液通过有吸附作用的装置（吸附罐）来清除血液中外源性或内源性毒物。吸附罐内装有一定量的表面包有高分子聚合物半透膜的活性炭颗粒或树脂，其含有丰富的大小不等的空隙，使颗粒具有极大的表面积而起吸附作用。尤其适用于中大分子、脂溶性、与血浆蛋白牢固结合的毒物中毒。这些毒物通过透析不能析出，用血液灌流则有效，如有机磷农药、巴比妥类、安定类、抗抑郁药、洋地黄类、茶碱类、酚类等中毒。③换血疗法：放出中毒者含有毒物的血液，输入健康供血者的血液作置换以排出已吸收的毒物。中毒不久，血液中毒物浓度极高时，可用换血疗法，但此法需血量极多，临床较少采用。④血浆置换：作用同换血疗法，能清除病人血浆蛋白结合的毒物。

（4）高压氧的应用：在高压氧情况下，血中氧溶解度增高，氧分压增高，促使氧更易于进入组织细胞中，从而纠正组织缺氧。可用于一氧化碳、硫化氢、氰化物、氨气等中毒。在一氧化碳中毒时，应用高压氧治疗，可以促使一氧化碳与血红蛋白分离。

4. 特异性解毒剂的应用　详见表 17-4。

表 17-4　常见毒物的解毒剂、剂量及用法

中毒种类	有效解毒剂	剂量、用法及注意点
砷、汞、金、锑、铋、铜、铬、镍、钨、锌	二巯基丙醇（BAL）	每次 3~5mg/kg，深部肌内注射，每 4 小时 1 次，常用 5~10 日为一疗程
	二巯基丙磺酸钠	每次 5% 溶液 0.1ml/kg，皮下或肌内注射，第 1 日 3~4 次，第 2 日 2~3 次，第 3 日以后每日 1~2 次，共用 3~7 日，总剂量 30~50ml
	二巯基丁酸（DMSA）	10mg/kg，口服，每 8 小时 1 次，共 5 天，再以每 12 小时 1 次，共 14 天
	硫代硫酸钠	每次 10~20mg/kg，配成 5%~10% 溶液，静脉注射或肌内注射，每日 1 次，3~5 日。或 10~20ml 口服，每日 2 次（口服只能作用于胃肠道内未被吸收的毒物）
铅、锰、铀、镭、钒、钴、铁、硒、镉、铜、铬、汞	依地酸二钠钙（Ca-Na$_2$-EDTA）	1~1.5g/（m^2·24h），分为每 12h 一次，肌内注射，共 5 天
	二乙烯三胺五乙酸（diethylene-triamine pantaacetic acid, DT-PA）	每次 15~30mg/kg，配成 10%~25% 溶液肌注，或以生理盐水稀释成 0.2%~0.5% 溶液静脉点滴，每日 2 次，3 日为一疗程，间隔 3 日再用第二疗程
	去铁敏	15mg/（kg·h），每天总量不超过 6g
	青霉胺	治疗慢性铅、汞中毒 100mg/（kg·d），分 4 次口服，5~7 天为一疗程
高铁血红蛋白血症（亚硝酸盐、苯胺、非那西丁、硝基苯、安替比林、氯酸盐类、磺胺类等）	亚甲蓝（美蓝）	每次 1~2mg/kg，配成 1% 溶液，静脉注射，或每次 2~3mg/kg，口服，若症状不消失或重现，0.5~1 小时后可再重复
	维生素 C	每日 500~1000mg 加在 5%~10% 葡萄糖溶液内静脉点滴，或每日口服 1~2g（作用比亚甲蓝慢）
氢氰酸及氰酸化合物（桃仁、杏仁、李仁、樱桃仁、枇杷仁、亚麻仁、木薯）	亚硝酸异戊酯	吸入剂用时压碎，每 1~2 分钟吸入 15~30 秒，反复吸入至硝酸钠注射为止
	亚硝酸钠	6~10mg/kg，配成 1% 溶液静脉注射，3~5 分钟注入，每次注射前要准备好肾上腺素，当血压急剧下降时应给注射肾上腺素
	硫代硫酸钠	25% 溶液每次 0.25~0.5g/kg，静脉缓慢注射（10~15 分钟内注完）
	亚甲蓝（美蓝）	每次 1% 溶液每次 10mg/kg，静脉缓慢注射，注射时观察口唇，至口唇变暗紫色即停止注射
	以上药物，最好先注射亚硝酸钠，继之注射硫代硫酸钠，或先注射亚甲蓝，继之注射硫代硫酸钠，重复时剂量减半，注意血压下降时应给注射肾上腺素	
有机磷化合物类（1605、1059、3911、敌百虫、敌敌畏、乐果、其他有机磷农药）	解磷定 氯磷定	每次 15~30mg/kg（成人 0.5~1g/次），配成 2.5% 溶液静脉缓慢注射或静脉点滴，严重患儿 2 小时后可重复注射，并与阿托品同时应用，至肌肉颤动停止意识恢复。氯磷定可作肌内注射
	双复磷	成人 0.25~0.75g/次，皮下、肌内或静脉注射均可。小儿酌减
	阿托品	严重中毒：首次剂量 0.05~0.1mg/kg，静脉注射，以后每次 0.05mg/kg，5~10 分钟 1 次，至瞳孔开始散大，肺水肿消退，改为每次 0.02~0.03mg/kg，皮下注射，15~30 分钟 1 次，至意识恢复改为每次 0.01~0.02mg/kg，30~60 分钟 1 次 中度中毒：每次 0.03~0.05mg/kg，15~30 分钟 1 次，皮下注射，减量指征同上。轻度中毒每次 0.02~0.03mg/kg，口服或皮下注射，必要时重复。以上治疗均为瞳孔散后停药，严密观察 24~48 小时，必要时应再给药。同时合并应用解磷定比单用阿托品效果好，阿托品的剂量也可以减少
烟碱、毛果芸香碱、新斯的明、毒扁豆碱、槟榔碱、毒蕈	解磷定，氯磷定或双复磷	对烟碱、新斯的明、毒扁豆碱中毒有效，剂量同上
	阿托品	每次 0.03~0.05mg/kg 皮下注射，必要时 15~30 分钟 1 次
氟乙酰胺	乙酰胺（解氟灵）	0.1~0.3g/（kg·d），分 2~4 次肌注，可连续注射 5~7 日，危重病例第 1 次可注射 0.2g/kg，与解痉药和半胱氨酸合用，效果更好

中毒种类	有效解毒剂	剂量、用法及注意点
阿托品、莨菪碱类、蔓陀罗、颠茄	毛果芸香碱（匹啰卡品）	每次 0.1mg/kg，皮下或肌内注射，15 分钟 1 次本药只能对抗阿托品类引起副交感神经作用，对中枢神经中毒症状无效，故应加用短作用的巴比妥类药物，如戊巴比妥钠或异戊巴比妥等
	水杨酸毒扁豆碱	重症患儿用 0.5~2mg 缓慢静脉注射，至少 2~3 分钟；如不见效，2~5 分钟后再重复一次，一旦见效则停药。复发者缓慢减至最小用量，每 30~60 分钟一次。能逆转阿托品类中毒引起的中枢神经系统及周围神经系统症状
四氯化碳、草酸盐、氟化物	葡萄糖酸钙	10% 溶液 10~20ml 加等量的 5%~25% 葡萄糖溶液静脉缓慢注射
	氯化钙	3% 溶液 10~20ml 加等量的 5%~25% 葡萄糖溶液静脉缓慢注射
麻醉剂：阿片、吗啡、可待因、海洛因、哌替啶、美沙酮、水合氯醛、苯巴比妥（鲁米那）、巴比妥、巴比妥钠、异戊巴比妥、司可巴比妥、硫喷妥钠	纳络酮 丙烯吗啡	每次 0.01mg/kg，静脉注射，如无效增加至 0.1mg/kg，可重复应用。可静脉滴注维持每次 0.1mg/kg，静脉、皮下或肌内注射，需要时隔 10~15 分钟再注入 1 次
苯二氮䓬类（地西泮、咪达唑仑）	氟马西尼	首次剂量：在 15 秒内将氟马西尼 0.2mg（2ml）静脉推注，60 秒后唤醒患者。如不能唤醒，可追加 0.1mg（1ml）。再等 60 秒，再唤醒。如此反复，总剂量不超过 1mg。以上为成人用量，儿童酌减。
氯丙嗪（冬眠灵）、奋乃静	苯海拉明	每次 1~2mg/kg，口服或肌内注射，只对抗肌肉震颤
苯丙胺（安非他明）	氯丙嗪	每次 0.5~1mg/kg，6 小时 1 次，若已用巴比妥类，剂量应减少
异烟肼中毒	维生素 B_6	剂量等于异烟肼用量
鼠药中毒 抗凝血类：敌鼠钠、溴敌隆	维生素 K_1 对抗敌鼠钠、溴敌隆中毒	10mg/kg 肌注，每天 2~3 次
神经毒剂：氟乙酰胺、毒鼠强	二巯基丙磺酸钠（Na-DMPS）对抗毒鼠强中毒	2.5~5mg/kg，3~4 次/d 静脉内应用
磷化物：磷化氢、磷化锌、磷化铝	乙酰胺对抗氟乙酰胺中毒	重症者：小儿 0.1g/kg，肌内注射，每 6 小时 1 次，连用 7 天；轻症者：每 8 小时 1 次，连用 5 天
	0.5% 硫酸铜对抗磷化物中毒	0.5% 硫酸铜液反复洗胃
β 阻滞剂或钙通道阻滞剂中毒	高血糖素	首剂 0.15mg/kg 静脉应用，以 0.05~0.1mg/（kg·h）静脉滴注维持
乙酰水杨酸	乙酰唑胺（醋唑磺胺）	每次 5mg/kg，口服或肌内注射，必要时 24 小时内可重复 2~3 次
	碳酸氢钠	纠正脱水后若仍有严重酸中毒，可用 5% 碳酸氢钠溶液每次 6ml/kg，静脉滴入，以后必要时可重复 1 次，治疗开始后每半小时查尿一次，使尿保持为碱性，若变为酸性时，应静脉滴入 1.4% 碳酸氢钠溶液 10ml/kg
	乳酸钠	用 1/6 摩尔浓度的乳酸钠溶液代替上述 1.4% 碳酸氢钠溶液亦可，但效果不如碳酸氢钠
	维生素 K_1	20~50mg 肌内注射，预防出血
一氧化碳（煤气）	氧气	100% 氧气吸入，高压氧舱
肉毒中毒	多价抗肉毒血清	1 万~5 万单位肌内注射
河豚中毒	半胱氨酸	成人剂量为 0.1~0.2g 肌内注射，每天 2 次，儿童酌情减量

5. 其他对症治疗　及时处理各种中毒所致的严重症状,如惊厥、呼吸困难、循环衰竭等,若不及时治疗,随时可危及生命。在中毒原因不明或无特效治疗时,对症治疗尤为重要,以便支持患儿度过危险期。

【中毒的预防】

为了防止小儿中毒的发生,要做好如下几项工作:

1. 管好药品　药品用量、用法或存放不当是造成药物中毒的主要原因。家长切勿擅自给小儿用药,更不可把成人药随便给小儿吃。不要将外用药物装入内服药瓶中。儿科医务人员开处方时,应认真计算不同年龄小儿用药量,切勿过量;药剂人员应细心核对药量和剂型,耐心向家长说明服用方法。家庭中一切药品皆应妥善存放,不让小儿随便取到。

2. 农村或家庭日常用的灭虫、灭蚊、灭鼠剧毒药品,更要妥善处理,避免小儿接触,各种农药务必按照规定办法使用。

3. 做好识别有毒植物的宣传工作,教育小儿不要随便采食野生植物。

4. 禁止小儿玩耍带毒性物质的用具(如装敌敌畏的小瓶等)。

5. 普及相关预防中毒的健康知识教育。

(杜立中)

第十节　昏迷

昏迷(coma)是意识障碍中最严重的类型,是儿科常见的危重症。昏迷是由于弥漫性大脑皮质及皮质下网状结构功能损害或者极度抑制所致,临床表现为意识丧失(包括意识内容和觉醒状态)、运动、感觉及反射功能障碍,各种刺激不能唤醒。

【病因】小儿昏迷的病因多样,主要分为三大类

1. 感染或者炎症相关疾病　①感染性,如化脓性脑膜炎、重型病毒性脑炎、结核性脑膜炎、寄生虫性脑炎等;②炎症相关性,如中毒性脑病、血管炎、脱髓鞘病变、急性播散性脑脊髓膜炎、多发性硬化等。

2. 结构相关性疾病　①脑挫伤、硬膜外血肿、颅内血肿、弥漫性轴索损伤等;②肿瘤;③脑血管疾病,如脑梗死、脑出血、先天性血管畸形等;④脑积水。

3. 代谢性、营养素或毒素相关性疾病　①缺血缺氧性脑病,如休克、心肺功能衰竭、窒息、溺水、一氧化碳中毒、氰化物中毒等;②代谢性疾病,如低血糖、电解质失衡、酮症酸中毒、有机酸血症、肝性脑病、Reye 综合征、尿毒症、线粒体病等;③营养素缺乏,如叶酸和维生素 B_{12} 缺乏、硫胺素缺乏、尼克酸或者烟酸缺乏等;④外毒素和中毒,比如乙醇、药物、农药、重金属中毒等。

【发病机制】

意识是大脑的高级功能,是大脑皮质活动和觉醒调节系统综合作用的结果。单纯大脑皮质弥漫性受损时,意识内容丧失而觉醒存在。只有当觉醒调节系统受损时,才会觉醒不能,导致昏迷。觉醒调节系统由特异性上行投射系统、非特异性上行投射系统组成(上行网状激活系统和上行网状抑制系统)、间脑和下丘脑组成。根据不同部位和病因所致昏迷的发病机制特点,可将昏迷的发病机制分为以下四类:

1. 幕上性病损　大脑皮质、皮质边缘网状激活系统、丘脑非特异性投射系统、间脑中央部及中脑上行激活系统等病损,是昏迷主要的原因。当位于额、顶、枕叶及中线部位的病损逐渐扩大,间脑中央部的上行网状激活系统受压或者扭曲,导致觉醒不能而昏迷。

2. 幕下性病损　从上脑桥到中脑中轴两旁的网状结构是幕下维持觉醒功能的重要结构。幕下

的病损,即使是很小的,只要累及双侧上脑桥和中脑之间的上行网状激活系统,就可导致觉醒不能而昏迷。

3. 弥漫性病损 以双侧半球广泛变性萎缩为病理特点的弥漫性病损,由于觉醒激活系统未受压迫,不会发生昏迷。但以双侧大脑半球广泛坏死、水肿、血管扩张、炎症浸润、胶质细胞增生为主要病理特点的病损,由于大脑皮质、皮质边缘网状激活系统、丘脑非特异性投射系统受到压迫和破坏,导致意识内容丧失、觉醒不能而昏迷。

4. 脑代谢中毒性抑制 脑的必须物质供应不足、内源性代谢紊乱或者外源性中毒,均可抑制或者破坏大脑皮质和上行网状激活系统。尤其是脑干网状结构,最易受到生物药物的影响,在代谢产物或者毒性物质的作用下,极易引起上行网状激活系统和抑制系统失衡,导致觉醒不能而昏迷。

【临床评估和诊断】

昏迷时儿科的急症,也是危重症,快速的临床评估、病因鉴别是进行生命支持、特异性治疗及改善预后的关键因素。

1. 明确是否昏迷 根据患儿严重的意识障碍程度,昏迷判断不难,但是需和以下情况进行鉴别:①精神抑制状态:常见于青少年,如癔症或强烈的精神刺激,患儿突然对外界刺激毫无反应,呼吸急促或者屏气,双目紧闭。但体格检查时拨开眼睑可见眼球不停地运动、瞳孔对光反应灵敏、无神经系统阳性体征。②去皮质状态:本征仅大脑皮质处于抑制状态,脑干各部位功能正常,因而表现为皮质与脑干功能分离现象。患儿眼睛开闭自如,常呈瞪眼凝视状态,对疼痛刺激、对光反射和角膜反射均为灵敏。

2. 昏迷程度的评估 因小儿的年龄特点,意识障碍的评估方法各有特点,主要参照小儿的 Glasgow 昏迷评分量表进行意识障碍程度的评估(表 17-5),其总分为 15 分,最高 15 分,最低 3 分。按得分高低评判意识障碍程度,13~14 分为轻度意识障碍,9~12 分为中度意识障碍,3~8 分为重度意识障碍即昏迷。

表 17-5 儿童格拉斯哥昏迷评分表

项目	儿童		分数	婴幼儿	分数
睁眼反应	自动睁眼		4 分	自动睁眼	4 分
	呼唤睁眼		3 分	呼唤睁眼	3 分
	疼痛睁眼		2 分	疼痛睁眼	2 分
	无睁眼		1 分	无睁眼	1 分
语言反应	能对答,定向正确		5 分	微笑、声音定位、注视物体、适当的牙牙学语互动	5 分
	能对答,定向有误		4 分	哭闹,但可安慰,不正确互动	4 分
	胡言乱语,不能对答		3 分	哭闹,不能安慰	3 分
	仅能发声,无对答		2 分	对疼痛呻吟	2 分
	无语言反应		1 分	无语言反应	1 分
运动反应	可按指令吩咐动作		6 分	有目的性的动作	6 分
	对疼痛刺激定位反应		5 分	对疼痛刺激定位反应	5 分
	对疼痛刺激肢体屈曲反应		4 分	对疼痛刺激肢体屈曲反应	4 分
	对疼痛刺激肢体异常屈曲(去皮层状态)		3 分	对疼痛刺激肢体异常屈曲(去皮层状态)	3 分
	对疼痛刺激肢体异常伸展(去大脑状态)		2 分	对疼痛刺激肢体异常伸展(去大脑状态)	2 分
	对疼痛刺激无反应		1 分	对疼痛刺激无反应	1 分
总分					

3. 昏迷的病因诊断　快速的病因诊断是救治昏迷患儿的关键,需结合患儿的年龄特点、伴随症状、神经系统体格检查、神经影像学、生化学检查等进行全面综合的分析。病因和年龄昏迷的病因与发作年龄之间具有一定的特征性。新生儿期以窒息、颅内出血、败血症、脑膜炎、代谢异常等病多见。婴幼儿期常见中毒性脑病、中枢神经系统感染、药物中毒、低血糖症、癫痫持续状态、代谢异常等。年长儿以中毒性脑病、颅内感染、癫痫、中毒多见。

4. 病史　应详细询问有无传染病接触史、特殊药物接触史、出生史、喂养史、智力与体格发育情况,既往史、昏迷现场可疑情况、家人和周围人的表情等。①起病方式患儿起病的缓急和病因有一定的关系。急骤发生的意识障多为意外原因所致,如中毒、先天脑血管畸形引起的急性脑血管意外,Ⅲ度房室传导阻滞引起的阿-斯综合征等;亚急性进行性加重者,见于代谢紊乱及感染性疾病,如酮症酸中毒、肝性脑病、尿毒症等。②伴随症状如伴发热者考虑严重感染性疾病;伴呼吸减慢者见于吗啡、巴比妥类药物、有机磷中毒;伴瞳孔散大者,见于氰化物、乙醇中毒、癫痫、低血糖状态;伴心动过缓者,见于颅高压、房室传导阻滞等;伴高血压者,见于高血压脑病、脑血管意外、肾炎;伴低血压者,见于各种原因的休克;伴皮肤黏膜改变者,见于严重感染或出血性疾病;伴脑膜刺激征者,见于脑膜炎、蛛网膜下腔出血;伴偏瘫者,见于脑出血、脑梗死、颅内占位。③季节昏迷发生具有一定的季节性。冬末春初时易发生 CO 中毒;冬春季应注意流行性脑脊髓膜炎;夏秋季应多考虑乙型脑炎、中毒性痢疾等。

【治疗】

昏迷一旦发生,无论何种原因,均提示病情危重,在快速生命支持的基础上,进行病因治疗。

1. 支持疗法及对症治疗

(1) 维持呼吸道通畅,加强吸痰护理,保证氧合;维持有效的循环,维持水、电解质及酸碱平衡,保证内环境稳定。

(2) 及时进行降温、降颅压、止惊等对症治疗。

(3) 密切监护体温、脉搏、呼吸、血压和瞳孔等生命体征的变化,及时发现脑疝。

2. 病因治疗　根据导致昏迷的原发疾病及原因采取有针对性的治疗措施,如感染性疾病给予抗感染治疗;中毒者给予特异性解毒药物治疗;肝性脑病、肾性脑病、酮症酸中毒等积极治疗原发病;肿瘤、占位、出血等及时进行外科手术评估。

(王　艺)

<hr>

学习小结

本章节对小儿心跳呼吸骤停的复苏技术进行了全面的介绍,强调了儿童心肺复苏中开放气道的重要性;对心肺复苏时心外按压的频率、方法及与正压通气的配合应用等进行了详细的描述;对心肺复苏的常用药物、使用方法、剂量选择等均作了介绍。详细阐述了急性呼吸衰竭、心力衰竭及肾衰竭的病因、临床表现、诊断及治疗。DIC 是一种获得性综合征,常发生在许多严重疾病基础上或某些特殊条件下由致病因素激活人体凝血系统,导致微循环弥散性微血栓形成及继发纤溶亢进,早期可无明显临床表现,或临床表现较隐匿,且进展迅速,若不能早期诊断和及时治疗,常危及生命。小儿颅内压增高是儿童神经系统常见的急症,颅内压增高的病因多样,主要临床变现是头痛、呕吐及视盘水肿,早期诊断和及时治疗对阻止疾病进展改善预后非常重要,降颅压治疗是最重要的对症治疗,寻因及对因治疗是最根本的治疗。昏迷时儿科的急症,也是危重症,快速的临床评估、病因鉴别是进行生命支持、特异性治疗及改善预后的关键因素。小儿中毒的常见原因、发生机制及常见毒物种类进行了介绍,重点对小儿中毒后在儿科急诊室对其急救、排出毒物及减少吸收方面做了重点的阐述。

1. 试述婴幼儿呼吸心搏骤停的诊断及处理要点。

2. 小儿急性呼吸衰竭分类及病因包括哪些?

3. 小儿急性心力衰竭临床表现、诊断及治疗要点有哪些?

4. 少尿型急性肾衰竭少尿期的临床表现有哪些?

5. 简述小儿颅内压增高的临床表现、诊断。

参考文献

<<<<< [1] 薛辛东，赵晓东. 儿科学. 3 版. 北京：人民卫生出版社，2013.

<<<<< [2] 江载芳，申昆玲. 诸福棠实用儿科学. 8 版. 北京：人民卫生出版社，2015.

<<<<< [3] 王卫平. 儿科学. 8 版. 北京：人民卫生出版社，2013.

<<<<< [4] 毛萌，李廷玉. 儿童保健学. 3 版. 北京：人民卫生出版社，2014.

<<<<< [5] 黎海芪. 实用儿童保健学. 北京：人民卫生出版社，2016.

<<<<< [6] 毛萌. 专科医师规范化培训教材儿童保健学分册. 北京：人民卫生出版社，2017.

<<<<< [7] 首都儿科研究所九市儿童体格发育调查协作组. 2015 年中国九市七岁以下儿童体格发育调查. 中华儿科杂志，2018，56（3）：192-199.

<<<<< [8] Campisi S C, Cherian A M, Bhutta Z A. World perspective on the epidemiology of stunting between 1990 and 2015. Home Res Pediatr, 2017, 88（1）：70-78.

<<<<< [9] 刘爱东，赵丽云，于冬梅，等. 中国 5 岁以下儿童营养不良现状及其变化趋势的研究. 卫生研究，2018，37（3）：324-326.

<<<<< [10] 中华医学会儿科学分会肾脏病学组. 儿童常见肾脏疾病诊治循证指南（一）：激素敏感、复发/依赖肾病综合征诊治循证指南（试行）. 中华儿科杂志，2009，47（3）：167-170.

<<<<< [11] 周国平. 印度和美国小儿肾病综合征诊疗指南. 实用儿科临床杂志，2010，25（1）：1369-1372.

<<<<< [12] 周国平. 难治性肾病的治疗-根据蛋白尿机制开发的新药和老药新用. 中华实用儿科临床杂志，2016，31（5）：324-328.

<<<<< [13] Hertzberg D, Rydén L, Pickering J W, et al. Acute kidney injury—an overview of diagnostic methods and clinical management. Clin Kidney J, 2017, 10（3）：323-331.

<<<<< [14] 中华医学会儿科分会新生儿学组.《中华儿科杂志》编辑委员会. 新生儿高胆红素血症诊断和治疗专家共识. 中华儿科杂志，2014，52（10）：745-748.

<<<<< [15] Kaplan S, Demmler G J, Cherry J, et al. Textbook of pediatric infectious diseases. 7th ed. Philadelphia: Saunders, 2014.

<<<<< [16] 方鹤松. 小儿腹泻病学. 北京：人民卫生出版社，2009.

<<<<< [17] Vandenplas Y, Rudolph C D. Pediatric gastroesophageal reflux clinical practice guidelines: joint recommendations of the North American Society for Pediatric Gastroenterology, Hepatology, and Nutrition（NASPGHAN）and the European Society for Pediatric Gastroenterology, Hepatology, and Nutrition（ESPGHAN）. J Pediatr Gastroenterol Nutr, 2009, 49: 498-547.

<<<<< [18] 中华医学会儿科学分会免疫学组、儿童保健学组、消化学组. 中华儿科杂志编辑委员会. 中华儿科杂志，2013，51（3）：183-185.

<<<<< [19] Lightdale J R, Gremse D A. Gastroesophageal Reflux: Management Guidance for the pediatrician. Pediatrics, 2013, 131: E1684-E1695.

<<<<< [20] 孙锟，沈颖. 小儿内科学. 5 版. 北京：人民卫生出版社，2014.

[21] 孙锟，母得志. 儿童疾病与生长发育. 北京：人民卫出版社，2015.

[22] 中华医学会儿科学分会消化学组，中华儿科杂志编辑委员会. 儿童幽门螺杆菌感染诊治专家共识. 中华儿科杂志，2015，53（7）：496-498.

[23] 中华医学会儿科学分会消化学组，中华儿科杂志编辑委员会. 中国儿童急性感染性腹泻病临床实践指南. 中华儿科杂志，2016，54（7）：483.

[24] 中华医学会儿科学分会消化学组. 食物过敏相关消化道疾病诊断与管理专家共识. 中华儿科杂志 2017，55（7）：487-491.

[25] Jones N L, Koletzko S, Goodman K, et al. Joint ESPGHAN/NASPGHAN guidelines for the management of helicobacter pylori in children and adolescents（Update 2016）. J Pediatr Gastroetnerol Nutr, 2017, 64: 991-1003.

[26] 中华医学会儿科学分会内分泌遗传代谢学组. 基因重组人生长激素儿科临床规范应用的建议. 中华儿科杂志，2013，51（6）：426-432.

[27] Jacob H, Peters C. Screening, diagnosis and management of congenital hypothyroidism: European Society for Paediatric Endocrinology Consensus Guideline. Arch Dis Child Educ Pract Ed, 2015, 100（5）: 260-263.

[28] American Diabetes Association. Standards of medical care in diabetes-2017. Diabetes Care, 2017, 40（Suppl 1）: S1-S135.

[29] 中华医学会儿科学分会内分泌遗传代谢病学组. 先天性肾上腺皮质增生症 21-羟化酶缺陷诊治共识. 中华儿科杂志，2016，54（8）：569-576.

[30] 中华人民共和国卫生部. 新生儿疾病筛查管理办法. 中华儿科杂志，2009，47（9）：672.

[31] 中华医学会儿科学分会内分泌遗传代谢学组，中华预防医学会出生缺陷预防与控制专业委员会新生儿筛查学组. 高苯丙氨酸血症的诊治共识. 中华儿科杂志，2014，52（6）：420-425.

[32] 陈源，张会丰. 肝豆状核变性的历史和治疗. 世界华人消化杂志，2017，25（9）：763-768.

彩图 7-1　21-三体综合征特殊面容

彩图 8-2　过敏性紫癜典型皮疹

彩图 8-3　川崎病急性期口唇表现

彩图 8-4　川崎病恢复期肢端皮肤脱屑

彩图 8-5　川崎病病程 3 周，冠脉主干及左旋支瘤样扩张

彩图 9-1　麻疹黏膜斑

彩图 9-2　麻疹皮疹

彩图 9-3　风疹皮疹

彩图 9-4　幼儿急疹皮疹

彩图9-5 水痘疱疹

彩图9-6 重症水痘出血性疱疹

彩图9-7 流行性腮腺炎腮腺肿大

彩图9-8 流行性腮腺炎腮腺导管开口红肿

彩图9-9 手足口病口腔内疱疹

彩图 9-10　手足口病的手部皮疹

彩图 9-11　猩红热皮疹

彩图 9-12　猩红热恢复期脱皮